Congenital Heart Diseases: The Broken Heart Clinical Features,Human Genetics and Molecular Pathways

先天性心脏病——临床特征、人类遗传学和分子通路

Congenital Heart Diseases: The Broken Heart Clinical Features,Human Genetics and Molecular Pathways

先天性心脏病——临床特征、人类遗传学和分子通路

原　著　Silke Rickert-Sperling
　　　　Robert G.Kelly
　　　　David J.Driscoll
主　审　胡盛寿
主　译　聂　宇　储　庆

北京大学医学出版社

XIANTIANXING XINZANGBING——LINCHUANG TEZHENG、RENLEI YICHUANXUE HE FENZI TONGLU

图书在版编目（CIP）数据

先天性心脏病：临床特征、人类遗传学和分子通路 /
（德）希尔克·里克尔特·斯珀林，（法）罗伯特·凯利，
（德）大卫·德里斯科尔原著；聂宇，储庆主译 . —北
京：北京大学医学出版社，2020.11
书名原文：Congenital Heart Diseases：The Broken
Heart. Clinical Features，Human Genetics and Molecular Pathways
ISBN 978-7-5659-2237-4

Ⅰ.①先…　Ⅱ.①希…②罗…③大…④聂…⑤储…
Ⅲ.①先天性心脏病 – 诊疗　Ⅳ.①R541.1

中国版本图书馆 CIP 数据核字（2020）第 139000 号

北京市版权局著作权合同登记号：图字：01-2019-1738

First published in English under the title
Congenital Heart Diseases-The Broken Heart：Clinical Features，Human Genetics and
Molecular Pathways
edited by Silke Rickert-Sperling，Robert G. Kelly and David J. Driscoll，edition：1
Copyright © Springer-Verlag Wien，2016
This edition has been translated and published under licence from
Springer-Verlag GmbH，part of Springer Nature.

Simplified Chinese translation Copyright © 2020 by Peking University Medical Press.
All Rights Reserved.

先天性心脏病——临床特征、人类遗传学和分子通路

主　　译：聂　宇　储　庆
出版发行：北京大学医学出版社
地　　址：（100083）北京市海淀区学院路 38 号　北京大学医学部院内
电　　话：发行部 010-82802230；图书邮购 010-82802495
网　　址：http://www.pumpress.com.cn
E - m a i l：booksale@bjmu.edu.cn
印　　刷：北京信彩瑞禾印刷厂
经　　销：新华书店
责任编辑：畅晓燕　高　瑾　梁　洁　责任校对：靳新强　责任印制：李　啸
开　　本：889 mm×1194 mm　1/16　印张：34　字数：950 千字
版　　次：2020 年 11 月第 1 版　2020 年 11 月第 1 次印刷
书　　号：ISBN 978-7-5659-2237-4
定　　价：288.00 元
版权所有，违者必究
（凡属质量问题请与本社发行部联系退换）

译者名单

主　　审　胡盛寿

主　　译　聂　宇　储　庆

副主译　廉　虹　徐瑞霞　陈天韵　李昊桐

译　　者（按姓名汉语拼音排序）

陈天韵　中国医学科学院阜外医院

陈显达　北京大学

陈子维　中国医学科学院阜外医院

储　庆　中国医学科学院阜外医院

蒋浩斌　中国医学科学院阜外医院

李昊桐　中国医学科学院阜外医院

李　燕　清华大学

廉　虹　中国医学科学院阜外医院

刘立会　中国医学科学院阜外医院

聂　宇　中国医学科学院阜外医院

宋　伸　中国医学科学院阜外医院

原著者名单

Sara Adelman The Dorothy M. Davis Heart and Lung Research Institute, The Ohio State University Wexner Medical Center, Columbus, OH, USA

Gregor U. Andelfinger Cardiovascular Genetics, Department of Pediatrics, CHU Sainte Justine, Université de Montréal, Montréal, QC, Canada

Robert H. Anderson Institute of Genetic Medicine, Newcastle University, International Centre for Life, Newcastle upon Tyne, United Kingdom

Amelia E Aranega Cardiovascular Research Group, Department of Experimental Biology, University of Jaén, Jaén, Spain

Simon D. Bamforth Institute of Genetic Medicine, Newcastle University, Newcastle upon Tyne, United Kingdom

Katherina Bellmann Cardiovascular Genetics, Charité － Universitätsmedizin Berlin, Berlin, Germany

D. Woodrow Benson Herma Heart Center, Children's Hospital of Wisconsin, Medical College of Wisconsin, Milwaukee, WI, USA

Patrice Bouvagnet Laboratoire Cardiogénétique, Groupe Hospitalier Est, Hospices Civils de Lyon, Lyon, France

Margaret Buckingham Department of Developmental and Stem Cell Biology, Institut Pasteur, Paris, France

Imke Christiaans Department of Clinical and Experimental Cardiology and Department of Clinical Genetics, Academic Medical Centre, Amsterdam, The Netherlands

Vincent M. Christoffels Department of Anatomy, Embryology, and Physiology, Academic Medical Center, Amsterdam, The Netherlands

Anne Moreau de Bellaing Laboratoire Cardiogénétique, Groupe Hospitalier Est, Hospices Civils de Lyon, Lyon, France

Karl R. Degenhardt Division of Cardiology, Department of Pediatrics, Children's Hospital of Philadelphia, Perelman School of Medicine at the University of Pennsylvania, Philadelphia, PA, USA

Marco C. DeRuiter Department of Anatomy & Embryology, Leiden University Medical Center, Leiden, The Netherlands

Sven Dittmann Department of Cardiovascular Medicine, Institute for Genetics of Heart Diseases (IfGH), University Hospital Münster, Münster, Germany

Ana Dopazo Cardiovascular Development and Repair Department, Centro Nacional de Investigaciones Cardiovasculares, Madrid, Spain

Cornelia Dorn Cardiovascular Genetics, Charité － Universitätsmedizin Berlin, Berlin, Germany

David J. Driscoll Division of Pediatric Cardiology, Department of Pediatrics, Mayo Clinic College of Medicine, Rochester, MN, USA

Jonathan A. Epstein Department of Cell and Developmental Biology, Institute for Regenerative Medicine and the Cardiovascular Institute, Perelman School of Medicine at the University of Pennsylvania, Philadelphia, PA, USA

Diego Franco Cardiovascular Research Group, Department of Experimental Biology, University of Jaén, Jaén, Spain

George C. Gabriel Department of Developmental Biology, University of Pittsburgh School of Medicine, Pittsburgh, PA, USA

Alberto Gatto Cardiovascular Development and Repair Department, Centro Nacional de Investigaciones Cardiovasculares, Madrid, Spain

Adriana C. Gittenberger-de Groot Department of Cardiology, Leiden University Medical Center, Leiden, The Netherlands

Marcel Grunert Cardiovascular Genetics, Charité — Universitätsmedizin Berlin, Berlin, Germany

Juan A. Guadix Department of Animal Biology, Faculty of Sciences, University of Málaga, Málaga, Spain

Mudit Gupta Department of Cell and Developmental Biology, Institute for Regenerative Medicine and the Cardiovascular Institute, Perelman School of Medicine at the University of Pennsylvania, Philadelphia, PA, USA

Jörg Heineke Experimentelle Kardiologie, Rebirth — Cluster of Excellence, Klinik für Kardiologie und Angiologie, Medizinische Hochschule Hannover, Hannover, Germany

Siew Yen Ho Royal Brompton & Harefield NHS Foundation Trust, London, United Kingdom

Lucile Houyel Department of Congenital Cardiac Surgery, Marie-Lannelongue Hospital — M3C, Paris-Sud University, Le Plessis-Robinson, France

Mary Hutson Department of Pediatrics, Neonatal-Perinatal Research Institute, Duke University Medical Center, Durham, NC, USA

Rajan Jain Department of Cell and Developmental Biology, Institute for Regenerative Medicine and the Cardiovascular Institute, Perelman School of Medicine at the University of Pennsylvania, Philadelphia, PA, USA

Patrick Y. Jay Departments of Pediatrics and Genetics, Washington University School of Medicine, St. Louis, MO, USA

Bjarke Jensen Department of Anatomy, Embryology & Physiology, Academic Medical Center, University of Amsterdam, Amsterdam, The Netherlands

Amy-Leigh Johnson Institute of Genetic Medicine, Newcastle University, Newcastle upon Tyne, United Kingdom

Monique R. M. Jongbloed Department of Cardiology and Department of Anatomy & Embryology, Leiden University Medical Center, Leiden, The Netherlands

Robert G. Kelly Aix Marseille Université, Institut de Biologie du Dévelopment de Marseille, Marseille, France

Rabia Khan Department of Pediatrics, Washington University School of Medicine, St. Louis, MO, USA

Nikolai T. Klena Department of Developmental Biology, University of Pittsburgh School of Medicine, Pittsburgh, PA, USA

Enrique Lara-Pezzi Cardiovascular Development and Repair Department, Centro Nacional de Investigaciones Cardiovasculares, Madrid, Spain

Cecilia W. Lo Department of Developmental Biology, University of Pittsburgh School of Medicine, Pittsburgh, PA, USA

José C. Martín-Robles Department of Animal Biology, Faculty of Sciences, University of Málaga, Málaga, Spain

Cheryl L. Maslen Knight Cardiovascular Institute, Oregon Health & Science University, Portland, OR, USA

Rajiv Mohan Department of Anatomy, Embryology, and Physiology, Academic Medical Center, Amsterdam, The Netherlands

Peter J. Mohler Division of Cardiovascular Medicine and Division of Human Genetics, Department of Physiology and Cell Biology, Department of Internal Medicine, The Dorothy M. Davis Heart and Lung Research Institute, The Ohio State University Wexner Medical Center, Columbus, OH, USA

Antoon F. M. Moorman Department of Anatomy, Embryology & Physiology, Academic Medical Center, University of Amsterdam, Amsterdam, The Netherlands

Ingo Morano Department of Molecular Muscle Physiology, Max-Delbrück Center for Molecular Medicine and University Medicine Charité Berlin, Berlin, Germany

George Nemer Department of Biochemistry and Molecular Genetics, Faculty of Medicine, American University of Beirut, Beirut, Lebanon

José M. Pérez-Pomares Department of Animal Biology, Faculty of Sciences, University of Málaga, Málaga, Spain

Andreas Perrot Cardiovascular Genetics, Charité — Universitätsmedizin Berlin, Berlin, Germany

Beatriz Picazo Hospital Materno Infantil-Hospital Carlos de Haya, Málaga, Spain

Robert E. Poelmann Department of Cardiology and Department of Integrative Zoology, Institute of Biology, Leiden University, Leiden University Medical Center, Leiden, The Netherlands

George A. Porter Jr. Departments of Pediatrics (Cardiology), Pharmacology and Physiology, and Medicine, Cardiovascular Research Institute, University of Rochester Medical Center, Rochester, NY, USA

Matina Prapa St George's Healthcare NHS Trust, London, United Kingdom

Enkhsaikhan Purevjav Cardiology, Department of Pediatrics, The Heart Institute, University of Tennessee Health Science Center, Le Bonheur Children's Hospital, Memphis, TN, USA

Silke Rickert-Sperling Cardiovascular Genetics, Charité — Universitätsmedizin Berlin, Berlin, Germany

Liane Sadder Faculty of Medicine, American University of Beirut, Beirut, Lebanon

Fátima Sánchez-Cabo Cardiovascular Development and Repair Department, Centro Nacional de Investigaciones Cardiovasculares, Madrid, Spain

Eric Schulze-Bahr Department of Cardiovascular Medicine, Institute for Genetics of Heart Diseases (IfGH), University Hospital Münster, Münster, Germany

Robert J. Schwartz Texas Heart Institute, Houston, TX, USA

David Sedmera Institute of Physiology, Academy of Sciences of the Czech Republic, Institute of Anatomy, First Faculty of Medicine Charles University, Prague, Czech Republic

Kamel Shibbani Department of Biochemistry and Molecular Genetics, American University of Beirut, Beirut, Lebanon

Abdul-Karim Sleiman Faculty of Medicine, American University of Beirut, Beirut, Lebanon

Deepak Srivastava Gladstone Institute of Cardiovascular Disease, Roddenberry Stem Cell Center at Gladstone, University of California San Francisco, San Francisco, CA, USA

Amy C. Sturm Division of Human Genetics, Department of Internal Medicine, The Dorothy M. Davis Heart and Lung Research Institute, The Ohio State University Wexner Medical Center, Columbus, OH, USA

Bijoy Thattaliyath Department of Pediatrics, Neonatal-Perinatal Research Institute, Duke University Medical Center, Durham, NC, USA

Jesús Vázquez Cardiovascular Development and Repair Department, Centro Nacional de Investigaciones Cardiovasculares, Madrid, Spain

Alexa M. C. Vermeer Department of Clinical and Experimental Cardiology and Department of Clinical Genetics, Academic Medical Centre, Amsterdam, The Netherlands

Jun Wang Texas Heart Institute, Houston, TX, USA

Andy Wessels Department of Regenerative Medicine and Cell Biology, Medical University of South Carolina, Charleston, SC, USA

Arthur A. M. Wilde Department of Clinical and Experimental Cardiology, Academic Medical Center, Amsterdam, The Netherlands

Florian Wünnemann Cardiovascular Genetics, Department of Pediatrics, CHU Sainte Justine, Université de Montréal, Montréal, QC, Canada

Hiroyuki Yamagishi Division of Pediatric Cardiology, Department of Pediatrics, Keio University School of Medicine, Tokyo, Japan

译者序

先天性心脏病（"先心病"）是胚胎发育时期由心脏及大血管的形成障碍或发育异常引起的解剖结构异常，从简单的间隔缺损畸形、动脉导管未闭到复杂的法洛四联症、大动脉转位，现今已知的先心病多达上百种类型。自 2005 年以来，先心病连续 15 年为我国第一位的出生缺陷，占存活婴儿的近 1%。同时，先心病也是目前我国 5 岁以下儿童的第一位死亡原因。外科手术是治疗先心病最有效的传统医学干预手段，半个多世纪以来，先心病外科治疗技术得到了长足发展，使先心病从不治之症成为可防可控的疾病。但复杂型先心病的治疗依然存在手术创伤大、并发症严重等问题，患者预后依然不甚理想。

2010 年，我们的团队主持并参与了我国首个针对先心病的国家重点基础研究发展计划（973计划）（项目名称：先天性心脏病形成、发展和干预的基础研究），2015 年，主持了国家自然科学基金重点项目（项目名称：先心病出生后心脏发育异常致心室退化的机制和干预研究）。在这些项目的支持下，我们深入探究了先心病发生中遗传因素和环境因素的相互作用，尤其是室间隔缺损和圆锥动脉干畸形的病理分子机制和诊断标志物，完成了对疾病发生机制和表型鉴定新方法的初步探索。特别值得一提的是，为了解决复杂先心病鉴定难度大、技术要求高的问题，我们研发了"自动化心脏结构畸形鉴定系统 CACCT"（*Advanced Science*，2020）。CACCT 可以在 5 分钟以内对约 1000 张心脏 CT 图像进行自动化分析，准确识别图像中的心室腔、心房腔和大动脉，并完成腔室连接关系的判断。这一过程如果手工完成，每个心脏需要（29.90±1.33）小时，CACCT 将心腔结构鉴定速率提高了 380 倍。在此基础上，CACCT 可以自动鉴定包括大动脉转位、右心室双出口和室间隔缺损在内的多种复杂心脏畸形，其鉴定准确率与拥有 20 年小儿心脏外科手术经验的医生相当。利用 CACCT，即使是没有临床诊断经验和小鼠心脏发育学研究经验的科研工作者，也可以准确、快速地鉴定复杂型先心病，有效降低了先心病发病机制研究的准入门槛。该工具的推广，将能让更多擅长细胞和分子机制研究的工作者投入心脏发育和先心病的研究之中，共同攻克这一严重危害婴幼儿乃至成人健康的顽疾。

在上述研究和长期先心病外科临床实践中，我们意识到，由于先心病种类庞杂，心脏发育知识精细艰涩，故而掌握先心病相关临床和基础两方面的知识，无论对于专注于科研工作的研究者，还是精于手术的外科医生来说都有不小的困难。临床实践到基础科研都迫切地需要对先心病的胚胎发展过程、表型和临床特征有更深入的认识。原著《Congenital Heart Diseases：The Broken Heart Clinical Features, Human Genetics and Molecular Pathways》汇聚了当代国际著名的先心病研究者和心脏发育科学家对先心病的最新理解和总结。本书的编者之一 Silke Rickert-Sperling 教授是心脏发育机制研究的巨擘，她鉴定了致病基因 CITED 和第一个与组蛋白乙酰化和甲基化标记相结合的染色质因子 DPF3，为先心病的预防和治疗提供了机制支持。本书的另一位编者是 Robert G. Kelly 教授，他是心脏发育转录调控网络研究的奠基人之一，他的一系列高水平研究揭示了 *Tbx1* 等转录因子在心脏发育，尤其是第二生心区发育中的作用与机制，为人们理解流出道畸形等先心病提供了坚实的理论基础。本书的最后一位编者是 David J. Driscoll 教授，他是梅奥临床医学院的资深小儿心脏专家，具备丰富的先心病诊疗和手术经验，他在本书中为我们全面细致地讲述了各类先心病的临床特征。该书从先心病的临床特征切入，细致清晰地阐述了先心病的遗传原理、致病分子机制和疾病进展过程，既为读者展示了一幅先心病发生发展的全景图，也深入介绍了该疾病的最新进展。具备批判性思维的读者会意识到，本书中的部分主题仍然没有定论，这是我们当代人所面临的难题，同时也是科学的魅力所在。

我们于 2018 年萌生了将该书翻译成中文出版的想法，以期本书可以为中国先心病领域的医生和科研工作者们提供一个系统的知识构架，吸引更多的年轻学者从事先心病诊疗和研究。由于本书体量巨大，我们历经近 2 年的翻译、审核、校对等过程才勉强拿出了较为满意的翻译版本。我的课题组成员聂宇副研究员，储庆医生等承担了本书的全部翻译任务，感谢他们细致和耐心的翻译工作。他们在科研和临床工作之余，完成了本书的翻译和校对工作。鉴于我们对先心病和心脏发育的认识水平有限，加之翻译经验不足，其中难免有一些不妥之处或细节错误，希望读者能够多多批评指正，让我们获得进一步的提升。

感谢国家自然科学基金委重点项目（81430006）、北京协和医学院优秀研究生教改项目（2019E-XK06-03）和国家重点研发计划（2019YFA0801500）对本书翻译工作的支持。

中国工程院院士

胡盛寿

译者前言

先天性心脏病（"先心病"）是我国发病率最高的出生缺陷，根据《中国出生缺陷防治报告》，我国每年新增先心病患儿约 13 万例。同时，先心病也是新生儿和儿童致死和致残的最主要疾病之一，是我国 5 岁以下儿童死亡的最主要因素。因此，针对先心病的发病机制研究、诊疗技术开发等工作一直是人民健康国策中的重要环节。

从 18 世纪开始，外科医生便致力于利用外科手术矫治先天性心脏畸形。100 多年来，大量优秀的医生为治疗先心病付出了宝贵的智慧和心血。他们的努力换来了巨大的成功，先心病的死亡率现已降至 1/100 000。基于先心病动物模型和分子生物学及遗传学技术，科研工作者深入揭示了与心脏发育和先心病相关的基因和信号通路。这些先心病的临床和基础知识是推动先心病领域进展、改善先心病患者预后，甚至是从根本上解决先心病的基石。《先天性心脏病——临床特征、人类遗传学和分子通路》系统地总结了心血管发育过程和分子机制，涵盖不同类型先心病的临床特征、遗传变异和相关动物模型以及发病机制。同时，综述了百年来先心病临床和基础研究的宝贵成果，并介绍了该领域内最前沿的科研发现。本书旨在为基础医学科研人员、临床医生及医学生提供详尽的先心病基础知识，并有可能促进心血管发育的基础科学研究成果向先心病临床诊疗的转化。

聂　宇　储　庆

原著序

正如书名所示，您将要阅读的这本书与先天性心脏病（CHD）有关。每 1000 个活产新生儿中大约有 8 个有这样的"破碎的心"（"the broken heart"），自 Maude Abbott 在其出版的图谱第一页中描述先天性心脏畸形到现在，这个数字几乎没有变化，她评论道："对人类和比较胚胎学基本概念的理解对于了解和解决 CHD 的个体发育问题是必不可少的"。Paul Dudley White 在图谱的序言中写道"让 CHD 成为研究的焦点吧，我们不再蔑视或敬畏地认为它是一个只有在验尸台上才能被揭示的谜团"。令人惊讶的是我们花了近一个世纪才理解了 Abbott 强调的"基本事实"。事实上，不久之后，我与非常好的朋友兼合作者 Anton Becker 认为基于胚胎学的解释对于理解 CHD 可能是一种障碍，而不是帮助。这本书的内容展现了自从我们发表这一评论以来，这些年发生的巨大变化，以至于我们现在需要收回当初的话。

正如本书多个章节所介绍的，最近在心脏胚胎学和分子遗传学领域取得的进展确实令人叹为观止。这些领域在 Rosenthal 和 Harvey 编写的章节中得到了全面总结。本书核心部分所包含的与中心分子通路相关的详细内容概括并扩展了这些理论。然而，如果这些理解不能正确地转化为 CHD 的诊断和治疗手段，那么广博的遗传和分子学背景知识的价值就十分有限了。因此，本书的第一部分提供了正常心脏发育的简要概述，最后几章则将发育和分子的研究结果纳入到了异常形态发生的临床表现中。

根据个人经验，多位作者编写这些章节非常困难，如今他们承受着更大的压力——要在同行评议的状态下进行创作。因此，编者们能汇集一整套如此权威的专著是值得祝贺的。正如预期的那样，各章的内容篇幅不一。具有批判意识的读者会注意到，本书所涉及的某些主题仍然存在争议，并且专家之间的意见也存在分歧。但是这也在意料之中，因为主题始终在变换。因此，我们希望这只是第一版，也是首次为 CHD 提供详细的科学背景。正如这本书所展示的，如果我们已经完全理解了正常心脏发育的机制但是还未明确异常心脏发育原理，那么我们要去做的事情还有很多。

伦敦，英国
Robert H. Anderson
2015 年 8 月

致　谢

谨以本书献给我的导师 Hanno D. Schmidt、Peter E. Lange 和 Hans Lehrach。本书的撰写离不开他们对我的教导、支持和鼓励。

Silke Rickert-Sperling

原著前言

莱昂纳多·达·芬奇（Leonardo Da Vinci）在15世纪首次绘制了部分异常肺静脉连接的图样，300年后，Karl von Rokitansky 发现了室间隔缺损。从那时起，人们对先天性心脏病（CHD）的临床认识、治疗时机以及对发育和遗传起源的理解获得了迅速的进展。第一波进展致力于基于解剖学、生理学和外科学的临床诊断和治疗的改进。因此，CHD 患者的死亡率下降到低于 1/10 万，并造就了一批 CHD 得到矫正和缓解的成年患者。

第二波进展集中在 CHD 的发育、遗传和分子研究方面。通过研究人类和动物模型，研究者对 CHD 有了重要的认识。大量的基因、信号通路、其他分子或血流动力学缺陷被发现，第二波进展经常被认为是发育研究领域美好未来的起点。

经过数十年专注于动物模型的基础研究之后，人类表型将成为未来几年的研究重心。这一转变基于克服技术限制的重大发展，这使得现在的研究能够解决越来越复杂的生物学问题，同时人们也认识到改善人类健康是生命科学研究的中心目标。本书从观察人类在发育和疾病发展中的表型开始，汇集了临床、遗传和分子学等各方面的知识。本书的目标读者是基础科学家以及医生，它可能有助于推动当前的第三波发展浪潮，在这次浪潮中，心血管发育的基础科学研究成果会被转化为 CHD 的临床诊断和治疗。

为了达到这一目标，本书主要介绍心脏及其血管的发育，概述影响多种心血管发育的分子途径，并重点介绍了不同类型的 CHD 及其临床特征、潜在的遗传变异和相关的动物模型以及分子通路。我们感谢本书的所有参与者，感谢他们与我们分享了各自专业领域最前沿的知识。

德国柏林   Silke Rickert-Sperling
法国马赛   Robert G. Kelly
美国明尼苏达州罗切斯特   David J. Driscoll

2015 年 10 月

缩略词表

22q11DS	22q11 缺失综合征	BMP	骨形态发生蛋白
AAA	主动脉弓畸形	BNP	脑钠肽
ACTC1	心脏 α - 肌动蛋白	BRAF	v-Raf 鼠肉瘤病毒癌基因同源物 B
ACVR	激活素 A 受体	BRG1	SWI/SNF 相关的基质相关的肌动蛋
AD	动脉导管		白依赖性染色质调节因子亚家族 a
ADAM19	ADAM 金属肽酶结构域 19		成员 4（又称 brahma 相关基因 1）
ADAR	作用于 RNA 的腺苷脱氨酶	BRGDA	Brugada 综合征
ADP	二磷酸腺苷	BWIS	巴尔的摩–华盛顿婴儿研究
AGS	Allagile 综合征	CAA	冠状动脉畸形
AICD	自动埋藏式心脏复律除颤器	CACN	电压依赖性 L 型钙离子通道
ALCAPA	左冠状动脉异常起源于肺	CAD	冠心病
	动脉	CaMK	钙调蛋白依赖性激酶
AKT	V-akt 鼠胸腺瘤病毒基因	cAMP	环腺苷酸
	同源物	CALM	钙调蛋白
Ang Ⅱ	血管紧张素 Ⅱ	CASQ	集钙蛋白
ANP	心房钠尿肽	CBP	CREB 结合蛋白
ANK2	锚蛋白 B	CC	心脏半月
ANKRD1/CARP	心肌锚蛋白重结构域 1	CCS	心脏传导系统
Ao	主动脉	CF	头褶
AP	动作电位	CGH	比较基因组杂交
ARVC	致心律失常型右心室心肌病	CHARGE	眼缺损、心脏缺损、鼻后孔闭锁、
ASD	房间隔缺损		生长和（或）发育迟缓、生殖器
ATFB	心房颤动		和（或）尿液异常以及耳部异常
ATP	三磷酸腺苷	CHD	先天性心脏病
AVB	房室束	CHD7	染色质结构域解旋酶 DNA 结合蛋
AVC	房室管		白 7
AVN	房室结	CHF	充血性心力衰竭
AVSD	房室间隔缺损	ChIP	染色质免疫共沉淀
BAF	Brg1 相关因子	CITED2	Cbp/P300 相互作用反式激活因子
BAV	主动脉瓣二瓣化		结合富含 Glu/Asp 的羧基端域 2
BBS	Bardet-Biedl 综合征	CNCC	心脏神经嵴细胞

CNV	拷贝数变异	FDA	美国食品药品监督管理局
CoA	主动脉缩窄	FGF	成纤维细胞生长因子
CPVT	儿茶酚胺敏感性多形性室性心动过速	FGFR	成纤维细胞生长因子受体
		FHF	第一生心区
CRE	Cre 重组酶	FHL1	四个半 LIM 结构域蛋白 1
CRELD1	富含半胱氨酸蛋白的 EGF 样结构域 1	FISH	荧光原位杂交
		FOX	叉头框
CTD	圆锥动脉干畸形	FOG2	GATA 结合蛋白 2
CTGF	结缔组织生长因子	GATA	GATA 结合蛋白
CTVM	犬三尖瓣畸形	GBX	原肠胚脑形成同源框
CX	间隙连接蛋白	GDF1	生长分化因子
DCM	扩张型心肌病	GFP	绿色荧光蛋白
DGC	肌营养不良蛋白-糖蛋白复合物	GJA5	间隙连接蛋白 α5，40 kDa（间隙连接蛋白 40）
DGS	DiGeorge 综合征		
DMP	背侧间充质突起	GPCR	G 蛋白偶联受体
DNAH	动力蛋白轴丝蛋白重链	GRP	原肠顶板
DNMT	DNA 甲基转移酶	GWAS	全基因组关联分析
DORV	右心室双出口	H3K4me3	组蛋白 H3 的第 4 位赖氨酸三甲基化
DSC2	桥粒胶蛋白 2	H3K4me2	组蛋白 H3 的第 4 位赖氨酸二甲基化
DSG2	桥粒芯蛋白 2	H3K4me1	组蛋白 H3 的第 4 位赖氨酸单甲基化
DSP	桥粒斑蛋白	H3K24ac	组蛋白 H3 的第 24 位赖氨酸乙酰化
Dvl2	蓬乱的体节极性蛋白 2	H3K27ac	组蛋白 H3 的第 27 位赖氨酸乙酰化
E	胚胎天数	H3K27me3	组蛋白 H3 的第 27 位赖氨酸三甲基化
EC	心内膜垫		
ECG	心电图	HAND	心脏和神经嵴衍生物表达
ECM	细胞外基质	HAT	组蛋白乙酰转移酶
EGFR	表皮生长因子	HDAC	组蛋白脱乙酰酶
ELC	必需肌球蛋白轻链	HCM	肥厚型心肌病
ELN	弹力蛋白	HCN4	超极化激活环核苷酸门控钾通道 4
EMT	上皮-间充质转化	HE	苏木素和伊红
ENU	N- 乙基 -N- 亚硝基脲	HES1	Hes 家族 bHLH 转录因子 1
ET1	内皮素 1	HEY	带有 YRPW 基序的 HES 相关家族 bHLH 转录因子
EPDC	心外膜来源的细胞		
ErbB	红细胞白血病病毒致癌基因同源物	HLHS	左心发育不全综合征
ERK	细胞外信号调节激酶	HOX	同源框基因
ERS	早期复极化综合征	HT	心管
ESC	胚胎干细胞	IAA	主动脉弓离断
FA	叶酸	IC	内弯
FACS	荧光激活细胞分选	IGF1	胰岛素样生长因子 1

INO80	肌醇依赖因子 80	MI	心肌梗死
IP3	肌醇 -1,4,5- 三磷酸	MMP	基质金属蛋白酶
IPCCC	国际儿科和先天性心脏病编码	MLC	肌球蛋白轻链
iPSC	诱导多能干细胞	MLL2	混合谱系白血病蛋白 2
IRX	Iroquois 同源框	miRNA	微 RNA
IVF	特发性心室颤动	MO	吗啉基寡核苷酸
IVS	室间隔	MPES	咽中内皮链
JAG1	Jagged 1	MRI	磁共振成像
JNK	c-Jun N- 末端激酶	mRNA	信使 RNA
JUP	结合型斑珠蛋白	MS	质谱法
KLF	Kruppel 样因子	MSX	Msh 同源框
KCNE	电压门控钾通道 E 亚家族调节 β 亚基	MuRF	肌肉 RING 指蛋白
KCNJ	内向整流钾通道亚家族 J	MyoD	肌源性分化因子
KCNQ	电压门控钾通道 KQT 样亚家族 Q	MYBPC3	肌球蛋白结合蛋白 C
LA	左心房	MYH6	心肌 α - 肌球蛋白重链
LBB	左束支	MYH7	心肌 β - 肌球蛋白重链
LCC	左颈总动脉	NADPH	烟酰胺腺嘌呤二核苷酸磷酸
LEFTY	左-右决定因子	NCC	神经嵴细胞
LEOPARD	雀斑、心电图传导异常、眼距过宽、肺动脉狭窄、生殖器异常、生长迟缓和感觉神经性耳聋	NCCM	致密化不全型心肌病
		NCX	Na$^+$/Ca^{2+} 转运体
		ncRNA	非编码 RNA
LIF	白血病抑制因子	NF1	1 型神经纤维瘤病
LMNA	核纤层蛋白 A/C	NFAT	活化 T 细胞核因子
lncRNA	长链非编码 RNA	NGS	二代测序
LPM	侧板中胚层	NKX2-5	NK2 同源框 5
LLPM	左侧板中胚层	NKX2-6	NK2 同源框 6
LQTS	长 QT 综合征	NMD	无义介导的降解
LRO	左-右调控子	NMR	核磁共振波谱法
LSA	左锁骨下动脉	NODAL	Nodal 生长分化因子
LTCC	L 型钙通道	NOS3	一氧化氮合酶 3
LV	左心室	NPC	核孔复合体
LVNC	左心室致密化不全	NPHP	肾盂肾炎
MAPCA	主动脉-肺动脉侧支血管	NPPA	利尿钠肽 A
MBD	基于甲基 -CpG 结合域的	NRG1	神经调节蛋白 1
MDM2	小鼠双微粒体 2	NR2F2	核受体亚家族 2/F 组
MEF2C	肌细胞增强因子 2C	NVP	原节囊状细胞
MESP1	中胚层后部同源物 1	OFT	流出道
MHC	肌球蛋白重链	OR	比值比
		PA	肺动脉闭锁

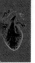

PAA	咽弓动脉	RSA	右锁骨下动脉
PACHD	胰腺发育不全与先天性心脏病	rRNA	核糖体 RNA
PAPVC	部分肺静脉异位引流	RR	相对危险度
PAX3	配对框 3	RV	右心室
PCD	原发性纤毛运动障碍	RVOTO	右心室流出道梗阻
PCP	平面细胞极性	RYR	雷诺丁受体
PCR	聚合酶链式反应	S1	第一心音
PDA	动脉导管未闭	S2	第二心音
PDGF	血小板源性生长因子	S3	第三心音
PDK1	磷酸肌醇依赖性激酶 1	SAN	窦房结
PECAM1	血小板内皮细胞黏附分子 1	SCN	电压门控钠通道
PFO	卵圆孔未闭	SCN5A	电压门控钠通道 V α 亚基
PI3K	磷酸肌醇 3 激酶	SCN10A	电压门控钠通道 X α 亚基
PITX2	配对样同源域 2	SDF1	基质细胞衍生因子 1
PKA	蛋白激酶 A	SENP	SUMO/ 前哨蛋白特异性蛋白酶
PKC	蛋白激酶 C	SEMA3C	Semaphorin 3C
PKD2	多囊肾病 2（多囊蛋白 2）	SERCA	肌质网 / 内质网钙 ATP 酶
PKP2	血小板亲和蛋白 2	SHF	第二生心区
PLN	受磷蛋白	SHH	音猬因子
PLXN	丛蛋白	SNP	单核苷酸多态性
PTA	永存动脉干	snRNA	小核 RNA
PTPN11	蛋白酪氨酸磷酸酶非受体 11 型	snoRNA	小核仁 RNA
PTC	提前终止密码子	SQTS	短 QT 综合征
PVCS	外周心室传导系统	SMAD4	Smad 家族成员 4
QT	QT 间期	SMC	平滑肌细胞
RA	右心房	SRF	血清反应因子
RA	视黄酸	STAT3	信号转导和转录激活因子 3
RAA	右主动脉弓	SUMO	小分子泛素样修饰物
RAAS	肾素-血管紧张素-醛固酮系统	SV	静脉窦
Ras/MAPK	大鼠肉瘤病毒癌基因同源物 / 丝裂原活化蛋白激酶	SVC	上腔静脉
		SVAS	主动脉瓣上狭窄
RBB	右束支	TA	动脉干
RBP	RNA 结合蛋白	TAC	横断性主动脉缩窄
RCC	右颈总动脉	TALEN	转录激活因子样效应子核酸酶
RCM	限制型心肌病	TAPVR	完全性肺静脉异位引流
RLC	调节性肌球蛋白轻链	TBX	T-box
RNAi	RNA 干扰	TF	转录因子
RNP	核糖核蛋白	Tg	转基因
ROS	活性氧类	TGA	大动脉转位

TGFβ	转化生长因子 β	VEGF	血管内皮生长因子
TMEM43	跨膜蛋白 43	VP	静脉极
Tn	肌钙蛋白	VSD	室间隔缺损
TNFα	肿瘤坏死因子 α	VSMC	血管平滑肌细胞
TOF	法洛四联症	VT	室性心动过速
tRNA	转运 RNA	VUS	未知显著变异
TTN	肌巨蛋白	WBS	Williams-Beuren 综合征
UPS	泛素蛋白酶体系统	WPW	Wolff-Parkinson-White 综合征
UTR	非翻译区	WNT	无翅型 MMTV 整合位点家族
VACTERL	脊椎缺损、肛门闭锁、心血管畸形、气管–食管瘘、桡骨和肾脏畸形及肢体缺损	XB	横桥
		Y2H	酵母双杂交
VANGL2	VANGL 平面细胞极性蛋白 2	ZIC	Zic 家族成员
		ZFN	锌指核酸酶
VCFS	腭–心–面综合征	ZFPM2	锌指蛋白 FOG 家族成员 2

目　录

第一部分　概论

第二部分　心脏和相关大血管的发育

第三部分　核心分子信号通路

第四部分　房间隔缺损

第五部分　室间隔缺损

第六部分　房室间隔缺损

第七部分　完全性肺静脉异位引流

第八部分　法洛四联症和右心室双出口

第九部分　右转位大动脉转位

第十部分　内脏位置畸形

第十一部分　半月瓣和主动脉弓畸形

第十二部分　冠状动脉畸形

第十三部分　永存动脉干

第十四部分　三尖瓣闭锁与单心室心脏

第十五部分　Ebstein 畸形

第十六部分　左心发育不良综合征

第十七部分　心肌病

第十八部分　心律失常

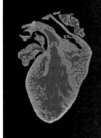

第一部分 概　论

1 心脏发育和先天性心脏缺陷动物模型

Robert G. Kelly

李昊桐　储庆　译　聂宇　徐瑞霞　校　胡盛寿　审

目录

摘要

　　本章主要回顾心脏发育过程中的重要事件，包括早期心脏形成、心脏腔室的形成和分隔，以及传导系统和冠状动脉的发育，同时简要介绍用于研究心脏发育和先天性心脏缺陷的动物模型。

1.1　引　言

　　本章概述了心脏发育过程中的重要事件和心脏发育研究中常用的动物模型。我们将重点关注小鼠心脏发育过程中重要事件出现的顺序以及心脏发育遗传学研究的主要动物模型。发育中的小鼠心脏及其成熟心脏的结构与人类心脏有高度的保守性，但是发育时间和体积有显著的区别[1]。由于小鼠模型的优势（见本章1.5），研究者开发了大量的小鼠先天性心脏病（CHD）模型[2]。本部分旨在简介第一部分的章节和通路以及模型的部分。引言里的大多数参考文献均为综述性文章，读者可通过阅读这些文献获取进一步信息。如果希望了解更详细的人类心脏发育过程，可参考胚胎学教材例如《Larsens 人类胚胎学》和《Langman 医用胚胎学》[3-4]。

1.2　从心脏半月到胚胎心管

小鼠妊娠中期对应人类胚胎发育的 2～5 周，包括从心脏祖细胞分化到心脏间隔形成的完整心脏发育过程（图 1.1）。心肌细胞首先由内脏中胚层神经褶皱的最前外侧区域的细胞分化而来[5]。在胚胎期 7.5 天（E7.5）时两侧心脏祖细胞群向

胚胎腹侧中轴汇聚然后形成心脏半月（cardiac crescent）（图 1.1a）。周围胚胎组织（包括前肠内胚层和体表外胚层）的阳性细胞间信号和中轴结构的阴性信号调控了这些心肌细胞的特化。这些信号通过精确激活心脏转录因子的表达来驱动心

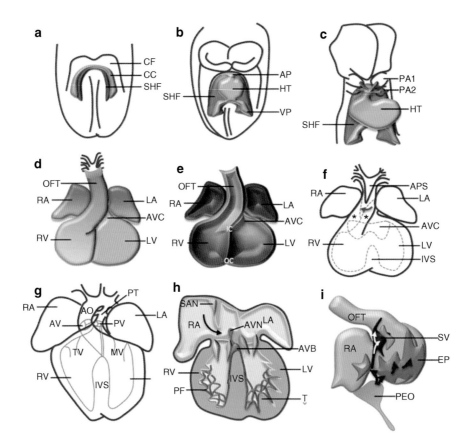

图 1.1　小鼠心脏发育模式图。模式图展示了小鼠心脏发育中的重要事件。（a～d）从心脏半月（E7.5，a）经过线性心管阶段（E8，b）和环化心管阶段（E8.5，c）到妊娠中期胚胎心管（E10.5，d）。心脏半月和线性心管以及左心室的衍生物为粉色，SHF 及其衍生物为绿色（动脉极）和蓝色（静脉极）。在妊娠中期，心房肌和心室肌（红色）由心管外层弯曲处的细胞增殖形成（e）。心脏分隔发生在 E11.5（f）；图中可见室间隔和主肺动脉间隔膜及流出道垫（星号），流出道以逆时针方向旋转（箭头）。心脏分隔完成于 E14.5（g），包括将流出道分成升主动脉和肺动脉干。心脏垫重塑形成房室瓣膜（三尖瓣和二尖瓣）和流出道瓣膜（主动脉瓣和肺动脉瓣）。心脏传导系统的分化在这个阶段开始（h）；箭头显示心房肌中电信号的传导方向。从 E10.5 开始心外膜从前心外膜器官（pro-epicardial organ）迁移到心脏表面（i，右侧面观），来源于静脉窦血管的细胞最终分化成冠状血管内皮细胞（图 a～i 引自［1］）。CF，头褶；AO，主动脉；AP，动脉极；APS，主肺动脉隔；AV，主动脉瓣；AVB，房室束；AVC，房室管；AVN，房室结；CC，心脏半月；EP，心外膜；IC，内弯；IVS，室间隔；LA，左心房；LV，左心室；MV，二尖瓣；HT，心管；OC，外弯；OFT，流出道；PA1，第一咽弓；PA2，第二咽弓；PEO，前心外膜器官；PF，浦肯野纤维网；PT，肺动脉干；PV，肺动脉瓣；RA，右心房；RV，右心室；SAN，窦房结；SHF，第二生心区；SV，来源于静脉窦的血管内皮细胞；T，肌小梁；TV，三尖瓣；VP，静脉极

脏半月中的心脏祖细胞向心肌细胞分化[6]。

这些早期分化的心肌细胞会形成线性心管，心管会包裹心内膜管然后分成两极，分别是位于心管后方的静脉极和前方的动脉极，同时心管还会形成左心室顶点（图 1.1b）。早期心管附近的咽部中胚层的心脏祖细胞会向心脏极迁移，然后在动脉极发育为右心室和流出道的心肌，在静脉极发育为心房肌[7]。这些祖细胞被称为第二生心区（SHF）（见第 3 章），2001 年，研究者发现这些祖细胞会形成心脏的主要部分，包括整个流出道或心脏动脉圆锥与咽弓动脉的连接处。SHF 细胞的迁入受到咽上皮细胞和神经嵴间质细胞所发出的信号的调控。咽上皮细胞和神经嵴间质细胞又受到 T-box 1（TBX1）基因的调控，该基因的缺失会导致 22q11.2 缺失综合征（DiGeorge 综合征）[8-10]。SHF 的发育缺陷会导致一系列常见的先天性心脏缺陷，包括动脉圆锥畸形（如法洛四联症和右心室双出口）和静脉极缺陷（如心房和房室间隔缺损）。随着心管的延长，心管会向右环化，这是胚胎左-右轴（right-left axis）的第一个形态学表现（图 1.1c）。左-右轴（见第 7 章）在原肠胚形成期间形成，并导致单侧信号激活，这些信号被传递到不对称发育中的器官（如心脏），调控器官的左右不对称发育[11]。剖析 SHF 的调控以及偏侧化信息的传递和建立可以有力推动对常见 CHD 发病机制的认识[12]。

1.3 心管膨隆和心脏间隔的形成

妊娠中期（E10.5），心管的环化和延长过程基本完成（图 1.1d）。随后心脏通过心管外弯中心房和心室肌细胞的增殖得以继续生长，这一过程被称为心脏膨隆（ballooning）（图 1.1e）。胚胎心脏的模式化增殖受到转录因子，尤其是 T-box 家族的调控。该家族因子在早期心脏中表达，并划定房室管和流出道为低增殖区域，心内膜垫便位于该区域[13]。源于心内膜的间充质细胞组成的心内膜垫受到相邻心肌的信号诱导而发生上皮间充质转化（EMT）。房室管和流出道通过瓣膜样心内膜垫（valve-like cushion）定向调控早期心脏中的血流，并降低心肌电偶联活动。此时，心腔发生分隔，心脏被分隔为独立的左右心腔。原始房间隔在房室区（atrioventricular region）与发育中的心内膜垫融合。SHF 祖细胞向心脏静脉极迁移（见第 5 章），这一过程对于原始房间隔肌性基底的形成是必不可少的，并在房室形成中发挥重要作用[14]。房室管心内膜垫同样也与室间隔相连，在线性心管与 SHF 来源心肌交界区（即未来的左、右心室）生长。通过主肺动脉隔与流出道心内膜垫的融合，流出道被分隔为升主动脉和肺动脉干（左、右心室出口）。心脏神经嵴细胞会迁移入动脉极（见第 4 章），这一过程对于主肺动脉隔的形成必不可少（图 1.1f）。神经嵴细胞的发育缺陷会导致一系列圆锥动脉干畸形，如永存动脉干[15]。

心内膜垫在分隔过程中重塑为三尖瓣、二尖瓣、主动脉瓣和肺动脉瓣，这些瓣膜可以控制心脏中的血流进行单向流动（图 1.1g）。圆锥动脉干区域在胚胎偏侧级联反应（embryonic laterality cascade）的影响下发生逆时针旋转，使得主动脉与左心室相连接。心腔分隔异常会导致升主动脉和肺动脉干的连接异常，从而影响胎儿出生时体循环和肺循环系统的分隔。心管延长和分隔过程中的任意一个环节发生缺陷都会导致一系列CHD。在胎儿出生后，由于卵圆孔和动脉导管的闭合，体循环和肺循环系统会完全独立。

1.4 传导系统和冠状动脉的发育

心腔发育过程伴随着心脏传导系统（见第8章）的建立（图1.1h）。心脏电活动起源于静脉窦区域的窦房结或起搏器。电信号从心房向心室传导的过程中会在房室结产生房室延迟，以确保心房和心室依次发生收缩。电信号随后通过房室束、希氏束和浦肯野纤维网引起心尖部心肌收缩。传导细胞是特异性心肌细胞，但其祖细胞与非传导性心肌细胞相同[16]。心脏传导系统的发育异常会导致心律失常和传导阻滞。浦肯野纤维系统起源于毗邻心室的肌小梁（心肌层和心内膜间信号相互作用形成的一过性心肌结构）。肌小梁存在于妊娠中期到胎儿期小鼠的心脏内，并逐渐致密化最终形成心室壁。这一过程的异常会导致心肌致密化不全。

从E10.5起，心外膜（第三种细胞层，见第6章）开始覆盖于心脏外表面（图1.1i）。心外膜起源于前心外膜器官（pro-epicardial organ）迁移到心脏后形成上皮组织。部分心外膜细胞会发生上皮间充质转化然后侵入心肌层，继而形成与冠状动脉有关的平滑肌细胞和心脏成纤维细胞。心外膜、心外膜源性成纤维细胞和心肌细胞之间的信号交换，在调控心肌增殖和分化过程中发挥重要作用。冠状动脉对于心肌的供氧和供能是必不可少的，其会在胎儿阶段继续发育[17]。冠状动脉内皮细胞的起源目前尚存在争议，但心肌致密化过程中静脉窦内皮细胞及心内膜细胞被认为是冠状动脉内皮细胞的主要来源。冠状动脉的平滑肌细胞来源于心外膜和神经嵴来源的细胞。冠状动脉与升主动脉根部相连，形成左右两个冠状动脉口。近端冠状动脉的发育异常通常与圆锥动脉干畸形有关，是心脏性猝死的原因之一。

1.5 心脏发育的动物模型

上述关于心脏发育的结论都基于针对小鼠模型的研究，小鼠的心脏发育过程与人类胚胎发育过程高度相似，为遗传研究提供了理想的动物模型[18-19]。胚胎干细胞的同源重组、转录激活因子样效应子核酸酶（TALEN）技术或CRISPR-Cas9技术让人们可以深入研究基因功能和潜在的致病基因[20-21]。条件性和诱导性基因敲除技术（如Cre重组酶）的应用使研究者可以进一步研究基因在时间和空间上精确的功能。除这些反向遗传学技术之外，通过诱发突变的正向遗传学筛选技术［如乙基亚硝基脲（ENU）］，研究者可以发现新的发育调节因子。第18章将会详尽概述用于研究小鼠先天性心脏病突变基因型和表型的技术。另外，转基因小鼠可用于研究基因调控序列的功能、修饰基因表达量或示踪不同心脏结构的

遗传谱系[22]。尽管可在体外对小鼠胚胎进行短期培养，但该技术不适用于实验胚胎学，因为体外培养的环境与小鼠胚胎正常发育的宫内环境之间存在相对差异。与此相反，鸟类胚胎更适合用于进行胚胎干预实验，如消融模型、电穿孔或鸡与鹌鹑属间杂交实验（chick to quail transplantation experiments）等[23]。鸟类心脏也是四腔心结构，但大动脉发育模式与哺乳动物不同。因此，尽管现在已存在转基因鸡品系，且通过电穿孔也可以评估基因及调控序列的功能，但目前鸟类仍不是遗传学研究的首选模型。

后续章节中会提及其他脊椎动物模型，包括蛙和鱼[24]。非洲爪蟾的心脏有3个心腔和不完整的室间隔，但非洲爪蟾和鸡一样，都可以作为实验胚胎学的良好模型。斑马鱼的心脏具有两个肌性心

腔，是探究心管形成及成袢、房室发育模式或心肌分化的良好模型，但不适合用于研究心脏分隔（造成人类大多数常见 CHD 的主要缺陷）[25]。斑马鱼同样也是正向遗传学筛选的重要模型，并已成为研究心脏再生（成体斑马鱼可发生，但哺乳动物出生后数日即消失）的首选模型[26-27]。非洲爪蟾和斑马鱼这两种非脊椎动物模型也为心脏发育遗传调控的研究提供了重要的发现。近期研究证实，原索动物玻璃海鞘类似于哺乳动物，有两种生心祖细胞群。这些细胞群均由保守的转录因子和信号通路调控。对在物种进化上距离人更远的果蝇心脏发育解剖显示，蝇类和哺乳动物的心脏发育均受一组同源基因的调控[28-29]。此外，果蝇胚胎背中线处生心祖细胞的集聚与脊椎动物心管形成过程中生心祖细胞的集聚相类似。蝇类 *Nkx2-5* 同源物 *Tinman* 对于蝇类心脏形成必不可少。*Nkx2-5* 的发现是心脏发育分子研究中的里程碑事件[30-31]。对 *NKX2-5*（NK2 同源框 5）的后续研究首次确认了 CHD 患者存在该基因突变。这些证据说明了心脏发育动物模型对于研究 CHD 的重要性[32-33]。

参考文献

［1］ Miquerol L，Kelly RG（2013）Organogenesis of the vertebrate heart. Wiley interdisciplinary reviews. Dev Biol 2：17-29.

［2］ Moon A（2008）Mouse models of congenital cardiovascular disease. Curr Top Dev Biol 84：171-248.

［3］ Schoenwolf GC，Larsen WJ（2009）Larsen's Human Embryology，4th edn. Churchill Livingstone/Elsevier，Philadelphia.

［4］ Sadler TW，Langman J（2012）Langman's Medical Embryology，12th edn. Wolters Kluwer Health/Lippincott Williams & Wilkins，Philadelphia.

［5］ Harvey RP（2002）Patterning the vertebrate heart. Nat Rev Genet 3：544-556.

［6］ Srivastava D（2006）Making or breaking the heart：from lineage determination to morphogenesis. Cell 126：1037-1048.

［7］ Kelly RG（2012）The second heart field. Curr Top Dev Biol 100：33-65.

［8］ Rochais F，Mesbah K，Kelly RG（2009）Signaling pathways controlling second heart field development. Circ Res 104：933-942.

［9］ Dyer LA，Kirby ML（2009）The role of secondary heart field in cardiac development. Dev Biol 336：137-144.

［10］ Vincent SD，Buckingham ME（2010）How to make a heart：the origin and regulation of cardiac progenitor cells. Curr Top Dev Biol 90：1-41.

［11］ Hamada H，Tam PP（2014）Mechanisms of left-right asymmetry and patterning：driver，mediator and responder. F1000prime reports 6：110.

［12］ Epstein JA（2010）Franklin H. Epstein Lecture. Cardiac development and implications for heart disease. N Engl J Med 363：1638-1647.

［13］ Greulich F，Rudat C，Kispert A（2011）Mechanisms of T-box gene function in the developing heart. Cardiovasc Res 91：212-222.

［14］ Briggs LE，Kakarla J，Wessels A（2012）The pathogenesis of atrial and atrioventricular septal defects with special emphasis on the role of the dorsal mesenchymal protrusion. Differentiation 84：117-130.

［15］ Hutson MR，Kirby ML（2003）Neural crest and cardiovascular development：a 20-year perspective. Birth Defects Res C Embryo Today 69：2-13.

［16］ Miquerol L，Moreno-Rascon N，Beyer S et al（2010）Biphasic development of the mammalian ventricular conduction system. Circ Res 107：153-161.

［17］ Tian X，Pu WT，Zhou B（2015）Cellular origin and developmental program of coronary angiogenesis. Circ Res 116：515-530.

［18］ Hogan B，Costantini F，Lacy E（1986）Manipulating the mouse embryo：a laboratory manual. Cold Spring Harbor Laboratory，Cold Spring Harbor.

［19］ Papaioannou VE，Behringer R（2005）Mouse phenotypes：a handbook of mutation analysis. Cold Spring Harbor Laboratory Press，Cold Spring Harbor.

［20］ Sommer D，Peters AE，Baumgart AK et al（2015）TALEN-mediated genome engineering to generate targeted mice. Chromosome Res 23：43-55.

［21］ Yang H，Wang H，Jaenisch R（2014）Generating genetically modi.ed mice using CRISPR/ Cas-mediated genome engineering. Nat Protoc 9：1956-1968.

［22］ Buckingham ME，Meilhac SM（2011）Tracing cells for tracking cell lineage and clonal behavior. Dev Cell 21：394-409.

［23］ Serralbo O，Picard CA，Marcelle C（2013）Long-term，inducible gene loss-of-function in the chicken embryo. Genesis 51: 372-380.

[24] Evans SM, Yelon D, Conlon FL et al (2010) Myocardial lineage development. Circ Res 107 (12): 1428-1444.

[25] Bakkers J (2011) Zebra.sh as a model to study cardiac development and human cardiac disease. Cardiovasc Res 91: 279-288.

[26] Poss KD, Wilson LG, Keating MT (2002) Heart regeneration in zebra.sh. Science 298: 2188-2190.

[27] Porrello ER, Mahmoud AI, Simpson E et al (2011) Transient regenerative potential of the neonatal mouse heart. Science 331: 1078-1080.

[28] Stol. A, Gainous TB, Young JJ et al (2010) Early chordate origins of the vertebrate second heart field. Science 329: 565-568.

[29] Medioni C, Senatore S, Salmand PA et al (2009) The fabulous destiny of the Drosophila heart. Curr Opin Genet Dev 19: 518-525.

[30] Bodmer R (1993) The gene tinman is required for speci. cation of the heart and visceral muscles in Drosophila. Development 118: 719-729.

[31] Azpiazu N, Frasch M (1993) tinman and bagpipe: two homeo box genes that determine cell fates in the dorsal mesoderm of Drosophila. Genes Dev 7: 1325-1340.

[32] Schott JJ, Benson DW, Basson CT et al (1998) Congenital heart disease caused by mutations in the transcription factor NKX2-5. Science 281: 108-111.

[33] McCulley DJ, Black BL (2012) Transcription factor pathways and congenital heart disease. Curr Top Dev Biol 100: 253-277.

先天性心脏病——临床特征、人类遗传学和分子通路

2 正常心脏的解剖及临床检查

David J. Driscoll

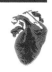

陈天韵　储庆　译　聂宇　徐瑞霞　校　胡盛寿　审

目录

2.1　正常心脏解剖简介

心脏是位于中纵隔后上部区域的中线结构。尽管其为中线结构，但心尖在正常情况下位于中线左侧（图 2.1）。

2.1.1 回心静脉

来自体循环、肺循环和心脏自身的静脉均与心脏相连，最后回流到心脏。体循环的外周静脉汇入上 / 下腔静脉然后返回心脏，肺循环血液通过肺静脉返回心脏，心脏的冠状静脉血液通过冠状窦和右心室的窦状隙静脉返回心脏。

正常情况下，上腔静脉和下腔静脉均位于心脏右侧。肺静脉通常为四支，左侧两支，右侧两支。但如存在三支或五支肺静脉也属正常变异。上下腔静脉回流入右心房，而肺静脉回流入左心房。来源于心肌本身的冠状静脉通过冠状窦回流入右心房，其开口位于右心房，经冠状静脉和右心室窦状隙进入右心室。

2.1.2 心房

心脏有左右两个心房，其命名不仅是因为在胸腔的相对位置，还因为其形态特征。正常情况下右心房位于身体右侧，而左心房位于左侧。但在一系列心脏结构异常中右心房可位于身体左侧，而左心房位于身体右侧。右心房体积较大，具有卵圆窝、锥形的右心耳、界嵴和梳状肌，并接受腔静脉和冠状窦的血液回流。左心房体积较小，具有指状的左心耳，且没有界嵴和梳状肌。

2.1.3 房室瓣

心脏有两个房室瓣。血流通过三尖瓣从右心房流入右心室，通过二尖瓣从左心房流入左心室。正如其名，三尖瓣是三叶瓣结构，而二尖瓣为双叶瓣结构。二者的瓣环均附着于室间隔上，但相比于三尖瓣，二尖瓣瓣环的附着位置更靠近头端

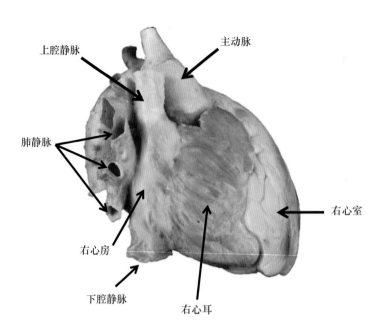

图 2.1　人类心脏的右前斜位外视图（Photographs the courtesy of Dr William Edwards）

（图 2.2 和图 2.3）。因此，存在一心脏分隔，其一侧为左心室而另一侧为右心房，故被命名为"房室隔"。三尖瓣的另一个特征是一支乳头肌附着于室间隔，但二尖瓣没有附着于室间隔的乳头肌。

2.1.4 心室

心脏有左右两个心室。两个心室的命名并不是简单地由于左右定位。事实上，右心室位于左心室的右前方。两个心室的形态各不相同，右心室由流入道、体部和流出道构成，心肌分布致使其顺应性比左心室更好，右心室更容易适应血容量的改变。左心室室壁比右心室室壁更厚，所以顺应性相对较差，其肌纤维的方向使其相较右心室具有更强的泵血能力。

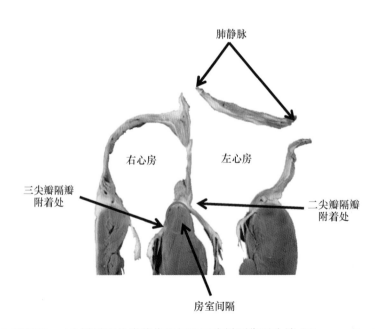

图 2.2　人类心脏四腔心示意图。二尖瓣瓣环的附着位置相比三尖瓣更靠近头端（Photographs the courtesy of Dr William Edwards）

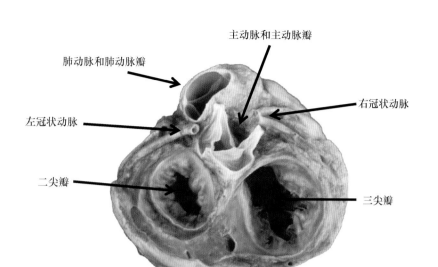

图 2.3　病理标本显示了心脏四个瓣膜的相对关系和近端冠状动脉的位置（Photographs the courtesy of Dr William Edwards）

2.1.5 半月瓣

心脏有两个半月瓣：肺动脉瓣和主动脉瓣（图 2.3），都具有三个瓣叶。在肺动脉瓣下方有肌层（圆锥）将肺动脉瓣环与三尖瓣环分隔开（图 2.3）。与此不同的是，主动脉瓣环与二尖瓣环是相连的。这个差异对于区分一系列心脏先天畸形非常重要。主动脉瓣位于肺动脉瓣的右后方。冠状动脉起始于主动脉瓣叶区，该区域一般会发生膨大，又称为 Valsalva 窦。与此类似，肺动脉瓣区也存在膨大，被称为肺动脉瓣窦。

2.1.6 大动脉

心脏与两条大动脉相连接：肺动脉和主动脉。肺动脉起自右心室并可分出左、右肺动脉。主动脉起自左心室，首先发出左、右冠状动脉，随后依次发出头臂干（可分出右颈总动脉和右锁骨下动脉）、左颈总动脉和左锁骨下动脉。

主动脉和肺动脉间有动脉导管相连。动脉导管在胎儿时期开放，正常情况下于出生后数日闭锁。动脉导管未闭（PDA）在活婴中的发生率为 0.02% ～ 0.04%，但在早产儿中发生率为 0.8%，占所有 CHD 的 9% ～ 12%。动脉导管持续开放会导致肺循环、左心房和右心室血容量过多，继而引起先天性心力衰竭的症状和体征。如果 PDA 过大并持续开放数年，可导致肺血管阻塞性病变。因此，临床症状严重的 PDA 需通过介入或手术的方法加以封闭。

2.1.7 冠状动脉

心脏有左右两支冠状动脉（图 2.3；见第 43 章）。左 / 右冠状动脉分别发自左 / 右 Valsalva 窦。左冠状动脉有两条主要分支——左前降支和回旋支，另有众多旁支存在。在 80% 的情况下由右冠状动脉发出后降支。右冠状动脉的另一个特征是发出圆锥支。

2.1.8 电传导系统

心脏的电传导系统包括窦房结、房室结和希浦系统（His-Purkinje system）。心脏电活动起始于位于上腔静脉和右心房交界处的窦房结（图 2.4），随后传导至两个心房。正常情况下，电信号从心房继续下行传导至心室的通路只有经房室结与希氏束这一条。电信号在房室结的传导速度相对较慢，因此形成了心电图上的 PR 间期。房室结位于 Koch 三角（由三尖瓣环、Todaro 腱和冠状窦围成）内。电信号在通过房室结和希氏束后，通过左、右束支和浦肯野纤维在心室内传导。

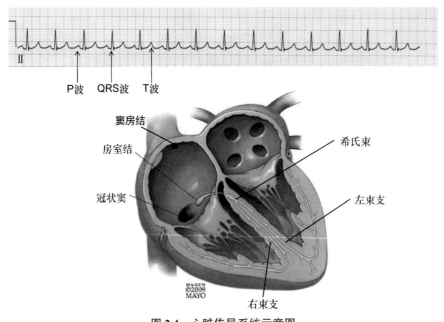

P波 QRS波 T波

窦房结

房室结

冠状窦

希氏束

左束支

右束支

图 2.4　心脏传导系统示意图

2.2　技术、病史和体格检查

2.2.1 病史

根据患者的年龄、症状、体征和主诉的差别，对病史的关注点会有所不同。对婴儿来说，医生应主要关注其是否有先天性心脏病的家族史或过早死亡家族史，是否曾接触过致畸药物以及喂养史。

对于老年人，应明确患者是否有心脏病相关症状，如呼吸困难、气短、心悸、晕厥等。

2.2.2 体格检查

体格检查包括四个部分：视诊、触诊、叩诊、听诊。

以下项目可以通过视诊确定：呼吸频率、胸廓运动、面色苍白、杵状指、发绀和差异性发绀、出汗、脂肪储存质量、生理缺陷、水肿、浅表血管异常。

以下项目可以通过触诊确定：脉冲量、心前区搏动、震颤、体温、肝脾大小、外周性水肿、腹水。

叩诊可以确定是否存在胸腔积液、腹水以及肝脾的大小和位置。

心脏听诊不仅仅只是描述杂音，还包括其他心音，如咯喇音和摩擦音。

听诊时需要注意第一心音（S1）和第二心音（S2）的强度（响度）是否正常，是否减弱或增强。若胸壁薄、存在肺动脉高压或主动脉相对于肺动脉更靠近胸前壁（如大动脉转位、法洛四联症、肺动脉闭锁）时，S2 会增强。S2 通常于吸气时分裂，呼气时为单音或近似为单音。如果 S2 分裂得很开且不变为单音，须怀疑是否存在房间隔缺损或右束支传导阻滞。

第三心音（S3）通常在儿童可闻及，但必须与病理性二尖瓣杂音或三尖瓣舒张期杂音相鉴别。

心脏杂音由心脏内血液湍流导致。一般从强度（响度）、频率或音高、心脏周期中的时间、胸壁位置、患者体位对杂音质量的影响几个方面来评价杂音。对于收缩期杂音，描述强度的标准惯例是（1～6）/6，4/6 级杂音常伴有震颤，即检查者可用手触及的震颤感。5/6 级杂音用听诊器在胸壁数厘米范围内可闻及，6/6 级杂音不用听诊器即可闻及。对于舒张期杂音，描述强度标准是（1～4）/4 级。

　　杂音强度的变化非常重要。递增递减型杂音是主动脉或肺动脉狭窄所产生的典型杂音，递减型杂音是主动脉或肺动脉关闭不全所产生的典型杂音。全收缩期杂音意味着杂音贯穿整个收缩期。

　　频率或音高代表声音的质量。频率和音高用低、中、高来描述。例如，室间隔缺损的杂音是低频率杂音，二尖瓣关闭不全是高频率杂音。主动脉和肺动脉狭窄的杂音是中频率杂音。

2.2.3 心电图

　　心电图是检测心脏电活动的检查方法。心电图可提示心脏的节律是否正常。电信号的电压和

心肌厚度相关，临床医生可以通过电压确定患者是否有心肌肥大。心电图检查需要使用 4 个肢导联和 6 个胸导联（图 2.5）。

2.2.4 胸部 X 线

　　胸部 X 线对判断是否有心脏增大及判断肺部血流是否有增加或减少很有帮助。

2.2.5 超声心动图

　　医生可以通过超声心动图（心脏超声）观察心脏解剖结构，进而确诊先天性心脏畸形（图 2.6 和图 2.7）。此外，使用多普勒技术可以检测心脏血流量并测量心内压力梯度。

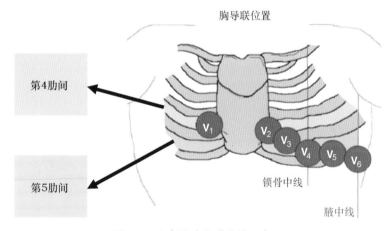

图 2.5　心电图胸导联位置示意图

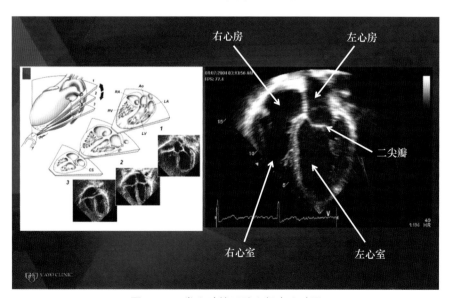

图 2.6　正常心脏的四腔心超声心动图

先天性心脏病——临床特征、人类遗传学和分子通路

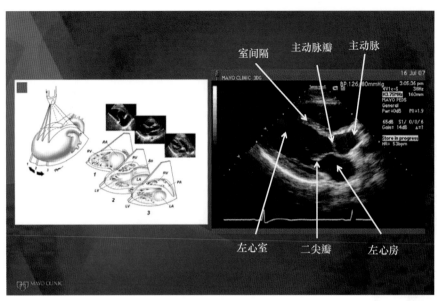

图 2.7　正常心脏长轴超声心动图

2.2.6 心导管检查

在发明超声心动图之前，心导管检查是确定心脏缺陷及其严重程度的必要方法。该检查是通过从股静脉将导管送入各心腔测量心脏和血管不同部分的血氧饱和度和压力（图 2.8 和图 2.9）。此外，可以将造影剂注入心脏内进行心脏和血管造影。在描述心脏畸形程度方面，随着超声心动

图 2.8　正常心脏的血氧饱和度模式图。图中可见回到心脏的血液血氧饱和度为 65% 并保持至从肺返回心脏。因为在肺中血液被氧合，所以血液从肺回到左心房时血氧饱和度为 96%，血液穿过左心室后泵入主动脉输送到全身时血氧饱和度保持这一水平。RA，右心房；RV，右心室；LA，左心房；LV，左心室

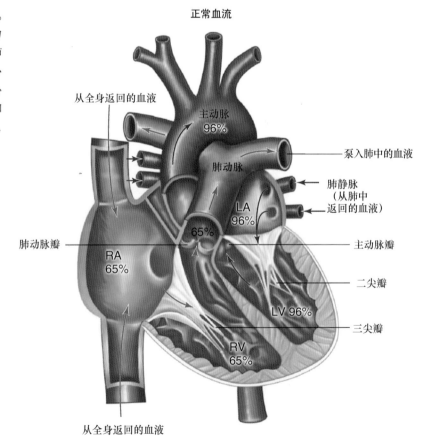

正常血流

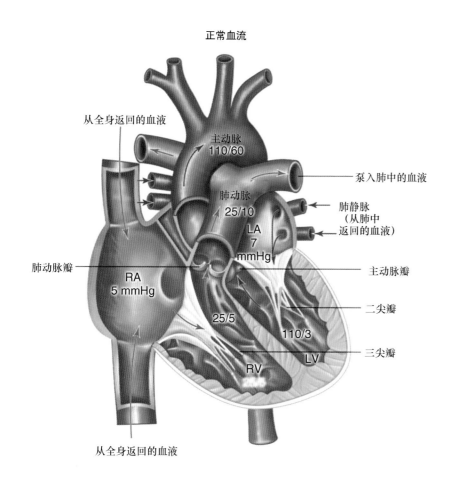

从全身返回的血液

主动脉
110/60

泵入肺中的血液

肺动脉
25/10

肺静脉
（从肺中
返回的血液）

LA
7
mmHg

肺动脉瓣

RA
5 mmHg

主动脉瓣

二尖瓣

25/5

110/3

三尖瓣

RV

LV

从全身返回的血液

图 2.9　正常心脏心内压力模式图。RA，右心房；RV，右心室；LA，左心房；LV，左心室

图的出现，心脏导管技术的应用越来越少。

　　然而在过去的 25 年里，许多介入心脏导管技术已经得到了显著的改进，一些先天性心脏缺陷可以在心脏导管室中进行治疗，使患者免于接受开胸手术。心脏导管技术可以扩张狭窄的瓣膜，血管狭窄区（如主动脉狭窄）可以通过扩张或置入支架进行治疗。部分房间隔缺损可以通过导管进行封堵。导管技术也可以封闭瘘管。在部分病例中还可以通过导管置入组织瓣膜。

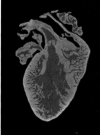

第二部分
心脏和相关大血管的发育

3 第一和第二生心区

Margaret Buckingham

储庆　徐瑞霞　译　聂宇　校　胡盛寿　审

目录

摘要

　　第一和第二生心区通过发育成不同部位的心肌而组成心脏。克隆分析在心脏中发现相应的第一和第二生心区心脏祖细胞支持了上述理论。第二生心区祖细胞及其后代受到基因调控网络的控制，而且相应的信号通路决定了这些细胞的行为。第二生心区的多潜能细胞还可以分化成心脏内皮细胞和平滑肌细胞。头颈部骨骼肌细胞与构成心脏动脉极和静脉极的心肌细胞在发育中有一定的联系。祖细胞的谱系和调节生心区的相关基因对先天性心脏病的发生和发展有重要影响。

3.1　引言和组织学展望

　　当胚胎的体积发育增大到一定程度时，仅依靠血液的被动弥散无法保证细胞的生存。心脏是第一个成形的器官，负责运送养料和转移代谢废物。早期心脏发育缺陷是最主要的胚胎期死因，占人类胚胎和胎儿早期死亡病例的30%[1]。发达国家约0.8%的新生儿患有先天性心脏畸形。图

3.1展示了心脏发育的复杂过程，心脏形态的变化需要不同细胞群接受精准的时空调控[2]。小鼠是人类进行遗传学干预和研究的基本模型。小鼠早期心管形成于胚胎期8天（E8），约等于人类妊娠第三周。在这一时间段，心管呈线性并连接循环系统，前部是流出道，后部是流入道。随着心管

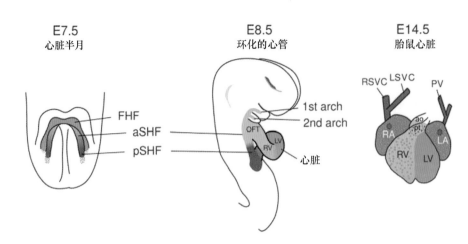

图 3.1 由第一和第二生心区发育而来的心脏。模式图显示了心脏的发生过程，第一生心区（FHF-红色）位于心脏半月，发育成左心室和其他部分的心脏。前第二生心区（aSHF-浅绿）和后第二生心区（pSHF-深绿）发育成心脏动脉极和静脉极，以及右心室和心房。LA，左心房；RA，右心房；LV，左心室；RV，右心室；OFT，流出道；ao，主动脉；pt，肺动脉干；PV，肺静脉；RSVC，右上腔静脉；LSVC，左上腔静脉；E，小鼠发育的胚胎期天数

的生长，心管迅速向左侧弯曲和向右环化，这使得成熟的流出道和流入道，即动脉极和静脉极转移到心脏的后方。心脏腔室随着生长而隆起的过程被称为膨隆（ballooning）[3]，该过程还伴随着腔室间隔和瓣膜的形成，这些结构可以控制心脏中血流的方向。同时，神经外胚层来源的神经嵴细胞会迁移进心管并形成心肌。包裹心肌的心内膜和心外膜都起源于中胚层。

心管中的心肌细胞增殖曾经被认为是心脏生长的主要动力，研究者在节段性心脏发育模型中预测，早期心管的不同部位将分别发育成心室和心房[4]。但是，经典鸡胚实验证明外来细胞参与了心脏的发育，尤其是流入道的发育[2]。研究者随后发现与心脏相邻的中胚层细胞会迁移入心脏参与流出道的发育[5-6]。2001年，研究者利用转基因技术改造了成纤维细胞生长因子（Fgf）位点10以标记咽部中胚层细胞，并发现咽部中胚层细胞参与了小鼠流出道和右心室的发育[7]。转录因子 Islet1 也可以标记这些细胞，Islet1 的表达模式和突变表型证明这些细胞会参与流出道和流入道的发育[8]。这项发现后来被胚胎移植实验和染料标记体外培养胚胎的实验所证实[9]，同时上述实验还证明早期心管主要由左心室构成[10]。一种不同的实验方法补充说明了这些关于形成发育中心管的心脏祖细胞的研究结果，该方法确定了小鼠

胚胎中的心肌细胞谱系。回顾性克隆分析显示心肌来源于两个细胞系。第一个谱系是左心室心肌的来源，而第二个谱系是流出道心肌和大部分右心室的来源。这两个谱系都参与心房的发育[11]。因此，第一生心区（FHF）的心脏祖细胞形成早期心管，而第二生心区（SHF）的细胞随后进入心管参与相应部位的发育[2]（图 3.2）。

这两个细胞群之间的区别是因为 FHF 和 SHF 谱系的早期分离，早期研究推测谱系分离发生在原肠胚形成时期或更早期[11]。这一结论来自一项克隆分析研究，该分析方法依赖于祖细胞中的随机重组事件，祖细胞将一个不活跃的 lacZ 报告基因转化为一个活跃的 lacZ 序列。在该研究中，报告者改造了心脏肌动蛋白基因的一个等位基因，导致心肌细胞中克隆相关子细胞中表达 β-半乳糖苷酶。通过克隆体的大小估计重组时间。然而，这只是估计值。最近，利用另一种遗传方法的克隆分析[12]使人们能够更精确地估计克隆分离的时间，并追踪心脏中所有类型的中胚层细胞。这种方法是基于一个条件性 confetti 多色报告基因和一个 Cre 重组酶的诱导性激活。Cre 重组酶激活会导致一个单色报告基因在祖细胞及其后代中表达。在这种情况下，Cre 由中胚层后部同源物1（Mesp1）基因控制，该基因在原条中的原肠中胚层细胞中表达，该类细胞会

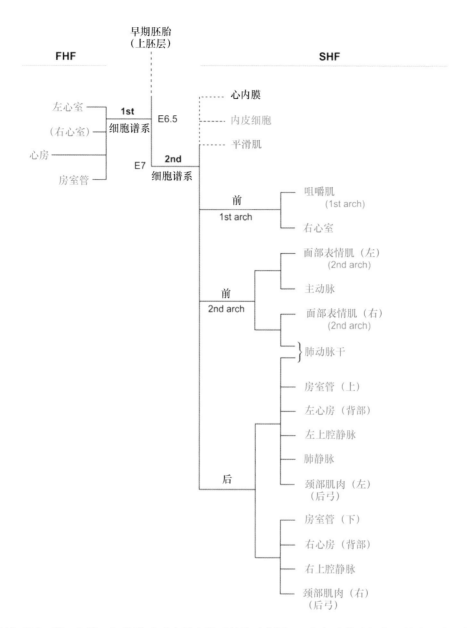

图 3.2 心脏的谱系树。第一和第二细胞谱系对小鼠心脏贡献的示意图。心肌衍生物为红色，骨骼肌为蓝色，粗体表示主要来源，如左心室来源于第一谱系／第一生心区，头部肌肉来源于第二谱系／第二生心区，而并非所有颈部肌肉都源于此。其他 SHF 衍生物以虚线表示，因为它们彼此之间或与心肌和骨骼肌之间的关系尚未明确界定——棕色表示心内膜，绿色表示内皮细胞，紫色表示平滑肌。图中可见共同祖细胞从外胚层中发生分离谱系的大致时间。FHF，第一生心区；SHF，第二生心区；E，小鼠发育的胚胎期天数

发育成心脏的腔室[13]。这些实验证实了两个心肌细胞谱系参与心脏的形成，并证明在原肠胚开始形成时，FHF 谱系出现于 E6.25 ~ E6.75，而在 E6.75 ~ E7.25 诱导 Cre 时，SHF 谱系可发育成 SHF 衍生物。基于双标记的嵌合体分析

（MADM）的另一个遗传学方法也证明心脏发育过程中存在谱系分离的现象[14]。因此，在人类胚胎发育第 12 天之前，也就是在原肠胚形成早期激活 *Mesp1* 之前就存在产生这两个谱系的共同祖细胞。

3.2 第一生心区

第一种表达心肌标志物的分化细胞是在心管形成之前被检测到的，这些细胞位于胚胎中线下的头褶区域，该区域被称为心脏半月。早期的心管是心脏半月在中线融合的结果。这一过程反映了胚胎发育过程中潜在内胚层的形态发生运动，但也依赖于心脏中胚层中表达的控制心脏半月细胞迁移和融合的基因。哺乳动物的潜在细胞生物学机制还未被明确阐释，但是已经确定的是一些突变会干扰这一过程。细胞迁移的失败会导致双心脏（cardiac bifida），即两颗心脏在胚胎两侧开始发育。编码转录因子 GATA 结合蛋白 4（Gata4）的基因突变是导致这种表型的经典基因突变[2]。早期的心管可表达左心室心肌的转基因标志物，这些细胞的染色标记和胚胎培养表明它们主要参与左心室的发育[10]。至今研究者仍难以确定心脏半月中区分 FHF 和 SHF 的细胞标记。例如，与 Holt-Oram 综合征[15]相关的转录因子 T-box

（Tbx）5 存在于 FHF 细胞中，但它也可标记 SHF 的亚区域[16]，并在左心室局部表达之前就在成形的心管中动态表达。随后在传导系统中表达的超极化激活环核苷酸门控钾通道 4（Hcn4）基因可在心脏半月中被短暂激活，因此也可以被认为是一种心脏早期的标志物[17]。然而，它可能在这一阶段的心肌细胞中表达，而不是在 FHF 祖细胞中表达。在早期（E6.5）和晚期（E7.5）的时间点诱导 Mesp1-GFP（绿色荧光蛋白）转基因有助于区分 FHF 和 SHF 的祖细胞[12]。分时段标记使流式细胞术分离这些细胞群和进行转录组分析成为可能。通过这种方法，研究者已经识别出许多差异表达的基因，并发现了新的标志物。这些实验也为功能分析开辟了道路，不仅可以分析心脏半月中的 FHF 细胞，也可以分析早期阶段的 SHF 细胞，此时它们通过原条前进，然后退出原条，继而向前移动最终定居在头褶下。

3.3 第二生心区

SHF 的心脏祖细胞（图 3.1）位于心脏半月的中轴部，并向后延伸。当心脏半月融合形成早期的心管时，这些细胞位于心管的后部，也有部分细胞会位于心管的前部；靠近流出道的位置，同时部分细胞位于心管的后部，也就是靠近静脉窦和静脉极的部位。融合之初，心管没有完全闭合，与背侧中胚层相连，背侧中胚层与心包壁相连。这种联结关系使得一些分化细胞可以从 SHF 背侧进入心脏[11]。随着心管的闭合，心包背面逐渐断裂。心管最后悬浮在心包腔中，SHF 的细胞继续进入心脏的两极，形成心肌。这一过程在小鼠胚胎中会持续数天，直到 E12.5（相当于人类胚胎发育的 40 天），而此时肺静脉和腔

静脉基底部的心肌仍在发育。SHF 是一个心脏祖细胞池，其中的祖细胞维持着增殖和非分化的特征。标记这些细胞的转录因子和信号通路[18]在调节这种细胞行为中起着关键作用。这些基因的突变导致了严重的动脉极缺陷和较轻微的静脉极缺陷，这证明流出道完全来源于 SHF 心肌细胞谱系，因此流出道的发育完全依赖于 SHF。在患有先天性心脏缺陷的新生儿中，30% 的儿童患有心脏动脉极畸形，也就是流出道畸形。幸运的是，手术矫正通常可以保证患儿存活。然而，仍然有一小部分患儿在手术后死亡，对病历的重新审查表明，很多病例存在未被诊断出的静脉极缺陷[19]。因此，检查细微的静脉极缺陷非常重要，

这些缺陷可以在动脉极畸形矫正手术中被纠正。

3.3.1 增殖和分化的调控

SHF 中的细胞具有高度增殖性，因此随着心脏的生长，心脏祖细胞池得以维持。FGF 信号、经典 WNT 信号和 Hedgehog 信号可促进增殖[18]。SHF 细胞的分化在其进入心脏两极时触发。BMP 信号在这一过程中起着重要作用，该信号可拮抗 FGF 信号[20-21]并促进将会发育成动脉极心肌细胞的 SHF 祖细胞的分布与分化。Notch 信号和非经典 WNT 信号也在心脏分化过程中发挥调控作用[18]。在心脏的静脉极，经典 WNT 信号、Hedgehog 信号和 BMP 信号调控和维持增殖和分化过程之间的平衡，其中 Hedgehog 信号促进细胞向心管的迁移与增殖[22-23]。这些通路由周围组织的信号以及 SHF 内的细胞自主信号激活[24]。因此，中轴结构（神经管和脊索）是经典 WNT 信号和 Hedgehog 信号的来源。部分 Hedgehog 信号来源于内胚层，而 FGF 信号来源于周围的内胚层和外胚层以及 SHF 本身。神经嵴细胞可通过 SHF 向动脉极迁移，介导 BMP 对 FGF 信号的抑制。因此在没有神经嵴的情况下，SHF 细胞会过度增殖而导致心肌细胞分化减少和心脏发育缺陷。BMP 信号也由 SHF 中的细胞产生，并维持神经嵴存活。心肌细胞也会产生 BMP 信号，并促进 SHF 细胞向心脏两极的迁移。

在 SHF 中存在一个广泛的基因调控网络，以控制心脏祖细胞的行为[18]。关键转录因子会调节信号通路，如 Tbx1 干扰 BMP 信号进而延迟祖细胞分化[24-25]或 Tbx1 激活控制 SHF 中 *Fgf8* 和 *Fgf10* 表达的增强子[24-26]。Islet1 还可激活 *Fgf10* 增强子[26]且存在一个 SHF 增强子，其被 Foxc2 所控制[18]。

SHF 中表达的一些基因在祖细胞群中特异性表达。例如，Foxc2 标记 SHF 祖细胞，而 Islet1 一直被认为是该类细胞的关键标记。然而，更敏感的标记表明，*islet1* 在 FHF 祖细胞中也存在低水平表达，尽管 *islet1* 突变表型表明该基因主要在 SHF 中发挥作用[18]。

参与心肌细胞分化的基因也在 SHF 中表达，包括编码转录因子的基因、NK2 同源框 5（Nkx2-5）、Gata4、Mef2c、血清应答因子（SRF）、Tbx5 和 Smarcd3（也被称为 Baf60c），这些基因可以标记早期 *Mesp1* 阳性心脏祖细胞的亚群[18]。这些基因在心脏半月的分化细胞中和心脏区域内表达，它们的组合可以激活肌节（sarcomeric）基因。在小鼠胚胎非心源性区域异位表达 Gata4、Tbx5 和 Smarcd3 可激活心肌细胞的形成[27]，这表明这些因子在心脏祖细胞和心脏分化中发挥重要作用。虽然 *Nkx2-5* 阳性细胞的转录组分析给予了研究者一定的提示，但是这类细胞在 SHF 中的靶点还未被明确阐释[28]。值得注意的是，Nkx2-5 在负反馈环路中与 Bmp2/Smad1 信号协同控制心脏祖细胞行为，这可能是 Nkx2-5 相关的人类先天性心脏缺陷的发病机制之一。不同的因子组合可能是心脏祖细胞和心肌细胞靶点存在差异的原因。另一个值得考虑的因素是基因的表达量可能会影响功能。SHF 中 Tbx1 可以下调 SRF 和 Tbx5 的表达，这说明基因的表达量可能对功能产生潜在影响[16, 25]。在 *Tbx1* 突变体中，心包壁 SHF 祖细胞的异常分化可能反映了这种效应，也可能反映了 BMP 信号和 FGF 信号之间平衡的失调[24]。*Fgf10* 基因的 SHF 增强子证明了转录因子的水平和组合如何对功能产生重要影响[26]。在这种增强子中，Islet1 和 Nkx2-5 结合到相同的位点。在 SHF 中，Islet1 水平很高，并且成功地竞争结合，导致 *Fgf10* 的激活，同时 *Fgf10* 的激活也依赖于 Tbx1。在心脏其他部位，Nkx2-5 表达水平很高，并取代 Islet1 结合位点导致 *Fgf10* 的下调。这与研究观察到的 Nkx2-5 抑制 SHF 基因（包括 *Islet1*）的现象一致[28]。Nkx2-5 也在心肌细胞中发挥转录激活作用，这种双重调控作用取决于与其他因素的组合效应。

在心脏发生中起作用的大多数转录因子和信号通路的成分并非是心脏特异性表达的。这与骨骼肌不同，骨骼肌中肌源分化（MyoD）家族的肌源调节因子仅在骨骼肌形成期间表达[29]。只有在早期胚胎发生过程中不发挥重要作用的基因才可以被用于突变表型分析，以便为心脏发育研究提供信息和支持。例如，Islet1 或 Mesp1 在发育早期主要对心脏的形成很重要，而 Fgf8 在原肠胚形成中是必需的，而 Fgf8 在心脏祖细胞中的条件性突变对于理解该基因在 SHF 中的作用具有重要意义。Mesp1-Cre 小鼠品系[13] 在标记所有心脏祖细胞方面非常有价值，而 Mef2c 基因的增强子可用于标记 SHF 细胞[30]。由此可知，在人类中，心脏调节基因的许多突变可能会导致早期胚胎死亡或多种效应，正如在许多心脏受累的综合征中所见，如导致 DiGeorge 综合征的 TBX1 突变[31]。该综合征包括心脏动脉极缺陷，如共同动脉干或永存动脉干，以及颅面部异常。除了某些特异性心脏功能，突变直接调控第一和第二生心区转录因子表达的增强子是研究先天性心脏缺陷的最佳方法。许多这样的增强子，特别是直接转录在 SHF 中的增强子，已经被鉴定出调控的基因，如 Fgf8、Fgf10、Islet1、Nkx2-5 或 Mef2c[18]。这些基因受到 SHF 转录因子的组合调节，如 Fgf10[26]。

3.3.2 第二生心区的发育模式

SHF 呈前 / 后轴发育模式。虽然前后轴的基因表达还没有在单细胞水平上进行比较，但明显存在区域异质性。标记前部 SHF 的基因不会在全部生心区表达[18]，如 Fgf8 或 Fgf10 和 SHF-Mef2c 增强子在后部 SHF 中处于沉默状态。这种基因的前后轴表达差异与表达这些基因的细胞与动脉极或静脉极发育相关。Tbx1 主要表达于前部 SHF，Tbx1 阳性细胞主要发育成肺动脉干的心肌细胞[24]，与标记右心室和流出道心肌（包括肺动脉干和主动脉）祖细胞的 Fgf8/10 或 Mef2c 增强子不同。这些动脉根部心肌起源的差异主要是因为基因表达的差异[16]。例如，肺动脉干心肌细胞主要表达信号素 3c（Sema3c）。在 Tbx1 突变体中，肺动脉干心肌细胞减少[24]，这可能是 DiGeorge 综合征患者发生法洛四联症和其他心脏缺陷的原因之一。

后部 SHF 的基因表达谱与前部 SHF 的表达谱有明显区别。同源框（Hox）基因在胚胎前 / 后轴上表达量不同，而且该基因参与了前 / 后轴发育模式。在视黄酸信号的控制下，Hox 基因簇的前成员（如 Hoxb1）在后 SHF 中表达。当这种信号通路受到干扰时，Hox 基因表达受到影响，SHF 的后部边界也会发生变化[35]。Tbx5 在后部 SHF 的心脏祖细胞中表达。除心房肌起源于 SHF 之外，背侧间充质突起（dorsal mesenchymal protrusion）[33] 也起源于后部 SHF。背侧间充质突起起源于表达 Tbx5 和 Islet1 的细胞，其发育依赖于 Hedgehog 和 BMP 信号[22]。这一结构的异常对于先天性心脏缺陷的发生有重要的影响，因为它为房间隔提供了肌肉基础，并且后部 SHF 异常导致的背侧间充质突起形成障碍会引起房间隔缺损和房室间隔缺损。Tbx18 在后部 SHF 的一个特定的外侧区域表达，该区域的另一个特征是 Nkx2-5 和 Islet1 的低表达[34]。这一区域也被认为是第三生心区，该区域的细胞参与了腔静脉心肌的发育，其特征是持续的 Tbx18 表达。回顾性克隆分析鉴定了第二心肌细胞谱系（等同于 SHF）的亚谱系，该亚谱系参与心脏动脉极或静脉极处的心肌发育。然而，这种克隆分析并不能区分仅参与腔静脉心肌发育的特定亚谱系，如果腔静脉心肌是由第三生心区发育而来，则可以对该亚谱系进行进一步研究[35]。

基因表达的差异导致 SHF 前后部的区别。然而，细胞可能在这些区域之间互相移动。这首先是通过对在后部 SHF[32] 中表达 hoxb1 的细胞的基因示踪来证明，这实现了在静脉极标记心肌衍生物。出乎意料的是，肺动脉干的 Tbx1 依赖性心肌也被标记了[16]。与此结果一致的是，在胚胎培养后，对后部 SHF 小部分细胞的染色标记显示，一些标记细胞会迁移到流出道，也就是会发生前向移动。因此，如 Fgf10 报告基因表达所示，在这些细胞中前部 SHF 的标志物可被激活[36]。大多数细胞在 SHF 中似乎没有大范围的移动，克隆分析[2] 表明，随着心脏的形成，细胞趋向于聚集而不是分散。然而，对心脏静脉极的谱系研究显示，静脉极左侧心肌（肺静脉、左腔静脉和左心房）和动脉极点的肺动脉干心肌之间存在克隆相关性[35]。这与位于后部 SHF 左侧的起源于左侧静脉极心肌的祖细胞亚群的前向运动一致。出乎意料的是，*Cre* 基因示踪实验显示，经典的前部 SHF 标志物 *Tbx1*[37] 和 *Mef2c-AHF* 增强子[16] 可在发育成房间隔和背侧间充质突起的祖细胞中短暂表达。事实上，最近的实验表明，*Tbx1* 功能丧失不仅影响前部 SHF，也影响后部 SHF，导致静脉极和动脉极缺陷[16]。背侧间充质突起的发育受到影响会导致卵圆孔发育障碍和房室间隔缺损。一些前部 SHF 细胞可能会向后移动参与部分静脉极的发育，然而目前尚无证据可以证明该假设。另外，在缺乏 *Tbx1* 的情况下，SHF 中细胞增殖减少和过早分化可能会干扰 SHF 前后区的分界。此外，*Tbx1* 可能在共同早期祖细胞群的前、后区分离中起作用。

除前 / 后轴发育模式之外，SHF 还存在左 / 右发育模式。这种模式由 Nodal 信号通路驱动，Nodal 信号通路可导致转录因子配对样同源域 2（*Pitx2*）在 SHF 左侧细胞中表达。*Pitx2* 在后部 SHF 中高度表达，通过抑制右心室特性的获得来决定左侧心肌细胞的命运[9]。*Pitx2* 也有抑制增殖的功能，使左侧 SHF 和静脉窦细胞的增殖能力低于右侧 SHF 细胞。在心脏发育后期，*Pitx2* 与 *Nkx2-5* 一起调控左静脉极处肺静脉心肌细胞的形成[38]。左前 SHF 中的 *Pitx2* 也在心脏动脉极的形成中起作用。流出道的旋转是肺动脉干和主动脉正确定位所必需的，而这取决于 *Pitx2*，在此之前已经证实了前部 SHF 中 *Pitx2* 与 *Tbx1* 之间存在相互作用。*Foxh1* 是另一个在前部 SHF 发育中起作用的转录因子[39]，*Foxh1* 的突变与人类动脉极缺陷有关[40]。这说明左 / 右信号被调控，因为 *Foxh1* 在 Nodal 通路中发挥功能。在 Nodal 信号通路上游，Hedgehog 信号通路对于建立胚胎的左 / 右不对称性很重要，*Shh* 突变体的动脉极缺损类似于法洛四联症[41]，这可能是由于 SHF 中左 / 右特征受到干扰，这些突变体具有 *Pitx2* 的双侧表达和左心房异构畸形[42]。

3.4 来源于第一和第二生心区谱系的非心肌细胞

3.4.1 心内膜、心外膜和血管内皮，以及平滑肌细胞

随着心管的形成，其他中胚层起源的不同类型的非心肌细胞也参与心脏的发育过程。以 *Nfatc1* 为标志物的心内膜在发育过程中构成了心管和心腔的内层[18]。它提供了一个促进心室肌小梁形成的重要信号源，也对由心内膜细胞从心内膜垫分层而形成的瓣膜很重要。心内膜的来源一直存在争议。它来源于表达 *Islet1* 和 *Nkx2-5* 或激活的 *Mef2c* 增强子的细胞，提示其来源于 SHF。有研究报道在早期获得胎儿肝激酶 1（Flk1）阳性的心内膜祖细胞[43]。

心外膜构成心管的外层[18]。心外膜细胞分层后进入下层的心肌，进而形成冠状血管的平滑肌，并分化成心脏的间质细胞。心外膜源于前心外膜器官，一种位于心脏静脉极附近的短暂存在的间质结构。体外培养时，心外膜细胞可形成心肌，然而在体内是否是这种情况仍有争议。前心外膜器官中的细胞表达 *Islet1* 和 *Nkx2-5*，后者是形成心外膜细胞所必需的。然而，SHF 与心外膜的关系尚不清楚。

在心脏的动脉极，动脉起源于咽弓动脉。咽弓（1、2、3、4 和 6）是 E9 时咽部暂时膨胀形成的小袋。中胚层核心（mesodermal core）是表达前部 SHF 基因的 SHF 细胞扩张所形成的区域[18]。染料标记体外培养的小鼠胚胎的第二咽弓显示第二咽弓会发育成流出道的心肌。后部的咽弓会分化出咽弓的内皮细胞和 SHF 衍生物。特定基因突变如 *Fgf8/10*[44] 或者阳性调节区域 I 结合因子（*Prdm1*）[45] 会导致咽弓动脉畸形并影响主动脉和肺动脉干的发育。

从胚胎中分离出的 Islet1 阳性细胞证明它们可以分化成心肌细胞、平滑肌细胞和内皮衍生物，而且这在单细胞水平上也有报道[24, 46]。当定向到心脏命运时，胚胎干细胞（ESC）会形成表达 Islet1 和 Nkx2-5 的祖细胞[46]。当克隆时，这些细胞被证明是多能的，可再次形成血管和心肌。然而，这并不能证明体内的心脏祖细胞可以分化成多类型的细胞。最近使用可诱导的 Mesp1-Cre 和条件性多色 confetti 报告基因[12]进行的克隆分析澄清了心脏发生过程中的这个问题。构成第一生心区的第一心肌细胞谱系的细胞只分化成心肌细胞。与此相反，第二生心区中的第二谱系细胞具有多功能性，可以分化成心内膜、血管内皮或平滑肌以及心肌。心外膜的大多数克隆体没有显示出与心肌相关的标记，这表明存在一个单能的心外膜祖细胞群。

3.4.2 头部和颈部的骨骼肌

躯干和四肢的骨骼肌来源于体节，即位于胚胎前 / 后轴神经管两侧的中胚层旁部分。它们的形成取决于一个基因调节网络，其中转录因子配对框 3（Pax3）作用于 MyoD 家族的肌源性调节因子上游，肌源性调节因子是细胞进入骨骼肌分化途径所必需的[29]。头部肌肉为非体节来源，虽然肌源性调节因子也控制肌源性决定和分化，但 Pax3 并不控制上游基因调节网络[29]。眼外肌由前部前弦中胚层（anterior pre-chordal mesoderm）发育而来，但大多数头部肌肉来自前两个咽弓（也被称为鳃弓），如咀嚼肌和面部表情肌分别起源于第一和第二咽弓。这些肌肉的祖细胞可表达一些基因（如 Islet1），这些基因是前部 SHF 的特征基因。例如，Tbx1 的突变会导致下颌肌肉的异常以及心脏动脉极的畸形[47]。在咽弓的中胚层核心内，与心脏祖细胞相比，激活了肌源性调节因子的细胞位于更远端的区域，心脏祖细胞继续在近端咽部中胚层中表达 SHF 标志物[48]。这些观察表明，咽中胚层是心肌和骨骼肌的来源，与产生心脏和头部肌肉的祖细胞中的 SHF 基因有重叠表达。回顾性克隆分析表明，这两种类型的肌肉来源于一个共同的祖细胞。在骨骼肌和整个心肌中表达的心脏肌动蛋白基因可用于驱动 LacZ 报告基因的转录。第一咽弓源性的头部肌肉与右心室心肌呈谱系相关，而第二咽弓源性的头部肌肉与心脏动脉极同源，头部左侧咀嚼肌与肺动脉干心肌同源，右侧肺动脉干的心肌与主动脉同源[49]。通过对 Mesp1-Cre/confetti 系统中共标细胞的观察，研究者揭示了头部肌肉与心脏的谱系关系。心脏静脉极心肌的克隆分析结果显示，左静脉极和肺动脉干心肌的成分之间存在谱系相关性。这一亚系不包括头部肌肉，由此得出结论，有两种祖细胞群会发育成肺动脉干基底部的心肌。由于先天性心脏病中肺动脉干缺陷十分常见，这种双重起源对该类疾病的诊断和预后有重要意义。

颈部构成了一个发育过渡区，其中一些肌肉来源于体节。谱系示踪显示，另一些肌肉（斜方肌、胸锁乳突肌或喉部肌肉）的基因调节元件也在 SHF 中表达[50]。对这些肌肉的克隆分析表明，它们与源自 SHF 的静脉极心肌具有共同的祖细胞[51]。在颈部，研究者再次发现右 / 左谱系分离。右颈部肌肉与右静脉极的心肌同源，左静脉极和左颈部肌肉同源。这一亚系包括位于心脏动脉极的肺动脉干心肌。SHF 来源的颈部肌肉与头部肌肉没有相同的起源。这些谱系关系进一步强调了肺动脉干心肌的双重起源（图 3.2）。

关于心脏和生心区进化的讨论超出了本章的范围。值得注意的是，其他脊椎动物都有 SHF。在鸟类和鱼类中，SHF 是心脏动脉极细胞的重要来源[24]。一个与哺乳动物 SHF 基因相似的基因调控网络控制前脊椎动物（如海鞘）的心咽中胚层的分化和发育，这个网络涉及诸如 Tbx1 等基因[52]。心咽中胚层中的祖细胞也会产生肌肉和心脏样结构，这表明了颅肌和心肌之间的关系具有古老的起源[53]。

结　论

心脏祖细胞之间的克隆关系对于理解不同心脏畸形之间的潜在联系具有重要意义。SHF 会发育成心脏动脉极和静脉极可有力地支持这一观点[19]。在 SHF 内，发育成肺动脉干心肌的两种不同亚系细胞的异常会导致肺动脉干畸形，也会分别引起头部肌肉发育缺陷以及颈部肌肉发育缺陷，而且这两种畸形具有不同的临床表现。与 FHF 相比，影响来源于 SHF 的心肌也可能会导致心内膜或心血管发育缺陷。这些理论对该类疾病的诊断和预后有重要指导意义。与细胞谱系相关的缺陷也与基因表达有关。例如，*Tbx1* 突变会影响肺动脉干心肌，也会影响头部肌肉。调节后部 SHF 和静脉极的基因也可能影响肺动脉干心肌的形成并与颈部肌肉缺陷有关。中胚层 FGF 信号通路的异常提供了一个案例[44]，该案例显示干扰在前部 SHF 增殖过程中起关键作用的 FGF 信号通路后对大血管根部的心肌和心脏附近的主要动脉形成的影响。

由于编码转录因子的基因突变或编码控制心脏发生信号通路的基因突变而导致的先天性心脏缺陷主要反映晚期 SHF 异常对心脏极发育的影响，因为早期效应很可能导致胚胎死亡。然而，干扰 FHF 形成心房或右心室可由 SHF 衍生的心肌弥补，从而导致不太严重的畸形。此外，根据突变和基因补偿机制，无论是 FHF 还是 SHF 来源的细胞，可能仅有部分受损。继续研究小鼠基因模型甚至海鞘模型能够为人们提供更深入的视角来了解先天性心脏缺陷的起源、诊断和预后，并通过术后或产前手术，以及未来通过基因或细胞疗法，甚至在子宫内纠正先天性心脏缺陷。

参考文献

[1] Bruneau BG（2008）The developmental genetics of congenital heart disease. Nature 451：943-948

[2] Buckingham M，Meilhac S，Zaffran S（2005）Building the mammalian heart from two sources of myocardial cells. Nat Rev Genet 6：826-835

[3] Christoffels VM，Habets PE，Franco D et al（2000）Chamber formation and morphogenesis in the developing mammalian heart. Dev Biol 223：266-278，Erratum in：Dev Biol 225：266

[4] Brand T（2003）Heart development：molecular insights into cardiac specification and early morphogenesis. Dev Biol 258：1-19

[5] Mjaatvedt CH，Nakaoka T，Moreno-Rodriguez R et al（2001）The outflow tract of the heart is recruited from a novel heart-forming field. Dev Biol 238：97-109

[6] Waldo KL，Kumiski DH，Wallis KT et al（2001）Conotruncal myocardium arises from a secondary heart field. Development 128：3179-3188

[7] Kelly RG，Brown NA，Buckingham ME（2001）The arterial pole of the mouse heart forms from Fgf10-expressing cells in pharyngeal mesoderm. Dev Cell 1：435-440

[8] Cai CL，Liang X，Shi Y et al（2003）Isl1 identifies a cardiac progenitor population that proliferates prior to differentiation and contributes a majority of cells to the heart. Dev Cell 5：877-889

[9] Galli D，Domínguez JN，Zaffran S et al（2008）Atrial myocardium derives from the posterior region of the second heart field，which acquires left-right identity as Pitx2c is expressed. Development 135：1157-1167

[10] Zaffran S，Kelly RG，Meilhac SM et al（2004）Right ventricular myocardium derives from the anterior heart field. Circ Res 95：261-268

[11] Meilhac SM，Esner M，Kelly RG et al（2004）The clonal origin of myocardial cells in different regions of the embryonic mouse heart. Dev Cell 6：685-698

[12] Lescroart F，Chabab S，Lin X et al（2014）Early lineage restriction in temporally distinct populations of *Mesp1* progenitors during mammalian heart development. Nat Cell Biol 16：829-840

[13] Saga Y，Miyagawa-Tomita S，Takagi A et al（1999）MesP1 is expressed in the heart precursor cells and

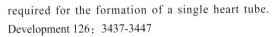

required for the formation of a single heart tube. Development 126: 3437-3447

[14] Devine WP, Wythe JD, George M et al (2014) Early patterning and specification of cardiac progenitors in gastrulating mesoderm. Elife. doi: 10.7554/eLife.03848

[15] Bruneau BG, Nemer G, Schmitt JP et al (2001) A murine model of Holt-Oram syndrome defines roles of the T-box transcription factor Tbx5 in cardiogenesis and disease. Cell 106: 709-721

[16] Rana MS, Théveniau-Ruissy M, De Bono C et al (2014) Tbx1 coordinates addition of posterior second heart field progenitor cells to the arterial and venous poles of the heart. Circ Res 115: 790-799

[17] Liang X, Wang G, Lin L et al (2013) HCN4 dynamically marks the first heart field and conduction system precursors. Circ Res 113: 399-407

[18] Vincent SD, Buckingham ME (2010) How to make a heart: the origin and regulation of cardiac progenitor cells. Curr Top Dev Biol 90: 1-41

[19] Bajolle F, Zaffran S, Losay J et al (2009) Conotruncal defects associated with anomalous pulmonary venous connections. Arch Cardiovasc Dis 102: 105-110

[20] Hutson MR, Zeng XL, Kim AJ et al (2010) Arterial pole progenitors interpret opposing FGF/BMP signals to proliferate or differentiate. Development 137: 3001-3011

[21] Tirosh-Finkel L, Zeisel A, Brodt-Ivenshitz M et al (2010) BMP-mediated inhibition of FGF signaling promotes cardiomyocyte differentiation of anterior heart field progenitors. Development 137: 2989-3000

[22] Xie L, Hoffmann AD, Burnicka-Turek O et al (2012) Tbx5-hedgehog molecular networks are essential in the second heart field for atrial septation. Dev Cell 23: 280-291

[23] Briggs LE, Kakarla J, Wessels A (2012) The pathogenesis of atrial and atrioventricular septal defects with special emphasis on the role of the dorsal mesenchymal protrusion. Differentiation 84: 117-130

[24] Kelly RG (2012) The second heart field. Curr Top Dev Biol 100: 33-65

[25] Chen L, Fulcoli FG, Tang S et al (2009) Tbx1 regulates proliferation and differentiation of multipotent heart progenitors. Circ Res 105: 842-851

[26] Watanabe Y, Zaffran S, Kuroiwa A et al (2012) Fibroblast growth factor 10 gene regulation in the second heart field by Tbx1, Nkx2-5, and Islet1 reveals a genetic switch for down-regulation in the myocardium. Proc Natl Acad Sci USA 109: 18273-18280

[27] Takeuchi JK, Bruneau BG (2009) Directed transdifferentiation of mouse mesoderm to heart tissue by defined factors. Nature 459: 708-711

[28] Prall OWJ, Menon MK, Solloway MJ et al (2007) An Nkx2-5/Bmp2/Smad1 negative feedback loop controls heart progenitor specification and proliferation. Cell 128: 947-959

[29] Buckingham M, Rigby PW (2014) Gene regulatory networks and transcriptional mechanisms that control myogenesis. Dev Cell 28: 225-238

[30] Dodou E, Verzi MP, Anderson JP et al (2004) Mef2c is a direct transcriptional target of ISL1 and GATA factors in the anterior heart field during mouse embryonic development. Development 131: 3931-3942

[31] Papangeli I, Scambler P (2013) The 22q11 deletion: DiGeorge and velocardiofacial syndromes and the role of TBX1. Wiley Interdiscip Rev Dev Biol 2: 393-403

[32] Bertrand N, Roux M, Ryckebüsch L et al (2011) Hox genes define distinct progenitor subdomains within the second heart field. Dev Biol 353: 266-274

[33] Briggs LE, Phelps AL, Brown E et al (2013) Expression of the BMP receptor Alk3 in the second heart field is essential for development of the dorsal mesenchymal protrusion and atrioventricular septation. Circ Res 112: 1420-1432

[34] Christoffels VM, Mommersteeg MT, Trowe MO et al (2006) Formation of the venous pole of the heart from an Nkx2-5-negative precursor population requires Tbx18. Circ Res 98: 1555-1563

[35] Lescroart F, Mohun T, Meilhac SM et al (2012) A lineage tree for the venous pole of the heart: clonal analysis clarifies controversial genealogy based on genetic tracing. Circ Res 111: 1313-1322

[36] Domínguez JN, Meilhac SM, Bland YS et al (2012) Asymmetric fate of the posterior part of the second heart field results in unexpected left/right contributions to both poles of the heart. Circ Res 111: 1323-1335

[37] Huynh T, Chen L, Terrell P et al (2007) A fate map of Tbx1 expressing cells reveals heterogeneity in the second cardiac field. Genesis 45: 470-475

[38] Mommersteeg MT, Brown NA, Prall OW et al (2007) Pitx2c and Nkx2-5 are required for the formation and identity of the pulmonary myocardium. Circ Res 101: 902-909

[39] von Both I, Silvestri C, Erdemir T et al (2004) Foxh1 is essential for development of the anterior heart field. Dev Cell 7: 331-345

[40] Roessler E, Ouspenskaia MV, Karkera JD et al (2008)

先天性心脏病——临床特征、人类遗传学和分子通路

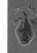

Reduced NODAL signaling strength via mutation of several pathway members including FOXH1 is linked to human heart defects and holoprosencephaly. Am J Hum Genet 83：18-29

［41］Washington Smoak I，Byrd NA，Abu-Issa R et al（2005）Sonic hedgehog is required for cardiac outflow tract and neural crest cell development. Dev Biol 283：357-372

［42］Hildreth V，Webb S，Chaudhry B et al（2009）Left cardiac isomerism in the Sonic hedgehog null mouse. J Anat 214：894-904

［43］Milgrom-Hoffman M，Harrelson Z，Ferrara N et al（2011）The heart endocardium is derived from vascular endothelial progenitors. Development 138：4777-4787

［44］Watanabe Y，Miyagawa-Tomita S，Vincent SD et al（2010）Role of mesodermal FGF8 and FGF10 overlaps in the development of the arterial pole of the heart and pharyngeal arch arteries. Circ Res 106：495-503

［45］Vincent SD，Mayeuf-Louchart A，Watanabe Y et al（2014）Prdm1 functions in the mesoderm of the second heart field，where it interacts genetically with Tbx1，during outflow tract morphogenesis in the mouse embryo. Hum Mol Genet 23：5087-5101

［46］Moretti A，Caron L，Nakano A et al（2006）Multipotent embryonic isl1 + progenitor cells lead to cardiac，smooth muscle，and endothelial cell diversification. Cell 127：1151-1165

［47］Grifone R，Jarry T，Dandonneau M et al（2008）Properties of branchiomeric and somite-derived muscle development in Tbx1 mutant embryos. Dev Dyn 237：3071-3078

［48］Nathan E，Monovich A，Tirosh-Finkel L et al（2008）The contribution of Islet1-expressing splanchnic mesoderm cells to distinct branchiomeric muscles reveals significant heterogeneity in head muscle development. Development 135：647-657

［49］Lescroart F，Kelly RG，Le Garrec JF et al（2010）Clonal analysis reveals common lineage relationships between head muscles and second heart field derivatives in the mouse embryo. Development 137：3269-3279

［50］Theis S，Patel K，Valasek P et al（2010）The occipital lateral plate mesoderm is a novel source for vertebrate neck musculature. Development 137：2961-2971

［51］Lescroart F，Hamou W，Francou A et al（2015）Clonal analysis reveals a common origin between non-somitic derived neck muscles and heart myocardium. Proc Natl Acad Sci USA 112：1446-1451

［52］Wang W，Razy-Krajka F，Siu E et al（2013）NK4 antagonizes Tbx1/10 to promote cardiac versus pharyngeal muscle fate in the ascidian second heart field. PLoS Biol 11，e1001725

［53］Diogo R，Kelly RG，Christiaen L et al（2015）The cardiopharyngeal field and vertebrate evolution：a new heart for a new head. Nature 520：466-473

4 神经嵴

Bijoy Thattaliyath，Mary Hutson

储庆 徐瑞霞 译 聂宇 廉虹 校 胡盛寿 审

目录

摘要

心脏神经嵴细胞（CNCC）是颅神经嵴细胞的一个亚群，并于 30 年前首次被发现是心脏流出道间隔形成所必需的。此后，CNCC 在心脏发育和先天性心脏病（CHD）中的作用被广泛探索。本章将讨论 CNCC 对心血管发育的作用、参与神经嵴发育的信号通路，以及一些由 CNCC 发育异常引起的人类先天性心脏病。

4.1 引 言

Kirby 等在 30 年前首次定义了 CNCC[1]。通过鹌鹑-鸡嵌合体和消融研究，研究者广泛记录了"心脏"区域中的神经嵴细胞。该类细胞起源于中耳基板并延伸到第三体节，被定义为"心脏神经嵴"[2]，心脏神经嵴对心血管的发育至关重要。值得注意的是，消融这一区域会导致永存动脉干（流出道分隔缺陷）、大血管排列异常以及咽腺发育不良。先天性心脏缺陷患者常伴有染色体 22q11.2 的微缺失［DiGeorge 综合征和腭-心-面综合征（VCF）］，以及 CHARGE 综合征、Noonan 综合征和 LEOPARD 综合征。研究者在小鼠体内对 CNCC 进行了多项研究，他们采用转基因方法，用神经嵴特异性启动子驱动 *LacZ* 或 *GFP* 表达进而标记神经嵴细胞，以及通过 Cre 重组酶（Cre-lox）技术在小鼠胚胎中对神经嵴细胞进行谱系示踪。最常用的神经嵴细胞启动子是无翅型 MMTV 整合位点家族成员 1（*Wnt1*）-Cre、配对框 3（*Pax3*）-Cre、酸性核糖体磷酸化蛋白 P0（*P0*）-Cre 和 Plexin-A2（*Plxna2*）-Cre[3-5]。这些遗传工具还可以对神经嵴细胞内的基因进行组织特异性敲除，以探究各种转录因子和信号通路在神经嵴和心血管发育中的作用和机制。

本章首先描述了 CNCC 在正常发育过程中的作用，包括其在重塑咽弓动脉、流出道间隔、瓣膜形成和心脏传导系统发育中的作用。同时介绍最新的研究，揭示了 CNCC 与第二生心区的相互作用，这对正常流出道的排列和间隔形成有着重要的影响。最后，我们讨论一些与异常 CNCC 发育相关的人类综合征。

4.2 CNCC 衍生物概述

神经嵴细胞是一个多能干细胞群，起源于背部神经管然后分层，进而广泛迁移至全身，最终分化为各种细胞类型，包括黑素细胞、软骨、骨骼、结缔组织、平滑肌和神经细胞。神经嵴细胞大致分布在两个大的轴向区域内，即头颅和躯干区域。CNCC 是颅神经嵴的一个亚群，是颅神经嵴和躯干神经嵴之间的一个过渡区。虽然颅神经嵴细胞和躯干神经嵴细胞都产生黑素细胞和周围神经系

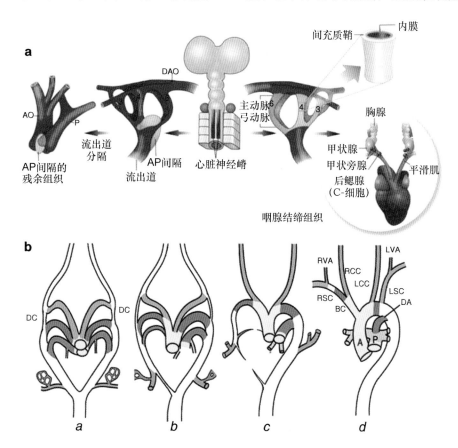

图 4.1 （a）心脏神经嵴细胞（CNCC）的衍生物。CNCC 起源于背部神经管，迁移至第 3、4 和 6 咽弓，并进入流出道，形成主动脉肺动脉隔（AP）。AP 将单个流出道分为主动脉（AO）和肺动脉（P）。CNCC 在主动脉弓动脉和咽腺结缔组织周围形成间充质鞘。（b）成对主动脉弓动脉的发育和后续重塑为成熟大血管的模式图（a～d）。（a 和 b）双侧对称主动脉弓动脉的示意图，该动脉将小鼠或人类胚胎早期的心内血液输送到背侧主动脉，然后将血液分配给胚胎。（c 和 d）当这些血管重塑为成年胸腔大动脉时，早期的对称性消失。第 3 主动脉弓动脉（绿色）形成右颈总动脉、左颈总动脉（RCC 和 LCC）。左第 4 主动脉弓动脉（红色）形成主动脉横弓的一部分。右第 4 主动脉弓动脉形成右锁骨下动脉（RSC）的基底。左第 6 主动脉弓动脉（紫色）形成动脉导管（DA）。第 7 条背节间动脉（粉色）构成了大部分的 RSC 和左锁骨下动脉（LSC）。BC，头臂干；LVA，左椎动脉；RVA，右椎动脉；A，主动脉；P，肺动脉干；DAO，背主动脉；DC，颈动脉管（引自 [50-51]）

统，但只有颅神经嵴细胞可产生外胚间充质细胞。外胚间充质细胞参与头部、颈部和心脏中多种结构的发育。前耳神经嵴对面部骨骼结构的发育有重要作用。来源于后耳或 CNCC 区的外胚间充质细胞会迁移到第 3、4 和 6 咽后弓，然后参与心血管、胸腺、甲状腺和甲状旁腺的发育（图 4.1）[6]。部分 CNCC 会聚集形成咽弓动脉周围的平滑肌鞘（或中层膜）。重要的是，CNCC 广泛参与将双侧对称的咽弓动脉重塑成头颈部不对称的大动脉的过程（图 4.1）[7]。位于咽后弓的 CNCC 亚群将迁移至心脏流

出道，在流出道未来的主动脉和肺动脉交界处形成紧密的间充质（图 4.1 和图 4.2）[8-9]。这种间充质被称为主动脉肺动脉间隔复合体，该复合体将流出道远段分隔为主动脉根部和肺动脉干，将流出道中段分隔为半月瓣区域。CNCC 也会进一步迁移到流出道近段，并可能参与膜部心室流出道间隔的闭合。最近，研究人员发现，一组前耳神经嵴细胞参与小鼠和鸡冠状动脉平滑肌的发育[10]，因此，这部分细胞也可以被认为是心脏嵴。最后，一些 CNCC 参与心脏神经节的发育，并包围和隔离希氏束[11-12]。

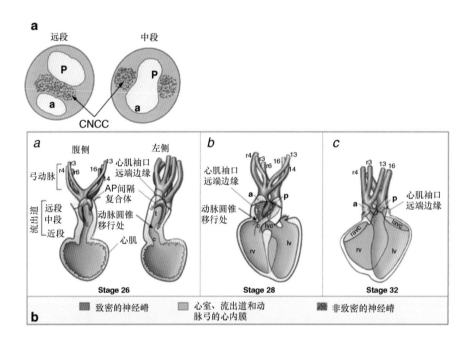

图 4.2 （a）流出道垫中的心脏神经嵴细胞（CNCC）。通过远段和中段流出道的横截面显示了致密的 CNCC 衍生的间充质在流出道垫内的位置，其会形成未来的主动脉（A）和肺动脉干（P）。（b）鸡流出道分隔形成的阶段。（a）U 形间隔复合体横跨位于第 4 和第 6 主动脉弓动脉之间的主动脉囊。（b）间隔复合体取代了突起。（c）圆锥的分隔（引自 Hutson 和 Kirby[50]）

4.3 调控早期 CNCC 迁移的信号通路

CNCC 需要各种各样的环境信号，以便在它们离开神经管进入咽部和流出道时可以正常地发生特化、迁移、增殖、分化和存活。建立神经嵴细胞迁移性和多能性所需的复杂分子级联机制尚未被明确阐释。神经嵴细胞起源于非神经外胚层和神经板的边缘。分泌性细胞外信号分子，如 Wnt、骨形态发生蛋白（BMP）和成纤维细胞生长

因子（Fgf）可在神经诱导过程中控制非神经外胚层与神经板的分离[13]。例如，神经板中 Bmp 信号的下调伴随着体表外胚层中 Bmp 信号的增加，这会导致两个组织交界处细胞中转录因子 Slug 的激活。这些细胞会特化为神经嵴细胞。诱导首先由在背神经管中表达的 Pax3 和 Zic 家族成员 1（Zic1）启动，然后神经嵴中的神经嵴特化基因被

激活，如 *Snail*、*Slug*、转录因子 AP-2（*AP-2*）、Y 染色体性别决定区框因子 9（*Sox9*）和叉头框（Fox）D[13]。

神经嵴细胞被诱导之后需要另一套重叠的信号通路，以使其通过上皮-间充质转化（EMT）脱离背神经管。在 EMT 过程中，细胞失去了细胞间连接，重组细胞骨架，获得了运动能力从而脱离背神经管。BMP 信号的下游效应器之一是 Smad 相互作用蛋白 1（*Sip1*）。表达在发生迁移前和迁移过程中的神经嵴细胞中的 *Sip1* 是 E 框结合锌指转录阻遏物，它能特异性地抑制上皮细胞中的 E- 钙黏着蛋白，从而抑制细胞间黏附[14]。钙黏着蛋白的下调对 EMT 和神经管的迁移有重要意义。因此，BMP 在 CNCC 中的主要作用之一是激活 *Sip1* 进而促进细胞与细胞的分离。

细胞间的分离使得 CNCC 可以在细胞外基质构成的三维空间中发生相互作用。迁移的神经嵴细胞现在是"间充质"，因为它们表达中间丝蛋白波形蛋白（vimentin），且是有丝状伪足（filopodia）和板状伪足（lamellipodia）的扁平状细胞，并且可以运动。CNCC 可表达大量的整合素（integrin），整合素是介导细胞和（或）细胞外基质连接的受体，其对细胞信号传导很重要，能影响细胞形态和运动，还能调节细胞

周期。除了诱导作用外，*Wnt* 信号也在 CNCC 迁移中起作用。*Wnt1* 在早期迁移的神经嵴细胞中表达，当细胞从神经管分离后停止表达。小鼠 *Wnt* 信号通路的另一个成员 *DISHEVELLED2* 基因突变会导致一些心脏缺陷，这些缺陷类似于心脏神经嵴消融后发生的心脏缺陷，如永存动脉干[15]。

一旦神经嵴细胞离开神经管，它们就会沿着不同的迁移路径到达特定的目标。*Ephrin* 家族成员的配体和受体、信号素（semaphorin）和间隙连接蛋白 43（connexin 43）与 *FGF* 信号协同作用共同决定了 CNCC 的特定迁移路径。在引导 CNCC 移行进入咽弓时，相比于信号素，*ephrin* 信号可能有更重要的作用。信号素是一组分泌性配体，其受体也是 CNCC 向心脏流出道定向迁移过程中的重要调控信号。CNCC 可表达信号素受体 plexin-A2、plexin-D1 和 neuropilin-1（*Nrp1*）。*Sema6A* 和 *Sema6B* 配体可以排斥神经嵴细胞，而 *Sema3C* 可以吸引 CNCC。*Sema3C* 在流出道中表达，而 *Sema6A* 和 *Sema6B* 在背神经管和侧咽间质中表达[16]。这表明 *Sema6A* 和 *Sema6B* 可以将 CNCC 从神经管驱逐出去，然后 CNNC 会被 *Sema3C* 吸引到其靶点流出道上。通过 RNAi 敲除技术下调神经嵴细胞中的上述蛋白会阻遏 CNNC 向心脏流出道的迁移[16]。

4.4　CNCC 和咽弓动脉的重塑

如上所述，神经嵴细胞会迁移到第 3、4 和 6 咽弓，参与咽弓动脉的发育。具体来说，CNCC 会在咽外胚层和内胚层之间迁移，增殖并包裹新生主动脉弓动脉的内皮。咽弓动脉最初是双侧对称的动脉，这些动脉将主动脉囊与成对的背主动脉连接（图 4.1）。咽动脉重塑需要程序性不对称扩张、萎缩、维持及不同血管段相对位置的变化（图 4.1）。第 3 ～ 6 咽弓动脉会重塑为不对称的大动脉，包括颈总动脉、主动脉弓和动脉导管。右、左颈总动脉分别来源于右、左第 3 咽弓动脉。

主动脉弓源于左第 4 咽弓动脉。左第 6 咽弓动脉形成动脉导管。CNCC 形成这些动脉的平滑肌中层[17]。有趣的是，CNCC 消融研究表明，CNCC 不是主动脉弓形成所必需的，而是重塑所必需的[7]。第 4 咽弓动脉重塑缺陷包括主动脉弓离断（IAA）、双主动脉弓和锁骨下动脉（食管后）异常。第 6 咽弓动脉重塑缺陷会导致动脉导管未闭和近端肺动脉发育不良。

主动脉弓动脉发育模式的形成与多种信号通路有关。小鼠模型中，内皮素 1（*ET1*）信号通路

突变会导致大动脉和流出道的发育缺陷，尽管突变后神经嵴细胞可以正常迁移[18-22]。相比之下，转录调节蛋白 T-box 1（*Tbx1*）的单倍不足会影响弓动脉（尤其是第 4 咽弓动脉）的发生和形态。血管生长障碍、平滑肌分化异常以及 CNCC 异常迁移都会导致咽弓动脉的发育缺陷[23]。CNCC 并不表达 *Tbx1*，而咽内胚层、外胚层和第二生心区（见下文）表达 *Tbx1*。*Tbx1* 的缺失可通过影响组织特异性基因表达和改变神经嵴细胞迁移的环境来间接影响神经嵴细胞[21, 24-25]。这反过来影响了神经嵴细胞和周围组织之间的信号传导，最终导致咽弓发育模式的异常。

4.5　CNCC 和心脏流出道的分隔及瓣膜的发生

CNCC 在迁移到咽部尾端后，会继续向心脏流出道垫迁移（图 4.2）。流出道垫是心脏胶质填充后形成的脊，会在流出道发育过程中发生旋转。流出道垫主要由两组不同的间充质细胞组成，这两组细胞位于流出道内不同的位置。在近端或圆锥流出道，心内膜细胞接受心肌诱导发生的 EMT 形成间充质细胞进而填充流出道垫。这些间充质细胞将发育成半月瓣叶的主体部分。CNCC 进入远端流出道垫，并形成两个致密的细胞柱，在主动脉囊处由一层致密的 CNCC 连接两个细胞柱（图 4.1 和图 4.2）。马蹄形的主动脉肺动脉间隔复合体位于第 4 和第 6 咽弓动脉起源点之间，并会分隔肺循环和体循环[27]。主动脉肺动脉间隔复合体会逐渐延伸进入远端流出道并取代了突起，这会将动脉干分为主动脉和肺动脉干（图 4.2）[8, 28]。一旦主动脉囊和流出道躯干部分离，心肌细胞会侵入流出道垫从远端向近端形成流出道间隔，这个过程被称为心肌化（myocardialization）[29]。流出道分隔形成后，流出道垫内的间充质会重塑形成主动脉瓣和肺动脉瓣。每组瓣含有三个瓣叶或瓣尖。瓣叶主要来源于心内膜衍生的间充质细胞。在半月形瓣叶的顶端可以观察到神经嵴细胞，并已证明神经嵴细胞在瓣膜的重塑和成熟过程中会发挥作用[4, 30-31]。然而，目前还不清楚 CNCC 在初始瓣膜形成过程中的作用。

4.6　CNCC 与第二生心区的相互作用

雏鸡 CNCC 消融实验的一个意想不到的发现是，不仅流出道间隔的形成需要 CNCC，心脏环化也需要 CNCC 的参与。异常环化是心脏神经嵴消融后最早发现的缺陷之一，并可以在 CNCC 到达流出道的前几天观察到。从第二生心区（第二生心区的亚群）无法向心管迁移并分化成心肌会导致环化缺陷[32]。在环化阶段，第二生心区位于咽腹侧尾端，流出道连接咽部的正后方。第二生心区来源的细胞会迁移入流出道并延长心管，最终在半月瓣附近形成心肌和平滑肌。为了使主动脉及肺动脉干与心室正确对齐，发育中的流出道需要延长。心脏环化异常会导致流出道缩短进而引起流出道对位障碍，如右心室双出口（DORV）和主动脉骑跨[32]。因此，在 CNCC 消融后观察到的环化缺陷表明，第二生心区细胞的正常迁移需要 CNCC[26]。

如上所述，流出道排列和流出道间隔涉及不同的细胞群：第二生心区衍生物和 CNCC。消融研究表明，这两个细胞群必须共同作用才能实现流出道的正常分隔。事实上，在 CNCC 消融后，FGF8 水平升高可使第二生心区细胞的增殖增加，这表明 CNCC 可影响咽部的 FGF 信号[33-34]。相反，抑制第二生心区中的 Notch 信号会导致 CNCC 向流出道的迁移异常，这表明来自第二生心区的 Notch 依赖性信号可以调节CNCC 行为[35]。因此，这两个细胞群的相互作用对于形成心肌和主动脉肺动脉间隔复合体至关重要。

4.7　CNCC 在心脏神经支配和传导中的作用

心脏的整个副交感神经都源于 CNCC[1]。虽然心脏传导系统的组成部分主要由神经嵴衍生的心脏神经节支配，但心脏传导系统的基本组成部分来源于心肌[36-37]。谱系分析显示，希氏束-浦肯野纤维的一些细胞缺乏后中胚层同系物 1（*Mesp-1*），这意味着其中一些细胞可能起源于神经嵴，但这可能只是反映了 Cre 表达的变化[38]。鸡的反转录病毒研究和小鼠的 Cre 谱系分析显示，神经嵴细胞会发育成对心脏传导系统附近的流入道区域[39-40]，但鹌鹑-鸡嵌合体中没有显示神经嵴会发育成流入道[8]。使用 *Wnt1-Cre* 小鼠的谱系分析表明，神经嵴细胞会发育成中枢传导系统[41]。

无论 CNCC 是否直接参与希氏束-浦肯野传导系统的发育，它们都是心脏传导系统正常发育和成熟过程所必需的。成熟的传导系统中可以发现大量起源于心外膜、心内膜和神经嵴的成纤维细胞，这些细胞可隔离心室间的电传导。在鸡胚中进行 CNCC 消融后，会因为传导束无法正常凝集而导致传导系统功能延迟成熟[12]。这一发现得到了小鼠研究的支持，在小鼠研究中，神经嵴细胞中 Sp4 转录因子（*Sp4/Hf1b*）的缺失会导致神经营养因子酪氨酸激酶受体 3（*Ntrk3/Trkc*）的缺乏进而导致心房和房室传导功能障碍[42]。

4.8　流出道分隔缺陷：永存动脉干

1% 的先天性心脏病患者有永存动脉干（PTA）。流出道间隔形成障碍会导致 PTA，这是由 CNCC 在主动脉肺动脉间隔复合体形成 / 功能上的异常所致。这种缺陷的特点是心脏仅有单个血管和共同瓣膜供应体循环、冠状动脉循环和肺循环。PTA 通常伴发室间隔缺损（VSD）和异常动脉瓣。此外，相当比例的 PTA 患者合并 IAA，常见于左颈总动脉和左锁骨下动脉之间。

4.9　合并 CNCC 发育缺陷的人类综合征

4.9.1　22q11.2 缺失综合征

染色体 22q11.2 的单倍体缺失会导致 DiGeorge 综合征（DGS）和腭-心-面综合征（VCFS），这两种综合征的部分临床症状是重叠的。两种综合征中的心血管缺陷包括 IAA、PTA、法洛四联症和 DORV，这些缺陷都与神经嵴发育缺陷有关。DGS 常合并胸腺发育不全和不同程度的免疫缺陷。VCFS 会发生不同程度的颅面部缺损，还多合并 VSD、右锁骨下动脉异常起源、甲状腺功能减退、精神病、唇裂和腭裂。除了 22q11.2 的缺失，这些综合征也可能由涉及染色体 22q11 的其他缺失或易位引起[44]。在少数综合征患者基因组中未发现缺失。基因外显率存在个体差异，同一基因的缺失会导致不同的临床表型。有趣的是，*Tbx1* 是位于缺失区域的基因之一。小鼠模型中 *Tbx1* 缺失会出现 DGS 的心血管表型。如前所述，虽然 CNCC 中不表达 *Tbx1*，但其可在咽上皮和第二生心区中表达，影响组织特异性基因的表达，改变神经嵴细胞迁移和分化的环境。

4.9.2 CHARGE 综合征

CHARGE 综合征包含以下缺陷：眼缺损（C）、心脏缺陷（H）、鼻后孔闭锁（A）、生长发育迟缓（R）、生殖器和（或）泌尿系统异常（G）和耳异常（E）。CHARGE 综合征相关缺陷与 DGS/VCFS 相关缺陷重叠。甲状腺和甲状旁腺常缺失并伴随主动脉弓动脉和流出道畸形提示此综合征累及神经嵴发育。超过 90% 的 CHARGE 综合征患者的 *CHD7* 基因发生杂合子突变，*CHD7* 是克罗莫结构域解旋酶 DNA 结合基因家族的成员之一[45]。动物实验表明，*CHD7* 可以激活关键神经嵴基因，包括

Sox9、*Slug* 和 twist 家族 bHLH 转录因子（*Twist*），并可以与 *Tbx1* 基因相互作用[46-47]。

4.9.3 LEOPARD 综合征和 Noonan 综合征

LEOPARD 综合征和 Noonan 综合征的临床表型具有较高的相似性。Noonan 综合征表现为生长迟缓、面部畸形、骨骼异常、肥厚型心肌病和先天性心脏缺陷，其中包括肺动脉狭窄、室间隔缺损和主动脉缩窄。LEOPARD 综合征的特征为雀斑、心电图传导异常、眼距过宽、肺动脉狭窄、生殖器异常、生长迟缓和感觉神经性耳聋。这两种综合征均由编码蛋白酪氨酸磷酸酶非受体 11 型（SHP2 磷酸酶）的 *PTPN11* 基因缺陷引起。大约一半的 Noonan 综合征患者被发现有 *PTPN11* 基因激活突变，这导致 SHP2 磷酸酶活性增加以及 Ras/ 丝裂原活化蛋白激酶（Ras/MAPK）途径传递信号增加。相反，绝大多数 LEOPARD 综合征患者携带的 *PTPN11* 突变[48-49]会催化性抑制 SHP2，表现为负调控作用。在动物模型中，Shp2 活性异常会导致神经嵴迁移和分化缺陷。

结　　论

在 CNCC 发现后的 30 年里，我们越来越了解它在心血管疾病发生中的作用。与其他器官系统或通路一样，我们不能孤立地看待神经嵴细胞的功能，相反，CNCC 在心脏中的作用表明 CNCC 会与其他细胞和组织发生动态相互作用。

鉴于单基因突变或相同染色体微缺失导致的心脏缺陷严重程度不同，提示调控神经嵴细胞和咽部微环境的其他因素也发挥重要作用。该领域未来的研究方向主要是解析 CNCC 与咽区和心脏中其他细胞之间的相互作用。

参考文献

[1] Kirby ML, Gale TF, Stewart DE（1983）Neural crest cells contribute to normal aorticopulmonary septation. Science 220：1059-1061

[2] Kirby ML, Turnage KL 3rd, Hays BM（1985）Characterization of conotruncal malformations following ablation of "cardiac" neural crest. Anat Rec 213：87-93

[3] Brown CB, Feiner L, Lu MM et al（2001）PlexinA2 and semaphorin signaling during cardiac neural crest development. Development 128：3071-3080

[4] Jiang X, Rowitch DH, Soriano P et al（2000）Fate of the mammalian cardiac neural crest. Development 127：1607-1616

［5］Lee M，Brennan A，Blanchard A et al（1997）P0 is constitutively expressed in the rat neural crest and embryonic nerves and is negatively and positively regulated by axons to generate non-myelin-forming and myelin-forming Schwann cells，respectively. Mol Cell Neurosci 8：336-350

［6］Bockman DE，Kirby ML（1984）Dependence of thymus development on derivatives of the neural crest. Science 223：498-500

［7］Bockman DE，Redmond ME，Waldo K et al（1987）Effect of neural crest ablation on development of the heart and arch arteries in the chick. Am J Anat 180：332-341

［8］Waldo K，Miyagawa-Tomita S，Kumiski D et al（1998）Cardiac neural crest cells provide new insight into septation of the cardiac outflow tract：aortic sac to ventricular septal closure. Dev Biol 196：129-144

［9］Bajolle F，Zaffran S，Meilhac SM et al（2008）Myocardium at the base of the aorta and pulmonary trunk is prefigured in the outflow tract of the heart and in subdomains of the second heart field. Dev Biol 313：25-34

［10］Arima Y，Miyagawa-Tomita S，Maeda K et al（2012）Preotic neural crest cells contribute to coronary artery smooth muscle involving endothelin signalling. Nat Commun 3：1267

［11］Miyagawa-Tomita S，Waldo K et al（1991）Temporospatial study of the migration and distribution of cardiac neural crest in quail-chick chimeras. Am J Anat 192：79-88

［12］Gurjarpadhye A，Hewett KW，Justus C et al（2007）Cardiac neural crest ablation inhibits compaction and electrical function of conduction system bundles. Am J Physiol Heart Circ Physiol 292：H1291-H1300

［13］Sauka-Spengler T，Bronner-Fraser M（2008）A gene regulatory network orchestrates neural crest formation. Nat Rev Mol Cell Biol 9：557-568

［14］Van de Putte T，Maruhashi M，Francis A et al（2003）Mice lacking ZFHX1B，the gene that codes for Smad-interacting protein-1，reveal a role for multiple neural crest cell defects in the etiology of Hirschsprung disease-mental retardation syndrome. Am J Hum Genet 72：465-470

［15］Hamblet NS，Lijam N，Ruiz-Lozano P et al（2002）Dishevelled 2 is essential for cardiac outflow tract development，somite segmentation and neural tube closure. Development 129：5827-5838

［16］Toyofuku T，Yoshida J，Sugimoto T et al（2008）Repulsive and attractive semaphorins cooperate to direct the navigation of cardiac neural crest cells. Dev Biol 321：251-262

［17］Bergwerff M，Verberne ME，DeRuiter MC et al（1998）Neural crest cell contribution to the developing circulatory system：implications for vascular morphology？Circ Res 82：221-231

［18］Clouthier DE，Williams SC，Hammer RE et al（2003）Cell-autonomous and nonautonomous actions of endothelin-A receptor signaling in craniofacial and cardiovascular development. Dev Biol 261：506-519

［19］Clouthier DE，Williams SC，Yanagisawa H et al（2000）Signaling pathways crucial for craniofacial development revealed by endothelin-A receptor-deficient mice. Dev Biol 217：10-24

［20］Clouthier DE，Hosoda K，Richardson JA et al（1998）Cranial and cardiac neural crest defects in endothelin-A receptor-deficient mice. Development 125：813-824

［21］Morishima M，Yanagisawa H，Yanagisawa M et al（2003）Ece1 and Tbx1 define distinct pathways to aortic arch morphogenesis. Dev Dyn 228：95-104

［22］Yanagisawa T，Urade M，Yamamoto Y et al（1998）Increased expression of human DNA repair genes，XRCC1，XRCC3 and RAD51，in radioresistant human KB carcinoma cell line N10. Oral Oncol 34：524-528

［23］Papangeli I，Scambler PJ（2013）Tbx1 genetically interacts with the transforming growth factor- beta/bone morphogenetic protein inhibitor Smad7 during great vessel remodeling. Circ Res 112：90-102

［24］Kochilas L，Merscher-Gomez S，Lu MM et al（2002）The role of neural crest during cardiac development in a mouse model of DiGeorge syndrome. Dev Biol 251：157-166

［25］Lindsay EA，Vitelli F，Su H et al（2001）Tbx1 haploinsufficieny in the DiGeorge syndrome region causes aortic arch defects in mice. Nature 410：97-101

［26］Ward C，Stadt H，Hutson M et al（2005）Ablation of the secondary heart field leads to tetralogy of Fallot and pulmonary atresia. Dev Biol 284：72-83

［27］Keyte A，Hutson MR（2012）The neural crest in cardiac congenital anomalies. Differentiation 84：25-40

［28］Waldo KL，Lo CW，Kirby ML（1999）Connexin 43 expression reflects neural crest patterns during cardiovascular development. Dev Biol 208：307-323

［29］van den Hoff MJ，Moorman AF，Ruijter JM et al（1999）

Myocardialization of the cardiac outflow tract. Dev Biol 212：477-490

［30］Jain R，Engleka KA，Rentschler SL et al（2011）Cardiac neural crest orchestrates remodeling and functional maturation of mouse semilunar valves. J Clin Invest 121：422-430

［31］Phillips HM，Mahendran P，Singh E et al（2013）Neural crest cells are required for correct positioning of the developing outflow cushions and pattern the arterial valve leaflets. Cardiovasc Res 99：452-460

［32］Yelbuz TM，Waldo KL，Kumiski DH et al（2002）Shortened outflow tract leads to altered cardiac looping after neural crest ablation. Circulation 106：504-510

［33］Waldo KL，Hutson MR，Stadt HA et al（2005）Cardiac neural crest is necessary for normal addition of the myocardium to the arterial pole from the secondary heart field. Dev Biol 281：66-77

［34］Hutson MR，Zhang P，Stadt HA et al（2006）Cardiac arterial pole alignment is sensitive to FGF8 signaling in the pharynx. Dev Biol 295：486-497

［35］High FA，Jain R，Stoller JZ et al（2009）Murine Jagged1/Notch signaling in the second heart field orchestrates Fgf8 expression and tissue-tissue interactions during outflow tract development. J Clin Invest 119：1986-1996

［36］Miquerol L，Beyer S，Kelly RG（2011）Establishment of the mouse ventricular conduction system. Cardiovasc Res 91：232-242

［37］Kirby ML，Stewart DE（1983）Neural crest origin of cardiac ganglion cells in the chick embryo：identification and extirpation. Dev Biol 97：433-443

［38］Kitajima S，Miyagawa-Tomita S，Inoue T et al（2006）Mesp1-nonexpressing cells contribute to the ventricular cardiac conduction system. Dev Dyn 235：395-402

［39］Poelmann RE，Gittenberger-de Groot AC（1999）A subpopulation of apoptosis-prone cardiac neural crest cells targets to the venous pole：multiple functions in heart development？ Dev Biol 207：271-286

［40］Poelmann RE，Jongbloed MR，Molin DG et al（2004）The neural crest is contiguous with the cardiac conduction system in the mouse embryo：a role in induction？ Anat Embryol（Berl）208：389-393

［41］Nakamura T，Colbert MC，Robbins J（2006）Neural crest cells retain multipotential characteristics in the developing valves and label the cardiac conduction system. Circ Res 98：1547-1554

［42］St Amand TR，Lu JT，Zamora M et al（2006）Distinct roles of HF-1b/Sp4 in ventricular and neural crest cells lineages affect cardiac conduction system development. Dev Biol 291：208-217

［43］Shprintzen RJ（2008）Velo-cardio-facial syndrome：30 years of study. Dev Disabil Res Rev 14：3-10

［44］Scambler PJ（2010）22q11 deletion syndrome：a role for TBX1 in pharyngeal and cardiovascular development. Pediatr Cardiol 31：378-390

［45］Bergman JE，Janssen N，Hoefsloot LH et al（2011）CHD7 mutations and CHARGE syndrome：the clinical implications of an expanding phenotype. J Med Genet 48：334-342

［46］Bajpai R，Chen DA，Rada-Iglesias A et al（2010）CHD7 cooperates with PBAF to control multipotent neural crest formation. Nature 463：958-962

［47］Randall V，McCue K，Roberts C et al（2009）Great vessel development requires biallelic expression of Chd7 and Tbx1 in pharyngeal ectoderm in mice. J Clin Invest 119：3301-3310

［48］Diman NY，Remacle S，Bertrand N et al（2011）A retinoic acid responsive Hoxa3 transgene expressed in embryonic pharyngeal endoderm，cardiac neural crest and a subdomain of the second heart field. PLoS One 6，e27624

［49］Lepore AC，Neuhuber B，Connors TM et al（2006）Long-term fate of neural precursor cells following transplantation into developing and adult CNS. Neuroscience 139：513-530

［50］Hutson M，Kirby M（2010）Role of cardiac neural crest in the development of the caudal pharyngeal arches，the cardiac outflow and disease. In：Rosenthal N，Harvey RP（eds）Heart development and regeneration. Academic Press，Amsterdam，pp 441-462

［51］Kirby M（2007）Cardiac development. Oxford University Press，Oxford，pp 1-273

5 流入道的发育

Andy Wessels

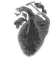

陈天韵　储庆　译　聂宇　徐瑞霞　校　胡盛寿　审

目录

摘要

心脏静脉极的发育无疑是四腔心形成过程中最复杂的重塑事件之一。该发育过程包括两个独立心房的建立、心房/房室间隔复合体的发育、引导肺静脉回流到左心房，以及引导腔静脉和冠状窦进入心脏右侧。在这些过程中，第二生心区的衍生物——背侧间充质突起发挥着至关重要的作用。

5.1 引　言

在心脏发育的初始阶段，第一生心区（FHF；见第3章）提供形成初级心管的细胞。在随后的阶段中，这种管状结构经历了重塑和环化，心脏通过来源于第二生心区（SHF）的细胞向两端生长和延伸。心脏动脉极处 SHF 细胞的增加尤为显著（见第3章）。利用小鼠模型示踪正在发育的心脏中的 SHF 衍生细胞，研究者已经证明整个流出道（OFT）、右心室和室间隔（IVS）的主要部分都来自 SHF[1]。虽然 SHF 对静脉极的作用具有重要的临床意义，但相关文献较少，将在下文更详细地讨论。

5.2 静脉极的结构基础

在讨论与静脉极发育有关的事件之前，我们首先讨论心脏这一复杂解剖结构的正常特征。在本章中，我们认为静脉极是包含心脏中接收来自身体其他部位血液回流的心血管结构的区域。这些结构包括左心房（接受通过肺静脉从身体其他部位血液回流的心血管结构的区域。这些结构包括左心房（接受通过肺静脉从肺部返回的含氧血）、右心房（收集通过上、下腔静脉从身体其他部位返回的脱氧血），以及返回来自冠状动脉循环的脱氧血的冠状窦。在一个正常的四腔心脏中，含氧血和脱氧血在心房水平被房间隔复合体隔开。

5.3　静脉极的发育

本章中，我们回顾一些与心脏静脉极发育密切相关的事件。值得注意的是，心血管发育生物学家之间对于涉及心房发育或心脏发育的所有步骤的机制并没有形成共识。因此，本章提供的一些陈述仅反映我们对本主题的见解，其他研究者可能有不同的观点和（或）不同的解释。

5.3.1 心背系膜

成形的心管由心肌外壁和心内膜细胞内衬组成。这两种细胞层被一个无细胞的胞外物质所分离，通常被称为心胶质（cardiac jelly）。在心脏发育的早期阶段，初级心管通过心背系膜悬挂在胚胎上。随着心脏开始扩张和环化，心背系膜在心管的前部和中部开始解体，剩下的心背系膜部分位于静脉窦和心房交界处的静脉极处。在静脉极，心背系膜是一个明显且重要的解剖结构，它在许多重塑事件中决定了最终的四腔心脏结构。

5.3.2 房室垫

在心管的重塑过程中，心房和心室通过一个被称为膨隆（ballooning）的过程而扩张[2]。在这一过程中，心室逐渐失去了早期心肌和心内膜之间的大部分心胶质。然而，在房室交界区和流出道（OFT）的心内膜下间隙中，可以观察到心胶质的积聚，这可导致该部位明显的隆起，通常被称为"垫"。虽然在心脏发育早期，富含细胞外基质的垫不含任何细胞，但心内膜上皮-间充质转化（endo-EMT）会产生一个由心内膜衍生的间充质细胞群，这些细胞逐渐迁移到垫并填充垫。这一过程涉及许多分子机制，包括骨形态发生蛋白2（BMP2）和转化生长因子β2（TGFb2）信号通路[3-5]。首先发育的是两个主要的房室垫（AV垫）：下AV垫和上AV垫。下AV垫与背侧房室心肌相邻，而上AV垫与腹侧房室心肌相连。随着两个AV垫体积的增大，二者最终融合，它们将共同的房室管分为左右房室孔。随着这一过程的进行，两个较小的AV垫开始在房室管的侧壁上发育。这些AV垫被称为侧AV垫[6-7]。四个AV垫均在瓣膜室间隔发育中起着特殊和重要的作用，并有着特定的命运。然而，特别是上、下AV垫在心房和房室间隔中起着关键作用，因为它们与位于原始房间隔（即房间隔原基）前缘的背侧间充质突起（DMP）和间充质脊（"cap"）一起形成了房室间充质复合体，这是心房和房室间隔的关键结构[8]。

5.3.3 原始肺静脉

在心管环化后，静脉极处持续存在的心背系膜中可发现一束内皮细胞。这个与心内膜相邻的中线结构被称为咽中链[9]。心内膜/内皮内陷到心背系膜后，形成一个凹陷，称为"肺凹"（pulmonary pit）。肺凹在组织学标本（图5.1a，b）和电子显微镜下[10, 12]都能轻易被观察到。咽中链最终会发育成管腔，成为原始肺静脉。在此过程中，原始肺静脉也将与发育中的肺内皮网络结合，最终形成肺静脉网，将含氧血液从肺运回心脏[13]。虽然原始肺静脉最初位于静脉极的中轴[10]，但背侧间充质突起会向右侧突出（见下文）[14]，在突起和一系列随后的重塑事件的作用下，肺静脉孔最终将转移到左心房[15]。

5.3.4 静脉窦

如引言中所述，在心管形成之后，组织在环化期间逐渐迁入动脉极和静脉极。在此过程中会

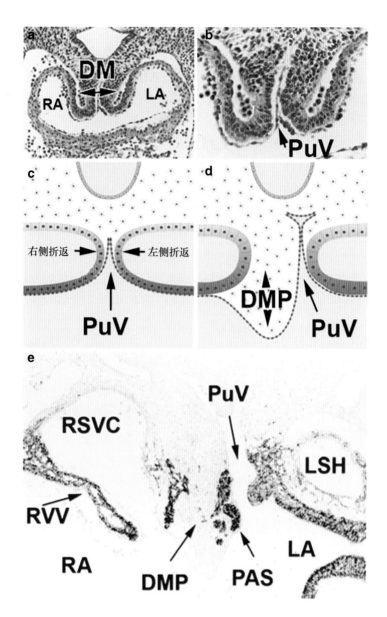

图5.1 心背系膜及背侧间质突起的发育。图 a 和图 b 显示了 E9.5 小鼠心脏静脉极处的心背系膜。肺静脉位于该结构的中线。图 c 和图 d 是描绘 E9.5（c）和 E11（d）小鼠心脏静脉极的示意图，这解释了背侧间充质突起是如何在右背侧心肌折返和发育中的肺静脉之间发育起来的间充质突起。图 e 是人类胚胎心脏在发育第 7 周的切片，对心房肌球蛋白重链进行免疫染色 [10]，显示了 DMP 的楔形位置和中央肺静脉口向左心房的移位。DM，心背系膜；DMP，背侧间充质突起；LA，左心房；LSH，左窦角；PAS，原始房间隔；PuV，肺静脉；RSVC，右上腔静脉；RA，右心房；RVV，右静脉瓣（引自 [11]）

形成静脉窦。静脉窦由左窦角和右窦角组成，可以被视为发育中的心脏的一个突出结构 [15]，它接收来自左、右前、后主静脉的静脉回流。在发育过程中，静脉窦大量融合入右心房的背侧壁，进而形成腔静脉窦。这一过程也会导致上下腔静脉孔、右侧主静脉的衍生物和冠状窦口合并到右心房。在人类胚胎中，与静脉窦左角相关的左侧主静脉和其他左侧静脉结构的连接通常会退化，然后左窦角会发育成冠状窦。因此，在正常人心脏中，冠状窦是左窦角的衍生物。左窦角退化不全会导致左上腔静脉持续存在。值得注意的是，这种左窦角的退化不会发生在小鼠身上，左上腔静脉是正常小鼠心血管解剖的一部分。

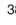

先天性心脏病——临床特征、人类遗传学和分子通路

5.3.5 背侧间充质突起

房间隔复合体在功能上将左心房和右心房分隔。近年来，研究发现房间隔与房室交界区组织的发育有内在联系[8, 11]。房室间隔复合体的不完全发育会导致心房和房室间隔缺损[16-19]。背侧间充质突起（DMP，又称前庭脊）在心房和房室间隔的形成过程中起着关键作用。我们现在所知道的间充质结构（即DMP）在人类心脏发育的研究中首次被详细描述[15]。在这些研究中，DMP的间充质在免疫组织化学上与房室垫的心内膜间充质不同，这表明二者来源不同。随着转基因技术的发展，发育生物学家能够进行细胞命运研究，研究者发现DMP的间充质确实不是心内膜源性组织[8, 20]，而是SHF的衍生物[16-18]。在发育过程中，DMP以心背系膜为入口，向腹侧延伸至共同心房（图5.1c，d）。从可以识别的最早阶段开始，DMP与两种心内膜来源的细胞群相连：沿中隔原基前缘延伸的间充质帽和下房室垫。尽管DMP最初是间充质组织，但在房间隔形成后，DMP中来源于SHF的间充质最终会转化为心肌，其特征是islet1（Isl1）的表达下降，以及DMP衍生细胞中Nkx2-5的增加。这种心肌化的DMP会在卵圆窝底部变成肌肉下缘[18]。在原始房间隔缺损中，心脏中存在一个连接左、右心房的通道。在所有房室间隔缺损（AVSD）中也都合并这一畸形，这是来源于DMP的结构消失所造成的[14]。

5.3.6 房间隔的组成

房间隔的形成包括一系列复杂的事件，这些事件可以总结（和简化）如下。这一切都是从一个共同心房开始，在这个心房中没有房间隔结构。间隔形成过程中的第一个事件是原始房间隔（第一房间隔）的出现。原始房间隔的基底部起源于共同心房的背侧壁，与心背系膜的左侧心系膜折返相连（图5.1e）。如上所述，间充质"帽"位于原始房间隔的前缘，与发育中的DMP相邻。此

时，左心房和右心房通过原始房间隔下方的开口（初级卵圆孔）（图5.2a）相互沟通。间充质"帽"和DMP会融合并闭合初级卵圆孔[8]，原始房间隔形成次级卵圆孔（继发卵圆孔），让血液可以从右心房持续分流至左心房，这对胚胎循环至关重要（图5.2b）。然后会发育形成次级房间隔。当次级房间隔生长时，它向下进入心房，覆盖次级卵圆孔（图5.2c）。人和小鼠次级房间隔的形成机制不同。在人的心脏中，次级房间隔主要由心房顶内陷形成，而在小鼠中，心肌主动向外生长是其发育的基础。形成后，次级房间隔与原始房间隔的上部重叠。因此，原始房间隔基本上成为一个临时单向阀，允许从右向左分流，但限制/阻止从左向右分流。在大多数人中，次级和原始房间隔最终会融合，这限制了心房的左右分流（图5.2d）。然而，在相当大比例（25%）的个体中，两个隔膜不会融合，导致卵圆孔未闭（PFO）。

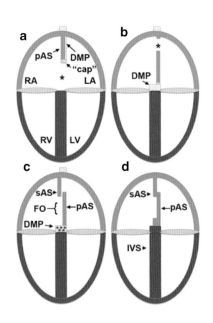

图5.2 房间隔。模式图中显示一系列导致房间隔复合体形成的事件。本章正文中已详细说明了各个步骤。需要注意的是，房间隔形成过程是一个复杂的三维事件，该模式图并不能全面地展示这个事件（详见[8]）。a中的星号表示初级卵圆孔；b中的星号表示次级卵圆孔。DMP，背侧间充质突起；FO，卵圆孔；IVS，室间隔；LA，左心房；LV，左心室；pAS，原始房间隔；RA，右心房；RV，右心室；sAS，次级房间隔

参考文献

[1] Verzi MP，McCulley DJ，De Val S et al（2005）The right ventricle，outflow tract，and ventricular septum comprise a restricted expression domain within the secondary/anterior heart field. Dev Biol 287：134-145

[2] Anderson RH，Brown NA，Moorman AF（2006）Development and structures of the venous pole of the heart. Dev Dyn 235：2-9

[3] Kruithof BP，Duim SN，Moerkamp AT et al（2012）TGFbeta and BMP signaling in cardiac cushion formation：lessons from mice and chicken. Differentiation 84：89-102

[4] Ma L，Lu MF，Schwartz RJ et al（2005）Bmp2 is essential for cardiac cushion epithelial-mesenchymal transition and myocardial patterning. Development 132：5601-5611

[5] Sugi Y，Yamamura H，Okagawa H et al（2004）Bone morphogenetic protein-2 can mediate myocardial regulation of atrioventricular cushion mesenchymal cell formation in mice. Dev Biol 269：505-518

[6] Wessels A，Markman MW，Vermeulen JL et al（1996）The development of the atrioventricular junction in the human heart. Circ Res 78：110-117

[7] Wessels A，Sedmera D（2003）Developmental anatomy of the heart：a tale of mice and man. Physiol Genomics 15：165-176

[8] Snarr BS，Wirrig EE，Phelps AL et al（2007）A spatiotemporal evaluation of the contribution of the dorsal mesenchymal protrusion to cardiac development. Dev Dyn 236：1287-1294

[9] DeRuiter MC，Poelmann RE，Mentink MM et al（1993）Early formation of the vascular systemin quail embryos. Anat Rec 235：261-274

[10] Wessels A，Markwald R（2000）Cardiac morphogenesis and dysmorphogenesis. I. Normal development. Methods Mol Biol 136：239-259

[11] Snarr BS，Kern CB，Wessels A（2008）Origin and fate of cardiac mesenchyme. Dev Dyn237：2804-2819

[12] Webb S，Brown NA，Wessels A et al（1998）Development of the murine pulmonary vein andits relationship to the embryonic venous sinus. Anat Rec 250（3）：325-334

[13] Blom NA，Gittenberger-de Groot AC，Jongeneel TH et al（2001）Normal development of the pulmonary veins in human embryos and formulation of a morphogenetic concept for sinus venosus defects. Am J Cardiol 87：305-309

[14] Briggs LE，Kakarla J，Wessels A（2012）The pathogenesis of atrial and atrioventricular septal defects with special emphasis on the role of the dorsal mesenchymal protrusion. Differentiation 84：117-130

[15] Wessels A，Anderson RH，Markwald RR et al（2000）Atrial development in the human heart：an immunohistochemical study with emphasis on the role of mesenchymal tissues. Anat Rec 259：288-300

[16] Briggs LE，Phelps AL，Brown E et al（2013）Expression of the BMP receptor Alk3 in the second heart field is essential for development of the dorsal mesenchymal protrusion and atrioventricular septation. Circ Res 112：1420-1432

[17] Goddeeris MM，Rho S，Petiet A et al（2008）Intracardiac septation requires hedgehog-dependent cellular contributions from outside the heart. Development 135：1887-1895

[18] Snarr BS，O'Neal JL，Chintalapudi MR et al（2007）Isl1 expression at the venous pole identifies a novel role for the second heart field in cardiac development. Circ Res 101：971-974

[19] Tian Y，Yuan L，Goss AM et al（2010）Characterization and in vivo pharmacological rescue ofa Wnt2-Gata6 pathway required for cardiac inflow tract development. Dev Cell 18：275-287

[20] Mommersteeg MT，Soufan AT，de Lange FJ et al（2006）Two distinct pools of mesenchyme contribute to the development of the atrial septum. Circ Res 99：351-353

6 心外膜和冠状动脉

José C. Martín-Robles，José M. Pérez-Pomares

陈天韵 储庆 译 聂宇 徐瑞霞 校 胡盛寿 审

目录

摘要

冠状血管先天性或获得性异常和疾病具有重要的临床意义。虽然在疾病的诊断方面已取得重要进展，但是我们对调控冠状血管床发育的分子机制及冠状血管病理生理学的分子机制仍然不甚了解。本章的目的是简要介绍冠状血管发育的关键要素，特别是与心外膜及其心外膜衍生细胞的关系。我们将通过心外膜来源的间质细胞对冠状血管的贡献和心外膜的信号调控功能这两方面来介绍心外膜细胞谱系在冠状血管形态发生中所发挥的重要作用，并简要介绍这些因素与冠状动脉疾病发病机制的联系。

6.1 引 言

冠心病在西方国家十分普遍。冠心病与饮食习惯、吸烟和久坐不动等危险因素密切相关，即使在预防心血管疾病的政策背景下，都难以有效控制冠心病的发病率。很明显，心血管疾病的致残和早期死亡是两个最严重的后果。欧盟每年大约要投入高达 1920 亿欧元以治疗心血管疾病。冠状血管（动脉和静脉）的先天性异常在新生儿中有较高的发病率，其患病率为 0.21% ～ 5.79%，冠状血管的先天性异常与成年冠状动脉疾病都被归类为"获得性"疾病[1]。

冠状血管畸形与成人猝死的发生密切相关[2]。然而，尽管冠状血管的发育和冠状血管疾病具有显著的临床相关性，但是对于胚胎发育中控制冠状动脉和静脉形成的机制尚不甚了解。此外，对参与正常冠状血管形态发生和冠心病病理生理学的遗传学网络和分子信号通路仍知之甚少。

6.2 胚胎心外膜和冠状血管共同组成发育单元

6.2.1 胚胎发育过程中的组织相互作用

研究心血管疾病病因的主要挑战是提高遗传/分子分析的组织特异性分辨率。因为明确不同组织之间的分子相互作用有助于了解胚胎发育机制、内脏稳态和疾病病因。疾病的发生通常与非细胞自主机制相关，携带遗传缺陷的组织及其相邻的靶组织通常会表现出形态和（或）生理功能异常。我们对正常胚胎发育的认识对于了解出生后和成人心血管疾病病因至关重要[3-4]。因此，明确冠状血管的发育机制是提高冠状血管疾病诊断率、改善治疗手段和疾病预后的关键。

大量研究显示，发育中的冠状血管系统和心外膜组织会形成发育单元[5-7]。心外膜是冠状血管发育所必需的，因为心外膜细胞会参与冠状血管系统的发育，并为血管的形成、生长和重塑提供必需的分子微环境。冠状血管的发育需要两个重要的细胞程序：①心外祖细胞形成心外膜。②心外膜上皮-间充质转化（EMT）。

6.2.2 从前心外膜祖细胞到心外膜

心外膜的起源至今仍存在争议。我们现在知道心外膜上皮来源于前心外膜。前心外膜是一群富有增殖能力的中胚层细胞，这些细胞源于覆盖在横膈上的体腔上皮。横膈包括分隔胸腔和腹腔的内脏中胚层的极性层。位于早期胚胎心脏尾部的前心外膜细胞转移到心肌表面，然后形成由鳞状上皮细胞构成的原始单层心外膜。前心外膜细胞在心肌细胞上的迁移、黏附和扩展的调控机制尚不明确，这些机制在不同动物模型之间各不相同[8-9]。在哺乳动物中，整合素（integrin），特别是 α4β1 整合素在该过程中发挥了重要的作用[10-11]，但是仍需要进一步的系统研究以深化我们对冠状血管发育的认识。

6.2.3 心外膜的上皮–间充质转化（EMT）

心外膜覆盖心肌之后，会发生 EMT。心外膜上皮细胞会转化为间充质细胞，这些间充质细胞被称为心外膜来源的细胞（EPDC）。虽然笼统地认为 EMT 是在心外膜形成后开始的，但是大量证据表明细胞间黏附作用的丧失和基底层极性破坏等 EMT 的关键事件发生在前心外膜细胞中[12-13]。本章的目的不在于定义心外膜细胞谱系中 EMT 何时出现，但重要的是，在心外膜细胞与心肌接触之前，一些控制心外膜 EMT 的分子机制可能已被激活，如钙黏着蛋白抑制因子 Snail 可能参与细胞连接丧失[14-15]、启动间充质细胞迁移所必需的细胞外基质的降解[16-17]，或 β-catenin 转移到细胞核后发生的复合转录变化[18]。然而，我们仍不确定参与 EMT 调节的分子是否参与 EPDC 发育命运的决定。

6.2.4 心外膜–心肌的分子相互作用

心外膜–心肌的近分泌/旁分泌相互作用对于心外膜和心肌的发育至关重要，而且也参与冠状血管的形态发生。首先，心外膜会生成大量视黄酸依赖性和血红蛋白依赖性分泌体，这些物质是心室肌生长所必需的。分泌体中含有多种心外膜分泌的生长因子如成纤维细胞生长因子（FGF9、FGF16 和 FGF20）和胰岛素样生长因子 2（IGF2）[19-20]。HEDGEHOG 信号通路会控制心肌细胞分泌前血管内皮生长因子（VEGF）[21]，VEGF 可通过调节透壁生长因子的梯度来直接控制冠状血管的发育模式[22-23]（见第 11 章）。GATA2（FOG2）和 VANGL 平面细胞极性蛋白 2（VANGL2）基因分别编码 Gata 转录因子的辅因子和非经典（PCP）WNT 信号蛋白，研究发现，条件性突变小鼠心肌细胞

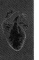

（而不是心外膜）的 GATA2（FOG2）和 VANGL2 基因会导致严重的心外膜和冠状血管缺损[24-25]，

这表明控制心外膜–心肌相互作用的分子网络是十分复杂的。

6.3 冠状血管细胞谱系的多样性

6.3.1 心外膜细胞的发育潜能

近期大多数的心外膜／冠状血管研究聚焦于心外膜细胞的发育潜能，更准确地说是聚焦于前心外膜祖细胞到 EPDC 的转化。至今仍不明确前心外膜／心外膜中是否含有能够分化成多种类型的多能祖细胞，或细胞命运是否在分化成前心外膜细胞之前就已经确定。致力于探究可用于修复或再生损伤心脏和血管的心血管细胞可靠来源具有巨大的临床应用前景。

前心外膜在体内和体外的细胞能力明显不同。体外培养的前心外膜细胞可以分化为内皮、平滑肌、成纤维细胞和心肌细胞，而在小鼠胚胎中对（前）心外膜细胞进行谱系示踪发现心外膜细胞会分化为冠状血管平滑肌细胞（CoSMC）和间

质（瓣膜和心室）成纤维细胞，以及少量但很明显的冠状血管内皮细胞（CoE）。对特异性冠状血管内皮细胞的来源至今存在争议，在谱系示踪中使用不同基因启动 Cre 酶，会得到不同的结论（图 6.1）[5]。部分用于标记心外膜细胞的基因，如 T-box（TBX）18[26]，也会在心肌细胞和心脏中胚层祖细胞中表达，故无法确定心外膜是否可以分化成心肌细胞[5]。

6.3.2 冠状血管祖细胞的分层分化

关于冠状血管系统动静脉的发育模式至今没有明确的定论。冠状动脉和冠状静脉形态不同。冠状血管系统与循环系统相连，冠状静脉将静脉血引流到源自胚胎心脏静脉极的冠状窦，

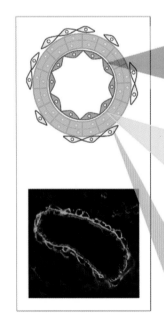

内皮：
*来自不同发育起源的早期胚胎分化
*分化为主要的动脉和静脉血管网络；动-静脉特化需要Notch信号调控
*血管中壁平滑肌形成前需要重塑

平滑肌：
*主要来源于心外膜细胞谱系
*冠状动脉连接到主动脉根部后，平滑肌开始大量分化
*血管生成素-Tie2和PDGF-PDGF受体轴对平滑肌中层的形成具有重要调控作用

外膜成纤维细胞：
*主要来源于特化的心外膜细胞（Tcf21+）
*在大口径冠状动脉中数量较多
*可能以疾病依赖的方式对不同的病理刺激做出反应

图 6.1 **起源于心外膜的冠状血管发育示意图**。左上角的示意图再现了冠状血管细胞类型的特征（左下图：红色，CoE；绿色，CoSMC）

而冠状动脉连接起源于心脏动脉极的主动脉根部。冠状动脉和静脉不仅存在解剖学上的差异，这两种血管的异常还与不同的心脏疾病有关，冠状动脉与猝死有关[27]，冠状静脉与心律失常有关[28]。

探究冠状血管发育机制的策略是分析参与冠状血管形态发生的细胞谱系的多样性。最近的数据表明，冠状血管内皮（CoE）起源于多种胚胎细胞，包括不同的心内膜亚群（静脉窦和心室心内膜）、（前）心外膜细胞和血源性细胞。事实上，很难排除其他组织对CoE的贡献，因为已知血管祖细胞在其表型中具有极高的可塑性。在这种情况下，建立独立于主动脉根部的复杂动静脉冠状血管树需要多种祖细胞参与。这与原始冠状动脉血管丛的分化机制是一致的，该血管丛也起源于不同来源的心室心内膜细胞以及内皮细胞。然而，一些研究者对CoE的多谱系起源观点持反对态度，他们认为CoE细胞是由静脉窦心内膜转化而来[29]。克隆分析发现，30%的CoE起源于心内膜内皮。但是，缺乏高特异性Cre重组酶启动子用于对心室特异性心内膜细胞进行谱系示踪让我们无法在这一点上得出明确结论。

构建冠状血管网络需要先形成稳定的血管中层（图6.1）。尽管冠状血管平滑肌细胞（CoSMC）有其他替代来源（如神经嵴），但人们认为其来源主要是心外膜衍生物[30]。CoSMC会在冠状血管发育后期分化成为成熟的血管平滑肌壁。CoSMC的生理性分化延迟由心外膜分泌的类视黄醇调节，该物质可与VEGF协同作用诱导血管肌化以促进血管早期形态发生[31]。血管壁晚期形态发生过程中伴随复杂的未成熟毛细血管网络的CoE重塑和分布，以形成"倒冠"型的成年冠状血管系统。在这方面，胚胎发育期间CoE的异常肌化可能是冠状动脉先天性畸形的致病因素之一，特别是涉及冠状动脉走行异常的CoE肌化[1]。

冠状血管成纤维细胞一直没有得到研究者的重视（图6.1）。一旦CoSMC出现在大口径冠状动脉中的纤维状外膜层，则会发生冠状血管外膜成纤维细胞（CoF）的分化。外膜层含有大量心外膜衍生的成纤维细胞，这些细胞以早期表达转录因子TCF21为特征[32]，但不排除非心外膜起源的心脏成纤维细胞（如心内膜、神经嵴或骨髓[33]）也可以局部促进冠状动脉外膜的形成。

心外膜来源的CoF在本质上与心室间质成纤维细胞有关[34]，但是它们的不同位置和对心血管疾病的不同反应（如压力-超负荷模型中弥漫性间质性纤维化之后的血管周围纤维化 vs. 缺血性心脏中大量急性炎症诱发的纤维化[35-36]）表明这两种心脏成纤维细胞在其分化和成熟期间已经与共同祖细胞之间发生了分化的差异。解密引起来自不同心脏成纤维细胞群的特异性纤维化反应的信号是心血管领域未来的重要挑战，最近的一些报道已经开展了明确与特定心脏病相关的不同CF群起源的重要任务[37]。克服当前特异性很差的所谓的成纤维细胞标志物如波形蛋白、成纤维细胞特异性蛋白1（Fsp1）、盘状蛋白结构域受体2（Ddr-2）或分化簇90（CD90/Thy1）[33]产生的局限性意义重大。

结　论

在胚胎和产前冠状血管系统的发育过程中，多种祖细胞参与冠状血管发育可能会引发冠状血管对有害刺激的恶性反应。此外，在冠状血管形成过程中细胞和组织间的相互作用具有重要意义。同时我们还介绍了特征性转录和信号传导网络，其紊乱可能会导致多种冠状血管疾病。因此，我们应对该方向进行广泛的研究以深化对冠状血管疾病的认识。

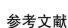

参考文献

［1］Angelini P（2007）Coronary artery anomalies：an entity in search of an identity. Circulation 115：1296-1305

［2］Hill S，Sheppard M（2010）Non-atherosclerotic coronary artery disease associated with sudden cardiac death. Heart 96：1119-1125

［3］Luxán G，Casanova JC，Martínez-Poveda B et al（2013）Mutations in the NOTCH pathway regulator MIB1 cause left ventricular noncompaction cardiomyopathy. Nat Med 19：193-201

［4］Rentschler S，Yen AH，Lu J et al（2012）Myocardial Notch signaling reprograms cardiomyocytes to a conduction-like phenotype. Circulation 126：1058-1066

［5］Pérez-Pomares JM，de la Pompa JL（2011）Signaling during epicardium and coronary vessel development. Circ Res 109：1429-1442

［6］Lavine KJ，Ornitz DM（2008）Fibroblast growth factors and Hedgehogs：at the heart of the epicardial signaling center. Trends Genet 24：33-40

［7］Von Gise A，Pu WT（2012）Endocardial and epicardial epithelial to mesenchymal transitions in heart development and disease. Circ Res 110：1628-1645

［8］Männer J，Pérez-Pomares JM，Macías D，Muñoz-Chápuli R（2001）The origin，formation and developmental significance of the epicardium：a review. Cells Tissues Organs 169：89-103

［9］Peralta M，Steed E，Harlepp S et al（2013）Heartbeat-driven pericardiac fluid forces contribute to epicardium morphogenesis. Curr Biol 23：1726-1735

［10］Yang JT，Rayburn H，Hynes RO（1995）Cell adhesion events mediated by alpha 4 integrins are essential in placental and cardiac development. Development 121：549-560

［11］Pae SH，Dokic D，Dettman RW（2008）Communication between integrin receptors facilitates epicardial cell adhesion and matrix organization. Dev Dyn 237：962-978

［12］Dettman RW，Denetclaw W，Ordahl CP，Bristow J（1998）Common epicardial origin of coronary vascular smooth muscle，perivascular fibroblasts，and intermyocardial fibroblasts in the avian heart. Dev Biol 193：169-181

［13］Pérez-Pomares JM，Macías D，García-Garrido L，Muñoz-Chápuli R（1998）The origin of the subepicardial mesenchyme in the avian embryo：an immunohistochemical and quail-chick chimera study. Dev Biol 200：57-68

［14］Martínez-Estrada OM，Lettice L，Essafi A et al（2010）Wt1 is required for cardiovascular progenitor cell formation through transcriptional control of Snail and E-cadherin. Nat Genet 42：89-93

［15］Casanova JC，Travisano S，de la Pompa JL（2013）Epithelial-to-mesenchymal transition in epicardium is independent of Snail1. Genesis 51：32-40

［16］Guadix JA，Carmona R，Muñoz-Chápuli R，Pérez-Pomares JM（2006）In vivo and in vitro analysis of the vasculogenic potential of avian proepicardial and epicardial cells. Dev Dyn 235：1014-1026

［17］Ruiz-Villalba A，Ziogas A，Ehrbar M，Pérez-Pomares JM（2013）Characterization of epicardial-derived cardiac interstitial cells：differentiation and mobilization of heart fibroblast progenitors. PLoS One 8：e53694

［18］Von Gise A，Zhou B，Honor LB et al（2011）WT1 regulates epicardial epithelial to mesenchymal transition through β-catenin and retinoic acid signaling pathways. Dev Biol 356：421-431

［19］Lavine KJ，White AC，Park C et al（2006）Fibroblast growth factor signals regulate a wave of Hedgehog activation that is essential for coronary vascular development. Genes Dev 20：1651-1666

［20］Brade T，Kumar S，Cunningham TJ et al（2011）Retinoic acid stimulates myocardial expansion by induction of hepatic erythropoietin which activates epicardial Igf2. Development 148：139-148

［21］White AC，Lavine KJ，Ornitz DM（2007）FGF9 and SHH regulate mesenchymal Vegfa expression and development of the pulmonary capillary network. Development 134：3743-3752

［22］Pennisi DJ，Mikawa T（2005）Normal patterning of the coronary capillary plexus is dependent on the correct transmural gradient of FGF expression in the myocardium. Dev Biol 279：378-390

［23］Wu B，Zhang Z，Lui W et al（2012）Endocardial cells form the coronary arteries by angiogenesis through myocardial-endocardial VEGF signaling. Cell 151：1083-1096

［24］Tevosian SG，Deconinck AE，Tanaka M et al（2000）FOG-2，a cofactor for GATA transcription factors，is essential for heart morphogenesis and development of coronary vessels from epicardium. Cell 101：729-739

［25］Phillips HM，Rhee HJ，Murdoch JN et al（2007）

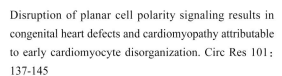

Disruption of planar cell polarity signaling results in congenital heart defects and cardiomyopathy attributable to early cardiomyocyte disorganization. Circ Res 101：137-145

［26］Christoffels VM，Grieskamp T，Norden J et al（2009）Tbx18 and the fate of epicardial progenitors. Nature 458：E8-E9；discussion E9-10

［27］Basso C，Maron BJ，Corrado D，Thiene G（2000）Clinical profile of congenital coronary artery anomalies with origin from the wrong aortic sinus leading to sudden death in young competitive athletes. J Am Coll Cardiol 35：1493-1501

［28］Sun Y（2002）Coronary sinus-ventricular accessory connections producing posteroseptal and left posterior accessory pathways：incidence and electrophysiological identification. Circulation 106：1362-1367

［29］Red-Horse K，Ueno H，Weissman IL，Krasnow M（2010）Coronary arteries form by developmental reprogramming of venous cells. Nature 464：549-553

［30］Arima Y，Miyagawa-Tomita S，Maeda K et al（2012）Preotic neural crest cells contribute to coronary artery smooth muscle involving endothelin signalling. Nat Commun 3：1267

［31］Azambuja AP，Portillo-Sánchez V，Rodrigues M et al（2010）Retinoic acid and VEGF delay smooth muscle relative to endothelial differentiation to coordinate inner and outer coronary vessel wall morphogenesis. Circ Res 107：204-216

［32］Acharya A，Baek ST，Huang G et al（2012）The bHLH transcription factor Tcf21 is required for lineage-specific EMT of cardiac fibroblast progenitors. Development 139：2139-2149

［33］Zeisberg E，Kalluri R（2011）Origins of cardiac fibroblasts. Circ Res 107：1304-1312

［34］Wessels A，van den Hoff MJB，Adamo RF et al（2012）Epicardially derived fibroblasts preferentially contribute to the parietal leaflets of the atrioventricular valves in the murine heart. Dev Biol 366：111-124

［35］Creemers EE，Pinto YM（2011）Molecular mechanisms that control interstitial fibrosis in the pressure-overloaded heart. Cardiovasc Res 89：265-272

［36］Kai H，Kuwahara F，Tokuda K，Imaizumi T（2005）Diastolic dysfunction in hypertensive hearts：roles of perivascular inflammation and reactive myocardial fibrosis. Hypertens Res 28：483-490

［37］Moore-Morris T，Guimarães-Camboa N，Banerjee I et al（2014）Resident fibroblast lineages mediate pressure overload-induced cardiac fibrosis. J Clin Invest 124：2921-2934

7 心脏偏侧化的建立

George C. Gabriel, Cecilia W. Lo

李昊桐 储庆 译 聂宇 徐瑞霞 校 胡盛寿 审

目录

摘要

在脊椎动物的早期胚胎发育过程中，形成具有复杂动脉和静脉连接的心脏严重依赖左-右发育模式。左-右发育模式异常可以导致多种先天性心脏缺陷。在美国，每年新生儿中有 0.9% 患有危及生命的出生缺陷。最近的研究已经揭示了负责调控左-右轴的一个高度保守的通路。这条通路涉及胚胎原节中的纤毛细胞，该细胞会引起 nodal 信号级联的不对称活化，最终驱动 Pitx2 转录因子在胚胎左侧表达。我们总结了近期在动物模型上的发现，概述了心脏不对称发育的复杂过程及其对先天性心脏缺陷的影响。

7.1 引 言

基于动物模型的研究有力推进了我们对心脏形态发生机制的认识，心脏形态发生涵盖了从最初的对称心管形成左右不对称的四腔心的全过程。心脏不对称性发育是一个复杂的动态过程，始于发育早期原节的对称性被打破。胚胎中会形成一个组织中心，诱导不对称基因的表达并传导到周围组织促进内脏器官不对称发育模式的建立。正常定位的内脏器官被称为内脏正位，即心脏、胃、脾在左侧，肺叶右侧有三片、左侧有两片，并有典型的肝叶和肠道旋转模式。若胚胎存在左-右发育模式缺陷，则左-右体轴发生镜像调转，这被称为全内脏反位，或对多种胸腹腔脏器产生不同的影响而导致内脏异位。

内脏异位的发病率和死亡率较高。这是因为内脏异位经常伴发先天性心脏病。事实上，一项近期的流行病学调查发现 517 例偏侧缺陷中有 82.2% 的患者合并先天性心脏病[1]。更确切地说，通过检查，内脏异位的患者中 96.6% 存在先天性心脏病[1]。这些发现强调了左-右发育模式在心脏形态发生过程中的重要性。除了先天性心脏病，内脏异位的患者还可能伴有其他内脏器官的缺陷，如肠旋转不良、胆管闭锁（胆管被认为是右侧结构）、无脾或多脾（脾被认为是左侧结构）[2]。肠旋转不良和胆管闭锁的发病率和死亡率也很高，肝移植通常是胆管闭锁唯一有效的治疗方法。

7.2　心脏不对称性和血液氧合

　　心脏是一个不对称器官，位于左侧胸腔，其长轴指向左侧，即左位心（图 7.1 和图 7.2）。四腔心的血液流动模式突出了解剖和功能的不对称性，即拥有独立的体循环与肺循环系统。因此，脱氧血从全身流向右心，再流向肺，含氧血从肺回流到左心再经体循环流至身体各处。这种体循环和肺循环的血流模式像串联电路一样连接，让血液在肺内能进行有效氧合。分隔左心和右心的

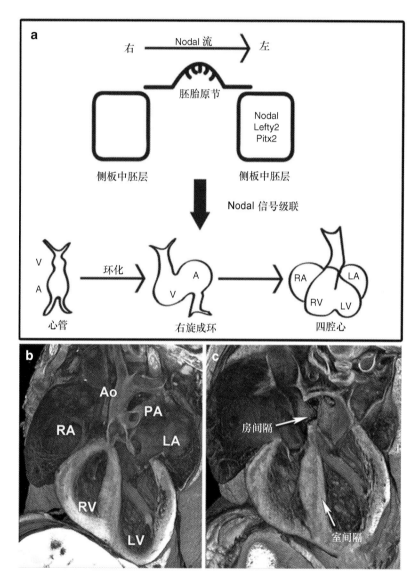

图 7.1　**心脏的不对称性**。（**a**）胚胎原节中纤毛产生向左的流动从而启动不对称信号级联，其中 *nodal*、*lefty2* 和 *pitx2* 仅在左侧板中胚层表达。这种左侧表达的现象对心脏环化（即初始对称的心管右旋成环形成位于胸腔左侧的四腔心的过程）有重要意义。（**b**）利用共聚焦显微镜进行组织病理学检查可以发现新生小鼠心脏的正常解剖显示四个腔室（RV/LV、LA/RA）和两个大动脉（Ao/PA），Ao 起源于 LV[45]。（**c**）在另一个共聚焦成像平面观察到新生小鼠心脏的房间隔分隔左、右心房，室间隔分隔左、右心室的正常心内结构。V，心室；A，心房；LA，左心房；RA，右心房；LV，左心室；RV，右心室；Ao，主动脉；PA，肺动脉

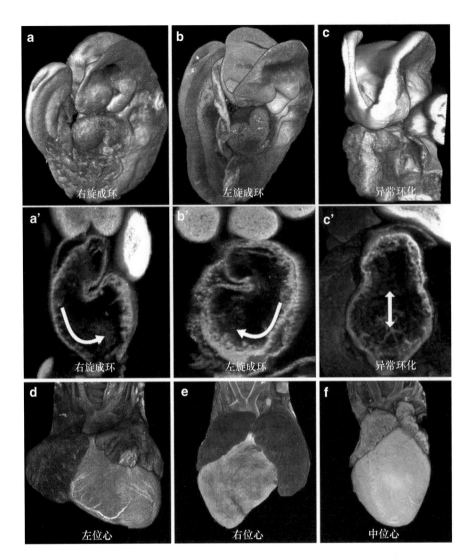

图 7.2　心脏环化和心脏的位置。心管通过右旋成环（图 **a** 和图 **a'**）生成左位心，心长轴指向左侧且心脏位于左侧胸腔（**d**）。左-右发育模式缺陷会干扰心脏环化，导致反向环化（L-loop）；图 **b** 和图 **b'** 心长轴指向右侧，即右位心（**e**），或异常环化（A-loop，图 **c** 和图 **c'**），心脏处于中间位或中位心（**f**）。二维图像和三维重建由共聚焦显微镜获得。箭头表示心脏旋转方向[45]

血流模式缺陷的发病率和死亡率较高。这可能是由于心房和（或）心室的分隔发育缺陷、流出道对位障碍、间隔缺损或单向血流所需的心脏瓣膜发育缺陷。

7.3　复杂先天性心脏病和内脏异位

　　患有内脏异位的患者和小鼠多合并复杂先天性心脏病。小鼠很适合作为研究人类先天性心脏病发病机制的模型，作为呼吸空气的动物，它们和人类一样有四腔心结构[3]。图 7.3 是在患有内脏异位的基因突变小鼠模型中发现的一些先天性心脏病的案例。与正常左位心相比（图 7.3a），有偏侧化缺陷的小鼠可以表现出镜像右位心（图 7.3b）。左-右发育模式异常还可导致很多表型，如心室右旋，该表型中心脏显示为右位心，但心室腔的位置和流出道的排列没有改变（图 7.3c）。

其他与异常左-右发育模式相关的表型包括心室和流出道对位发生反转的完全性大动脉转位（TGA）（图7.3d）、两个流出道均起源于右心室的右心室双出口（DORV）（图7.3e），以及房室间隔完全缺失导致四个心腔连通的房室间隔缺损（AVSD）。

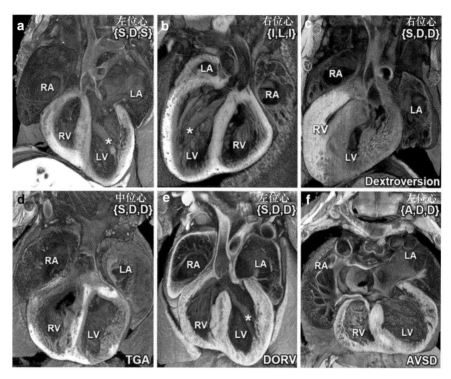

图7.3　先天性心脏缺陷伴左-右发育模式缺陷。复杂先天性心脏缺陷通常伴随内脏异位。图示为5例（b-f）在内脏异位的基因突变小鼠中发现的结构性心脏缺陷与野生型小鼠正常结构的对比（a）。在野生型小鼠心脏中（a），心脏长轴指向左，即左位心，两个心房和两个心室分别位于正常位置。同时可见系于左心室游离壁的乳头肌和左心室发出的主动脉。（b）基因突变小鼠心脏是镜像右位心，其长轴指向右。四个腔室和心脏内结构完全正常，但为镜像对称。（c）基因突变小鼠心脏同样为右位心但存在右旋，形态学上的左右心室/心房仍然是解剖学上的左右心室/心房，且流出道方向正常。其他与内脏异位共同发生的复杂先天性心脏缺陷包括：大动脉转位（TGA），即心室和流出道之间的连接发生调转（d）；右心室双出口（DORV），即两个流出道均起源于右心室；房室间隔缺损（AVSD），即心房和心室间隔未形成而导致异常的房室瓣（f）。注意，TGA心脏同时也具有中位心的异常特征（d）。Van Praagh分类法对于每个心腔用大括号（{}）来表示，用以记录心房的位置、心脏成环的方向、流出道的关系（S，正位；I，反位；D，右旋成环；A，模糊不清）。正常心脏位置被记录为{S，D，S}，镜像对位被记录为{I，L，I}。*表示乳头肌黏附于游离壁。通过共聚焦显微镜获得的连续2D图像可重建出3D图像[45]

7.4　心脏不对称发育模式

虽然目前手术治疗可以使许多先天性心脏病患者（即使是具有复杂结构性心脏缺陷的患者）得以生存，但这些患者的死亡率仍然较高。为了追踪和研究心脏不对称发育及发育异常，Van Praagh开发了"分段"方法用于对心脏不对称发育进行分类[4]。这种方法利用3个字母系统来描述：①心房位置。②心脏环化的方向。③大动脉的关系[5]。通过这种方式，房室和流入/流出道的特性可以被展示在患者队列列表中。正常的心脏位置被描述为（S，D，S）-正位（S）或正常心房位置，心脏正常右旋（D），以及正位（S）或大动脉正常排列。Van Praagh分类方案可以以独立的模块化方式描述心脏不同节段的左－右模式（即心房、心室、流出道）。因此有可能存在以下情况：一个心脏有两个左心房或两个右心房（被称为左心房或右心房异构），或左心房连接到右心室。肺动脉也可能连接到左心室且主动脉连接到右心室，即大动脉转位，而心室可能处于正常左－右轴位

（d-TGA）或相反的方向（l-TGA）。心脏部位的复杂排列模式不仅可以引起含氧血与脱氧血的混合，而且在一些情况下，血液在两个并联环路中流动，使得体循环血流完全绕过肺，无法实现氧合。这些发现表明了解心脏左右不对称发育对阐明先天性心脏病的病因学具有重要意义。

7.5　左-右发育模式

左－右不对称发育模式是一个在进化过程中高度保守的发育过程。在脊椎动物胚胎中，不对称发育最早发生在原节中，这种纤毛器官可以诱导不对称发育。在原节中，单纤毛陷窝细胞具有旋转运动性纤毛，并且被具有非运动性原始纤毛的原节周围冠状细胞所包围[6-7]。陷窝细胞的运动性纤毛顺时针旋转，使体液向左流动，导致 nodal 不对称信号的表达进而建立和传导左－右轴信号，nodal 不对称信号 Tgf 配体表达于身体左侧，其抑制剂 DAN 区家族成员 5

（BMP 拮抗剂；Dand5）在胚胎原节的右侧表达[8]。进一步对原节的纤毛所诱导的体液左侧流动进行研究发现三个不同的模型：①胚胎左侧形态发生素聚集。②原节囊内 Hedgehog 蛋白和视黄酸的不对称分布。③冠状细胞的非运动性纤毛异常可以通过多囊肾病 2（Pkd2）和 Pkd1 相关位点 Pkd1l1 导致不对称的钙信号[9-13]。最近对动力蛋白重链 5（Dnah5）突变的研究表明原节纤毛的摆动可能对建立左－右轴来说是必要不充分条件。

7.6　心脏环化和心脏不对称发育

心脏形态发生起始于第一生心区细胞从心脏半月迁移到轴向中线，形成中空的线性心管。紧接着心管发生右旋（D）环化，这是心脏不对称发育的第一个证据。左-右发育模式缺陷可干扰心脏环化，导致反向环化（L-loop）或不环化（A-loop），从而分别形成右位心或中位心（图 7.2）[14]。心脏的环化还会启动心室的形态发生。最初位于心室后部的心房分隔逐渐移动到原始心室的头侧形成成熟心脏中的前或后心房间隔（图 7.1）[15]。原始心管由第一生心区的细胞构成，这些细胞只形成左心室，心脏其他部分即右心室、流出道、心房都是由第二生心区的心脏祖细胞群衍生而来[16-17]。这些细胞通过背侧间充质突起（dorsal mesenchyme protrusion）迁移到环化的心管并在胚胎发育过

程中逐渐迁移到到心脏的动脉极和静脉极[18]。第二生心区在心脏四腔室的形成和房间隔的形成过程中发挥重要作用[19]。

模式生物斑马鱼通过与小鼠原节功能相似的纤毛器官来调控不对称发育。Kupffer 小泡（KV）有助于阐明早期基因不对称表达和心脏环化之间的关系[20]。虽然斑马鱼只有两腔心，但仍会经历心脏环化和心脏的不对称发育。利用透明的斑马鱼胚胎，研究者可以在单细胞水平研究影响心脏环化的因素。这些研究表明，激活左侧的侧板中胚层（LPM）中的结节 nodal 信号可以调控心脏祖细胞的迁移方向进而控制心脏环化[21]。这一过程是通过 nodal 调节的细胞外基质蛋白 Has-2 对左侧骨形成蛋白（BMP）信号传导的抑制来介导。因此，斑马鱼胚胎中

存在细胞运动性的左-右差异，胚胎左侧细胞的高运动性会驱使心管不对称环化[22]。在小鼠胚胎中调节心脏环化的机制是否与斑马鱼相同还有待进一步研究。

7.7 心脏不对称发育中的信号通路

心脏不对称发育起源于胚胎发育早期，由指定整个左-右体轴的发育过程所介导。虽然最初打破对称性的器官是胚胎原节，但是在原节启动的信号必须传导到LPM，使左侧LPM表达Nodal，紧接着左侧表达左-右决定因子Lefty1/Lefty2（nodal抑制剂），然后左侧表达配对样同源域转录因子Pitx2[7]。这种不对称基因表达级联对于整个胚胎的左右不对称发育必不可少，左侧Pitx2在整个发育过程中在所有内脏器官原基中持续表达，这被认为是调节左侧分化的基因表达程序（图7.1）[7, 23]。由于第一和第二生心区的细胞均可见于左侧和右侧LPM，所以早期LPM不对称基因表达模式可能会驱动心脏不对称发育和第一与第二生心区左-右发育模式[24]。与此一致的是，Pitx2仅在发育中的心脏左侧持续表达，影响第二生心区，而第二生心区相比于第一生心区更靠近胚胎中轴[25]。在发育后期，咽弓会形成主动脉和肺动脉，该过程同样需要Pitx2的表达[26]。此外，Pitx2被认为可以调节细胞增殖和迁移，同样可以影响心脏环化和心脏左右不对称发育特化（图7.1）[27]。

7.8 纤毛、左-右发育模式和先天性心脏病

纤毛在建立左-右发育模式和心脏不对称发育中的重要作用提示纤毛受损很可能会导致先天性心脏病。Zic家族的Zic2和Zic3是胚胎原节中调节纤毛形成的转录因子，其突变可以导致心脏位置异常和合并内脏异位的先天性心脏病[28-29]。与纤毛在心脏形态发生和心脏不对称建立中的重要性相符，有研究从基因突变小鼠中筛选导致先天性心脏病时，发现了很多纤毛基因的突变[30]，其中包括运动性和初级纤毛功能相关的基因，如 *Mks1*、*Cep290*、*Dnah5*、*Dnai1*、*Dnah11*、*Drc1*、*Dyx1c1*、*Ccdc151* 和 *Armc4*[31-37]。这些基因会导致原发性纤毛运动障碍（PCD），这是由于呼吸道中纤毛运动障碍或不动导致黏液纤毛清除功能障碍从而引起的窦肺疾病（见第38章）。这反映了气道清除和左-右发育模式都需要运动性纤毛。因此，一些PCD患者合并全内脏反位（Kartagener综合征）或内脏异位，内脏异位/PCD患者通常也合并先天性心脏病[38]（见第38章）。正如预期的那样，有研究观察到与偏侧缺陷相关的先天性心脏病，但有趣的是研究还发现几种突变会导致孤立先天性心脏病而不合并偏侧缺陷，这几种突变还可以影响纤毛细胞发生或纤毛形成，如WD重复转录形成的平面细胞极性效应物（*Wdpcp*）和Joubert综合征17（*Jbts17*）[39]。这些发现表明纤毛除了参与心脏不对称发育外，在心脏形态形成中也发挥重要作用。这可能提示纤毛会调节Tgf、Wnt和Shh信号传导，这些细胞信号通路在心血管发育中起重要作用[40]。在基因突变小鼠模型中破坏这些细胞信号通路可以导致先天性心脏病[41-44]。

结　　论

心脏左-右不对称发育模式是一个复杂和动态的过程，需要打破对称性和建立左-右体轴。这一过程的紊乱可以导致一系列先天性心脏缺陷，包括心房、心室或流出道异常。重要的是，心脏中左右不对称发育缺陷以模块化的方式存在，这使得心脏（心房、心室、流出道）的每个部分在结构上均可以被定义为左侧或右侧。因此像乐高结构一样，与内脏异位相关的复杂先天性心脏病可由不同的右侧和（或）左侧心房/心室/流出道组成。因此，与内脏异位相关的结构性心脏缺陷具有高死亡率和患病率可能就不足为奇了。

虽然仍需要进一步研究来阐明左-右轴特化中最早事件是如何介导心脏前体细胞的，以及心脏不同节段的发育模式，但最近在动物模型中的研究表明运动性和非运动性纤毛均在这些过程中发挥重要作用。更好地了解心脏不对称特化的潜在机制将有助于阐明复杂先天性心脏病发育的病因。这将对先天性心脏病患者的诊断和治疗具有重要意义。

参考文献

［1］Lin AE，Krikov S，Riehle-Colarusso T et al（2014）Laterality defects in the national birth defects prevention study（1998—2007）：birth prevalence and descriptive epidemiology. Am JMed Genet A 164：2581-2591

［2］Pepes S，Zidere V，Allan LD（2009）Prenatal diagnosis of left atrial isomerism. Heart 95：1974-1977

［3］Krishnan A，Samtani R，Dhanantwari P（2014）A detailed comparison of mouse and human cardiac development. Pediatr Res 76：500-507

［4］Praagh RV（1984）Diagnosis of complex congenital heart disease：morphologic-anatomic method and terminology. Cardiovasc Intervent Radiol 7：115-120

［5］Erica K，Schallert GHD，Kardon R et al（2013）Describing congenital heart disease by using three-part segmental notation. Radiographics 33：E33-E46

［6］Nonaka S，Tanaka Y，Okada Y et al（1998）Randomization of left-right asymmetry due to lossof nodal cilia generating leftward flow of extraembryonic fluid in mice lacking KIF3B motorprotein. Cell 95：829-837

［7］Hamada H，Meno C，Watanabe D et al（2002）Establishment of vertebrate left-right asymmetry. Nat Rev Genet 3：103-113

［8］Oki S，Kitajima K，Marques S et al（2009）Reversal of left-right asymmetry induced by aberrant Nodal signaling in the node of mouse embryos. Development 136：3917-3925

［9］Tanaka Y，Okada Y，Hirokawa N（2005）FGF-induced vesicular release of Sonic hedgehog andretinoic acid in leftward nodal flow is critical for left-right determination. Nature 435：172-177

［10］McGrath J，Somlo S，Makova S et al（2003）Two populations of node monocilia initiate left-right asymmetry in the mouse. Cell 114：61-73

［11］McGrath J（2003）Cilia are at the heart of vertebrate left-right asymmetry. Curr Opin Genet Dev 13：385-392

［12］Field S，Riley KL，Grimes DT et al（2011）Pkd1l1 establishes left-right asymmetry and physically interacts with Pkd2. Development 138：1131-1142

［13］Kamura K，Kobayashi D，Uehara Y et al（2011）Pkd1l1 complexes with Pkd2 on motile cilia and functions to establish the left-right axis. Development 138：1121-1129

［14］Srivastava D，Olson EN（2000）A genetic blue print for cardiac development. Nature 407：221-226

［15］Kathiriya IS，Srivastava D（2000）Left-right asymmetry and cardiac looping：implications forcardiac development and congenital heart disease. Am J Med Genet 97：271-279

［16］Brand T（2003）Heart development：molecular insights into cardiac specification and early morphogenesis. Dev Biol 258：1-19

［17］Buckingham M，Meilhac S，Zaffran S（2005）Building the mammalian heart from two sources of myocardial cells. Nat Rev Genet 6：826-835

［18］Francou A，Saint-Michel E，Mesbah K et al（2013）Second heart field cardiac progenitor cellsin the early mouse embryo. Biochim Biophys Acta 1833：795-798

［19］Xie L，Hoffmann AD，Burnicka-Turek O et al（2012）Tbx5-hedgehog molecular networks are essential in the second heart field for atrial septation. Dev Cell 23：280-291

［20］Bakkers J，Verhoeven MC，Abdelilah-Seyfried S（2009）Shaping the zebrafish heart：from left-right axis specification to epithelial tissue morphogenesis. Dev Biol 330：213-220

［21］Smith KA，Chocron S，von der Hardt S et al（2008）Rotation and asymmetric development of the zebrafish heart requires directed migration of cardiac progenitor cells. Dev Cell 14：287-297

［22］Veerkamp J，Rudolph F，Cseresnyes Z et al（2013）Unilateral dampening of Bmp activity by nodal generates cardiac left-right asymmetry. Dev Cell 24：660-667

［23］Jeffrey J，Essner WWB，Zhang J et al（2000）Mesendoderm and left-right brain，heart and gutdevelopment are differentially regulated by pitx2 isoforms. Development 127：1081-1093

［24］Ramsdell AF（2005）Left-right asymmetry and congenital cardiac defects：getting to the heart of the matter in vertebrate left-right axis determination. Dev Biol 288：1-20

［25］Vincent SD，Buckingham ME（2010）How to make a heart. Curr Top Dev Biol 90：1-41

［26］Yashiro K，Shiratori H，Hamada H（2007）Haemodynamics determined by a genetic programme govern asymmetric development of the aortic arch. Nature 450：285-288

［27］Kioussi C，Briata P，Baek SH et al（2002）Identification of a Wnt/Dvl/β -Catenin → Pitx2 pathway mediating cell-type-specific proliferation during development. Cell 111：673-685

［28］Barratt KS，Glanville-Jones HC，Arkell RM（2014）The Zic2 gene directs the formation and function of node cilia to control cardiac situs. Genesis 52：626-635

［29］Sutherland MJ，Wang S，Quinn ME et al（2013）Zic3 is required in the migrating primitive streak for node morphogenesis and left-right patterning. Hum Mol Genet 22：1913-1923

［30］Liu X，Francis R，Kim AJ et al（2014）Interrogating congenital heart defects with noninvasive fetal echocardiography in a mouse forward genetic screen. Circ Cardiovasc Imaging 7：31-42

［31］Cui C，Chatterjee B，Francis D et al（2011）Disruption of Mks1 localization to the mother centriole causes cilia defects and developmental malformations in Meckel-Gruber syndrome.Dis Model Mech 4：43-56

［32］Kennedy MP，Omran H，Leigh MW et al（2007）Congenital heart disease and other heterotaxic defects in a large cohort of patients with primary ciliary dyskinesia. Circulation 115：2814-2821

［33］Tan SY，Rosenthal J，Zhao XQ et al（2007）Heterotaxy and complex structural heart defects ina mutant mouse model of primary ciliary dyskinesia. J Clin Invest 117：3742-3752

［34］Tarkar A，Loges NT，Slagle CE et al（2013）DYX1C1 is required for axonemal dynein assembly and ciliary motility. Nat Genet 45：995-1003

［35］Hjeij R，Lindstrand A，Francis R et al（2013）ARMC4 mutations cause primary ciliary dyskinesia with randomization of left/right body asymmetry. Am J Hum Genet 93：357-367

［36］Francis RJ，Christopher A，Devine WA et al（2012）Congenital heart disease and the specification of left-right asymmetry. Am J Physiol Heart Circ Physiol 302：H2102-H2111

［37］Rim Hjeij AO，Watson CM，Slagle CE et al（2014）CCDC151 mutations cause primary ciliary dyskinesia by disruption of the outer dynein arm docking complex formation. Am J Hum Genet 95：257-274

［38］Nakhleh N，Francis R，Giese RA et al（2012）High prevalence of respiratory ciliary dysfunction in congenital heart disease patients with heterotaxy. Circulation 125：2232-2242

［39］Cui C，Chatterjee B，Lozito TP et al（2013）Wdpcp，a PCP protein required for ciliogenesis，regulates directional cell migration and cell polarity by direct modulation of the actin cytoskeleton. PLoS Biol 11：e1001720

［40］Rochais F，Mesbah K，Kelly RG（2009）Signaling pathways controlling second heart field development. Circ Res 104：933-942

［41］Arthur HM，Bamforth SD（2011）TGFbeta signaling and congenital heart disease：insights from mouse studies. Birth Defects Res A Clin Mol Teratol 91：423-434

［42］Cohen ED，Tian Y，Morrisey EE（2008）Wnt signaling：an essential regulator of cardiovascular differentiation，morphogenesis and progenitor self-renewal. Development 135：789-798

［43］Hildreth V，Webb S，Chaudhry B et al（2009）Left cardiac isomerism in the Sonic hedgehog null mouse. J Anat 214：894-904

［44］Brueckner M（2007）Heterotaxia，congenital heart disease，and primary ciliary dyskinesia.Circulation 115：2793-2795

［45］Liu X，Tobita K，Francis RJ，Lo CW（2013）Imaging techniques for visualizing and phenotyping congenital heart defects in murine models. Birth Defects Res C Embryo Today 99：93-105

8 心脏传导系统

Rajiv Mohan, Vincent M. Christoffels

陈天韵　徐瑞霞　译　储庆　廉虹　校　胡盛寿　审

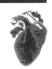

目录

摘要

　　心房和心室通过节律性顺序收缩从而有效泵出血液，该过程由心脏传导系统介导和调控。心脏传导系统由能引起并传导心脏电信号的特殊心肌组成。基因缺陷所导致的心脏传导系统功能紊乱可进一步引起心律失常，因此探明心脏传导系统发育和功能所涉及的细胞和分子机制意义重大。成人心脏电信号产生于窦房结，在缓慢通过房室结后沿房室束、左右束支和外周心室传导系统迅速下传。心脏传导系统各个部分都具有特定的功能、形态和分子组成，但是又保持了一定的共性。这些部分均由胚胎心肌细胞分化而来，过程中涉及众多保守分子调节通路。本章综述了与心脏传导系统发育和功能相关的发育起源、已知信号通路、转录因子、离子通道和间隙连接等内容。

8.1　引　言

　　心脏是一个肌肉泵，可以驱动血液循环。为有效发挥功能，心脏内一群特殊心肌细胞会产生并调控电信号，进而使心房和心室产生节律性收缩。这些细胞构成了心脏传导系统（CCS）。CCS 可分为起搏部分［产生和减缓电信号速度，包括窦房结（SAN）、房室结（AVN）和房室交界区（AVJ）］和传导部分［在心室中快速传导和扩布电信号，包括房室束（AVB）、左右束支（BB）和外周心室传导系统（PVCS）］。AVB 和 PVCS 也分别被称为希氏束和浦肯野纤维网（图 8.1）。SAN 位于上腔静脉和右心房交界处，是心脏的正常起搏点。SAN产生电信号并传导至心房，在心房收缩前快速通过心房收缩肌到达 AVN。AVN 为心房和心室间唯一肌性连接处，其传导电信号的速度较慢。因此在心室肌兴奋前，心房有足够的时间收缩并充盈心室。随后电信号通过 AVB、BB 和 PVCS 快速传导扩布并激动心室肌，心室肌产生收缩将血液泵入主 / 肺动脉。

　　尽管 SAN 是心脏正常起搏点，但 CCS 的其他部分也具有内在节律性。起搏点活动和自律性是产生自主动作电位的基本条件。因为 SAN 与心脏传导系统其他部分相比放电频率最高，其他部分在产生自主节律之前就被 SAN 电信号激活，因此 SAN 成为了心脏正常起搏点，该机制被称为超速抑制。因此在 SAN 功能紊乱或房室传导阻滞时，CCS 的其他部分也可产生异位心律[1]。

8.2　心脏传导系统的发育

胚胎发育早期，两侧生心中胚层区域向内翻折融合并形成心管。心管形成后流入道向头端流出道方向缓慢蠕动。尽管所有心肌细胞均可自发除极，但此时心脏流入道处已出现正常起搏活动，该处原始心肌表现出类似于结样组织的弱收缩和慢传导性[2-4]。

谱系示踪显示初始心管仅形成左心室（LV）和房室管（AVC）[5-7]，其他结构由附加于流入道和流出道的第二生心区细胞以及未退化消失前的心背系膜形成[5, 8]。在心脏环化过程中，工作心肌基因在特定部位被激活，导致快速增殖，并表达早期心肌相关基因，包括利尿钠肽 A（*Nppa*）和间隙连接蛋白 40（*Cx40*），这些区域进而快速扩大形成心房和心室（图 8.1）。这些结构内电信号传导速度很快[9-10]，但它们会被保持较慢传导速率的细胞相分隔，如静脉窦（SV）、AVC 内弯和流出道（OFT）[2-4]。正常起搏点仍位于 SV，

说明附加于流入道的新细胞迅速获得了这种起搏特性[11]。此时 AVC 可以延迟电信号向心室的传导，确保心房和心室循序收缩。心脏内电信号传导的快慢交替是形成心电图的基础，与成人类似，这意味着心脏传导系统在形成明确形态结构前就已经具有了功能[12]。

SV 心肌形成了 SAN；胚胎 AVC 心肌形成了 AVN、房室交界区（环）和大部分左心室。流出道原始心肌分化形成心室肌，构成右心室流出道（和小部分左心室）。在左心室和右心室交界处存在一原始心肌形成的室间环（图 8.1），在此可形成室间隔及其顶端的 AVB。室间隔心内膜下心肌细胞形成左右束支，而胚胎肌小梁形成 PVCS。CCS 各部分发育和功能的相关起源、已知信号通路、转录因子、离子通道和间隙连接将在下文和图 8.2 中进行概述。

8.3　静脉窦和窦房结的发育

SAN 位于右心房上腔静脉开口处，是由数千个心肌细胞组成的"逗点状"结构，具有头部和尾部[13-14]。SAN 周围结缔组织将其与右心房相分隔，并调控其与心房连接的电通路[15]。SAN 心肌细胞富含糖原，缺乏肌原纤维，且由于其间隙连接由 Cx45、Cx30.2 和 Cx30 亚基形成，故电导率低，因此电信号传导速率慢[16-17]。而与 SAN 不同，心房具有 Cx40 和 Cx43 亚基形成的高电导率间隙连接[18-21]。另外，SAN 细胞内电压门控钠通道 Nav1.5（由 *SCN5A* 编码）低表达。成熟 SAN 细胞表达超极化激活的环核苷酸门控钾通道 4（Hcn4），这是一种起搏关键因子，而在心房细胞

内未见该因子表达[1, 20, 22-23]。

右心房上游的 SV 心肌可形成 SAN、静脉瓣静脉侧和左右窦角结构，左右窦角进而可形成冠状窦。小鼠的静脉窦心肌细胞起源于 E9 ～ E9.5 的 Tbx18（＋）Hcn4（＋）Nkx2-5（－）的祖细胞。最初所有 SV 心肌均不表达心房工作心肌基因（如 Cx40），并具有主导起搏性。随着 SV 形成，其右侧 *Tbx3*（＋）区域形成 SAN 原基，该部分在胎儿发育阶段继续表达 Hcn4，而 SV 其他区域转为工作心肌表型[24-25]。与此同时，SAN 原基逐渐形成最终的 SAN 结构。

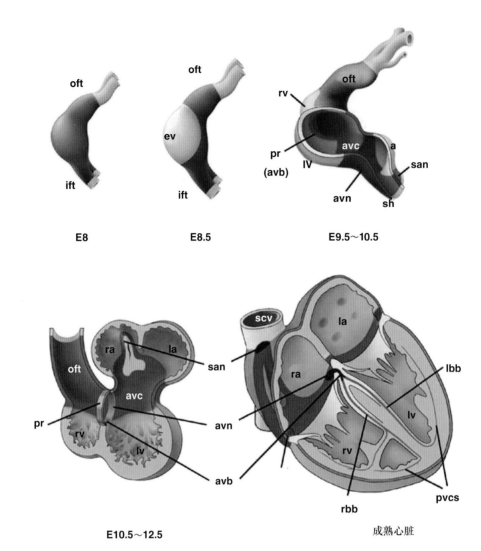

图 8.1　高等脊椎动物心脏发育的示意图。胚胎早期心管具有原始表型（浅紫色）。房室心肌（灰色）迅速扩张，窦角（sh）、房室管（avc）、原始环（pr）和流出道（oft）原始心肌（紫色）则保留了更原始的表型。a，心房；avn，房室结；avb，房室束；lv，左心室；rv，右心室；la，左心房；ra，右心房；san，窦房结；avj，房室交界区；lbb，左束支；rbb，右束支；pvcs，外周心室传导系统；scv，上腔静脉；ift，流入道；ev，胚胎心室

　　Cre-Lox 谱系示踪系统显示，Tbx（＋）Nkx2-5（－）间充质祖细胞分化形成 SV 和 SAN。Nkx2-5 可以标记第一和第二生心区祖细胞。对 Nkx2-5 时空表达进一步研究发现 SV 和 SAN 祖细胞内最初也表达 Nkx2-5，但在分化前下调[26-29]。Tbx18 缺陷小鼠无法形成正常的 SV 和 SAN 头部[27]。

　　除 PVCS 外的心脏传导系统都表达 T-box 转录因子 Tbx3，该因子可抑制 SAN 细胞表达心房工作心肌基因（Cx40、Cx43、Scn5a）[20, 30]。因此，Tbx3 具有将工作心肌转变为起搏细胞的作用，其在心房的异位表达可使心房细胞表现

起搏细胞表型（如 Hcn4）和自发电活动[20]。具有 Tbx3 亚等位基因的小鼠存在窦房结功能障碍和心动过缓[31]。Nkx2-5 缺陷的胚胎中心管异位表达 Tbx3 和 Hcn4，证明 Nkx2-5 可抑制 SV 和 SAN 形成[24]。身材矮小症同源框（Shox2）在 SV 内特异性表达并可抑制 Nkx2-5。缺失 Shox2 会导致 SV 发育不全，并使 SAN 原基内 Nkx2-5 上调及 Hcn4 和 Tbx3 下调。与起搏程序缺失一致，Shox2 缺陷小鼠也表现为心动过缓[32-33]。对 Shox2 缺陷小鼠心脏的分析证实 LIM 同源域转录因子 Islet1（Isl1）为 Shox2 的下游靶点。

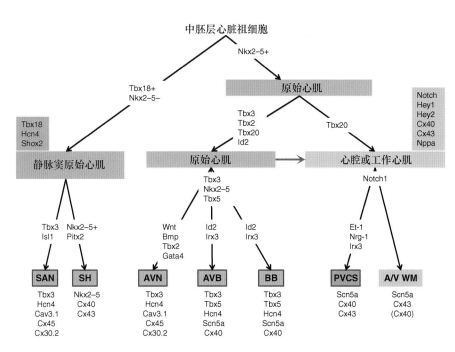

图 8.2　心脏祖细胞和心肌细胞分化形成心脏的心肌以及参与调节和（或）纠正功能的蛋白质。灰色箭头表示原始心肌细胞通过连续分化形成腔室心肌。Nkx2-5、Gata4 和 Tbx5 在心脏发育的许多过程中具有广泛的作用，但只有已通过实验确定其在 CCS 形成过程中的特定作用时才将其纳入该图

斑马鱼模型证实 islet1（*Isl1*）过表达可以改善 *Shox2* 缺陷导致的心动过缓[34]。*Isl1* 可标记斑马鱼心脏起搏细胞并与其发育相关[35]。此外，通过亚等位基因或基因敲除下调 *Tbx5* 表达可引起 *Shox2* 和 *Tbx3* 下调，证实 Tbx5 为 Shox2 和 Tbx3 的上游[36-37]。有意思的是，*Tbx5* 亚等位基因杂合小鼠 Tbx5 轻微下调，可引起 *Shox2* 和

Tbx3 双倍下调，说明 *Shox2* 和 *Tbx3* 对 Tbx5 的变化十分敏感[36]。窦房结形成位置受到心房和 SV 左侧表达的配对样同源域转录因子 2（Pitx2）的调控。*Pitx2* 缺陷会导致窦房交界两侧形成两个相同的 SAN，说明其具有抑制左侧 SV 形成 SAN 的作用[38]。

8.4　房室结和房室交界区的发育

包括 AVN 在内的 AVJ 是一个包含表达不同基因不同细胞类型的复杂异质性结构。左右房室环束也属于 AVJ 的一部分，两个环束在 "retroartic 结" 前方相连成环[1, 30, 39-40]。AVN 和 AVJ 细胞相较于工作心肌细胞更加原始，基因表达谱使其具有起搏和慢传导特征。小鼠 AVN 和 AVJ 表　达 Cx45、Cx30.2、Cav3.1、Hcn4 和 Tbx3，但是几乎不表达 Cx40、Cx43 和 Scn5a。AVJ 的解剖位置、基因表达谱和慢传导特性类

似于胚胎房室垫（AVC），提示 AVJ 可能来源于 AVC[41-42]。AVC 在鼠 E9 ～ E9.5 可被观察到，在心房和心室细胞工作心肌基因激活时，其仍保持原始表型不变。与快传导的工作心肌不同，AVC 电传导慢，这与成形心脏中 AVN 的特性相似[4]。

回顾性克隆分析显示出房室传导系统细胞的共同起源及其周围工作心肌细胞，揭示了鸟类 CCS 的生心起源[43-44]。对 *Tbx2*（＋）AVC 细胞

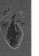

的谱系示踪显示胚胎 AVC 形成 AVN、左右房室环束和左心室游离壁的大部分，但不参与 AVB 和左右束支（BB）的形成[7]。神经嵴并不参与形成 AVN 心肌的肌部[45]。

Tbx3 和 Tbx2 在 AVC 内表达，均具有阻遏蛋白的功能[30, 46-47]。在胚胎晚期，心脏中 Tbx2 失表达，但 Tbx3 仍持续表达。AVC 原始表型的维持很大程度上依赖于 Tbx2 和 Tbx3 的抑制作用。这两种蛋白均可与 Tbx5 竞争结合 T-box 靶向增强基因（如 Nppa 和 Cx40）中的 T-box 元件，以抑制其功能及与 Nkx2-5 的相互作用[48]。如果这两种蛋白同时缺失，则 AVC 无法正常形成，而会被扩大的心腔区域取代（表达 Nppa 和 Cx40）[47]。Tbx3 缺陷的胚胎 AVC 没有发育异常，但存在 Tbx2（-）SAN 和 SVB 发育缺陷[49]。胎儿出生后 AVN 的正常功能也与 Tbx3 存在量效关系，Tbx3 表达下调或缺失会导致房室传导异常[31]。

骨形态生成蛋白（Bmp）2 在胚胎 AVC 中特异性表达，其通过激活骨形态生成蛋白受体 I A（Bmpr1A/Alk3）和下游 Smad 效应物参与 AVC 特化过程。小鼠胚胎中 Bmp2 的失活可导致 Tbx2 失表达，AVC 无法正常形成[50]。鸡胚具有足量 Bmp2 以激活 Tbx2 和 Tbx3 表达[46, 50]。通过失活 Bmpr1A/Alk3 中断 BMP 信号通路可导致 AVC 内纤维环发育不完全，形成预激综合征[51-52]。

Wnt 信号通路是 AVC 正常形成的基础。Wnt 信号通路可分为经典（经由 β-catenin）和非经典信号通路。对斑马鱼的研究证实，经典信号通路是诱导 AVC Bmp4 和 Tbx2b 表达的充分必要条件[53]。

转录因子 Tbx5、Gata4 和 Nkx2-5 在心脏内广泛表达，并参与心腔形成。TBX5 和 NKX2-5 突变会导致先天性心脏病和房室传导异常[54-56]。小鼠

Nkx2-5 单倍体不足可导致 AVN、AVB 和 BB 发育不全。Tbx5 突变胚胎内 Tbx3 和 Cx30.2 表达下调，出生后 AVN 成熟受阻[57-59]。Gata4 杂合胚内 Cx30.2 表达下调，成年小鼠 Gata4 单倍体不足会导致 PR 间期缩短[56]。

Notch 信号和下游转录因子 Hey1 和 Hey2 可以划分 AVC 和心腔的边界。鸡胚中 Notch2 可激活心腔内 Hey1 和 Hey2，进而抑制 Bmp2 和 Tbx2。在 AVC 中，Tbx2 可抑制 Hey1 和 Hey2，从而形成反馈环以界定 AVC 区域[60-61]。Tbx20 缺陷可导致全心管内 Tbx2 的异位表达[62-63]。Tbx20 通过与 Smad1/5 相互作用干扰 BMP 通路激活 Tbx2，从而抑制心腔内 Tbx2 表达[62-63]。

纤维环和中心纤维体将心房与心室相绝缘。心房/AVN 和心室间唯一的电传导通道为 AVB。房室沟心外膜下间充质侵入心房/AVJ 和心室心肌间形成纤维环[42]。该过程可从胎儿早期持续至出生后[64]。心房和心室间存在异位快径路的原因可能为结缔组织侵入心肌过程异常或慢传导 AVC 心肌转变为快传导表型[65-66]。

多个基因与心室预激及旁路形成相关。编码蛋白激酶的 PRKAG2 基因的突变和 AMP 激活的 γ2 非催化亚基与纤维环破坏所致的心室预激有关[67]。此外，包括 BMP2 在内的 20p12.3 微缺失可导致 Wolff-Parkinson-White 综合征[68]。小鼠缺失 Bmp2 受体 Alk3 会导致旁路形成。胚胎心脏内 Tbx2 失活可导致 AVC 左背侧形成 Cx40（+）、Cx43（+）和 Scn5a（+）快传导旁路[65]。通过表达 Notch1 胞内结构域激活心脏 Notch 通路可导致旁路形成和形成预激[69]。综上所述，这些发现显示 Bmp-Tbx2-Notch 信号通路参与 AVC 和纤维环正常发育的转录调控[51-52, 65, 68]。

8.5　心室传导系统的形成和发育

心室传导系统（VCS）由 AVB、左右束支和 PVCS 组成。这些结构中的心肌细胞 T 管不

发达，收缩力弱。成人 VCS 具有发达的间隙连接，且这些间隙连接由 Cx40 和 Cx43 亚单位构

成，电传导速率快。Cx40 为整个 VCS 的特异性标记[70-71]。随着心管内左心室和右心室的形成（E9 ~ 9.5），两者间生发出 GIN2/Tbx3（+）"原始环"[30, 72]。该处形成室间隔，其嵴部分化形成 AVB[73]。室间隔形成同时心内膜下逐渐形成 BB。BB 表达 Tbx3，且其浓度向心尖方向递减[49]。Cx43、Tbx18 和 Tbx20 也在室间隔内表达，但在 Tbx（+）AVB 和 BB 细胞内不表达，因此其可用作 AVB 和 BB 的阴性标记。Tbx3 缺陷可引起室间隔嵴部异位表达 Cx43、Tbx18、Tbx20、Nppa 和 Cx40，这也证明了 Tbx3 可通过抑制心室工作心肌表型影响特化过程。尽管 AVB 内 Cx40 最初可被 Tbx3 抑制，但其在 E12 时表达上调，在 AVB 内高表达[49]。

Tbx5 和 Nkx2-5 在 AVB 和 BB 内表达，并对其正常模式化和特化非常重要。Tbx5 和 Nkx2-5 单倍体不足的小鼠无法形成 AVB，导致出生后出现传导阻滞。该缺陷形成的部分原因可能为 AVB 内分化蛋白抑制子 2（Id2）未激活[57]。此外，Tbx5 对于激活胚胎和成熟 AVB 内 Cx40 和 Scn5a 是必需的[74]。研究者发现 AVB 内随着 Tbx3 上调 Tbx5 也随之上调，导致 Cx40 的激活。Tbx3 缺陷胚胎内 DNA 结合蛋白抑制子 2（Id2）仍正常表达说明 Id2 基因座激活不依赖于 Tbx3，AVB、BB 的形成过程中可能存在独立旁路[49]。发育过程中 Iroquois 同源框 3（Irx3）局限表达于 AVB、BB 和 PVCS。Irx3 敲除小鼠由于左右心室非同步激活导致心室激动延长。AVB 和 BB 内 Irx3 抑制 Cx43 表达，并间接激活 Cx40 表达[75]。

胚胎心室腔由肌小梁和外层心肌组成。电信号主要在肌小梁中传导[76]。早期左心室全部为 Cx40（+），而右心室则为部分（+）[71]，该模式需要激活子 Tbx5 的参与[77]。随着发育的进行，心室壁发生致密化（> E11），此时 Cx40 表达局限于肌小梁区域。出生后 Cx40 表达进一步局限于心内膜下 VCS 内。该模式提示 Cx40（+）胚胎肌小梁形成了 Cx40（+）VCS 和 Cx40（-）致密化室壁[41]。前瞻性和回顾性基因标记试验证实了源自 Cx40（和 Nppa）表达模式的假说：胚胎肌小梁形成了 VCS，且 Cx40（+）胚胎室壁逐渐形成致密化室壁肌[71]。

鸡胚中内皮素 1（Et1）为心内膜和冠状动脉内皮分泌的一种诱导信号分子。人们发现 Et1 及其受体参与 VCS 功能成熟的过程，并诱导 Cx40 表达（表达于鸡胚心内膜下和动脉周围 VCS）[78]。小鼠中神经调节素 1（Nrg-1）可能通过对肌小梁发育的调控影响 PVCS 的模式[79]。此外，Notch1 突变可通过抑制 Nrg-1 和 Bmp10 表达导致肌小梁发育缺陷[80]。Bmp10 对于心肌细胞增殖十分重要[81]。近来发现 Notch 信号通路在心室心肌细胞特化形成传导表型（类似 PVCS）过程中发挥重要作用[82]。

结　　论

近年来，我们对于 CCS 的发育和正常功能形成过程的理解逐渐深化。谱系示踪揭示了心脏和 CCS 的祖细胞谱系，且确认了转录网络中的一系列转录因子[83-84]。对组织特异性转录因子 - DNA 相互作用（ChIP-seq）和转录谱（RNA-seq）的全基因组分析显示了这些网络如何调控心脏的基因表达模型。目前研究已揭示调节性 DNA 序列和基因座三维构象[85]。近来研究发现，组蛋白修饰、染色质重构复合体和其他表观遗传学因素都参与了 CCS 的发育过程[86-87]。这些发现为我们在 CCS 的建立和维持机制方面提供了更全面的理解和新视野。

参考文献

［1］Mangoni ME，Nargeot J（2008）Genesis and regulation of the heart automaticity. Physiol Rev 88：919-982

［2］de Haan RL（1961）Differentiation of the atrioventricular conducting system of the heart.Circulation 24：458-470

［3］Moorman AFM，Christoffels VM（2003）Cardiac chamber formation：development，genes and evolution. Physiol Rev 83：1223-1267

［4］de Jong F，Opthof T，Wilde AA et al（1992）Persisting zones of slow impulse conduction in developing chicken hearts. Circ Res 71：240-250

［5］Buckingham M，Meilhac S，Zaffran S（2005）Building the mammalian heart from two sources of myocardial cells. Nat Rev Genet 6：826-837

［6］Davis DL，Edwards AV，Juraszek AL et al（2001）A GATA-6 gene heart-region-specific enhancer provides a novel means to mark and probe a discrete component of the mouse cardiac conduction system. Mech Dev 108：105-119

［7］Aanhaanen WT，Brons JF，Dominguez JN et al（2009）The Tbx2 ＋ primary myocardium of the atrioventricular canal forms the atrioventricular node and the base of the left ventricle. Circ Res 104：1267-1274

［8］van den Berg G，Abu-Issa R，de Boer BA et al（2009）A caudal proliferating growth center contributes to both poles of the forming heart tube. Circ Res 104：17-188

［9］Christoffels VM，Habets PEMH，Franco D et al（2000）Chamber formation and morphogenesis in the developing mammalian heart. Dev Biol 223：266-278

［10］Soufan AT，van den Berg G，Ruijter JM et al（2006）Regionalized sequence of myocardial cell growth and proliferation characterizes early chamber formation. Circ Res 99：545-552

［11］van Mierop LHS（1967）Localization of pacemaker in chick embryo heart at the time of initiation of heartbeat. Am J Physiol 212：407-415

［12］Hoff EC，Kramer TC，DuBois D et al（1939）The development of the electrocardiogram of the embryonic heart. Am Heart J 17：470-488

［13］Bleeker WK，Mackaay AJC，Masson-Pevet M et al（1980）Functional and morphological organization of the rabbit sinus node. Circ Res 46：11-22

［14］Liu J，Dobrzynski H，Yanni J et al（2007）Organisation of the mouse sinoatrial node：structure and expression of HCN channels. Cardiovasc Res 73：729-738

［15］Fedorov VV，Schuessler RB，Hemphill M et al（2009）Structural and functional evidence fordiscrete exit pathways that connect the canine sinoatrial node and atria. Circ Res 104：915-923

［16］Kreuzberg MM，Willecke K，Bukauskas FF（2006）Connexin-mediated cardiac impulse propagation：connexin 30.2 slows atrioventricular conduction in mouse heart. Trends Cardiovasc Med 16：266-272

［17］Gros D，Theveniau-Ruissy M，Bernard M et al（2009）Connexin 30 is expressed in the mousesinoatrial node，and modulates heart rate. Cardiovasc Res 85：45-55

［18］Dobrzynski H，Boyett MR，Anderson RH（2007）New insights into pacemaker activity：promoting understanding of sick sinus syndrome. Circulation 115：1921-1932

［19］Verheijck EE，van Kempen MJ，Veereschild M et al（2001）Electrophysiological features of themouse sinoatrial node in relation to connexin distribution. Cardiovasc Res 52：40-50

［20］Hoogaars WM，Engel A，Brons JF et al（2007）Tbx3 controls the sinoatrial node gene program and imposes pacemaker function on the atria. Genes Dev 21：1098-1112

［21］Gros D，Dupays L，Alcolea S et al（2004）Genetically modifi ed mice：tools to decode the functions of connexins in the heart-new models for cardiovascular research. Cardiovasc Res 62：299-308

［22］Tellez JO，Dobrzynski H，Greener ID et al（2006）Differential expression of ion channel transcripts in atrial muscle and sinoatrial node in rabbit. Circ Res 99：1384-1393

［23］Stieber J，Herrmann S，Feil S et al（2003）The hyperpolarization-activated channel HCN4 isrequired for the generation of pacemaker action potentials in the embryonic heart. Proc Natl Acad Sci USA 100：15235-15240

［24］Mommersteeg MTM，Hoogaars WMH，Prall OWJ et al（2007）Molecular pathway for the localized formation of the sinoatrial node. Circ Res 100：354-362

［25］Virágh S，Challice CE（1980）The development of the conduction system in the mouse embryoheart. III. The development of sinus muscle and sinoatrial node. Dev Biol 80：28-45

［26］Mommersteeg MT，Dominguez JN，Wiese C et al（2010）The sinus venosus progenitors separate and diversify from the fi rst and second heart fields early in development. Cardiovasc Res 87：92-101

［27］Wiese C，Grieskamp T，Airik R et al（2009）

Formation of the sinus node head and differentiation of sinus node myocardium are independently regulated by tbx18 and tbx3. Circ Res 104：388-397

[28] Ma Q，Zhou B，Pu WT（2008）Reassessment of Isl1 and Nkx2-5 cardiac fate maps using a Gata4 based reporter of Cre activity. Dev Biol 323：98-104

[29] Zhou B，von Gise A，Ma Q et al（2008）Nkx2-5- and Isl1-expressing cardiac progenitors contribute to proepicardium. Biochem Biophys Res Commun 375：450-453

[30] Hoogaars WMH，Tessari A，Moorman AFM et al（2004）The transcriptional repressor Tbx3 delineates the developing central conduction system of the heart. Cardiovasc Res 62：489-499

[31] Frank DU，Carter KL，Thomas KR et al（2011）Lethal arrhythmias in Tbx3-deficient mice reveal extreme dosage sensitivity of cardiac conduction system function and homeostasis. Proc Natl Acad Sci USA 109：E154-E163

[32] Blaschke RJ，Hahurij ND，Kuijper S et al（2007）Targeted mutation reveals essential functions of the homeodomain transcription factor Shox2 in sinoatrial and pacemaking development. Circulation 115：1830-1838

[33] Espinoza-Lewis RA，Yu L，He F et al（2009）Shox2 is essential for the differentiation of cardiac pacemaker cells by repressing Nkx2-5. Dev Biol 327：376-385

[34] Hoffmann S，Berger IM，Glaser A et al（2013）Islet1 is a direct transcriptional target of the homeodomain transcription factor Shox2 and rescues the Shox2-mediated bradycardia. Basic Res Cardiol 108：339

[35] Tessadori F，van Weerd JH，Burkhard SB et al（2012）Identification and functional characterization of cardiac pacemaker cells in zebrafish. PLoS One 7：e47644

[36] Mori AD，Zhu Y，Vahora I et al（2006）Tbx5-dependent rheostatic control of cardiac gene expression and morphogenesis. Dev Biol 297：566-586

[37] Puskaric S，Schmitteckert S，Mori AD et al（2010）Shox2 mediates Tbx5 activity by regulating Bmp4 in the pacemaker region of the developing heart. Hum Mol Genet 19：4625-4633

[38] Mommersteeg MTM，Hoogaars WMH，Prall OWJ et al（2007）Molecular pathway for the localized formation of the sinoatrial node. Circ Res 100：354-362

[39] Li J，Greener ID，Inada S et al（2008）Computer three-dimensional reconstruction of the atrio-ventricular node. Circ Res 102：975-985

[40] Ko YS，Yeh HI，Ko YL et al（2004）Three-dimensional reconstruction of the rabbit atrio-ventricular conduction axis by combining histological，desmin，and connexin mapping data.Circulation 109：1172-1179

[41] Christoffels VM，Moorman AFM（2009）Development of the cardiac conduction system. Whyare some regions of the heart more arrhythmogenic than others? Circ Arrhythm Electrophysiol 2：195-207

[42] Wessels A，Markman MWM，Vermeulen JLM et al（1996）The development of the atrioventricular junction in the human heart. Circ Res 78：110-117

[43] Pennisi DJ，Rentschler S，Gourdie RG et al（2002）Induction and patterning of the cardiac conduction system. Int J Dev Biol 46：765-775

[44] Cheng G，Litchenberg WH，Cole GJ et al（1999）Development of the cardiac conduction system involves recruitment within a multipotent cardiomyogenic lineage. Development 126：5041-5049

[45] de Lange FJ,Moorman AFM,Anderson RH et al（2004）Lineage and morphogenetic analysis of the cardiac valves. Circ Res 95：645-654

[46] Yamada M，Revelli JP，Eichele G et al（2000）Expression of chick Tbx-2，Tbx-3，and Tbx-5genes during early heart development：evidence for BMP2 induction of Tbx2. Dev Biol 228：95-105

[47] Singh R，Hoogaars WM，Barnett P et al（2012）Tbx2 and Tbx3 induce atrioventricular myocardial development and endocardial cushion formation. Cell Mol Life Sci 69：1377-1389

[48] Habets PEMH，Moorman AFM，Clout DEW et al（2002）Cooperative action of Tbx2 and Nkx2.5 inhibits ANF expression in the atrioventricular canal：implications for cardiac chamber formation. Genes Dev 16：1234-1246

[49] Bakker ML，Boukens BJ，Mommersteeg MTM et al（2008）Transcription factor Tbx3 is required for the specification of the atrioventricular conduction system. Circ Res 102：1340-1349

[50] Ma L，Lu MF，Schwartz RJ et al（2005）Bmp2 is essential for cardiac cushion epithelial-mesenchymal transition and myocardial patterning. Development 132：5601-5611

[51] Gaussin V，Morley GE，Cox L et al（2005）Alk3/Bmpr1a receptor is required for development of the atrioventricular canal into valves and annulus fibrosus. Circ Res 97：219-226

[52] Stroud DM，Gaussin V，Burch JB et al（2007）Abnormal conduction and morphology in the atrioventricular node of mice with atrioventricular canal-targeted

deletion of Alk3/Bmpr1a receptor. Circulation 116：2535-2543

[53] Verhoeven MC，Haase C，Christoffels VM et al（2011）Wnt signaling regulates atrioventricular canal formation upstream of BMP and Tbx2. Birth Defects Res A Clin Mol Teratol 91：435-440

[54] Schott J-J，Benson DW，Basson CT et al（1998）Congenital heart disease caused by mutations in the transcription factor NKX2-5. Science 281：108-111

[55] Basson CT，Bachinsky DR，Lin RC et al（1997）Mutations in human TBX5（corrected）cause limb and cardiac malformation in Holt-Oram syndrome. Nat Genet 15：30-35

[56] Munshi NV，McAnally J，Bezprozvannaya S et al（2009）Cx30.2 enhancer analysis identifies Gata4 as a novel regulator of atrioventricular delay. Development 136：2665-2674

[57] Moskowitz IP，Kim JB，Moore ML et al（2007）A molecular pathway including id2，tbx5，and nkx2-5 required for cardiac conduction system development. Cell 129：1365-1376

[58] Jay PY，Harris BS，Maguire CT et al（2004）Nkx2-5 mutation causes anatomic hypoplasia of the cardiac conduction system. J Clin Invest 113：1130-1137

[59] Moskowitz IPG，Pizard A，Patel VV et al（2004）The T-Box transcription factor Tbx5 is required for the patterning and maturation of the murine cardiac conduction system. Development 131：4107-4116

[60] Rutenberg JB，Fischer A，Jia H et al（2006）Developmental patterning of the cardiac atrioventricular canal by Notch and Hairy-related transcription factors. Development 133：4381-4390

[61] Kokubo H，Miyagawa-Tomita S，Nakazawa M et al（2005）Mouse hesr1 and hesr2 genes are redundantly required to mediate Notch signaling in the developing cardiovascular system. Dev Biol 278：301-309

[62] Stennard FA，Harvey RP（2005）T-box transcription factors and their roles in regulatory hierarchies in the developing heart. Development 132：4897-4910

[63] Singh R，Horsthuis T，Farin HF et al（2009）Tbx20 interacts with smads to confine tbx2 expression to the atrioventricular canal. Circ Res 105：442-452

[64] Hahurij ND，Gittenberger-de Groot AC，Kolditz DP et al（2008）Accessory atrioventricular myocardial connections in the developing human heart：relevance for perinatal supraventricular tachycardias. Circulation 117：2850-2858

[65] Aanhaanen WT，Boukens BJ，Sizarov A et al（2011）Defective Tbx2-dependent patterning ofthe atrioventricular canal myocardium causes accessory pathway formation in mice. J ClinInvest 121：534-544

[66] Anderson RH，Ho SY，Gillette PC et al（1996）Mahaim，Kent and abnormal atrioventricular conduction. Cardiovasc Res 31：480-491

[67] Gollob MH，Green MS，Tang AS et al（2001）Identification of a gene responsible for familial Wolff-Parkinson-White syndrome. N Engl J Med 344：1823-1831

[68] Lalani SR，Thakuria JV，Cox GF et al（2009）20p12.3 microdeletion predisposes to Wolff-Parkinson-White syndrome with variable neurocognitive deficits. J Med Genet 46：168-175

[69] Rentschler S，Harris BS，Kuznekoff L et al（2011）Notch signaling regulates murine atrioventricular conduction and the formation of accessory pathways. J Clin Invest 121：525-533

[70] Gourdie RG，Severs NJ，Green CR et al（1993）The spatial distribution and relative abundance of gap-junctional connexin40 and connexin43 correlate to functional properties of componentsof the cardiac atrioventricular conduction system. J Cell Sci 105：985-991

[71] Miquerol L，Moreno-Rascon N，Beyer S et al（2010）Biphasic development of the mammalian ventricular conduction system. Circ Res 107：153-161

[72] Wessels A，Vermeulen JLM，Verbeek FJ et al（1992）Spatial distribution of "tissue-specific" antigens in the developing human heart and skeletal muscle：III. An immunohistochemical analysis of the distribution of the neural tissue antigen G1N2 in the embryonic heart；implications for the development of the atrioventricular conduction system. Anat Rec 232：97-111

[73] Virágh S，Challice CE（1977）The development of the conduction system in the mouse embryoheart. II. Histogenesis of the atrioventricular node and bundle. Dev Biol 56：397-411

[74] Arnolds DE，Liu F，Fahrenbach JP et al（2012）TBX5 drives Scn5a expression to regulate cardiac conduction system function. J Clin Invest 122：2509-2518

[75] Zhang SS，Kim KH，Rosen A et al（2011）Iroquois homeobox gene 3 establishes fast conduction in the cardiac His-Purkinje network. Proc Natl Acad Sci USA 108：13576-13581

[76] Sedmera D，Reckova M，DeAlmeida A et al（2003）Functional and morphological evidencefor a ventricular

conduction system in zebrafish and Xenopus hearts. Am J Physiol Heart Circ Physiol 284: H1152-H1160

[77] Bruneau BG, Logan M, Davis N et al (1999) Chamber-specific cardiac expression of Tbx5 and heart defects in Holt-Oram syndrome. Dev Biol 211: 100-108

[78] Gourdie RG, Wei Y, Kim D et al (1998) Endothelin-induced conversion of embryonic heart muscle cells into impulse-conducting Purkinje fibers. Proc Natl Acad Sci USA 95: 6815-6818

[79] Rentschler S, Zander J, Meyers K et al (2002) Neuregulin-1 promotes formation of the murine cardiac conduction system. Proc Natl Acad Sci USA 99: 10464-10469

[80] Grego-Bessa J, Luna-Zurita L, del Monte G et al (2007) Notch signaling is essential for ventricular chamber development. Dev Cell 12: 415-429

[81] Chen H, Shi S, Acosta L et al (2004) BMP10 is essential for maintaining cardiac growth during murine cardiogenesis. Development 131: 2219-2231

[82] Rentschler S, Yen AH, Lu J et al (2012) Myocardial Notch signaling reprograms cardiomyocytes to a conduction-like phenotype. Circulation 126: 1058-1066

[83] Christoffels VM, Smits GJ, Kispert A et al (2010) Development of the pacemaker tissues of the heart. Circ Res 106: 240-254

[84] Munshi NV (2012) Gene regulatory networks in cardiac conduction system development. Circ Res 110: 1525-1537

[85] de Laat W, Duboule D (2013) Topology of mammalian developmental enhancers and their regulatory landscapes. Nature 502: 499-506

[86] Wu M, Peng S, Yang J et al (2014) Baf250a orchestrates an epigenetic pathway to repress the Nkx2.5-directed contractile cardiomyocyte program in the sinoatrial node. Cell Res 24: 1201-1213.

[87] Stefanovic S, Barnett P, Van Duijvenboden K et al (2014) GATA-dependent regulatory switches establish atrioventricular canal specificity during heart development. Nat Commun 5: 3680

9 发育中和出生后的血流动力学

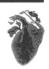

David Sedmera

李昊桐　储庆　译　聂宇　徐瑞霞　校　胡盛寿　审

目录

摘要

　　与其他胚胎器官不同，发育中的心脏从限制血液分流开始就必须通过其适当的功能来支持发育中的胚胎。血流动力学不仅是重塑发育中的循环系统的关键因素，而且是心脏生长和分化的有力刺激因素。本章中所讨论的血流动力学缺陷胚胎模型有助于阐明血流动力学在胚胎发育中的作用。

9.1　引　言

　　血流动力学对于胚胎发育具有不可忽视的作用[1]，例如，它在心内膜垫形成心脏间隔的过程中发挥重要作用。由于鸡胚发育过程简单而且易于操作，故大多数实验使用鸡胚模型。其他模型（如发育中的斑马鱼）可被用来研究循环系统的早期发育阶段，因为幼年斑马鱼能够在没有功能性心血管系统的情况下存活长达1周，所以可以被用来研究其他的致死表型。为了更好地研究人类胚胎发育情况，很多团队已经开发了各种哺乳动物模型来解决特定问题。羔羊模型最常用，主要是因为绵羊子宫可以较好地耐受手术，不需要诱导早产。本章中，我们会介绍不同的动物模型及患者临床病例。

9.2　发育中斑马鱼的研究

　　管状的斑马鱼心脏可以为研究者提供良好的心脏周期三维观察模型[2]，通过对斑马鱼心脏的研究，研究者用抽吸泵模型取代了既往的心管"蠕动性"收缩模型。在早期心脏发育阶段通过植入微珠[3]改变心脏的正常血流来干扰心脏可以导致其形成一个额外的第三腔室，影响心脏环化并导致瓣膜畸形。伴有血流动力学改变的先天性心脏病患者也存在瓣膜畸形。这突出了血流动力学在心血管形态发生中的关键作用。

斑马鱼中的沉默心脏表型会导致电生理表型正常活跃的心脏由于心肌肌钙蛋白 T 的突变而缺乏收缩力[4]。在这种模型中存在的心内膜垫发育障碍说明血流动力学压力在心内膜上皮间充质转化（EMT）过程中具有重要作用。抑制心脏收缩可以恶化该情况下的心内膜发育障碍，研究者假设心脏功能异常是心脏形态发生异常导致的，这种假说可以解释部分人类先天性心脏病。

9.3　鸡胚模型

研究者经常使用鸡胚进行血流动力学干预研究，因为通过电视显微镜和更复杂的功能评估（压力监测、超声生物显微镜和多普勒、光学相干断层扫描）可直观地显示鸡胚心脏的搏动。Hogers 等引入了模拟胎盘梗死的静脉夹模型，并观察了心内血流模式的变化[5]。这些血流动力学异常通常会导致室间隔缺损（VSD）、瓣膜畸形和咽弓动脉畸形。

血流动力学的剪切力与血流相关。为了探究剪切力是否参与心脏发育，Hogers 等研究了鸡胚各个发育阶段血流动力学对内皮素 1（ET1）、一氧化氮合酶 3（NOS3）和 Kruppel 样因子 2（KLF2）mRNA 表达量的影响。研究者发现一些区域 ET1 和 KLF2/NOS3 相互排斥表达，KLF2 在剪切力最高的区域表达。Buffinton 等在两个不同的血流动力学模型中实现了对应力和应变的可视化[6]。这些研究者展示了在其他情况下数学模型对确定应变的现实组织几何结构的重要性。剪切力最高的位置是心室肌小梁的顶端；如果忽略这种几何结构并将心室建模为厚壁外壳，剪切力会降低两个数量级。

流出道缩窄（圆锥动脉干结扎）可以诱导胚胎心室压力负荷增加[7]。手术本身相当简单，因为此时的胸壁还没有发育出丰富的血管，便于经胸手术（图 9.1）。除了增加压力负荷以外，该手术还会显著影响心脏形态，引起存活鸡胚死亡或残疾[7-8]。这包括伴有右心室双出口或永存动脉干的 VSD。除了考虑缝合线的机械效应外，这可能是由心脏内血流模式改变而导致的圆锥动脉干嵴

发育不全所致[9]。该手术同样可影响心室形态，因为心室扩张伴致密心肌数量的增加，同时左心室肌小梁发生螺旋形上升而形变。这是一个有趣的特征，因为它类似于在这个位置的肌小梁的定向，并且类似于致密层中肌纤维的发育[10]。这种螺旋上升可能是为了适应逐渐增加的功能要求[11]。48 h 内增厚的致密心肌层和发育异常的冠状动脉[12]可能是在出生后第 8 天生存率下降的原因，此时冠状动脉循环开始发挥功能。有趣的是，毛细血管和心肌细胞的生长过程是相匹配的，所以二者的比率保持不变。在这个阶段增加的压力负荷对基于细胞增殖的心肌生长过程来说也是一个强有力的刺激[7, 13-14]。

在该模型中，血流动力学诱导的心肌结构变化同时也可能会改变电信号通路。研究者通过光学图谱研究孤立心脏时发现[15-16]，增加压力负荷会加速心室传导系统的成熟。在分子水平，这些改变与传导系统分化标志物内皮素转化酶 1（ECE1）和间隙连接蛋白 40（GJA4）的上调一致。

另一种常用模型是通过左心房裁切[17-18]或结扎（LAL[9]）模仿人类左心发育不全综合征（HLHS）。LAL 心脏的表型差异巨大：从几乎正常到左心室与顶点形成右心室的极端退化（图 9.2）[19]。与左维氏静脉夹模型所得结果相似，在存活者中有 25% 存在 VSD[5]，这同样可以归因于心内血流模式改变[20]。在严重的情况下，右房室瓣会失去其典型的肌肉瓣状形态，而变得类似于二尖瓣。这表明血流动力学压力是瓣膜结构形态发育的一个重要决定因素并影响结缔组织的分化。

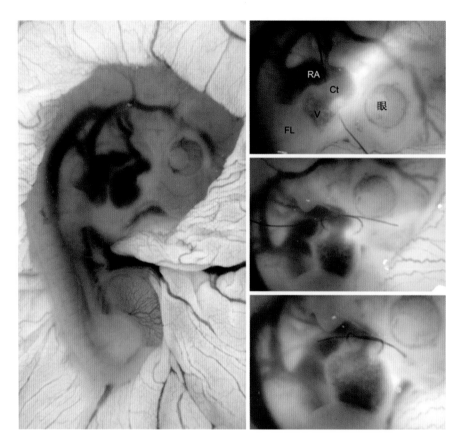

图 9.1 鸡胚压力超负荷模型。 在孵化第四天用羊膜穿刺术暴露胚胎（左图），用 10-0 的尼龙线穿过发育中的胸壁，从流出道下穿过（右上图），打一个单结（右中图），剪线头（右下图）以防线头过长刺伤周围血管。Ct，圆锥动脉干；FL，前肢芽；RA，右心房；V，心室

此外，分子表型[21]可提示心力衰竭，用基因芯片分析可以发现在两个心室都可以检测到延迟大约 2 天表达的心肌分化基因（收缩蛋白亚型、能量代谢酶）。右心室可以逐渐适应容量负荷的增加。首先，右心室会发生扩张，在极端情况下肌小梁方向可从放射状变为环形。其次，肌小梁内心肌细胞增殖增加，随后致密心肌增厚，这一发现可被视为正常发育过程的加速[22]。这些心肌结构和增殖活性的改变可以通过产前干预逆转。右心耳外科剪切[20]可以恢复血流动力学并快速促进左心室心肌增殖和恢复减少的左心室心肌容积。这个发现证实胚胎干预有希望缓解人类先天性心脏畸形[23-24]。

9.4 羊胚模型

虽然鸡胚模型简单全面，但其和人类病理的相关性时常被质疑，因此研究者开发了哺乳动物胚胎模型。羊是研究子宫内心血管系统发育和检测不同产前干预影响的标准大型动物模型。在这个模型中，有可能复制典型的解剖和病理生理损伤并开发修复手术。Rudolph 完成并总结了羊的开创性外科手术研究[25]。早期研究显示，该模型适用于检查心脏病变的病理生理影响和评估宫内手术的技术方法[26]。随着心脏病变产前鉴定技术的发展，宫内心胸外科手术成为可能[27-28]。一项比较早期和晚期肺动脉狭窄修复手术效果的研究显示，即使未修复的心脏在横切肌细胞直径

方面也没有任何差异[27]，另一项比较肺动脉狭窄和闭锁影响的研究[28]表明肌细胞宽度的增加取决于负荷和心肌重量的增加，提示肥大和增生可能会同时发生。因此，多种因素如手术方法、物种、手术时机和负荷水平都会影响产前血流动力学并激发不同的心肌反应。根据最新的证据，即使是成人的心脏也不被认为是一个有丝分裂后器官[29]，在长期压力超负荷下会发生心肌增殖[30]。

McAuliffe 和 Robbins[31] 的研究将肺动脉和主动脉同时结扎。这项研究表明，只有一种主要的心肌肌钙蛋白亚型在胎儿和成人发育过程中表达，并且表达水平在压力超负荷下不会改变。因此，在成人心脏超负荷模型[32]中发现的收缩蛋白质亚型表达（"胎儿基因程序"）的变化在这里无法被重复。该模型用于研究钙偶联蛋白的变化，可以解释为加速了正常发育过程[33]。在细胞水平，心肌细胞肥大后增生，双核细胞比例降低。这是一项有趣的发现，显示出鸡胚模型的差异以

及哺乳动物胎儿心脏与成人心脏相似的能力。与鸡胚压力超负荷模型一样，Flanagan 等[34]发现超负荷组毛细血管的密度保持不变，功能流量参数和冠状动脉阻力也在正常范围内。这表明胎心可以适应超负荷压力，以协调的方式应对压力挑战（在限制范围内），并且由此产生的心肌是正常的，而且可以保证充分的灌注。

Fishman 等[35]通过用球囊导管阻塞左心室流入道或流出道的方法构建了左心室发育不全综合征的羊胚模型。流入道阻塞后，一周内左、右心室重量比下降到对照组的 70%，平均心室容积比降至 50% 以下。流出道阻塞导致左心室输出量的减少不太明显。从长远来看，左、右心室重量比会发生进一步的下降，左心室几乎消失。该模型类似非常严重的先天性主动脉瓣狭窄。这些实验证实存在两种导致左心发育不全综合征的血流动力学异常：左心室的前负荷减小或后负荷增加。两种途径分别可在胎儿二尖瓣或主动脉瓣狭窄的心脏中观察到。

9.5 啮齿动物胚胎研究

9.5.1 豚鼠

研究者在豚鼠中进行了小动物模型的胚胎外科学研究[36]。通过剖宫术获得豚鼠妊娠晚期胚胎，其升主动脉收缩至原始直径的 50%。心脏与全身重量比和左心室壁厚度显著增加。在两个心室中增殖细胞的标志物 Ki-67 的比例显著增加，细胞凋亡没有变化，这表明豚鼠主动脉缩窄模型中存在与其他胚胎模型中观察到的相似的适应机制。

9.5.2 小鼠

小鼠胚胎不是研究血流动力学的常用对象，主要是因为其体积小，同一母体中存在多个胚胎使得个体纵向研究困难，并且存在哺乳动物

模型的常规限制。然而，由于转基因小鼠可以模拟人类心脏畸形，故可以因此获得丰富的信息。小鼠胚胎心血管功能和心脏容积的基础研究由 Keller 等完成[37]，他们复制了以往在鸡胚和大鼠胚胎中进行的类似研究。在鼠类胚胎中的起搏实验证明了该模型中多普勒测量血液流量和流速的可行性，并证实了心动过速对胚胎心脏功能的不良影响[38]。该团队后来的研究发现胚胎心率对缺氧的反应模式会根据所处的发育阶段而发生改变。对母体缺氧的初步反应是心动过缓，然后在恢复基线之前通过再氧合（与母体反应平行）、持续性心动过缓或简单恢复正常心率[39]。探究中等剂量咖啡因[40]的作用的药理学研究显示咖啡因对胚胎生长和心脏功能有轻微但重要的有害作用，这种作用可能是通过阻断腺苷受体介导。

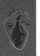

Phoon 等利用超声生物显微镜观察 NFATc1 缺失小鼠[41]。这些小鼠在妊娠中期会缺失流出道瓣膜并且突然死亡。研究显示在胚胎死亡之前有心动过缓，心率快速下降，尽管此时血液反流回胎盘循环而且心肌仍有收缩能力。

9.5.3 大鼠

大鼠胚胎也常被用作药理学实验的模型[42]。当然，显著的心律失常往往也会导致血流动力学不稳定，并可能导致胚胎期并发症。大鼠模型的另一个近期研究报道了脂多糖注射后炎症反应引起的子痫前期的发病机制[43]。

9.6　人胚胎血流动力学

在各种动物模型（图 9.3）中进行研究的最终目标是更好地了解人类胎儿的循环系统，特别是在较难进行深入研究的阶段（妊娠期前三个月）。

如上所述，正常和规律的心率是正常胚胎血流动力学的基础[42]。血流动力学的变化被认为是左心发育不全综合征[19]或瓣膜闭锁（图 9.2）等心脏畸形的致病因素之一。心脏功能异常可能对发育中胚胎的所有系统产生影响，甚至是中枢神经系统[44]。旨在使血流动力学正常化并防止不可逆变化的实验性干预包括球囊主动脉瓣或肺动脉瓣膜成形术[24, 45]。然而，最近美国心脏协会的报告[46]将这些治疗方案列为实验性方案，因为尽管技术有成功案例，但并不是所有的技术都可能转化为理想的结果[47]。因此，我们需要进一步对发育中心脏的结构和功能之间的相互作用机制进行基础和转化研究。

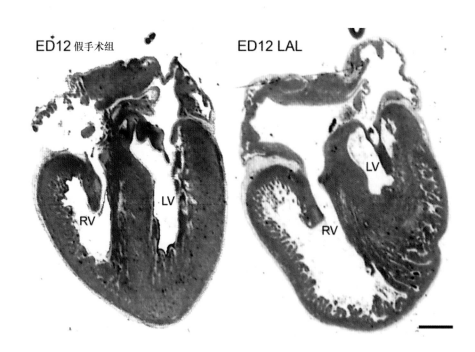

图 9.2　在鸡胚第 4 天通过部分结扎左心耳（LAL）模拟人类左心发育不全综合征。图中可见结扎的胚胎中形成顶点的右心室。比例尺：1 mm

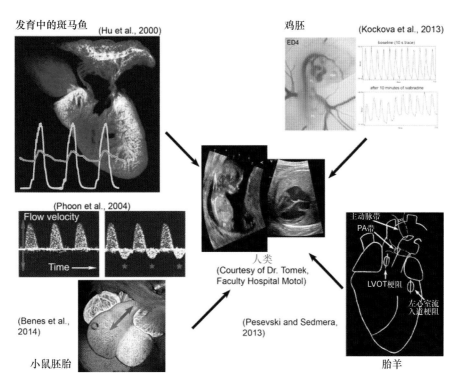

图 9.3　血流动力学模型概览[49-51]

9.7　出生后血流动力学

　　出生后出现的循环突变是当前众多研究的主题，物种之间存在相当大的差异，如卵圆孔闭合的机制（细胞增殖可以关闭鸟类心脏中的多个小孔，在哺乳动物中瓣状瓣膜密封两个隔膜）。新生儿心脏暂时保留胎儿心脏的一些特征，特别是用于补偿功能性需求变化的增殖活性[48]。感兴趣的读者可参阅相关书籍[33]。

参考文献

[1] Barry A（1948）The functional significance of the cardiac jelly in the tubular heart of the chick embryo. Anat Rec 102：289-298

[2] Forouhar AS，Liebling M，Hickerson A et al（2006）The embryonic vertebrate heart tube is adynamic suction pump. Science 312：751-753

[3] Hove JR，Koster RW，Forouhar AS et al（2003）Intracardiac fluid forces are an essential epigenetic factor for embryonic cardiogenesis. Nature 421：172-177

[4] Bartman T，Walsh EC，Wen KK et al（2004）Early myocardial function affects endocardial cushion development in zebrafish. PLoS Biol 2：E129

[5] Hogers B，DeRuiter MC，Gittenberger-de Groot AC et al（1997）Unilateral vitelline vein ligation alters intracardiac blood flow patterns and morphogenesis in the chick embryo. Circ Res 80：473-481

[6] Buffinton CM，Faas D，Sedmera D（2013）Stress and strain adaptation in load-dependent remodeling of the embryonic left ventricle. Biomech Model Mechanobiol 12：1037-1051

[7] Clark EB，Hu N，Frommelt P et al（1989）Effect of increased pressure on ventricular growth in stage 21 chick embryos. Am J Physiol 257：H55-H61

[8] Clark EB，Hu N，Rosenquist GC（1984）Effect of conotruncal constriction on aortic-mitralvalve continuity in the stage 18，21 and 24 chick embryo. Am J Cardiol

53：324-327

［9］Sedmera D，Pexieder T，Rychterova V et al（1999）Remodeling of chick embryonic ventricular myoarchitecture under experimentally changed loading conditions. Anat Rec 254：238-252

［10］Jouk PS，Usson Y，Michalowicz G et al（2000）Three-dimensional cartography of the pattern of the myofibres in the second trimester fetal human heart. AnatEmbryol（Berl）202：103-118

［11］Tobita K，Garrison JB，Li JJ et al（2005）Three-dimensional myofiber architecture of the embryonic left ventricle during normal development and altered mechanical loads. Anat Rec A Discov Mol Cell Evol Biol 283：193-201

［12］Tomanek RJ，Hu N，Phan B et al（1999）Rate of coronary vascularization during embryonic chicken development is influenced by the rate of myocardial growth. Cardiovasc Res 41：663-671

［13］Taber LA，Chabert S（2002）Theoretical and experimental study of growth and remodeling in the developing heart. Biomech Model Mechanobiol 1：29-43

［14］Sedmera D，Hu N，Weiss KM et al（2002）Cellular changes in experimental left heart hypoplasia. Anat Rec 267：137-145

［15］Reckova M，Rosengarten C，deAlmeida A et al（2003）Hemodynamics is a key epigenetic factor in development of the cardiac conduction system. Circ Res 93：77-85

［16］Hall CE，Hurtado R，Hewett KW et al（2004）Hemodynamic-dependent patterning of endothelin converting enzyme 1 expression and differentiation of impulse-conducting Purkinje fibers in the embryonic heart. Development 131：581-592

［17］Rychter Z，Rychterova V（1981）Angio-and myoarchitecture of the heart wall under normal and experimentally changed morphogenesis. In：Pexieder T（ed）Perspectives in cardiovascular research，vol 5. Raven Press，New York，pp 431-452

［18］Rychter Z，Rychterova V，Lemez L（1979）Formation of the heart loop and proliferation structure of its wall as a base for ventricular septation. Herz 4：86-90

［19］Sedmera D，Cook AC，Shirali G et al（2005）Current issues and perspectives in hypoplasia of the left heart. Cardiol Young 15：56-72

［20］deAlmeida A，McQuinn T，Sedmera D（2007）Increased ventricular preload is compensated by myocyte proliferation in normal and hypoplastic fetal chick left ventricle. Circ Res 100：1363-1370

［21］Krejci E，Pesevski Z，DeAlmeida AC et al（2012）Microarray analysis of normal and abnormal chick ventricular myocardial development. Physiol Res 61（Suppl 1）：S137-S144

［22］Rychterova V（1971）Principle of growth in thickness of the heart ventricular wall in the chickembryo. Folia Morphol（Praha）19：262-272

［23］Tworetzky W，Wilkins-Haug L，Jennings RW et al（2004）Balloon dilation of severe aorticstenosis in the fetus：potential for prevention of hypoplastic left heart syndrome：candidate selection，technique，and results of successful intervention. Circulation 110：2125-2131

［24］Tworetzky W，McElhinney DB，Marx GR et al（2009）In utero valvuloplasty for pulmonary atresia with hypoplastic right ventricle：techniques and outcomes. Pediatrics 124：e510-e518

［25］Rudolph AM（2000）Myocardial growth before and after birth：clinical implications. Acta Paediatr 89：129-133

［26］Turley K，Vlahakes GJ，Harrison MR et al（1982）Intrauterine cardiothoracic surgery：the fetal lamb model. Ann Thorac Surg 34：422-426

［27］Bical O，Gallix P，Toussaint M et al（1990）Intrauterine versus postnatal repair of created pulmonary artery stenosis in the lamb. Morphologic comparison. J Thorac Cardiovasc Surg 99：685-690

［28］Toussaint M，Bical O，Galliz P et al（1998）Effect of intrauterine creation of pulmonary stenosis and atresia on ventricular hypertrophy in the fetal lamb；haemodynamic，morphometricand ultrastructural study. Eur Heart J 19（Abst Suppl）：654

［29］Sedmera D，Thompson RP（2011）Myocyte proliferation in the developing heart. Dev Dyn 240：1322-1334

［30］Leeuwenburgh BP，Helbing WA，Wenink AC et al（2008）Chronic right ventricular pressure overload results in a hyperplastic rather than a hypertrophic myocardial response. J Anat 212：286-294

［31］McAuliffe JJ，Robbins J（1991）Troponin T expression in normal and pressure-loaded fetal sheep heart. Pediatr Res 29：580-585

［32］Izumo S，Nadal-Ginard B，Mahdavi V（1988）Protooncogene induction and reprogramming of cardiac gene expression produced by pressure overload. Proc Natl Acad Sci USA 85：339-343

［33］Pesevski Z，Sedmera D（2013）Prenatal adaptations to overload. In：Ostadal B，Dhalla NS（eds）Cardiac

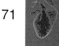

adaptations. Springer Science/Business Media, New York, pp 41-57

[34] Flanagan MF, Fujii AM, Colan SD et al (1991) Myocardial angiogenesis and coronary perfusion in left ventricular pressure-overload hypertrophy in the young lamb. Evidence for inhibition with chronic protamine administration. Circ Res 68：1458-1470

[35] Fishman NH, Hof RB, Rudolph AM et al (1978) Models of congenital heart disease in fetal lambs. Circulation 58：354-364

[36] Saiki Y, Konig A, Waddell J et al (1997) Hemodynamic alteration by fetal surgery accelerates myocyte proliferation in fetal guinea pig hearts. Surgery 122：412-419

[37] Keller BB, MacLennan MJ, Tinney JP et al (1996) In vivo assessment of embryonic cardiovascular dimensions and function in day-10.5 to -14.5 mouse embryos. Circ Res 79：247-255

[38] MacLennan MJ, Keller BB (1999) Umbilical arterial blood flow in the mouse embryo during development and following acutely increased heart rate. Ultrasound Med Biol 25：361-370

[39] Furukawa S, Tinney JP, Tobita K et al (2007) Hemodynamic vulnerability to acute hypoxia inday 10.5-16.5 murine embryos. J Obstet Gynaecol Res 33：114-127

[40] Momoi N, Tinney JP, Liu LJ et al (2008) Modest maternal caffeine exposure affects developing embryonic cardiovascular function and growth. Am J Physiol Heart Circ Physiol 294：H2248-H2256

[41] Phoon CK, Ji RP, Aristizabal O et al (2004) Embryonic heart failure in NFATc1-/- mice: novel mechanistic insights from in utero ultrasound biomicroscopy. Circ Res 95：92-99

[42] Sedmera D, Kockova R, Vostarek F et al (2015) Arrhythmias in the developing heart. Acta Physiol (Oxf) 213：303-320

[43] Cotechini T, Komisarenko M, Sperou A et al (2014) Inflammation in rat pregnancy inhibits spiral artery remodeling leading to fetal growth restriction and features of preeclampsia. J Exp Med 211：165-179

[44] Limperopoulos C, Tworetzky W, McElhinney DB et al (2010) Brain volume and metabolism in fetuses with congenital heart disease: evaluation with quantitative magnetic resonance imaging and spectroscopy. Circulation 121：26-33

[45] McElhinney DB, Marshall AC, Wilkins-Haug LE et al (2009) Predictors of technical successand postnatal biventricular outcome after in utero aortic valvuloplasty for aortic stenosis withevolving hypoplastic left heart syndrome. Circulation 120：1482-1490

[46] Donofrio MT, Moon-Grady AJ, Hornberger LK et al (2014) Diagnosis and treatment of fetalcardiac disease: a scientific statement from the American Heart Association. Circulation 129：2183-2242

[47] Marshall AC, van der Velde ME, Tworetzky W et al (2004) Creation of an atrial septal defectin utero for fetuses with hypoplastic left heart syndrome and intact or highly restrictive atrial septum. Circulation 110：253-258

[48] Sedmera D, Thompson RP, Kolar F (2003) Effect of increased pressure loading on heart growth in neonatal rats. J Mol Cell Cardiol 35：301-309

[49] Benes Jr. J, Ammirabile G, Sankova B et al (2014) The role of connexin40 in developing atrial conduction. FEBS Lett 588：1465-1469

[50] Hu N, Sedmera D, Yost HJ et al (2000) Structure and function of the developing zebrafish heart. Anat Rec 260：148-157

[51] Kockova R, Svatunkova J, Novotny J et al (2013) Heart rate changes mediate the embryotoxic effect of antiarrhythmic drugs in the chick embryo. Am J Physiol Heart Circ Physiol 304：H895-H902

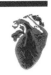

10 心脏发育的演化过程

Bjarke Jensen, Antoon F. M. Moorman

陈天韵　徐瑞霞　译　储庆　廉虹　校　胡盛寿　审

目录

摘要

脊椎动物成体心脏在解剖结构和功能上差异很大，但其胚胎心脏却惊人地相似。发育和分子生物学研究揭示了进化保守的心脏发育过程，进而在解释这些差异方面取得了重大进展。这意味着我们可以从进化的角度进一步加深对于人类心脏发育的认识。本章中我们通过讨论心室分隔、房室交界区重构及房室绝缘层形成对这一方法加以例证。

10.1　引　言

相较于变温或冷血脊椎动物慢节律、低收缩压的心脏，人类成体左心室的功能更为优越，其在静息状态下可维持 120 mmHg 的收缩压，并每分钟泵出 5 L 血液[1]。在结构上，人类与鲨鱼心脏截然不同，鲨鱼无肺循环，且静脉窦、心房、心室与肌性流出道呈序贯样排列。但所有脊椎动物胚胎早期心脏均由单心房和肌小梁形成的单心室构成。此外，脊椎动物胚胎和成体心脏的心电图惊人地相似，均具有明显的 P 波、QRS 波和 T波[2-3]。综上产生了一个问题：脊椎动物成体心脏结构和功能的巨大差异是否可简单归因于进化保守的发育过程？本章中我们将讨论这一问题，并举例说明演进观点将如何深化我们对于人类心脏先天畸形（如心室分隔、房室交界区重构及房室绝缘层这些胚胎晚期事件）的理解。我们对于不同中胚层细胞群形成心管的演化（即生心区）的理解已经取得了重大进展，并在第 3 章中进行了讨论。

10.2　进化保守的心脏发育过程

所有脊椎动物胚胎在发育过程中均形成了没有明确起搏点的心管。由于自入口至流出道之间存在传导自律性梯度，因此心搏起源于静脉极[4]。随后，心管发生环化并通过膨隆使心房和心室向外膨胀生长（图 10.1a，b），而窦房交界区、心房底层、房室管、心室内侧和肌性流出道这些旁侧区域仍保持管样结构（图 10.1b）。膨隆的心房和心室由工作心肌组成，具有比其他心管心肌更快的电传导性和收缩性[5]。胚胎心脏没有瓣膜，只具有心内膜垫。因此，房室管和肌性流出道的心管心肌的收缩对维持血液单向流动很重要[6]。心脏的这种"电生理模式"可在涉及去极化信号扩布（电压敏感钙和钠通道）、传导（间隙连接蛋白）和兴奋收缩耦联（肌动蛋白和钙偶联蛋白）的工作心肌中得以反映（图 10.1b）[7-8]。

胚胎心脏可分别分化为快 / 慢传导心腔和交界区，因而形成了具有 P 波、QRS 波和 T 波的类似成人心电图的波形[6]。鱼类和两栖动物成体心脏也具有类似结构，而最原始的脊椎动物（八目鳗）肌性流出道缺如，硬骨鱼（如斑马鱼）流出道也几乎不含有心肌[9]。

工作心肌的分化依赖于广泛表达的转录因子，如 GATA 结合蛋白 4（*Gata4*）和 NK2 同源框 5 转录因子（*Nkx2-5*），以及分别沿流入道至流出道和流出道至流入道呈梯度表达的 T-box 转录因子 *Tbx5* 和 *Tbx20*[10]。剩余心管心肌由于转录抑制将不会

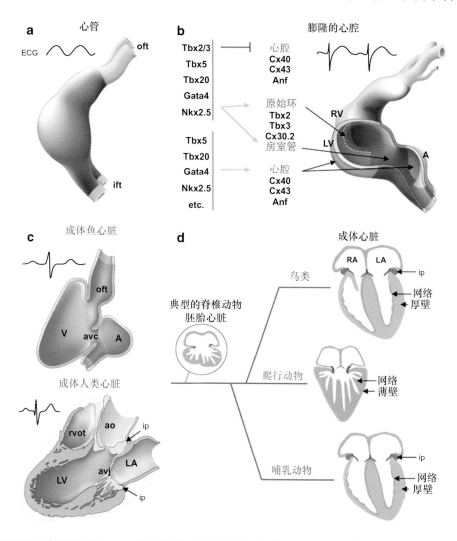

图 10.1 进化保守的心脏发育过程。（a）所有脊椎动物胚胎早期均形成具有缓慢电传导且蠕动收缩的心管结构，心电图波形呈正弦曲线样。（b）心房和心室发生表达不同分子表型的膨隆（蓝色），且电传导速率快，因而心电图波形与成人类似。哺乳动物和鸟类的完整室间隔与表达 Bmp2/Tbx3 的原始环相关。（c）鱼类成体心脏结构，尽管没有原始环，其与人成体心脏仍很相似。（d）胚胎心脏建立房室传导轴，其由慢传导房室管（红色）和具有较薄致密室壁（浅灰色）的快传导小梁化心室（蓝色）组成。变温脊椎动物具有该结构，而鸟类和哺乳动物由于具有完整室间隔，具有更厚的室壁和绝缘层（*ip*）结构（引自 Jensen et al.[5]）

分化为工作心肌。骨形态生成蛋白 2/4（*Bmp2/4*）-*Tbx2/3* 通路的抑制作用十分重要[11]，其受到上游 Notch[12] 和 Wnt/β-catenin[13] 通路调控，并由 Gata4 共定位激活[14]（图 10.1b）。心腔形成的转录调控模式在很大程度上已通过对小鼠的机制研究得以揭示，但人们仍通过对其他脊椎动物（从七鳃鳗、硬骨鱼、两栖动物、爬行动物、鸟类到哺乳动物）的研究得到了类似的转录因子表达模式[15-16]。随着哺乳动物和鸟类的进一步演化，非心腔区域

可能形成心脏传导系统的表型，*Tbx3* 可表达于窦房结、房室结和希氏束及其分支内[17]，并与其功能具有极为敏感的量效关系[18]。浦肯野纤维（心室传导系统的终末分支）具有胚胎小梁化心室和变温动物成熟心室的分子表型（图 10.1d）[16]。因此心脏传导系统建立于脊椎动物的原始心室结构之上，这或许解释了为何不同脊椎动物的不同发育阶段具有高度类似的心电图波形（见第 8 章）。

10.3　心脏分隔的演进

在哺乳动物和鸟类中，早期房室隔和室间隔均具有表达 *Bmp2/Tbx3* 通路的间充质帽[17]。这一间充质帽与房室管间充质垫和所谓的背侧间充质突起（先前被 Wilhelm His 称为前庭嵴）相连续，包绕着肺静脉开口，并形成了房间隔（图 10.2b）[19-20]（见第四部分）。值得一提的是，肺鱼心脏内也存在类似的间充质结构（图 10.2c ~ e）。Benninghoff[21] 将该间充质称为 "Leitbahn"，或为分隔向导。肺鱼是与四足动物祖先最为类似的现存脊椎动物，其也是唯一一种心房、心室和流出道具有部分分隔的鱼类。然而，对于肺鱼生心过程的研究已中断了近百年，这需要现代技术得以进一步发展[22-24]。非洲和南美洲肺鱼具有肌小梁形成的室间隔（图 10.2e），而澳洲肺鱼没有，但在生心过程中后者同样也存在明显的分隔向导（图 10.2d）。包含膜部的完整室间隔仅在哺乳动物、鳄鱼和鸟类中存在（图 10.2a）[25]。对比这些种群可以发现，心室分隔似乎依赖于最初的膨隆和随后的肌小梁致密化（见第五部分）。胎生哺乳动物第一和第二房间隔融合形成完整房间隔（见第四部分），而

爬行动物和鸟类则形成单孔房间隔，并在孵化时闭合该孔[25]。

当哺乳动物和鸟类开始形成室间隔时，和爬行动物一样，其房室管位于胚胎中线左侧（图 10.2f ~ g）。不久后，房室管扩张并向右移动，因而右心房得以与右心室相连（图 10.2h）。变温脊椎动物（鳄鱼除外）没有这一过程[25]。因此，哺乳动物和鸟类的房室管宽度几乎扩大为原来的两倍，但在分隔不完全的爬行动物心脏中则不会出现（图 10.2i）。因此，如左心室双入口和三尖瓣闭锁/发育不全这些先天性心脏畸形可能与房室管右移扩展不全有关（见第十四部分）。而事实上，多种哺乳动物也被报道存在三尖瓣闭锁，而不仅局限于人类[26]。因此，研究具有完全室间隔的动物房室管右移扩展的机制和因素意义重大。成体鳄鱼和鸟类右侧房室交界区上的二尖瓣前叶大多为肌性，但在哺乳动物分娩后该瓣组成则由心肌转变为结缔组织。但在 Ebstein 畸形中（见于多种哺乳动物），二尖瓣前叶中持续存在心肌结构[27]（见第十五部分）。

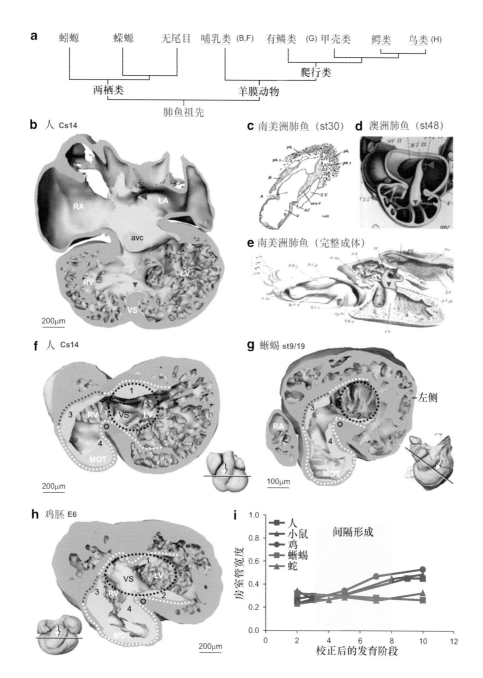

图 10.2　间充质反映了胚胎心脏发育过程。（**a**）变温四足动物标蓝，恒温四足动物标红，具有完整室间隔的标下划线。（**b**）胚胎心脏背侧间充质（黄色部分）参与形成肺静脉开口（蓝色箭头）、房间隔、房室管垫（avc）和室间隔嵴（红色箭头）。（**c**）南美洲肺鱼胚胎心脏内背侧间充质突起包绕汇入心房的肺静脉前体。（**d**）澳洲肺鱼胚胎的心脏间充质参与形成肺静脉开口、房间隔、房室管垫和心室肌小梁（红色箭头）结构。（**e**）南美洲肺鱼完整成体心脏右半部分示意图，展示了向导间充质参与形成肺静脉开口、单孔房间隔（AS）和室间隔嵴（VS）。（**f ～ g**）所有脊椎动物早期胚胎时心脏房室管（黑色虚线）均位于球室折叠（橙色点）左侧，以人（**f**）和蜥蜴（**g**）为例。（**h**）具有完整室间隔的种群在胚胎晚期（以鸡为例），房室管向球室折叠右侧扩展。（**i**）量化房室管宽度。每个测量点数值为自四腔心形成开始，房室管和心室的最大宽度（直径）。第 2 阶段（Stage 2）为心室肌小梁形成；第 3 ～ 8 阶段则为恒温动物室间隔开始生发到完全形成的过程（c、e 图引自 Robertson[22]，d 图引自 Greil[23]）

10.4 房室绝缘层的演进

室间隔形成后，由纤维脂肪组织在心房和心室间形成绝缘层。仅有哺乳动物、鳄鱼和鸟类具有这一绝缘层[25, 28]，且具有完整的室间隔和连有较大二尖瓣前叶的房室交界区（图 10.1c，d）。房室交界区二尖瓣前叶的形成很大程度上依赖于源自房室沟的迁移细胞[29]。因此可将绝缘层纤维脂肪组织视作由房室沟细胞迁移形成。在演化过程中，从间隔形成到二尖瓣前叶形成再到绝缘层形成可能具有一定因果联系。如果这个假说成立，那么绝缘层本身的绝缘作用似乎不是其主要功能。事实上，变温脊椎动物并没有这一绝缘层，但其心电图特点与人类似，如在房室激动之间存在数百毫秒的延迟[3]。此外，对小鼠的研究有力证明了房室绝缘的关键机制包括 *Tbx2* 抑制房室交界区工作心肌表型的形成，且该机制为进化保守[12, 30]。因此，绝缘层或许对于绝缘作用并非必要，而仅仅起到额外保险作用。对绝缘层作用的另一种解释是，在心脏存在较大压力梯度时，其对锚定房室瓣起到重要作用。然而，具有高压心室（可达 100 mmHg）的金枪鱼似乎否定了这种解释，因为其心脏并不具有绝缘层，且房室瓣嵌入房室交界区心肌内[31-32]。目前尚不清楚变温脊椎动物的房室瓣细胞是否与心肌细胞或房室管心肌细胞间的间质纤维相连。

结　　论

恒温和变温脊椎动物的心脏结构和功能均存在巨大差异，然而所有脊椎动物心电图和胚胎心脏发育又惊人地相似。近年来的分子学研究揭示了进化保守的心脏发育过程，解释了产生这些差异的原因。这些新知挑战了我们的传统理论，或许能使我们更好地探明人类心脏正常功能及防止疾病产生的必要条件和机制。

参考文献

［1］Burggren W，Farrell A，Lillywhite H（2010）Vertebrate cardiovascular systems. In Comprehensive physiology. Wiley，pp 215-308. http：//www.comprehensivephysiology.com/WileyCDA/CompPhysArticle/refIdcp130104.html

［2］Moorman AFM，Christoffels VM（2003）Cardiac chamber formation：development，genes and evolution. Physiol Rev 83：1223-1267

［3］Jensen B，Boukens BJD，Wang T et al（2014）Review：evolution of the sinus venosus from fish to human. J Cardiovas Dev Dis 1：14-28

［4］Arrenberg AB，Stainier DY，Baier H et al（2010）Optogenetic control of cardiac function. Science 330：971-974

［5］Jensen B，Wang T，Christoffels VM et al（2013）Evolution and development of the building plan of the vertebrate heart. Biochim Biophys Acta 1833：783-794

［6］Burggren WW，Christoffels VM，Crossley DA et al（2014）Comparative cardiovascular physiology：future trends，opportunities and challenges. Acta Physiol（Oxf）210：257-276

［7］Boukens BJ，Christoffels VM（2012）Electrophysiological patterning of the heart. Pediatr Cardiol 33：900-906

［8］Dobrzynski H，Anderson RH，Atkinson A et al（2013）Structure，function and clinical relevance of the cardiac conduction system，including the atrioventricular ring and outflow tract tissues. Pharmacol Ther 139：260-288

［9］Satchell GH（2001）Physiology and form of fish circulation. Cambridge University Press，Cambridge

[10] Olson EN（2006）Gene regulatory networks in the evolution and development of the heart. Science 313：1922-1927

[11] Singh R，Hoogaars WM，Barnett P et al（2011）Tbx2 and Tbx3 induce atrioventricular myocardial development and endocardial cushion formation. Cell Mol Life Sci 69：1377-1389

[12] Rentschler S，Harris BS，Kuznekoff L et al（2011）Notch signaling regulates murine atrioventricular conduction and the formation of accessory pathways. J Clin Invest 121：525-533

[13] Verhoeven MC，Haase C，Christoffels VM et al（2011）Wnt signaling regulates atrioventricular canal formation upstream of BMP and Tbx2. Birth Defects Res A Clin Mol Teratol 91：435-440

[14] Stefanovic S，Barnett P，van Duijvenboden K et al（2014）GATA-dependent regulatory switches establish atrioventricular canal specifi city during heart development. Nat Commun 5：3680

[15] Kokubo N，Matsuura M，Onimaru K et al（2010）Mechanisms of heart development in the Japanese lamprey，Lethenteron japonicum. Evol Dev 12：34-44

[16] Jensen B，Boukens BJ，Postma AV et al（2012）Identifying the evolutionary building blocks of the cardiac conduction system. PLoS One 7：e44231 B. Jensen and A.F.M. Moorman

[17] Hoogaars WMH，Tessari A，Moorman AFM et al（2004）The transcriptional repressor Tbx3 delineates the developing central conduction system of the heart. Cardiovasc Res 62：489-499

[18] Frank DU，Carter KL，Thomas KR et al（2011）Lethal arrhythmias in Tbx3-deficient mice reveal extreme dosage sensitivity of cardiac conduction system function and homeostasis. Proc Natl Acad Sci 109：E154-E163

[19] Mommersteeg MT，Dominguez JN，Wiese C et al（2010）The sinus venosus progenitors separate and diversify from the first and second heart fields early in development. Cardiovasc Res 87：92-101

[20] Briggs LE，Kakarla J，Wessels A（2012）The pathogenesis of atrial and atrioventricular septal defects with special emphasis on the role of the dorsal mesenchymal protrusion. Differentiation 84：117-130

[21] Benninghoff A（1933）Das Herz. In：Bolk L，Göppert E，Kallius E et al（eds）Handbuch der vergleichende Anatomie der Wirbeltiere. Urban & Schwarzenberg，Berlin，pp 467-555

[22] Robertson JI（1913）The development of the heart and vascular system of Lepidosiren paradoxa. Q J Microsc Sci S2-59：53-132

[23] Greil A（1913）Entwickelungsgeschichte des Kopfes und des Blutgefässsystemes von Ceratodus forsteri. II. Die epigenetischen Erwerbungen während der Stadien 39-48. Denkschriften der Medizinisch-Naturwissenschaftlichen Gesellschaft zu Jena 9：935-1492

[24] Greil A（1908）Entwickelungsgeschichte des Kopfes und des Blutgefässsystemes von Ceratodus forsteri. I. Gesammtenentwickelung bis zum Beginn der Blutzirkulation. Denkschriften der Medizinisch-Naturwissenschaftlichen Gesellschaft zu Jena 4：661-934

[25] Jensen B，van den Berg G，van den Doel R et al（2013）Development of the hearts of lizards and snakes and perspectives to cardiac evolution. PLoS One 8：e63651

[26] Michaëlsson M，Ho SY（2000）Congenital heart malformations in mammals. World Scientific Publishing Company，Philadelphia

[27] Sylva M，van den Hoff MJ，Moorman AF（2014）Development of the human heart. Am J Med Genet A 164A：1347-1371

[28] Davies F，Francis ET，King TS（1952）The conducting（connecting）system of the crocodilian heart. J Anat 86：152-161

[29] Wessels A，van den Hoff MJ，Adamo RF et al（2012）Epicardially derived fibroblasts preferentially contribute to the parietal leaflets of the atrioventricular valves in the murine heart. Dev Biol 366：111-124

[30] Aanhaanen WT，Boukens BJ，Sizarov A（2011）Defective Tbx2-dependent patterning of the atrioventricular canal myocardium causes accessory pathway formation in mice. J Clin Invest 121：534-544

[31] Brill WR，Bushnell PG（2001）The cardiovascular system of tunas. Fish Physiol 19：79-120

[32] Icardo JM，Colvee E（2011）The atrioventricular region of the teleost heart. A distinct heart segment. Anat Rec（Hoboken）294：236-242

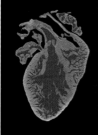

第三部分
核心分子信号通路

11 细胞间和细胞内信号通路

Jörg Heineke

李昊桐　储庆　译　聂宇　徐瑞霞　校　胡盛寿　审

目录

摘要

　　先天性心脏病是由胚胎心脏发育缺陷引起的。胚胎心脏发育受到心外膜、心内膜和心肌细胞间相互作用的复杂网络的调控。在出生后的心脏中，先天性心脏发育缺陷导致的病理性血流动力学超负荷状态下，心肌细胞、内皮细胞和成纤维细胞之间仍存在类似的相互作用。最终，细胞之间的交流触发了选择性细胞内信号传导通路的激活，进而导致心肌细胞肥大。本章将回顾在转基因小鼠中发现的心脏细胞间和细胞内信号传导机制。希望将来针对特定分子的靶向治疗能纠正先天性心脏病或病理性肥大的致病因素和病理进展。

11.1　引　言

　　心脏中不同细胞类型之间的信号调控心脏发育过程，最终形成功能性四腔心。特定生长因子在发育中的特定时间点从特定细胞中释放，以调控一种或多种相邻细胞类型的分化、增殖或迁移。心内膜细胞释放神经调节蛋白1（neuregulin 1）诱导相邻心肌细胞的小梁形成和细胞增殖。

心肌细胞也会生成类似的信号通路以影响心内膜细胞，并且心外膜细胞和心肌细胞之间也存在类似通路。这些信号通路的紊乱（如遗传基因突变）是先天性心脏病的常见原因。另一方面，先天性心脏病的存在会给右心室或左心室（取决于缺陷的类型）带来额外的负担（即压力或容量负荷），为了减少室壁应力，心肌会发生病理性肥大。病理性肥大虽然在短期内可代偿负担，但却是构成慢性心力衰竭的常见和重要危险因素。心力衰竭是一种严重的疾病，心脏由于泵功能下降无法将足够的血液泵入循环以满足循环需求，心力衰竭的发病率和死亡率均较高。心脏肥大或心力衰竭的严重程度和临床意义在很大程度上取决于潜在心脏缺陷的类型和严重程度。病理性心肌肥厚与分泌细胞外基质的成纤维细胞的活化和增殖有关。同样地，内皮细胞首先发生增殖，并且增加血管生成以向生长中的心肌细胞输送足够的氧气和营养物，但是在终末期心力衰竭中毛细血管相对稀少。最近，研究者发现成人的慢性压力暴露期间成纤维细胞以及内皮细胞在心肌增殖过程中会发挥重要的调节作用，这类似于它们在心脏发育中的作用。生长因子和细胞外基质可作用于心肌细胞，并在子宫内或出生后生理生长以及病理性肥大和心力衰竭的条件下引发细胞内信号传导。信号通路本质上是复杂和丰富的，本章将重点介绍心脏发育和心肌细胞生长反应的主要细胞间和细胞内的通路和效应分子。

11.2 心脏发育和生长相关的细胞间信号

11.2.1 心内膜－心肌信号

心内膜细胞构成细胞薄膜覆盖在心脏腔室的内表面并与心肌细胞相邻。心内膜源自早期心脏中胚层，并且已经存在于由两个上皮层组成的线性心管中：分别是外部心肌层（即心肌细胞）和内部的心内膜层。这两层细胞被细胞外基质分隔开，这些细胞外基质被称为心胶质（cardiac jelly）。心内膜对心肌的发育有重要影响。缺乏心内膜则心肌无法成熟，心肌细胞增殖减少，心肌小梁化程度降低，进而导致胚胎心力衰竭和死亡。肌小梁是心肌的折叠，有助于引导心室中的血液流动并增加收缩力。此后肌小梁有助于乳头肌、室间隔和心脏传导系统的形成。肌小梁的增加（过度小梁化）与遗传性心肌病——左心室致密化不全相关[1]。基于小鼠的研究表明，心内膜可释放能有力作用于相邻心肌细胞的生长因子。

神经调节蛋白1（NRG1）属于表皮生长因子家族，并且在妊娠中期由心内膜细胞特异性分泌（图11.1）。酪氨酸激酶受体v-erb-b2禽类成红细胞白血病病毒致癌基因同源物（ErbB）2和ErbB4可通过配体结合作用促进心肌细胞的发育，在这些细胞中作为NGR1受体（异源）二聚体，诱导

ERK1/2MAP激酶或蛋白激酶B/Akt依赖信号（见下文）[2]。NRG1可直接诱导分离出的心肌细胞的细胞存活、肥大和增殖。NRG1敲除的小鼠因为无法形成正常的心室小梁会死于胚胎发育中期（E10.5），ErbB2和ErbB4敲除小鼠也缺乏正常的心室小梁[2-3]。相反，NRG1注射到发育中的心脏会导致心室过度小梁化[4]。因此，心内膜分泌的NRG1可诱导心肌小梁化。此外，在小梁和非小梁心肌中维持心肌特异性基因表达非常重要。胰岛素样生长因子1（IGF1）也由心内膜分泌并与NRG1协同作用。NGR1的表达至少部分受心内膜Notch信号的调节[5]：Notch是进化保守的跨膜受体家族（Notch1～4）。在配体结合时，Notch受体的细胞内结构域转位到细胞核中，成为免疫球蛋白κJ区域（RBPJK）的转录因子重组信号结合蛋白的辅因子。Delta或Jagged家族的膜结合蛋白是Notch的配体。研究者已经在心内膜中检测到了Delta4、Notch1和Notch4的表达。消融心内膜Notch信号可导致ephrinB2（Notch的直接靶点）表达降低从而引起小梁化程度降低，然后再反过来导致NRG1表达降低。通过一个仍然未知的因子，心内膜Notch信号可激活心肌中BMP10的表达，其诱导肌小梁中心肌细胞的增殖。因此，过度激活心内膜Notch信号会导致心肌过度小梁

化[6]。成纤维细胞生长因子（FGF）9、FGF16和FGF20在心内膜（和心外膜，见下文）中表达，但在妊娠中期不在心肌中表达。它们可作用于心肌FGF受体FGFR1和FGFR2c，来诱导心肌细胞增殖和分化[7]。

11.2.2 心肌－心内膜信号

心肌在心脏发育和生长的调节中发挥强效的旁分泌和自分泌作用，并且对心内膜及内皮细胞（如毛细血管）具有重要影响。例如，已经证明血管内皮生长因子A（VEGF-A）主要来源于心肌细胞，VEGF-A是体内最强效的血管生成诱导因子之一[8]。心肌细胞特异性VEGF-A敲除可将VEGF-A mRNA的水平降低到野生型水平的15%以下，并导致胚胎死亡并形成缺乏血管的薄壁心脏[8]。VEGF-A主要结合并激活受体酪氨酸激酶VEGF受体2（VEGFR2，也称为Flk1），其是VEGF-A促血管生成和增强渗透性的主要介质。VEGFR2在包括心内膜在内的内皮细胞中表达。VEGFR2敲除的小鼠会在胚胎期E8.5～E9.5死亡，且心脏完全缺乏心内膜、血管和心脏肌小梁[9]。因此，心肌来源的VEGF-A对心内膜的形成在功能上是重要的，进而又为心肌发育提供关键信号（图11.1）。以类似的方式，心肌细胞来源的血管生成素-1可结合其受体Tie2（在内皮和心内膜细胞上表达）以诱导心内膜的形成[3]。

在流出道心内膜垫和房室管（AVC）的心内膜和心肌层之间存在一个重要的信号区域，该区域会发育成心脏瓣膜[10]，该区域被称为心内膜垫。心内膜垫是心胶质膨胀后形成的，并且在小鼠发育的胚胎期E9时逐渐可见。心内膜垫内的间充质细胞来源于心内膜细胞。心内膜细胞进入心内膜垫形成瓣膜间质细胞的过程称为上皮-间充质转化（EMT）。该过程由心肌信号触发，如骨形态发生蛋白（BMP）2，其首先在AVC周围的心肌中表达[10]。在心肌细胞特异性BMP2缺失小鼠中，房室垫的形成会受到干扰，这说明心内膜EMT对于心脏瓣膜发育具有重要意义[11]。BMP在其靶细胞表面可结合Ⅰ型受体（在心肌ALK2/3）和Ⅱ型受体（Bmpr2编码），并触发SMAD1/5/8依赖性信号传导。心内膜特异性消融Alk2、Alk3或Bmp2r会严重干扰EMT过程[10]。心肌细胞来源的转化生长因子（TGF）β2和VEGF-A也参与心内膜EMT的调节，因此VEGF-A的精确表达量对于EMT必不可少，因为过表达和抑制VEGF-A都会影响EMT[10]。就这一点而言，研究者假设下调心肌VEGF-A水平可导致由于环境压力或唐氏综合征引起的心内膜垫缺陷。一些心肌细胞来源的生长因子也可以自分泌的方式调节心室肌的形成。例如，心肌细胞来源的BMP10可诱导心肌细胞增殖并维持关键心源性因子如NK2同源框5（NKX2-5）和肌细胞增强因子2c（MEF2c）的正常表达；小鼠缺乏BMP10会导致

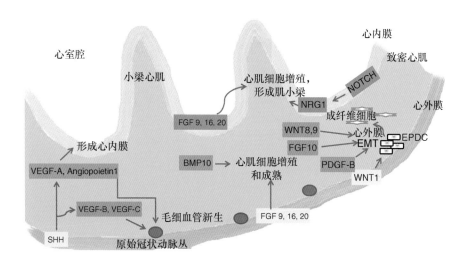

图 11.1　妊娠中期心外膜、心内膜和心肌间的生长因子信号通路

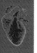
胚胎在 E9.5～E10.5 死亡，并伴有发育不全的心肌[12]。

11.2.3 心外膜－心肌信号

在妊娠中期期间（约 E10.5），心外膜开始覆盖在心脏最外层形成上皮层，与心肌共同生长并形成冠状血管系统[10]。在该时间点之前，线性和环状心管仅由两层细胞组成，即外层心肌和内层内皮细胞（心内膜）。发育中的心外膜会促进心肌细胞增殖，从而促进心肌致密层的发育，在去除鸡胚心外膜后心肌致密层会变得极薄。这种调节作用主要由旁分泌因子的释放所介导：心外膜中可产生 FGF9、FGF16 和 FGF20 并作用于相邻致密层心肌细胞上的 FGFR1/FGFR2 以诱导细胞增殖和分化（图 11.1）[3]。心肌中的 FGF 作用也可引发 Hedgehog（HH）信号的激活[13]；这个通路由三个配体组成，分别是 sonic hedgehog（SHH）、indian hedgehog（IHH）和 desert hedgehog（DHH），它们均在胚胎和成年心脏中表达，SHH 含量最高。在妊娠中期，SHH 在心外膜中表达，但不在心肌中表达。HH 配体可结合细胞表面受体补片（PTC）。在不存在配体的情况下，PTC 可抑制多跨膜蛋白 Smoothend（Smo）的活化。在 HH 配体结合后，Smo 触发下游信号，最终导致 GLI 转录因子的激活。心外膜来源的 SHH 可与心肌中的心肌原细胞和血管周围间充质细胞上表达的 PTC 相结合，并诱导其靶细胞中多种促血管生成分子，特别是 VEGF-A、VEGF-B、VEGF-C 和血管生成素 2 的表达和释放。这些因子进而促进冠状血管发育，冠状血管起始于心外膜下，形成主要血管丛（E11.5～E13.5），后来重塑并延伸到心肌中以形成成熟冠状血管树。使用特异性抑制剂环巴胺抑制整个心脏 HH 信号传导会完全阻滞冠状血管丛的形成，而 E13.5 时心肌中 HH 转录因子 GLI2 的转录过表达会增加心外膜下的血管密度[14]。有趣的是，HH 信号对于维持成年小鼠的冠状血管系统仍然很重要，因为心肌细胞中诱导 PTC 遗传缺失会导致心脏毛细血管减少，心脏缺氧加重，心肌细胞死亡，随后发生心力衰竭

和死亡。心肌梗死后 HH 信号的抑制会引发瘢痕的形成、心力衰竭和致死率增加。值得注意的是，配体 SHH 在成年小鼠心肌的血管周围和间质成纤维细胞中表达，这些成纤维细胞最初主要来源于心外膜。此外，心外膜本身在心肌梗死后会再活化并扩展，并开始释放旁分泌因子如 WNT1、VEGF-A、FGF、TGFβ2，基质细胞衍生因子 1（SDF1）和单核细胞趋化蛋白 1（MCP1）[15-16]。这些因子在心肌梗死后会对心肌起保护作用[16]。

11.2.4 心肌－心外膜信号

在胚胎发育过程中，心外膜不仅通过释放旁分泌因子发挥重要的调节作用，而且可通过 EMT 使心脏祖细胞向不同方向分化（主要是成纤维细胞和血管平滑肌细胞）。心外膜细胞首先进行 EMT（从小鼠 E11.5 开始），形成被称为心外膜来源的细胞（EPDC）的间充质细胞（图 11.1）[10, 13]。EPDC 存在于心外膜下并且迁移到心肌中以形成心脏成纤维细胞和血管平滑肌细胞。尽管以前认为所有的毛细血管内皮细胞也是由 EPDC 产生，但最近的数据显示，这些细胞中只有一小部分来源于心外膜[13]。大多数血管内皮细胞来源于心内膜和静脉窦。在成年小鼠心肌损伤（如心肌梗死）期间心外膜细胞也会发生增殖、活化以及 EMT。这会导致心外膜增厚，但与胚胎发育不同，其不会侵犯下部心肌。心外膜 EMT 主要由心肌来源的生长因子诱发。在这方面，来自心肌的 Wnt 配体（WNT）（如 WNT8a 或 WNT9）和来源于心外膜自分泌的 WNT1 都作用于心外膜[3]。在其经典的信号传导模式下，WNT 结合由 Fzd 家族七次跨膜蛋白和脂蛋白受体相关蛋白 5/6（LRP5/6）组成的共受体复合物，其最终导致 β-catenin 发生核转位。β-catenin 可与 LEF/TCF 家族 DNA 结合蛋白形成复合物，以激活 WNT 靶基因的转录。用 Gata5-Cre 条件性敲除心外膜中的 β-catenin 会导致小鼠胚胎死于 E15.0 至出生前的时间段内，其中突变体小鼠会发生冠状动脉发育缺陷，但是心脏中的静脉和微血管正常。这种表型是由心外膜

下空间延展失败和心外膜来源的冠状平滑肌细胞分化障碍导致，这表明消融 WNT 信号会导致 EMT 缺陷。来自心肌的 FGF10 可能作用于心外膜细胞上的 FGF 受体 -1/2。该信号轴的缺陷会导致心肌发育不良和心脏成纤维细胞形成障碍，尽管该研究仍然存在争议[17-18]。来自心肌的血小板源性生长因子（PDGF）信号可调节心外膜 EMT。

当从心外膜细胞中同时消除心外膜 PDGF 受体 α 和 β 时，EMT 的过程会被阻断，且缺失 EPDC。然而，选择性敲除心外膜中的 α 和 β 受体显示这两种受体也具有独立的功能：PDGF α 受体促进心肌成纤维细胞的发育，而 PDGF β 受体促进冠状血管平滑肌细胞的发育。

11.3　病理性心脏发育中的细胞间信号

尽管在胚胎期存在细胞间信号调控，但在心脏发育早期，心脏的发育仍主要取决于心外膜和心内膜的信号，在成年心脏中由于心外膜和心内膜距离较远，散在的细胞（如成纤维细胞和毛细血管内皮细胞）成为更重要的影响心肌细胞的调节生长因子的细胞群。

11.3.1 心肌细胞间交流

尽管心肌细胞在细胞数量上只占所有心脏细胞的 30%～45%（取决于物种），但因为心肌细胞体积较大，故它们占心脏体积的 90% 以上。心肌细胞之间存在丰富的交流。重要的是，心肌细胞可通过间隙连接直接偶联在闰盘上（图 11.2）[19]。主要离子（Ca^{2+}）和小分子溶质可通过间隙连接促进心脏传导系统和工作心肌的脉冲传导。成年小鼠中的间隙连接由传导系统心肌细胞中的间隙连

接蛋白 40 构成，而在工作心肌中由间隙连接蛋白 43 构成。除了脉冲传导，间隙连接蛋白对于心脏形态形成十分重要，因为间隙连接蛋白 40 的杂合子和纯合子缺失会导致心脏发育异常，包括右心室双出口、法洛四联症和心内膜垫缺损[20]。心肌细胞中间隙连接蛋白 43 的特异性缺失会导致流出道畸形和出生后的心脏肥大。

心肌细胞还分泌各种生长因子，这些生长因子以自分泌方式作用于相邻心肌分泌细胞或非心肌细胞。具有自分泌作用的心肌细胞分泌的因子包括内皮素 1、ANP 和 BNP 及多种 TGFβ 家族成员（包括 TGFβ、生长分化因子（GDF）15 和肌生成抑制蛋白（GDF8）。TGFβ 既来源于心脏成纤维细胞也来源于心肌细胞。在小鼠主动脉缩窄（TAC）压力负荷实验中，敲除心肌细胞中 TGFβ 受体 2 可以有效减轻心脏肥大及纤维化，并改善心功能。该手术通过结扎小鼠左颈总

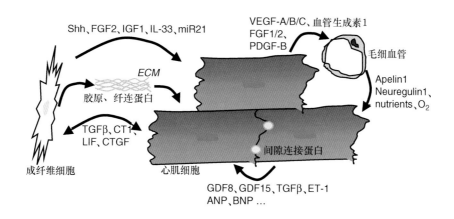

图 11.2　成年心肌细胞在血流动力学超负荷下的细胞间交流

动脉和升主动脉弓附近的右无名动脉建立动物模型以模拟人类 TAC。这会导致 2 周内左心室在强大的机械压力负荷下发生心脏肥大（心脏重量增加 30%～60%），并且心脏功能在手术后 4～8 周内显著恶化。来自心肌细胞特异性 Tgfβr2 敲除小鼠的数据表明，在这些情况下内源性心肌细胞 TGFβ 信号是病理性肥大和功能障碍的强启动子。与此相反，心肌细胞 GDF15 可以抑制这些细胞的肥大和死亡。心肌肌生成抑制蛋白对于维持心脏稳态至关重要，因为在基线条件下选择性敲除 GDF15 可导致心脏肥大、心力衰竭和与代谢失调以及 AMP 活化的激酶（AMPK）过度激活相关的死亡[21]。

11.3.2 内皮细胞 - 心肌细胞的相互作用

作为高度依赖氧气的器官，心脏中的毛细血管密度极高，每个心肌细胞大致由一个毛细血管负责供血[22]。毛细血管内皮细胞与心肌细胞之间存在密切的联系，这些联系体现为毛细血管来源的营养物质和氧气的理想扩散范围且细胞之间的反馈旁分泌信号。研究证明，心肌细胞可以调节心肌毛细血管网络的形成和重塑，并且在多种不同物种（小鼠、羊、人）中，血流动力学负荷的增加和心脏肥大会诱导血管生成（即从预先存在的内皮细胞形成毛细血管）。事实上，心肌毛细血管的增加（30%～50%）对于在肥大期间保持心脏功能具有重要意义。心肌血管的生成是如何调节的呢？特别是在病理负荷下如何调节？如上所述，心脏中约 85% 的 VEGF-A 由心肌细胞产生[8]。据报道，促血管生成生长因子如 VEGF-B、VEGF-C、血管生成素 1、FGF1、FGF2、EGF、基质金属蛋白酶（MMP）9 及 PDGF-B 在心肌细胞中表达（图 11.2）。这些分子的表达可通过信号分子、转录因子和转录共调节子在心肌细胞中被触发。在这方面，通过心肌细胞机械超负荷激活的转录因子 GATA4 可直接结合并激活 Vegfa 启动子[23]。因此，在小鼠心肌中心肌细胞特异性 GATA4 过表达可诱导 VEGF-A 和毛细血管生成，而敲除心肌细胞中的 GATA4 会抑制心肌血管生

成，并导致心力衰竭。同时，当心肌细胞生长超过现有毛细管网络为心肌细胞和缺氧组织提供足够氧气的能力时，作为 VEGF-A 和其他血管生成生长因子的直接调节因子，缺氧敏感性转录因子 HIF1-α 会在心脏压力超负荷的早期活化[24]。其他对心肌毛细血管生长具有积极作用的心肌细胞调节因子包括转录共调节子过氧化物酶体增殖物激活受体 γ、共激活因子 1α（PGC1α）、转录因子信号转导子和转录激活因子 3（STAT3）和蛋白激酶 B/Akt。虽然在心脏超负荷的初始代偿期心脏的毛细血管生长增强，但随着疾病进展，毛细血管密度会降低，终末期心力衰竭时毛细血管稀疏。这可能是由于心肌细胞 GATA4 表达量降低，且 HIF1-α 在持续压力超负荷中被 p53 抑制。在这些情况下，通过给予血管生成生长因子（如 VEGF-A 和血管生成素 1）等改善毛细血管密度的方法，可改善心脏功能，表明足够的血管生成对于在病理压力下维持心脏功能至关重要。

内皮细胞如何影响心肌细胞的功能？首先，它们提供氧气和营养物质（即氨基酸、葡萄糖和脂肪酸），以使心肌细胞产生 ATP。其次，内皮细胞释放的旁分泌因子对心脏稳态和存活起着重要作用。在心肌细胞和内皮细胞的共培养系统中，由毛细血管运送的氧气和营养物质通常不发挥作用，而内皮细胞对于心肌细胞的存活必不可少，并且控制它们的空间分布和节律性收缩。研究发现，作为内皮来源的旁分泌因子，NGR1 作用于心肌细胞上的 ErbB2 和 ErbB4 受体并促进肌细胞存活和肥大；apelin1 通过其 G 蛋白偶联受体 APJ 诱导强烈的正性肌力反应[2, 19]。有趣的是，NGR1 和 apelin1 均正在被评估作为心力衰竭患者的治疗方法。

11.3.3 成纤维细胞 - 心肌细胞的相互作用

心脏成纤维细胞是特异性表达 PDGFα 受体及波形蛋白的纺锤形细胞。成纤维细胞来源于胚胎发育过程中心外膜和心内膜的 EMT[25]。心脏成纤维细胞的主要功能是合成（和降解）细胞外基质，形成支持心肌细胞内聚力、心脏形态和维

持心脏功能的三维结构网络。心脏中的细胞外基质（ECM）主要由胶原蛋白Ⅰ和Ⅲ、纤连蛋白、蛋白聚糖和糖蛋白组成[26]。此外，成纤维细胞可以通过释放特定的生长因子、通过细胞外基质甚至更直接地通过形成这两种不同细胞类型之间的连接蛋白（包括间隙连接）而与心肌细胞交流。

在胚胎心脏中，成纤维细胞释放的纤连蛋白、EGF 样生长因子和胶原蛋白，可通过刺激心肌细胞中的 β1 整合素依赖性信号来促进心肌细胞增殖[27]。在健康成人的心脏中，成纤维细胞主要处于静止状态，但是在机械超负荷下，或在 TGFβ 和结缔组织生长因子（CTGF）等成纤维细胞和心肌细胞中表达的纤维细胞分子的作用下，成纤维细胞会被激活（图 11.2）。成纤维细胞的激活会导致增殖的急剧增加，以及细胞外基质蛋白和生长因子的分泌显著增加。此外，一部分成纤维细胞（在压力超负荷小鼠中约 15%）会分化成为肌成纤维细胞，该细胞具有收缩能力并表达 α - 平滑肌肌动蛋白。

心肌细胞和成年心脏成纤维细胞的共培养会导致心肌细胞肥大[27]。来源于心肌细胞和成纤维细胞的 TGFβ1 可能是控制该过程的信号分子，TGFβ1 可能诱导心肌细胞肥大和功能障碍，以及在成纤维细胞中诱导细胞外基质的生成。有趣的是，内源性促肥大激动剂血管紧张素Ⅱ主要作用于心脏成纤维细胞上的血管紧张素 1 型受体，并通过 TGFβ1 和 FGF2 的诱导间接引发心肌细胞增殖。FGF2 主要来源于心肌成纤维细胞，可以诱导相邻心肌细胞肥大。FGF2 敲除小鼠在压力超负荷期间肥大程度降低支持这一结论。心脏 IGF1 主要来自成纤维细胞，其表达由转录因子 Krüppel 样因子 5（KLF5）调控[28]。成纤维

细胞 IGF1 会促进心肌细胞肥大和心肌纤维化，但对于预防小鼠压力超负荷过程中的心力衰竭和死亡也至关重要。IL-6 家族如心肌营养因子 -1（CT-1）和白血病抑制因子（LIF）由心脏成纤维细胞和心肌细胞合成，并通过跨膜 gp130 受体信号诱导心肌细胞肥大。此外，CT-1 还可促进成纤维细胞迁移，而 LIF 抑制心肌成纤维细胞转化和胶原合成。

成纤维细胞不只是释放诱导心肌细胞生长的因子。白细胞介素 -33（IL-33）由心肌成纤维细胞在机械负荷下释放，通过与其受体 STL2 结合，以旁分泌和剂量依赖的方式抑制心肌细胞肥大。

目前新兴的心肌细胞-成纤维细胞相互作用模式中不仅包括蛋白质调节，也包括非编码 RNA 分子，如微小 RNA（miR）的调节[29]。MiR 是短（17 ～ 25 个核苷酸）非编码 RNA，主要用于抑制特异性 mRNA 的基因表达。60 ～ 70 个核苷酸的 pre-miR 被切割后可以形成 MiR，pre-miR 运输到细胞质然后被 dicer 酶切割，以产生由引导链和随从链组成的成熟双链体 miR。多数引导链靶向沉默细胞 mRNA。miR133a 主要在心肌细胞中表达，其可阻断促纤维因子 CTGF 的表达。因此，miR133 敲除小鼠会发生大量心肌纤维化和心力衰竭，而心肌细胞特异性过表达 miR133 在压力超负荷后可以使小鼠免于心脏纤维化。相比之下，研究者发现 miR21 在心力衰竭心脏的成纤维细胞中被特异性上调，然后靶向调控心肌细胞的细胞内信号传导和旁分泌。通过 miR 拮抗剂抑制 miR21 可以减少心脏纤维化和压力超负荷导致的心脏肥大。成纤维细胞还会释放外泌体（小囊泡），其中包含 miR21 的随从链。随从链被心肌细胞吸收后可以诱导心肌肥大。

11.4　病理性和生理性心脏发育中的心肌细胞内信号

在出生后，心肌细胞的分裂能力迅速降低，心肌细胞的肥大是心脏体积增加的基础[30]。事实上，生理性肥大可以促进心脏从出生到成年早期、

职业运动和妊娠期间的正常生长。生理性肥大的特征在于腔室和室壁的平衡生长，并且不伴有功能障碍或纤维化。相比之下，病理性肥大发生在

与疾病相关的刺激如压力超负荷或容量超负荷反应中。在压力超负荷过程中，心肌细胞变厚并发生向心性肥大（厚心室壁和小腔室）。离心性肥大（腔室扩张和薄壁）是容量超负荷和心肌细胞伸长的结果。所有形式的病理性肥大只有部分是可逆的，与心室功能障碍相关，可表现出间质性和血管周围纤维化，并常常导致心力衰竭。

11.4.1 生理性心脏发育中的信号

胰岛素、生长激素和 IGF1 是诱导生理性心脏发育的主要因子（图 11.3）[31-32]。胰岛素可结合并激活酪氨酸激酶胰岛素受体，导致衔接蛋白胰岛素受体底物 1（IRS1）和 IRS2 的募集和磷酸化，并在细胞膜上依次激活磷酸肌醇 3-激酶（PI3K）α/AKT（v-akt 鼠胸腺瘤病毒基因同源物）信号通路（见下文）。IGF1 可结合胰岛素受体和 IGF1 受体，并激活 PI3K α。PI3K 可将细胞膜脂质磷脂酰肌醇 -4，5-二磷酸酯转化为磷脂酰肌醇 -3，4，5-三磷酸酯。PI3K α 是由 p85 调节亚基和 p110 α 亚基组成的异源二聚体。PI3K α 具有重要功能，因为心肌细胞特异性过表达未活化 p110 α 可抑制出生后生长和游泳运动过程中的生理性心脏肥大，而组成型活化 p110 α 的过

表达会诱导生理性心脏肥大。PI3K 激活可导致肌膜内募集激酶 AKT/PKB 和磷酸肌醇依赖性激酶 1（PDK1）穿过其 pleckstrin 同源结构域。当 PDK1 和 AKT 接近时，PDK1 可发生磷酸化并激活 AKT。AKT1 和 AKT2 在心脏中表达。AKT1 对于诱导生理性肥大是必需的，因为 Akt1 敲除小鼠无法发生运动诱导性肥大。为了应对病理性压力超负荷，AKT1 KO 小鼠会表现出心脏扩张和功能障碍，表明 AKT1 在这种情况下可加强心脏代偿。AKT 在心脏中的短期（2 周）转基因过表达可导致生理性心脏肥大，而这种肥大在持续 6 周时会获得病理特征，表明 AKT 可根据刺激持续时间不同而分别诱导病理性和生理性心脏肥大。在机制上，AKT1 可直接促进蛋白质翻译，部分通过抑制组成型 GSK3 β 活性，其可负调节真核翻译起始因子 2B ε（eIF2B ε）以及间接激活雷帕霉素靶向蛋白激酶（mTOR）。此外，AKT 可灭活转录因子叉头框蛋白 O3（FOXO3），从而降低泛素连接酶如 atrogin-1 的表达。这降低了细胞蛋白质降解的速度，因此有利于肥大所需的净蛋白质积累。

mTOR 作为 mTOR 复合物 1（mTORC1、RAPTOR 和 Lst8）的一部分可以被 AKT 以及氨基酸激活。在禁食或饥饿期间缺乏细胞能量会导致抑制

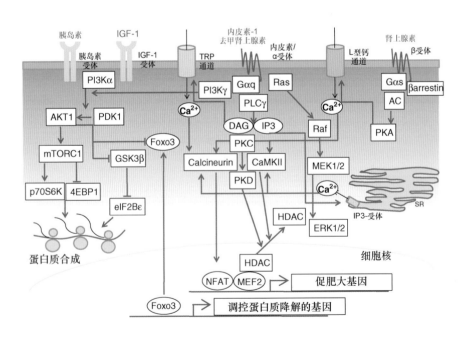

图 11.3　心肌细胞间促肥大的细胞信号传导。SR，肌质网；AC，腺苷酸环化酶；p70S6K，p70 S6 激酶

mTORC1 的 AMP 依赖性蛋白激酶活化。mTORC1 可通过激活 S6 激酶和抑制 eIF4E 结合蛋白 1（4EBP1）促进核糖体蛋白的产生。雷帕霉素对 mTOR 的药理学抑制逆转了 AKT 过表达引起的心脏肥大，同时也逆转了压力超负荷诱导的病理性肥大。在心肌细胞中 *Mtor* 的遗传缺失会导致没有初始阶段肥大的心力衰竭。

11.4.2 病理性心脏发育中的信号

在心脏病理性超负荷期间，血管紧张素 Ⅱ、内皮素 1 和 α- 肾上腺素能儿茶酚胺可结合到与 Gαq/α11 亚类的异源三聚体 G 蛋白偶联的七次跨膜受体，并激活磷脂酶 Cβ（PLCβ，图 11.3）[32]。这可诱导产生二酰甘油（DAG），其作为蛋白激酶 C（PKC）的细胞内配体导致 PKC 活化和诱导肌醇 -1，4，5- 三磷酸（IP3）。IP3 通过直接结合到肌质网或核膜上的 IP3 受体而导致细胞内钙的动员。DAG 和 IP3 也可触发瞬时受体电位通道（TRPC）的开放，这导致钠离子和主要钙离子向心肌细胞的流入。这种信号相关钙离子的增加发生在与特定脂质筏（称为小窝）相关的细胞微区域中或在细胞膜返折处的 T 管中[33]。信号相关钙离子与极度丰富的肌质网内钙离子分隔，肌质网内钙离子通过结合收缩肌丝（"收缩钙"）激活心肌细胞收缩。信号钙离子与钙调蛋白结合，随后通过钙调蛋白依赖性激酶（CaMK）Ⅱ和磷酸酶钙调磷酸酶激活促肥大的下游信号。Gαq 引发的信号也可通过 PI3Kγ 导致 MAPK（确切机制未知）和 AKT 的激活。β- 肾上腺素能受体还可引发促肥大信号：它与腺苷酸环化酶的 Gαs 依赖性激活和蛋白激酶 A（PKA）的随后活化相关。PKA 通过 L 型钙通道诱导细胞外的钙离子流入，从而也促成钙离子激活 CaMK Ⅱ和钙调磷酸酶。此外，骨架蛋白 β 抑制蛋白与 β 受体的细胞内部分相关联以激活 CaMK Ⅱ以及 MAP 激酶信号。

心肌中的 CaMK Ⅱ可在压力超负荷下被激活[34]。在其不同的亚型中，CaMK Ⅱδ 在心脏中的表达量最丰富，尽管心脏中也表达 CaMK Ⅱγ。CaMK Ⅱ是一种丝氨酸 / 苏氨酸激酶，由钙离子 /

钙调蛋白结合和活性氧类直接活化。剪接变体 CaMK Ⅱδ B 定位于细胞核中，而 CaMK Ⅱδ C 位于细胞质中。CaMK Ⅱδ 基因敲除会缓解小鼠的心脏肥大、纤维化和功能障碍。心肌细胞内的 CaMK Ⅱ特异性过表达可导致心脏肥大（CaMK Ⅱδ B）或扩张型心肌病（CaMK Ⅱδ C）。CaMK Ⅱ可直接磷酸化组蛋白脱乙酰酶（HDAC）4，从而促进与分子伴侣 14-3-3 的结合，从而导致 HDAC4 出核。细胞核内 HDAC4 的减少会导致促肥大转录因子 MEF2 的活化增强，MEF2 通常可被 Ⅱ类 HDAC 直接抑制。事实上，已知 Ⅱ a 类 HDAC（HDACS 4、5、7、9）可抑制心脏肥大，而缺乏 HDAC5 或 HDAC9 的小鼠会出现衰老相关的自发性心肌肥大或应对压力负荷的过度心肌肥大。Ⅱ a 类 HDAC 的核输出也可以通过蛋白激酶 D 的磷酸化来诱导。相反，存在于细胞核中的组成型 Ⅰ类 HDAC，如 HDAC1、2 和 3，不受激酶调节，促进心脏肥大和衰竭。改善小鼠不良重塑的药理学抑制剂如 apicidin 实验也证明了上述实验结论。

钙依赖性丝氨酸 / 苏氨酸蛋白磷酸酶钙调磷酸酶由催化亚单位（CnA）和 19-kDa 调节亚基（CnB）组成[32-33]。二聚体蛋白质通过钙结合钙调蛋白的直接结合使钙离子浓度增加进而活化钙调磷酸酶。活化的钙调磷酸酶可使活化 T 细胞核因子（NFAT）的转录因子在心肌细胞膜附近去磷酸化，其中钙调磷酸酶被小衔接蛋白 CIB1 锚定。去磷酸化后，NFAT 转位到细胞核中诱导"肥大诱导基因"的表达。心肌钙调磷酸酶 /NFAT 信号似乎在病理性肥大和心力衰竭中被选择性活化，但在生理性肥大过程中没有被活化。CnAβ 会在压力超负荷的心脏中表达上调，在小鼠中敲除 CnAβ 可以减缓病理性肥大，该现象类似于基因敲除 NFATc3 和 NFATc2[35-37]。

在所有的 MAP 激酶里主要是 ERK1/2 的激活有助于心脏肥大。ERK 激酶的激活发生在 G 蛋白偶联受体、酪氨酸激酶受体（如 IGF1 和 FGF 受体）、丝氨酸 / 苏氨酸激酶受体（TGFβ 受体）、gp130 受体及反应于机械牵张的整联蛋白的下游[8]。在这些受体的下游，小的 G 蛋白 Ras 被激活，然后将 MAP 激酶（MAP3K）Raf-1 引入细胞内。随后 Raf-1 被激活，最终磷酸化并激活 ERK1/2 的双特异性激酶 MEK1 和 MEK2（MAP2K）。激活的 MEK1 突变体在心肌细胞中的表达会导致向心性肥大，心肌细胞的宽度增加，但未导致心脏纤维化或功能障碍。基因敲除心肌细胞 ERK1 和 ERK2 会导致自发性离心性心脏肥大（即心脏扩张伴镜下心肌细胞延伸）和心室功能障碍[38]。因此，ERK1/2 促进了向心性心脏肥大的代偿反应。其他 MAP 激酶 p38 和 JNK 会因其他的病理性应激而激活，然后通过再磷酸化 NFAT 来抑制心肌细胞肥大，从而促进其出核。相反，酪蛋白激酶 2α 是通过磷酸化肿瘤抑制蛋白 p27 而促进心脏肥大的激酶，HDAC2 的激活可以降解酪蛋白激酶 2α[39-40]。

除 NFAT 和 MEF2 外，心肌细胞中具有促肥大作用的其他转录因子包括 GATA4、GATA6、血清反应因子（SRF）和核因子（NF）-κB。

结　　论

细胞间和细胞内的复合信号通路不仅调控心脏发育和生长，而且还调控对有害刺激的适应性反应。例如，遗传基因突变或环境刺激干扰这些通路会触发并加剧心力衰竭。未来仍需要加深对细胞间和细胞内信号传导途径的理解，包括基于深度测序的单细胞筛选方法及定位非编码 RNA（miR 和长非编码 RNA）和表观遗传学调控因子的角色。期望新的信号分子或通路特异性靶标的发现会改善先天性心脏缺陷的预后。

参考文献

[1] Towbin JA（2010）Left ventricular noncompaction：a new form of heart failure. Heart Fail Clin6：453-469

[2] Lemmens K，Doggen K，De Keulenaer GW（2007）Role of neuregulin-1/ErbB signaling in cardiovascular physiology and disease：implications for therapy of heart failure. Circulation 116：954-960

[3] Tian Y，Morrisey EE（2012）Importance of myocyte-nonmyocyte interactions in cardiac development and disease. Circ Res 110：1023-1034

[4] Hertig CM，Kubalak SW，Wang Y et al（1999）Synergistic roles of neuregulin-1 and insulin like growth factor-i in activation of the phosphatidylinositol 3-kinase pathway and cardiac chamber morphogenesis. J Biol Chem 274：37362-37369

[5] Niessen K，Karsan A（2008）Notch signaling in cardiac development. Circ Res 102：1169-1181

[6] Chen H，Zhang W，Sun X et al（2013）Fkbp1a controls ventricular myocardium trabeculation and compaction by regulating endocardial notch1 activity. Development 140：1946-1957

[7] Lavine KJ，Yu K，White AC et al（2005）Endocardial and epicardial derived FGF signals regulate myocardial proliferation and differentiation in vivo. Dev Cell 8：85-95

[8] Giordano FJ，Gerber HP，Williams SP et al（2001）A cardiac myocyte vascular endothelial growth factor paracrine pathway is required to maintain cardiac function. Proc Natl Acad Sci USA 98：5780-5785

[9] Shalaby F，Rossant J，Yamaguchi TP et al（1995）Failure of blood-island formation and vasculogenesis in Flk-1-deficient mice. Nature 376：62-66

[10] von Gise A，Pu WT（2012）Endocardial and epicardial epithelial to mesenchymal transitionsin heart development and disease. Circ Res 110：1628-1645

[11] Ma L，Lu MF，Schwartz RJ et al（2005）Bmp2 is essential for cardiac cushion epithelial mesenchymal transition and myocardial patterning. Development 132：5601-5611

[12] Chen H，Shi S，Acosta L，Li W et al（2004）Bmp10 is essential for maintaining cardiac growth during murine cardiogenesis. Development 131：2219-2231

[13] Lavine KJ，Ornitz DM（2009）Shared circuitry：developmental signaling cascades regulate both embryonic and adult coronary vasculature. Circ Res 104：159-169

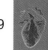

[14] Lavine KJ, White AC, Park C et al (2006) Fibroblast growth factor signals regulate a wave of hedgehog activation that is essential for coronary vascular development. Genes Dev 20: 1651-1666

[15] Duan J, Gherghe C, Liu D et al (2011) Wnt1/beta catenin injury response activates the epicardium and cardiac fibroblasts to promote cardiac repair. EMBO J 31: 429-442

[16] Zhou B, Honor LB, He H et al (2011) Adult mouse epicardium modulates myocardial injury by secreting paracrine factors. J Clin Invest 121: 1894-1904

[17] Rudat C, Norden J, Taketo MM et al (2013) Epicardial function of canonical Wnt-, Hedgehog-, Fgfr1/2-, and Pdgfra-signalling. Cardiovasc Res 100: 411-421

[18] Vega-Hernandez M, Kovacs A, De Langhe S et al (2011) FGF10/FGFR2b signaling is essential for cardiac fibroblast development and growth of the myocardium. Development 138: 3331-3340

[19] Tirziu D, Giordano FJ, Simons M (2010) Cell communications in the heart. Circulation 122: 928-937

[20] Gu H, Smith FC, Taffet SM, Delmar M (2003) High incidence of cardiac malformations in connexin40-deficient mice. Circ Res 93: 201-206

[21] Biesemann N, Mendler L, Wietelmann A et al (2014) Myostatin regulates energy homeostasis in the heart and prevents heart failure. Circ Res 115: 296-310

[22] Heineke J (2012) Wag the dog: how endothelial cells regulate cardiomyocyte growth. Arterioscler Thromb Vasc Biol 32: 545-547

[23] Heineke J, Auger-Messier M, Xu J et al (2007) Cardiomyocyte GATA4 functions as a stress responsive regulator of angiogenesis in the murine heart. J Clin Invest 117: 3198-3210

[24] Sano M, Minamino T, Toko H et al (2007) p53-induced inhibition of Hif-1 causes cardiac dysfunction during pressure overload. Nature 446: 444-448

[25] Moore-Morris T, Guimaraes-Camboa N, Banerjee I et al (2014) Resident fibroblast lineages mediate pressure overload-induced cardiac fibrosis. J Clin Invest 124: 2921-2934

[26] Kakkar R, Lee RT (2010) Intramyocardial fibroblast myocyte communication. Circ Res 106: 47-57

[27] Ieda M, Tsuchihashi T, Ivey KN et al (2009) Cardiac fibroblasts regulate myocardial proliferation through beta1 integrin signaling. Dev Cell 16: 233-244

[28] Takeda N, Manabe I, Uchino Y et al (2010) Cardiac fibroblasts are essential for the adaptive response of the murine heart to pressure overload. J Clin Invest 120: 254-265

[29] Viereck J, Bang C, Foinquinos A et al (2014) Regulatory RNAs and paracrine networks in the heart. Cardiovasc Res 102: 290-301

[30] Bergmann O, Bhardwaj RD, Bernard S et al (2009) Evidence for cardiomyocyte renewal in humans. Science 324: 98-102

[31] Maillet M, van Berlo JH, Molkentin JD (2013) Molecular basis of physiological heart growth: fundamental concepts and new players. Nat Rev Mol Cell Biol 14: 38-48

[32] Heineke J, Molkentin JD (2006) Regulation of cardiac hypertrophy by intracellular signalling pathways. Nat Rev Mol Cell Biol 7: 589-600

[33] Heineke J, Ritter O (2012) Cardiomyocyte calcineurin signaling in subcellular domains: fromthe sarcolemma to the nucleus and beyond. J Mol Cell Cardiol 52: 62-73

[34] Kreusser MM, Backs J (2014) Integrated mechanisms of CaMKII-dependent ventricular remodeling. Front Pharmacol 5: 36

[35] Bourajjaj M, Armand AS, da Costa Martins PA et al (2008) NFATc2 is a necessary mediator of calcineurin-dependent cardiac hypertrophy and heart failure. J Biol Chem 283: 22295-22303

[36] Wilkins BJ, De Windt LJ, Bueno OF et al (2002) Targeted disruption of NFATc3, but not NFATc4, reveals an intrinsic defect in calcineurin-mediated cardiac hypertrophic growth. Mol Cell Biol 22: 7603-7613

[37] Bueno OF, Lips DJ, Kaiser RA et al (2004) Calcineurin Abeta gene targeting predisposes the myocardium to acute ischemia-induced apoptosis and dysfunction. Circ Res 94: 91-99

[38] Kehat I, Davis J, Tiburcy M et al (2011) Extracellular signal-regulated kinases 1 and 2 regulate the balance between eccentric and concentric cardiac growth. Circ Res 108: 176-183

[39] Hauck L, Harms C, An J et al (2008) Protein kinase CK2 links extracellular growth factor signaling with the control of p27 (Kip1) stability in the heart. Nat Med 14: 315-324

[40] Eom GH, Cho YK, Ko JH (2011) Casein kinase-2alpha1 induces hypertrophic response by phosphorylation of histone deacetylase 2 S394 and its activation in the heart. Circulation 123: 2392-2403

12 心脏转录因子和调控网络

Marcel Grunert，Cornelia Dorn，Silke Rickert-Sperling

陈天韵 徐瑞霞 译 储庆 廉虹 校 胡盛寿 审

目录

摘要

　　心脏发育过程受到复杂转录调控网络的调控，该网络中转录因子（TF）与其他调控因素相互作用共同调控心脏发育。本章中，我们首先将介绍心脏核心转录因子，包括 Gata、Hand、Nkx2、Mef2、Tbx 和 Srf。这些转录因子彼此影响对方的表达，并共同作用于下游靶点。它们的紊乱会导致小鼠形成各种心脏畸形，且与人先天性心脏病（CHD）的发生密切相关。本章第二部分我们将讨论包括顺式调控元件、染色质结构和 miRNA 在内的各种转录因子相关因素。这些因素可与转录因子相互作用，调节转录因子的功能或作为转录因子的下游靶点。本章最后部分介绍心脏调节系统异常导致 CHD 的案例。

12.1 驱动心脏发育的转录因子网络

　　大量研究显示，一组肌源性转录因子处于进化保守调控网络的核心地位，该网络决定了心脏细胞分化和形态发生。这些转录因子在功能上高度相关，并担当着上游信号通路和下游靶基因的中间桥梁。心脏发育相关转录网络在进化上高度保守，心脏样器官在距今 5 亿年前的两侧对称动物祖先中就已经出现了（见第 10 章）。随后，通过原始转录因子和顺式调控元件网络的修饰和表达，心脏进化得越来越复杂。在进化过程中，心脏由具有蠕动收缩的单层心管进化为具有强大收缩功能的多腔室泵。由于果蝇缺乏转录网络功能的冗余组分，因而成为探究网络结构的良好模型。心脏转录因子突变会导致果蝇产生异常心脏表型，而昆虫并不像哺乳动物一样，单个种内同源基因突变会影响心脏特定亚结构。果蝇心脏核心转录因子网络由 NK-2（tinman）、MEF2、TBX（mid-H15）、GATA（Pannier）和 HAND 组成，而哺乳动物则为脊椎动物种内同源基因 Nkx2-5（NK2 同源框 5）、Mef2（肌细胞增强因子 2）、Tbx（T-box）1/2/3/5/18/20、Gata-4（GATA 结合蛋白 4）

和 Hand1/2（心脏和神经嵴来源组织表达 Hand1 和 Hand2）。从进化角度看，线性心管会发育成左心室，该结构首先见于脊索动物祖先中，而右心室和流出道是祖细胞附加于心管然后形成的结构，又被称为第二生心区（见第 3 章）[1]。随着第二生心区迁移入心管，另一种名为 Isl-1 的转录因子也加入了转录调节网络，Isl-1 不是心脏特异性转录因子，且其需与其他因子协同产生作用[2-3]。

心脏核心转录因子通过交叉调节和自动调节来调控表达，因此网络中一个或数个因素的激活最终可能激活所有组分，以及其下游靶点[4]。一项大规模研究利用综合方法对多种心脏畸形患者

的心脏转录调控子网络进行了预测。通过心肌活检，在应用线性模型中确认了疾病相关特异性转录谱。另外，结合预测转录因子结合位点确认了调控子网络，研究者通过染色质免疫沉淀法以及后续的微阵列芯片（ChIP-chip）和文献挖掘进一步验证了调控子网络。例如，包含 HAND2、MEF2C、SMAD4（SMAD 家族成员 4）、TBX20、GATA4、NR2F1/2（核受体亚族 2F 组成员 1/2）和 TAGLN（transgelin）在内的两个相关基因组已被证实可以彼此调控表达和功能，该发现显示了生心过程中的复杂分子调控网络（图 12.1）[5]。

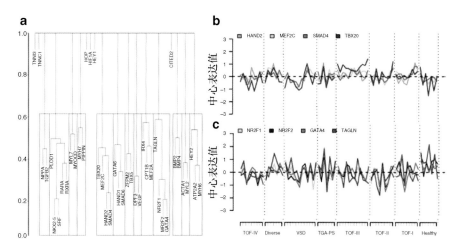

图 12.1　相关基因组。（a）13 个相关基因组的聚类树状图。聚类是通过在 0.001 分位数的随机分布上切割聚类树而得。y 轴显示簇的距离。（b，c）在患者和健康个体的样品中显示出表达模式高度相关的两个相关基因群的实例。中心表达载体按定义的间隔表型进行分类（引自 Toenjes et al.[5]）

Schlesinger 等研究了小鼠心肌细胞系 HL-1 中由 Gata4、Mef2a、Nkx2-5 和 Srf（血清反应因子）驱动的转录网络。ChIP-seq 数据证实了上述网络间的协同调节作用（转录因子和 RNAi 敲除实验证实两者功能存在互补）。具体来说，启动子和（或）增强子与多个转录因子相关的基因在仅敲除单个转录因子情况下不易发生改变，这显示了转录网络的缓冲作用[6]。最后，通过 CHIP 和 ChIP-seq 技术对 HL-1 细胞 Gata4、Nkx2-5、Tbx5、Srf、Mef2a 和组蛋白乙酰转移酶 p300 全基因组进行组合绑定可以有效辨识心脏增强子区。有趣的是，大部分基于多个转录因子绑定基因座与基于 p300（一种常用于辨识增强子区的转录辅激活物[8]）进行的基因

座预测结果之间存在的重叠并不多[7]。

为了研究人类心脏发育的时空蛋白网络，最近一项研究从 250 多个心脏基因中基于形态亚组构建出功能集群（突变与表型相关）[9]。总的来说，越发复杂的生心过程伴随着越发复杂的分子机制。相较于"早期表型""晚期表型"会与更多功能模块相关。转录因子 GATA4、TBX5 和 Nkx2-5 参与了几乎整个生心过程，显现出其在心脏转录网络中的核心作用。有趣的是，其结构和蛋白组成存在高度变异，因而形成了由核心转录因子构成的复杂调控系统。综上，这些发现向我们展示了心脏转录调控网络，并解释了为何单因子突变会导致表型产生巨大变化[10-11]。

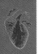

12.2　肌源性核心转录因子

12.2.1 Nkx2-5

转录因子 Nkx2-5（NK2 同源框 5）参与心脏发育的多个过程[12]。Nkx2-5 在早期生心祖细胞内便有表达，并在成年心脏内仍保持高表达状态[13]。生理条件下 Nkx2-5 与其他转录因子协同作用。例如，Gata4、Tbx5 和 Nkx2-5 协同激活心房钠尿肽（ANF）启动子[14]。另外，Nkx2-5 可与 Hand2 和 Mef2c 相互作用并决定心室发育[15-16]。Nkx2-5 与 Srf 和 Gata4 协同作用可进一步激活肌节基因的表达[17]。缺乏 Nkx2-5 的小鼠会产生心管畸形、左心室发育不全和胚胎早期夭折（E9.5 致死）[18]。另外，Nkx2-5 杂合小鼠发生进行性房室传导阻滞证实了其在心脏传导系统发育和维持中的作用[19]。NKX2-5 突变引起的 CHD 约占人类 CHD总数的 4%，包括房室传导阻滞、间隔缺损、法洛四联症（TOF）、左心室致密化不全、右心室双出口（DORV）、主动脉狭窄（AS）和 Ebstein畸形[20-21]。

12.2.2 Mef2

肌细胞增强因子 2（Mef2）蛋白是一种转录因子，在细胞分化中起着核心作用。Mef2 具有高度保守的 MADS 盒和紧邻的模体（MEF2 结构域），两者共同介导二聚作用、DNA 结合和辅因子相互作用[22]。MEF2 基因 MEF2A、MEF2B、MEF2C 和 MEF2D 在人类胚胎心脏各阶段均有表达[23]，并对心肌特异性基因表达至关重要[24]。MEF2 可与其他心脏核心转录因子相互作用，尤其是通过与 MyoD 家族成员相互作用调控收缩蛋白的表达，对调控心肌分化起到关键性作用。例如，Mef2c 可调控 Dpf3（也被称为 BAF45c）的表达[25]，Dpf3 为 BAF 染色质重组复合体的心脏和肌肉特异性亚单位，并可与 Tbx5 协同激活 Myh6

的表达（心脏 α- 肌球蛋白重链 6）基因[26]。在心肌谱系内，Mef2 自身表达也受到 NK2 蛋白调控[27]。此外，不同的 Mef2 蛋白可相互补偿各自部分功能[28]。除其他转录因子外，Mef2 蛋白也可以与 HAT（组蛋白乙酰转移酶，如 p300）和HDAC（组蛋白脱乙酰酶，如 HDAC4）相互作用，以激活或抑制下游靶点转录[29]。HDAC4 的表达也受到肌源性 miRNA miR-1 的抑制，并使 Mef2激活和 MyoD 启动 miR-1 表达，从而形成负反馈机制[30]。

Mef2a 主要表达于出生后心肌细胞内，缺乏 Mef2a 小鼠可由于肌原纤维断裂、线粒体裂解和肌细胞分化不良在出生后第一周内夭折[31]。Mef2a 突变可能与人类冠心病和心肌梗死发病机理相关[32]。据报道，Mef2c 缺失小鼠胚胎心脏无法环化并形成右心室结构[33]。Mef2c 增强子可驱动第二生心区基因表达，其功能在条件性基因敲除实验中被广泛研究[34]。

12.2.3 Tbx

Tbx 蛋白具有 T-box 结构域（180 个氨基酸的保守区域）[35]，该家族成员包括 Tbx1、Tbx2、Tbx3、Tbx5、Tbx18 和 Tbx20，参与早期生心细胞谱系的分化、心腔特化和心脏传导系统发育[36]。Tbx2 和 Tbx3 均作用于流出道发育过程，并抑制腹侧咽内胚层表达 Tbx1，而其自身也受到 Tbx1 的反馈调节。因此，这三个转录因子构成了咽和流出道发育的关键调控网络，因为研究证明敲除 Tbx1、Tbx2 或 Tbx3 均会导致严重心脏发育缺陷[37]。Tbx5 参与和其他转录因子的多种信号通路和相互作用[38]。例如，生理条件下 Tbx5 可与 Nkx2-5 相互作用以调控心脏传导系统细胞的基因表达[39]，或与 Mef2c 形成早期心脏发育所需的转录复合体[26]。最后，Tbx20

可与 Gata4 相互作用以激活 *Mef2c* 和 *Nkx2-5* 增强子[40]。

Tbx5 杂合敲除小鼠与 *Nkx2-5* 杂合敲除小鼠类似，均会导致心脏分隔缺陷和房室传导阻滞[39]。与人类 GATA4 突变表型类似，*Tbx5* 和 *Gata4* 双基因杂合敲除小鼠会产生房室隔缺损（AVSD）和心肌变薄[41]。人类 *TBX5* 错义突变可导致 Holt-Oram 综合征[42]，其特征为心脏和四肢畸形。此外，在孤立性室间隔缺损（VSD）患者中可观察到 *TBX5* 增强子的纯合变异导致其在心脏中失表达[43]。*TBX1* 半合子状态是导致 22q11.2 缺失（DigGeorge）综合征中 CHD 表型的主要原因，其心脏表型为 TOF、DORA 和永存动脉干（TA）[44]。*TBX3* 突变[45]、*TBX20*[46] 和 *TBX18* 启动子区域[47] 的突变也与不同 CHD 表型相关。

12.2.4 Gata4

锌指转录因子 Gata4（GATA 结合蛋白 4）对于生心过程和胚胎存活必不可少[48-49]。锌指转录因子的 Gata 家族共有 6 个成员，其都可与 DNA 序列 "A/G GATA A/T" 结合。Gata4、Gata5 和 Gata6 在发育中的心脏内表达，而 Gata4 和 Gata6 在成年心脏中仍继续表达。Gata4 和 Gata6 均可调控数个心脏特异性基因的表达，且 Gata4 对小鼠胚胎心脏的形态发生至关重要[49]。生理上 Gata4 可与其他心脏转录因子（如 Hand2[50]、Nkx2-5[51]、Mef2[52]、Srf[53] 和 Tbx5[54]）发生相互作用。Gata4 可与 Isl1 和 Tbx20 协同激活 Mef2 和 Nkx2-5 在第二生心区的表达[40]。此外，Gata4 可调控数个编码心肌收缩蛋白［如 α- 和 β- 肌球蛋白重链（α-/β-MHC）和 α- 肌动蛋白］和相关信号分子（如心房肽和脑钠肽）的特异性基因转录[55]。HAT p300 可增强 Gata4 的 DNA 结合亲和力[56]，而 HDAC4（心肌基因转录抑制剂）则作用相反[57]。此外，Gata4 通过促进 H3K24ac 沉积结合并参与构建活性染色质区域[58]。

Gata4 纯合敲除小鼠由于心管形成过程中产生严重形态缺陷，会于 E7.0 ～ E9.5 夭折[59]。生心过程对 Gata4 剂量很敏感，Gata4 减少会导致 DORV、共同房室通道（CAVC）和心室肌发育不全[60]。人类 *GATA4* 基因突变可导致包括分隔缺损、TOF 和肺动脉狭窄（PS）在内的 CHD[12]。一项研究发现，具有心脏分隔缺陷的一个家族中 GATA4 突变特异性破坏了其与 TBX5 的相互作用，而与 NKX2-5 的结合不受影响，这表明 GATA4 和 TBX5 在心脏分隔中具有协同作用[54]。

12.2.5 Hand

Hand1 和 Hand2（在心脏和神经嵴中表达）是碱性螺旋−环−螺旋结构转录因子，早期分别表达于第一和第二生心区[1]。它们在发育中的心腔内表达不对称，并对心脏形态发生十分重要。敲除 *Hand2* 的小鼠存在右心室发育异常，这很有可能是由第二生心区缺陷导致[61-62]。缺乏 *Hand1* 的胚胎干细胞（ESC）则无法参与左心室发育[63]。发育中的小鼠心脏缺乏 *Hand1* 会导致包括 VSD、房室瓣畸形、心室发育不全和流出道畸形在内的 CHD[64]。Nkx2-5 调控第一生心区中 Hand1 的表达，*Nkx2-5* 和 *Hand1* 双基因敲除小鼠缺乏左右心室腔，仅残存心房结构[1]。人类 *HAND1* 突变可导致心脏分隔缺陷，而 *HAND2* 突变可导致 TOF、DORV 和 PS[12]。

12.2.6 Isl-1

LIM 同源域转录因子 Isl1（Isl LIM 同源框 1）参与第二生心区祖细胞的生心过程[2]，并直接激活 Mef2c 表达[65-66]。Isl1 是调控第二生心区发育转录网络的关键因子。Isl-1 敲除小鼠心脏中来源于第二生心区的结构（即流出道、右心室和大部分心房）完全缺失，这证实了 Isl1 在生心过程中的核心地位[2]。大规模患者队列显示数个 *ISL1* 单核苷酸多态性（SNP）与 CHD 相关[67]；但是，其功能影响还有待进一步研究探索。

广泛表达的血清反应因子（Srf）与 Mef2（MADS-box 转录因子）一样对心脏和肌肉发育极为重要。众所周知，Srf 可与特定基因模体 CArG box［启动子都具有"CC（A/T）$_6$GG"序列］结合[68]。数项研究表明，Srf 对心脏和肌肉发育具有关键作用。例如，心脏特异性敲除 Srf 的小鼠胚胎会产生致死性心脏缺陷，包括心肌变薄、心腔扩大、心肌小梁减少和室间隔发育异常[69]。Srf 可自主调节其自身表达[70]，且被认为是肌动蛋白细胞骨架和收缩结构的主要调节子[68]。由于 Srf 表达广泛并具有相对低的内在转录活性，因此其对心脏转录的调控高度依赖于正 / 负共调节子的相互作用。例如，Gata4、Nkx2-5 和 Srf 共表达可调控早期心脏基因活性[17]。另外，Srf 可增强心肌素（Myocd，一种平滑肌和心肌特异性转录共激活子）相关心肌基因表达[71]。Srf/Myocd 复合体可将 p300 引入 Srf 结合位点，诱导 H3ac 并激活基因表达[72]。此外，H3ac、H3K4me2、Srf 和 p300 在体内存在具有很强相关性[73]。同源域蛋白 Hopx 并不直接与 DNA 结合，而是通过将 HDAC2 募集到 Srf 靶基因以抑制 Srf 依赖性转录，从而调节心肌细胞生长和增殖[74]。与 Mef2 相似，Srf 与 miRNA（miR-133）形成反馈环路，以调控心肌增殖和分化[30]。此外，Srf 还可调控其他 miRNA 转录，如平滑肌相关 miR-143 和 miR-145，从而与转录因子（如 Myocd）协同作用促进平滑肌细胞的分化和抑制其增殖[75]。另外，Tbx1 可通过蛋白酶体介导的降解来提高 Srf 转录后调控水平[76]。

12.3 顺式调节元件和染色质结构

人类由约 200 种细胞类型总共 10^{14} 个细胞构成，然而编码蛋白质的基因只有约 21 000 个，因此人类细胞是由一种多能干细胞通过许多中间细胞阶段分化而来。大量基因序列空间被序列调控元件所占据，其可以通过编码顺式调节元件和非编码 RNA 调控转录、翻译和翻译后修饰，从而决定基因的时空表达和蛋白质功能。事实上，99% 的人类基因组通过 ENCODE 计划研究证实不能编码蛋白质[77-78]。因此，脊椎动物的基因通常与一个近端启动子和多个转录调节元件（增强子和沉默子）相关联。这些顺式调节元件通常远离启动子，有时还会跨越中间基因。据估计，人类心脏基因可能存在 4 万个增强子，其可作为 DNA 结合转录因子的潜在靶点并具有可识别的模体序列[79]。模体的特定序列和相互作用蛋白、RNA 辅因子、DNA 链的局部生理性质和周围染色质决定了转录因子的结合亲和力，从而可对转录因子功能进行调节。例如，染色质结构可通过翻译后修饰和组蛋白修饰、DNA 甲基化或染色质相关蛋白和 RNA 进行调节（见第 13 章至第 15 章）。因而顺式和反式调节元件形成的复杂网络可以调控基因的时空表达。

12.4 下游靶点 miRNA

下游靶点可对转录因子功能产生极大的倍增效应。基因功能失去突变实验发现仅有少部分差异表达基因是对应转录因子的直接靶点[6]。转录因子 Srf 就是一个很好的案例，其下游特异性调节 miRNA 包括心脏特异性 miR-1 和 miR-133，及 miR-143 和 miR-145[30]。RNA 抑制剂介导的 Srf 敲除证实，Srf 具有 miRNA 激活物的作用，因此大部分差异表达的 miRNA 表达下调。这些差异表达的 miRNA 可以解释 Srf 敲除中超过 2/3 的基因表达差异[6]。图 12.1 展示了 Srf 敲除后整合了 Srf 结合事件、H3ac、miRNA 和差异表达的转录调控网络。进一步的整体性研究探究了组织特异性 miRNA 和转录因子在多种组织（包括心脏和骨骼肌）中的关系。通过 ENCODE 计划提供的转录因子结合位点

（TFBS）的 ChIP-seq 数据确定了转录因子和组织特异性 miRNA 之间存在 2347 种相互作用，大多数 miRNA 受非组织特异性转录因子调控。另外，计划对各种组织整合了确认或预测的相互作用和表达数据，建立了转录因子 -miRNA 调控网络。心脏网络包含 33 种转录因子和 10 种组织特异性 miRNA，而骨骼肌包含 52 种转录因子和 9 种组织特异性 miRNA[80]。

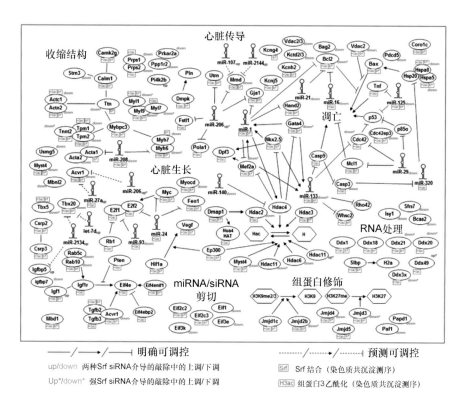

图 12.2 Srf 敲除后整合了 Srf 结合事件、H3ac、miRNA 和差异表达的转录调控网络。该网络是基于文献和来自 Srf 和 H3ac、ChIP 和 Srf siRNA 介导的小鼠心肌敲除实验结果。图内小框代表 Srf 敲除中 Srf 结合和 H3ac 发生过程（上调标红，下调标绿）（引自 Schlesinger et al.[6]）

12.5 先天性心脏病中的调控网络紊乱

十多年前，Kaynak 等首次提出，全球范围内不同类型的先天性心脏病具有不同的基因表达谱[81]。随着测序技术的发展，我们已经可以对患者的全外显子组甚至全基因组进行测序和研究。大部分散发性和非综合征性 CHD 的发病机制是基于多个基因和分子调控网络的改变[82-83]。这不局限于心脏特异性转录因子和基因组的编码部分。非编码序列也很可能促使转录网络改变，并导致疾病的发生。一般来说，包括 CHD 在内的人类疾病通常是由影响功能性编码基因产物量的杂合子遗传突变导致，如拷贝数变异或单倍体不足[84-85]。例如，Notch1 单倍体不足可导致成人主动脉瓣二瓣化畸形和主动脉严重钙化。Notch1 的杂合子无义突变可引起表观遗传结构破坏，导致潜伏性促成骨和促炎基因网络的去阻遏，进而导致血流动力学剪切应力改变而引起主动脉瓣钙化[85]。

通过全基因组关联分析（GWAS）评估遗传变异与大样本个体中感兴趣表型特点间的关系，可以获得对非编码变异作用的新认识。TBX3-TBX5

基因座和 NKX2-5 基因座往往是利用 GWAS 分析传导异常的研究区域。针对欧洲血统个体 QRS 波时限的 14 项 GWAS 研究的 meta 分析显示，*SCN10A*（X 型电压门控钠通道 α 亚基）基因的内含子区域是 QRS 波时限延长的主要风险区[86]。有趣的是，SCN10A 毗邻 SCN5A，SCN5A 编码心脏电压门控钠通道的 α 亚基，且可导致数种遗传性致心律失常性疾病。通过仔细排查成年小鼠心脏 SCN10A 中 rs6801957 位点（ECG GWAS 经常发现的前哨 SNP）显示，其被 TBX3、TBX5、NKX2-5 和数个增强子相关辅激活物（如 p300 和 Pol Ⅱ）占据。风险等位基因分析表明，SNP 可改变 TBX3/TBX5 的顺式调控元件的序列，抑制增强子对这些元件的应答，并降低斑马鱼体内增强子的活性，从而潜在地降低 SCN5A 的表达水平和剂量[87]。

结　　论

心脏发育受转录因子的严格调控，使基因在时空上正确表达。心脏的核心转录因子会相互调节彼此的表达，并可以协同作用，这使得转录网络具备一定的缓冲能力。此外，共调节子、表观遗传标记和转录后调节子（如 miRNA）可调控转录因子的表达和功能活性。尽管转录因子是基因调控的主要驱动因素。但是近年来多项研究显示，具有高度相互依赖性的多个调节水平对于稳定的转录调控具有重要意义，其可使基因表达调节更为平衡。心脏转录调控网络的紊乱可能引起心脏发育异常，并导致先天性心脏病。但是，对转录调控网络的复杂性，尤其是对其缓冲能力的认识，为我们找到除遗传矫正外的调节转录调控网络的新方式带来了新希望。由遗传改变或环境因素驱动的靶向表观遗传作用（见第 16 章）可能减轻先天性心脏病的负担，甚至有效改善疾病的长期预后。

参考文献

[1] Buckingham M，Meilhac S，Zaffran S（2005）Building the mammalian heart from two sources of myocardial cells. Nat Rev Genet 6：826-835

[2] Cai C-L，Liang X，Shi Y et al（2003）Isl1 identifies a cardiac progenitor population that proliferates prior to differentiation and contributes a majority of cells to the heart. Dev Cell 5：877-889

[3] Engleka KA，Manderfield LJ，Brust RD et al（2012）Islet1 derivatives in the heart are of both neural crest and second heart field origin. Circ Res 110：922-926

[4] Kathiriya IS，Nora EP，Bruneau BG（2015）Investigating the transcriptional control of cardiovascular development. Circ Res 116：700-714

[5] Toenjes M，Schueler M，Hammer S et al（2008）Prediction of cardiac transcription networks based on molecular data and complex clinical phenotypes. Mol Biosyst 4：589-598

[6] Schlesinger J，Schueler M，Grunert M et al（2011）The cardiac transcription network modulated by Gata4, Mef2a，Nkx2.5，Srf，histone modifications，and microRNAs. PLoS Genet 7，e1001313

[7] He A，Kong SW，Ma Q，Pu WT（2011）Co-occupancy by multiple cardiac transcription factors identifies transcriptional enhancers active in heart. Proc Natl Acad Sci USA 108：5632-5637

[8] Visel A，Blow MJ，Li Z et al（2009）ChIP-seq accurately predicts tissue-specific activity of enhancers. Nature 457：854-858

[9] Lage K，Møllgård K，Greenway S et al（2010）Dissecting spatio-temporal protein networks driving human heart development and related disorders. Mol Syst Biol 6：381

[10] Takeuchi JK，Bruneau BG（2009）Directed transdifferentiation of mouse mesoderm to heart tissue by defined factors. Nature 459：708-711

[11] Ieda M，Fu J-D，Delgado-Olguín P et al（2010）Direct reprogramming of fibroblasts into functional cardiomyocytes by defined factors. Cell 142：375-386

［12］McCulley DJ，Black BL（2012）Transcription factor pathways and congenital heart disease. Curr Top Dev Biol 100：253-277

［13］Kamohara H，Sakamoto K，Ishiko T et al（1994）Human carcinoma cell lines produce biologically active leukemia inhibitory factor（LIF）. Res Commun Mol PatholPharmacol 85：131-140

［14］Takeuchi JK，Ohgi M，Koshiba-Takeuchi K et al（2003）Tbx5 specifies the left/right ventricles and ventricular septum position during cardiogenesis. Development 130：5953-5964

［15］Yamagishi H，Yamagishi C，Nakagawa O et al（2001）The combinatorial activities of Nkx2.5 and dHAND are essential for cardiac ventricle formation. Dev Biol 239：190-203

［16］Vincentz JW，Barnes RM，Firulli BA et al（2008）Cooperative interaction of Nkx2.5 and Mef2c transcription factors during heart development. Dev Dyn 237：3809-3819

［17］Sepulveda JL，Vlahopoulos S，Iyer D et al（2002）Combinatorial expression of GATA4, Nkx2- 5, and serum response factor directs early cardiac gene activity. J Biol Chem 277：25775-25782

［18］Lyons I，Parsons LM，Hartley L et al（1995）Myogenic and morphogenetic defects in the heart tubes of murine embryos lacking the homeo box gene Nkx2-5. Genes Dev 9：1654-1666

［19］Jay PY，Harris BS，Maguire CT et al（2004）Nkx2-5 mutation causes anatomic hypoplasia of the cardiac conduction system. J Clin Invest 113：1130-1137

［20］Clark KL，Yutzey KE，Benson DW（2006）Transcription factors and congenital heart defects. Annu Rev Physiol 68：97-121

［21］Benson DW（2010）Genetic origins of pediatric heart disease. Pediatr Cardiol 31：422-429

［22］Potthoff MJ，Olson EN（2007）MEF2：a central regulator of diverse developmental programs. Development 134：4131-4140

［23］Iida K，Hidaka K，Takeuchi M et al（1999）Expression of MEF2 genes during human cardiac development. Tohoku J Exp Med 187：15-23

［24］Amacher SL，Buskin JN，Hauschka SD（1993）Multiple regulatory elements contribute differentially to muscle creatine kinase enhancer activity in skeletal and cardiac muscle. Mol Cell Biol 13：2753-2764

［25］Lange M，Kaynak B，Forster UB et al（2008）Regulation of muscle development by DPF3, a novel histone acetylation and methylation reader of the BAF chromatin remodeling complex. Genes Dev 22：2370-2384

［26］Ghosh TK，Song FF，Packham EA et al（2009）Physical interaction between TBX5 and MEF2C is required for early heart development. Mol Cell Biol 29：2205-2218

［27］Olson EN（2006）Gene regulatory networks in the evolution and development of the heart. Science 313：1922-1927

［28］Karamboulas C，Dakubo GD，Liu J et al（2006）Disruption of MEF2 activity in cardiomyoblasts inhibits cardiomyogenesis. J Cell Sci 119：4315-4321

［29］Lu J，McKinsey TA，Zhang CL，Olson EN（2000）Regulation of skeletal myogenesis by association of the MEF2 transcription factor with class II histone deacetylases. Mol Cell 6：233-244

［30］Chen J-F，Mandel EM，Thomson JM et al（2006）The role of microRNA-1 and microRNA-133 in skeletal muscle proliferation and differentiation. Nat Genet 38：228-233

［31］Naya FJ，Black BL，Wu H et al（2002）Mitochondrial deficiency and cardiac sudden death in mice lacking the MEF2A transcription factor. Nat Med 8：1303-1309

［32］Wang L，Fan C，Topol SE et al（2003）Mutation of MEF2A in an inherited disorder with features of coronary artery disease. Science 302：1578-1581

［33］Lin Q，Schwarz J，Bucana C，Olson EN（1997）Control of mouse cardiac morphogenesis and myogenesis by transcription factor MEF2C. Science 276：1404-1407

［34］Verzi MP，McCulley DJ，De Val S et al（2005）The right ventricle, outflow tract, and ventricular septum comprise a restricted expression domain within the secondary/anterior heart field. Dev Biol 287：134-145

［35］Nemer M（2008）Genetic insights into normal and abnormal heart development. Cardiovasc Pathol 17：48-54

［36］Plageman TF，Yutzey KE（2005）T-box genes and heart development：putting the "T" in heart. Dev Dyn 232：11-20

［37］Mesbah K，Rana MS，Francou A et al（2012）Identification of a Tbx1/Tbx2/Tbx3 genetic pathway governing pharyngeal and arterial pole morphogenesis. Hum Mol Genet 21：1217-1229

［38］Hatcher CJ，Basson CT（2009）Specification of the cardiac conduction system by transcription factors. Circ Res 105：620-630

［39］Bruneau BG，Nemer G，Schmitt JP et al（2001）A

murine model of Holt-Oram syndrome defines roles of the T-box transcription factor Tbx5 in cardiogenesis and disease. Cell 106：709-721

［40］Takeuchi JK，Mileikovskaia M，Koshiba-Takeuchi K et al（2005）Tbx20 dose-dependently regulates transcription factor networks required for mouse heart and motoneuron development. Development 132：2463-2474

［41］Maitra M，Schluterman MK，Nichols HA et al（2009）Interaction of Gata4 and Gata6 with Tbx5 is critical for normal cardiac development. Dev Biol 326：368-377

［42］Basson CT，Bachinsky DR，Lin RC et al（1997）Mutations in human TBX5［corrected］cause limb and cardiac malformation in Holt-Oram syndrome. Nat Genet 15：30-35

［43］Smemo S，Campos LC，Moskowitz IP et al（2012）Regulatory variation in a TBX5 enhancer leads to isolated congenital heart disease. Hum Mol Genet 21：3255-3263

［44］Merscher S，Funke B，Epstein JA et al（2001）TBX1 is responsible for cardiovascular defects in velo-cardio-facial/DiGeorge syndrome. Cell 104：619-629

［45］Meneghini V，Odent S，Platonova N et al（2006）Novel TBX3 mutation data in families with ulnar-mammary syndrome indicate a genotype-phenotype relationship：mutations that do not disrupt the T-domain are associated with less severe limb defects. Eur J Med Genet 49：151-158

［46］Kirk EP，Sunde M，Costa MW et al（2007）Mutations in cardiac T-box factor gene TBX20 are associated with diverse cardiac pathologies，including defects of septation and valvulogenesis and cardiomyopathy. Am J Hum Genet 81：280-291

［47］Ma L，Li J，Liu Y et al（2013）Novel and functional variants within the TBX18 gene promoter in ventricular septal defects. Mol Cell Biochem 382：121-126

［48］Peterkin T，Gibson A，Loose M，Patient R（2005）The roles of GATA-4，-5 and -6 in vertebrate heart development. Semin Cell Dev Biol 16：83-94

［49］Pikkarainen S，Tokola H，Kerkelä R，Ruskoaho H（2004）GATA transcription factors in the developing and adult heart. Cardiovasc Res 63：196-207

［50］Dai Y-S，Cserjesi P，Markham BE，Molkentin JD（2002）The transcription factors GATA4 and dHAND physically interact to synergistically activate cardiac gene expression through a p300-dependent mechanism. J Biol Chem 277：24390-24398

［51］Lee Y，Shioi T，Kasahara H et al（1998）The cardiac tissue-restricted homeobox protein Csx/Nkx2.5 physically associates with the zinc finger protein GATA4 and cooperatively activates atrial natriuretic factor gene expression. Mol Cell Biol 18：3120-3129

［52］Morin S，Charron F，Robitaille L，Nemer M（2000）GATA-dependent recruitment of MEF2 proteins to target promoters. EMBO J 19：2046-2055

［53］Belaguli NS，Sepulveda JL，Nigam V et al（2000）Cardiac tissue enriched factors serum response factor and GATA-4 are mutual coregulators. Mol Cell Biol 20：7550-7558

［54］Garg V，Kathiriya IS，Barnes R et al（2003）GATA4 mutations cause human congenital heart defects and reveal an interaction with TBX5. Nature 424：443-447

［55］Moorman AFM，Christoffels VM（2003）Cardiac chamber formation：development，genes，and evolution. Physiol Rev 83：1223-1267

［56］Kouzarides T（2007）Chromatin modifications and their function. Cell 128：693-705

［57］Davis FJ，Gupta M，Camoretti-Mercado B et al（2003）Calcium/calmodulin-dependent protein kinase activates serum response factor transcription activity by its dissociation from histone deacetylase，HDAC4. Implications in cardiac muscle gene regulation during hypertrophy. J Biol Chem 278：20047-20058

［58］He A，Gu F，Hu Y et al（2014）Dynamic GATA4 enhancers shape the chromatin landscape central to heart development and disease. Nat Commun 5：4907

［59］Molkentin JD，Lin Q，Duncan SA，Olson EN（1997）Requirement of the transcription factor GATA4 for heart tube formation and ventral morphogenesis. Genes Dev 11：1061-1072

［60］Pu WT，Ishiwata T，Juraszek AL et al（2004）GATA4 is a dosage-sensitive regulator of cardiac morphogenesis. Dev Biol 275：235-244

［61］Srivastava D，Thomas T，Lin Q et al（1997）Regulation of cardiac mesodermal and neural crest development by the bHLH transcription factor，dHAND. Nat Genet 16：154-160

［62］Tsuchihashi T，Maeda J，Shin CH et al（2011）Hand2 function in second heart field progenitors is essential for cardiogenesis. Dev Biol 351：62-69

［63］Riley PR，Gertsenstein M，Dawson K，Cross JC（2000）Early exclusion of hand1-deficient cells from distinct regions of the left ventricular myocardium in chimeric mouse embryos. Dev Biol 227：156-168

［64］McFadden DG，Barbosa AC，Richardson JA et al（2005）The Hand1 and Hand2 transcription factors regulate expansion of the embryonic cardiac ventricles in a gene dosage-dependent manner. Development 132：189-201

［65］Dodou E，Verzi MP，Anderson JP et al（2004）Mef2c is a direct transcriptional target of ISL1 and GATA factors in the anterior heart field during mouse embryonic development. Development 131：3931-3942

［66］Laugwitz K-L，Moretti A，Caron L et al（2008）Islet1 cardiovascular progenitors：a single source for heart lineages？Development 135：193-205

［67］Stevens KN，Hakonarson H，Kim CE et al（2009）Common variation in ISL1 confers genetic susceptibility for human congenital heart disease. PLoS One 5：e10855

［68］Miano JM，Long X，Fujiwara K（2007）Serum response factor：master regulator of the actin cytoskeleton and contractile apparatus. Am J Physiol Cell Physiol 292：C70-C81

［69］Parlakian A，Tuil D，Hamard G et al（2004）Targeted inactivation of serum response factor in the developing heart results in myocardial defects and embryonic lethality. Mol Cell Biol 24：5281-5289

［70］Belaguli NS，Schildmeyer LA，Schwartz RJ（1997）Organization and myogenic restricted expression of the murine serum response factor gene. A role for autoregulation. J Biol Chem 272：18222-18231

［71］Wang D，Chang PS，Wang Z et al（2001）Activation of cardiac gene expression by myocardin, a transcriptional cofactor for serum response factor. Cell 105：851-862

［72］Cao D，Wang Z，Zhang C-L et al（2005）Modulation of smooth muscle gene expression by association of histone acetyltransferases and deacetylases with myocardin. Mol Cell Biol 25：364-376

［73］Schueler M，Zhang Q，Schlesinger J et al（2012）Dynamics of Srf, p300 and histone modifications during cardiac maturation in mouse. Mol Biosyst 8：495-503

［74］Kook H，Lepore JJ，Gitler AD et al（2003）Cardiac hypertrophy and histone deacetylasedependent transcriptional repression mediated by the atypical homeodomain protein Hop. J Clin Invest 112：863-871

［75］Cordes KR，Sheehy NT，White MP et al（2009）miR-145 and miR-143 regulate smooth muscle cell fate and plasticity. Nature 460：705-710

［76］Chen L，Fulcoli FG，Tang S，Baldini A（2009）Tbx1 regulates proliferation and differentiation of multipotent heart progenitors. Circ Res 105：842-851

［77］ENCODE Project Consortium，Birney E，Stamatoyannopoulos JA et al（2007）Identification and analysis of functional elements in 1% of the human genome by the ENCODE pilot project. Nature 447：799-816

［78］Ernst J，Kellis M（2013）Interplay between chromatin state, regulator binding, and regulatory motifs in six human cell types. Genome Res 23：1142-1154

［79］Narlikar L，Sakabe NJ，Blanski AA et al（2010）Genome-wide discovery of human heart enhancers. Genome Res 20：381-392

［80］Guo Z，Maki M，Ding R et al（2014）Genome-wide survey of tissue-specific microRNA and transcription factor regulatory networks in 12 tissues. Sci Rep 4：5150

［81］Kaynak B，von Heydebreck A，Mebus S et al（2003）Genome-wide array analysis of normal and malformed human hearts. Circulation 107：2467-2474

［82］Zaidi S，Choi M，Wakimoto H et al（2013）De novo mutations in histone-modifying genes in congenital heart disease. Nature 498：220-223

［83］Grunert M，Dorn C，Schueler M et al（2014）Rare and private variations in neural crest, apoptosis and sacromere genes define the polygenic background of isolated Tetralogy of Fallot. Hum Mol Genet 23：3115-3128

［84］Greenway SC，Pereira AC，Lin JC et al（2009）De novo copy number variants identify new genes and loci in isolated sporadic tetralogy of Fallot. Nat Genet 41：931-935

［85］Theodoris CV，Li M，White MP et al（2015）Human disease modeling reveals integrated transcriptional and epigenetic mechanisms of NOTCH1 haploinsufficiency. Cell 160：1072-1086

［86］Sotoodehnia N，Isaacs A，de Bakker PIW et al（2010）Common variants in 22 loci are associated with QRS duration and cardiac ventricular conduction. Nat Genet 42：1068-1076

［87］van den Boogaard M，Wong LYE，Tessadori F et al（2012）Genetic variation in T-box binding element functionally affects SCN5A/SCN10A enhancer. J Clin Invest 122：2519-2530

13 蛋白质和非编码 RNA 介导的转录后调控

Amelia E. Aranega，Diego Franco

李昊桐　储庆　译　聂宇　校　胡盛寿　审

目录

摘要

转录后调控发生在 DNA 序列转录成中间体 RNA 分子（即 mRNA）之后，包括 mRNA 被翻译成蛋白质的过程中的所有机制。这些调控机制包括将未成熟的 mRNA 处理为成熟 mRNA，提高 mRNA 的稳定性，为相关内含子剪切做准备，并调节 mRNA 周转率和进行质量控制。某些情况比较复杂，成熟 RNA 的离散核苷酸修饰被 RNA 编辑所引入，这导致成熟 mRNA 具备显著的多样性。此外，许多转录后调控机制具有细胞和组织特异性，如选择性剪接和非编码 RNA 介导的调控。在本章中，我们将简要总结对常规转录后调控机制的最新认识，重点将聚焦于影响心脏发育和先天性心脏病的组织特异性转录后修饰。

13.1　引　言

转录后调控包括发生在 DNA 序列初始拷贝被转录成中间体 RNA 分子（即 mRNA）之后，直到该分子被用作模板产生蛋白质的过程中的全部机制。转录调控主要由不同的 RNA 结合蛋白（RBP）介导。RBP 是 RNA 代谢的关键组成部分，可以调节 RNA 的时空表达和功能。RBP 可与核糖核蛋白（RNP）复合物中的编码、非翻译和非编码蛋白的 RNA 发生动态相互作用[1-2]。这使

得 RNP 复合物中的 RBP 始终保持与 RNA 的稳定结合，或者以时间和空间特异性的方式与 RNA 结合。RNA 分子不断与 RBP 发生结合，它们密切参与 RNA 生物学的每个步骤，包括转录、编辑、剪接、运输和定位、稳定和翻译。改变 RBP 的表达对细胞生理学具有深远的影响，影响从 mRNA 前体剪接到蛋白质翻译的整个 RNA 过程[1, 3]。因此，RBP 有机会在多个水平上影响基因表达，这

种作用在发育过程中特别重要[2]。

未成熟 mRNA 的修饰是发生在生物体内所有细胞中的一个通用机制。该过程是为了赋予 mRNA 足够的稳定性，包括在 5' 和 3' 末端的修饰（5' 端加帽和 3' 端多聚腺苷酸化）以及通过 mRNA 前体剪接作用切除相关的内含子。mRNA 周转率和质量控制检查通过无义介导的降解（NMD）监测途径进行。在某些情况下，通过 RNA 编辑可向未成熟 mRNA 中加入离散核苷酸修饰以促进 mRNA 的成熟。鉴于这些转录后修饰将影响所有 RNA 分子，在非常有限的情况下生物体水平上的损伤会影响其离散组织层或器官（如心脏）。另一方面，许多转录后调控机制具备细胞和组织特异性，如选择性剪接和非编码 RNA 介导的调节。选择性剪接是 mRNA 多样性和蛋白质多样性的基础，影响几乎所有的基因。在单个基因座（gene locus）中使用替代启动子或生成替代的 mRNA 种类，可提供广泛的 mRNA 从而提供蛋白质的多样性，该现象已经在几乎所有生物学背景中被广泛报道。近年来，已经鉴定出由非编码 RNA 介导的新调控方式。目前，短和长非编码 RNA 涉及调节不同生物学水平的 RNA 表达，同时发挥顺式和反式作用因子功能。重要的是，这些短和长的非编码 RNA 的组织特异性表达已被广泛报道。在本章中，我们将简要总结当前常规转录后调控机制的最新知识，而重点将聚焦于影响心脏发育和先天性心脏病的组织特异性转录后修饰。虽然这些过程在以下子标题中作为独立事件呈现，但重要的是应强调不同转录后调控机制之间复杂的相互关系。

13.2　mRNA 成熟：稳定合成和质量控制

mRNA 转录物的成熟过程伴随着一系列常规结构修饰（图 13.1）。大量的 RNA 结合蛋白与未成熟的 mRNA 相互作用，然后在 5' 和 3' 末端以及编码序列上添加修饰，发挥稳定转录本和促进剪接的作用[1-2]。如果修饰过程发生障碍，NMD 监控系统会迅速启动。在特定情况下，也存在对未成熟 RNA 转录物的编辑。在过去的几年中，我们已经获得了许多关于在真核细胞特别是啤酒酵母（Saccharomyces cerevisiae）和非洲酿酒酵母（Saccharomyces pombe）中 RNA 修饰机制的知识，而我们对高等动物细胞 RNA 修饰机制的理解相对缺乏。

13.2.1 5′端加帽

向核中的第一个转录的核苷酸加入 7- 甲基鸟苷"帽"是修饰真核 mRNA 的重要手段（图 13.1）。这种修饰对于促进有效基因表达和保持细胞活力具有重要意义。转录延伸、剪接、翻译和维持 mRNA 稳定性都需要 7- 甲基鸟苷帽。另一方面，酿酒酵母中多聚腺苷酸化和 mRNA 出核转运也需要 5' 帽[4]，但在高等动物细胞中不是这样[5-6]。多种因素已被报道可调节酵母中 mRNA 帽甲基化[7]。三磷酸酶如 Cet1p 和 Pct1 可控制 RNA 5' 三磷酸转化为二磷酸 -RNA 的酶解过程。鸟苷酰转移酶（如 Ceg1p 和 Pch1）可催化将 CMP 加入至二磷酸 RNA 来产生鸟苷帽的过程[8]，而鸟苷帽的甲基化由 Abd1 和 Pcm1 介导。在哺乳动物中，三磷酸和鸟苷酰转移酶的活性区位于 RNA 鸟苷酰转移酶和 5' 三磷酸酶（RNGTT）的加帽酶相同的肽内[9-10]，尽管 RNA 甲基转移酶（RNMT）由不同的蛋白质编码[9-13]。有趣的是，酵母与人类的鸟苷酰转移酶和甲基转移酶在结构和功能上是高度保守的，但是三磷酸酶具有较大的物种间差异。

mRNA 加帽和帽甲基化可发生"共转录"，也就是说，当 RNA 转录时，帽甲基转移酶被引入 RNA 聚合酶 Ⅱ，从而提供促进转录延伸的位点[7]。由于已证明游离 7- 甲基鸟苷会抑制剪接

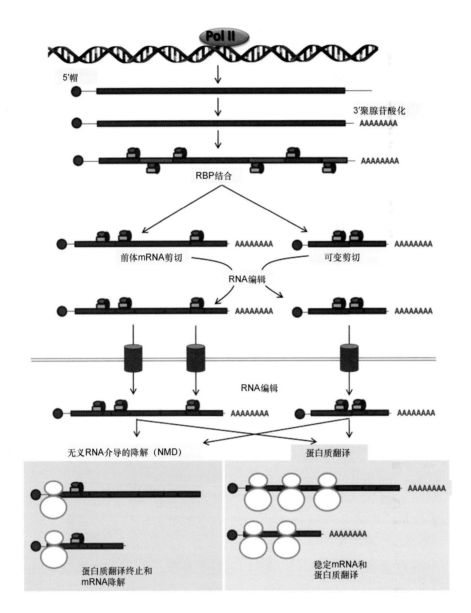

图 13.1 mRNA 转录物转录、剪接、编辑、质量控制检查和成熟过程中不同转录后调控机制过程的示意图

反应，所以前体 RNA 剪接依赖于 5' 帽[14]。剪接对 5' 帽的依赖性由帽结合复合物介导，该复合物是由帽结合蛋白（CBP）80 和 CBP20 形成的异聚体。从酵母到人类，除了通过内部核糖体进入位点翻译的 mRNA 外，5' 帽对于几乎所有 mRNA 的翻译都是必需的[15]。非洲爪蟾中的 5' 帽还可以保护 mRNA 免受降解[16-18]，而在酿酒酵母中抑制鸟苷加帽在体内会激活部分 mRNA 的快速降解，这表明至少一部分 mRNA 的稳定需要鸟苷帽[4, 7, 19-20]。类似地，在酿酒酵母中

mRNA 多聚腺苷酸化和出核转运似乎在很大程度上独立于 5' 端加帽[3]，但在其他物种（如青蒿素和人类）却依赖于 5' 端加帽[6, 21]。因此，尽管 5' 端加帽的影响对于随后的 mRNA 生物学步骤（如转录延伸、前体 mRNA 剪接和翻译）是关键的，但是对于防止降解和 mRNA 多聚腺苷酸化似乎并没有物种特异性差异。由于 5' 端加帽在基础 mRNA 生物起源中的重要作用，至今没有报道影响心脏形态发生和（或）肌肉发育的特定缺陷。

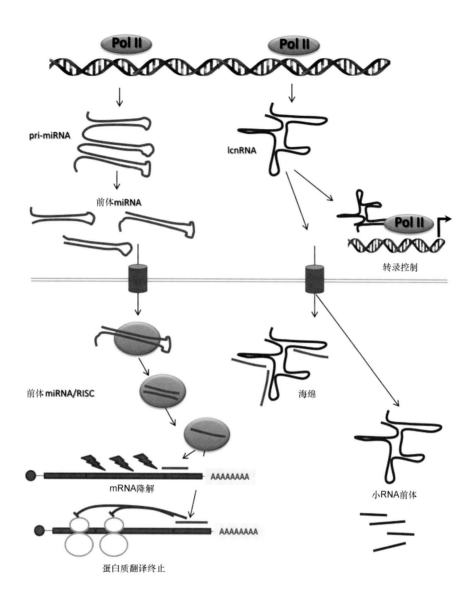

图 13.2 miRNA 和 lcnRNA 的生物合成途径和其在转录和转录后调控中的功能性作用示意图。miRNA 可引起 mRNA 降解和（或）阻止蛋白质翻译。LncRNA 对转录调控有积极作用，作为小 RNA 隔绝系统（海绵）或作为模板生成更小的 RNA，迄今还未发现这种更小的 RNA 的特殊功能

13.2.2 3′ 端多聚腺苷酸化

多聚腺苷酸化是一个两步核反应过程，包括 mRNA 前体在 3′ 端内切核苷酸的裂解和聚腺苷（polyA）尾的聚合（图 13.1），polyA 尾是维持 mRNA 稳定性、出核转运和高效翻译的基础[22]。负责定义 polyA 位点的核心分子机制包括识别、切割和聚腺苷酸化，这些过程主要作用于 mRNA 前体中存在的特定 poly-A 信号，通常是 AAUAAA 六聚体[22]。这种机制受顺式和反式作用因子的严格调控，该机制的损伤会降低基因的表达效率，从而导致疾病。既往研究表明，超过一半的人类基因具有多个多腺苷酸化位点[23]，称为 APA，可以产生具有不同蛋白质编码区的 mRNA 亚型或可变长度的 3'UTR。有趣的是，酵母基因也存在这一特点[24]。多聚腺苷酸化信号的差异识别导致转录物的长或短 3'UTR。可选择性 poly（A）位点可通过改变 RNA 结合蛋白位点和 miRNA 结合位点来影响 mRNA 的命运。3′ 端加工机制的异常会导致一系列肿瘤、免疫系统、神经

病系统和血液系统疾病[23, 25-26]，APA 和多聚腺苷酸化的改变与人类疾病相关[27-28]，但是迄今尚未发现它们直接参与心血管疾病。

13.2.3 无义介导的降解

无义介导的降解（NMD）是迄今研究的所有真核生物中均存在的保守监测途径。NMD 在基因表达的转录后调控中发挥重要作用。大约 1/3 的人类基因会产生经过选择性剪接的 mRNA 前体，1/3 选择性剪接的转录物可被 NMD 途径靶向消除[29]。大多数选择性剪接的 NMD 靶标似乎是错误的[30]，但 NMD 也下调了其他明显正常的转录物水平[31-33]。NMD 将不成熟的转录终止密码子（PTC）作为靶标，PTC 是具有快速降解功能的转录物（图 13.1），从而保护生物免受截短蛋白质的影响[34-36]。通常，NMD 在起始翻译期间会降解新合成的 mRNA[37-40]，该过程发生于当 PTC 位于 mRNA 内最后一个外显子－外显子连接上游多于 50 ～ 55 个核苷酸处且有至少一个内含子和翻译元件时[41]。重要的是，越来越多的证据支持真核生物中的 mRNA 降解需要 mRNA 退出翻译过程，使得 mRNA 可以获得降解活性[42-45]。

NMD 在遗传疾病中的作用正在逐渐被揭示。NMD 在囊性纤维化以及 Duchenne 肌营养不良（DMD）中的关键作用已有报道（参见综述[46]），但在心脏遗传性疾病中才刚开始被研究。Geiger 等[47]报道，NMD 对核纤层蛋白 A/C 截断突变清除不足是人类家族扩张型心肌病发展的基础。在人类长 QT 综合征的背景下，也报道了 hERG 中的无义突变[48-49]。重要的是，NMD 和泛素-蛋白酶体系统之间的复杂关系最近在肥厚型心肌病中被证明[50]，开辟了新的途径来了解复杂的 RNA- 蛋白质间期。在先天性心脏病中，人们已经发现 NMD 参与了 GATA 结合蛋白 6（GATA6）在室间隔缺损、动脉导管未闭和先天性膈疝中的调节作用[51]，研究者还怀疑异常转录因子 AP-2 β（TFAP2B）剪接变异体的产生会导致一种与动脉导管未闭相似的综合征[52]。

13.3　mRNA 成熟：合成多样性（RNA 编辑和 mRNA 前体剪接）

13.3.1 RNA 编辑

RNA 编辑指的是 RNA 核苷酸序列被明显修饰的分子过程（图 13.1）。迄今为止，可在真核生物的 tRNA、rRNA 和 mRNA 分子中观察到这种变化，但在原核生物中暂未发现 RNA 的编辑过程。RNA 编辑可以通过作用于 RNA 的腺苷脱氨酶（ADAR）来修饰 A-I（肌苷），类似地，C-U 修饰可以由 APOBEC-1（载脂蛋白 B mRNA 编辑酶，催化多肽 1）、RNA 胞苷脱氨酶和 APOBEC-1 互补因子（ACF）组成的蛋白质复合体来调控。C-U 编辑全酶（APOBEC-1/ACF）也部分受到 CELF2 的调节[53-54]。

肌苷是通过特定的酶来介导的必需修饰，是转录组多样性的调控基础。ADAR（即 ADAR1 和 ADAR2）酶对腺苷到肌苷（A-I）的修饰是后生动物进行的最常见的 RNA 编辑[55]，而 C-U 修饰似乎局限于更多的离散转录物[53, 56-59]。A-I RNA 编辑最常靶向内含子和 5' 和 3' 非翻译区（UTR）内的重复 RNA 序列。ADAR 使用双链 RNA 作为底物，但允许结构中断，如隆起和成环。众所周知，这些酶可以使用信使 RNA 作为 A-I 编辑的目标，从而重新编码转录物。已经证明 ADAR1 和 ADAR2 都能够把短的双链 RNA 分子，即 miRNA 及其前体作为靶标。由于编辑活动在细胞核和细胞质中都有发现，因此在 miRNA 成熟途径中有多个步骤可以用于修饰[60]。虽然非编码 RNA 编辑的生物学意义在很大程度上仍然是未知的，但有几种可能性被提出，包括其在控制内源性短干扰 RNA 中的作用[61]。

涉及 C-U 修饰的 RNA 编辑在病毒相关的人类疾病中起重要作用已被广泛报道，包括人类嗜 T 淋巴细胞病毒（HTLV）、丙型肝炎病毒（HCV）、乙型肝炎病毒（HBV）和 Epstein-Barr 病毒（EBV）等[62-63]。此外，最近也发现该机制在癌症发展中也可能发挥作用[63]。然而，迄今为止，在心血管疾病中还没有报道过 C-U RNA 编辑的异常。

在多种人类疾病中已报道了有缺陷的 A-I RNA 编辑，包括病毒感染易感性、癌症以及神经和精神疾病[64-68]。至今并未发现缺陷的 RNA 编辑会直接导致心血管疾病[69-70]，但是推测很可能会导致先天性心脏病。

13.3.2 mRNA 前体剪接和选择性剪接

RNA 剪接是从新生的未成熟 mRNA 中切除内含子，然后将外显子连在一起从而形成单个成熟 mRNA 分子的分子过程。RNA 剪接是需要超过 100 个核心蛋白和 5 个小核 RNA 组装成的大型核糖核蛋白复合物，该复合物被称为剪接体[71]。剪接的调控是一个复杂的过程[72-74]，剪接潜能的变化对人类疾病有重大影响[75]。

选择性剪接是蛋白质多样性的主要驱动因素，并使得单个基因可以产生不同的蛋白质。估计人类基因组中近 85% 的基因经历了选择性剪接。不同的机制（如外显子排除、内含子保留和选择性剪接位点的使用）参与修饰蛋白质结构、定位、调节和功能[76-77]。有趣的是，在人类家族中已经报道了不同剪接体成分的基因突变伴随不同的心脏疾病如心肌梗死[78-79]和扩张型心肌病的案例[80-81]。重要的是，选择性剪接在胚胎发育过程中也起关键作用。在心脏发育过程中已经报道了不同剪接体成分的差异表达[82]。缺乏 ASF/SF2 剪接体的基因工程小鼠会发生出生后兴奋-收缩偶联障碍[83]，SRp38（一种剪接体调节剂）的突变小鼠存在早期胚胎心脏钙离子调控障碍[84]。

另一方面，选择性剪接变体在心血管疾病如心肌病、心律失常和血管缺陷中会导致肌节蛋白、

离子通道和细胞信号蛋白的差异表达[76-77, 85-89]。成人心脏中，选择性剪接的经典示例是肌钙蛋白-肌球蛋白复合物的选择性剪接变异体具有多种类型和功能（参见综述[90]）。每一种肌钙蛋白亚型可形成多个选择性剪接变异体，剪接变异体表达的失调与不同物种的扩张型心肌病有关[91-93]。类似地，受损的离子通道剪接变异体影响钙离子调控和质膜心脏泵的不同组件，进而导致心律失常[86, 88]。

在心脏发育中具有关键作用的多种转录因子会被选择性剪接，如 T-box 基因[94-96]、心肌素（myocardin）[97]、肌细胞增强因子 -2（Mef-2）[98-99]、垂体同源异形框 -2（Pitx-2）[100-102]和 GATA 结合蛋白 4（Gata4）[103]。在这种情况下，Yehya 等[104]鉴定了室间隔缺损（VSD）患者 NFATC1（活化 T 细胞核因子 1）基因的一个内含子保留变异体，发现这种剪接变异体可能是 VSD 易感基因。Bedard 等[105]报道了与内脏异位和先天性心脏病患者相关的 ZIC3（Zic 家族成员 3）剪接变异体。McCright 等[106]发现异常 Notch2 选择性剪接变体导致心肌发育不全以及眼和肾缺陷。最近，Ricci 等[107]证明很多基因在左心发育不全综合征中发生了差异性剪接，引起细胞代谢、细胞骨架和细胞黏附失调。有趣的是，其他基因中的选择性剪接受损也导致心脏改变。纤维连接蛋白剪接受损与二叶化主动脉瓣患者的胸主动脉瘤相关[108]，而异常的 SCN5A（电压门控钠通道 V 型 α 亚基）选择性剪接变异体可导致胎儿心律失常[109]。此外，选择性剪接的 NXT2（核转运因子 2 样输出因子 2）变异体（涉及 RNA 出核转运的蛋白）的表达受损也已被证明影响心脏发育，特别是影响瓣膜形成[110]。Ver Heyen 等[111]报道，由于严重的心脏畸形，SERCA2a/2b（肌质网 / 内质网钙 ATP 酶 2a/b）选择性剪接缺陷会导致胚胎和新生儿死亡率增加 20%。Buyon 等[112]描述了先天性心脏传导阻滞相关的 52 kb 自身抗原的剪接变异体，其在胎儿心脏传导阻滞时表达量达到最大，表明该剪接变异体在先天性心脏传导阻滞的病理生理学中起作用。这些报告举例说明了受损的选择性剪接变异

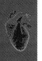
体作为心脏发育关键调节因子的潜在致病作用。随着深度测序技术对先天性心脏病中选择性剪接转录组的深入描述，预计在未来几年将有更多的证据被发现。

13.4 非编码 RNA 介导的转录后调控

非编码 RNA（ncRNA）构成在结构和功能上高度多样化的 RNA 分子（参见综述[113]）。目前，ncRNA 根据其长度被大致进行了分类。通常 < 200 个核苷酸的被定义为小 ncRNA，而长非编码 RNA（lncRNA）可以延伸到数万甚至数十万个核苷酸长度。小 ncRNA 的结构相当均匀，而 lcnRNA 具有更复杂的二级结构。鉴于 ncRNA［如核糖体 RNA（rRNA）和转录 RNA（tRNA）］作为翻译调节的组成部分，故其已经被广泛研究。同样地，小核 RNA（snRNA）和小核仁 RNA（snoRNA）均在剪接中起重要作用。在过去十年中，人们对一类能直接影响蛋白质编码基因的表达和（或）功能的小型调节性 ncRNA（即 miRNA）产生了极大的兴趣。miRNA 在 20 世纪 90 年代初被发现，随后成为被研究最广泛的一类 ncRNA。miRNA 平均长度为 22 ～ 24 个核苷酸，能够与阻断蛋白质翻译和（或）mRNA 降解的编码 RNA（mRNA）的 3'UTR 相互作用[114]。对 miRNA 生物发生的了解已经迅速发展[115]，而对 miRNA 功能作用的了解以较慢的速度发展。尽管如此，在心脏发育和疾病的多个方面，不同 miRNA 的功能相关性已被广泛报道（参见综述[116-118]）。

miRNA 的差异表达已经在胚胎[119-121]、出生后[122-123]和老化心脏[124-125]中广泛报道，表明在心脏发育的不同阶段 miRNA 的关键作用。类似地，研究者发现在许多心血管病理生理状态下，如肥厚型和（或）扩张型心肌病[126-131]、心力衰竭[132-134]、心房颤动[135-139]和主动脉瘤[140]中均存在 miRNA 表达受损的情况。在 miRNA 基因工程小鼠中可观察到胚胎缺陷，这说明 miRNA 在先天性心脏病的发生和发展中起到重要作用。条件性敲除 miRNA 加工所需的核酸内切酶 Dicer 证明了 miRNA 在心血管发育过程中的不同时间

和组织特异性环境中会发挥关键作用。使用心脏发生早期条件性敲除小鼠株（Nkx2-5-Cre 小鼠）敲除 Dicer 会导致由于心脏发育不全进而引起胚胎死亡[141]，而具有心肌特异性表达的 Cre 重组酶驱动的（αMHC-Cre）的 Dicer 敲除仅会导致流出道缺陷和腔室形成缺损[142]。最近 Singh 等[143]证明心外膜前体细胞中的 Dicer 缺失会干扰心脏血管发育。此外，离散 miRNA（如 miR-1-2）的生殖细胞系缺失会导致室间隔缺损和早期胚胎死亡[141]，而 miR-126 的缺失会导致血管渗漏进而导致胚胎死亡[144]。这些研究强调了 miRNA 对先天性心脏病的重要性。在这种情况下，越来越多的研究发现了不同先天性心脏病[145]的受损 miRNA 信号，如室间隔缺损[146]、法洛四联症[147]、矫正的大动脉转位[148]、单心室左心[149]、二叶型主动脉瓣[150]和 DiGeorge 综合征[151]。这些对 miRNA 信号的前瞻性研究提供了新的见解，即 miRNA 可作为产前诊断的生物标志物[152-153]。然而，在大多数情况下，受这些 miRNA 调控的受损调节网络仍有待完全阐明。在未来几年我们将看到对 miRNA 调控的理解和功能性结果的爆炸式增长，以及对其在包括小儿心脏病学在内的很多学科中的治疗潜力抱有很大希望[154]。

除 miRNA 外，lncRNA 和环状 RNA 也作为转录后调节剂脱颖而出。lncRNA 可能会进行选择性剪接，而在某些情况下可为聚腺苷酸化。lncRNA 可以位于核内，但在细胞质中也存在 lncRNA，因此 lncRNA 可能具有多种生物学功能。目前已经报道了 lncRNA 除转录调节之外的多方面功能，如细胞周期、分化、细胞凋亡、细胞结构或细胞运输，还可以作为较小 RNA 的前体（详见最近发表的综述[113, 154-156]）。lncRNA 的差异表

达可见于发育中的心脏[157-159]、成人心脏[160] 和衰老心脏以及心室肥大[161]、心力衰竭[134]、心肌梗死[162] 和心脏缺血[163]。有趣的是，在心脏肥大的背景下已经报道了 myheart lcnRNA 的关键作用[164-165]。重要的是，在具有先天性心脏缺陷的心脏中也已经报道了 lcnRNA 的差异表达，如室间隔缺损[166] 和法洛四联症[167]。总体而言，这些数据表明 lncRNA 在先天性心脏病中发挥一定作用。研究表明，两种心脏富集的 lncRNA（fendrr 和 braveheart）的基因缺失均会导致心脏发育受损[168-169]。另一方面，目前对环状 RNA 功能作用的了解非常初步，但有一些证据表明它们可以作为 miRNA 海绵（miRNA sponges）[170-171]。在未来的几年中，期待对 lncRNA 和环状 RNA 功能性作用的阐明能指导对包括先天性心脏病在内的不同心血管疾病的病因学理解。

结　论

转录后调节是一个复杂的过程。本章强调了将未成熟 mRNA 分子逐渐修饰为成熟形式（多数情况下形成多种不同的变体）的不同过程。重要的是这些过程之间存在复杂的调节网络，如在 mRNA 稳定、延伸和翻译等方面 5' 帽子和 3' 多腺苷酸化的多重作用，但新出现的证据表明 miRNA 和 lncRNA 也参与这些复杂的相互关联的调控机制[172]，即调节选择性剪接[173]。因此，正如最近 Xu 等报道的一样，我们可以预见在未来几年，转录后调控网络受损将与不同先天性心脏病联系起来[174]。

参考文献

［1］Lukong KE，Chang KW，Khandjian EW et al（2008）RNA-binding proteins in human genetic disease. Trends Genet 24：416-425

［2］Blech-Hermoni Y，Ladd AN（2013）RNA binding proteins in the regulation of heart development. Int J Biochem Cell Biol 45：2467-2478

［3］Forget A，Chartrand P（2011）Cotranscriptional assembly of mRNP complexes that determine the cytoplasmic fate of mRNA. Transcription 2：86-90

［4］Fresco LD，Buratowski S（1996）Conditional mutants of the yeast mRNA capping enzymeshow that the cap enhances，but is not required for，mRNA splicing. RNA 2：584-596

［5］Shatkin AJ，Manley JL（2000）The ends of the affair：capping and polyadenylation. Nat Struct Biol 7：838-842

［6］Glover-Cutter K，Kim S，Espinosa J et al（2008）RNA polymerase II pauses and associates with pre-mRNA processing factors at both ends of genes. Nat Struct Mol Biol 15：71-78

［7］Cowling VH（2009）Regulation of mRNA cap methylation. Biochem J 425：295-302

［8］Suh MH，Meyer PA，Gu M et al（2010）A dual interface determines the recognition of RNApolymerase II by RNA capping enzyme. J Biol Chem 285：34027-34038

［9］Yue Z，Maldonado E，Pillutla R et al（1997）Mammalian capping enzyme complements mutant Saccharomyces cerevisiae lacking mRNA guanylyltransferase and selectively bindsthe elongating form of RNA polymerase II. Proc Natl Acad Sci USA 94：12898-12903

［10］Tsukamoto T，Shibagaki Y，Niikura Y et al（1998）Cloning and characterization of three human cDNAs encoding mRNA（guanine-7-）-methyltransferase，an mRNA cap methylase.Biochem Biophys Res Commun 251：27-34

［11］Yamada-Okabe T，Doi R，Shimmi O et al（1998）Isolation and characterization of a human cDNA for mRNA 5′-capping enzyme. Nucleic Acids Res 26：1700-1706

［12］Pillutla RC，Shimamoto A，Furuichi Y et al（1998）Human mRNA capping enzyme（RNGTT）and cap methyltransferase（RNMT）map to 6q16 and 18p11.22-p11.23，respectively.Genomics 1998（54）：351-353

［13］Ishikawa K，Nagase T，Nakajima D et al（1997）

Prediction of the coding sequences of unidentified human genes. VIII. 78 new cDNA clones from brain which code for large proteinsin vitro. DNA Res 4：307-313

［14］Konarska MM，Padgett RA，Sharp PA（1984）Recognition of cap structure in splicing in vitro of mRNA precursors. Cell 38：731-736

［15］Spriggs KA，Stoneley M，Bushell M et al（2008）Re-programming of translation following cell stress allows IRES-mediated translation to predominate. Biol Cell 100：27-38

［16］Furuichi Y，LaFiandra A，Shatkin AJ（1977）5′-Terminal structure and mRNA stability. Nature 266：235-239

［17］Shimotohno K，Kodama Y，Hashimoto J et al（1977）Importance of 5′-terminal blocking structure to stabilize mRNA in eukaryotic protein synthesis. Proc Natl Acad Sci USA 74：2734-2738

［18］Murthy KG，Park P，Manley JL（1991）A nuclear micrococcal-sensitive，ATP-dependent exoribonuclease degrades uncapped but not capped RNA substrates. Nucleic Acids Res 19：2685-2692

［19］Schwer B，Shuman S（1996）Conditional inactivation of mRNA capping enzyme affects yeast pre-mRNA splicing in vivo. RNA 2：574-583

［20］Schwer B，Mao X，Shuman S（1998）Accelerated mRNA decay in conditional mutants of yeast mRNA capping enzyme. Nucleic Acids Res 26：2050-2057

［21］Flaherty SM，Fortes P，Izaurralde E et al（1997）Participation of the nuclear cap binding complex in pre-mRNA 3′ processing. Proc Natl Acad Sci USA 94：11893-11898

［22］Curinha A，Braz SO，Pereira-Castro I et al（2014）Implications of polyadenylation in health and disease. Nucleus 5：508-519

［23］Tian B，Hu J，Zhang H，Lutz CS（2005）A large-scale analysis of mRNA polyadenylation of human and mouse genes. Nucleic Acids Res 33：201-212

［24］Pelechano V，Wei W，Steinmetz LM（2013）Extensive transcriptional heterogeneity revealed by isoform profiling. Nature 497：127-131

［25］Carpenter S，Ricci EP，Mercier BC et al（2014）Post-transcriptional regulation of gene expression in innate immunity. Nat Rev Immunol 14：361-376

［26］Griseri P，Pagès G（2014）Regulation of the mRNA half-life in breast cancer. World J Clin Oncol 5：323-334

［27］Chatterjee S，Pal JK（2009）Role of 5′- and 3′-untranslated regions of mRNAs in human diseases. Biol Cell 101：251-262

［28］Rehfeld A，Plass M，Krogh A et al（2013）Alterations in polyadenylation and its implications for endocrine disease. Front Endocrinol 4：53

［29］Lewis BP，Green RE，Brenner SE（2003）Evidence for the widespread coupling of alternative splicing and nonsense-mediated mRNA decay in humans. Proc Natl Acad Sci USA 100：189-192

［30］Pan Q，Saltzman AL，Kim YK et al（2006）Quantitative microarray profiling provides evidence against widespread coupling of alternative splicing with nonsense-mediated mRNA decay to control gene expression. Genes Dev 20：153-158

［31］Mendell JT，Sharifi NA，Meyers JL et al（2004）Nonsense surveillance regulates expression of diverse classes of mammalian transcripts and mutes genomic noise. Nat Genet 36：1073-1078

［32］Wittmann J，Hol EM，Jäck HM（2006）hUPF2 silencing identifies physiologic substrates of mammalian nonsense-mediated mRNA decay. Mol Cell Biol 26：1272-1287

［33］Ni JZ，Grate L，Donohue JP et al（2007）Ultraconserved elements are associated with homeostatic control of splicing regulators by alternative splicing and nonsense-mediated decay.Genes Dev 21：708-718

［34］Chang YF，Imam JS，Wilkinson MF（2007）The nonsense-mediated decay RNA surveillance pathway. Annu Rev Biochem 76：51-74

［35］Maquat LE（2005）Nonsense-mediated mRNA decay in mammals. J Cell Sci 118：1773-1776

［36］Garneau NL，Wilusz J，Wilusz CJ（2007）The highways and by ways of mRNA decay. Nat Rev Mol Cell Biol 8：113-126

［37］Ishigaki Y，Li X，Serin G，Maquat LE（2001）Evidence for a pioneer round of mRNA translation：mRNAs subject to nonsense-mediated decay in mammalian cells are bound by CBP80 and CBP20. Cell 106：607-617

［38］Lejeune F，Ishigaki Y，Li X，Maquat LE（2002）The exon junction complex is detected on CBP80-bound but not eIF4E-bound mRNA in mammalian cells：dynamics of mRNP remodeling. EMBO J 21：3536-3545

［39］Lejeune F，Ranganathan AC，Maquat LE（2004）eIF4G is required for the pioneer round of translation in mammalian cells. Nat Struct Mol Biol 11：992-1000

［40］Chiu SY，Lejeune F，Ranganathan AC et al（2004）The pioneer translation initiation complexis functionally distinct from but structurally overlaps with the steady-state translation initiation complex. Genes Dev 18: 745-754

[41] Zhang J, Sun X, Qian Y et al (1998) At least one intron is required for the nonsense-mediated decay of triosephosphate isomerase mRNA: a possible link between nuclear splicing and cytoplasmic translation. Mol Cell Biol 18: 5272-5283

[42] Coller J, Parker R (2004) Eukaryotic mRNA decapping. Annu Rev Biochem 73: 861-890

[43] Coller J, Parker R (2005) General translational repression by activators of mRNA decapping. Cell 122: 875-886

[44] Ferraiuolo MA, Basak S, Dostie J et al (2005) A role for the eIF4E-binding protein 4E-T in P-body formation and mRNA decay. Cell Biol 170: 913-924

[45] Braun KA, Young ET (2014) Coupling mRNA synthesis and decay. Mol Cell Biol 34: 4078-4087

[46] Linde L, Kerem B (2008) Introducing sense into nonsense in treatments of human genetic diseases. Trends Genet 24: 552-563

[47] Geiger SK, Bar H, Ehlermann P et al (2008) Incomplete nonsense-mediated decay of mutant lamin A/C mRNA provokes dilated cardiomyopathy and ventricular tachycardia. J Mol Med 86: 281-289

[48] Gong Q, Zhang L, Vincent GM et al (2007) Nonsense mutations in hERG cause a decreasein mutant mRNA transcripts by nonsense-mediated mRNA decay in human long-QT syndrome. Circulation 116: 17-24

[49] Zarraga IG, Zhang L, Stump MR et al (2011) Nonsense-mediated mRNA decay caused by a frameshift mutation in a large kindred of type 2 long QT syndrome. Heart Rhythm 8: 1200-1206

[50] Vignier N, Schlossarek S, Fraysse B et al (2009) Nonsense-mediated mRNA decay and ubiquitin-proteasome system regulate cMyBP-C mutant levels in cardiomyopathic mice. Circ Res 105: 239-248

[51] Suzuki S, Nakao A, Sarhat AR et al (2014) A case of pancreatic agenesis and congenital heart defects with a novel GATA6 nonsense mutation: evidence of haploinsufficiency due tononsense-mediated mRNA decay. Am J Med Genet A 2014 (164A): 476-479

[52] Mani A, Radhakrishnan J, Farhi A et al (2005) Syndromic patent ductus arteriosus: evidence for haploinsufficient TFAP2B mutations and identification of a linked sleep disorder. Proc Natl Acad Sci USA 102: 2975-2979

[53] Chen Z, Eggerman TL, Patterson AP (2007) ApoB mRNA editing is mediated by a coordinated modulation of multiple apoB mRNA editing enzyme components. Am J Physiol Gastrointest Liver Physiol 292: G53-G65

[54] Wedekind JE, Dance GS, Sowden MP et al (2003) Messenger RNA editing in mammals: new members of the APOBEC family seeking roles in the family business. Trends Genet 19: 207-216

[55] Galeano F, Tomaselli S, Locatelli F et al (2012) A-to-I RNA editing: the "ADAR" side of human cancer. Semin Cell Dev Biol 23: 244-250

[56] Anant S, Henderson J, Mukhopadhyay D et al (2001) Novel role for RNA-binding protein CUGBP2 in mammalian RNA editing. J Biol Chem 276: 47338-47351

[57] Blanc V, Davidson NO (2003) C-to-U RNA editing: mechanisms leading to genetic diversity. J Biol Chem 278: 1395-1398

[58] Zhang H (2010) The inhibitory effect of apolipoprotein B mRNA-editing enzyme catalytic polypeptide-like 3G (APOBEC3G) and its family members on the activity of cellular microRNAs. Prog Mol Subcell Biol 50: 71-83

[59] Dasgupta T, Ladd AN (2012) The importance of CELF control: molecular and biologicalroles of the CUG-BP, Elav-like family of RNA-binding proteins. Wiley Interdiscip Rev RNA 3: 104-121

[60] Ohman M (2007) A-to-I editing challenger or ally to the microRNA process. Biochimie 89: 1171-1176

[61] Nishikura K (2010) Functions and regulation of RNA editing by ADAR deaminases. Annu Rev Biochem 79: 321-349

[62] Franca R, Spadari S, Maga G (2006) APOBEC deaminases as cellular antiviral factors: a novel natural host defense mechanism. Med Sci Monit 12: RA92-RA98

[63] Vieira VC, Soares MA (2013) The role of cytidine deaminases on innate immune responses against human viral infections. Biomed Res Int 2013: 683095

[64] van den Hoogen BG, van Boheemen S, de Rijck J et al (2014) Excessive production and extreme editing of human metapneumovirus defective interfering RNA is associated with type I IFN induction. J Gen Virol 95: 1625-1633

[65] Sarvestani ST, Tate MD, Moffat JM et al (2014) Inosine-mediated modulation of RNA sensing by Toll-like receptor 7 (TLR7) and TLR8. J Virol 88: 799-810

[66] Clerzius G, Shaw E, Daher A et al (2013) The PKR

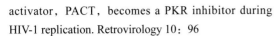

activator, PACT, becomes a PKR inhibitor during HIV-1 replication. Retrovirology 10：96

［67］Avesson L, Barry G（2014）The emerging role of RNA and DNA editing in cancer. Biochim Biophys Acta 1845：308-316

［68］Dominissini D, Moshitch-Moshkovitz S, Amariglio N et al（2011）Adenosine-to-inosine RNA editing meets cancer. Carcinogenesis 2011（32）：1569-1577

［69］Li D, Bachinski L, Roberts R（2001）Genomic organization and isoform-specific tissue expression of human NAPOR（CUGBP2）as a candidate gene for familial arrhythmogenic right ventricular dysplasia. Genomics 74：396-401

［70］Lichtner P, Attié-Bitach T, Schuffenhauer S et al（2002）Expression and mutation analysis of *Brunol3*, a candidate gene for heart and thymus developmental defects associated with partial monosomy 10p. J Mol Med 80：431-442

［71］Wang Z, Burge CB（2008）Splicing regulation：from a parts list of regulatory elements to an integrated splicing code. RNA 14：802-813

［72］Burge CB, Tuschl T, Sharp PA（1999）Splicing of precursors to mRNAs by the spliceosomes.In：Gesteland RF et al（eds）The RNA world. Cold Spring Harbor Press, Cold Spring Harbor, pp 525-560

［73］Hastings ML, Krainer AR（2001）Pre-mRNA splicing in the new millennium. Curr Opin Cell Biol 13：302-309

［74］Black DL（2003）Mechanisms of alternative pre-messenger RNA splicing. Annu Rev Biochem 72：291-336

［75］Nissim-Rafinia M, Kerem B（2002）Splicing regulation as a potential genetic modifier. Trends Genet 18：123-127

［76］Han J, Xiong J, Wang D et al（2011）Pre-mRNA splicing：where and when in the nucleus. Trends Cell Biol 21：336-343

［77］Lara-Pezzi E, Gómez-Salinero J, Gatto A, García-Pavía P（2013）The alternative heart：impact of alternative splicing in heart disease. J Cardiovasc Transl Res 6：945-955

［78］Ria M, Eriksson P, Boquist S et al（2006）Human genetic evidence that OX40 is implicated in myocardial infarction. Biochem Biophys Res Commun 339：1001-1006

［79］Maatz H, Jens M, Liss M et al（2014）RNA-binding protein RBM20 represses splicing to orchestrate cardiac pre-mRNA processing. J Clin Invest 124：3419-3430

［80］Brauch KM, Karst ML, Herron KJ et al（2009）Mutations in ribonucleic acid binding protein gene cause familial dilated cardiomyopathy. J Am Coll Cardiol 54：930-941

［81］Rimessi P, Fabris M, Bovolenta M et al（2010）Antisense modulation of both exonic and intronic splicing motifs induces skipping of a DMD pseudo-exon responsible for x-linked dilated cardiomyopathy. Hum Gene Ther 21：1137-1146

［82］Ruiz-Lozano P, Doevendans P, Brown A et al（1997）Developmental expression of the murine spliceosome-associated protein mSAP49. Dev Dyn 208：482-490

［83］Xu X, Yang D, Ding JH et al（2005）ASF/SF2-regulated CaMKIIdelta alternative splicing temporally reprograms excitation-contraction coupling in cardiac muscle. Cell 120：59-72

［84］Feng Y, Valley MT, Lazar J et al（2009）SRp38 regulates alternative splicing and is required for Ca（2＋）handling in the embryonic heart. Dev Cell 16：528-538

［85］Dally S, Corvazier E, Bredoux R et al（2010）Multiple and diverse coexpression, location, and regulation of additional SERCA2 and SERCA3 isoforms in nonfailing and failing human heart. J Mol Cell Cardiol 48：633-644

［86］Schroeter A, Walzik S, Blechschmidt S et al（2010）Structure and function of splice variants of the cardiac voltage-gated sodium channel Na（v）1.5. J Mol Cell Cardiol 49：16-24

［87］Valadkhan S, Jaladat Y（2010）The spliceosomal proteome：at the heart of the largest cellular ribonucleoprotein machine. Proteomics 10：4128-4141

［88］Zhang SS, Shaw RM（2013）Multilayered regulation of cardiac ion channels. Biochim Biophys Acta 1833：876-885

［89］Kjellqvist S, Maleki S, Olsson T et al（2013）A combined proteomic and transcriptomic approach shows diverging molecular mechanisms in thoracic aortic aneurysm developmentin patients with tricuspid- and bicuspid aortic valve. Mol Cell Proteomics 12：407-425

［90］Sheng JJ, Jin JP（2014）Gene regulation, alternative splicing, and posttranslational modification of troponin subunits in cardiac development and adaptation：a focused review. Front Physiol 5：165

［91］Biesiadecki BJ, Elder BD, Yu ZB, Jin JP（2002）Cardiac troponin T variants produced by aberrant splicing of multiple exons in animals with high instances of dilated cardiomyopathy.J Biol Chem 277：50275-

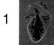

50285

［92］Biesiadecki BJ，Jin JP（2002）Exon skipping in cardiac troponin T of turkeys with inherited dilated cardiomyopathy. J Biol Chem 277：18459-18468

［93］Wei B，Gao J，Huang XP，Jin JP（2010）Mutual rescues between two dominant negative mutations in cardiac troponin I and cardiac troponin T. J Biol Chem 285：27806-27816

［94］Hoogaars WM，Barnett P，Rodriguez M et al（2008）TBX3 and its splice variant TBX3 ＋ exon2a are functionally similar. Pigment Cell Melanoma Res 21：379-387

［95］Georges R，Nemer G，Morin M et al（2008）Distinct expression and function of alternatively spliced Tbx5 isoforms in cell growth and differentiation. Mol Cell Biol 28：4052-4067

［96］DeBenedittis P，Jiao K（2011）Alternative splicing of T-box transcription factor genes.Biochem Biophys Res Commun 412：513-517

［97］Ueyama T，Kasahara H，Ishiwata T et al（2003）Myocardin expression is regulated by Nkx2.5，and its function is required for cardiomyogenesis. Mol Cell Biol 23：9222-9232

［98］Iida K，Hidaka K，Takeuchi M et al（1999）Expression of MEF2 genes during human cardiac development. Tohoku J Exp Med 187：15-23

［99］Zhu B，Gulick T（2004）Phosphorylation and alternative pre-mRNA splicing converge to regulate myocyte enhancer factor 2C activity. Mol Cell Biol 24：8264-8275

［100］Schweickert A，Campione M，Steinbeisser H et al（2000）Pitx2 isoforms：involvement of Pitx2c but not Pitx2a or Pitx2b in vertebrate left-right asymmetry. Mech Dev 90：41-51

［101］Yu X，St Amand TR，Wang S et al（2001）Differential expression and functional analysis of Pitx2 isoforms in regulation of heart looping in the chick. Development 128：1005-1013

［102］Lamba P，Hjalt TA，Bernard DJ（2008）Novel forms of Paired-like homeodomain transcription factor 2（PITX2）：generation by alternative translation initiation and mRNA splicing. BMC Mol Biol 9：31

［103］MazaudGuittot S，Bouchard MF，Robert-Grenon JP et al（2009）Conserved usage of alternative 5′ untranslated exons of the GATA4 gene. PLoS One 4（12）：e8454

［104］Yehya A，Souki R，Bitar F et al（2006）Differential duplication of an intronic region in the NFATC1 gene in patients with congenital heart disease. Genome 49：1092-1098

［105］Bedard JE，Haaning AM，Ware SM（2011）Identification of a novel ZIC3 isoform and mutation screening in patients with heterotaxy and congenital heart disease. PLoS One 6（8）：e23755

［106］McCright B，Gao X，Shen L et al（2001）Defects in development of the kidney，heart and eye vasculature in mice homozygous for a hypomorphic Notch2 mutation. Development 128：491-502

［107］Ricci M，Xu Y，Hammond HL et al（2012）Myocardial alternative RNA splicing and gene expression profiling in early stage hypoplastic left heart syndrome. PLoS One 7（1）：e29784

［108］Paloschi V，Kurtovic S，Folkersen L et al（2011）Impaired splicing of fibronectin is associated with thoracic aortic aneurysm formation in patients with bicuspid aortic valve. Arterioscler Thromb Vasc Biol 31：691-697

［109］Murphy LL，Moon-Grady AJ，Cuneo BF et al（2012）Developmentally regulated SCN5A splice variant potentiates dysfunction of a novel mutation associated with severe fetal arrhythmia. Heart Rhythm 9：590-597

［110］Huang H，Zhang B，Hartenstein PA et al（2005）NXT2 is required for embryonic heart development in zebrafish. BMC Dev Biol 5：7

［111］Ver Heyen M，Heymans S，Antoons G et al（2001）Replacement of the muscle-specific sarcoplasmic reticulum Ca（2 ＋）-ATPase isoform SERCA2a by the nonmuscle SERCA2b homologue causes mild concentric hypertrophy and impairs contraction-relaxation of the heart. Circ Res 89：838-846

［112］Buyon JP，Tseng CE，Di Donato F et al（1997）Cardiac expression of 52beta，an alternative transcript of the congenital heart block-associated 52-kd SS-A/Ro autoantigen，is maximal during fetal development. Arthritis Rheum 40：655-660

［113］Schonrock N，Harvey RP，Mattick JS（2012）Long noncoding RNAs in cardiac development and pathophysiology. Circ Res 111：1349-1362

［114］Bartel DP（2004）MicroRNAs：genomics，biogenesis，mechanism，and function. Cell 116：281-297

［115］Bauersachs J，Thum T（2011）Biogenesis and regulation of cardiovascular microRNAs. Circ Res 109（3）：334-347

［116］Espinoza-Lewis RA，Wang DZ（2012）MicroRNAs

in heart development. Curr Top Dev Biol 100: 279-317

[117] Chen J, Wang DZ (2012) microRNAs in cardiovascular development. J Mol Cell Cardiol 52: 949-957

[118] Bonet F, Hernandez-Torres F, Franco D (2014) Towards the therapeutic usage of microRNAs in cardiac disease and regeneration. Exp Clin Cardiol 20: 720-756

[119] Chinchilla A, Lozano E, Daimi H et al (2011) MicroRNA profiling during mouse ventricular maturation: a role for miR-27 modulating Mef2c expression. Cardiovasc Res 89: 98-108

[121] Vacchi-Suzzi C, Hahne F, Scheubel P et al (2013) Heart structure-specific transcriptomic atlas reveals conserved microRNA-mRNA interactions. PLoS One 8: e52442

[122] Porrello ER, Mahmoud AI, Simpson E et al (2013) Regulation of neonatal and adult mammalian heart regeneration by the miR-15 family. Proc Natl Acad Sci USA 110: 187-192

[123] Hsu J, Hanna P, Van Wagoner DR et al (2012) Whole genome expression differences in human left and right atria ascertained by RNA sequencing. Circ Cardiovasc Genet 5: 327-335

[124] Boon RA, Iekushi K, Lechner S et al (2013) MicroRNA-34a regulates cardiac ageing and function. Nature 495: 107-110

[125] Dimmeler S, Nicotera P (2013) MicroRNAs in age-related diseases. EMBO Mol Med5 (2): 180-190

[126] van Rooij E, Sutherland LB, Liu N et al (2006) A signature pattern of stress-responsive microRNAs that can evoke cardiac hypertrophy and heart failure. Proc Natl Acad Sci USA 103: 18255-18260

[127] Care A, Catalucci D, Felicetti F et al (2007) MicroRNA-133 controls cardiac hypertrophy. Nat Med 13: 613-618

[128] Sayed D, Hong C, Chen IY et al (2007) MicroRNAs play an essential role in the development of cardiac hypertrophy. Circ Res 100: 416-424

[129] Fernandes T, Hashimoto NY, Magalhães FC et al (2011) Aerobic exercise training-induced left ventricular hypertrophy involves regulatory MicroRNAs, decreased angiotensin converting enzyme-angiotensin ii, and synergistic regulation of angiotensin-convertingenzyme 2-angiotensin. Hypertension 58: 182-189

[130] Yang KC, Ku YC, Lovett M, Nerbonne JM (2012) Combined deep microRNA and mRNA sequencing identifies protective transcriptomal signature of enhanced PI3Kα signaling in cardiac hypertrophy. J Mol Cell Cardiol 53: 101-112

[131] Reddy S, Zhao M, Hu DQ et al (2012) Dynamic microRNA expression during the transition from right ventricular hypertrophy to failure. Physiol Genomics 44: 562-575

[132] van Rooij E, Sutherland LB, Thatcher JE et al (2008) Dysregulation of microRNAs after myocardial infarction reveals a role of miR-29 in cardiac fibrosis. Proc Natl Acad Sci U S A 105: 13027-13032

[133] Drake JI, Bogaard HJ, Mizuno S et al (2011) Molecular signature of a right heart failure program in chronic severe pulmonary hypertension. Am J Respir Cell Mol Biol 45 (6): 1239-1247

[134] Yang KC, Yamada KA, Patel AY et al (2014) Deep RNA sequencing reveals dynamic regulation of myocardial noncoding RNAs in failing human heart and remodeling with mechanical circulatory support. Circulation 129: 1009-1021

[135] Lu Y, Zhang Y, Wang N et al (2010) MicroRNA-328 contributes to adverse electrical remodeling in atrial fibrillation. Circulation 122: 2378-2387

[136] Xiao J, Liang D, Zhang Y et al (2011) MicroRNA expression signature in atrial fibrillation with mitral stenosis. Physiol Genomics 43: 655-664

[137] Cooley N, Cowley MJ, Lin RC et al (2012) Influence of atrial fibrillation on microRNA expression profiles in left and right atria from patients with valvular heart disease. Physiol Genomics 44: 211-219

[138] Liu Z, Zhou C, Liu Y et al (2012) The expression levels of plasma microRNAs in atrial fibrillation patients. PLoS One 7 (9): e44906

[139] Nishi H, Sakaguchi T, Miyagawa S et al (2013) Impact of microRNA expression in human atrial tissue in patients with atrial fibrillation undergoing cardiac surgery. PLoS One 8: e73397

[140] Liu G, Huang Y, Lu X et al (2010) Identification and characteristics of microRNAs with altered expression patterns in a rat model of abdominal aortic aneurysms. Tohoku J Exp Med 222: 187-193

[141] Zhao Y, Ransom JF, Li A et al (2007) Dysregulation of cardiogenesis, cardiac conduction, and cell cycle in mice lacking miRNA-1-2. Cell 129: 303-317

[142] Saxena A, Tabin CJ (2010) miRNA-processing enzyme Dicer is necessary for cardiac outflow tract alignment and chamber septation. Proc Natl Acad Sci USA 107: 87-91

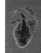

［143］Singh MK，Lu MM，Massera D et al（2011）MicroRNA-processing enzyme Dicer is required in epicardium for coronary vasculature development. J Biol Chem 286：41036-41045

［144］Fish JE，Santoro MM，Morton SU et al（2008）miR-126 regulates angiogenic signaling and vascular integrity. Dev Cell 15：272-284

［145］Xing HJ，Li YJ，Ma QM et al（2013）Identification of microRNAs present in congenital heart disease associated copy number variants. Eur Rev Med Pharmacol Sci 17（15）：2114-2120

［146］Li D，Ji L，Liu L et al（2014）Characterization of circulating microRNA expression in patients with a ventricular septal defect. PLoS One 9：e106318

［147］Zhang J，Chang JJ，Xu F et al（2013）MicroRNA deregulation in right ventricular outflowtract myocardium in nonsyndromic tetralogy of fallot. Can J Cardiol 29：1695-1703

［148］Lai CT，Ng EK，Chow PC et al（2013）Circulating microRNA expression profile and systemic right ventricular function in adults after atrial switch operation for complete transposition of the great arteries. BMC Cardiovasc Disord 13：73

［149］Yu ZB，Han SP，Bai YF et al（2012）microRNA expression profiling in fetal single ventriclemal formation identified by deep sequencing. Int J Mol Med 29：53-60

［150］Nigam V，Sievers HH，Jensen BC et al（2010）Altered microRNAs in bicuspid aortic valve：acomparison between stenotic and insufficient valves. J Heart Valve Dis 19：459-465

［151］de la Morena MT，Eitson JL，Dozmorov IM et al（2013）Signature MicroRNA expression patterns identified in humans with 22q11.2 deletion/DiGeorge syndrome. Clin Immunol 147：11-22

［152］Zhu S，Cao L，Zhu J et al（2013）Identification of maternal serum microRNAs as novel noninvasive biomarkers for prenatal detection of fetal congenital heart defects. Clin Chim Acta 424：66-72

［153］Yu Z，Han S，Hu P et al（2011）Potential role of maternal serum microRNAs as a biomarker for fetal congenital heart defects. Med Hypotheses 76：424-426

［154］Omran A，Elimam D，Webster KA et al（2013）MicroRNAs：a new piece in the paediatric cardiovascular disease puzzle. Cardiol Young 23：642-655

［155］Ounzain S，Pezzuto I，Micheletti R et al（2014）Functional importance of cardiac enhancer associated noncoding RNAs in heart development and disease. J Mol Cell Cardiol 76：55-70

［156］Scheuermann JC，Boyer LA（2013）Getting to the heart of the matter：long non-coding RNAs in cardiac development and disease. EMBO J 32：1805-1816

［157］Caley DP，Pink RC，Trujillano D et al（2010）Long noncoding RNAs，chromatin，and development. Scientific World Journal 10：90-102

［158］Zhu S，Hu X，Han S et al（2014）Differential expression profile of long non-coding RNAs during differentiation of cardiomyocytes. Int J Med Sci 11：500-507

［159］Zhu JG，Shen YH，Liu HL et al（2014）Long noncoding RNAs expression profile of the developing mouse heart. J Cell Biochem 115：910-918

［160］Kaushik K，Leonard VE，Kv S et al（2013）Dynamic expression of long non-coding RNAs（lncRNAs）in adult zebrafish. PLoS One 8：e83616

［161］Zhang L，Hamad EA，Vausort M et al（2015）Identification of candidate long noncoding RNAs associated with left ventricular hypertrophy. Clin Transl Sci 8：100-106

［162］Ounzain S，Micheletti R，Beckmann T et al（2015）Genome-wide profiling of the cardiac transcriptome after myocardial infarction identifies novel heart-specific long non-codingRNAs. Eur Heart J 36：353-368

［163］Liu Y，Li G，Lu H et al（2014）Expression profiling and ontology analysis of long noncoding RNAs in post-ischemic heart and their implied roles in ischemia/reperfusion injury. Gene 543：15-21

［164］Liu J，Wang DZ（2014）An epigenetic "LINK（RNA）" to pathological cardiac hypertrophy. Cell Metab 20：555-557

［165］Han P，Li W，Lin CH et al（2014）A long noncoding RNA protects the heart from pathological hypertrophy. Nature 514：102-106

［166］Song G，Shen Y，Zhu J et al（2013）Integrated analysis of dysregulated lncRNA expression infetal cardiac tissues with ventricular septal defect. PLoS One 8：e77492

［167］OBrien JE Jr，Kibiryeva N，Zhou XG et al（2012）Noncoding RNA expression in myocardium from infants with tetralogy of Fallot. Circ Cardiovasc Genet 5：279-286

［168］Grote P，Wittler L，Hendrix D et al（2013）The tissue-specific lncRNA Fendrr is an essential regulator of heart and body wall development in the mouse. Dev Cell 24：206-214

先天性心脏病——临床特征、人类遗传学和分子通路

［169］Klattenhoff CA，Scheuermann JC，Surface LE et al（2013）Braveheart，a long noncoding RNA required for cardiovascular lineage commitment. Cell 152：570-583

［170］Chen LL，Yang L（2015）Regulation of circRNA biogenesis. RNA Biol 12：381-388

［171］Lasda E，Parker R（2014）Circular RNAs：diversity of form and function. RNA 20：1829-1842

［172］Matkovich SJ，Edwards JR，Grossenheider TC et al（2014）Epigenetic coordination of embryonic heart transcription by dynamically regulated long noncoding RNAs. Proc Natl Acad Sci USA 111（33）：12264-12269

［173］Kalsotra A，Wang K，Li PF et al（2010）MicroRNAs coordinate an alternative splicing network during mouse postnatal heart development. Genes Dev 24：653-658

［174］Xu J，Hu Z，Xu Z et al（2009）Functional variant in microRNA-196a2 contributes to the susceptibility of congenital heart disease in a Chinese population. Hum Mutat 30：1231-1236

14 翻译后修饰

Jun Wang, Robert J. Schwartz

陈天韵 译 储庆 校 胡盛寿 审

目录

摘要

包括小蛋白化学和共价共轭在内的翻译后修饰具有动态调控蛋白质的功能。翻译后修饰在生理和病理生理条件下介导几乎所有的细胞过程，包括细胞增殖、分化、凋亡和表观遗传。在本章中，我们将总结本领域的重要进展，并重点介绍乙酰化、甲基化、泛素化和 SUMO 化在心脏功能和疾病中的重要性。关于磷酸化翻译后修饰的内容由于篇幅所限而未被纳入。

14.1 蛋白质甲基化和去甲基化

蛋白质甲基化是在甲基化酶的催化下将甲基转移到靶底物上的过程。蛋白质甲基化发生在底物（如组蛋白）、转录因子（如 STAT3 和 p53）[1]、共激活物 / 共抑制因子（如 p300 和 RIP140）[2-4]和其他信号分子（如细胞色素 C [5]、钙调蛋白[6]）中的赖氨酸、精氨酸、组氨酸、脯氨酸上。组蛋白对于表观遗传学和基因调控很重要。组蛋白尾部赖氨酸和精氨酸的甲基化参与调节染色质结构和基因转录。例如，组蛋白 3（H3）的第 4 赖氨

酸和第 17 精氨酸的甲基化与转录激活相关[7-8]，而 H3 的第 9 赖氨酸的甲基化与基因沉默有关[9]。主要的甲基化酶包括 Su（var）3-9 含 SET 结构域，同源异构体 Ezh1 和 Ezh2、SETD1A 和 SETD1B、SMYD 蛋白，以及不含 SET 结构域的 DOT1L（DOT1 样 H3 甲基转移酶）。值得注意的是，组蛋白的甲基化是可通过数组去甲基化酶介导的可逆的过程，甲基化的赖氨酸和精氨酸可通过胺氧化、羟基化或脱氮来去甲基化。去甲基化酶包括

PADI4（肽基精氨酸脱亚氨酶4型）、胺氧化酶 LSD1（赖氨酸特异性脱甲基酶1）（KDM1）和含有 Jumonji（JmjC）结构域的蛋白质家族[10]。组蛋白甲基化与人类和啮齿动物模型的心力衰竭有关。在心力衰竭患者和心肌病大鼠模型的全基因组甲基化分析中可观察到 H3K4 和 H3K9 存在三甲基化[11]。然而，涉及心脏甲基化修饰的特异性酶仍有待揭示。

14.1.1 甲基化酶和心脏发育/功能

Ezh2 是一种被广泛研究的甲基转移酶，该酶含有 SET 结构域。Ezh2 酶活性依赖于多梳蛋白抑制复合物 2（PRC2）中的其他成分[12-13]。Ezh2 主要催化组蛋白 3 第 27 赖氨酸（H3K27）的双/三甲基化，进而抑制下游基因的转录。除了其甲基转移酶功能外，Ezh2 还可通过与其他组分（如雌激素受体和 β - 联蛋白）的物理结合发挥共激活剂功能，这可能与其酶活性无关[14]。Ezh2 在正常心脏发育和维持心脏稳态中发挥重要作用。通过 Nkx2-5-cre 条件性敲除 Ezh2 基因可以降低心脏中的 H3K27me3 水平，这会导致突变小鼠产生广泛致死性心血管结构缺陷［包括房间隔缺损（ASD）、室间隔缺损（VSD）、右心室双出口（DORV）和永存动脉干］[15-16]。令人惊讶的是，在心脏发育后期 cTnT-cre 介导的 Ezh2 条件性敲除未能引起任何可识别的心脏缺陷[16]，这表明 Ezh2 是早期心脏形态发生所必需的，但在约 E9.5 后，其对于心脏发育并非必要。增加细胞凋亡、减少细胞增殖和内皮细胞–间充质转化缺陷可导致心内膜垫（EC）的异常发育，这对于小鼠胚胎发生过程中的正常心脏结构形成至关重要[17]。这些结果表明，Ezh2 对于心肌细胞存活和凋亡至关重要。最近研究发现，GATA4（调控心脏正常发育的核心转录因子）的第 299 位赖氨酸甲基化可使 GATA4 成为 Ezh2 的底物，这会干扰 GATA4 与 P300 的相互作用，进而抑制 GATA4 的转录活性[18]，干扰其与 P300 的生理相互作用，随后抑制 GATA4 的转录活性[18]。Hey2 是参与 EC 形成的重要

bHLH 转录因子[19]，被认定为 Ezh2 的直接下游靶点。然而，Hey2 是否与小鼠心脏 Ezh2 敲除引起的心脏表型直接相关，仍有待研究阐明。

E7.5 时利用 Mef2c-cre 条件性失活生心区前部的 Ezh2 并未造成胚胎死亡[20]。然而，突变小鼠表现为出生后心脏肥厚，该现象与许多肥大性基因（包括 Six1）的表达升高相关，而这些基因在成熟心肌细胞中是沉默的。培养的心肌细胞中 Six1 的过表达可引起肥厚，然而降低 Ezh2 敲除小鼠心脏中的 Six1 水平可以减轻心脏肥厚表型[20]。因此，Ezh2 通过抑制 Six1 在心肌细胞中的表达调控出生后的心脏稳态。

DOT1L 为不含 SET 结构域的甲基转移酶，可催化组蛋白 3 第 79 赖氨酸（H3K79me2）上的双甲基化。DOT1L 在胚胎心脏中高度表达。敲除 DOT1L 可导致突变小鼠在 E10.5 左右死亡[21]。DOT1L 突变小鼠可表现出各种发育缺陷，包括心脏发育缺陷[21]，这可通过条件性敲除鼠模型进一步得到确定。通过 α-MHC-cre 导致 DOT1L 心肌细胞特异性缺失可导致扩张型心肌病和伴传导系统发育异常（如房室传导阻滞）的夭折[22]。维持正常心脏功能的肌营养不良蛋白在 DOT1L 缺失心脏中也明显下调[23]。相应地，在 DOT1L 缺失心脏中 AAV9 介导的短型肌营养不良蛋白的表达可挽救心脏表型，包括心脏功能障碍和传导异常，随后降低了突变小鼠的致死率[22]。此外，DOT1L 水平在扩张型心肌病患者心肌中下调[22]。这些研究表明 DOT1L 在早期心脏形成和出生后心脏功能中的重要性，并表明 DOT1L 在人类心肌疾病中的潜在作用。

14.1.2 去甲基化酶和心脏发育/功能

Jumonji 蛋白家族为去甲基化酶的一大类。虽然已经鉴定出超过 20 种 Jumonji 蛋白质，但是关于它们在心血管发育、功能和疾病中作用的研究仍有限。Jumonji 蛋白含有高度保守的 JmiC 结构域，其具有组蛋白去甲基化酶活性。然而，Jumonji 家族的 Jarid2（Jumonji，JMI）在催化结构域中具有被认为可使酶沉默的区域[24]。Jarid2 与

PRC2 具有相同的基因组区域，可通过抑制 PRC2 的甲基转移酶活性间接促进去甲基化。与 Jarid2 敲除相关的表型很大程度上取决于小鼠的遗传学背景[25]。通过基因捕获获得的 Jarid2 敲除小鼠具有先天性心脏缺陷，包括 VSD 和 DORV[26]。有趣的是，只有内皮中特异性敲除 Jarid2，而非其他心脏区域，才能重现在全身敲除小鼠中观察到的心脏结构表型[27]。此外，在 Jarid2 突变小鼠心脏中可观察到 Notch1 表达的显著上调[27]。在心脏发育过程中，Notch 信号传导在内皮分化和功能中发挥作用[28]。因此，Jarid2 可以通过调节 Notch 信号传导，部分地介导内皮细胞的发育和功能。

JMJD2A（赖氨酸特异性脱甲基化酶 4A，KDM4A）是 Jumonji 家族的另一个成员，是赖氨酸特异性组蛋白去甲基化酶，其使三甲基化组蛋白 3 第 9 和 36 赖氨酸（H3K9me3 或 H3K36me3）去甲基化[29]，从而引发转录抑制[30]。利用 α-MHC-cre 特异性敲除 JMJD2A 的心肌细胞可减少主动脉缩窄（TAC）压力超负荷引起的心脏肥厚[31]。因此，同样由 α-MHC 启动子控制的

JMJD2A 的心脏特异性过表达加剧了 TAC 导致的心脏肥厚。与人类心脏肥厚相关的 FHL1（四个半 LIM 结构域蛋白 1）[32] 的表达在 JMJD2A 缺失心脏中进一步增加。此外，FHL1 基因活性会对压力超负荷引起的心脏肥厚产生反应[33]。JMJD2A 表达水平在人类肥厚型心肌中增加[31]，这进一步证明 JMJD2A 与人类患者和鼠模型中发现的心脏肥厚相关。有趣的是，最近的一项研究揭示了 JMJD2A 的亚型，命名为 ΔN-JMJD2A，其缺乏 N 端酶促结构域，不具备去甲基化酶活性，但其能通过促进 H3K9 脱甲基化积极参与骨骼肌分化[34]。据推测，ΔN-JMJD2A 必须募集其他去甲基化酶，如 JMJD2C 和（或）LSD1 来实现其去甲基化功能[34]。确定该亚型和全长 JMJD2A 在心血管发育和功能中是否具有相似或重叠的作用将十分有意义。此外，JMJD6 最初被描述为磷脂酰丝氨酸受体[35]，其被认为是 H3R2me2 和 H4R3me2 的组蛋白精氨酸去甲基化酶[36]。小鼠中 JMJD6 的全面缺失可引起包括心脏在内的各种器官缺损，导致胚胎死亡，但仍未探明心脏缺陷的细节和潜在的机制[35]。

14.2　蛋白质乙酰化和去乙酰化

乙酰化是将乙酰辅酶 A 的乙酰基转移到组蛋白和非组蛋白中赖氨酸残基的 ε 氨基的过程，而去乙酰化则为除去乙酰基。组蛋白表观遗传学标志物的乙酰化和去乙酰化由组蛋白乙酰转移酶（HAT）和组蛋白脱乙酰化酶（HDAC）调控，这是表观遗传染色质调控程序的核心。乙酰化和去乙酰化之间的平衡紊乱可导致许多疾病，如纤维化[37]、神经变性[38] 和一些癌症[39-40]。这种平衡在维持心脏稳态中也很重要，并且与心肌病，如心脏肥厚和心力衰竭有关。本部分我们将讨论主要乙酰化酶和去乙酰化酶在心脏功能和发病机制中的作用，并讨论 HDAC 抑制剂在治疗心脏重构和心力衰竭中的潜在应用。

14.2.1 乙酰转移酶和心脏功能 / 疾病

基于亚细胞定位，HAT 可以分为两类：细胞核 HAT 和细胞质 HAT[41]。前者包括 GNAT（Gcn5 相关 N-乙酰基转移酶）、p300/CBP 家族和其他乙酰转移酶（如含有结合乙酰化底物溴结构域的 MYST 蛋白）。细胞质 HAT 主要用于识别未乙酰化的新合成蛋白质，这里不做赘述。

p300（E1A 结合蛋白 p300）及其相关的 CBP（CREB 结合蛋白）是在肌肉和心脏中研究较多的 HAT。p300 和 CBP 都具有高度保守的 HAT 结构域和可与乙酰化赖氨酸发生生理相互作用的溴结构域；它们也可以作为许多转录因子的 HAT 和（或）共激活物。尽管 p300 和 CBP 均在生心早期

的心脏中表达，但心脏特异性敲除 CBP 在基线和异丙肾上腺素刺激下均未产生任何明显异常的心脏表型，也不引起心脏调节蛋白表达水平的显著变化[42]。因此，CBP 对于正常心脏发育和功能不是必需的。尽管一些体外研究表明抑制心肌细胞中的 CBP 活性可减弱去氧肾上腺素诱导所致的细胞增大[43]，表明 CBP 可能与离体心脏细胞肥大有关。

与 CBP 不同，p300 似乎与早期心血管发育和维持出生后心脏稳态有关。p300 缺失的杂合突变和纯合突变小鼠在胚胎早期即死亡[44]。p300 杂合子小鼠的死亡率也与其遗传学背景相关[44]。p300 敲除小鼠会在 E9 ～ E11.5 间死亡，并具有心包水肿和心肌小梁减少的表型[44]，表明存在胚胎心力衰竭和细胞分化程度降低。p300 突变小鼠心脏中编码 MHC 和 α- 肌动蛋白的结构性收缩蛋白基因表达相较野生型小鼠下调，并伴随细胞增殖减少[44]。此外，利用基因敲入方法显示，p300 的乙酰转移酶活性对于正常心脏形态发生是必需的[45]。p300 对成体心脏的生长和功能也起重要作用。病理条件下，心脏中 p300 水平会显著升高，如在动物模型和人类心力衰竭心脏中的压力超负荷[46]。此外，p300 单倍体不足的小鼠可减少近一半的压力超负荷诱导产生的心脏肥厚[46]，而 p300 在心肌细胞中的过表达可促进细胞增殖和心脏肥厚[46-47]。与上述发现一致，p300 可促进心肌梗死后左心室重构，该过程与 HAT 活性相关[48]。

14.2.2 作为 p300 乙酰化底物的心脏高表达蛋白质

鉴于 p300 在心血管功能和疾病中发挥关键性转录作用，除组蛋白外，通过对心脏高表达靶蛋白的鉴定也有助于充分研究 p300 在心血管系统中的重要作用。

含锌指结构的转录因子 GATA4 受到多种翻译后修饰的调控，包括 p300 对 GATA4 的乙酰化。该过程主要发生在赖氨酸残基 K311/318/320/322

上[49]，其可通过增加 GATA4 DNA 结合来提高 DNA 的转录活性[49-50]。GATA4 乙酰化水平的增加也与心脏中 p300 水平升高一致，表明 p300 依赖性 GATA4 激活转录网络的存在[46, 48]。

Nkx2-5 是调节正常生心过程的关键因子，也是 p300 靶标。通过 p300 催化的 Nkx2-5 乙酰化的位点仍有待确定。有趣的是，研究发现 Nkx2-5 可与 Na$^+$/Ca^{2+} 转运体（Ncx1）基因启动子上的 p300 或 HDAC5 形成复合物，该过程取决于 Nkx2-5 的乙酰化状态[51]。

心肌素属于 SAP 超家族（SAF-A/B，Acinus，PIAS），其表达局限于胚胎发育期间的心脏和平滑肌细胞[52]。心肌素是血清反应因子（SRF）依赖性共激活物，对心肌结构和功能的正常发育至关重要[53]。心肌素突变可能与人类心血管疾病有关[54]。心肌素可以通过 p300 乙酰化增加其与 SRF 的亲和力，且 p300 和心肌素间的生理相互作用对于心肌素的乙酰化是必需的[55]。

肌细胞增强因子 -2（Mef2）蛋白是含 MADS（MCM1，agamous，deficiens，serum response factor）box 的转录因子，该家族包括四个成员：Mef2A、Mef2B、Mef2C 和 Mef2D。Mef2 蛋白参与心脏和骨骼肌的发育。例如，Mef2C 的敲除可导致右心室缺失[56]，而 α-MHC 启动子诱导鼠心脏中 Mef2C 的过表达可导致扩张型心肌病和心力衰竭[57]。Mef2C 的 MADS-box 中的第 4 赖氨酸可通过 p300 乙酰化增强其 DNA 结合和转录活性[58]。

KLF5（Krüppel 样 因 子 5，又 称 BTEB2 和 IKLF）是心血管病理生理相关的含锌指结构的转录因子，研究证实血管紧张素 Ⅱ 可诱导 KLF5 在心脏中的表达，接受外源性促肥大刺激（如血管紧张素 Ⅱ）后 KLF5 水平降低会导致小鼠心肌壁变薄、心脏纤维化和肥厚[59]。KLF5 通过 p300 乙酰化的位点为 K369R，其位于 DNA 结合结构域（DBD）[60]。尽管乙酰化对 KLF5 的 DNA 结合能力没有任何显著影响，但是乙酰化缺陷的突变个体中，KLF5 失去了激活靶基因启动子以及促进细胞增殖和生长的能力[60]。然而，在心血管系统内，乙酰化如何影响 KLF5 的转录活性仍有待继续研究。

NFAT 转录因子家族具有五个成员，其中 NFAT（活化 T 细胞核因子）c1 涉及多种细胞活动和数种脊椎动物器官的正常发育[61-62]。NFATc1 是钙调磷酸酶的下游效应物，在心脏瓣膜发育和成熟过程中发挥着显著作用，NFATc1[-/-] 小鼠缺乏流出道瓣膜，并会因心力衰竭在宫内死亡[63-64]。在破骨细胞分化过程中，NFATc1 可以被 RANKL 诱导的 p300 和 PCAF 乙酰化。这种乙酰化可稳定 NFATc1 并增加其转录活性[65]。而且，NFATc1 的乙酰化是通过骨骼肌中 p300 磷酸化由 Erk1/2 信号介导的。赖氨酸 351 和 549 是 p300 的主要乙酰化位点，而乙酰化缺陷的 NFATc1 表现出 DNA 结合和转录活性降低[66]。

此外，一些在心脏内广泛表达但同时对心脏基因调节和心脏功能很重要的转录因子也是乙酰化底物，包括 SP1[67]、NF-κB[68] 和 Smad3[69] 等。

14.2.3 心脏疾病中的乙酰化和线粒体功能

线粒体是心脏中主要的产能细胞器，也是心肌病和心力衰竭的致病因素。研究发现心力衰竭心脏中许多线粒体蛋白是乙酰化靶点[70]。通过对压力超负荷引起的心脏肥厚和心力衰竭进行二维蛋白质印迹的 MALDI-TOF/TOF 质谱分析显示，ATP 合成酶 β 亚基、酰基辅酶 A 脱氢酶（LCAD）、天冬氨酸转氨酶和线粒体苹果酸脱氢酶（MMDH）等线粒体产能相关酶高度乙酰化，而 Sirt3（一种脱乙酰化酶）（见下文）的乙酰化水平则发生显著下调[70]。LCAD 在 8 个赖氨酸残基 K42、156、189、240、254、318、322 和 358 上可被乙酰化[71]，并抑制其酶活性[71-72]。根据这些发现，压力超负荷诱发的心力衰竭心脏中脂肪酸氧化显著降低，而 LCAD 没有变化[73]，这表明高乙酰化可能抑制 LCAD 的活性。最近研究发现，心脏特异性敲除 Ndufs4（线粒体复合物 I 组成成分）基因的小鼠可对压力超负荷产生应答，从而加重心力衰竭[74]。一般认为，压力超负荷可引起蛋白高乙酰化从而导致心力衰竭的小鼠模型[74]，表明绝大多数线粒体蛋白是乙酰化底物。探明心脏病理生理情况下乙酰化如何影响特定线粒体蛋白质的活性十分重要。

14.2.4 去乙酰化酶和心脏功能 / 疾病

HDAC 可将组蛋白和非组蛋白中的乙酰 -L- 赖氨酸侧链去乙酰化以产生 L- 赖氨酸和乙酸盐。基于其结构，HDAC 可被分为四类[75-76]：I 类 HDAC 包括 1、2、3 和 8；II 类 HDAC 包括 II a 4、5、7 和 9 以及 II b 6 和 10；III 类 Sirtuins 酶 1 ~ 7，与酵母 Sir2（沉默调节子 2）相关；IV 类 HDAC11。I 类和 II 类 HDAC 是锌依赖性水解酶，而 III 类 HDAC 的酶活性不依赖于锌而依赖于烟酰胺腺嘌呤二核苷酸（NAD＋）[77]。此外，与其他 HDAC 相比，II a 类 HDAC 的酶活性极低。HDAC 参与介导细胞和组织中一系列生理 / 病理生理事件。一些 HDAC 在心脏疾病中的作用已得到广泛研究。一般认为 I 类 HDAC 对心脏功能是有害的，一旦激活可通过抑制抗肥大基因的表达来促进心脏重塑，而 II 类 HDAC 则被发现能够拮抗由外部刺激引起的肥大反应。例如，HDAC2 可通过介导 PI3K-Akt-Gsk3b 信号通路促进心脏肥厚[78]，但 HDAC5 或 HDAC9 可减弱多种外部刺激诱导产生的肥大反应[79-80]。我们根据本领域最新出版物列出 HDAC I、II 和 III 类成员的敲除和（或）转基因小鼠模型的心脏表型（表 14.1）。读者也可参阅该领域先前发表的相关综述[89-90]。

120

先天性心脏病——临床特征、人类遗传学和分子通路

表 14.1	组蛋白脱乙酰化酶（HDAC）敲除 / 过表达模型和心脏表型		
名称	主要心脏表型	相关机制	参考文献
HDAC1&2	双敲除：扩张型心肌病、心律失常和提前死亡	HDAC1 和 HDAC2 在功能上相互重叠。双敲除可使其失去对编码离子通道和骨骼肌收缩蛋白的基因表达调控	[81]
HDAC3	敲除：多种心脏结构缺陷包括右心室双流出道、室间隔缺损和主动脉弓离断 B 型 过表达：增加出生后心肌细胞增殖，且无心脏肥厚	平滑肌分化缺陷，Notch 配体 Jaged1 表达下调	[82-83]
HDAC2	敲除：减弱致肥厚性刺激导致的心脏肥厚 转基因：增加肥厚	调控 PI3K-Ak5-Gsk3b 信号通路	[78]
HDAC4	敲除：未见明显心脏表型		[84]
HDAC5&9	单个敲除：增加对压力超负荷（而非对慢性 β 肾上腺素能刺激）产生的反应性肥厚 复合敲除：胚胎 / 出生后早期死亡伴发室间隔缺损和心室壁变薄	HDAC5 和 HDAC9 在功能上相互重叠 HDAC9 可介导 MEF2 的转录活性	[79-80]
HDAC6	敲除：减弱血管紧张素 II 刺激产生的心脏功能障碍	不明	[85]
HDAC7	敲除：由于血管扩张和破裂导致胚胎死亡	通过与 MEF2 相互作用抑制基质金属蛋白酶 10 的表达	[86]
HDAC8	敲除：全敲除小鼠未见明显心脏表型，但具有颅骨缺陷	颅神经嵴细胞中同源框基因的调节异常	[87]
HDAC11	敲除：没有明显的大体表型；对免疫系统具有一定影响	不明	[88]

14.2.5 HDAC 抑制剂在心脏肥厚和心力衰竭中的作用

HDAC 抑制剂的发展和应用可能是治疗人类心肌病和心力衰竭的众多策略之一。事实上，TSA（一种化学 HDAC 抑制剂）可抑制由主动脉结扎或 *Hopx* 基因过表达诱导产生的心脏肥厚小鼠模型的心肌纤维化[91-92]。丙戊酸钠（另一种化学 HDAC 抑制剂）可改善大鼠模型中由肺动脉结扎诱导产生的右心室肥厚[93]。感兴趣的读者可参阅相关综述[94-95]。总之，这些发现表明，HDAC 抑制剂在心脏疾病中具有广泛的临床应用前景。

14.3　泛素化和心脏功能 / 疾病

泛素是一种高度保守的具有 76 个氨基酸的蛋白质（约 16kD），其在 20 世纪 70 年代被发现[96-97]，是泛素样蛋白质或者修饰物超家族的首个成员。泛素可通过一系列需要激活酶 E1、偶联酶 E2 和连接酶 E3（图 14.1）的化学级联共价结合到其靶点上，使得靶点降解或活性改变，这取决于泛素-泛素共价键连接赖氨酸的位置[98]。例如，在泛素第 48 赖氨酸上形成多泛素化的底物通常被递送至蛋白酶体复合物进行水解；然而，泛素第 63 赖氨酸的单泛素化或多泛素化通常会改变底物的活性

（图 14.1）。泛素化是一个可逆的过程，可以被一组酶去泛素化[99]。泛素化底物的选择性主要由数百个已被鉴定的 E3 连接酶控制；然而，其中只有少数是肌肉特异性的 E3 连接酶，本章将讨论它们与心脏病的相关性。

14.3.1 泛素化蛋白酶系统和心脏病

蛋白酶体由大的多酶蛋白酶复合物组成，该复合物以 ATP 依赖性方式降解绝大多数细胞内蛋白质，包括非功能性（错折叠或受损）或功能性蛋白质。泛素蛋白酶体系统（UPS）的主要组分是 26S 蛋白酶体和泛素。在泛素分子中第 48 赖氨酸上形成的多泛素化蛋白质通常作用于蛋白酶体介导的降解。最近的研究表明 UPS 在心脏病中发挥重要作用。

家族性扩张型心肌病　与 UPS 相关的家族性扩张型心肌病是结蛋白相关性肌病。结蛋白是一种对正常心肌细胞结构至关重要的蛋白质，其稳定性由伴侣蛋白 αB- 晶体蛋白介导，该蛋白是一种热休克蛋白，能够募集结蛋白以降解蛋白酶体。结蛋白和（或）αB- 晶状体蛋白的突变，如 p.Arg120Gly，实质上损害了 αB- 晶体蛋白的功能[100]，并可引起扩张型心肌病和心力衰竭[101-102]。这种人类扩张型心肌病可在心肌细胞特异性表达 αB- 晶体蛋白 -Arg120Gly 突变的小鼠模型中被重现。转基因小鼠会发生线粒体解体和功能障碍心肌病，最终导致心力衰竭[103]。进一步研究揭示了 UPS 的损伤和异常蛋白的增加是导致心肌病的潜在因素[104]，表明 UPS 在结蛋白相关性心肌病中的作用。

家族性肥厚型心肌病　最常见的家族性肥厚型心肌病由编码心肌肌球蛋白结合蛋白 C（cMBP-C）的 MYBP3 基因突变引起[105]（见第 60 章）。MYBP3 上的大多数突变可产生截短蛋白[106]，这些蛋白可由 UPS 降解[107]，从而增加了 UPS 的工作负荷。实际上，在腺病毒诱导产生截短 cMBP-C 的体外培养心肌细胞中可观察到受损的 UPS[107]，

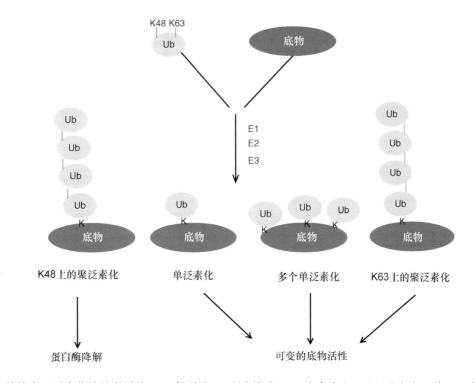

图 14.1　泛素的接合。泛素化涉及激活酶 E1、偶联酶 E2 和连接酶 E3。迄今为止，已经鉴定出一种 E1、数种 E2 和数百种 E3，而 E3 主要决定泛素化的底物特异性。泛素化可能具有以下几种不同的形式：第 48 赖氨酸上的多泛素化（主要导致底物被蛋白酶体降解）、第 63 赖氨酸的多泛素化或单泛素化（一个泛素与底物上的一个赖氨酸连接）、多个单泛素化（多个泛素与底物蛋白一个赖氨酸的不同位置连接），通常会导致底物功能的变化

并且心脏过表达截短 cMBP-C 的转基因小鼠正如预期那样，可发生心脏肥厚[108]。

缺血性心脏病 冠状动脉缺血 / 再灌注对 UPS 活性的抑制首先在 2001 年被报道[109]，并在随后得以明确[110]。UPS 活性降低会使异常蛋白质聚集，这导致了缺血性损伤后的心脏功能障碍。相应地，UPS 过表达减少了异常蛋白质的聚集、梗死面积，并可在缺血再灌注后改善心脏功能[111]。相反，抑制心肌细胞中蛋白酶体的活性可加重小鼠心肌缺血 / 再灌注损伤[112]。从机制上讲，活性氧类增加和 ATP 含量降低可能是缺血 / 再灌注心脏中观察到 UPS 功能失调的基础[110, 113]。

心脏重构和心力衰竭 心脏重构发生在对工作负荷增高（高血压或病理性刺激，如缺血）的反应性应答中，并可能进展为心力衰竭，表现为心脏泵功能降低。尽管 UPS 在心脏重构和心力衰竭中的意义已经得到研究，但是结果并不一致。据报道，在一些研究中 UPS 的活性受损，但是在一些心力衰竭患者和（或）心脏重构和心力衰竭的动物模型中，UPS 的活性增强[114-116]。最近，通过氧化损伤引起的蛋白酶体功能选择性抑制而非普遍抑制[117]使问题进一步复杂化。需要更广泛的研究来探明这些问题。

14.3.2 泛素化 E3 连接酶和心脏病

如上所述，UPS 介导的降解底物的特异性和选择性受泛素化 E3 连接酶控制，其分为三类：含 RING finger 的蛋白质、含 U-box 的蛋白质和含 HECT 结构域的蛋白质。现有研究显示在心脏生理学和病理生理学中起作用的主要心脏泛素 E3 连接酶包括 atrogin-1、肌肉 RING finger（MuRF）家族（MuRF1、2 和 3）、CHIP 和 MDM2。

Atrogin-1 Atrogin-1（atrophy 基因 1，或称 MAFbx）具有 F-box 模体，其特征在于 SCF（skp1、cullin、F-box protein）泛素连接酶复合物。Atrogin-1 特异性表达于人类、小鼠和大鼠的心脏和骨骼肌中[118-119]，因此被定义为肌肉和心脏特异性 E3 连接酶。Atrogin-1 与 SCF 泛素连接酶复合物相互

作用并使其底物降解。Atrogin-1 的底物之一是钙调磷酸酶。钙调磷酸酶在压力超负荷和促肥厚刺激作用下，在心脏病理性肥厚中起重要作用[120]。Atrogin-1 的过表达可促进钙调磷酸酶的降解，并抑制 NFATc4 核转位，从而抑制压力超负荷引起的心脏肥厚[121]。然而，另一项研究显示 atrogin-1 的表达在压力超负荷下显著升高，而 atrogin-1 敲除可抑制压力超负荷和 β 肾上腺素能激活引起的心脏肥厚[122]。从机制上看，IkB-α 稳定和 NF-κB 抑制是 atrogin-1 敲除产生保护作用的基础[122]。目前，还需要更多研究探明上述矛盾结果产生的原因。

MuRF1 MuRF1 是一种含 RING 结构域的 E3 连接酶，被发现在介导心肌肌钙蛋白 1 稳定性中发挥重要作用[123-124]。早期的一项研究表明，MuRF1 敲除小鼠的心脏质量在基线水平与野生型小鼠相当，但对肥厚逆转抵抗力更强[125]。然而，另一项研究发现 MuRF1 敲除小鼠可出现生理性心脏肥厚，MuRF1 不是心脏萎缩所必需的[126]。结果的差异可能归因于这两项研究中使用的实验条件不同，如所用动物的年龄和性别、刺激持续时间等。另外，MuRF1 的过表达加重了主动脉结扎导致的心力衰竭[127]。更重要的是，置入左心室辅助装置导致的治疗性心脏萎缩患者心肌样本中，MuRF1 表达水平上调[125]，这显示了 MuRF1 在人类心脏疾病中的潜在作用。

MDM2 MDM2 也含有类似 MuRF1 的 RING 结构域。在氧化应激和压力超负荷的小鼠心脏中 MDM2 表达水平升高[128]。MDM2 在培养的心肌细胞中的过表达可保护它们免于缺氧–氧化诱导产生的损伤，而抑制 MDM2 活性会抑制它的保护活性[129]。MDM2 介导降解的主要泛素化靶点分别为 p53[130-131]、ARC（具有胱天蛋白酶募集域的凋亡阻遏蛋白）[128]、β₂ 受体和 β-arrestin[132]、胰岛素样生长因子 1 受体[133]和 FoxO1[134-135]。

CHIP CHIP 是含 U-box 的 E3 连接酶，也是热休克蛋白（HSP）70 和 90 的分子伴侣。CHIP 在心脏中高度富集[136]，CHIP[-/-] 小鼠与野生型小鼠相比具有较高死亡率和更严重的心脏肥大[137]。CHIP 在小鼠心脏中的过表达可保护心肌，避免缺

血诱导性细胞死亡[138]，因此证明了 CHIP 在维持心脏动态平衡中的保护作用。作为 E3 连接酶，CHIP 与 MDM2 具有一些共同的靶点，包括 p53 和 FoxO1[139-140]。

14.3.3 去泛素化酶和心脏病

去泛素化酶在平衡泛素化和脱泛素化过程中发挥重要作用，从而维持蛋白质稳态。目前在人类基因组中已经预测存在大约 79 个去泛素化酶[141]。

已有研究显示去泛素化酶在免疫系统和癌症中的相关作用[142-143]，其中抑制去泛素化酶活性可能是癌症的潜在治疗方法[144]。最近研究证实，去泛素化酶基因 USP8 的突变与人类库欣病有因果联系[145]。然而，我们对于去泛素化酶在心脏疾病中的作用了解极为有限。对人类扩张型心肌病的心脏样本分析表明，去泛素化酶异肽酶 -T 和泛素 - 融合降解系统 -1[146]（两种重要的去泛素化酶）的表达失调。但这些变化与心肌病发病机制的关联仍不清楚。

14.4　SUMO 化和心脏功能 / 疾病

SUMO（小分子泛素样修饰物）属于泛素样超家族。迄今为止已经确定了 4 个 SUMO 家族成员，分别命名为 SUMO-1、SUMO-2、SUMO-3 和 SUMO-4。然而，SUMO-4 似乎不能以其天然形式 SUMO 化[147]。SUMO-1 与 SUMO-2 和 SUMO-3 具有约 50 % 的同源性，但活性 SUMO-2 和 SUMO-3 蛋白具有约 97 % 的相似度。SUMO-1 和 SUMO-2/3 在调节细胞活性方面可能具有不同的作用，因为：①它们在一定程度上表现出底物特异性[148]；②至少在培养的细胞系中，SUMO-2/3 似乎比 SUMO-1 对外部刺激更有反应[149]；③ SUMO-1 表现出与 SUMO-2/3 不同的亚细胞定位和动力学[148]。

与泛素化类似，SUMO 化也需要酶 E1（异二聚体活化酶）、E2（Ubc9）和 E3 参与并且需要消耗 ATP（图 14.1）。SUMO 化是一个可逆的过程。类泛素化蛋白酶（SENP）参与 SUMO 化的解离，也与最初合成的非活性 SUMO 前体成熟相关[150]。SUMO 化 E3 连接酶可以提高 SUMO 化的特异性和效率（见下文）。值得注意的是，SUMO 化可能发生在给定底物的单个或多个赖氨酸残基上，分别命名为单或多 SUMO 化（图 14.2）。SUMO 基团还可以偶联附着于底物 SUMO 蛋白内的赖氨酸残基上，形成聚合（聚）SUMO 链（即多聚 SUMO 化）。

鉴于 SUMO 化的瞬时性和动态性，以及在大多数情况下只有一小部分给定的底物在既定时间窗内被修饰的事实，检测内源性 SUMO 偶联靶点挑战重重。尽管迄今为止研究确定的大多数 SUMO 底物位于核内，但是一些 SUMO 靶点也定位于其他亚细胞区室中，如胞质、质膜和线粒体[151-155]。

SUMO 化 E3 连接酶 SUMO 化 E3 连接酶（表 14.2）可以通过激活非共有 SUMO 受体位点和（或）促进多 SUMO 化 / 多聚 SUMO 化来催化 SUMO 化。SUMO 化 E3 连接酶也被认为在底物识别中发挥着作用。在这些已知的 SUMO 化 E3 连接酶中，由四种同种型（PIAS1、PIAS3、PIASx 和 PIASy）组成的 PIAS 家族是最强效的 SUMO 化 E3 连接酶。然而，PIAS 蛋白的连接酶活性可能并不能完全归因于 RING 结构域[166]。值得注意的是，尽管 SUMO 受体位点仍有待确定，PIAS 蛋白本身就是 SUMO 化底物[178-179]。PIAS 家族成员似乎具有相互重叠的功能，因为在小鼠中敲除 PIAS1、PIAS2 或 PIAS4 不会导致任何严重和致死性表型[180-183]，而 PIAS1 和 PIAS4 的双敲除则可引起小鼠胚胎在 E11.5 前死亡[184]。

去 SUMO 化酶 SENP 人类类泛素化蛋白酶（SENP）由特异性参与 SUMO 化结合途径的

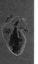
先天性心脏病——临床特征、人类遗传学和分子通路

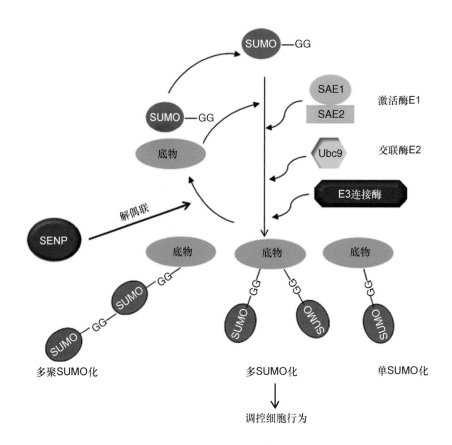

图 14.2　SUMO 化机制。SUMO 化需要异二聚体活化酶（E1）、结合酶（E2）和连接酶（E3）。SENP 可使 SUMO 底物去偶联。SUMO 化可以以三种形式发生：单 SUMO 化、多 SUMO 化和多聚 SUMO 化

表 14.2　SUMO 化 E3 连接酶概览	
SUMO 化 E3 连接酶	**参考文献**
HDAC4	[156-158]
Krox20	[159]
MAPL	[160]
MMS21/NSE1	[161]
Pc2	[162-165]
PIAS	[166-167]
RanBP2	[168-170]
Rhes	[171]
SF2/ASF	[172]
TLS/FUS	[173]
TOPOR	[174-175]
TRAF7	[176]
TRIM28	[177]

六个成员（SENP1、2、3、5、6、7）组成[185]。SENP 可切割 SUMO 蛋白的 C 端延伸使其成熟（具有内肽酶活性），且游离 SUMO 蛋白可附着于底物（异肽酶活性）（图 14.1）。SENP 的内肽酶/异肽酶活性以及它们对底物/SUMO 同工型的识别能力存在差异[186-187]。例如，SENP1 和 SENP2 对所有 SUMO 前体都显示出内肽酶/异肽酶活性，而 SENP3、5、6 和 7 优先靶向定位 SUMO-2/3[185]。尚无 SENP3、5、6 或 7 敲除的相关信息，但敲除 SENP1 或 SENP2 可导致胚胎死亡[188-190]，表明 SENP 蛋白在鼠胚胎发育中的作用不相互重叠。

SUMO 靶向序列　SUMO 靶点主要位于已知共有序列 ψKXE/D（ψ 是大的疏水性氨基酸，X 是任意残基，D 是天冬氨酸，E 是谷氨酸）的赖氨酸（K）残基上[191-192]。然而，SUMO 化也可能发生在基质内一些非经典赖氨酸残基上[193-194]。SUMO 化 E3 连接酶可以诱导 SUMO 与非经

典赖氨酸残基的结合[195]。值得注意的是，不是所有含有这种四氨基酸序列模体的蛋白质都是 SUMO 靶向的。有意思的是，SUMO-2/3 也具有包含第 11 赖氨酸的靶向共有序列 ValLysThrGlu[196]，这也是聚 SUMO 链形成的关键位点。

14.4.1 动物模型中 SUMO 化在心血管功能中的作用

SUMO 化在肿瘤发生中的作用已得到了广泛研究。最近研究结果表明，SUMO 化可能对心脏功能具有重要作用，并参与心血管疾病的发生。事实上，SUMO 化可直接修饰许多对心血管发育和功能具有重要影响的底物（表 14.3）。例如 Nkx2-5、Tbx5 和 Zic3 都是小鼠心血管发育 / 功能的重要调节因子。尽管 SUMO 化增强了 Tbx5 和 Nkx2-5 的活性[203, 219, 222]，但它至少可部分通过调节 Zic3 的核定位抑制 Zic3 功能[221]，这可能提示 SUMO 化与先天性心脏病（CHD）发生有关。研究发现，部分 SUMO-1 敲除小鼠可发生早期死亡与心脏结构缺陷[223-224]，虽然这种表型可能受遗传背景的影响[225-226]，但这可能支持上述结论。SUMO-1 化在早期心脏发育中的重要性通过以下发现进一步得到验证：SENP2（小鼠心脏中一种 pan-SUMO 异肽酶）的过表达可减少 SUMO 化并可引起小鼠心脏结构异常及早期死亡，同时心脏 SUMO-1 的过表达可减轻心脏缺陷，并降低 SENP2 转基因小鼠的死亡率[227]。

在 SENP2 功能获得模型中，SUMO-1、SUMO-2 和 SUMO-3 的结合力由于去 SUMO 化活性的上调而减弱[227]。尽管部分 SENP2-Tg 小鼠死于 CHD，但随着其存活时间的延长，SENP2-Tg 小鼠会出现心脏肥大，并伴有心功能受损和纤维化[227]，提示 SUMO 化通路在心肌病发生中的作用。如果可行，比较 SUMO-2/3 和 SUMO-1 在心肌病发生中的作用将十分有意义。

表 14.3　对心血管发育 / 功能具有重要影响的 SUMO 化底物

SUMO 靶点	主要位点	参考文献
间隙连接蛋白 43	赖氨酸 144/237	[151]
Drp1	多个赖氨酸残基	[153,194]
Erk5	赖氨酸 6/22	[197]
ERRα	赖氨酸 14/403	[198]
Ezh2	N/A	[199]
GATA4	赖氨酸 366	[167]
核纤层蛋白 A	赖氨酸 201	[200]
Mef2c	赖氨酸 391	[157]
Msx1	赖氨酸 9/127	[201]
Myocardin	赖氨酸 445	[195]
Nfatc1/C	赖氨酸 349/702/914	[202]
Nkx2-5	赖氨酸 51	[203]
PARP1	赖氨酸 203/486	[204]
PGC-1α	赖氨酸 183	[205]
PPARγ	赖氨酸 107	[206-208]
PPARα	赖氨酸 385（鼠）赖氨酸 185（人）	[206-208]
Prox1	赖氨酸 556	[211-212]
类视黄醇 X 受体 α	赖氨酸 108	[213]
SERCA2a	赖氨酸 480/585	[214]
Smad4	赖氨酸 113/159	[215-217]
SRF	赖氨酸 147	[203,218]
Tbx5	N/A	[219]
TRPM4∂	未明确	[220]
Zic3	赖氨酸 248	[221]

14.4.2 SUMO 化对人类心血管疾病的潜在作用

14.4.2.1 SUMO 化和 CHD

越来越多的研究证据表明 SUMO 化通路在人类心血管疾病中发挥重要作用。上述 SUMO 底物（如 Nkx2-5 和 Zic3）均与人类 CHD 有关。许多与疾病相关的 Nkx2-5 和 Zic3 突变体可显示

SUMO 化显著减少[221, 228]。野生型小鼠心脏特异性表达 Nkx2-5 SUMO 位点（第 51 赖氨酸至精氨酸，Lys51Arg）突变的个体不会引起严重疾病表型；然而，其确实可在 Nkx2-5 单倍体不足（Nkx2-5[+/−]）小鼠中诱导产生先天性心脏病[228]。鉴于复合转基因 Lys51Arg：Nkx2-5[+/−] 小鼠心脏中转基因 K51R 和野生型 Nkx2-5 的表达水平相当，以及许多 Nkx2-5 突变患者的 SUMO 化水平降低，Nkx2-5 SUMO 化的改变可能与这些 Nkx2-5 突变个体 CHD 的发生相关。另一个有意思的发现是，对唇腭裂和房间隔缺损（ASD）新生患儿和对照组的 SUMO-1 基因测序分析显示，SUMO-1 基因顺式调控元件发生突变，该突变可使离体测定中报告基因的活性降低约 50%[224]。但是，为进一步将 SUMO-1 基因与人类遗传疾病相联系，需要分析更多的人类样本，且需要进行家族谱系研究。

14.4.2.2 SUMO 化和心肌病

在病因学上，核纤层蛋白 A（lamin A）的突变与遗传性扩张型心肌病相关[229]（见第 59 章）。SUMO 化可修饰 lamin A 共有序列 MetLysGluGlu 中的第 201 赖氨酸残基，并将第 203 谷氨酸突变为甘氨酸（Glu203Gly）[230] 或赖氨酸（Glu203Lys）[231]（这与家庭性扩张型心肌病和传导疾病相关），影响 lamin A SUMO 化导致核定位改变[200]。这两个突变表现出类似的分子表型：SUMO 化-缺陷性 Glu201Arg 突变[200]。因此，laminA 缺陷性 SUMO 化与家族性扩张型心肌病直接相关。

SERCA2a 是一种 ATP 酶，是维持兴奋-收缩偶联过程中 Ca^{2+} 稳态的关键因子，其两个位点 K480 和 K585[214] 可作为 SUMO 化底物。心力衰竭患者心脏中自由/结合 SUMO-1 的 SERCA2a 水平均显著降低[214]。大型动物模型中所有或与 SERCA2a 化的 SUMO-1 的恢复可改善心脏功能[232]。这些发现说明了 SERCA2a 的 SUMO 偶联与心力衰竭相关。

近来研究证实，SENP5 与心肌病和心力衰竭相关。SENP5 在心肌病患者的心肌细胞中上调，心脏中人类 SENP5 特异性过表达的转基因小鼠可

重现人类心肌病表型[233]。转基因心脏可表现出细胞凋亡增加、细胞增殖减少与线粒体增加。此外，SENP5-Tg 心脏中 Bcl2 的过表达可减轻心功能障碍[233]。从机制上看，在 SENP5 过表达的心脏中，SUMO 与线粒体分裂的重要因子 Drp1 偶联，且在培养心肌细胞中敲除 Drp1 可抑制 SENP5 凋亡通路的激活[233]。因此，SENP5 主要以线粒体为靶点诱导心肌病产生。

上述研究作为实例证明了 SUMO 与特定底物偶联的缺陷可能导致心肌异常。然而，在 SUMO 化全敲除小鼠模型中表现的心脏表型应该是多个 SUMO 化底物活性总效应或净效应的结果，而不是对单个 SUMO 化靶点的功能影响。如何将源于 SUMO 化全敲除的功能变化与在相同或相似信号通路中作用的特定靶点相关联，或许是未来研究的一个很有意思的方向。

14.4.2.3 SUMO 化和传导疾病

心脏传导功能障碍会对健康构成重大威胁（见第 62 和第 63 章）。上述 SUMO 化缺陷型核纤层蛋白 A 突变也与家族性心脏传导疾病相关。另一种心脏传导疾病是进行性家族性心脏传导阻滞 I 型，其为常染色体显性遗传疾病[234]。编码瞬时受体电位阳离子通道 M 亚家族成员 4（一种 Ca^{2+} 激活的非选择性阳离子通道）的 TRPM4 基因中第 7 谷氨酸至赖氨酸（E7K）的点突变可导致家族性心脏传导阻滞[220]。TRPM4 是 SUMO 的底物，突变型 E7K 对 SENP1 的去 SUMO 化作用具有抗性，继而得以免受蛋白酶体降解并导致通道活性提高[235]。SUMO 还可以其他心脏离子通道蛋白（如 Kv2.1[236] 和 Kv1.5[237]）作为靶点，并调节其功能。然而，这些蛋白质的 SUMO 化是否与心律失常相关还需要进一步研究证实。

14.4.2.4 SUMO 化在缺血性心脏中的潜在意义

多项证据表明，SUMO-1 和 SUMO-2/3 在脑缺血中的结合力增加，从而对组织损伤起到保护作用[238-241]。然而，尚未有系统性研究表明在缺血/再灌注过程中 SUMO 化的整体变化。但一项

研究发现，SUMO-1 化 HIF1α 的高表达与缺氧心脏 SUMO-1 结合力增高有关[242]。Erk5（细胞外信号调节激酶 5）是缺血 / 再灌注损伤和抑制凋亡的重要介质，其可被 SUMO 化抑制[243]。Erk5 的 SUMO 化在心肌梗死、H_2O_2 诱导性炎症和糖尿病小鼠的主动脉中有所增加[197, 243]。尽管关于

SUMO 化如何影响 HIF1α 稳定性和功能的数据仍具有争议[188, 244-246]，但 Erk5 的 SUMO-1 化水平提高似乎可以促进炎症产生，因而加重损伤。鉴于许多 SUMO 底物与心脏缺血 / 再灌注损伤相关，故在这种特定病理生理学环境中 SUMO 化通路发挥的确切作用仍有待研究加以明确。

结　　论

　　自从发现第一种 SUMO 蛋白以来，新的 SUMO 底物数量迅速增加，我们对于 SUMO 化通路如何参与多种细胞活动及其分子机制的了解已得到了长足进步。然而，为了充分阐明 SUMO 偶联在心血管疾病中所起的作用，仍存在一些亟待解决的问题。例如，SUMO-1 和 SUMO-2/3 在调节心血管功能方面是否存在功能差异？虽然在心力衰竭患者心脏中观察到了 SUMO-1 结合力的整体变化[214]，考虑到与终末期心力衰竭相关的病

理生理学状况的复杂性，这种变化是否与心肌病或长期治疗的结果相关？另外，SUMO-2/3 如何在患者心脏中发挥作用也需要进行系统研究。另一个有意思的问题是，具有心血管副作用的药物是否会引起 SUMO 化水平的显著变化。在酵母中，SUMO 化通路与多柔比星诱导的细胞毒性相关[247]。多柔比星是否可以介导心脏中的 SUMO 化，这是否在某种程度上参与了多柔比星相关性心肌病，也是一个非常有意思的研究领域。

参考文献

［1］ Stark GR，Wang Y，Lu T（2011）Lysine methylation of promoter-bound transcription factors and relevance to cancer. Cell Res 21：375-380

［2］ Mostaqul Huq MD，Gupta P，Tsai NP et al（2006）Suppression of receptor interacting protein 140 repressive activity by protein arginine methylation. EMBO J 25：5094-5104

［3］ Xu W，Chen H，Du K et al（2001）A transcriptional switch mediated by cofactor methylation. Science 294：2507-2511

［4］ Chevillard-Briet M，Trouche D，Vandel L（2002）Control of CBP co-activating activity by arginine methylation. EMBO J 21：5457-5466

［5］ Paik WK，Cho YB，Frost B et al（1989）Cytochrome c methylation. Biochem Cell Biol 67：602-611

［6］ Sitaramayya A，Wright LS，Siegel FL（1980）Enzymatic methylation of calmodulin in rat brain cytosol. J Biol Chem 255：8894-8900

［7］ Bauer UM，Daujat S，Nielsen SJ et al（2002）Methylation at arginine 17 of histone H3 is linked to gene activation. EMBO Rep 3：39-44

［8］ Murata K，Kouzarides T，Bannister AJ et al（2010）Histone H3 lysine 4 methylation is associated with the transcriptional reprogramming efficiency of somatic nuclei by oocytes. Epigenetics Chromatin 3：4

［9］ Nguyen CT，Weisenberger DJ，Velicescu M et al（2002）Histone H3-lysine 9 methylation is associated with aberrant gene silencing in cancer cells and is rapidly reversed by 5-aza- 2'- deoxycytidine. Cancer Res 62：6456-6461

［10］ Klose RJ，Zhang Y（2007）Regulation of histone methylation by demethylimination and demethylation. Nat Rev Mol Cell Biol 8：307-318

［11］ Kaneda R，Takada S，Yamashita Y et al（2009）Genome-wide histone methylation profile for heart failure. Genes Cells 14：69-77

［12］ Pasini D，Bracken AP，Jensen MR et al（2004）Suz12 is essential for mouse development and for EZH2 histone methyltransferase activity. EMBO J 23：4061-4071

［13］ Cao R，Zhang Y（2004）SUZ12 is required for both the histone methyltransferase activity and the silencing function of the EED-EZH2 complex. Mol Cell 15: 57-67

[14] Shi B, Liang J, Yang X et al (2007) Shang, Integration of estrogen and Wnt signaling circuits by the polycomb group protein EZH2 in breast cancer cells. Mol Cell Biol 27: 5105-5119

[15] Chen L, Ma Y, Kim EY et al (2012) Conditional ablation of ezh2 in murine hearts reveals its essential roles in endocardial cushion formation, cardiomyocyte proliferation and survival. PLoS One 7, e31005

[16] He A, Ma Q, Cao J et al (2012) Polycomb repressive complex 2 regulates normal development of the mouse heart. Circ Res 110: 406-415

[17] Moskowitz IP, Wang J, Peterson MA et al (2011) Transcription factor genes Smad4 and Gata4 cooperatively regulate cardiac valve development. Proc Natl Acad Sci USA 108: 4006-4011

[18] He A, Shen X, Ma Q et al (2012) PRC2 directly methylates GATA4 and represses its transcriptional activity. Genes Dev 26: 37-42

[19] Sakata Y, Koibuchi N, Xiang F et al (2006) The spectrum of cardiovascular anomalies in CHF1/Hey2 deficient mice reveals roles in endocardial cushion, myocardial and vascular maturation. J Mol Cell Cardiol 40: 267-273

[20] Delgado-Olguin P, Huang Y, Li X et al (2012) Epigenetic repression of cardiac progenitor gene expression by Ezh2 is required for postnatal cardiac homeostasis. Nat Genet 44: 343-347

[21] Jones B, Su H, Bhat A et al (2008) The histone H3K79 methyltransferase Dot1L is essential for mammalian development and heterochromatin structure. PLoS Genet 4, e1000190

[22] Nguyen AT, Xiao B, Neppl RL et al (2011) DOT1L regulates dystrophin expression and is critical for cardiac function. Genes Dev 25: 263-274

[23] Lohan J, Culligan K, Ohlendieck K (2005) Deficiency in cardiac dystrophin affects the abundance of the alpha/beta-dystroglycan complex. J Biomed Biotechnol 2005: 28-36

[24] Shen X, Kim W, Fujiwara Y et al (2009) Jumonji modulates polycomb activity and self-renewal versus differentiation of stem cells. Cell 139: 1303-1314

[25] Takahashi M, Kojima M, Nakajima K et al (2004) Cardiac abnormalities cause early lethality of jumonji mutant mice. Biochem Biophys Res Commun 324: 1319-1323

[26] Lee Y, Song AJ, Baker R et al (2000) Jumonji,

a nuclear protein that is necessary for normal heart development. Circ Res 86: 932-938

[27] Mysliwiec MR, Bresnick EH, Lee Y (2011) Endothelial Jarid2/Jumonji is required for normal cardiac development and proper Notch1 expression. J Biol Chem 286: 17193-17204

[28] Niessen K, Karsan A (2008) Notch signaling in cardiac development. Circ Res 102: 1169-1181

[29] Ulucan O, Keskin O, Erman B et al (2011) A comparative molecular dynamics study of methylation state specificity of JMJD2A. PLoS One 6, e24664

[30] Klose RJ, Yamane K, Bae Y et al (2006) The transcriptional repressor JHDM3A demethylates trimethyl histone H3 lysine 9 and lysine 36. Nature 442: 312-316

[31] Zhang QJ, Chen HZ, Wang L et al (2011) The histone trimethyllysine demethylase JMJD2A promotes cardiac hypertrophy in response to hypertrophic stimuli in mice. J Clin Invest 121: 2447-2456

[32] Friedrich FW, Wilding BR, Reischmann S et al (2012) Evidence for FHL1 as a novel disease gene for isolated hypertrophic cardiomyopathy. Hum Mol Genet 21: 3237-3254

[33] Sheikh F, Raskin A, Chu PH et al (2008) An FHL1-containing complex within the cardiomyocyte sarcomere mediates hypertrophic biomechanical stress responses in mice. J Clin Invest 118: 3870-3880

[34] Verrier L, Escaffi t F, Chailleux C et al (2011) A new isoform of the histone demethylase JMJD2A/KDM4A is required for skeletal muscle differentiation. PLoS Genet 7, e1001390

[35] Bose J, Gruber AD, Helming L et al (2004) The phosphatidylserine receptor has essential functions during embryogenesis but not in apoptotic cell removal. J Biol 3: 15

[36] Chang B, Chen Y, Zhao Y, Bruick RK (2007) JMJD6 is a histone arginine demethylase. Science 318: 444-447

[37] Pang M, Zhuang S (2010) Histone deacetylase: a potential therapeutic target for fibrotic disorders. J Pharmacol Exp Ther 335: 266-272

[38] Dietz KC, Casaccia P (2010) HDAC inhibitors and neurodegeneration: at the edge between protection and damage. Pharmacol Res 62: 11-17

[39] Kollar J, Frecer V (2015) Selective inhibitors of zinc-dependent histone deacetylases. Therapeutic Targets Relevant to Cancer. Curr Pharm Des 21: 1472-1502

[40] Lakshmaiah KC, Jacob LA, Aparna S et al (2014)

Epigenetic therapy of cancer with histone deacetylase inhibitors. J Cancer Res Ther 10：469-478

[41] Roth SY，Denu JM，Allis CD（2001）Histone acetyltransferases. Annu Rev Biochem 70：81-120

[42] Matus M，Lewin G，Stumpel F et al（2007）Cardiomyocyte-specific inactivation of transcription factor CREB in mice. FASEB J 21：1884-1892

[43] Gusterson RJ，Jazrawi E，Adcock IM et al（2003）The transcriptional co-activators CREB-binding protein（CBP）and p300 play a critical role in cardiac hypertrophy that is dependent on their histone acetyltransferase activity. J Biol Chem 278：6838-6847

[44] Yao TP，Oh SP，Fuchs M et al（1998）Gene dosage-dependent embryonic development and proliferation defects in mice lacking the transcriptional integrator p300. Cell 93：361-372

[45] Shikama N，Lutz W，Kretzschmar R et al（2003）Essential function of p300 acetyltransferase activity in heart，lung and small intestine formation. EMBO J 22：5175-5185

[46] Wei JQ，Shehadeh LA，Mitrani JM et al（2008）Bishopric，Quantitative control of adaptive cardiac hypertrophy by acetyltransferase p300. Circulation 118：934-946

[47] Yanazume T，Hasegawa K，Morimoto T et al（2003）Cardiac p300 is involved in myocyte growth with decompensated heart failure. Mol Cell Biol 23：3593-3606

[48] Miyamoto S，Kawamura T，Morimoto T et al（2006）Histone acetyltransferase activity of p300 is required for the promotion of left ventricular remodeling after myocardial infarction in adult mice in vivo. Circulation 113：679-690

[49] Takaya T，Kawamura T，Morimoto T et al（2008）Identifi cation of p300-targeted acetylated residues in GATA4 during hypertrophic responses in cardiac myocytes. J Biol Chem 283：9828-9835

[50] Kawamura T，Ono K，Morimoto T et al（2005）Acetylation of GATA-4 is involved in the differentiation of embryonic stem cells into cardiac myocytes. J Biol Chem 280：19682-19688

[51] Chandrasekaran S，Peterson RE，Mani SK et al（2009）Histone deacetylases facilitate sodium/calcium exchanger up-regulation in adult cardiomyocytes. FASEB J 23：3851-3864

[52] Wang D，Chang PS，Wang Z et al（2001）Activation of cardiac gene expression by myocardin, a transcriptional cofactor for serum response factor. Cell 105：851-862

[53] Huang J，Min Lu M，Cheng L et al（2009）Myocardin is required for cardiomyocyte survival and maintenance of heart function. Proc Natl Acad Sci USA 106：18734-18739

[54] Ransom JF，King IN，Garg V et al（2008）A rare human sequence variant reveals myocardin autoinhibition. J Biol Chem 283：35845-35852

[55] Cao D，Wang C，Tang R et al（2012）Acetylation of myocardin is required for the activation of cardiac and smooth muscle genes. J Biol Chem 287：38495-38504

[56] Lin Q，Schwarz J，Bucana C et al（1997）Control of mouse cardiac morphogenesis and myogenesis by transcription factor MEF2C. Science 276：1404-1407

[57] Xu J，Gong NL，Bodi I et al（2006）Myocyte enhancer factors 2A and 2C induce dilated cardiomyopathy in transgenic mice. J Biol Chem 281：9152-9162

[58] Angelelli C，Magli A，Ferrari D et al（2008）Differentiation-dependent lysine 4 acetylation enhances MEF2C binding to DNA in skeletal muscle cells. Nucleic Acids Res 36：915-928

[59] Shindo T，Manabe I，Fukushima Y et al（2002）Kruppel-like zinc-finger transcription factor KLF5/BTEB2 is a target for angiotensin II signaling and an essential regulator of cardiovascular remodeling. Nat Med 8：856-863

[60] Miyamoto S，Suzuki T，Muto S et al（2003）Positive and negative regulation of the cardiovascular transcription factor KLF5 by p300 and the oncogenic regulator SET through interaction and acetylation on the DNA-binding domain. Mol Cell Biol 23：8528-8541

[61] Graef IA，Chen F，Crabtree GR（2001）NFAT signaling in vertebrate development. Curr Opin Genet Dev 11：505-512

[62] Rao A，Luo C，Hogan PG（1997）Transcription factors of the NFAT family：regulation and function. Annu Rev Immunol 15：707-747

[63] de la Pompa JL，Timmerman LA，Takimoto H et al（1998）Role of the NF-ATc transcription factor in morphogenesis of cardiac valves and septum. Nature 392：182-186

[64] Phoon CK，Ji RP，Aristizabal O et al（2004）Embryonic heart failure in NFATc1-/- mice：novel mechanistic insights from in utero ultrasound biomicroscopy. Circ Res 95：92-99

[65] Kim JH，Kim K，Youn BU et al（2011）RANKL induces NFATc1 acetylation and stability via histone acetyltransferases during osteoclast differentiation.

Biochem J 436：253-262

［66］Meissner JD，Freund R，Krone D et al（2011）Extracellular signal-regulated kinase 1/2- mediated phosphorylation of p300 enhances myosin heavy chain I/beta gene expression via acetylation of nuclear factor of activated T cells c1. Nucleic Acids Res 39：5907-5925

［67］Waby JS，Chirakkal H，Yu C et al（2010）Sp1 acetylation is associated with loss of DNA binding at promoters associated with cell cycle arrest and cell death in a colon cell line. Mol Cancer 9：275

［68］Greene WC，Chen LF（2004）Regulation of NF-kappaB action by reversible acetylation. Novartis Found Symp 259：208-217；discussion 218-225

［69］Inoue Y，Itoh Y，Abe K et al（2007）Smad3 is acetylated by p300/CBP to regulate its transactivation activity. Oncogene 26：500-508

［70］Grillon JM，Johnson KR，Kotlo K et al（2012）Non-histone lysine acetylated proteins in heart failure. Biochim Biophys Acta 1822：607-614

［71］Hirschey MD，Shimazu T，Goetzman E et al（2010）SIRT3 regulates mitochondrial fatty-acid oxidation by reversible enzyme deacetylation. Nature 464：121-125

［72］Schwer B，Bunkenborg J，Verdin RO et al（2006）Reversible lysine acetylation controls the activity of the mitochondrial enzyme acetyl-CoA synthetase 2. Proc Natl Acad Sci USA 103：10224-10229

［73］Bugger H，Schwarzer M，Chen D et al（2010）Proteomic remodelling of mitochondrial oxidative pathways in pressure overload-induced heart failure. Cardiovasc Res 85：376-384

［74］Karamanlidis G，Lee CF，Garcia-Menendez L et al（2013）Mitochondrial complex I deficiency increases protein acetylation and accelerates heart failure. Cell Metab 18：239-250

［75］Marmorstein R（2001）Structure of histone deacetylases：insights into substrate recognition and catalysis. Structure 9：1127-1133

［76］Lombardi PM，Cole KE，Dowling DP et al（2011）Structure，mechanism，and inhibition of histone deacetylases and related metalloenzymes. Curr Opin Struct Biol 21：735-743

［77］Imai S，Armstrong CM，Kaeberlein M et al（2000）Transcriptional silencing and longevity protein Sir2 is an NAD-dependent histone deacetylase. Nature 403：795-800

［78］Trivedi CM，Luo Y，Yin Z et al（2007）Hdac2 regulates the cardiac hypertrophic response by modulating

Gsk3 beta activity. Nat Med 13：324-331

［79］Chang S，McKinsey TA，Zhang CL et al（2004）Histone deacetylases 5 and 9 govern responsiveness of the heart to a subset of stress signals and play redundant roles in heart development. Mol Cell Biol 24：8467-8476

［80］Zhang CL，McKinsey TA，Chang S et al（2002）Class II histone deacetylases act as signal-responsive repressors of cardiac hypertrophy. Cell 110：479-488

［81］Montgomery RL，Davis CA，Potthoff MJ et al（2007）Histone deacetylases 1 and 2 redundantly regulate cardiac morphogenesis，growth，and contractility. Genes Dev 21：1790-1802

［82］Singh N，Trivedi CM，Lu M et al（2011）Histone deacetylase 3 regulates smooth muscle differentiation in neural crest cells and development of the cardiac outflow tract. Circ Res 109：1240-1249

［83］Trivedi CM，Lu MM，Wang Q et al（2008）Transgenic overexpression of Hdac3 in the heart produces increased postnatal cardiac myocyte proliferation but does not induce hypertrophy. J Biol Chem 283：26484-26489

［84］Vega RB，Matsuda K，Oh J et al（2004）Histone deacetylase 4 controls chondrocyte hypertrophy during skeletogenesis. Cell 119：555-566

［85］Demos-Davies KM，Ferguson BS，Cavasin MA et al（2014）HDAC6 contributes to pathological responses of heart and skeletal muscle to chronic angiotensin-II signaling. Am J Physiol Heart Circ Physiol 307：H252-H258

［86］Chang S，Young BD，Li S et al（2006）Histone deacetylase 7 maintains vascular integrity by repressing matrix metalloproteinase 10. Cell 126：321-334

［87］Haberland M，Mokalled MH，Montgomery RL et al（2009）Epigenetic control of skull morphogenesis by histone deacetylase 8. Genes Dev 23：1625-1630

［88］Sahakian E，Powers JJ，Chen J et al（2015）Histone deacetylase 11：a novel epigenetic regulator of myeloid derived suppressor cell expansion and function. Mol Immunol 63：579-585

［89］Bush EW，McKinsey TA（2010）Protein acetylation in the cardiorenal axis：the promise of histone deacetylase inhibitors. Circ Res 106：272-284

［90］Backs J，Olson EN（2006）Control of cardiac growth by histone acetylation/deacetylation. Circ Res 98：15-24

［91］Liu F，Levin MD，Petrenko NB et al（2008）Histone-deacetylase inhibition reverses atrial arrhythmia inducibility and fibrosis in cardiac hypertrophy independent of angiotensin. J Mol Cell Cardiol 45：715-723

[92] Kong Y, Tannous P, Lu G et al（2006）Suppression of class I and II histone deacetylases blunts pressure-overload cardiac hypertrophy. Circulation 113：2579-2588

[93] Cho YK, Eom GH, Kee HJ et al（2010）Sodium valproate, a histone deacetylase inhibitor, but not captopril, prevents right ventricular hypertrophy in rats. Circ J 74：760-770

[94] McKinsey TA（2011）Targeting inflammation in heart failure with histone deacetylase inhibitors. Mol Med 17：434-441

[95] Haberland M, Montgomery RL, Olson EN（2009）The many roles of histone deacetylases in development and physiology：implications for disease and therapy. Nat Rev Genet 10：32-42

[96] Goldstein G（1974）Isolation of bovine thymin：a polypeptide hormone of the thymus. Nature 247：11-14

[97] Ciehanover A, Hod Y, Hershko A（1978）A heat-stable polypeptide component of an ATP-dependent proteolytic system from reticulocytes. Biochem Biophys Res Commun 81：1100-1105

[98] Wilkinson KD, Ventii KH, Friedrich KL et al（2005）The ubiquitin signal：assembly, recognition and termination. Symposium on ubiquitin and signaling. EMBO Rep 6：815-820

[99] Komander D, Clague MJ, Urbe S（2009）Breaking the chains：structure and function of the deubiquitinases. Nat Rev Mol Cell Biol 10：550-563

[100] Bova MP, Yaron O, Huang Q et al（1999）Mutation R120G in alphaB-crystallin, which is linked to a desmin-related myopathy, results in an irregular structure and defective chaperone-like function. Proc Natl Acad Sci USA 96：6137-6142

[101] Vicart P, Caron A, Guicheney P et al（1998）A missense mutation in the alphaB-crystallin chaperone gene causes a desmin-related myopathy. Nat Genet 20：92-95

[102] van Spaendonck-Zwarts K, van Hessem L, Jongbloed JD et al（2011）Desmin-related myopathy：a review and meta-analysis. Clin Genet 80（4）：354-366

[103] Wang X, Osinska H, Klevitsky R et al（2001）Expression of R120G-alphaB-crystallin causes aberrant desmin and alphaB-crystallin aggregation and cardiomyopathy in mice. Circ Res 89：84-91

[104] Chen Q, Liu JB, Horak KM et al（2005）Intrasarcoplasmic amyloidosis impairs proteolytic function of proteasomes in cardiomyocytes by compromising substrate uptake. Circ Res 97：1018-1026

[105] Richard P, Charron P, Carrier L et al（2003）Hypertrophic cardiomyopathy：distribution of disease genes, spectrum of mutations, and implications for a molecular diagnosis strategy. Circulation 107：2227-2232

[106] Flashman E, Redwood C, Moolman-Smook J et al（2004）Cardiac myosin binding protein C：its role in physiology and disease. Circ Res 94：1279-1289

[107] Sarikas A, Carrier L, Schenke C et al（2005）Impairment of the ubiquitin-proteasome system by truncated cardiac myosin binding protein C mutants. Cardiovasc Res 66：33-44

[108] Yang Q, Sanbe A, Osinska H et al（1999）In vivo modeling of myosin binding protein C familial hypertrophic cardiomyopathy. Circ Res 85：841-847

[109] Bulteau AL, Lundberg KC, Humphries KM et al（2001）Oxidative modification and inactivation of the proteasome during coronary occlusion/reperfusion. J Biol Chem 276：30057-30063

[110] Powell SR, Herrmann J, Lerman A et al（2012）The ubiquitin-proteasome system and cardiovascular disease. Prog Mol Biol Transl Sci 109：295-346

[111] Li J, Horak KM, Su H et al（2011）Enhancement of proteasomal function protects against cardiac proteinopathy and ischemia/reperfusion injury in mice. J Clin Invest 121：3689-3700

[112] Tian Z, Zheng H, Li J et al（2012）Genetically induced moderate inhibition of the proteasome in cardiomyocytes exacerbates myocardial ischemia-reperfusion injury in mice. Circ Res 111：532-542

[113] Powell SR, Davies KJ, Divald A（2007）Optimal determination of heart tissue 26S-proteasome activity requires maximal stimulating ATP concentrations. J Mol Cell Cardiol 42：265-269

[114] Predmore JM, Wang P, Davis F et al（2010）Ubiquitin proteasome dysfunction in human hypertrophic and dilated cardiomyopathies. Circulation 121：997-1004

[115] Tsukamoto O, Minamino T, Okada K et al（2006）Depression of proteasome activities during the progression of cardiac dysfunction in pressure-overloaded heart of mice. Biochem Biophys Res Commun 340：1125-1133

[116] Depre C, Wang Q, Yan L et al（2006）Activation of the cardiac proteasome during pressure overload promotes ventricular hypertrophy. Circulation 114：

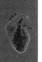

1821-1828

[117] Gurusamy N, Goswami S, Malik G et al（2008） Oxidative injury induces selective rather than global inhibition of proteasomal activity. J Mol Cell Cardiol 44：419-428

[118] Gomes MD, Lecker SH, Jagoe RT et al（2001） Atrogin-1, a muscle-specific F-box protein highly expressed during muscle atrophy. Proc Natl Acad Sci U S A 98：14440-14445

[119] Bodine SC, Latres E, Baumhueter S et al（2001） Identifi cation of ubiquitin ligases required for skeletal muscle atrophy. Science 294：1704-1708

[120] Wolska BM（2009）Calcineurin and cardiac function：is more or less better for the heart? Am J Physiol Heart Circ Physiol 297：H1576-H1577

[121] Li HH, Kedar V, Zhang C et al（2004）Atrogin-1/ muscle atrophy F-box inhibits calcineurin-dependent cardiac hypertrophy by participating in an SCF ubiquitin ligase complex. J Clin Invest 114：1058-1071

[122] Odashima M, Usui S, Takagi H et al（2007） Inhibition of endogenous Mst1 prevents apoptosis and cardiac dysfunction without affecting cardiac hypertrophy after myocardial infarction. Circ Res 100：1344-1352

[123] Kedar V, McDonough H, Arya R et al（2004） Muscle-specific RING fi nger 1 is a bonafi deubiquitin ligase that degrades cardiac troponin I. Proc Natl Acad Sci USA 101：18135-18140

[124] Fielitz J, Kim MS, Shelton JM et al（2007）Myosin accumulation and striated muscle myopathy result from the loss of muscle RING finger 1 and 3. J Clin Invest 117：2486-2495

[125] Willis MS, Rojas M, Li L et al（2009）Muscle ring finger 1 mediates cardiac atrophy in vivo. Am J Physiol Heart Circ Physiol 296：H997-H1006

[126] Hwee DT, Gomes AV, Bodine SC（2011）Cardiac proteasome activity in muscle ring finger-1 null mice at rest and following synthetic glucocorticoid treatment. Am J Physiol Endocrinol Metab 301：E967-E977

[127] Willis MS, Schisler JC, Li L et al（2009）Cardiac muscle ring finger-1 increases susceptibility to heart failure in vivo. Circ Res 105：80-88

[128] Foo RS, Chan LK, Kitsis RN（2007）etal. Ubiquitination and degradation of the anti- apoptotic protein ARC by MDM2. J Biol Chem 282：5529-5535

[129] Toth A, Nickson P, Qin LL et al（2006）Differential regulation of cardiomyocyte survival and hypertrophy

by MDM2, an E3 ubiquitin ligase. J Biol Chem 281：3679-3689

[130] Haupt Y, Maya R, Kazaz A et al（1997）Mdm2 promotes the rapid degradation of p53. Nature 387：296-299

[131] Kubbutat MH, Jones SN, Vousden KH（1997） Regulation of p53 stability by Mdm2. Nature 387：299-303

[132] Shenoy SK, McDonald PH, Kohout TA et al（2001） Regulation of receptor fate by ubiquitination of activated beta 2-adrenergic receptor and beta-arrestin. Science 294：1307-1313

[133] Girnita L, Girnita A, Larsson O（2003）Mdm2-dependent ubiquitination and degradation of the insulin-like growth factor 1 receptor. Proc Natl Acad Sci USA 100：8247-8252

[134] Fu W, Ma Q, Chen L et al（2009）MDM2 acts downstream of p53 as an E3 ligase to promote FOXO ubiquitination and degradation. J Biol Chem 284：13987-14000

[135] Milkiewicz M, Roudier E, Doyle JL et al（2011） Identification of a mechanism underlying regulation of the anti-angiogenic forkhead transcription factor FoxO1 in cultured endothelial cells and ischemic muscle. Am J Pathol 178：935-944

[136] Ballinger CA, Connell P, Wu Y et al（1999） Identification of CHIP, a novel tetratricopeptide repeat-containing protein that interacts with heat shock proteins and negatively regulates chaperone functions. Mol Cell Biol 19：4535-4545

[137] Schisler JC, Rubel CE, Zhang C et al（2013）CHIP protects against cardiac pressure overload through regulation of AMPK. J Clin Invest 123：3588-3599

[138] Naito AT, Okada S, Minamino T et al（2010） Promotion of CHIP-mediated p53 degradation protects the heart from ischemic injury. Circ Res 106：1692-1702

[139] Li F, Xie P, Fan Y et al（2009）C terminus of Hsc70-interacting protein promotes smooth muscle cell proliferation and survival through ubiquitin-mediated degradation of FoxO1. J Biol Chem 284：20090-20098

[140] Esser C, Scheffner M, Hohfeld J（2005）The chaperone-associated ubiquitin ligase CHIP is able to target p53 for proteasomal degradation. J Biol Chem 280：27443-27448

[141] Nijman SM, Luna-Vargas MP, Velds A et al（2005） A genomic and functional inventory of deubiquitinating

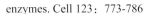

enzymes. Cell 123: 773-786

[142] D'Arcy P, Linder S (2012) Proteasome deubiquitinases as novel targets for cancer therapy. Int J Biochem Cell Biol 44: 1729-1738

[143] Majumdar I, Paul J (2014) The deubiquitinase A20 in immunopathology of autoimmune diseases. Autoimmunity 47: 307-319

[144] D'Arcy P, Wang X, Linder S (2015) Deubiquitinase inhibition as a cancer therapeutic strategy. Pharmacol Ther 147C: 32-54

[145] Reincke M, Sbiera S, Hayakawa A et al (2015) Mutations in the deubiquitinase gene USP8 cause Cushing'disease. Nat Genet 47: 31-38

[146] Kostin S, Pool L, Elsasser A et al (2003) Myocytes die by multiple mechanisms in failing human hearts. Circ Res 92: 715-724

[147] Owerbach D, McKay EM, Yeh ET et al (2005) A proline-90 residue unique to SUMO-4 prevents maturation and sumoylation. Biochem Biophys Res Commun 337: 517-520

[148] Ayaydin F, Dasso M (2004) Distinct in vivo dynamics of vertebrate SUMO paralogues. Mol Biol Cell 15: 5208-5218

[149] Saitoh H, Hinchey J (2000) Functional heterogeneity of small ubiquitin-related protein modifiers SUMO-1 versus SUMO-2/3. J Biol Chem 275: 6252-6258

[150] Johnson ES (2004) Protein modification by sumo. Annu Rev Biochem 73: 355-382

[151] Kjenseth TA, Fykerud S (2012) Sirnes, et al. The gap junction channel protein connexin43 is covalently modified and regulated by SUMOylation. J Biol Chem 287: 15851-15861

[152] Martin S, Wilkinson KA, Nishimune A et al (2007) Emerging extranuclear roles of protein SUMOylation in neuronal function and dysfunction. Nat Rev Neurosci 8: 948-959

[153] Harder Z, Zunino R, McBride H (2004) Sumo1 conjugates mitochondrial substrates and participates in mitochondrial fi ssion. Curr Biol 14: 340-345

[154] Mabb AM, Wuerzberger-Davis SM, Miyamoto S (2006) PIASy mediates NEMO sumoylation and NF-kappaB activation in response to genotoxic stress. Nat Cell Biol 8: 986-993

[155] Rajan S, Plant LD, Rabin ML et al (2005) Sumoylation silences the plasma membrane leak K + channel K2P1. Cell 121: 37-47

[156] Yang Y, Tse AK, Li P et al (2011) Inhibition of androgen receptor activity by histone deacetylase 4 through receptor SUMOylation. Oncogene 30: 2207-2218

[157] Gregoire S, Yang XJ (2005) Association with class IIa histone deacetylases upregulates the sumoylation of MEF2 transcription factors. Mol Cell Biol 25: 2273-2287

[158] Zhao X, Sternsdorf T, Bolger TA et al (2005) Regulation of MEF2 by histone deacetylase 4-and SIRT1 deacetylase-mediated lysine modifications. Mol Cell Biol 25: 8456-8464

[159] Garcia-Gutierrez P, Juarez-Vicente F, Gallardo-Chamizo F et al (2011) The transcription factor Krox20 is an E3 ligase that sumoylates its Nab coregulators. EMBO Rep 12: 1018-1023

[160] Braschi E, Zunino R, McBride HM (2009) MAPL is a new mitochondrial SUMO E3 ligase that regulates mitochondrial fission. EMBO Rep 10: 748-754

[161] Potts PR, Yu H (2007) The SMC5/6 complex maintains telomere length in ALT cancer cells through SUMOylation of telomere-binding proteins. Nat Struct Mol Biol 14: 581-590

[162] Kagey MH, Melhuish TA, Wotton D (2003) The polycomb protein Pc2 is a SUMO E3. Cell 113: 127-137

[163] Oh Y, Kim YM, Mouradian MM et al (2011) Human Polycomb protein 2 promotes alpha-synuclein aggregate formation through covalent SUMOylation. Brain Res 1381: 78-89

[164] Roscic A, Moller A, Calzado MA et al (2006) Phosphorylation-dependent control of Pc2 SUMO E3 ligase activity by its substrate protein HIPK2. Mol Cell 24: 77-89

[165] Agrawal N, Banerjee R (2008) Human polycomb 2 protein is a SUMO E3 ligase and alleviates substrate-induced inhibition of cystathionine beta-synthase sumoylation. PLoS One 3, e4032

[166] Deng Z, Wan M, Sui G (2007) PIASy-mediated sumoylation of Yin Yang 1 depends on their interaction but not the RING finger. Mol Cell Biol 27: 3780-3792

[167] Wang J, Feng XH, Schwartz RJ (2004) SUMO-1 modification activated GATA4-dependent cardiogenic gene activity. J Biol Chem 279: 49091-49098

[168] Kirsh O, Seeler JS, Pichler A et al (2002) The SUMO E3 ligase RanBP2 promotes modification of the HDAC4 deacetylase. EMBO J 21: 2682-2691

[169] Pichler A, Gast A, Seeler JS et al (2002) The nucleoporin RanBP2 has SUMO1 E3 ligase activity. Cell 108: 109-120

［170］Dawlaty MM, Malureanu L, Jeganathan KB et al（2008）Resolution of sister centromeres requires RanBP2-mediated SUMOylation of topoisomerase IIalpha. Cell 133：103-115

［171］Subramaniam S, Mealer RG, Sixt KM et al（2010）RHES, a physiologic regulator of sumoylation, enhances cross-sumoylation among the basic sumoylation enzymes E1 and UBC9. J Biol Chem 285：20428-20432

［172］Pelisch F, Gerez J, Druker J et al（2010）The serine/arginine-rich protein SF2/ASF regulates protein sumoylation. Proc Natl Acad Sci USA 107：16119-16124

［173］Oh SM, Liu Z, Okada M et al（2010）Ebp1 sumoylation, regulated by TLS/FUS E3 ligase, is required for its anti-proliferative activity. Oncogene 29：1017-1030

［174］Weger S, Hammer E, Heilbronn R（2005）Topors acts as a SUMO-1 E3 ligase for p53 in vitro and in vivo. FEBS Lett 579：5007-5012

［175］Pungaliya P, Kulkarni D, Park HJ et al（2007）TOPORS functions as a SUMO-1 E3 ligase for chromatin-modifying proteins. J Proteome Res 6：3918-3923

［176］Morita Y, Kanei-Ishii C, Nomura T et al（2005）TRAF7 sequesters c-Myb to the cytoplasm by stimulating its sumoylation. Mol Biol Cell 16：5433-5444

［177］Liang Q, Deng H, Li X et al（2011）Tripartite motif-containing protein 28 is a small ubiquitin-related modifier E3 ligase and negative regulator of IFN regulatory factor 7. J Immunol 187：4754-4763

［178］Kotaja N, Karvonen U, Janne OA et al（2002）PIAS proteins modulate transcription factors by functioning as SUMO-1 ligases. Mol Cell Biol 22：5222-5234

［179］Wang J, Zhang H, Iyer D et al（2008）Regulation of cardiac specific nkx2.5 gene activity by small ubiquitin-like modifier. J Biol Chem 283：23235-23243

［180］Wong KA, Kim R, Christofk H et al（2004）Protein inhibitor of activated STAT Y（PIASy）and a splice variant lacking exon 6 enhance sumoylation but are not essential for embryogenesis and adult life. Mol Cell Biol 24：5577-5586

［181］Liu B, Mink S, Wong KA et al（2004）PIAS1 selectively inhibits interferon-inducible genes and is important in innate immunity. Nat Immunol 5：891-898

［182］Yan W, Santti H, Janne OA et al（2003）Expression of the E3 SUMO-1 ligases PIASx and PIAS1 during spermatogenesis in the rat. Gene Expr Patterns 3：301-308

［183］Roth W, Sustmann C, Kieslinger M et al（2004）PIASy-deficient mice display modest defects in IFN and Wnt signaling. J Immunol 173：6189-6199

［184］Tahk S, Liu B, Chernishof V et al（2007）Control of specificity and magnitude of NF-kappa B and STAT1-mediated gene activation through PIASy and PIAS1 cooperation. Proc Natl Acad Sci USA 104：11643-11648

［185］Hay RT（2007）SUMO-specific proteases：a twist in the tail. Trends Cell Biol 17：370-376

［186］Kolli N, Mikolajczyk J, Drag M et al（2010）Distribution and paralogue specificity of mammalian deSUMOylating enzymes. Biochem J 430：335-344

［187］Mikolajczyk J, Drag M, Bekes M et al（2007）Small ubiquitin-related modifier（SUMO）-specific proteases：profiling the specificities and activities of human SENPs. J Biol Chem 282：26217-26224

［188］Cheng J, Kang X, Zhang S et al（2007）SUMO-specific protease 1 is essential for stabilization of HIF1alpha during hypoxia. Cell 131：584-595

［189］Kang X, Qi Y, Zuo Y et al（2010）SUMO-specific protease 2 is essential for suppression of polycomb group protein-mediated gene silencing during embryonic development. Mol Cell 38：191-201

［190］Yu L, Ji W, Zhang H et al（2010）SENP1-mediated GATA1 deSUMOylation is critical for definitive erythropoiesis. J Exp Med 207：1183-1195

［191］Rodriguez MS, Dargemont C, Hay RT（2001）SUMO-1 conjugation in vivo requires both a consensus modification motif and nuclear targeting. J Biol Chem 276：12654-12659

［192］Bernier-Villamor V, Sampson DA, Matunis MJ et al（2002）Structural basis for E2-mediated SUMO conjugation revealed by a complex between ubiquitin-conjugating enzyme Ubc9 and RanGAP1. Cell 108：345-356

［193］Comerford KM, Leonard MO, Karhausen J et al（2003）Small ubiquitin-related modifier-1 modification mediates resolution of CREB-dependent responses to hypoxia. Proc Natl Acad Sci USA 100：986-991

［194］Figueroa-Romero C, Iniguez-Lluhi JA, Stadler J et al（2009）SUMOylation of the mitochondrial fission protein Drp1 occurs at multiple nonconsensus sites within the B domain and is linked to its activity cycle. FASEB J 23：3917-3927

[195] Wang J，Li A，Wang Z et al（2007）Schwartz，Myocardinsumoylation transactivates cardiogenic genes in pluripotent 10T1/2 fibroblasts. Mol Cell Biol 27：622-632

[196] Tatham MH，Jaffray E，Vaughan OA et al（2001）Polymeric chains of SUMO-2 and SUMO-3 are conjugated to protein substrates by SAE1/SAE2 and Ubc9. J Biol Chem 276：35368-35374

[197] Woo CH，Shishido T，McClain C et al（2008）Extracellular signal-regulated kinase 5 SUMOylation antagonizes shear stress-induced anti-inflammatory response and endothelial nitric oxide synthase expression in endothelial cells. Circ Res 102：538-545

[198] Vu EH，Kraus RJ，Mertz JE（2007）Phosphorylation-dependent sumoylation of estrogen-related receptor alpha1. Biochemistry 46：9795-9804

[199] Riising EM，Boggio R，Chiocca S et al（2008）The polycomb repressive complex 2 is a potential target of SUMO modifications. PLoS One 3，e2704

[200] Zhang YQ，Sarge KD（2008）Sumoylation regulates lamin A function and is lost in lamin A mutants associated with familial cardiomyopathies. J Cell Biol 182：35-39

[201] Gupta V，Bei M（2006）Modification of Msx1 by SUMO-1. Biochem Biophys Res Commun 345：74-77

[202] Nayak A，Glockner-Pagel J，Vaeth M et al（2009）Sumoylation of the transcription factor NFATc1 leads to its subnuclear relocalization and interleukin-2 repression by histone deacetylase. J Biol Chem 284：10935-10946

[203] Wang J，Zhang H，Iyer D et al（2008）Regulation of cardiac specific Nkx2.5 gene activity by sumo modification. J Biol Chem 283（34）：23235-23243

[204] Messner S，Schuermann D，Altmeyer M et al（2009）Sumoylation of poly（ADP-ribose）polymerase 1 inhibits its acetylation and restrains transcriptional coactivator function. FASEB J 23：3978-3989

[205] Rytinki MM，Palvimo JJ（2009）SUMOylation attenuates the function of PGC-1alpha. J Biol Chem 284：26184-26193

[206] Duan SZ，Ivashchenko CY，Russell MW et al（2005）Cardiomyocyte-specific knockout and agonist of peroxisome proliferator-activated receptor-gamma both induce cardiac hypertrophy in mice. Circ Res 97：372-379

[207] Yamashita D，Yamaguchi T，Shimizu M et al（2004）The transactivating function of peroxisome proliferator-activated receptor gamma is negatively regulated by SUMO conjugation in the amino-terminal domain. Genes Cells 9：1017-1029

[208] Ohshima T，Koga H，Shimotohno K（2004）Transcriptional activity of peroxisome proliferator-activated receptor-gamma is modulated by SUMO-1 modification. J Biol Chem 279：29551-29557

[209] Pourcet B，Pineda-Torra I，Derudas B et al（2010）SUMOylation of human peroxisome proliferator-activated receptor alpha inhibits its trans-activity through the recruitment of the nuclear corepressor NCoR. J Biol Chem 285：5983-5992

[210] Leuenberger N，Pradervand S，Wahli W（2009）SumoylatedPPARalpha mediates sex-specific gene repression and protects the liver from estrogen-induced toxicity in mice. J Clin Invest 119：3138-3148

[211] Pan MR，Chang TM，Chang HC et al（2009）Sumoylation of Prox1 controls its ability to induce VEGFR3 expression and lymphatic phenotypes in endothelial cells. J Cell Sci 122：3358-3364

[212] Shan SF，Wang LF，Zhai JW et al（2008）Modulation of transcriptional corepressor activity of prospero-related homeobox protein（Prox1）by SUMO modification. FEBS Lett 582：3723-3728

[213] Choi SJ，Chung SS，Rho EJ et al（2006）Negative modulation of RXRalpha transcriptional activity by small ubiquitin-related modifier（SUMO）modification and its reversal by SUMO-specific protease SUSP1. J Biol Chem 281：30669-30677

[214] Kho C，Lee A，Jeong D et al（2011）SUMO1-dependent modulation of SERCA2a in heart failure. Nature 477：601-605

[215] Lin X，Liang M，Liang YY et al（2003）SUMO-1/Ubc9 promotes nuclear accumulation and metabolic stability of tumor suppressor Smad4. J Biol Chem 278：31043-31048

[216] Lin X，Liang M，Liang YY et al（2003）Activation of transforming growth factor-beta signaling by SUMO-1 modification of tumor suppressor Smad4/DPC4. J Biol Chem 278：18714-18719

[217] Long J，Wang G，He D et al（2004）Repression of Smad4 transcriptional activity by SUMO modification. Biochem J 379：23-29

[218] Matsuzaki K，Minami T，Tojo M et al（2003）Serum response factor is modulated by the SUMO-1 conjugation system. Biochem Biophys Res Commun 306：32-38

［219］Beketaev I，Kim EY，Zhang Y et al（2014）Potentiation of Tbx5-mediated transactivation by SUMO conjugation and protein inhibitor of activated STAT 1 （PIAS1）. Int J Biochem Cell Biol 50：82-92

［220］Kruse M，Schulze-Bahr E，Corfield V et al（2009）Impaired endocytosis of the ion channel TRPM4 is associated with human progressive familial heart block type I. J Clin Invest 119：2737-2744

［221］Chen L，Ma Y，Qian L et al（2013）Sumoylation regulates nuclear localization and function of zinc finger transcription factor ZIC3. Biochim Biophys Acta 1833：2725-2733

［222］Costa MW，Lee S，Furtado MB et al（2011）Complex SUMO-1 regulation of cardiac transcription factor Nkx2-5. PLoS One 6，e24812

［223］Alkuraya FS，Saadi I，Lund JJ et al（2006）SUMO1 haploinsufficiency leads to cleft lip and palate. Science 313：1751

［224］Wang J，Chen L，Wen S et al（2011）Defective sumoylation pathway directs congenital heart disease. Birth Defects Res A Clin Mol Teratol 91：468-476

［225］Zhang FP，Mikkonen L，Toppari J et al（2008）Sumo-1 function is dispensable in normal mouse development. Mol Cell Biol 28：5381-5390

［226］Evdokimov E，Sharma P，Lockett SJ et al（2008）Loss of SUMO1 in mice affects RanGAP1 localization and formation of PML nuclear bodies，but is not lethal as it can be compensated by SUMO2 or SUMO3. J Cell Sci 121：4106-4113

［227］Kim EY，Chen L，Ma Y et al（2012）Enhanced desumoylation in murine hearts by overexpressed SENP2 leads to congenital heart defects and cardiac dysfunction. J Mol Cell Cardiol 52：638-649

［228］Kim EY，Chen L，Ma Y et al（2011）Expression of sumoylation deficient Nkx2.5 mutant in Nkx2.5 haploinsufficient mice leads to congenital heart defects. PLoS One 6，e20803

［229］van Tintelen JP，van Spaendonck-Zwarts KY，van den Berg MP（2010）Lamin A/C-related cardiac disease and pregnancy. Eur J Heart Fail 12：532-534

［230］Fatkin D，MacRae C，Sasaki T et al（1999）Missense mutations in the rod domain of the lamin A/C gene as causes of dilated cardiomyopathy and conduction-system disease. N Engl J Med 341：1715-1724

［231］Jakobs PM，Hanson EL，Crispell KA et al（2001）Novel lamin A/C mutations in two families with dilated cardiomyopathy and conduction system disease. J Card Fail 7：249-256

［232］Tilemann L，Lee A，Ishikawa K et al（2013）SUMO-1 gene transfer improves cardiac function in a large-animal model of heart failure. Sci Transl Med 5：211ra159

［233］Kim EY，Zhang Y，Beketaev I et al（2015）SENP5，a SUMO isopeptidase，induces apoptosis and cardiomyopathy. J Mol Cell Cardiol 78：154-164

［234］Brink PA，Ferreira A，Moolman JC et al（1995）Gene for progressive familial heart block type I maps to chromosome 19q13. Circulation 91：1633-1640

［235］Liu H，El Zein L，Kruse M et al（2010）Gain-of-function mutations in TRPM4 cause autosomal dominant isolated cardiac conduction disease. Circ Cardiovasc Genet 3：374-385

［236］Dai XQ，Kolic J，Marchi P et al（2009）SUMOylation regulates Kv2.1 and modulates pancreatic beta-cell excitability. J Cell Sci 122：775-779

［237］Benson MD，Li QJ，Kieckhafer K et al（2007）SUMO modification regulates inactivation of the voltage-gated potassium channel Kv1.5. Proc Natl Acad Sci USA 104：1805-1810

［238］Lee YJ，Mou Y，Maric D et al（2011）Elevated global SUMOylation in Ubc9 transgenic mice protects their brains against focal cerebral ischemic damage. PLoS One 6，e25852

［239］Lee YJ，Miyake S，Wakita H et al（2007）Protein SUMOylation is massively increased in hibernation torpor and is critical for the cytoprotection provided by ischemic preconditioning and hypothermia in SHSY5Y cells. J Cereb Blood Flow Metab 27：950-962

［240］Cimarosti H，Lindberg C，Bomholt SF et al（2008）Increased protein SUMOylation following focal cerebral ischemia. Neuropharmacology 54：280-289

［241］Yang W，Sheng H，Warner DS et al（2008）Transient global cerebral ischemia induces a massive increase in protein sumoylation. J Cereb Blood Flow Metab 28：269-279

［242］Shao R，Zhang FP，Tian F et al（2004）Increase of SUMO-1 expression in response to hypoxia：direct interaction with HIF-1alpha in adult mouse brain and heart in vivo. FEBS Lett 569：293-300

［243］Shishido T，Woo CH，Ding B et al（2008）Effects of MEK5/ERK5 association on small ubiquitin-related modification of ERK5：implications for diabetic ventricular dysfunction after myocardial infarction. Circ Res 102：1416-1425

［244］Carbia-Nagashima A，Gerez J，Perez-Castro C et al

（2007）RSUME，a small RWD-containing protein，enhances SUMO conjugation and stabilizes HIF-1alpha during hypoxia. Cell 131：309-323

［245］Berta MA，Mazure N，Hattab M et al（2007）SUMOylation of hypoxia-inducible factor-1alpha reduces its transcriptional activity. Biochem Biophys Res Commun 360：646-652

［246］Bae SH，Jeong JW，Park JA et al（2004）Sumoylation increases HIF-1alpha stability and its transcriptional activity. Biochem Biophys Res Commun 324：394-400

［247］Huang RY，Kowalski D，Minderman H et al（2007）Small ubiquitin-related modifier pathway is a major determinant of doxorubicin cytotoxicity in Saccharomyces cerevisiae. Cancer Res 67：765-772

15 表观遗传学

Rajan Jain，Mudit Gupta，Jonathan A. Epstein

李昊桐　储庆　译　聂宇　校　胡盛寿　审

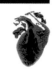

目录

摘要

　　表观遗传学是研究不直接由 DNA 序列改变引起的基因组和基因表达模式的遗传性改变。这些改变包括对 DNA 结合组蛋白的翻译后修饰、DNA 甲基化和染色质结构的重塑。总的来说，表观遗传改变可在保留 DNA 序列的基础上调控基因转录活性。在先天性心脏病（CHD）患者中已经发现了影响负责修饰或识别表观遗传标记的酶的序列突变，表观遗传复合物的小分子抑制剂有望作为成人心脏病的治疗方法。另外，携带编码表观遗传酶的基因突变或缺失的转基因小鼠也可重现人类 CHD 的各种表型。总而言之，这些研究结果表明，表观遗传学领域的进步将加深我们对先天性和成人心脏病的理解，并提供新的治疗机会。

15.1　引　言

　　由基因组 DNA 序列控制的基因表达需要核内蛋白质因子和 DNA 之间的精确时空相互作用。过去半个世纪以来的工作表明，这些相互作用受到 DNA 包装和组成染色质的方式的高度影响。染色质的基本单位是核小体，核小体是组蛋白八聚体和缠绕在八聚体周围的 147 bp 的 DNA 组成的复合物。核小体的间距和数量决定了染色质密度，高密度异染色质中的 DNA 比低密度常染色质中的 DNA 更难被转录。因此，异染色质区域内的基因倾向于沉默，而常染色质的位点通常有转录活性。

核小体集群进一步浓缩，使得基因组可以被有效地包装入细胞核中。

研究者发现的第一个表观遗传学修饰方式是DNA甲基化。胞嘧啶残基的甲基化通常与转录沉默有关，且许多酶负责添加和除去这些甲基。另一种表观遗传修饰涉及组蛋白的翻译后修饰，包括赖氨酸残基的甲基化和乙酰化。这些修饰过程调节附加蛋白质复合物的招募，其可以调节染色质密度和构象。许多"writer"和"eraser"酶可从组蛋白尾部添加和去除特异性修饰，且对这些不断增加的酶系家族的了解正在迅速发展（图 15.1）。在心脏发育和疾病的背景下，组蛋白甲基转移酶和脱乙酰酶分别是这些"writer"和"eraser"酶中被研究最多的。组蛋白的共价修饰被"reader"蛋白质所识别，表观遗传标记的变化会影响这些蛋白质，进而导致染色质下游的变化（图 15.1）。这类蛋白质包括含染色质结构域的蛋白质，如 CHD7（ATP 依赖性染色质重塑复合物的较大家族的成员）。最近在 CHD 患者中发现了基因编码 CHD7 的突变[1]。本章将概述心血管发育过程中的表观遗传变化，并重点介绍各种表观遗传学蛋白家族及其在 CHD 中的作用。此外，我们将重点介绍核结构的变化如何影响心脏发育。

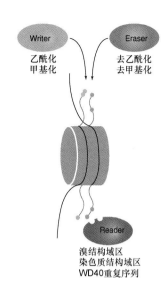

图 15.1　表观遗传学调控子修饰核小体的组蛋白尾部。 表观遗传学因子可以归纳为"writers""erasers""readers"。Writers 可在核小体组蛋白尾部添加特定修饰，而 erasers 移去这些修饰。Readers 的功能在于识别表观遗传学修饰并招募其他调控因子。每种表观遗传调控子举例如图

15.2　心脏发育过程中的表观遗传改变

二代测序技术的迅速发展及胚胎干细胞定向分化为心脏谱系效率的提高使得研究者全面绘制了心脏分化中组蛋白修饰的全景图。Paige 和 Wamstad 等的工作阐明了心脏特化期间基因活化和抑制动态变化[2-3]。通过在小鼠和人类胚胎干细胞分化的一系列明确的时间点拍摄快照，利用染色质免疫沉淀和大规模平行测序（ChIP-Seq），研究者发现在心脏发育中存在多种基因组组蛋白修饰。他们发现了独特的组蛋白修饰，标记转录起始位点（组蛋白 H3 在赖氨酸 4 三甲基化，H3K4me3）、增强子（组蛋白 H3 在赖氨酸 4 单甲基化，H3K4me1 和组蛋白 H3 在赖氨酸 27 乙酰化，H3K27ac）和无活性染色质（组蛋白 H3 在赖氨酸 27 三甲基化，H3K27me3），从而提供了心脏发育过程中初始动态表观遗传全景图。这些研究还发现了非心脏谱系特异性基因，如内胚层和外胚层来源的细胞被抑制性组蛋白修饰迅速标记，进而导致这些谱系在发育中被抑制。这些发现支持了细胞分化需要其他谱系主动沉默的假说。

这些研究还表明，心脏特异性增强子可由 H3K4me1 标记[3]。将这些表观遗传图谱与公开可用的数据库整合有助于对心脏发育过程中表观遗传变化进行更深入地研究。

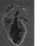

15.3 组蛋白修饰

表观遗传学研究聚焦于揭示组蛋白如何进行翻译后修饰、哪些氨基酸残基被修饰，以及各种修饰的组合如何影响基因表达。甲基化和乙酰化是两种最常见的组蛋白修饰。组蛋白上的多种残基可以被甲基化，含有 Jumonji 结构域的蛋白质可发挥去甲基化酶的功能。组蛋白乙酰转移酶（HAT）主要乙酰化组蛋白尾部赖氨酸残基，组蛋白脱乙酰酶（Hdac）可以逆转这一过程。其他形式的组蛋白修饰正在被探索，但是距离应用于心脏发育和疾病治疗仍有一定差距[4]。

15.3.1 组蛋白去乙酰化酶

Hdac 可以从赖氨酸残基中脱去乙酰基，该过程通常导致染色质的致密化并抑制基因表达。组蛋白只是 Hdac 许多潜在底物中的一种，Hdac 也可以从包括肿瘤蛋白 53（p53）和 GATA 结合蛋白 4（Gata4）在内的许多其他蛋白质的赖氨酸残基上脱去乙酰基。因此，这些酶更准确的名称应该是赖氨酸去乙酰化酶（Ldac）而非组蛋白靶向的酶。Hdac 蛋白分为五类：Ⅰ、Ⅱa、Ⅱb、Ⅲ和Ⅳ。Ⅰ类包括 Hdac1、2、3 和 8，这些酶在大多数组织中表达[7-9]。Hdac1 和 2 是抑制复合体的成员，这些抑制复合体包括 Sin3 去乙酰化酶、阻遏元件 1 沉默转录因子共抑制因子 1/ 去乙酰化酶（CoREST）、核小体重塑去乙酰化酶（NuRD）和多梳蛋白抑制复合物 2（PRC2）复合体[10]。Hdac4、5、7 和 9 构成 Hdac 的Ⅱa 类亚家族。由于催化结构域内的关键酪氨酸残基的进化差异，Ⅱa 类 Hdac 是体内和体外去乙酰化酶活性最小的酶。这些 Hdac 的特征是具有高度保守的与肌细胞增强因子 2（Mef2）结合的结构域。此外，Ⅱa 类 Hdac 可通过与 14-3-3 伴侣蛋白的相互作用促进其穿梭进出细胞核，进而发挥信号整合的作用[9]。Ⅲ类去乙酰化酶发挥去乙酰作用需要 NAD$^+$，这已经在心脏肥大中进

行了研究[11-12]。Hdac11 是Ⅳ类的唯一成员并在心脏中表达，但其功能仍不明确[13]。

15.3.1.1 Hdac1 和 Hdac2

Hdac1 和 Hdac2 具有很大程度的氨基酸同源性，被认为具有重叠的功能，并且都在心肌细胞中表达[14-15]。Hdac1 全身敲除小鼠大约在 E10.5 死亡，但心肌特异性 Hdac1 敲除不会导致严重的心脏异常[14]。Hdac2 缺失会造成部分小鼠死亡，但存活的突变体在稳态条件下仅表现出心肌壁轻微增厚[15]。然而，这些突变小鼠可以耐受心脏肥大的原因是 β- 肾上腺素能刺激或主动脉缩窄。Montgomery 等通过利用包含 flox 位点的 Hdac2 等位基因，构建了 Hdac2 全身敲除动物模型（通过杂交将巨细胞病毒 Cre 重组酶小鼠的 Hdac2 基因 flox 敲除）导致所有小鼠在出生后 24 小时内死亡[14]。全身敲除和 flox 等位基因敲除小鼠的表型之间存在差异可能是由于遗传背景和（或）Hdac2 失活的效率存在差异。Hdac1 和 Hdac2 在心肌细胞中的双敲除会导致小鼠在出生后 2 周内由于心律失常和心肌病及离子通道和收缩蛋白的异位表达而死亡[14]。应当注意的是，全身双敲除 Hdac1 和 Hdac2 在心脏发育早期就会导致胚胎死亡，这说明心脏发育期间 Hdac 的作用是动态变化的，特别是在祖细胞决定、增殖和分化的关键时期。

15.3.1.2 Hdac3

像其他Ⅰ类 Hdac 一样，Hdac3 在整个发育期和成年期都在心肌中表达。生殖细胞缺失 Hdac3 会导致胚胎在原肠胚形成期间死亡，即胚胎在心脏形成和心脏表型可以被鉴定之前死亡[16]。早期心脏祖细胞中 Hdac3 的基因缺失会导致妊娠晚期胚胎死亡和心室发育不良[17]。Hdac3 可作为 T-box 转录因子 5（Tbx5）的阻遏物（心脏发育的驱动因子），在心脏传导系统发育和心房分隔中起

着关键作用[5, 18-19]。但是目前还不清楚 Hdac3 对 Tbx5 蛋白的脱乙酰化是否是心脏发育所必需的。在妊娠中晚期，用 α - 肌球蛋白重链 -Cre 重组酶（ αMHC-Cre ）进行妊娠中晚期的 Hdac3 心肌特异性敲除后，小鼠可以存活至 3 ～ 4 月龄，最后死于严重的心脏肥大和纤维化[20]。有趣的是，用肌球蛋白肌酸激酶 -Cre（MCK-Cre）敲除出生后心肌和骨骼肌中的 Hdac3，会导致非常轻微的表型且不会发生胚胎死亡（除非小鼠被给予高脂饮食）[21]。小鼠从正常饮食换成高脂饮食将导致严重的肥厚型心肌病和纤维化，随后在几周内所有小鼠全部死亡。肌细胞特异性敲除 Hdac3 还会导致脂质和葡萄糖加工的广泛失调。与这些发现相一致，Hdac3 还会与涉及代谢调节的视黄酸和甲状腺受体（NCoRSMRT）复合体的核受体辅阻遏物–沉默介导物发生相互作用[22-24]，因此可以说 Hdac3 在 Hdac 中是独特的。

Hdac3 也是一种强效的细胞增殖调节因子，可以直接调节 p21[25-26]。以前在转化细胞和造血作用方面的工作提示 Hdac3 可以调节细胞周期和 DNA 复制[26-27]。Hdac3 在心肌细胞中的过表达会导致细胞增殖和心室增生[25]。表达分析显示，Hdac3 可抑制多种细胞周期依赖性激酶抑制剂，降低这些细胞周期检查点的水平并促进心肌细胞的快速增殖。

15.3.1.3 Hdac5 和 Hdac9

这两个 Ⅱ 类 Hdac 在心肌和骨骼肌中表达，并且在稳态条件下单个基因的缺失不会影响小鼠的生存[28-29]。然而，Hdac5 和 Hdac9 双敲除可导致心脏对肥大信号的反应性增加，与 Hdac2 敲除动物的表型相反。Hdac5/9 的缺失导致响应于钙调磷酸酶依赖性信号的 Mef2 信号过度激活，这通常导致 Ⅱa 类 Hdac 从细胞核中迁出并抑制 Mef2 活性。Hdac5/9 的缺失将导致 Mef2 被滞留在细胞核内，从而激活肥大基因程序[29]。Ⅱa 类 Hdac 还调节其他转录因子复合物，包括血清应答因子（SRF）、心肌素和钙调蛋白结合转录激活因子 2[30]，并且 Hdac5 和 Hdac9 的缺失很可能在整个发育过程中均对这些调节因子和 Mef2 产生影响。

15.3.1.4 Hdac7

全身敲除 Hdac7 可导致小鼠胚胎在 E11.5 因血管缺陷而死亡[31]。突变小鼠会发生血管渗漏并缺乏主动脉背侧周围的平滑肌细胞。Hdac7 与 Mef2 的复合体会抑制内皮细胞中的基质金属蛋白酶 10（Mmp10），Mmp10 可影响周围平滑肌的完整性[31]。与 Hdac7 在内皮细胞中的主要作用一致，在内皮细胞培养物中敲除 Hdac7 也会导致异常的细胞形态并抑制心管形成[32]。

15.3.1.5 Sirtuin

Sirtuin 是 Ⅲ 类 Hdac，其催化活性的维持需要烟酰胺腺嘌呤二核苷酸（NAD）。在哺乳动物中有 7 个 sirtuin，具有不同的表达模式、细胞定位和功能[11-12]。Sirt1 是研究最多的 sirtuin，位于细胞核和细胞质中[33-34]，而 Sirt2 仅限于细胞质[35]。Sirt3、Sirt4 和 Sirt5 主要定位于线粒体[36]。Sirt6 和 Sirt7 定位于细胞核[37-38]。Sirt6 参与 H3K9 和 H3K56 的去乙酰化[38]，而 Sirt7 调节基因转录依赖于 RNA 聚合酶 I[37]。多种 sirtuin 蛋白质与心脏肥大的发病机制有关，但目前 sirtuin 在最常见的先天性心脏病中并没有明确的作用。

15.3.2 组蛋白乙酰转移酶

HAT 可催化乙酰基添加到组蛋白尾部的赖氨酸残基上。这导致染色质松弛，增加转录复合体对 DNA 的接触并提高基因表达量。

研究最多的 HAT 是 p300，p300 遗传缺失会导致细胞增殖普遍降低、心肌壁变薄和在 E9.5 ～ E11.5 死亡[39]。单个氨基酸突变消除乙酰转移酶活性也导致心肌壁变薄，但是这些突变体可存活到 E12.5 ～ E15.5[40]。p300 也可乙酰化非组蛋白，包括在心肌细胞特化、分化和增殖中起多重作用的 Gata4[5, 41]。Gata4 的乙酰化会增强其转录活性[42]。有趣的是，Hdac2 与非典型同源域蛋白 Hopx 一起发挥作用可以使 Gata4 脱乙酰化并抑制其转录活性[5]。该途径可以促进细胞退出细胞周期并在妊娠后期降低心肌细胞的增殖能力。

这些是传统的"表观遗传"因子作用于非组蛋白

进而间接影响心脏基因表达的例子。

15.4 组蛋白甲基化

组蛋白上的多个精氨酸和赖氨酸残基可被甲基化。基因激活或基因抑制取决于组蛋白尾部的哪个残基被甲基化。基因激活与组蛋白 H3 的赖氨酸（K）4、K36 和 K79 的甲基化有关，而基因抑制与 K9 和 K27 的甲基化有关[4]。迄今为止，组蛋白甲基转移酶和去甲基化酶在心脏发育方面尚未像 Hdac 和 HAT 蛋白质一样被全面研究。

15.4.1 Jumonji 蛋白质

含有 JumonjiC 结构域的蛋白质家族可从组蛋白尾部去除甲基。Jarid2 和 Jmjd6 这两个家族成员在心脏流出道分隔中发挥重要作用。Jarid2 在 E8.0 时的小鼠发育心肌中表达。与心房相比，发育中的流出道、室间隔和心室壁表现出较高水平的 Jarid2。Jarid2 在成年小鼠的心肌中仍然表达，但低于发育中的表达水平。Jarid2 全身敲除可导致心肌过度小梁化和流出道畸形，包括右心室双出口（DORV）[43-44]。Jarid2 控制 Notch1 及其下游靶标 Neureglin1 的表达，这两者都与肌小梁生长有关[44]。同样，Jmjd6 基因敲除小鼠会发生 DORV[45]。这些缺陷表明这些蛋白质影响神经嵴功能，在神经嵴中条件性敲除这些基因证明这些蛋白质对组织特异性的建立是必要的。

15.4.2 *WHSCl1* 和 Wolf-Hirschhorn 综合征

Wolf-Hirschhorn 综合征的临床特征是智力低下、癫痫、颅面畸形和心肌间隔缺损。在遗传方面，该综合征与 *WHSC1*（Wolf-Hirschhorn 综合征候选基因 1）的突变和（或）易位相关，该基因编码特异性甲基化 H3K36 和 H4K20 的组蛋白甲基转移酶[46]。敲除 *Whsc1* 小鼠的特点是心肌

间隔缺损、骨畸形和生长迟缓。然而，在小鼠模型中的 *Whsc1* 单倍体不足不会导致与临床综合征类似的特征[47]。然而，WHSC1 已知与 Nkx2-5 有关，在小鼠模型中 *WHSC1* 和 *Nkx2-5* 的复合单倍体不足重现了与该临床综合征相关的房间隔和室间隔缺损[47]。一些人类突变涉及大范围 4 号染色体基因的缺失，包括附近的 Msh 同源框 1（*MSX1*）基因，该基因在间充质中高度表达，促进包括牙齿在内的颅面结构的发育。当 *MSX1* 缺失时，Wolf-Hirschhorn 综合征的一些典型颅面特征如牙齿异常和唇裂或腭裂在患者中会表现得更为突出[48]。

15.4.3 Smyd 蛋白质

SET 和 MYND（Smyd）蛋白质家族由 5 个蛋白质组成，该蛋白家族可催化具有甲基转移酶活性的 SET 结构域和具有蛋白质-蛋白质相互作用能力的 MYND 结构域[49]。MYND 结构域允许 Smyd 蛋白与 Hdac 相互作用，而 Smyd1 以 Hdac 依赖的方式抑制基因转录[50]。有趣的是，在细胞质中可检测到多个 Smyd 家族成员，且可以穿梭到细胞核中。这表明 Smyd 蛋白可能具有非核功能，如催化非组蛋白的甲基化[49]。Smyd1 是这个蛋白质家族的重要成员，小鼠敲除研究证明其在心肌细胞成熟和右心室形态发生中起关键作用[50]。其机制可能部分是 Smyd1 调控 *Hand2* 和 *Irx4* 的表达[50]。斑马鱼研究证实 *smyd1b* 的敲除导致肌纤维的排列紊乱和心肌收缩力不足[51-52]。Smyd2 已知与 Sin3 复合体相关[53]，其在胚胎心肌中高表达且与 Smyd1 高度相关[54]。斑马鱼 *Smyd2* 敲除会导致心脏功能障碍和肌细胞排列紊乱[55]。然而，小鼠的敲除研究表明，Smyd2 对于正常的心脏发育是不必要的[54]。斑马鱼中的

Smyd3 敲除导致心脏成环异常和必需的心肌细胞基因的缺陷表达[56]。

15.4.4 MLL2 和 Kabuki 综合征

Kabuki 综合征是一种常染色体显性遗传综合征，以智力迟钝、特殊的颅面畸形、骨骼异常和身材矮小为特征[57]。Kabuki 综合征患者的先天性心脏病发生率为 30%～55%。其心脏缺陷包括主动脉缩窄、室间隔缺损（心房和心室）和左心室发育不良[58-59]。Ⅰ型 Kabuki 综合征与混合谱系白血病蛋白 2（MLL2）（MLL2 是一种属于 Trithorax 蛋白家族的组蛋白甲基转移酶）的突变有关[60]。H3K4 的甲基化需要 MLL2[61-62]。在 48%～75% 的 Kabuki 患者中检测到 *MLL2* 突变，无义或移码突变是检测到的最常见类型。Ⅱ型 Kabuki 综合征是一种更为罕见的疾病，与 *KDM6A*（一种特异性作用于 H3K27 的组蛋白去甲基化酶）的突变有关[63]。

15.5　表观遗传基因变异和散发性先天性心脏病

Zaidi 等通过对 362 个有各种先天性心脏病的三联体（受累患者及其父母）和 264 个未受累三联体队列的外显子组测序，促进了我们对表观遗传学和先天性心脏病的了解[1]。有趣的是，与对照组相比，受累患者表现为编码表观遗传学酶的基因过表达。队列主要由欧洲患者组成。先证者患有各种形式的先天性心脏病，主要包括圆锥动脉缺陷（n = 153 例，大动脉转位、DORV、法洛四联症、部分动脉干和主动脉弓异常）、左心室梗阻病变（n = 132 例，左心发育不全、主动脉缩窄、二叶型主动脉瓣）和内脏异位（n = 70 例）。22% 的先证者出现了包括颅面部畸形在内的心脏以外的畸形。研究者在 28 个基因中预测了病理性的突变。这些预测取决于突变是否导致编码序列的提前终止、剪接变异体和（或）移码。分析还表明，这些突变基因是发育中的心脏中表达量最高的基因（25% 百分位或更高）。以下五个基因的突变与 H3K4 的组蛋白甲基化特异性相关：*MLL2*、*WDR5*、*CHD7*、*KDM5A* 和 *KDM5B*。已知 H3K4me 可标记有活性的启动子和待表达的基因。如前所述，MLL2 会导致 H3K4 的甲基化[62]。JARID1A 和 JARID1B 负责去除 H3K4 上的甲基，而 CHD7 识别这种组蛋白修饰[64]。此外，WD 重复结构域 5（WDR5）已被确定为 MLL 复合体[65] 的一部分。有趣的是，*CHD7* 突变的先证者没有表现出 CHARGE 综合征的典型特征，尽管 *MLL2* 突变的患者可表现出典型 Kabuki 综合征的颅面异常。该研究组还鉴定了无名指蛋白 20（*RNF20*）和泛素结合酶 E2B（*UBE2B*）中的突变，这些因子参与 H3K4 甲基化所需的 H2BK120 的泛素化。

15.6　DNA 甲基化

除组蛋白外，胞嘧啶核苷酸的 C5 位可以直接发生甲基化（5-mC）。DNMT 蛋白质家族（DNA 甲基转移酶）由三种蛋白质组成，催化甲基转移到 CpG 岛的 DNA 上。DNMT1 可识别先前甲基化的 DNA 以增强 DNA 复制后的存在模式。DNMT3a 和 DNMT3b 是从头合成的（de novo）DNMT 并催化先前未甲基化的胞嘧啶甲基化[66]。最近发现甲基胞嘧啶双加氧酶（TET）家族蛋白可通过将 5-mC 转化为 5-hmC 及 5- 甲酰基胞嘧啶（5fC）和 5- 羧基胞嘧啶（5caC）来催化 DNA 去甲基化[66]。甲基 -CpG- 结合结构域蛋白（包括 MeCP2）识别甲基化 DNA 并募集组蛋白修饰复合体。*MECP2* 突变与 Rett 综合征的发病机制有关，Rett 综合征是一种以技能退化、严重神经系统受损和刻板性运动为特征的疾病[67]。然而最近发现，约 20% 的 Rett 综合征患者心电图显示 QT 间期延长，可能导致某些患者心脏性猝死[68]。需要进一步明确 TET 蛋白质或 DNMT 在人体中的突变是否与先天性心脏病有关。

15.7 染色质结构

染色质的组织排列和三维结构已经成为基因转录的重要调节因子。密集的异染色质区域与基因活性受抑制相关，具有更开放构象的常染色质区域允许转录因子更多地进入 DNA 且与基因转录增加相关。以这种方式调节高阶染色质结构，可以同时控制大的基因组区域和基因表达的协调。这对于大规模过程如细胞分化和应激反应是必需的。例如，表观遗传图谱已经证明，随着细胞在发育过程中退出多能性并且受到更多的谱系限制，当细胞命运稳定的时候，异染色质的水平会增加并且基因组变得更紧密[69-70]。染色质重塑复合体如 Brg1 相关因子（BAF）、CHD 和 INO80 含有 ATP 酶结构域，其可催化核小体从 DNA 螺旋中重组——分离组蛋白，并在其他地方重新组装复合体。此外，这些复合物可能含有检测组蛋白修饰或其他表观遗传标记的结构域，并相应地重新组织染色质。最后，新出现的证据还阐明了染色质在细胞核内的三维定位是染色质结构和转录活性的另一层调节水平。

15.7.1 ATP 依赖性染色质重塑

染色质重塑复合体是一类 "writer"，其特征在于有类似 SWI 的 ATP 依赖性催化活性。有几类染色质重塑复合体，包括 SWI/SNF、染色质结构域、解旋酶、DNA 结合（CHD）和 INO80 复合体。这些复合体都含有核心 ATP 酶结构域，用于分解 DNA- 组蛋白的连接以重构和重新定位核小体。这些复合体还可以作为其他调节因子和组蛋白修饰 reader 的桥梁，使其成为染色质结构和组织排列的重要调控者。

15.7.2 SWI/SNF 复合体

SWI/SNF 复合体是由 12 个亚基组成的脊椎动物同系物 BAF。核心 ATP 酶亚基由两个高度同源基因中的一个编码，这两个基因是 SWI/SNF 相关的、基质相关性肌动蛋白依赖性染色质的调节子，分别是 *Brg1* 和 *Brm*；然而，大多数研究表明，Brg1 是心血管发育中的主要 ATP 酶[71]。

Brg1 从胚胎发生的起始阶段开始表达，而 *Brg1* 敲除的受精卵不会存活至着床[72]。*Brg1* 的内皮特异性敲除会导致 E10.5 的胚胎死亡和卵黄囊血管发育缺陷[73]。心内膜中 *Brg1* 的缺失会导致小梁发育障碍。进一步分析显示，Brg1 起到抑制金属蛋白酶 *Adamts1* 的作用，Adamts1 负责分解胚胎早期心脏中存在的心胶质。*Brg1* 的缺失使得 Adamts1 过早表达、心胶质早期降解及缺少正常小梁化。心肌细胞中 *Brg1* 的缺失可导致细胞增殖减少、心肌致密层变薄、室间隔缺损和 E11.5 致死[71]。在发育的心肌细胞中，Brg1 复合体与 Hdacs 和 PARP［poly（ADPribose）］聚合酶共同抑制成熟肌球蛋白重链亚型并活化幼稚形式，保证正常的胚胎发育。*Brg1* 缺失会导致成熟肌球蛋白亚型过早表达并使心肌细胞过早退出幼稚阶段。条件性敲除 *Brg1* 会导致右心室发育不良、流出道缩短、E11.5 胚胎死亡[71]。平滑肌敲除 *Brg1* 可导致继发于动脉导管未闭的收缩蛋白减少和扩张型心肌病[74-77]。总之，这些组织特异性敲除提示 Brg1 作为 BAF 复合体的核心 ATP 酶，是心脏发育的必需调节因子，在动物模型中敲除 *Brg1* 可导致多种先天性心脏畸形。

Polybromo 1（Baf180）是 BAF 复合体的另一个亚基，对正常心脏发育非常重要。Baf180 含有 6 个溴结构域，可作为乙酰化组蛋白尾部的"reader"。*Baf180* 的整体缺失导致 E15.5 胚胎致死伴心室发育不全和室间隔缺损[78]。心外膜特异性敲除会干扰正常的血管发生，导致冠状动脉异常[79]。进一步的分析显示，Baf180 是视黄酸信号通路正常表达的必需元素，而视黄酸信号通路是心肌发育的核心调节机制。Baf45c 或 Dpf3 是一种 BAF 亚基，也可作为"reader"，在这种情况下，组蛋白尾部通过添加乙酰基和甲基而被修饰。在斑马鱼中敲除 Baf45c 会导致心脏环化障碍和心脏功能异常[80]。值得注意的是，法洛四联症（TOF）患者右心室 Baf45c 表达增加[81]。Cui 等研究显示，Baf45c 在主动脉瓣狭窄和肥厚型心肌病患者的肥厚左心室中也上调[82]。机制为酪蛋白激酶 2 磷酸化 Baf45c（Dpf3a），进而从染色质中释放 HEY 阻遏物来诱导肥大[82]。

SWI/SNF 相关的、基质相关性肌动蛋白依赖性染色质调节子 Baf60c 可与 Nkx2-5、Tbx5 和 Gata4 相互作用以激活对心脏发育至关重要的多个基因[83]。在小鼠和斑马鱼的功能失去研究中已经证实，Baf60c 调节心脏发育的多个步骤，包括心管环化和形态发生[84-86]。最近的谱系示踪研究表明，表达 Baf60c 的细胞构成大部分心脏[87]。

Williams 综合征是一种常染色体显性遗传疾病，其表现为出生长缺陷、颅面畸形和心血管畸形，包括肺动脉狭窄、主动脉瓣上狭窄、二叶型主动脉瓣、主动脉缩窄和房间隔缺损（ASD）[88]。Williams 综合征的标志是 7q11.23 缺失，7q11.23 包括被招募到 BAF 复合体的 Williams 综合征转录因子（*WSTF*）在内的 23 个基因[89]。

15.7.3 CHD 染色质结构域蛋白

CHD 染色质重塑复合体是由至少一个染色质结构域、解旋酶和 DNA 结合域组成的复合体。*CHD7* 与人类疾病有关，*CHD7* 的单倍体不足导致 CHARGE 综合征[64]。该综合征具有多种心脏畸形，包括间隔缺损、心内膜垫异常和圆锥动脉干畸形。此外，上述 Zaidi 等的研究表明 *CHD7* 是先天性心脏病的一个遗传原因。小鼠的研究表明，*Chd7* 的一个拷贝缺失会导致先天性心脏病，包括动脉导管未闭和主动脉弓离断[90]。最近的研究表明这种表型是由与 Tbx1 的基因相互作用所介导的。

15.7.4 INO80 复合体

肌醇依赖性复合体 80（INO80）含有 DNA 解旋酶以展开双链 DNA。在脊椎动物中，pontin 和 reptin 是两个密切相关的解旋酶，它们通常互相结合发挥作用，在斑马鱼中被广泛研究。破坏这些酶中的任何一个将破坏 INO80 染色质重塑活性并且影响鱼的心脏形态发生[91]。Pontin 抑制心肌细胞增殖，Reptin 通过抵抗 β-catenin 途径而抑制增殖。目前，人们对它们在哺乳动物心脏发育和疾病中的功能知之甚少。

15.7.5 BET 蛋白：染色质"Reader"

BET 蛋白质家族由三个成员（Brd2 ~ 4）和一个睾丸特异性亚型 BrdT 组成。BET 蛋白的特征在于串联溴结构域，使其可以识别组蛋白尾部和其他核蛋白上的乙酰化赖氨酸残基。小分子抑制剂 JQ1 对 BET 家族成员的药理学抑制作用足以抑制病理性心肌肥厚的发展[92-93]。JQ1 可竞争性地结合 BET 家族蛋白的溴结构域，从而抑制"reader"能力[94]。抑制心脏肥大被认为是继发于抑制与肥厚表型有关的基因的转录。然而，BET 蛋白在心脏发育过程中的作用仍然是未知的。小鼠 *Brd2* 缺失会导致神经管闭合缺陷和 E13.5 左右死亡[95-96]。小鼠 *Brd4* 缺失会导致其在着床后不久死亡[97]。

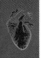

先天性心脏病——临床特征、人类遗传学和分子通路

15.8 细胞核内的基因定位

染色质组织领域中的一个新兴概念是基因在细胞核内的定位可以影响基因表达。例如，最近的一些研究发现，核外周的染色质构象与核质中的构象差异很大[98]。更具体地说，与核孔复合体结合的外周染色质往往比孔间核膜处的染色质的转录活性更高，孔间核膜处的基因表达被抑制[99-101]。核膜的内表面由一薄层中间丝蛋白覆盖，被称为核纤层蛋白。在核纤层上发现的染色质倾向于转录沉默，强行将报告基因绑定到核外周可能会导致抑制作用[102-103]。全基因组测序研究表明，核纤层相较于细胞核/核质内部染色质的结构是动态的，并随着细胞分化进程而变化[104]。这些变化在发育过程中的重要意义仍然是一个值得深入研究的问题，然而，目前已明确多种有心脏临床表现的疾病是由核纤层相关蛋白的突变造成。这些核纤层蛋白病包括 Hutchinson-Gilford 早衰综合征和 Emery-Dreifuss 肌营养不良，分别是由于编码核纤层蛋白 A 及其相互作用蛋白

emerin 的基因突变[105-106]。虽然这些疾病由核纤层的破坏引起，但还需要进一步研究确定染色质结构的变化是否与所观察到的表型有关。

除了核纤层纤维丝外，核膜上还有数千个核孔复合体（NPC）。这些大蛋白质复合物可分为至少 30 种不同的核孔蛋白，通常被认为是选择性运输进出细胞核的调节子[107]。除了这种转运作用之外，核孔蛋白可与染色质相互作用，全基因组调查显示 NPC 倾向于与转录活跃的染色质结合[101, 108-109]。尽管已经发现了有意义的联系，但仍有许多工作需要明确 NPC 在发育和转录调控中的作用。例如，筛选实验已经发现了多个染色质重塑复合物，包括与 NPC 相互作用的染色质结构重塑（RSC）[110]。小鼠核孔蛋白 155 kDa（*Nup155*）突变可导致房性心律失常[111]。Hdac4 可与 Nup155 进行物理相互作用，在某些情况下这种相互作用对于 Hdac4 介导的基因调控是必需的[112]。

结　　论

对介导表观遗传调节基因表达的酶复合体和相关蛋白质认识的快速增长，已经改变了我们对先天性心脏病病因学的理解。心脏发育过程中表观遗传修饰物的各种亚类的特定功能尚不清楚，相互作用的蛋白质、RNA 分子和其他部分尚未完全确定。尽管如此，动物模型的基因功能研究以

及人类基因研究表明发育中的心血管系统对表观遗传的干扰十分敏感，并且这些敏感性可能受到环境的进一步调节。心血管发育的表观遗传调控是一个快速发展的领域，在未来对于心脏疾病的理解和治疗方面将越来越重要。

参考文献

[1] Zaidi S，Choi M，Wakimoto H et al（2013）De novo mutations in histone-modifying genes in congenital heart disease. Nature 498：220-223

[2] Paige SL，Thomas S，Stoick-Cooper CL et al（2012）A temporal chromatin signature in human embryonic stem cells identifies regulators of cardiac development. Cell 151：221-232

[3] Wamstad JA，Alexander JM，Truty RM et al（2012）Dynamic and coordinated epigenetic regulation of developmental transitions in the cardiac lineage. Cell

151：206-220

［4］Huang H，Sabari BR，Garcia BA et al（2014）Snap Shot：histone modifications. Cell 159：458-458.e451

［5］Trivedi CM，Zhu W，Wang Q et al（2010）Hopx and Hdac2 interact to modulate Gata4 acetylation and embryonic cardiac myocyte proliferation. Dev Cell 19：450-459

［6］Zhao Y，Lu S，Wu L et al（2006）Acetylation of p53 at lysine 373/382 by the histone deacetylase inhibitor depsipeptide induces expression of p21（Waf1/Cip1）. Mol Cell Biol 26：2782-2790

［7］Taunton J，Hassig CA，Schreiber SL（1996）A mammalian histone deacetylase related to the yeast transcriptional regulator Rpd3p. Science 272：408-411

［8］Yang XJ，Seto E（2008）The Rpd3/Hda1 family of lysine deacetylases：from bacteria and yeast to mice and men. Nat Rev Mol Cell Biol 9：206-218

［9］Haberland M，Montgomery RL，Olson EN（2009）The many roles of histone deacetylases in development and physiology：implications for disease and therapy. Nat Rev Genet 10：32-42

［10］Yang XJ，Seto E（2003）Collaborative spirit of histone deacetylases in regulating chromatin structure and gene expression. Curr Opin Genet Dev 13：143-153

［11］Guarente L（2006）Sirtuins as potential targets for metabolic syndrome. Nature 444：868-874

［12］Schwer B，Verdin E（2008）Conserved metabolic regulatory functions of sirtuins. Cell Metab 7：104-112

［13］Gao L，Cueto MA，Asselbergs F et al（2002）Cloning and functional characterization of HDAC11，a novel member of the human histone deacetylase family. J Biol Chem 277：25748-25755

［14］Montgomery RL，Davis CA，Potthoff MJ et al（2007）Histone deacetylases 1 and 2 redundantly regulate cardiac morphogenesis，growth，and contractility. Genes Dev 21：1790-1802

［15］Trivedi CM，Luo Y，Yin Z et al（2007）Hdac2 regulates the cardiac hypertrophic response bymodulating Gsk3 beta activity. Nat Med 13：324-331

［16］Bhaskara S，Chyla BJ，Amann JM et al（2008）Deletion of histone deacetylase 3 reveals critical roles in S phase progression and DNA damage control. Mol Cell 30：61-72

［17］Lewandowski SL，Janardhan HP，Smee KM et al（2014）Histone deacetylase 3 modulates Tbx5 activity to regulate early cardiogenesis. Hum Mol Genet 23：3801-3809

［18］Bruneau BG，Nemer G，Schmitt JP et al（2001）A murine model of Holt-Oram syndrome defines roles of the T-box transcription factor Tbx5 in cardiogenesis and disease. Cell106：709-721

［19］Li QY，Newbury-Ecob RA，Terrett JA et al（1997）Holt-Oram syndrome is caused by mutations in TBX5，a member of the Brachyury（T）gene family. Nat Genet 15：21-29

［20］Montgomery RL，Potthoff MJ，Haberland M et al（2008）Maintenance of cardiac energy metabolism by histone deacetylase 3 in mice. J Clin Invest 118：3588-3597

［21］Sun Z，Singh N，Mullican SE et al（2011）Diet-induced lethality due to deletion of the Hdac3 gene in heart and skeletal muscle. J Biol Chem 286：33301-33309

［22］Codina A，Love JD，Li Y et al（2005）Structural insights into the interaction and activation of histone deacetylase 3 by nuclear receptor corepressors. Proc Natl Acad Sci U S A 102：6009-6014

［23］Guenther MG，Barak O，Lazar MA（2001）The SMRT and N-CoR corepressors are activating cofactors for histone deacetylase 3. Mol Cell Biol 21：6091-6101

［24］Sun Z，Miller RA，Patel RT et al（2012）Hepatic Hdac3 promotes gluconeogenesis by repressing lipid synthesis and sequestration. Nat Med 18：934-942

［25］Trivedi CM，Lu MM，Wang Q et al（2008）Transgenic overexpression of Hdac3 in the heartproduces increased postnatal cardiac myocyte proliferation but does not induce hypertrophy. J Biol Chem 283：26484-26489

［26］Wilson AJ，Byun DS，Popova N et al（2006）Histone deacetylase 3（HDAC3）and other classI HDACs regulate colon cell maturation and p21 expression and are deregulated in human colon cancer. J Biol Chem 281：13548-13558

［27］Summers AR，Fischer MA，Stengel KR et al（2013）HDAC3 is essential for DNA replication in hematopoietic progenitor cells. J Clin Invest 123：3112-3123

［28］Zhang CL，McKinsey TA，Chang S et al（2002）Class Ⅱ histone deacetylases act as signal responsive repressors of cardiac hypertrophy. Cell 110：479-488

［29］Chang S，McKinsey TA，Zhang CL et al（2004）Histone deacetylases 5 and 9 govern responsiveness of the heart to a subset of stress signals and play redundant roles in heart development. Mol Cell Biol 24：8467-8476

［30］Song K，Backs J，McAnally J et al（2006）The

先天性心脏病——临床特征、人类遗传学和分子通路

transcriptional coactivator CAMTA2 stimulates cardiac growth by opposing class Ⅱ histone deacetylases. Cell 125：453-466

［31］Chang S，Young BD，Li S et al（2006）Histone deacetylase 7 maintains vascular integrity by repressing matrix metalloproteinase 10. Cell 126：321-334

［32］Mottet D，Bellahcene A，Pirotte S et al（2007）Histone deacetylase 7 silencing alters endothelial cell migration，a key step in angiogenesis. Circ Res 101：1237-1246

［33］Michishita E，Park JY，Burneskis JM et al（2005）Evolutionarily conserved and nonconserved cellular localizations and functions of human SIRT proteins. Mol Biol Cell 16：4623-4635

［34］Tanno M，Sakamoto J，Miura T et al（2007）Nucleocytoplasmic shuttling of the NAD + -dependent histone deacetylase SIRT1. J Biol Chem 282：6823-6832

［35］Inoue T，Hiratsuka M，Osaki M et al（2007）SIRT2，a tubulin deacetylase，acts to block the entry to chromosome condensation in response to mitotic stress. Oncogene 26：945-957

［36］He W，Newman JC，Wang MZ et al（2012）Mitochondrial sirtuins：regulators of protein acylation and metabolism. Trends Endocrinol Metab 23：467-476

［37］Ford E，Voit R，Liszt G et al（2006）Mammalian Sir2 homolog SIRT7 is an activator of RNA polymerase I transcription. Genes Dev 20：1075-1080

［38］Schwer B，Schumacher B，Lombard DB et al（2010）Neural sirtuin 6（Sirt6）ablation attenuates somatic growth and causes obesity. Proc Natl Acad Sci USA 107：21790-21794

［39］Yao TP，Oh SP，Fuchs M et al（1998）Gene dosage-dependent embryonic development and proliferation defects in mice lacking the transcriptional integrator p300. Cell 93：361-372

［40］Shikama N，Lutz W，Kretzschmar R et al（2003）Essential function of p300 acetyltransferase activity in heart，lung and small intestine formation. EMBO J 22：5175-5185

［41］Rojas A，Kong SW，Agarwal P et al（2008）GATA4 is a direct transcriptional activator of cyclin D2 and Cdk4 and is required for cardiomyocyte proliferation in anterior heart field derived myocardium. Mol Cell Biol 28：5420-5431

［42］Takaya T，Kawamura T，Morimoto T et al（2008）Identification of p300-targeted acetylated residues in GATA4 during hypertrophic responses in cardiac

myocytes. J Biol Chem 283：9828-9835

［43］Lee Y，Song AJ，Baker R et al（2000）Jumonji，a nuclear protein that is necessary for normal heart development. Circ Res 86：932-938

［44］Mysliwiec MR，Bresnick EH，Lee Y（2011）Endothelial Jarid2/Jumonji is required for normal cardiac development and proper Notch1 expression. J Biol Chem 286：17193-17204

［45］Schneider JE，Bose J，Bamforth SD et al（2004）Identification of cardiac malformations in mice lacking Ptdsr using a novel high-throughput magnetic resonance imaging technique.BMC Dev Biol 4：16

［46］Marango J，Shimoyama M，Nishio H et al（2008）The MMSET protein is a histone methyltransferase with characteristics of a transcriptional corepressor. Blood 111：3145-3154

［47］Nimura K，Ura K，Shiratori H et al（2009）A histone H3 lysine 36 trimethyltransferase links Nkx2-5 to Wolf-Hirschhorn syndrome. Nature 460：287-291

［48］Paradowska-Stolarz AM（2014）Wolf-Hirschhorn syndrome（WHS）-literature review on the features of the syndrome. Adv Clin Exp Med Off Organ Wroclaw Medical University 23：485-489

［49］Du SJ，Tan X，Zhang J（2014）SMYD proteins：key regulators in skeletal and cardiac muscle development and function. Anat Rec 297：1650-1662

［50］Gottlieb PD，Pierce SA，Sims RJ et al（2002）Bop encodes a muscle-restricted protein containing MYND and SET domains and is essential for cardiac differentiation and morphogenesis. Nat Genet 31：25-32

［51］Li H，Zhong Y，Wang Z et al（2013）Smyd1b is required for skeletal and cardiac muscle function in zebrafish. Mol Biol Cell 24：3511-3521

［52］Tan X，Rotllant J，Li H et al（2006）SmyD1，a histone methyltransferase，is required for myofibril organization and muscle contraction in zebrafish embryos. Proc Natl Acad Sci USA 103：2713-2718

［53］Brown MA，Sims RJ 3rd，Gottlieb PD et al（2006）Identification and characterization of Smyd2：a split SET/MYND domain-containing histone H3 lysine 36-specific methyltransferase that interacts with the Sin3 histone deacetylase complex. Mol Cancer 5：26

［54］Diehl F，Brown MA，van Amerongen MJ et al（2010）Cardiac deletion of Smyd2 is dispensable for mouse heart development. PLoS One 5：e9748

［55］Voelkel T，Andresen C，Unger A et al（2013）Lysine methyltransferase Smyd2 regulates Hsp90-mediated protection of the sarcomeric titin springs and cardiac function. Biochim Biophys Acta 1833：812-822

［56］Fujii T，Tsunesumi S，Yamaguchi K et al（2011）Smyd3 is required for the development of cardiac and skeletal muscle in zebrafish. PLoS One 6：e23491

［57］Bogershausen N，Wollnik B（2013）Unmasking Kabuki syndrome. Clin Genet 83：201-211

［58］Yuan SM（2013）Congenital heart defects in Kabuki syndrome. Cardiol J 20：121-124

［59］Digilio MC，Marino B，Toscano A et al（2001）Congenital heart defects in Kabuki syndrome. Am J Med Genet 100：269-274

［60］Ng SB，Bigham AW，Buckingham KJ et al（2010）Exome sequencing identifies MLL2 mutations as a cause of Kabuki syndrome. Nat Genet 42：790-793

［61］Wan X，Liu L，Ding X et al（2014）Mll2 controls cardiac lineage differentiation of mouse embryonic stem cells by promoting H3K4me3 deposition at cardiac-specific genes. Stem Cell Rev 10：643-652

［62］Schuettengruber B，Chourrout D，Vervoort M et al（2007）Genome regulation by polycomband trithorax proteins. Cell 128：735-745

［63］Lederer D，Grisart B，Digilio MC et al（2012）Deletion of KDM6A，a histone demethylase interacting with MLL2，in three patients with Kabuki syndrome. Am J Hum Genet 90：119-124

［64］Vissers LE，van Ravenswaaij CM，Admiraal R et al（2004）Mutations in a new member of thechromodomain gene family cause CHARGE syndrome. Nat Genet 36：955-957

［65］Song JJ，Kingston RE（2008）WDR5 interacts with mixed lineage leukemia（MLL）protein via the histone H3-binding pocket. J Biol Chem 283：35258-35264

［66］Smith ZD，Meissner A（2013）DNA methylation：roles in mammalian development. Nat Rev Genet 14：204-220

［67］Amir RE，Van den Veyver IB，Wan M et al（1999）Rett syndrome is caused by mutations inX-linked MECP2，encoding methyl-CpG-binding protein 2. Nat Genet 23：185-188

［68］McCauley MD，Wang T，Mike E et al（2011）Pathogenesis of lethal cardiac arrhythmias in Mecp2 mutant mice：implication for therapy in Rett syndrome. Sci Transl Med 3：113ra125

［69］Li G，Reinberg D（2011）Chromatin higher-order structures and gene regulation. Curr Opin Genet Dev 21：175-186

［70］Meister P，Mango SE，Gasser SM（2011）Locking the genome：nuclear organization and cell fate. Curr Opin Genet Dev 21：167-174

［71］Hang CT，Yang J，Han P et al（2010）Chromatin regulation by Brg1 underlies heart muscle development and disease. Nature 466：62-67

［72］Bultman S，Gebuhr T，Yee D et al（2000）A Brg1 null mutation in the mouse reveals functional differences among mammalian SWI/SNF complexes. Mol Cell 6：1287-1295

［73］Stankunas K，Hang CT，Tsun ZY et al（2008）Endocardial Brg1 represses ADAMTS1 tomaintain the microenvironment for myocardial morphogenesis. Dev Cell 14：298-311

［74］Zhou J，Zhang M，Fang H et al（2009）The SWI/SNF chromatin remodeling complex regulates myocardin-induced smooth muscle-specific gene expression. Arterioscler Thromb Vasc Biol 29：921-928

［75］Zhang M，Fang H，Zhou J et al（2007）A novel role of Brg1 in the regulation of SRF/MRTFA dependent smooth muscle-specific gene expression. J Biol Chem 282：25708-25716

［76］Zhang M，Chen M，Kim JR et al（2011）SWI/SNF complexes containing Brahma or Brahma related gene 1 play distinct roles in smooth muscle development. Mol Cell Biol 31：2618-2631

［77］Huang J，Cheng L，Li J et al（2008）Myocardin regulates expression of contractile genes in smooth muscle cells and is required for closure of the ductus arteriosus in mice. J Clin Invest 118：515-525

［78］Wang Z，Zhai W，Richardson JA et al（2004）Polybromo protein BAF180 functions in mammalian cardiac chamber maturation. Genes Dev 18：3106-3116

［79］Huang X，Gao X，Diaz-Trelles R et al（2008）Coronary development is regulated by ATP dependent SWI/SNF chromatin remodeling component BAF180. Dev Biol 319：258-266

［80］Lange M，Kaynak B，Forster UB et al（2008）Regulation of muscle development by DPF3，anovel histone acetylation and methylation reader of the BAF chromatin remodeling complex.Genes Dev 22：2370-2384

［81］Kaynak B，von Heydebreck A，Mebus S et al（2003）Genome-wide array analysis of normal and malformed human hearts. Circulation 107：2467-2474

［82］Cui H，Schlesinger J，Schoenhals S et al（2015）Phosphorylation of the chromatin remodeling factor DPF3a induces cardiac hypertrophy through releasing HEY repressors from DNA.Nucleic Acids Res DOI：

10.1093/nar/gkv1244

[83] Takeuchi JK, Bruneau BG (2009) Directed transdifferentiation of mouse mesoderm to heart tissue by defined factors. Nature 459: 708-711

[84] Lickert H, Takeuchi JK, Von Both I et al (2004) Baf60c is essential for function of BAF chromatin remodelling complexes in heart development. Nature 432: 107-112

[85] Lou X, Deshwar AR, Crump JG et al (2011) Smarcd3b and Gata5 promote a cardiac progenitor fate in the zebrafish embryo. Development 138: 3113-3123

[86] Takeuchi JK, Lickert H, Bisgrove BW et al (2007) Baf60c is a nuclear Notch signaling component required for the establishment of left-right asymmetry. Proc Natl Acad Sci USA 104: 846-851

[87] Devine WP, Wythe JD, George M et al (2014) Early patterning and specification of cardiac progenitors in gastrulating mesoderm. Elife. doi: 10.7554/eLife.03848

[88] Lu X, Meng X, Morris CA et al (1998) A novel human gene, WSTF, is deleted in Williams syndrome. Genomics 54: 241-249

[89] Oya H, Yokoyama A, Yamaoka I et al (2009) Phosphorylation of Williams syndrome transcription factor by MAPK induces a switching between two distinct chromatin remodeling complexes. J Biol Chem 284: 32472-32482

[90] Randall V, McCue K, Roberts C et al (2009) Great vessel development requires biallelic expression of Chd7 and Tbx1 in pharyngeal ectoderm in mice. J Clin Invest 119: 3301-3310

[91] Rottbauer W, Saurin AJ, Lickert H et al (2002) Reptin and pontin antagonistically regulate heart growth in zebrafish embryos. Cell 111: 661-672

[92] Spiltoir JI, Stratton MS, Cavasin MA et al (2013) BET acetyl-lysine binding proteins control pathological cardiac hypertrophy. J Mol Cell Cardiol 63: 175-179

[93] Anand P, Brown JD, Lin CY et al (2013) BET bromodomains mediate transcriptional pause release in heart failure. Cell 154: 569-582

[94] Filippakopoulos P, Qi J, Picaud S et al (2010) Selective inhibition of BET bromodomains.Nature 468: 1067-1073

[95] Gyuris A, Donovan DJ, Seymour KA et al (2009) The chromatin-targeting protein Brd2 is required for neural tube closure and embryogenesis. Biochim Biophys Acta 1789: 413-421

[96] Shang E, Wang X, Wen D et al (2009) Double bromodomain-containing gene Brd2 is essential for embryonic development in mouse. Dev Dyn 238: 908-917

[97] Houzelstein D, Bullock SL, Lynch DE et al (2002) Growth and early postimplantation defectsin mice deficient for the bromodomain-containing protein Brd4. Mol Cell Biol 22: 3794-3802

[98] Schermelleh L, Carlton PM, Haase S et al (2008) Subdiffraction multicolor imaging of the nuclear periphery with 3D structured illumination microscopy. Science 320: 1332-1336

[99] Guelen L, Pagie L, Brasset E et al (2008) Domain organization of human chromosomes revealed by mapping of nuclear lamina interactions. Nature 453: 948-951

[100] Akhtar A, Gasser SM (2007) The nuclear envelope and transcriptional control. Nat RevGenet 8: 507-517

[101] Capelson M, Liang Y, Schulte R et al (2010) Chromatin-bound nuclear pore components regulate gene expression in higher eukaryotes. Cell 140: 372-383

[102] Reddy KL, Zullo JM, Bertolino E et al (2008) Transcriptional repression mediated by repositioning of genes to the nuclear lamina. Nature 452: 243-247

[103] Andrulis ED, Neiman AM, Zappulla DC et al (1998) Perinuclear localization of chromatin facilitates transcriptional silencing. Nature 394: 592-595

[104] Peric-Hupkes D, Meuleman W, Pagie L et al (2010) Molecular maps of the reorganization of genome-nuclear lamina interactions during differentiation. Mol Cell 38: 603-613

[105] Ho CY, Jaalouk DE, Vartiainen MK et al (2013) Lamin A/C and emerin regulate MKL1-SRF activity by modulating actin dynamics. Nature 497: 507-511

[106] Gruenbaum Y, Margalit A, Goldman RD et al (2005) The nuclear lamina comes of age. Nat Rev Mol Cell Biol 6: 21-31

[107] Alber F, Dokudovskaya S, Veenhoff LM et al (2007) The molecular architecture of the nuclear pore complex. Nature 450: 695-701

[108] Vaquerizas JM, Suyama R, Kind J et al (2010) Nuclear pore proteins nup153 and megator define transcriptionally active regions in the Drosophila genome. PLoS Genet 6, e1000846

[109] Kalverda B, Pickersgill H, Shloma VV et al (2010) Nucleoporins directly stimulate expression of developmental and cell-cycle genes inside the nucleoplasm. Cell 140: 360-371

[110] Titus LC, Dawson TR, Rexer DJ et al (2010)

Members of the RSC chromatin-remodeling complex are required for maintaining proper nuclear envelope structure and pore complex localization. Mol Biol Cell 21: 1072-1087

[111] Zhang X, Chen S, Yoo S et al (2008) Mutation in nuclear pore component NUP155 leads toatrial fibrillation and early sudden cardiac death. Cell 135: 1017-1027

[112] Kehat I, Accornero F, Aronow BJ et al (2011) Modulation of chromatin position and gene expression by HDAC4 interaction with nucleoporins. J Cell Biol 193: 21-29

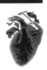

16 环境因素

George A. Porter Jr.

陈天韵 译 储庆 校 胡盛寿 审

目录

摘要

人们早已了解到环境因素在先天性心脏病（CHD）的发病机制中所起的作用，但是环境因素并不是现代研究的焦点。对人类风险暴露和动物模型的研究表明，人口统计学（年龄、种族、社会经济状况）、疾病（如糖尿病、高血压、肥胖、压力、感染、高海拔）、毒品和治疗性药物的使用及化学暴露与 CHD 风险增加相关。不幸的是，尽管有研究表明暴露于这些因素可能会导致 CHD，但在大多数情况下，这些研究结果可信度不高或是结论不确定，甚至是互相矛盾的。虽然大多数研究集中于母体暴露于风险因素的影响，但父亲接触一些风险因素也有可能导致后代产生疾病。近来对心脏发育信号和遗传调控的相关研究揭示了可解释环境信号影响心脏形态发生的分子通路，并提供了研究环境刺激对心脏发育影响的方法。例如，环境因素可能调节细胞信号传导、转录和表观遗传调节、增殖和生理过程，从而调控心脏和其他器官的发育。然而，这些环境因素的流行病学和风险，及其对心脏发育的影响机制仍不明确。进一步研究表明，环境因素暴露与人类 CHD 之间的关联及其机制可为环境信号引起的 CHD 提供预防、诊断和治疗策略。

16.1 引　言

自发育生物学的现代分子时代开始以来，研究信号通路和遗传学在人类疾病和动物模型中的作用已经变得司空见惯。然而，遗传对发育过程的影响不能解释所有的 CHD[1]。人类和动物模型中的单基因突变可引起表型异质性，这表明其他因子可调节正常和异常形态发生。遗传学背景解释了部分变化，但其他大部分变化可能是由于环境信号导致的。事实上，据估计非遗传因素可能在高达 30% 的 CHD 中发挥作用[1]，最近研究数据揭示了环境因素调节信号通路和基因转录从而引起各种 CHD 的机制。

尽管胚胎期（人类妊娠的第 18 ～ 60 天）通常是心脏畸形发生的关键时间窗，但心脏形态发生是一个从胚胎早期持续至出生后的复杂过程。在过去的 30 年中，许多信号通路的整合已被证明可以调节一系列转录调控因子以控制心脏形态发生，这些通路的突变可导致动物和人类 CHD。最近有研究证实了心脏形态发生中表观遗传调节的作用。环境因素可能可以调节所有这些过程来影响心脏发育。本章将总结环境因素在心脏形态发生中作用的证据及这些过程的基本机制。

16.2　环境因素在心脏发育中的作用

16.2.1 一般证据和临床研究

心脏致畸原是导致心脏形态发生异常和 CHD 的环境或生理因素。致畸原一般被认为是母体和胎儿暴露于其中的环境毒素，但是人文状况，如不同的人口学类别和母体疾病，也可被认为是致畸原。

20 世纪 80 年代以前，有轶事证据表明，环境因素在 CHD 产生中发挥一定的作用。例如，1941 年有研究报道了先天性风疹感染与 CHD 的关系[2]，20 世纪 50 年代和 20 世纪 60 年代沙利度胺的应用与 CHD 发生密切相关。这些和其他发现促使大规模流行病学研究调查环境因素与 CHD 的关系。其中两个最重要的病例对照研究分别开展于美国马里兰州和弗吉尼亚州［巴尔的摩-华盛顿婴儿研究（BWIS）］和芬兰[3-4]。对比这些研究与近期研究的总结如下[1, 5-6]。

在比较各项研究的数据时，个体环境因素的重要性往往是可变的。例如 5 项中 / 大型研究显示，母体在妊娠期间使用选择性 5- 羟色胺再摄取抑制剂（SSRI）后，子代患有 CHD 的相对风险或比值比为 0.9 ～ 1.3，但只有一项中的风险存在统计学意义[6-7]。除这些之外，还有一些小规模案例报告和缺乏适当控制的队列研究。最后，由于人群中存在混杂的危险因素使得这些研究变得更加复杂，这给选择适当的对照和比较个体研究带来了困难。

16.2.2 FDA 药物风险分类

动物模型是检测心脏致畸原的极好方法，但当这些研究中使用的试剂浓度与人体暴露不一致，或者当人体研究数据缺乏或与模型不一致时，这些研究结果就变得难以解释。为了评估妊娠期间各种药物的风险，FDA 制定了五个风险类别（表 16.1），反映了动物和人体研究的结果及对胎儿和母体的潜在风险和益处。虽然不只特定于心脏畸形，但在妊娠期使用时，应考虑下述药物的风险分类（表 16.2）。需注意的是，FDA 正在修订妊娠期间药物对心脏畸形的风险标签，并且这些类别并不适用于非药物环境因素。

表 16.1　FDA 对致出生缺陷风险药物的分类

风险分类	描述
A	在设对照组的药物研究中，妊娠前 3 个月的孕妇用药未见对胎儿产生危害的风险（并且也没有在其后 6 个月具有危害性的证据），该类药物对胎儿的影响甚微
B	在动物繁殖研究中（并未进行孕妇的对照研究），未见到药物对胎儿的不良影响
C	动物繁殖研究证明药物对胎儿有危害性，尚未对孕妇进行研究。尽管存在潜在风险，但药物对于孕妇的潜在益处大于风险时可使用
D	有明确证据（动物研究、用药经验、临床试验）显示，药物对人类胎儿有危害性，尽管存在潜在风险，但药物对于孕妇的潜在益处大于风险时可使用
X	对动物和人类的药物研究或人类用药的经验表明，药物对胎儿的危害明确大于对孕妇的潜在益处
N	未分类

引自 http://chemm.nlm.nih.gov/pregnancycategories.htm

表 16.2　FDA 对各种心脏致畸药物的风险分类

风险分类	描述
A	叶酸
B	阿莫西林（± 克拉维酸）、氨苄西林、头孢噻肟、甲硝唑
C	对乙酰氨基酚、β-胡萝卜素、安非他酮、咖啡因、可卡因（局部用药）、可待因、氟康唑、氟西汀、布洛芬、屈大麻酚、萘普生、利福平、舍曲林、磺胺甲噁唑/甲氧苄啶、茶碱、维甲酸局部用药、齐多夫定
D	阿司匹林（妊娠晚期）、锂、帕罗西汀、苯妥英、丙戊酸
X	维甲酸剂（阿利维甲酸、阿维甲酯、异维甲酸）、沙利度胺
N	对乙酰氨基酚、阿司匹林、地西泮、大麻

16.2.3 风险评估

不同暴露下发生 CHD 的风险可以通过多种方法来评估，具体指标取决于评估方法。一般来说，比值比（OR）主要用于病例对照研究，而相对风险率（RR）主要用于随机对照试验或队列研究。各研究数据将总结如下（OR 和 RR 将被合并）。在某些情况下，OR/RR 未列出置信区间，读者可详见参考文献[1, 5-6]。

特定环境因素的相对重要性是由该因素的暴露后患病率、相关 CHD 的相对风险率，以及相关 CHD 的临床严重程度共同决定。例如，妊娠期间不受控制的苯丙酮尿症患病率极低，因而可降低相关 CHD 的相对风险。相反，尽管宫内暴露糖尿病、发热、吸烟、乙醇摄入、癫痫发作或肥胖导致 CHD 的风险可能（或可能不）低，但由于其患病率高，可增高 CHD 的相对风险。

16.3 心脏发育期间的环境因素

本部分回顾对人类心脏具有潜在致畸作用的因素。值得注意的是，在对下列先天性缺陷风险和病因的研究中，由于这些疾病间存在相互关联而变得十分复杂，从而难以精确地确定任何一个单独的危险因素。

16.3.1 人口统计学资料

16.3.1.1 生育年龄

父母双方生育时年龄较小或较大都可导致所有或特定类型 CHD 发病风险增加，虽然这些相关性在各研究间并不一致。25 岁以上男性、30 岁以上女性以及 20 岁以下的男性和女性都可增加胎儿 CHD 的风险。

16.3.1.2 种族

种族不同可能导致 CHD 发病风险差异。一些研究表明，与非洲裔美国婴儿相比，高加索婴儿更可能罹患左心梗阻性病变、间隔缺损、Ebstein 畸形和一些圆锥动脉畸形，并且不易罹患房间隔缺损（ASD）和瓣膜性肺动脉狭窄（PS）。一项研究显示，西班牙裔女性与高加索女性相比风险相当。东亚婴儿也更可能罹患嵴上型 / 流出道室间隔缺损（VSD）。

16.3.1.3 社会经济状况

较低的社会经济地位可能与 CHD 发病风险增加相关，两项研究的 OR/RR 值分别为 1.6 和 3.4。

16.3.2 健康状况和疾病

16.3.2.1 糖尿病

妊娠前和妊娠期糖尿病可以引起许多心脏和非心脏发育缺陷，特别是在妊娠早期糖尿病未得到有效控制时。病变包括偏侧性畸形、圆锥动脉干畸形、房室隔缺损（AVSD）、VSD 和左心梗阻性病变。妊娠期糖尿病导致所有 CHD 发病风险的 OR/RR 值范围为 $1.8 \sim 18$。若血糖控制良好，风险可降低。此外，妊娠期糖尿病可能导致胎儿梗阻性和非梗阻性肥厚型心肌病。在所有基线以上的风险中，普通人群中糖尿病发病率的增加对全球 CHD 发病率产生令人担忧的影响。

16.3.2.2 发热 / 妊娠期感染

妊娠期发热在动物模型中可致畸。虽然各研究结果存在差异，但孕妇妊娠早期发热会增加所有 CHD 的发病风险。多种 CHD 可能与发热相关，最常见的是圆锥动脉干畸形。然而，由于传染源和对发热治疗的影响，使得解释人体研究数据变得复杂。例如，孕妇感染风疹与动脉导管未闭（PDA）、PS、外周性肺动脉瓣狭窄（PPS）和 VSD 的关系已得到充分证实。妊娠期间患流行性感冒也可能增加 CHD 的发病风险，而感染 HIV 则可增加扩张型心肌病的发病风险。

16.3.2.3 叶酸缺乏

叶酸缺乏可导致 CHD 发病风险增加的证据很大程度上源于妊娠早期补充叶酸可降低发病风险。虽然这些研究结果存在差异，但妊娠期间补充叶酸对 CHD 发病风险的潜在获益加强了对这种治疗的建议。另有研究表明，由叶酸和维生素 B12 缺乏引起的高同型半胱氨酸血症也可能增加 CHD

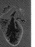

的发病风险。最后，多种维生素 / 叶酸的使用可以改善发热、酒精、锂和高同型半胱氨酸血症对 CHD 发病风险的影响[8]。

16.3.2.4 高海拔 / 缺氧

高海拔生育会导致孕妇缺氧，并增加 ASD 和 PDA 的发病风险，但这并没有得到广泛的研究证实。

16.3.2.5 高血压

高血压可能使 CHD 的发病风险提高两倍，但没有与特定病种相关。

16.3.2.6 孕妇应激

一些研究中，孕妇应激与 CHD 发病风险增加（OR/RR ＝ 1.4 ～ 2.7）相关，特别是圆锥动脉干畸形。

16.3.2.7 肥胖

肥胖与 CHD 之间的关联在各项研究中不一致，OR/RR 范围为＜ 1 ～ 3。然而，研究均发现 CHD 发病率随着母体肥胖水平提高而增加。

16.3.2.8 苯丙酮尿症

苯丙酮尿症与 CHD 有密切联系，RR ≥ 6，高达 14% 苯丙酮尿症孕妇的胎儿会发生 CHD。然而，良好的饮食控制可以减少或消除这种风险。最常见的 CHD 病变是左心梗阻性病变、法洛四联症（TOF）、VSD 和 PDA。

16.3.2.9 生育史

多胎女性更可能分娩出患有 CHD 的胎儿，而未生育女性则可能增加胎儿 ASD、TOF 和 VSD 的风险。既往有一些生殖问题则会增加胎儿 ASD、AVSD、Ebstein 畸形和 TOF 的风险。辅助生殖技术与包括主动脉瓣狭窄、ASD、主动脉缩窄（CoA）、TOF 和 VSD 在内的 CHD 风险增加有关。

16.3.3 饮食和毒品

16.3.3.1 酒精

胎儿酒精综合征的原始描述涉及 CHD。然而，妊娠期间孕妇酗酒与 CHD（特别是 ASD、圆锥动脉缺陷和 VSD）的相关性并不一致。很难衡量这些研究中增加风险所需的准确暴露水平。

16.3.3.2 咖啡因

虽然咖啡因在动物模型中可能会引起成体心功能改变，但咖啡因尚未被证实可引起人类 CHD[9]。

16.3.3.3 吸烟

主动 / 被动吸烟似乎都会增加 CHD 的发病风险，特别是圆锥动脉干畸形，尽管风险相对较低，且在很多研究中不一致。

16.3.3.4 毒品

孕妇吸食可卡因可能增加胎儿 CHD 的发病风险，如 ASD、AVSD、心管成环缺陷、PPS 和 VSD，吸食大麻则可能会导致 Ebstein 畸形、三尖瓣闭锁和 VSD 的发病风险增加。胎儿父亲吸食可卡因增加了 ASD、心管成环缺陷、VSD 和（或）三尖瓣闭锁的发病风险，吸食大麻在 BWIS 中可增加 VSD 的发病风险[3, 10]。

16.3.4 药物

16.3.4.1 抗生素

一般来说，妊娠期间使用抗生素不会增加的发病风险。然而，磺胺类抗生素可抑制叶酸代谢，并可能增加 CHD 的风险，如 CoA 和左心发育不良综合征（OR/RR ＝无风险或 1.8 ～ 3.4），这种风险可通过补充叶酸来降低。此外，BWIS 中抗真菌药甲硝唑与 CHD 相关，但这一发现尚未得到其他研究的验证。相比之下，氟康唑在妊娠期间使用似乎是安全的。妊娠期间抗反转录病毒疗法（如齐多夫定）致 CHD 的风险相对较低。抗生素一般被列入 FDA B 或 C 类药物中，表 16.2 列出了一些常用的抗生素。

16.3.4.2 抗惊厥药

癫痫可能会由于疾病本身、共病及对 CHD 检测增加而提高 CHD 的发病风险。作为一类药物，抗惊厥药不增加 CHD 风险，但是个别药物，如苯妥英和丙戊酸（与 ASD 相关）可能增加这种风险。

16.3.4.3 抗抑郁药物

BWIS 显示，如果在妊娠期间使用抗抑郁药物，那么抗抑郁药物可能会增加胎儿 CHD 的风险（OR/RR ＝ 3.0，范围 1.2 ～ 7.6），但是其他研究并不一定能证实这一点。例如，研究妊娠期使用 SSRI 类药物和 5- 羟色胺和去甲肾上腺素再摄取抑制剂的风险的结果非常混杂。氟西汀（与 VSD 相关），帕罗西汀［与 ASD、VSD、右心室流出道梗阻（RVOTO）相关］和舍曲林（与 ASD、VSD 相关）在一些研究中已经被发现可引起 CHD，但是许多其他研究没有显示出显著风险。此外，最近一项使用包含近 100 万孕妇的全国医疗补助数据库的队列研究发现，妊娠早期服用抗抑郁药导致胎儿 CHD 的风险与没有使用这些药物的抑郁症孕妇相比没有显著增高[7]。总体上看，整体及个别药物和药物类别不存在风险，如帕罗西汀或舍曲林与 RVOTO 或 VSD 缺乏相关性[7]。

妊娠期使用三环类抗抑郁药与 CHD 的关系在各研究中也不一致。此外，妊娠期间锂的使用被认为会增加 CHD 的发病风险，特别是 Ebstein 畸形，尽管这种风险大小还存在疑问。最后，孕妇所患抑郁症本身就可能增加 CHD 的发病风险。

16.3.4.4 降压药物

对包括血管紧张素转化酶抑制剂和 β 受体阻滞剂在内的各种抗高血压药物与妊娠和 CHD 之间关系的研究结果不一致。另外，任何与这些药物相关的 CHD 都可能是由于高血压本身所致。

16.3.4.5 抗炎药物

研究报道显示，尽管孕妇使用阿司匹林、布洛芬和其他非甾体抗炎药（NSAID）与 AVSD、二叶型主动脉瓣、圆锥动脉干畸形、主动脉弓离断和 VSD 相关，但这些 CHD 发病风险存在差异。此外，妊娠晚期使用多种 NSAID 会导致动脉导管提前闭锁，与 PDA 相反。孕妇对乙酰氨基酚和皮质类固醇的使用都不会增加胎儿 CHD 的发病风险。

16.3.4.6 维甲酸

动物和人体研究表明，维生素 A 类似物可影响心脏发育。即使维甲酸药物大部分是用于治疗痤疮的局部制剂，仍被列于 FDA X 类药物中。但 β - 胡萝卜素的使用似乎在妊娠期间是安全的。

16.3.4.7 镇静剂 / 麻醉剂

关于妊娠期间镇静剂和麻醉剂对 CHD 发病风险影响的少量研究结果不一致。

16.3.4.8 沙利度胺

20 世纪 60 年代这种药物曾作为妊娠期止吐剂被广泛使用，导致一系列严重的先天性心脏缺陷，特别是 ASD、圆锥动脉干畸形和 VSD，因而妊娠期间禁用该药物。

16.3.5 化学暴露

16.3.5.1 空气污染

尽管动物和人体研究表明这种风险可能存在，但暴露于空气污染，特别是一氧化碳的孕妇，其胎儿 CHD 的发病风险尚不明确。这种风险可能是由污染空气中的分子或分子可结合的颗粒物质导致的。

16.3.5.2 有机溶剂和其他暴露

接触其他环境因素，如氯分子、重金属、有害废物、有机溶剂和辐射等，可能导致 CHD。例如，有机化合物可能会增加圆锥动脉干畸形和 VSD 的风险，但这一风险在所有研究中都没有被发现。目前尚不清楚邻苯二甲酸酯和双酚类等环境雌激素是否可增加 CHD 的发病风险，有研究显示，与母亲暴露相比，父亲暴露后导致 CHD 的风险更大。

16.3.5.3 农药

农药可能增加胎儿 CHD 的发病风险，但各研究结果不一致。相关的病变包括圆锥动脉干畸形、完全性肺静脉异位引流（TAPVR）和 VSD。

16.4 受环境因素影响的潜在信号传导途径

由于缺乏关于环境因素对控制心脏发育过程影响的基本知识及对这些效应的临床确认，了解这些因素如何影响心脏形态发生，从而导致 CHD 的机制仍然疑点重重。过去 30 年来，我们已通过广泛研究探明了许多调控心脏形态发生的分子机制，并且每年都会发现新的机制，但目前研究重点仍不包括将这些机制与环境因素相结合。本部分总结概括了这些心脏调节通路如何受环境因素的调控。

16.4.1 细胞外和细胞内信号传导途径和转录因子

早在胚胎早期原肠胚形成生心区之前，细胞外和细胞内的信号通路就进入转录因子网络，以调控心脏细胞的特化、增殖、分化、迁移和功能（第 11 章和 12 章）。虽然在心脏发育过程中环境因素对这些通路的影响很少受到关注，但动物模型中的一些公开数据表明，这些级联反应可受到环境因素调控从而导致 CHD。

16.4.1.1 缺氧信号通路

已有研究表明，氧含量的改变（缺氧、高氧）可通过许多信号通路来调控心脏形态发生、增殖和分化，这一过程从胚胎早期持续至出生后，其中最具代表性的是缺氧诱导因子（HIF）信号通路[11-12]。缺氧和高氧也会增加氧化应激，反过来

也可调控 HIF 通路（见下文）。高海拔地区妊娠可能直接激活缺氧信号通路，但由于环境因素可能会改变氧化应激或线粒体功能，这些通路可能会产生二次效应。然而，环境因素与缺氧信号通路之间的具体联系并未得到证实。

16.4.1.2 氧化应激通路

关于胚胎心脏活性氧类（ROS）信号受环境因素调控的具体人类研究数据很少，但在糖尿病孕妇中使用抗氧化剂治疗可以预防 CHD[1]。包括酒精、糖尿病、治疗药物（如苯妥英、沙利度胺、丙戊酸）、重金属、高同型半胱氨酸血症、农药、污染、烟草烟雾和环境雌激素在内的许多环境因素可能通过增加 ROS 产生或减少抗氧化物对氧化应激的拮抗引起宫内氧化应激反应。这些改变可能影响心脏转录因子［如 HIF、GATA 结合蛋白 4（GATA4）、肌细胞增强因子 2C（MEF2C）和 NK2 同源框 5（NKX2-5）］的活性，并改变细胞增殖和分化[12-13]。

16.4.1.3 视黄酸受体信号

视黄酸／维生素 A 的缺乏或过多可影响调控有关左-右决定因子（LEFTY）、节点生长分化因子（NODAL）和配对样同源域 2（PITX2）的侧向信号通路的视黄酸受体核转录因子，以及调控心肌细胞模式、增殖和分化的信号通路[14]。

16.4.1.4 Wnt 信号通路

酒精、叶酸、锂和同型半胱氨酸可能通过 Wnt 信号通路来调节 / 破坏参与早期心脏发育的基因表达[8]。

16.4.1.5 其他信号通路

咖啡因可能影响腺苷和磷酸二酯酶信号以调控心脏发育[9]。雌激素和其他污染物可能在心脏发育早期调节激素信号通路[13]。此外，妊娠期间应激或外源性类固醇治疗可能会改变孕妇糖皮质激素水平，而妊娠期糖尿病可能影响胚胎 / 胎儿胰岛素信号传导以影响心脏发育。SSRI 可能影响胚胎心肌和心脏神经嵴细胞的 5-羟色胺信号通路。NSAID 可抑制环氧合酶闭锁动脉导管，并可能通过该通路影响心脏发育的其他方面。

16.4.2 生理因素

16.4.2.1 离子稳态

锂可抑制各种离子通道和离子泵，其他环境因素也可能通过调节离子稳态来调控细胞生理。例如，糖尿病和咖啡因可以改变肌质网中的钙离子释放，从而改变肌细胞收缩性和钙信号通路[9, 15]。

16.4.2.2 线粒体

线粒体可调控肌细胞生理、分化和胚胎存活。缺氧可能调节线粒体功能，因为氧浓度低可能会限制氧化磷酸化。但与此相矛盾，缺氧可能增加氧化应激，这也可能影响线粒体功能。通过糖原合成酶激酶 -3β 或其他途径破坏经典 Wnt 信号通路也可影响线粒体活性。线粒体功能的这些变化可以调控心肌细胞分化的 ROS 信号通路[16]。最后，与线粒体相关的环境信号可能影响细胞凋亡和坏死途径。

16.4.3 表观遗传学：DNA 和组蛋白修饰与非编码 RNA

表观遗传学是对不修饰 DNA 序列而调节基因转录的遗传机制的研究。三种表观遗传过程（DNA 甲基化、组蛋白修饰和非编码 RNA）可调控染色质重构和 mRNA 加工，并可调节心脏形态发生、代谢和肌细胞分化（第 15 章）。例如，在人类中，组蛋白甲基化途径的突变与 CHD 有关[17]。其他系统公布的数据或成体心脏研究表明，许多因素（第 14.3 节）可调控表观遗传学机制，但胚胎心脏中的这些现象没有得到详细研究。

16.4.3.1 DNA 甲基化

叶酸缺乏和高同型半胱氨酸血症可能影响 DNA 甲基化，因为这些分子对于该通路是必不可少的。胎儿暴露于酒精、咖啡因和缺氧可改变 DNA 甲基化[8-9, 18]。心脏发育过程中的 DNA 甲基化也可能被空气污染、糖尿病和重金属诱导的氧化应激反应及异维甲酸和沙利度胺所改变[15, 19-20]。

16.4.3.2 组蛋白修饰

丙戊酸可抑制组蛋白脱乙酰酶，这可能解释其部分致畸性[20]。糖尿病和抗抑郁药（SSRI 和三环类）也可通过影响组蛋白修饰酶调控染色质重构[15, 20]。

16.4.3.3 非编码 RNA

数据表明，空气污染、酒精、糖尿病、重金属和环境雌激素可影响许多 miRNA 的表达[15, 19]。长非编码 RNA 最近才得到研究，所以对其的环境调节知之甚少。

16.4.4 相关的多个信号通路

最后，正如上文所述，一种环境因素可能影响可调节心脏发育过程的多种信号通路。事实上，受环境因素影响的信号传导通路和生理过程可能通过其表观遗传学效应而形成一个完整的的级联反应。

结　论

调节代谢、增殖、分化和细胞死亡的每个细胞通路都可能受到许多环境因素的影响。然而，虽然人类和动物研究支持这些环境因素在 CHD 发病中的作用，但相关证据不足。我们应进一步研究环境因素在人类 CHD 发病机制中的作用，以及这些因素发挥这些作用的细胞机制，以制订预防、诊断和治疗由环境因素诱发的 CHD 的策略。

参考文献

［1］Jenkins KJ，Correa A，Feinstein JA et al（2007）Noninherited risk factors and congenital cardiovascular defects：current knowledge：a scientific statement from the American Heart Association Council on Cardiovascular Disease in the Young：endorsed by the American Academy of Pediatrics. Circulation 115：2995-3014

［2］Forrest JM，Turnbull FM，Sholler GF et al（2002）Gregg's congenital rubella patients 60 years later. Med J Australia 177：664-667

［3］Ferencz C，Loffredo CA，Correa-Villasenor A et al（1997）Genetic and environmental risk factors of major cardiovascular malformations：the Baltimore-Washington Infant Study：1981-1989，vol 5. Perspectives in pediatric cardiology. Futura Publishing Company，Inc.，Armonk

［4］Tikkanen J，Heinonen OP（1990）Risk factors for cardiovascular malformations in Finland. Eur J Epidemiol 6：348-356

［5］Gorini F，Chiappa E，Gargani L et al（2014）Potential effects of environmental chemical contamination in congenital heart disease. Pediatr Cardiol 35：559-568

［6］Patel SS，Burns TL（2013）Nongenetic risk factors and congenital heart defects. Pediatr Cardiol 34：1535-1555

［7］Huybrechts KF，Palmsten K，Avorn J et al（2014）Antidepressant use in pregnancy and the risk of cardiac defects. N Engl J Med 370：2397-2407

［8］Linask KK，Huhta J（2010）Folate protection from congenital heart defects linked with canonical Wnt signaling and epigenetics. Curr Opin Pediatr 22：561-566

［9］Buscariollo DL，Fang X，Greenwood V et al（2014）Embryonic caffeine exposure acts via A1 adenosine receptors to alter adult cardiac function and DNA methylation in mice. PLoS One 9：e87547

［10］Ewing CK，Loffredo CA，Beaty TH（1997）Paternal risk factors for isolated membranous ventricular septal defects. Am J Med Genet 71：42-46

［11］O'Reilly VC，Lopes Floro K，Shi H et al（2014）Gene-environment interaction demonstrates the vulnerability of the embryonic heart. Dev Biol 391：99-110

［12］Puente BN，Kimura W，Muralidhar SA et al（2014）The oxygen-rich postnatal environment induces cardiomyocyte cell-cycle arrest through DNA damage response. Cell 157：565-579

［13］Al-Gubory KH（2014）Environmental pollutants and lifestyle factors induce oxidative stress and poor prenatal development. Reprod Biomed Online 29：17-31

［14］Wagner M，Siddiqui MA（2007）Signal transduction in early heart development（Ⅱ）：ventricular chamber specification，trabeculation，and heart valve formation. Exp Biol Med 232：866-880

［15］Asrih M，Steffens S（2013）Emerging role of epigenetics and miRNA in diabetic cardiomyopathy. Cardiovasc Pathol 22：117-125

［16］Hom JR，Quintanilla RA，Hoffman DL et al（2011）The permeability transition pore controls cardiac mitochondrial maturation and myocyte differentiation. Dev Cell 21：469-478

［17］Zaidi S，Choi M，Wakimoto H et al（2013）De novo mutations in histone-modifying genes in congenital heart disease. Nature 498：220-223

［18］Patterson AJ，Chen M，Xue Q et al（2010）Chronic prenatal hypoxia induces epigenetic programming of PKC-epsilon gene repression in rat hearts. Circ Res 107：365-373

［19］Baccarelli A，Ghosh S（2012）Environmental exposures，epigenetics and cardiovascular disease. Curr Opin Clin Nutr 15：323-329

［20］Csoka AB，Szyf M（2009）Epigenetic side-effects of common pharmaceuticals：a potential new field in medicine and pharmacology. Med Hypotheses 73：770-780

17 心脏的收缩装置

Ingo Morano

李昊桐 译 储庆 校 胡盛寿 审

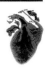

目录

摘要

在这一章中，我们将描述心脏的肌肉细胞（即心肌细胞和平滑肌细胞）收缩装置的结构和功能特点。心肌细胞构成心脏可收缩的心肌，平滑肌细胞构成可收缩的冠状动脉血管。两种肌肉具有不同的特征，我们将会比较它们的细胞外观（砖状交叉条纹 *vs.* 光滑纺锤状）、收缩蛋白质的排列（肌节 *vs.* 非肌节）、钙激活机制（细肌丝调节 *vs.* 粗肌丝调节）、收缩特点（快速、时相性 *vs.* 慢速、强直）、能量代谢（高氧需求 *vs.* 低氧需求）、化学机械能转化（高 ATP 消耗和短占空比 *vs.* 低 ATP 消耗和高占空比）、兴奋 - 收缩偶联（钙触发钙释放 *vs.* 药物机械偶联）和分子马达（高 ADP 释放速率的 II 型肌球蛋白同工酶 *vs.* 低 ADP 释放率的肌球蛋白同工酶）。

17.1 引 言

部分工作已经在"神经科学——从分子到行为"（Galizia and Lledo eds 2013）的第 22 章中发表[1]，在此论述得到 Springer Science 和 Business Media 的许可。心脏是一个不停收缩的器官。人的心脏大约每天收缩 86 000 次，泵出 3500～4500 L 的血液至全身并做功 100 KJ 左右。冠状血管调节心脏血液灌注[2]。

17.2 心 肌

心脏由心脏外表面的心外膜、内表面的心内膜以及两者之间的心肌层构成。心肌层由具有收缩功能的心肌细胞组成，心肌细胞之间通过高电子密度的特殊细胞间结构相互连接，称为闰盘，提供机械稳定性和相邻心肌细胞间的电信号传导通路。

　　一次心脏跳动被称为一个心脏周期，由收缩期和舒张期组成，从而使心脏射出血液和血液回流入心脏。心肌细胞呈交叉条纹状，细胞纵向排列（大约 150 μm 长、20 μm 宽）。心肌细胞中含有一个由肌质网（SR）形成的纵向囊泡和终池，其内储存了大量的特异性钙结合蛋白（尤其是集钙蛋白）和 Ca^{2+}[3]。肌质网反折形成 T 管，与肌质网的终池相交通形成二联管（一根 T 管与一个终池；而骨骼肌纤维内为三联管）。钙释放通道（雷诺丁受体，RYR）位于肌质网的终池。RYR 有 3 种亚型：骨骼肌内表达 RyR1，心肌内表达 RyR2，平滑肌内表达 RyR1、RyR2、RyR3。RyR 是一个同源四聚体，可与多个交互伙伴包括锚定蛋白、蛋白激酶、磷酸酶、辅助调节蛋白［三合蛋白（triadin）、连接蛋白、集钙蛋白］一起形成一个大分子复合体。特异性电压门控 L 型钙通道（二氢吡啶受体，DHPR）主要位于 T 管的内质膜上。DHPR 包含一个电压感受器、成孔 α1s 亚基和 4 个辅助亚基（α2/δ、β

和 γ 亚基）。与骨骼肌纤维相比，DHPR 不直接结合到肌质网终池的 RYR2 上。在 DHPR 和 RYR2 之间有一个 0.05 ～ 0.2 μm 的小空隙，被称为"二元分裂（dyadic cleft）"。

　　心肌细胞包括肌原纤维，即直径 1 μm 沿着心肌细胞长轴（约 150 μm）延伸的管状交叉条纹结构。肌原纤维具有高双折射的区域（各向异性的"A 带"）和低双折射的区域，即 Z 线周围各向同性的"I 带"和 M 线周围的 A 带之间的"H 带"。Z 线之间的距离称为一个肌节，在静息心肌细胞中大约长 2 μm（图 17.1）。

　　肌节包括延长轴纵向排列的细肌丝（G 肌动蛋白聚合体，约 1 μm 长，50 nm 粗）和粗肌丝（肌球蛋白聚合体，约 1.6 μm 长，100 nm 粗）。肌丝由肌联蛋白串联起来（图 17.1）。肌动蛋白丝锚定在 Z 线上，肌球蛋白丝位于肌节中间位置，与正中的 M 线垂直连接。肌巨蛋白（也称肌联蛋白）是一个巨大的弹性蛋白，在 I 带区域有弹簧样结构，大约 3900 kDa、1 μm 长，直接连接肌节的 Z 线和 M 线。肌动蛋白丝主要与丝状原肌球蛋

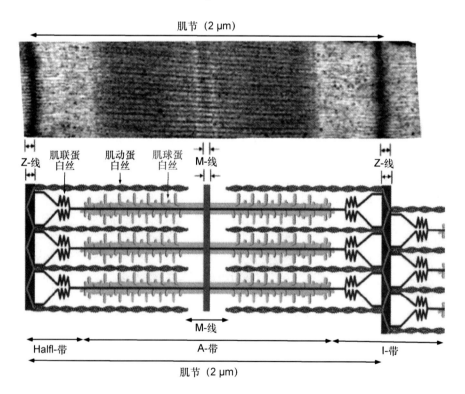

图 17.1　心脏肌节结构。上图：心肌肌节电镜图（图片经允许引自 Sh. Mahmoodzadeh 2014）。下图：心肌肌节示意图［经允许引自 Schmidt, Robert F., Lang, Florian, Heckmann, Manfred（eds）2011］。A 带，各向异性带；I 带，各向同性带；H 带，明带；M 带，中间带

白和肌钙蛋白复合体密切相关。Z 线的特点是具有锯齿状结构（图 17.1），主要由球状 α - 辅肌动蛋白构成，也包括很多其他的结构和调节蛋白（如 CapZ、desmin、myotilin、telethonin）。Costamere 是蛋白质组装体，其通过细胞骨架肌动蛋白丝将肌膜下肌原纤维的 Z 线与肌膜中的肌营养不良蛋白 - 糖蛋白复合物（DGC）对齐。因此，costamere 结合可促使横纹肌中肌原纤维和肌膜的产生。DGC 包括一个细胞质互生蛋白复合体、一个跨膜肌聚糖复合体和一个跨膜 / 胞外肌营养不良蛋白聚糖复合体，DGC 结合到细胞外基质的层粘连蛋白上。细胞质内杆状巨大的肌营养不良蛋白将细胞骨架肌动蛋白丝锚定到 DGC 复合体上。

位于 A 带中间的 M 线保持着粗肌丝和肌联蛋白的排列结构。M 线主要由肌肉特异性的肌酸激酶、肌间蛋白 2（M 蛋白）和肌间蛋白 1 组成。

17.3 肌球蛋白丝

根据发动结构域的顺序不同，肌球蛋白被分为 35 类[4]。那些形成二聚体并组装成粗肌丝的肌球蛋白被称为传统的或 II 型肌球蛋白，最早由 W. Kühne 在 1863 年发现和命名[5]。

II 型肌球蛋白（大约占总骨骼肌蛋白的 35%）是所有肌肉的马达蛋白质。它们由两条重链（MYH）组成。每一条 MYH 与两条不同的轻链（MLC）相连，两条轻链分别称为必需轻链（ELC）和调节轻链（RLC）。

MYH（如鸡骨骼肌 MYH = 1938 aa，≈ 200 kDa）可被水解为一个 C 末端 150 nm α 螺旋杆状结构域和一个梨状的约 20 nm N 端头部结构域以及相关联的 MLC，被称为亚片段 1 或 S-1。肌球蛋白棒状结构域的蛋白水解产生亚片段 2（S-2）和轻酶解肌球蛋白（LMM）。它们包含多个七价重复序列，可以二聚化形成卷曲螺旋超结构。S-1 和 S-2 被统称为重酶解肌球蛋白（HMM）。限制性蛋白水解 S-1 产生（从 N 末端到 C 末端）一个 25 K 结构域、一个 50 K 结构域（有一个大的裂口和肌动蛋白结合位点）、一个 20 K 结构域、转换结构域和 α 螺旋杠杆臂。ATP 酶结合位点在 25 K/50 K 交界面形成一个裂口。杠杆臂包括一前一后的两个 IQ 图案，IQ1 与 ECL 结合和 IQ2 与 RLC 结合[6]。ELC 全长被指定为 alkali 1（A1），而 N 末端 46aa 敲除的可变剪接 ELC 形式被称为 alkali 2（A2）。当 A1 的天线样 N 末端与细肌丝相互作用时，A1 的 C 末端和它的四个 EF 手结构域结合到肌球蛋白杠杆臂上。

肌球蛋白的卷曲螺旋杆状结构域交联形成端极性（横纹肌）和侧极性（平滑肌）肌球蛋白丝。每个端极性肌球蛋白丝（约 1.6 μm 长，直径 100 nm；粗肌丝）包含约 300 个肌球蛋白分子。除了一个 0.15 μm 的裸露区只有重叠的肌球蛋白杆外，肌球蛋白以周长 42.9 nm，轴向间距 14.3 nm 的螺旋排列形成端极性粗肌丝。肌球蛋白头部像"横桥"（XB）一样结合到肌动蛋白丝的特定位点以产生收缩。每隔一定距离肌球蛋白丝会与肌球蛋白结合蛋白 C（C 蛋白）相结合。

17.4 肌动蛋白丝

肌动蛋白（约占总骨骼肌蛋白的 19%）是一种球状的蛋白（G- 肌动蛋白），直径为 5.5 nm，分子量为 42 kDa。G- 肌动蛋白可以被分成四个子结构域和一个中央 ATP 结合。G- 肌动蛋白分子在生理学条件下聚合形成一个螺旋丝状结构（F- 肌动蛋白），长 1 μm，直径 50 nm（细肌丝），每个肌动蛋白有一个中心 ADP 结合。尤其是，子结构域 1 位于细肌丝的周围，同时包含肌动蛋白的 N 末端

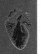

和 C 末端，可以和肌球蛋白相互作用。F- 肌动蛋白在电子显微镜下显示为球状亚基的两条扭曲链。交叉点的轴向间隔约为 35 nm；因此每 7 个肌动蛋白具有相同的方向。

F- 肌动蛋白通过其正端（即先成熟的部位）锚定在 Z 线上并结合到加帽蛋白——原肌球调节蛋白的负端上。肌球蛋白 -S1 和指向负端（即朝向肌节中心）的肌动蛋白丝形成箭头复合体。因此，Ⅱ 型肌球蛋白被称为负端朝向马达。细肌丝包含约 200 个肌动蛋白单体和起调节作用的肌钙蛋白-原肌球蛋白复合体（约 30 个原肌球蛋白分子和约 30 个肌钙蛋白复合体），其有规律地沿着细肌丝分布。

原肌球蛋白（Tm）包含两个 α 螺旋多肽链，每个约 35 kDa，形成一个约 42 nm 长的卷曲螺旋。Tm 分子以首尾相连的方式聚集形成沿着肌动蛋白丝延伸的连续线。Tm 和肌动蛋白之间以静电的方式相互作用。

肌钙蛋白（Tn）复合体由三个部分组成，TnI、TnT 和 TnC，总分子量约 80 kDa。F- 肌动蛋白上每 35 nm（即沿着螺旋长螺距每 7 个肌动蛋白）就有

一个 Tn 复合体，其位点可能在相邻 Tm 分子之间重叠的地方。TnT（约 36 kDa）是一个杆状蛋白（长 18.5 nm），以其 C 末端一半与 TnI 和 TnC 结合，并且以其 N 末端一半结合 Tm 和肌动蛋白。TnI（约 24 kDa）通过结合 TnC 和肌动蛋白将 Tn 复合体结合在一起。心脏 TnI 具有约 30aa N 末端延伸，具有数个磷酸化位点。TnC（约 18 kDa）是收缩装置的 Ca^{2+} 传感器。它呈哑铃形，在 N 末端和 C 末端各有一叶。Ca^{2+} 与 TnC 在 N 末端叶低亲和位点（骨骼肌中有两个位点，心脏 TnC 中有一个位点）上的结合表示调节收缩的生理性触发。TnC 的 C 末端叶（包含两个高亲和力的 Ca^{2+}/Mg^{2+} 结合位点）与 TnI 和 TnT 相互作用。

除了其调节作用的 Tn-Tm 复合体，F- 肌动蛋白还与伴肌动蛋白丝（骨骼肌约 700 kDa）或它更小的心脏同系物星云状小体（nebulette）（约 100 kDa）有关。伴肌动蛋白丝结合到肌动蛋白和 Tn-Tm 复合体上，锚定在 Z 盘的 C 末端，然后通过 N 末端与原肌球调节蛋白结合。伴肌动蛋白和星云状小体决定细肌丝的长度并调节肌动-肌球蛋白的相互作用。

17.5 心肌细胞收缩

心肌细胞具有典型的被动和主动功能。被动弹性，即在静止时牵拉产生的张力，主要取决于弹性肌联蛋白丝。此外，在肌节缩短过程中对肌联蛋白弹簧元件的压缩可以提供恢复力，可使其在活动停止时将肌节长度调节为静止长度。

激活的心肌细胞收缩，即产生力并随着负荷而缩短。有力的产生但是心肌细胞不缩短被称为等长收缩（isometric），在恒定的负荷 / 力时缩短被称为等张收缩（isotonic）。肌肉收缩的能量来自 ATP 的水解。水解的 ATP 可以通过不同的代谢过程迅速重新合成。ATP 可以通过肌酸激酶的活性从磷酸肌酸将 P_i 转移至 ADP 而有效地再合成（Lohmann 反应）。腺苷酸激酶（或肌激酶）通过将两个 ADP 分子转化成 1 个 ATP 和 1 个 AMP 分

子而产生 ATP，AMP 分子被 AMP 脱氨酶去除，形成肌苷一磷酸和 NH_4。在心脏中，ATP 主要通过有氧代谢合成，即葡萄糖、脂肪酸和乳酸转化为乙酰辅酶 A，随后氧化成线粒体中的二氧化碳和水（Kreb 循环，电子传递链）。因此心脏耗氧量很高［约 0.1 ml/（g·min）］，约占身体总耗氧量的 10%。

机械化学能量转换是通过横桥（XB）与细肌丝的循环相互作用实现的。在这个过程中，XB 独立结合，通过构象变化产生力，并从粗肌丝中分离出来（XB 理论[7]）。最近在 XB 循环的不同状态下固定的肌球蛋白 -S1 的 X 线晶体三维分析揭示了该结构域的运动。根据最近改良的模型[8]（图 17.2），ATP 结合到肌球蛋白 XB（M）

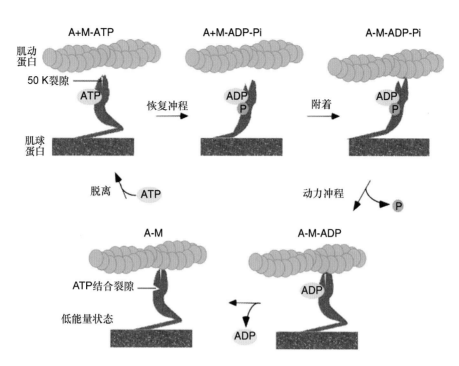

图 17.2 化学机械偶联的简化图。A-M：肌球蛋白横桥与肌动蛋白在无核苷酸产生力状态下结合（僵直位置；杠杆臂"向下"，50 K 裂隙闭合）。A + M-ATP：ATP 与从肌动蛋白分离的肌球蛋白结合。A + M-ADP-Pᵢ：ATP 迅速水解，移动杠杆臂"向上"，50 K 裂隙打开（恢复冲程）。A-M-ADP-Pᵢ：肌球蛋白以非产生力的预先动力冲程状态附着于肌动蛋白（杠杆臂向上，50 K 裂隙打开）；A-M-ADP：当释放 Pᵢ 时，肌球蛋白正在转移到其产生力状态（动力冲程），杠杆臂"向下"，50 K 裂隙闭合。A-M：ADP 的释放形成了短暂的僵直状态；ATP 与肌球蛋白横桥的活性位点快速结合，导致 A-M 迅速脱离成 A + M-ATP 状态。A，肌动蛋白；M，肌球蛋白；Pi，无机磷；ATP，三磷酸腺苷；ADP，二磷酸腺苷

的 ATP- 结合裂隙上，其导致 XB 从肌动蛋白（A）丝快速分离（A + M-ATP）。ATP 被水解，形成 M-ADP-Pᵢ 状态（动力前行状态，杠杆臂向上，50 K 裂隙打开）。M-ADP-Pᵢ 状态通过离子相互作用较弱地附着于肌动蛋白（A-M-ADP-Pᵢ）。然后释放 Pᵢ，在 XB（A-M-ADP）的动力冲程下形成强有力的立体特异性肌动蛋白结合状态。通过肌球蛋白杠杆臂移动约 10 nm（杠杆臂向下，50 K 裂隙闭合）来执行动力冲程。通过释放 ADP 和结合 ATP 可实现从肌动蛋白细肌丝分离产生力的 XB 并将 XB 的杠杆臂恢复到其非产生力的位置（恢复冲程）。在没有 ATP 的情况下，无核苷酸的 XB 仍然与肌动蛋白丝紧密结合，产生僵直状态（A-M；杠杆臂向下，50 K 裂隙闭合；摆动杠杆臂模型[9]）。晶体结构也显示，XB 的 ATP 结合域中小的构象变化（移动 0.5 nm）被放大到杠杆臂上约 10 nm 的移动。

17.5.1 等长收缩

稳态收缩期间肌肉细胞（F_0）等长力的生成取决于力生成状态下 XB 的数量和 XB 可以施加的力（F，约为 6 pN）。由于 XB 在肌肉活动期间独立地与细肌丝相互作用，因此在任何时间，活动循环 XB 总量（n_{tot}）中仅有一小部分"n"产生力。因此"n"取决于 XB 动力学，即 XB 从产生力到非产生力状态的转变速率（脱离速率；g_{app}）以及 XB 从非产生力转变成产生力的速率（附着速率；f_{app}），即：$n = f_{app}/(f_{app} + g_{app})$[7, 10]，因此 $F_0 = F \cdot n_{tot} \cdot [f_{app}/(f_{app} + g_{app})]$

肌肉 / 肌节长度上产生的力呈钟形趋势。在静止肌节长度约 2 μm 时，肌节产生的力最大，而增长或变短的肌节产生的力逐渐减小。由粗肌丝和细肌丝重叠生成不同数量的产生力的 XB 为这种观察提供了结构基础[11]。心脏的工作状态处

于长度-张力曲线的升支。心肌的充盈量增加可使肌节有更理想的肌丝重叠区域，因此可以通过增加的力生成和每搏量（Frank-Starling 机制）来增加有效补偿。另外，肌丝的 Ca^{2+} 敏感性在拉伸肌节后会增加，舒张期充盈增加后收缩力和射血量也随之增加。

17.5.2 等张收缩

心肌细胞由于粗、细肌丝相对滑动而缩短，且 Z 线（肌节长度）之间的距离减小（肌丝滑动模型[12]）。缩短速度取决于特征双曲线模式下的负荷[13]。功率和效率曲线可以通过力-速度关系计算出来，在最大缩短速度的 1/3 左右效率最大，在最大缩短速度或最大等长力生成时效率为 0，呈现出特征性钟形函数。

如果允许等长收缩的肌肉迅速缩短（1 ms；"快速释放"），由于产生力的 XB 弹性元件的放电，张力会瞬间下降。在最佳重叠处快速释放大约 1% 的肌肉长度（这相当于每个半肌节 10 nm 左右的步长）可导致力完全下降到零。更大的缩短距离然后压缩 XB 的弹性元件，会产生相反方向的力。被压缩的（"负"）XB 比例增加牵拉（"正"），即产生力的 XB 随着缩短速度增加而减少。为了快速缩短，负 XB（"g2"）的脱离率和因此产生的 ADP 释放速率和 ATP 消耗量在缩短时应该比等长收缩时更高。因此，肌肉的最大缩短速度（V_{max}）取决于"g2"。实际上，快肌和慢肌不同的 V_{max} 值是由具有较高和较低 ADP 释放率的肌球蛋白同工酶的基因表达差异造成的。在肌肉缩短期间衰减的力量承载力和增加的 ATP 消耗量可能可以解释力-速度双曲线关系和缩短时热量释放的增加（Fenn 效应）。激活的肌肉会产生热量和功。一个 XB 做功产能约 22 kJ/mol。由于 ATP 分解的自由能变化约为 50 kJ/mol，XB 的机械效率大约为 50%。与 XB 相比，整个肌肉的低效率是由于额外的 ATP 消耗过程，主要是通过 ATP 驱动的 SERCA、肌纤维膜 Ca^{2+} 泵和 Na^+/K^+ ATP 酶（见下文）使 Ca^{2+} 储存到内质网中。

生化和结构学研究引入了立体块模型[14-15]。在没有 Ca^{2+} 的情况下，与细肌丝相关联的 Tn-Tm 复合体阻断 XB 与细肌丝结合，同时允许一些非产生力的静电 XB 相互作用（关闭状态）。激活 Ca^{2+} 水平结合到位于其 N 末端叶的 TnC 的调节位点上。这加强了 TnC-TnI 和 TnC-TnT 的相互作用，从而削弱了 TnI 与肌动蛋白的结合。随后细肌丝上 Tn-Tm 复合体的构象和位置的变化解除了肌动蛋白上的肌球蛋白结合位点，并使细肌丝变成开放状态，使其可以与 XB 产生可生成力的立体定向相互作用。

17.6　心肌细胞的兴奋-收缩偶联

与神经纤维或骨骼肌纤维相比，心肌细胞的动作电位较长，为 200 ～ 300 ms，几乎等于强直收缩的持续时间。因此，心肌细胞不容易产生强直收缩。

心肌细胞的动作电位开始于电压门控 Na^+ 通道引起的快速去极化和电压门控 L 型 Ca^{2+} 通道（DHPR）的 α1ca 亚基的慢 Ca^{2+} 内向电流引起的特征性长时平台相。20 ～ 40 个 DHPR 和 100 ～ 200 个 RyR2 聚集可形功能性偶联位点。在动作电位期间，小的 Ca^{2+} 内向电流通过二元裂隙，并通过 RyR2［Ca^{2+} 诱导的 Ca^{2+} 释放（CICR[16]）］触发 SR 释放大量的 Ca^{2+}。CICR 在低浓度 Ca^{2+}（pCa 6.25）与 RyR2 的高亲和位点结合时发生；其失活在高 Ca^{2+}（pCa 5.5）与 RyR2 的低亲和力位点结合时发生。钙调蛋白也促进了 Ca^{2+} 释放的失活，这增加了 RyR2 的关闭时间。Ca^{2+}/钙调蛋白依赖性蛋白激酶 Ⅱ（CaMK Ⅱ）和 cAMP- 依赖性蛋白激酶（PKA）对 RyR2 的磷酸化（即交感神经刺激后）

增加了 Ca^{2+} 从 RyR2 的释放。

窦房结（SA）的起搏器细胞通过去极化和动作电位的产生激活心脏。SA 细胞表达特定类型的在静息膜电位下开放的 cAMP-门控 Na$^+$ 通道（"起搏电流离子通道"，HCN 通道）和在比 L 型 Ca^{2+} 通道更负的膜电位下开放的 T 型 Ca^{2+} 通道。这些通道活动使静息膜电位缓慢去极化至阈电位，从而自发地引起动作电位。电脉冲通过特殊类型的离子通道——连接子在心肌细胞之间传播，每个连接子由 6 个连接子蛋白分子聚合（缝隙连接或连接）而成。因此心脏代表一个功能合胞体。

在心脏收缩期间，细胞质内游离 Ca^{2+} 上升至 600 nM 左右，其中仅半数能最大限度地激活肌丝，产生 1/2 最大力（作为心室压力）和 1/2 最大缩短长度（用于射血）。因此，可以通过增加 Ca^{2+} 活化浓度，如通过交感神经刺激（见下文），来招募大量的收缩储备。Ca^{2+} 结合 TnC 激活心脏肌丝、肌钙蛋白－原肌球蛋白系统构象改变、由 ATP 驱动的肌动蛋白丝和 XB 相互作用的化学机械能量转换以及肌丝滑动机制与骨骼肌是相似的[17]。由 Na$^+$ 通道失活和 K$^+$ 外向电流增加导致肌膜复极化，从而使钙偶联位点失活。减少肌质中的 Ca^{2+} 可引起舒张期心脏舒张。肌质网－内质网 Ca^{2+}-ATP 酶（SERCA）是一种钙调控的 ATP 依赖性 Ca^{2+} 泵，可使 Ca^{2+} 从胞质中回到肌质网中。此外，肌膜上的 Na$^+$/Ca^{2+} 转运体（NCX）和钙泵（PMCA）可减少 Ca^{2+} 从肌质到细胞外的转移。细胞质中游离 Ca^{2+} 减少可使肌丝失活，心脏松弛。

心肌的收缩储备可能通过交感神经支配来招募，这些交感神经起源于星状神经节和心脏神经丛，主要来自于脊椎的第四和第五胸节。去甲肾上腺素与七次跨膜 Gs 偶联的 β$_1$ 肾上腺素能受体的结合激活了腺苷酸环化酶，其升高了肌质中第二信使环腺苷酸（cAMP）的水平。cAMP 激活 cAMP 依赖性蛋白激酶（PKA），其可使 DHPR 和 RyR 磷酸化，从而增加它们的开放概率并因此增加肌质中的 Ca^{2+}。心肌细胞质 Ca^{2+} 水平越高则收缩强度越大（正性肌力）。cAMP 水平增加可激活起搏细胞的起搏电流离子通道，因此将舒张期去极化速度增加至阈值电位导致动作电位的频率增加（正性频率）。更高的频率可以提高肌质游离 Ca^{2+} 和心肌收缩（频率收缩力）。激活的 PKA 磷酸化缝隙连接可增加它们的开放概率，因此加强了动作电位传播（正性传导）。依赖 PKA 的磷酸化作用可以使受磷蛋白（一种强效的 SERCA 抑制剂）和心脏特异性 TnI 的 N 末端延伸失活。这分别导致加速 Ca^{2+} 从肌质中摄取到肌质网和 Ca^{2+} 与 TnC 分离，从而加速了松弛速率（正性舒张）。收缩储备可以通过提高副交感神经张力得以保持。迷走神经纤维起源于延髓的背侧传出核，主要支配窦房结细胞。乙酰胆碱与 SA 细胞的 G$_i$ 偶联毒蕈碱样 GPCR 结合，因此通过抑制腺苷酸环化酶活性降低肌质蛋白 cAMP 水平。因此起搏电流离子通道活性降低，导致动作电位频率（负性频率）降低，并且降低心肌细胞肌质 Ca^{2+} 激活水平（负性肌力）。

17.7 冠状血管平滑肌细胞

冠状血管供应心脏。它们的张力决定了心脏的灌注速率，并直接对应于冠状血管平滑肌细胞的收缩状态。平滑肌细胞呈纺锤形，无横纹，宽 5～50 μm，长 50～500 μm。由于其肌原纤维的细肌丝和粗肌丝不排列在肌节中，因此它们不显示横纹。相反，肌动蛋白丝被致密体（细胞内的 Z 带类似物）固定，并且通过致密斑（黏附）锚定到肌膜上。肌膜形成小的（100 nm）瓶形凹陷，称为小窝（caveolae），其在信号传导中具有重要的功能。

平滑肌分为"单单元"（或"单一的"）和"多单元"两类，可以根据其膜特性和神经支配来定义[18]。血管是由多单元平滑肌组成，没有起搏细胞，仅通过缝隙连接来稀疏连通但被交感神经紧密支配。每个平滑肌细胞在神经刺激（神经调节）时被独立激活。相反，单单元平滑肌细胞组成的器官（如肠、膀胱和子宫），具有特异性平滑肌细胞作为起搏细胞，即它们自发地和有节律地产生去极化（生肌调节）。单单元平滑肌细胞的电脉冲通过相邻平滑肌细胞的缝隙连接在平滑肌细胞之间传播。因此，单单元型是合胞体，其收缩状态由交感神经和副交感神经纤维调节。

平滑肌细胞的收缩通过依赖 Ca^{2+} 的肌丝滑动机制进行，但与横纹肌相比具有不同的活化性质。平滑肌的激活由粗肌丝激活机制（磷酸化肌球蛋白轻链）引起，而不是横纹肌肌钙蛋白/原肌球蛋白结合的细肌丝激活（空间阻断）机制。平滑肌细胞的最大缩短速度缓慢，约为横纹肌最大缩短速度的 1/10。平滑肌细胞的肌球蛋白浓度仅有横纹肌的 1/3，但它们产生相似的力。

三种肌球蛋白重链（MYH）基因在平滑肌细胞（SM、NMA、NMB）中通过可变剪接机制表

达形成多种不同的同工酶。在平滑肌细胞中表达的所有肌球蛋白 II 的亚型以比横纹肌肌动蛋白更强的亲和力结合 ADP。因此，平滑肌中肌球蛋白 II 型的分离速率（ g_{app} ）低于横纹肌中的肌球蛋白 II 型。因此平滑肌肌球蛋白在产生力的状态（占空比高）中保持其 XB 循环时间较长。而在产生力状态下活跃的 XB 的分数增加，解释了强力生成而肌球蛋白表达量很少的现象。平滑肌肌球蛋白的高 ADP 亲和力和低 g_{app} 的另一个结果是最大缩短速率变得非常低。

与周期性收缩和舒张的心肌细胞相反，冠状血管的平滑肌细胞产生持续的耗能收缩张力。这种过程可由于持续激活而被促进，这是平滑肌细胞的一种高效收缩特殊状态，被称为"闩锁状态"[19]。闩锁期间细胞内 Ca^{2+}、RLC 的磷酸化，ATP 消耗量和最大缩短速率显著降低，而同时可以保持张力状态。目前有许多机制被作为公认闩锁机制，包括缓慢循环的去磷酸化 XB 的形成，平滑肌肌球蛋白的 ADP 亲和力以及 NM-MYH 的激活[20]。

17.8　哺乳动物平滑肌的兴奋－收缩偶联

平滑肌细胞可以通过机械电能和（或）药物机械偶联来激活，即通过不同的细胞内途径以提高肌浆内游离 Ca^{2+} 的活化。

机电偶联过程中，细胞外 Ca^{2+} 通过 L 型 Ca^{2+} 通道直接激活收缩机制，并通过 Ca^{2+} 诱导的 Ca^{2+} 释放机制打开 RyR（主要为 RyR2）从而使肌质网释放 Ca^{2+}。

尽管游离 Ca^{2+} 浓度升高会触发平滑肌收缩，但 Ca^{2+} 受体是钙调蛋白而不是肌钙蛋白 C（见于心肌细胞）。Ca^{2+}－钙调蛋白复合物可激活肌球蛋白轻链激酶（MLCK），其可特异性磷酸化肌球蛋白调节性轻链（RLC）的 Ser19 和在平滑肌细胞中表达的 20 kDa 肌球蛋白 II 型（MLC_{20}）。具有非磷酸化 MLC_{20} 的平滑肌肌球蛋白的两个头显示出不对称相互作用，其中一个头的 ATP 酶和肌动蛋白结合结构域被阻断，具有非常弱的 ATP 酶活

性，其仅被肌动蛋白非常弱地活化并且采用紧密的可溶性 10S 形式（S ＝ Svedberg 单位）（"张力肌球蛋白"）。MLC_{20} 的 Ser19 的磷酸化可将平滑肌肌球蛋白转化成具有高 ATP 酶活性的开放可溶性较低的 6S 构象，其组装成粗肌丝和产生收缩。与横纹肌中的肌球蛋白形成端极粗肌丝不同，平滑肌细胞中的肌球蛋白组装成侧极粗细丝。通过特定的 MLC_{20} 磷酸酶（MLCP）去磷酸化 MLC_{20} 可增强平滑肌细胞的松弛。MLCP 是一种 PP1 型磷酸酶，由三个亚基组成：38 kDa 催化亚基（PP1c）、在把肌球蛋白丝作为 MLCP 的目标上起重要作用的 110 kDa 肌球蛋白磷酸酶目标亚基（MYPT1）和 20 kDa 亚基（M20）[21-22]。

药物机械偶联在神经体液的刺激下发生，并且包括独立于膜电位而调节平滑肌的肌浆 Ca^{2+} 的不同机制。去甲肾上腺素与其在平滑肌细胞肌

膜中的 α- 肾上腺素能受体的结合可激活异三聚体 Gq/11- 蛋白质，进而激活磷脂酶 C-β 和更新磷脂酰肌醇，这可导致第二信使的形成。IP3 可通过结合 IP3 受体（IP3R）触发肌质网 Ca²⁺ 的释放。DAG 激活 PKC 可使参与信号转导、收缩和膜极化的各种蛋白质磷酸化，例如 PKC 磷酸化 CPI-17，CPI-17 是一个具有 17 kDa 的磷酸酶抑制剂，其抑制 MLCP 的催化亚基。MLCP 活性的抑制导致产生肌力的肌球蛋白与磷酸化的 MLC₂₀ 的比例增加，从而增加力的产生。由于抑制 MLCP 活性增加了力的产生，而没有影响 Ca²⁺ 活化水平，故其起到了 Ca²⁺ 致敏的作用。通过小单体 G 蛋白 Rho-A 激活 Rho- 激酶也可以实现 MLCP 的抑制。活性 Rho 激酶可通过磷酸化其调节亚基来抑制 MLCP 活性[23]。

结　　论

总之，心脏的心肌细胞和平滑肌细胞的收缩调节是复杂的、Ca²⁺ 驱动的多种蛋白质复合物在不同的细胞区室中的相互作用，且目前尚未完全明确。理解肌细胞收缩交互网络是为心脏疾病提供合理的干预措施的前提。因此，家族性心肌病主要与编码参与心肌细胞收缩调节的蛋白质（即肌原纤维蛋白、质膜或 Ca²⁺ 处理蛋白）的基因突变有关。要了解这些致病性突变在家族性心肌病起源中的分子病理机制，仍需要进行深入的研究。这些研究最终将促使在基于患者的临床研究中开发新的分子疗法和生物标志物。

参考文献

[1] Morano I（2013）Muscle and motility. In：Galizia G，Lledo P-M（eds）Neurosciences-from molecule to behavior：a university textbook. Springer，Heidelberg，pp 461-478

[2] Squire JM（1986）Muscle：design，diversity，and disease. The Benjamin/Cummings Publishing Co，Menlo Park

[3] Franzini-Armstrong C（1970）Studies of the triad. I. Structure of the junction in frog twitch fibers. J Cell Biol 47：488-489

[4] Odronitz F，Kollmar M（2007）Drawing the tree of eukaryotic life based on the analysis of 2，269 manually annotated myosins from 328 species. Genome Biol 8：R196

[5] Kühne W（1864）über das Protoplasma und die Contractilität. Verlag von Wilhelm Engelmann，Leipzig

[6] Rayment I，Rypniewski WR，Schmidt-Bäse K et al（1993）Three-dimensional structure of myosin subfragment-1：a molecular motor. Science 261：50-58

[7] Huxley AF（1957）Muscle structure and theories of contraction. Prog Biophys Biophys Chem 7：255-318

[8] Lymn RW，Taylor EW（1971）Mechanism of adenosine triphosphate hydrolysis by actomyosin. Biochemistry 10：4617-4624

[9] Geeves MA，Holmes KC（2005）The molecular mechanism of muscle contraction. Adv Protein Chem 71：161-193

[10] Brenner B（1988）Effects of Ca²⁺ on cross-bridge turnover kinetics in skinned single rabbit psoas fibers：implications for regulation of muscle contraction. Proc Natl Acad Sci USA 85：3265-3269

[11] Gordon AM，Huxley AF，Julian FJ（1966）The variation in isometric tension with sarcomere length in vertebrate muscle fibers. J Physiol 184：170-192

[12] Huxley H，Hanson J（1953）Changes in the cross-striations of muscle during contraction and stretch and their structural interpretation. Nature 173：973-976

[13] Hill AV（1938）The heat of shortening and the dynamic constants of muscle. Proc R Soc Lond B Biol Sci 126：136-195

[14] Huxley HE（1973），Structural changes of the actin- and myosin-containing filaments during contraction. In：The mechanism of muscle contraction，Cold Spring Harbor symposia on quantitative biology，vol XXXVII，pp 361-376

[15] Haselgrove JC（1973）Evidence for a conformational change in the actin-containing filaments of vertebrate striated muscle. In：The mechanism of muscle

contraction，Cold Spring Harbor symposia on quantitative biology，vol XXXVII，pp. 341-353

［16］Fabiato A（1983）Calcium-induced release of calcium from the cardiac sarcoplasmic reticulum. Am J Physiol Cell Physiol 245：C1-C14

［17］Bers DM（2002）Cardiac excitation-contraction coupling. Nature 415：198-205

［18］Bozler E（1941）Action potentials and conduction of excitation in muscle. Biol Symp 3：95-109

［19］Dillon PF，Aksoy MO，Driska SP et al（1981）Myosin phosphorylation and the cross-bridge cycle in arterial smooth muscle. Science 211：495-497

［20］Arner A，Löfgren M，Morano I（2003）Smooth,

slow and smart muscle motors. J Muscle Res Cell Motil 24：165-173

［21］Rüegg JC（1992）Calcium in muscle contraction. Springer，Heidelberg

［22］Somlyo AP，Somlyo AV（2003）Ca^{2+} sensitivity of smooth muscle and nonmuscle myosin II：modulated by G proteins，kinases，and myosin phosphatase. Physiol Rev 834：1325-1358

［23］Somlyo AP，Somlyo AV（2000）Signal transduction by G-proteins，rho-kinase and protein phosphatase to smooth muscle and non-muscle myosin II. J Physiol 522：177-185

18 基因和分子通路的研究技术

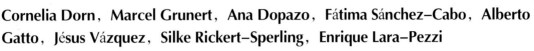

Cornelia Dorn，Marcel Grunert，Ana Dopazo，Fátima Sánchez-Cabo，Alberto Gatto，Jésus Vázquez，Silke Rickert-Sperling，Enrique Lara-Pezzi

陈天韵 译 储庆 校 胡盛寿 审

目录

摘要

在过去的几十年里，得益于各种模型和分子生物学技术的发展，研究者已经可以从单个基因层面到整体效应层面对先天性心脏病（CHD）进行研究。在本章中，我们首先对不同模型进行描述，包括 CHD 患者及其家属、从无脊椎动物到哺乳动物的动物模型，以及各种细胞培养系统。其次，讨论操作这些模型的实验技术。再次，我们对心脏表型分型技术进行介绍，包括小鼠和细胞培养模型的分析、生心过程的实时成像和固定心脏的组织学方法。最后，我们对最重要和最新的分子生物学技术进行介绍，包括基因分型技术、下一代测序的不同应用，以及转录组、表观基因组、蛋白质组和代谢组分析。总的来说，本章介绍的模型和技术对于研究心脏的功能和发育，以及探究 CHD 相关分子通路至关重要。

18.1 引 言

了解先天性心脏病（CHD）的遗传学改变和分子通路是开发新治疗策略的关键。除基因组突变外，CHD 的特征还在于表观遗传标记的多重变化，以及 RNA 和蛋白质的表达和修饰。其中一些改变对蛋白质结构、功能或定位有重要的影响，而另一些则导致更细微的差异。在过去的十年中，先进的高通量技术可以将 CHD 从单基因效应研究到整体水平。本章中，我们描述了可用于探索影响心脏功能和发育不同水平层面变化的重要模型系统和技术。

18.2　模型系统

18.2.1 动物模型

多种动物模型可用于心血管研究，包括线虫［如秀丽隐杆线虫（Caenorhabditis elegans）、果蝇（Drosophila melanogaster）］、哺乳动物如小家鼠（Mus musculus）和实验室大鼠如褐家鼠（Rattus norvegicus）。秀丽隐杆线虫虽然没有心血管系统，但由于其易于通过 RNA 干扰或突变进行培养和操作而成为了很实用的模型。它的体壁肌细胞非常适合用于深入研究人心肌细胞：在其形成过程中，横纹肌和许多结构和蛋白质（如肌节组分）是高度保守的[1]。果蝇具有一个简单的管形心脏，也被称为背侧血管，其由单层心肌细胞组成，可泵出在体内流动的血淋巴液。果蝇可用于遗传筛选和杂交实验，并有数个大型突变种群可供使用。由于基因冗余少，其可以被广泛用于研究生心信号通路和影响因素[2-3]。例如，心脏转录因子 NKX2-5（tinman）的重要作用首先在果蝇中得到证实[4]。然而，果蝇可能不适合研究缓冲效应，但这对于理解人类心脏疾病是必不可少的[3]。

斑马鱼（Danio rerio）具有一个双腔心脏，由于其胚胎是透明的，因此易于在体研究其心脏的大小、形状和功能[5]。由于斑马鱼的体积小、繁殖力强和生命周期短，其适用于正向遗传学筛选[6]，并且由于其胚胎发生过程中不需要功能性心血管系统，因此可以研究致死性影响因素[3]。此外，斑马鱼也是研究心肌再生的良好模型，因为它具有替换受损心肌层的能力[7]。非洲爪蟾（Xenopus laevis）具有一个三腔心脏，其具有两个心房和一个心室。由于非洲爪蟾胚胎较大，因此可对其胚胎心脏进行手术操作，这对于遗传学筛选是很有用的[8]。与人类类似，鸡（Gallus gallus）具有一个四腔心脏，由于对其胚胎成像不需借助外科手术[9]，因此也是实验胚胎学的良好模型。

哺乳动物中的两种重要动物模型分别为小鼠和实验室大鼠。后者的心血管系统与人体生理具有很高的相似性，因而被广泛用于药物检测[10]。近来，用于敲除和替换基因的基因打靶技术的发展已经克服了大鼠的遗传操作限制[3]。但小鼠仍然是遗传研究中最重要的模型，而转基因小鼠已经成为人类先天性心脏病病理的有效模型[11]。国际基因敲除小鼠联盟旨在生成敲除小鼠胚胎干细胞（ES 细胞）的主要资源。到目前为止，已经产生了超过 17 400 个突变小鼠胚胎干细胞克隆，这为系统筛选基因功能提供了可能[12]。目前已知有超过 500 个基因在小鼠中发生突变后可引起心脏缺陷，而在人类中只有大约 50 个已知可引起先天性心脏病的基因[13]。此外，具有不同遗传背景的小鼠品系提供了研究遗传缓冲作用的可能，如 NKX2-5[14]。最后，小鼠也是研究基因表达的有效模型，现已有多个大型项目旨在系统地确定小鼠胚胎发生过程中的基因表达模式[15]。

18.2.2 细胞培养模型

心脏由不同类型细胞组成，包括心脏成纤维细胞和心肌细胞。使用大部分同质细胞群的体外研究可以分析其时空变化和不同的分子通路。此外，细胞培养模型比动物模型更易操作，可以对表面标记进行分选，并为下游实验提供足够的材料。

培养和分离原代心肌细胞是研究心脏功能并密切反映体内生理学过程的模型之一。另外，人们已经培养出了多种稳定的永生细胞系。来源于小鼠心房肌细胞的 HL-1 细胞系可保持收缩能力，表现出与成人心肌细胞类似的基因表达模式[16]，可用于组织工程学应用（3D 细胞培养）[17]。而大鼠胚胎心脏组织来源的 H9C2 细胞系可表现出心肌和骨骼肌的特性[18]。小鼠肌原细胞系 C2C12

经常被用于研究心肌生成，因为其能够分化形成肌管[19]。此外，小鼠 P19 胚胎干细胞[20]和人类 H1 或 hES2 胚胎干细胞[21]可以分化成为中胚层细胞（包括心脏和骨骼肌细胞），并已被用于量化心肌细胞分化过程[22]。最后，诱导性多能干细胞（iPSC）生成心肌细胞和成纤维细胞直接转化为心肌细胞近来已成为研究患者特异性细胞的新方法，并为再生医学提供新视角[23-24]。

18.2.3 先天性心脏病患者

CHD 患者及其家属是深入了解心脏功能特性和分子通路的独特资源。例如，对 CHD 家族的连锁分析确认了 NKX2-5[25]和 GATA4（GATA 结合蛋白 4）[26]突变等单基因缺陷。荷兰的 CONCOR 登记系统或德国的国家先天性心脏缺陷登记系统等数个国家登记系统旨在建立对血液或心脏活检标本等生物材料的全面采集。虽然从血液中分离的基因组 DNA 可用于基因研究，但心脏活检也为研究基因表达谱和表观遗传学机制提供了可能，从而提供了研究调控机制的新视野。除了直接分析患者样本外，患者特异性 iPSC 的产生为研究人类疾病提供了极具前景的可能[27]。例如，对于先天性心律失常和畸形的分析已经显示出了 iPSC 的功能[28-29]。

18.2.4 诱导微小变化的技术

在体基因打靶技术对于研究不同模型系统中的因果关系具有至关重要的作用。例如，设计产生小鼠突变体依赖于 ES 细胞中的基因靶向性。作为先天性疾病的合适遗传模型，生殖细胞中具有无效等位基因的基因敲除小鼠通常表现出胚胎期或出生后早期致死性[30]。为了研究细胞类型或阶段特异性基因功能，人们建立了基于 DNA 重组酶 Cre 和其识别位点（loxP）的系统[30]。其他更快速的靶向基因组编辑技术，包括转录激活因子样效应子核酸酶（TALEN）、锌指核酸酶（ZFN）和最近建立的集群调节间隔短回文重复序列（CRISPR）/基于 Cas 的 RNA 引导的 DNA 内切核酸酶也可用于细胞培养模型中[31]。除了反向遗传学方法中所选基因目标微小变化外，随机突变筛选还能以无偏倚的方式发现新的基因功能。例如，用高效诱变剂 N- 乙基 -N- 亚硝基脲（ENU）处理是在整个小鼠基因组中诱导随机点突变的最有效方法。继而可以对被处理动物的子代进行常染色体显性或隐性表型筛选，并用于正向遗传学方法中因果突变的鉴定[32]。

除了基因组 DNA 序列微小变化之外，转录水平基因敲除为研究基因功能提供了另一种有效的方法，并且可用于大规模基因组的高通量筛选。RNA 干扰（RNAi）是在细胞培养系统、线虫和果蝇中广泛使用的方法[33]，而斑马鱼中最常见的反义敲低工具为吗啉反义寡核苷酸（MO）[34]。基因的过表达（如通过表达载体的转染）不仅可以研究野生型基因功能，而且能够分析突变等位基因。最后，过表达与敲除联合可用于进行恢复实验，以证明表型的特异性。

除了遗传学改变之外，环境因素在 CHD 病因学中也起着重要的作用。因此，人们建立了各种应激模型来分析基因-环境相互作用。例如，孕鼠高脂饮食可增加 CHD 在 Cited2 杂合敲除小鼠中的外显率[35]。此外，诱导小鼠心脏血流动力学应激的一个常用实验模型是主动脉结扎（TAC），这可导致压力超负荷，引起心脏肥大[36]。在细胞培养模型中，致心肌肥厚剂如去氧肾上腺素（PE）和内皮素 1（ET1）是研究心肌细胞肥大相关信号通路的常用方法[37]。

18.3 心脏表型

18.3.1 小鼠模型的系统表型分型

国际基因敲除小鼠协会已经建立了数以千计的突变小鼠模型[12]，其表征、归档和分布是通过大型联盟组织的表型分析中心（小鼠诊所）实现的，如国际小鼠表型联盟[38]或欧洲小鼠疾病诊所（EUMODIC）[39]。表型鉴定系统可系统地评估潜在的胚胎阶段致死性以及诸如代谢功能、生育力、行为、身体成分和成年动物免疫功能等的生理参数。心脏表型包括心脏重量的测量、心电图、超声心动图以及组织学分析[38, 40]。

18.3.2 活体动物生心过程成像

胚胎发生基于三个基本过程，即生长、分化和组织形成。因此，这些过程的在体成像对于理解心脏的结构形成和功能及其分子背景是十分重要。目前常用的定量在体成像技术包括光学成像、超声、显微计算机断层扫描（micro-CT）和磁共振成像（MRI）[41]。

共聚焦显微镜是研究透明斑马鱼胚胎的常用方法，人们已经建立了多种转基因荧光细胞系以标记心肌细胞和内皮细胞[5]。超声是另一种实时成像技术，可用于分析发育中胚胎的异常形态和血流动力学表型[41]。胚胎小和运动快的特点使得小鼠胚胎超声成像具有挑战性，因此背侧主动脉的血流动力学数值经常被用作心内血流动力学的替代参数。而与此不同，鸟类胚胎可直接测量腔室特定的血流量和瓣膜运动[41]。理论上micro-CT可以提供最高的成像分辨率。然而，X线可被软组织弱化，并且需要应用造影剂，这些造影剂大多不适用于活胚胎成像。近期研究已经评估了一些毒性降低的成像药物[41]。最后，因为技术限制阻碍了MRI应用于活胚胎成像，其主要用于小鼠胚胎标本的成像。它提供了极好的组织对比度和三维图像重建的能力[42]，但是对于胚胎成像所需的高空间分辨率（25～50 μm）需要7～11 T的高场强和长采集时间（6～24 h）[41, 43]。因此，MRI通常一次分析多个胚胎以增加表型分析的通量。低空间分辨率的MRI活体成像可应用于包括宫内小鼠胚胎和卵内鸡胚胎在内的研究[41]。

18.3.3 心脏标本的组织学分析

固定心脏组织学评估的经典方法包括用于形态学研究的HE染色、用于转录物表达研究的原位杂交技术和用于蛋白质表达研究的免疫组织化学技术。电子显微镜是观察亚细胞结构的金标准[3]。

为了辨别细胞核和细胞质，HE染色是应用范围最广的方法，并可展示样品的总体概貌。此外，多种特殊染色技术可用于显示多糖、糖蛋白和糖脂（PAS染色）或胶原纤维（三色染色）[44]。原位杂交基于约20 bp长的寡核苷酸探针（通常用地高辛或荧光染料标记）与互补mRNA的结合。而免疫组织化学则是基于标记抗体的应用。为了重建胚胎心脏的三维结构和可视化心脏基因表达模式，高分辨率反射显微镜（HREM）和光学投影断层扫描（OPT）[45-46]等技术已被证明是非常有效的工具，可促进小鼠胚胎的表型分型。最后，电子显微镜可提供皮米范围内的最高分辨率[47]，这是研究各种生物和无机标本超微结构所必需的。

18.3.4 细胞培养模型的表型分型

各种表型分型技术可被用于简单处理细胞培养模型。免疫组织化学技术提供了在定义条件下检测细胞内蛋白质亚细胞定位的机会。此外，与不同抗体免疫共染色可以显示蛋白质间的相互作用，因此也是研究分子信号传导通路的有效方法。荧光激活细胞分选技术（FACS）可与使用流式细胞术的特异性免疫染色和单细胞分析相结合。例如，在如血液等异质细胞群中，根据其表达的表面标记可区分不同的细胞类型[48]。其他基于细胞的测定包括测量增殖、活性、凋亡、自噬、活性氧类（ROS）的产生、线粒体功能、细胞迁移和化合物的细胞毒性。最后，起搏心肌细胞培养是心电生理学研究的一个重要模型，膜片钳技术能够在单通道水平上准确测量细胞离子电流[49]。

18.4 分子生物学技术

18.4.1 基因分型技术

在受先天性心脏病影响的家族中鉴定疾病基因的方法之一是对已知遗传标记的基因图谱进行连锁分析。该方法基于同源染色体之间的随机重组。因此，如果两个基因组位置过近，则它们不太可能发生重组。可以使用包括单核苷酸多态性（SNP）、微卫星标记（短串联重复序列）或限制性片段长度多态性（RFLP）在内的不同遗传标记进行连锁分析。RFLP 是指可引起等位基因之间酶裂解位点差异的序列多态性，导致可通过探针杂交检测到长度不等的 DNA 片段[50]。对于 SNP、微卫星标记和其他短变体基因，经常使用直接测序或变性高效液相色谱（DHPLC）进行分型。DHPLC 基于染色体之间异源双链体的形成，并且可以识别错配的存在，但不能识别确切的位置和性质[51]。

直接 DNA 测序的金标准是 Sanger 法，其读长可达 1000 bp，每个碱基的测序准确度高达 99.999%[52]。其原理为将双脱氧核苷酸（ddNTP）掺入 DNA 中，作为 DNA 聚合酶的特异性链终止抑制剂[53]。鸟枪法测序、荧光标记和毛细管凝胶电泳的引入显著提高了 Sanger 测序的通量，并使得人类全基因组测序得以在 2001 年完成[54-55]。测序生化在循环测序反应中进行，该反应通过掺入荧光标记的 ddNTP 而随机终止。这导致了末端标记产物的混杂，最终序列是通过产物的电泳分离和四种不同荧光标志物的激光激发来确定的[52]（图 18.1a）。

同时，人们也开发了多种用于检测染色体异常的方法。吉姆萨染色是一种简单快速的染色体核型分析常规技术，可以鉴别许多染色体变化，包括平衡染色体异常[58]。荧光原位杂交（FISH）技术使用荧光标记的探针与其互补的染色体序列杂交，提供了从数万到数百万碱基的更高分辨率[58]。作为这些基于显微镜方法的替代方法，基于多重 PCR 的多重连接依赖性探针扩增（MLPA），可以平行检测高达 50 个不同基因座的拷贝数变化[58]。

基于微阵列的基因分型为遗传变异分析提供了新的可能，基因分型可提供高分辨率的全基因组变异检测，并基于 DNA 样品与已固定在玻璃或硅表面的寡核苷酸探针杂交[59]。阵列比较基因组杂交（array-CGH）可通过比较 DNA 样品和参考样品用于鉴定染色体畸变。此外，DNA 微阵列可以分析疾病特异性甚至全基因组 SNP（SNP 阵列）[58]。因此，其可在个体患者中检测已知的致病性突变，或者在全基因组关联分析（GWAS）[60]中鉴定 SNP 与复杂性状之间的新关联。

18.4.2 二代测序技术

新型高通量测序技术的发展为生物医学研究带来了革命性的变化。这些在 2005 年首次推出的二代测序技术（NGS）[61-62]发展迅速，其成本已经从 2014 年的每兆碱基 1000 美元降低到不足 0.1 美元[63]。因此，它比 Sanger 测序（每兆碱基 500 美元）性价比更高，并且允许更大规模的平行测序[52]。与微阵列相比，NGS 不依赖于 DNA 与预先选定的探针杂交，这使其能够在没有先验序列

先天性心脏病——临床特征、人类遗传学和分子通路

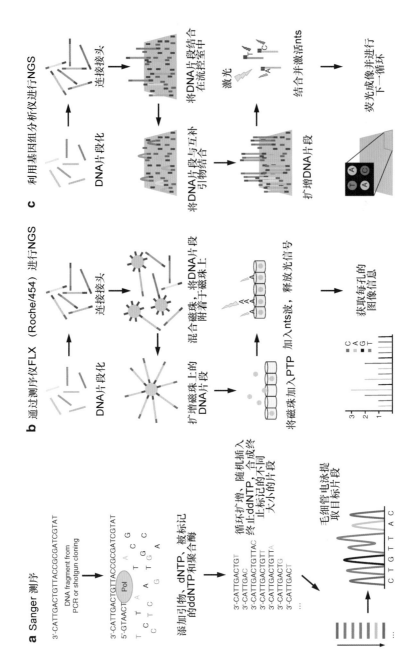

图 18.1　Sanger 测序和两个 NGS 平台的工作流程图。（a）Sanger 测序；（b）来自 Roche/454 的基因组测序仪 FLX；（c）来自 Illumina 的基因组分析仪。dNTP，脱氧核苷酸；ddNTP，双脱氧核苷酸；NGS，二代测序；nts，核苷酸；Pol，DNA 聚合酶（本图引自 Etheridge[56]、Shendure 以及 Ji[52] 和 Mardis[57]）

信息的情况下以单碱基分辨率识别新的变异。

　　目前已建立多个 NGS 平台，Roche/454（图 18.1b）、Illumina（图 18.1c）和 Life Technologies 公司已经建立了高通量测序的标准[64]。虽然他们的系统在化学上有所不同，但都是基于循环阵列测序的原理。密集的 DNA 特征阵列在此与基于成像的数据采集相结合，被迭代酶促测序[52]。一般来说，测序运行产生随机覆盖基因组的读长[65]。

覆盖度（coverage）描述了在测序运行期间单个碱基被读取的平均次数。序列读取次数越多，可获得越高的测序深度，因而测序准确性越高。例如，在 1000 基因组计划中，全基因组测序的覆盖度低（2～6×），而外显子组测序的覆盖度高（50～100×）[66]。

　　对于基因组 DNA 的测序，有三种基本的方法可用[64]。全基因组测序可识别所有基因组变异，

但是相对费用较高。因此，全外显子组和靶向重测序方法为常规测序技术提供了有效的替代，这些方法需要序列富集技术，如基于阵列的序列捕获。全外显子组测序通常覆盖度高，能够对几乎所有的蛋白质编码区（选择性包括非翻译区或长非编码 RNA）进行测序。当可能的候选区域（如基因、启动子和增强子）和疾病通路已知时，这些区域的靶向重测序是很有前景的选择。用于重测序的基因组靶点的选择可以基于先前项目的数据，如测序分析、GWAS、动物模型以及公开可用的数据库等[64]。此外，疾病特异性的网络资源（如 CHDWiki[67]和心血管基因标注计划）已经标注了超过 4000 种心血管相关蛋白[68]，为候选基因的选择提供了有用的信息。

已经有几个大型 CHD 患者队列正在通过 NGS 进行研究[64]。例如，由儿科心脏基因组学联盟建立的先天性心脏病遗传网络研究招收了 3700 多种不同程度的 CHD 患者[69]，迄今为止，已获得了 362 名患者及其父母的全外显子测序数据[70]。Wellcome Trust Sanger 研究所领导的解码发育障碍（DDD）研究旨在招募 12 000 名患者及其父母[71]。最近，对 1113 名儿童及其父母进行了外显子组测序和 array-CGH，结果发现 11％ 的患者出现了 CHD[72-73]。

18.4.3 转录组和表观基因组分析

NGS 和基于阵列的技术被广泛用于转录组和表观基因组分析。此外，实时定量 PCR 是一种实用的低中等通量应用技术。由于 RNA 测序（RNA-seq）的出现，基因表达研究已发生了革命性的变化，已能够在没有探测序列相关先验知识的情况下在整个转录组中发现、分析和定量 RNA 转录物。RNA-seq 技术的应用包括总 RNA-seq（大于一定大小的编码和非编码 RNA）、mRNA-seq（包括 mRNA 和具有 poly A 尾巴的长非编码 RNA）和小 RNA-seq（包括微小 RNA 和其他小的非编码 RNA）。RNA-seq 的新应用包括转录组重测序[74]、单细胞转录组学[75]和用以确定整个胚胎或单个器官的空间分辨转录谱的断层扫描测序[76]。

染色质免疫沉淀（ChIP）是一种用于全基因组中反映蛋白质 -DNA 相互作用（如转录因子结合位点或染色质组蛋白标记）的高效技术。在 ChIP 中，目标蛋白质在培养细胞或组织样品中与 DNA 交联。交联后，将染色质剪切，并使用抗体富集与蛋白质结合的 DNA 片段。免疫沉淀和反向交联分离富含结合位点的 DNA，最后，通过与微阵列（ChIP-chip）或 NGS（ChIP-seq）杂交可以进一步分析富集的 DNA 片段[77-78]（图 18.2）。如果候选靶基因或潜在位点可用，则 ChIP-qPCR 可作为另一种可行的替代策略。为了研究蛋白质在 DNA 上的共定位，已开发出了使用两轮独立免疫沉淀的 ChIP-reChIP（连续 ChIP）技术[80]。用于反映蛋白质–基因组相互作用的另一种方法是 DamID，它不需要使用抗体。该技术的原理为目标蛋白质与大肠杆菌 DNA 腺嘌呤甲基转移酶（dam）的融合，以及使 dam 融合伴侣天然结合位点周围 DNA 中的腺嘌呤甲基化。在大多数真核生物中，腺嘌呤甲基化不是内生性的。因此，它提供了一个独特的标记以标记蛋白质相互作用位点，这可以进一步通过阵列杂交或 NGS 得到鉴定[81]。

除了组蛋白修饰之外，在 CpG 二核苷酸存在的情况下在胞嘧啶残基上发生的 DNA 甲基化也是重要的表观遗传学标记。研究已证实 DNA 甲基化改变在多种疾病中发挥作用，包括 CHD[82]。检测全基因组 DNA 甲基化水平的常用方法有三种。两种技术基于通过甲基化 DNA 免疫沉淀（MeDIP）或基于甲基 -CpG 结合域的（MBD）蛋白分离甲基化 DNA 片段。随后，富集的 DNA 片段可以通过阵列或 NGS 检测[83]。第三种技术是用亚硫酸氢钠处理 DNA，将所有非甲基化的胞嘧啶转化为尿嘧啶，并最终将通过焦磷酸测序[84]或 NGS 被检测为胸腺嘧啶残基，类似于 C 到 T 的 SNP。

数种技术可用于评估染色质结构和调控相互作用。失去其缩合结构的染色质对 DNA 酶 I 酶的切割（DNA 酶 I 超敏位点）敏感。因此，DNA 的酶促降解可用于鉴定代表顺式调控元件（包括启动子、增强子、绝缘子和沉默子）的开放染色质区域[85]。DNase-seq 的另一种方法是转座酶可获得的染色质测定（ATAC-seq），其使用工程化的

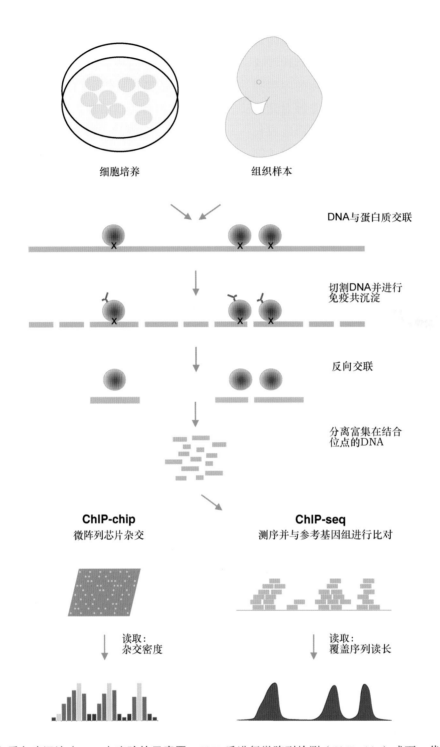

图 18.2 染色质免疫沉淀（ChIP）实验的示意图。ChIP 后进行微阵列检测（ChIP-chip）或下一代测序（ChIP-seq）（引自 Visel et al.[79]）

Tn5 转座酶切割开放染色质中的 DNA 并将引物 DNA 序列整合到切割的基因组 DNA 中。此外，确定核小体确切位置的常用方法是用微球菌核酸酶（MNase）处理，这种核酸内切酶可以持续消化 DNA，直到 DNA 被核小体阻断为止[86]。为了

研究调控元件之间的相互作用（包括不同染色体之间的远距离相互作用），人们已经开发出染色体构象捕获技术（3C）和各种衍生物（4C、5C 和 Hi-C）。它们都是基于相互作用 DNA 片段的交联和后续的限制性消化[87]。使用额外的 ChIP 步骤，

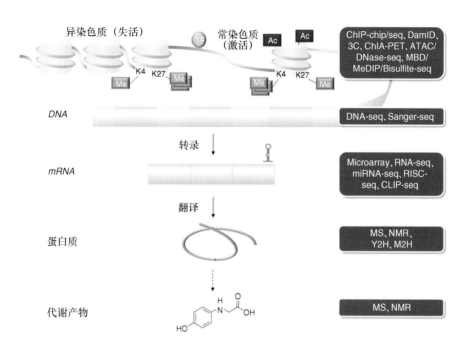

图 18.3 研究控制基因和蛋白质表达不同调节层面的各种分子生物学技术概览

通过配对末端标记测序（ChIA-PET）进行染色质分析，可以鉴定目标蛋白质介导的长程相互作用[88]。

RNA 和蛋白质的相互作用也是基因表达共转录和转录后调节的重要层面。可以基于紫外线交联和免疫沉淀（CLIP）来鉴定全基因组蛋白质 -RNA 的相互作用。为了达到碱基对级别的分辨率，该方法被进一步发展为光活化的核糖核苷增强的 CLIP（PAR-CLIP），其依赖于将可光活化的核苷酸类似物掺入到 RNA 中。反转录导致交联位点处 T 到 C 碱基的转换，在随后的 NGS 分析中可作为 SNP 被检测出。然而，该技术需要加入可光活化的核苷酸将 PAR-CLIP 限制在培养的细胞中[89]。最后，RNA 诱导沉默复合物（RISC）和单个微小 RNA 靶标鉴定的常用高度敏感方法是 RISC-seq[90]。

18.4.4 蛋白质组和代谢组分析

针对蛋白质（蛋白质组学）和小分子代谢物（代谢组学）（如醇、氨基酸和核苷酸）的大规模定量和定性研究近年来取得了重大的进展。然而，这些新技术仅仅刚开始应用于 CHD 研究[91-92]，

它们有可能从药理学角度提高我们对心脏疾病分子机制的了解，并能够发现新的生物标志物。

蛋白质组和代谢组研究的核心技术是质谱（MS）和核磁共振（NMR）光谱。大多数方法都是基于对蛋白质酶消化产生的肽的分析。MS 分析的关键步骤是选择和富集感兴趣的蛋白质 / 肽，这可以通过亚细胞分离（如膜富集、细胞核沉淀或线粒体分离）、免疫共沉淀（如对于蛋白质及其相互作用的伴侣）或特定修饰（如磷酸化）来实现。此外，稳定同位素标记的发展使得研究能够获取相对定量的信息[93]。氨基酸稳定同位素标记（SILAC）技术是可应用于细胞培养研究的一项重要技术，最近也被用于研究小鼠和果蝇模型[94-95]。在重或轻氨基酸（如赖氨酸或精氨酸）的存在下培养两种细胞群，并将其进一步整合以用于 MS 分析[96]。除了在 SILAC 中使用的代谢标记外，研究人员还开发出了其他方法，包括化学法（ICAT 和 iTRAQ）[97-98]或酶标法（^{18}O）[99]。

代谢组学中常用的方法是 NMR，与 MS 不同，NMR 不需要分析物分离，并可以回收样品进行进一步分析。它可以提供复杂混合物（如生物絮团）中发现的化合物的分子结构以及细胞和组织提取物的详细信息。NMR 具有高分析重复性和

样品制备简单的特点，但与 MS 相比敏感性相对较差[100]。

适用于检测蛋白质-蛋白质相互作用的高通量分析方法是酵母双杂交（Y2H）和哺乳动物双杂交（M2H）系统。两者均基于两种目标蛋白的表达，一种与 DNA 结合结构域融合，另一种融合至转录因子的反式激活结构域，典型代表为 Gal4。两种蛋白质的结合会导致 TF 的互补作用，其可激活报告基因（如 LacZ）的表达。例如，Y2H 实验被用于

鉴定一个大的高度连接的网络，其中包含了 1705 个人类蛋白质之间的 3000 多种相互作用[101]。此外，M2H 研究提供了 762 个人和 877 只小鼠 DNA 结合转录因子内的物理相互作用的图谱[102]。除了双杂交系统，肽微阵列已被用于研究蛋白质-蛋白质相互作用[103]。然而，由于面临包括肽的高通量和经济合成在内的技术挑战，它们的应用比 DNA 阵列晚得多。

结　　论

在本章中，我们概述了研究影响先天性心脏缺陷不同调控层面的各种模型系统和生物技术。特别是 NGS 技术的应用已经使生物医学研究发生了革命性的变化，并且仍在迅速发展，在不远的

将来其可能应用于更广泛的科学问题。因此，这些高通量技术将深化我们对 CHD 的认识，并有望加速对治疗和预防新策略的开发。

参考文献

[1] Benian GM，Epstein HF（2011）Caenorhabditis elegans muscle：a genetic and molecular model for protein interactions in the heart. Circ Res 109：1082-1095

[2] Reim I，Frasch M（2010）Genetic and genomic dissection of cardiogenesis in the Drosophila model. Pediatr Cardiol 31：325-334

[3] Sperling SR（2011）Systems biology approaches to heart development and congenital heart disease. Cardiovasc Res 91：269-278

[4] Bodmer R（1993）The gene tinman is required for specification of the heart and visceral muscles in Drosophila. Development 118：719-729

[5] Schoenebeck JJ，Yelon D（2007）Illuminating cardiac development：advances in imaging add new dimensions to the utility of zebrafish genetics. Semin Cell Dev Biol 18：27-35

[6] Molina G，Vogt A，Bakan A et al（2009）Zebrafish chemical screening reveals an inhibitor of Dusp6 that expands cardiac cell lineages. Nat Chem Biol 5：680-687

[7] Major RJ，Poss KD（2007）Zebrafish heart regeneration as a model for cardiac tissue repair. Drug Discov Today Dis Models 4：219-225

[8] Warkman AS，Krieg PA（2007）Xenopus as a model

system for vertebrate heart development. Semin Cell Dev Biol 18：46-53

[9] Kain KH，Miller JWI，Jones-Paris CR et al（2014）The chick embryo as an expanding experimental model for cancer and cardiovascular research. Dev Dyn 243：216-228

[10] Gill TJ，Smith GJ，Wissler RW et al（1989）The rat as an experimental animal. Science 245：269-276

[11] Snider P，Conway SJ（2011）Probing human cardiovascular congenital disease using transgenic mouse models. Prog Mol Biol Transl Sci 100：83-110

[12] Bradley A，Anastassiadis K，Ayadi A et al（2012）The mammalian gene function resource：the International Knockout Mouse Consortium. Mamm Genome 23：580-586

[13] Andersen TA，TroelsenKde LL，Larsen LA（2014）Of mice and men：molecular genetics of congenital heart disease. Cell Mol Life Sci 71：1327-1352

[14] Winston JB，Erlich JM，Green CA et al（2010）Heterogeneity of genetic modifiers ensures normal cardiac development. Circulation 121：1313-1321

[15] Siddiqui AS，Khattra J，Delaney AD et al（2005）A mouse atlas of gene expression：largescale digital gene-expression profiles from precisely defined developing

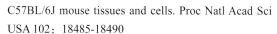

C57BL/6J mouse tissues and cells. Proc Natl Acad Sci USA 102：18485-18490

［16］Claycomb WC，Lanson NA，Stallworth BS et al（1998）HL-1 cells：a cardiac muscle cell line that contracts and retains phenotypic characteristics of the adult cardiomyocyte. Proc Natl Acad Sci USA 95：2979-2984

［17］Gonnerman EA，Kelkhoff DO，McGregor LM，Harley BAC（2012）The promotion of HL-1 cardiomyocyte beating using anisotropic collagen-GAG scaffolds. Biomaterials 33：8812-8821

［18］Kimes BW，Brandt BL（1976）Properties of a clonal muscle cell line from rat heart. Exp Cell Res 98：367-381

［19］Yaffe D，Saxel O（1977）Serial passaging and differentiation of myogenic cells isolated from dystrophic mouse muscle. Nature 270：725-727

［20］McBurney MW，Jones-Villeneuve EM，Edwards MK，Anderson PJ（1982）Control of muscle and neuronal differentiation in a cultured embryonal carcinoma cell line. Nature 299：165-167

［21］Yang L，Soonpaa MH，Adler ED et al（2008）Human cardiovascular progenitor cells develop from a KDR + embryonic-stem-cell-derived population. Nature 453：524-528

［22］Moore JC，Spijker R，Martens AC et al（2004）A P19Cl6 GFP reporter line to quantify cardiomyocyte differentiation of stem cells. Int J Dev Biol 48：47-55

［23］Dambrot C，Passier R，Atsma D et al（2011）Cardiomyocyte differentiation of pluripotent stem cells and their use as cardiac disease models. Biochem J 434：25-35

［24］Wada R，Muraoka N，Inagawa K et al（2013）Induction of human cardiomyocyte-like cells from fibroblasts by defined factors. Proc Natl Acad Sci USA 110：12667-12672

［25］Schott JJ，Benson DW，Basson CT et al（1998）Congenital heart disease caused by mutations in the transcription factor NKX2-5. Science 281：108-111

［26］Garg V，Kathiriya IS，Barnes R et al（2003）GATA4 mutations cause human congenital heart defects and reveal an interaction with TBX5. Nature 424：443-447

［27］Park I-H，Arora N，Huo H et al（2008）Disease-specific induced pluripotent stem cells. Cell 134：877-886

［28］Moretti A，Bellin M，Welling A et al（2010）Patient-specifi c induced pluripotent stem-cell models for long-QT syndrome. N Engl J Med 363：1397-1409

［29］Carvajal-Vergara X，Sevilla A，D'Souza SL et al（2010）Patient-specific induced pluripotent stem-cell-derived models of LEOPARD syndrome. Nature 465：808-812

［30］Friedel RH，Wurst W，Wefers B et al（2011）Generating conditional knockout mice. Methods Mol Biol 693：205-231

［31］Gaj T，Gersbach CA，Barbas CF（2013）ZFN，TALEN，and CRISPR/Cas-based methods for genome engineering. Trends Biotechnol 31：397-405

［32］Probst FJ，Justice MJ（2010）Mouse mutagenesis with the chemical supermutagen ENU. Methods Enzymol 477：297-312

［33］Mohr SE，Perrimon N（2012）RNAi screening：new approaches，understandings，and organisms. Wiley Interdiscip Rev RNA 3：145-158

［34］Bedell VM，Westcot SE，Ekker SC（2011）Lessons from morpholino-based screening in zebrafish. Brief Funct Genomics 10：181-188

［35］Bentham J，Michell AC，Lockstone H et al（2010）Maternal high-fat diet interacts with embryonic Cited2 genotype to reduce Pitx2c expression and enhance penetrance of left-right patterning defects. Hum Mol Genet 19：3394-3401

［36］Rockman HA，Ross RS，Harris AN et al（1991）Segregation of atrial-specific and inducible expression of an atrial natriuretic factor transgene in an in vivo murine model of cardiac hypertrophy. Proc Natl Acad Sci USA 88：8277-8281

［37］Yue TL，Gu JL，Wang C et al（2000）Extracellular signal-regulated kinase plays an essential role in hypertrophic agonists，endothelin-1 and phenylephrine-induced cardiomyocyte hypertrophy. J Biol Chem 275：37895-37901

［38］Brown SDM，Moore MW（2012）The International Mouse Phenotyping Consortium：past and future perspectives on mouse phenotyping. Mamm Genome 23：632-640

［39］Ayadi A，Birling M-C，Bottomley J et al（2012）Mouse large-scale phenotyping initiatives：overview of the European Mouse Disease Clinic（EUMODIC）and of the Wellcome Trust Sanger Institute Mouse Genetics Project. Mamm Genome 23：600-610

［40］Gates H，Mallon A-M，Brown SDM，EUMODIC Consortium（2011）High-throughput mouse phenotyping. Methods 53：394-404

［41］Gregg CL，Butcher JT（2012）Quantitative in vivo imaging of embryonic development：opportunities and challenges. Differentiation 84：149-162

先天性心脏病——临床特征、人类遗传学和分子通路

［42］Bamforth SD，Schneider JE，Bhattacharya S（2012）High-throughput analysis of mouse embryos by magnetic resonance imaging. Cold Spring Harb Protoc 2012：93-101

［43］Phoon CKL（2006）Imaging tools for the developmental biologist：ultrasound biomicroscopy of mouse embryonic development. Pediatr Res 60：14-21

［44］Veuthey T，Herrera G，Dodero VI（2014）Dyes and stains：from molecular structure to histological application. Front Biosci（Landmark Ed）19：91-112

［45］Mohun TJ，Weninger WJ（2011）Imaging heart development using high-resolution episcopic microscopy. Curr Opin Genet Dev 21：573-578

［46］Norris FC，Wong MD，Greene NDE et al（2013）A coming of age：advanced imaging technologies for characterising the developing mouse. Trends Genet 29：700-711

［47］Erni R，Rossell MD，Kisielowski C，Dahmen U（2009）Atomic-resolution imaging with a sub-50-pm electron probe. Phys Rev Lett 102：096101

［48］Herzenberg LA，Parks D，Sahaf B et al（2002）The history and future of the fluorescence activated cell sorter and fl ow cytometry：a view from Stanford. Clin Chem 48：1819-1827

［49］Bébarová M（2012）Advances in patch clamp technique：towards higher quality and quantity. Gen Physiol Biophys 31：131-140

［50］Botstein D，White RL，Skolnick M，Davis RW（1980）Construction of a genetic linkage map in man using restriction fragment length polymorphisms. Am J Hum Genet 32：314-331

［51］Xiao W，Oefner PJ（2001）Denaturing high-performance liquid chromatography：a review. Hum Mutat 17：439-474

［52］Shendure J，Ji H（2008）Next-generation DNA sequencing. Nat Biotechnol 26：1135-1145

［53］Sanger F，Nicklen S，Coulson AR（1977）DNA sequencing with chain-terminating inhibitors. Proc Natl Acad Sci USA 74：5463-5467

［54］Lander ES，Linton LM，Birren B et al（2001）Initial sequencing and analysis of the human genome. Nature 409：860-921

［55］Venter JC，Adams MD，Myers EW et al（2001）The sequence of the human genome. Science 291：1304-1351

［56］Etheridge S. What's so special about next generation sequencing？ Available at：www. oxbridgebiotech. com/review/research-and-policy/whats-so-special-about-next-generationsequencing. Accessed 05 Feb 2015

［57］Mardis ER（2008）The impact of next-generation sequencing technology on genetics. Trends Genet 24：133-141

［58］Gijsbers ACJ，Ruivenkamp CAL（2011）Molecular karyotyping：from microscope to SNP arrays. Horm Res Paediatr 76：208-213

［59］Maskos U，Southern EM（1992）Oligonucleotide hybridizations on glass supports：a novel linker for oligonucleotide synthesis and hybridization properties of oligonucleotides synthesised in situ. Nucleic Acids Res 20：1679-1684

［60］Visscher PM，Brown MA，McCarthy MI，Yang J（2012）Five years of GWAS discovery. Am J Hum Genet 90：7-24

［61］Shendure J，Porreca GJ，Reppas NB et al（2005）Accurate multiplex polony sequencing of an evolved bacterial genome. Science 309：1728-1732

［62］Margulies M，Egholm M，Altman WE et al（2005）Genome sequencing in microfabricated high-density picolitre reactors. Nature 437：376-380

［63］Wetterstrand KA. DNA sequencing costs：data from the NHGRI genome sequencing program（GSP）. Available at：www.genome.gov/sequencingcosts . Accessed 05 Feb 2015

［64］Dorn C，Grunert M，Sperling SR（2013）Application of high-throughput sequencing for studying genomic variations in congenital heart disease. Brief Funct Genomics 13：51-65

［65］Lander ES，Waterman MS（1988）Genomic mapping by fingerprinting random clones：a mathematical analysis. Genomics 2：231-239

［66］1000 Genomes Project Consortium，Abecasis GR，Auton A，et al（2012）An integrated map of genetic variation from 1，092 human genomes. Nature 491：56-65

［67］Barriot R，Breckpot J，Thienpont B et al（2010）Collaboratively charting the gene-tophenotype network of human congenital heart defects. Genome Med 2：16

［68］Cardiovascular gene annotation. Cardiovascular Gene Annotation group. Available at：www. ucl.ac.uk/functional-gene-annotation/cardiovascular . Accessed 05 Feb 2015

［69］Pediatric Cardiac Genomics Consortium，Gelb B，Brueckner M，et al（2013）The Congenital Heart Disease Genetic Network Study：rationale, design, and early results. Circ Res 112：698-706

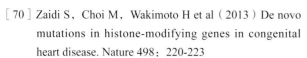

［70］ Zaidi S，Choi M，Wakimoto H et al（2013）De novo mutations in histone-modifying genes in congenital heart disease. Nature 498：220-223

［71］ Firth HV，Wright CF，DDD Study（2011）The Deciphering Developmental Disorders（DDD）study. Dev Med Child Neurol 53：702-703

［72］ The Deciphering Developmental Disorders Study（2015）Large-scale discovery of novel genetic causes of developmental disorders. Nature 519（7542）：223-8

［73］ Wright CF，Fitzgerald TW，Jones WD et al（2015）Genetic diagnosis of developmental disorders in the DDD study：a scalable analysis of genome-wide research data. Lancet 385（9975）：1305-14

［74］ Martin JA，Wang Z（2011）Next-generation transcriptome assembly. Nat Rev Genet 12：671-682

［75］ Saliba A-E，Westermann AJ，Gorski SA，Vogel J（2014）Single-cell RNA-seq：advances and future challenges. Nucleic Acids Res 42：8845-8860

［76］ Junker JP，Noël ES，Guryev V et al（2014）Genome-wide RNA Tomography in the zebrafish embryo. Cell 159：662-675

［77］ Johnson DS，Mortazavi A，Myers RM，Wold B（2007）Genome-wide mapping of in vivo protein-DNA interactions. Science 316：1497-1502

［78］ Han Y，Garcia BA（2013）Combining genomic and proteomic approaches for epigenetics research. Epigenomics 5：439-452

［79］ Visel A，Rubin EM，Pennacchio LA（2009）Genomic views of distant-acting enhancers. Nature 461：199-205

［80］ Furlan-Magaril M，Rincón-Arano H，Recillas-Targa F（2009）Sequential chromatin immunoprecipitation protocol：ChIP-reChIP. Methods Mol Biol 543：253-266

［81］ Greil F，Moorman C，van Steensel B（2006）DamID：mapping of in vivo protein-genome interactions using tethered DNA adenine methyltransferase. Methods Enzymol 410：342-359

［82］ Serra-Juhé C，Cuscó I，Homs A et al（2015）DNA methylation abnormalities in congenital heart disease. Epigenetics

［83］ Hsu H-K，Weng Y-I，Hsu P-Y et al（2014）Detection of DNA methylation by MeDIP and MBDCap assays：an overview of techniques. Methods Mol Biol 1105：61-70

［84］ Ronaghi M，Uhlén M，Nyrén P（1998）A sequencing method based on real-time pyrophosphate. Science 281：363-365

［85］ Thurman RE，Rynes E，Humbert R et al（2012）The accessible chromatin landscape of the human genome. Nature 489：75-82

［86］ Meyer CA，Liu XS（2014）Identifying and mitigating bias in next-generation sequencing methods for chromatin biology. Nat Rev Genet 15：709-721

［87］ Belmont AS（2014）Large-scale chromatin organization：the good，the surprising，and the still perplexing. Curr Opin Cell Biol 26：69-78

［88］ Fullwood MJ，Liu MH，Pan YF et al（2009）An oestrogen-receptor-alpha-bound human chromatin interactome. Nature 462：58-64

［89］ König J，Zarnack K，Luscombe NM，Ule J（2011）Protein-RNA interactions：new genomic technologies and perspectives. Nat Rev Genet 13：77-83

［90］ Matkovich SJ，Van Booven DJ，Eschenbacher WH，Dorn GW（2011）RISC RNA sequencing for context-specifi c identifi cation of in vivo microRNA targets. Circ Res 108：18-26

［91］ Xia Y，Hong H，Ye L et al（2013）Label-free quantitative proteomic analysis of right ventricular remodeling in infant Tetralogy of Fallot patients. J Proteomics 84：78-91

［92］ Bahado-Singh RO，Ertl R，Mandal R et al（2014）Metabolomic prediction of fetal congenital heart defect in the fi rst trimester. Am J Obstet Gynecol 211：240.e1-240.e14

［93］ Aebersold R，Mann M（2003）Mass spectrometry-based proteomics. Nature 422：198-207

［94］ Krüger M，Moser M，Ussar S et al（2008）SILAC mouse for quantitative proteomics uncovers kindlin-3 as an essential factor for red blood cell function. Cell 134：353-364

［95］ Sury MD，Chen J-X，Selbach M（2010）The SILAC fl y allows for accurate protein quantification in vivo. Mol Cell Proteomics 9：2173-2183

［96］ Ong S-E，Blagoev B，Kratchmarova I et al（2002）Stable isotope labeling by amino acids in cell culture，SILAC，as a simple and accurate approach to expression proteomics. Mol Cell Proteomics 1：376-386

［97］ Gygi SP，Rist B，Gerber SA et al（1999）Quantitative analysis of complex protein mixtures using isotope-coded affinity tags. Nat Biotechnol 17：994-999

［98］ Ross PL，Huang YN，Marchese JN et al（2004）Multiplexed protein quantitation in Saccharomyces cerevisiae using amine-reactive isobaric tagging

先天性心脏病——临床特征、人类遗传学和分子通路

reagents. Mol Cell Proteomics 3：1154-1169

［99］Bonzon-Kulichenko E，Pérez-Hernández D，Núñez E et al（2011）A robust method for quantitative high-throughput analysis of proteomes by 18O labeling. Mol Cell Proteomics 10：M110.003335

［100］Beckonert O，Keun HC，Ebbels TMD et al（2007）Metabolic profiling，metabolomic and metabonomic procedures for NMR spectroscopy of urine，plasma，serum and tissue extracts. Nat Protoc 2：2692-2703

［101］Stelzl U，Worm U，Lalowski M et al（2005）A human protein-protein interaction network：a resource for annotating the proteome. Cell 122：957-968

［102］Ravasi T，Suzuki H，Cannistraci CV et al（2010）An atlas of combinatorial transcriptional regulation in mouse and man. Cell 140：744-752

［103］Volkmer R，Tapia V，Landgraf C（2012）Synthetic peptide arrays for investigating protein interaction domains. FEBS Lett 586：2780-2786

［104］Lara-Pezzi E，Dopazo A，Manzanares M（2012）Understanding cardiovascular disease：a journey through the genome（and what we found there）. Dis Model Mech 5：434-443

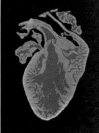

第四部分
房间隔缺损

19 房间隔缺损的临床表现及治疗

David J. Driscoll

李昊桐 译 储庆 廉虹 校 胡盛寿 审

目录

19.1 引 言

房间隔缺损（ASD）在活产新生儿中的发生率为 1/1500，占先天性心脏畸形的 6% ～ 10%。患病女性与男性的比例为 2 : 1。ASD 分为 4 型（图 19.1）：①继发孔型。②原发孔型。③静脉窦型。④无顶冠状窦型。

最常见的 ASD 类型为继发孔型 ASD。这种类型发生在卵圆窝区域。由于第一房间隔过度吸收或第二房间隔发育不良或两者同时存在而造成。

原发孔型 ASD 是房室间隔缺损（原为"心内膜垫缺损"）的一种类型。它位于与三尖瓣和二尖瓣相邻的房间隔的下部，将在第 25 章中进一步讨论。

静脉窦型 ASD 见于房间隔后上部。与右上肺静脉经常有部分异常引流相关，它可以引流入上腔静脉或者右心房。腔静脉和肺静脉之间结构的再吸收导致此种类型的 ASD。这也可以解释右上肺静脉异常引流入右心房或上腔静脉（SVC）通常与静脉窦型 ASD 相关。实际上，从学术上讲房间隔是没有缺陷的，但是肺静脉的顶部有缺陷。

最少见的 ASD 类型为无顶冠状窦型。冠状窦位于左心房的后侧，但是开口在右心房。如果在冠状窦顶部存在一个孔，则冠状窦和左心房将是连续的，因此左右心房将相互连通（图 19.2）。

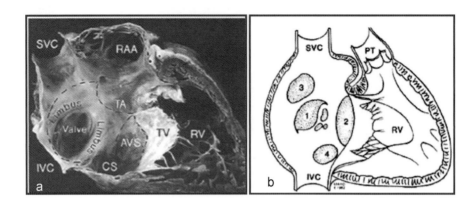

图 19.1　房间隔缺损（ASD）位置示意图。（a）切除正常心脏前表面的病理标本。从右心房来看，虚线内的房间隔是封闭的。（b）病理标本的示意图，展示了四种类型 ASD 的相对位置。1 = 继发孔型 ASD，2 = 原发孔型 ASD，3 = 静脉窦型 ASD，4 = 冠状窦型 ASD。SVC，上腔静脉。IVC，下腔静脉。RAA，右心耳。CS，冠状窦。TV，三尖瓣前叶。RV，右心室。TA，三尖瓣环。AVS，房室间隔。valve，下腔静脉瓣（腔静脉瓣）。PT，肺动脉干［经允许引自 Driscoll, David（2006）Fundamentals of pediatric cardiology. Lippincott Williams & Wilkins］

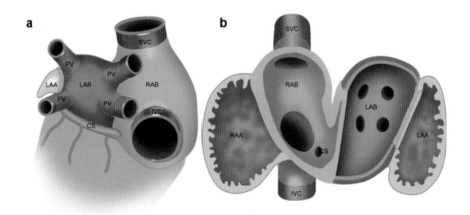

图 19.2　（a）心房和肺静脉（PV）、体循环静脉［上腔静脉（SVC）、下腔静脉（IVC）、冠状窦（CS）］外表面示意图。左心房体部（LAB）和右心房体部（RAB）覆盖有光滑壁心肌（蓝色），延伸至 PV 的心外节段并在体循环静脉的外周一小部分上延伸。左心耳（LAA）和右心耳（RAA）由小梁心肌（棕色）组成。LAB 与 LAA 交界处心肌的一小部分区域与右侧静脉窦心肌相似。（b）左右心房不同组织类型的内面观示意图。血管壁组织（红色）；内壁光滑的心肌组织（蓝色）；原始心房组织（棕色）；静脉窦样组织（浅蓝色，在 LAA 和 LAB 之间），为光滑壁，但缺乏血管壁组织。CS，冠状窦。IVC，下腔静脉。SVC，上腔静脉［经允许引自 Douglas YL，Jongbloed MR，Gittenberger-de GrootAC，Evers D，Dion RA，Voigt P，Bartelings MM，Schalij MJ，Ebels T，DeRuiter MC（2006）Histology of vascular myocardial wall of left atrial body after pulmonary venous incorporation. Am J Cardiol 97：662-670）］

19.2　病理生理

在非复杂性房间隔缺损中，血流从左心房通过缺损处向右心房流动。血流从左向右是因为右心房和右心室比左心房和左心室顺应性更好。这导致流经右心房、三尖瓣、右心室、肺动脉瓣和肺循环的血量过多。这解释了为什么过多血液流经肺动脉瓣时会产生收缩期杂音和过多血液流经三尖瓣可能产生舒张期杂音。

任何导致右心室顺应性降低的因素都可以改变经过房间隔缺损处的血流方向，如肺动脉高压。在这种情况下，患者可能出现发绀。

19.3 临床表现

大多数 ASD 患者无症状，是由于检测到心脏杂音而就医。低于 10％的 ASD 患者可在婴儿期发生充血性心力衰竭和生长障碍。

19.4 体格检查

ASD 患者沿左胸骨下缘或剑突下区域感觉到的右心室搏动感可能比正常人更强。第一心音正常。第二心音比正常人更加广泛地分裂，并且不会随着呼气而变得单一，即所谓的第二心音"固定分裂"。ASD 患者可闻及收缩期喷射样杂音，在胸骨左缘上部最响亮。该杂音由过多的血液流经肺动脉瓣时产生。这种杂音类似于"无害的肺血流杂音"，这就解释了很多 ASD 患者直到几岁才被诊断出来的原因。如果有中到大面积的缺陷，则沿胸骨左缘或右缘下部可闻及舒张中期杂音。在一些患者中，这种杂音在剑突上最易闻及。这种舒张期杂音是由过多血液流经三尖瓣而造成的。

除了上述杂音外，继发孔型 ASD 患者由于与该缺陷相关的二尖瓣的隔瓣中有裂隙，可能具有二尖瓣关闭不全的杂音。

19.5 超声心动图和心导管检查

超声心动图可以确定 ASD 的诊断和 ASD 的类型。此外，还可以评估右心房和右心室扩大和肥厚的程度。升高的肺动脉压可以用多普勒技术估测。经胸超声心动图很难诊断静脉窦型缺损，对某些患者而言，经食管超声心动图对诊断该疾病是必要的。在超声心动图的时代，几乎不需要做心脏导管检查来诊断 ASD。然而，现在心脏导管技术被用于递送和植入装置来封闭继发孔型 ASD，而不需要开胸手术。

19.6 治 疗

ASD 的治疗可通过外科手术或装置封堵。对继发孔型 ASD，可以通过外科手术缝合或补片封堵或通过心脏导管技术置入封堵装置来治疗。目前，装置封堵是经适当选择的患者关闭继发孔型 ASD 的首选方法。然而，这种治疗的长期结果仍然是未知的。

对于原发孔型 ASD，通常使用补片封堵，并且在大多数情况下二尖瓣瓣叶中的裂隙可被修复。对于静脉窦型 ASD，应纠正右上肺静脉异常引流，封闭 ASD。

封闭简单的 ASD 通常在 2～4 岁时进行。罕见伴 ASD 和心力衰竭时，手术应在婴儿期进行。

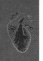

19.7　预　后

装置封堵或外科手术治疗继发孔型 ASD 的围术期死亡率≤ 1%，且远期预后很好。极少患者需要二次手术来弥补残余分流或处理手术意外。

治疗原发孔型 ASD 的围术期死亡率很低，但仍有 8% ～ 10% 的患者需要再次手术来处理二尖瓣关闭不全或左心室流出道梗阻。

20 房间隔缺损的人类遗传学

Rabia Khan，Patrick Y. Jay

陈天韵 译 储庆 廉虹 校 胡盛寿 审

目录

摘要

房间隔缺损（ASD）和其他心房水平交通都具有血液左向右分流的生理表型，但其在遗传学和发生上有重要差异。通常情况下，继发孔型 ASD 在临床工作中最常见。这种差异具有重要意义，因为第二种最常见的 ASD 类型（原发孔型 ASD）的发生和遗传学与房室间隔缺损相关。静脉窦和冠状窦缺陷很少见，其解剖和发生更类似于心房交通，而不是真正意义上的间隔缺损，目前对其的遗传学特点知之甚少。本章重点介绍继发孔型 ASD 以及静脉窦和冠状窦缺陷的人类遗传学。

20.1 引 言

早在一个多世纪前，人们就从一对双胞胎同时具有发绀表现的现象中猜测先天性心脏病可能与遗传相关，但早期双胞胎或亲子报告并不能排除巧合或环境因素的干扰[1]。1960 年，Zetterqvist 为先天性心脏病遗传学基础提供了首个令人信服的证据，其记录了瑞典一个大家族发生的多代家族性 ASD[2-3]。报告随后发现家族中继发孔型 ASD 患者往往伴有房室传导缺陷[4-6]或手部缺陷[7]。现在人们已经认识到，这两种典型的 ASD 表型是由 Holt-Oram 综合征中 NK2 同源框 5（*NKX2-5*）[8]或 T-box 蛋白 5（*TBX5*）突变引起的[9-10]。虽然该家族中只诊断出了 ASD，Zetterqvist 直观地认为其他先天性心脏缺陷也是可遗传的，但因为这些缺陷往往可导致胎儿死亡，因而在家族成员，尤其是亲代中并不常见[2]。他

的观点非常有先见之明，因为现已证实转录因子 NKX2-5 和 TBX5 的突变可导致一系列简单和复杂的心脏缺陷[11-13]。当然，染色体非整倍性综合征（如 13、18 和 21 三体综合征）可为先天性心脏病的遗传学基础提供更清楚直接的证据。

现已发现近 300 个基因已知或疑似与先天性心脏病或心脏发育相关（详见参考文献[14]）。PubMed 和 Online Mendelian Inheritance in Man 鉴定出了与继发孔型或静脉窦型 ASD 相关的基因和染色体异常（表 20.1 和表 20.2），这不包括仅在动物模型中报道的基因。通常，导致染色体异常或结构变异体的基因定义不明确。表 20.2 中列出的大多数基因都是基于实验证据的候选基因；其中一些已经在人类单基因突变的情况下得到描述。

两种新发现的遗传变异类型［拷贝数变异（CNV）和单核苷酸多态性（SNP）］与ASD相关，但并未列于表20.1和表20.2。CNV是染色体片段被复制或删除，使得间隔内包含的基因将多于或少于两个拷贝。一般而言，CNV中与先天性心脏病相关的基因定位较为模糊，尽管存在含有已知或可疑心脏发育基因的显著部分[60, 65]。对欧洲和中国人群的两项ASD全基因组关联分析（GWAS）报道了与ASD风险相关的常见SNP。欧洲高加索人的GWAS在染色体4p16的MSX1和STX18周围检测到3个SNP[66]。4p13 SNP还与两种不同中国人群的风险相关，这些研究仅对这些SNP进行了基因分型[67-68]。其中一个中国人群的原始GWAS没有检测到4p16位点处的SNP；相反，在1p12的TBP15和4q31.1的MAML3周围有两个SNP[69]。虽然现已有一些关于MSX1在心脏发育中作用的研究，但是SNP周围基因对房间隔的确切影响仍属未知。需要更多相关研究以在统计学上确定CNV和SNP的重要生物学意义。

通常，一个基因不可能仅与一种缺陷类型相关。而这种规则的例外可能可以提供ASD具体机制的线索。表20.1中基因的功能分类有助于解释为什么这一规则通常是成立的。5种基因中的3种［信号传导通路、转录因子和基因调控的其他机制（如染色质修饰或RNA剪接）］可影响许多下游基因的表达，而这些基因又在不同通路中起作用。特定表型的表达不仅取决于突变，还取决于遗传因素或环境因素，这些因素会改变特定通路对突变的易感性[70]。

表 20.1 已知与继发孔型 ASD 或静脉窦缺陷相关的人类基因突变

基因	蛋白质	心外表型	参考文献
肌节蛋白			
ACTC1	α-肌动蛋白	无	[15]
MYH6	α-肌球蛋白重链	无	[16]
MYH7	β-肌球蛋白重链	无	[17]
信号通路			
BRAF	V-raf 鼠肉瘤病毒癌基因同源物 B	Noonan 综合征	[18-19]
DHCR7	7-脱氢胆固醇还原酶	Smith-Lemli-Opitz 综合征	[20-22]
JAG1	Jagged 1	Alagille 综合征	[23]
KRAS	Kirsten 大鼠肉瘤病毒癌基因同源物	Noonan 综合征	[18-19]
NOTCH2		Alagille 综合征	[23]
PTPN11	蛋白质–酪氨酸磷酸酶非受体 11 型	Noonan 综合征	[24]
RIT1	Ras 样无 CAA1（Ras-like without CAAX 1）	Noonan 综合征	[25]
SOS1	果蝇同系物子代 1（Son of sevenless homolog 1）	Noonan 综合征	[26]
STRA6	视黄酸激活因子 6（Stimulated by retinoic acid 6）	脑、眼、膈、肺	[27]
转录因子			
CITED2	Cbp/P300 相互作用反式激活因子结合富含 Glu/Asp 的羧基端域 2	人类未见报道	[28]
FOXC1	叉头框 C1	Axenfeld-Rieger 综合征	[29]
GATA4	GATA 结合蛋白 4	膈、性腺、胰	[30]
GATA6	GATA 结合蛋白 6	胰	[31]

表 20.1 已知与继发孔型 ASD 或静脉窦缺陷相关的人类基因突变（续）

基因	蛋白质	心外表型	参考文献
NKX2-5	NK2 同源框 5	幽门、脾	[8]
PITX2	配对样同源域 2	Axenfeld-Rieger 综合征	[32]
SALL1	spalt 样转录因子 1	Townes-Brocks 综合征	[33]
SALL4	spalt 样转录因子 4	Okihiro/Duane-radial ray 综合征	[34-35]
TBX1	T-box 1	DiGeorge 综合征	[36]
TBX5	T-box 5	Holt-Oram 综合征	[9-10]
TBX20	T-box 20	无	[37]
ZIC3	Zic 家族成员 3	内脏异位	[38]
其他基因调控机制			
BCOR	BCL6 辅阻遏物	眼-面-心-牙综合征和 Lenz 小眼畸形综合征	[39-40]
CHD7	染色质结构域解旋酶 DNA 结合蛋白 7	CHARGE 综合征	[41]
CREBBP	CREB 结合蛋白	Rubinstein-Taybi 综合征	[42-43]
EHMT1	常染色质组蛋白甲基转移酶 1	脑、颅面部、泌尿生殖	[44]
KDM6A	赖氨酸特异性脱甲基酶 6A	Kabuki 综合征	[45]
KMT2D	赖氨酸特异性甲基转移酶 2D（通常指 *MLL2*）	Kabuki 综合征	[46]
NSD1	核受体结合 SET 结构域蛋白 1	Sotos 综合征	[47-48]
RBM10	RNA 结合基序蛋白 10	脑、颅面部、腭、肺、四肢	[49]
STK4	丝氨酸-苏氨酸蛋白激酶 4	免疫缺陷	[50]
其他或功能未知			
CYR61	富含半胱氨酸的血管生成诱导剂 61		[51]
KIAA0196	Strumpellin	Ritscher-Schinzel/cranio-cerebello-cardiac 综合征	[52-53]

其中部分基因与心外表型相关

表 20.2 与 ASD 相关的染色体异常（候选基因由实验证据或可致人类先天性心脏病的基因突变得出）

综合征	候选基因	参考文献
2q31.1 缺失		[54]
4p16.3 缺失 (Wolf-Hirschhorn)	*WHSC1*、*FGFRL1*	[55]
4q32.2-34.3 缺失	*HAND2*、*TLL1*	[56]
5p 缺失 (Cri du chat)		[57]
9q 亚端粒	*HAND2*、*TLL1*	[44]
Distal 11q 缺失 (Jacobsen)	*ETS1*	[58]
13 三体 (Patau)		[59]
15q11.2 缺失		[60]

先天性心脏病——临床特征、人类遗传学和分子通路

表 20.2	与 ASD 相关的染色体异常（候选基因由实验证据或可致人类先天性心脏病的基因突变得出）（续）	
综合征	候选基因	参考文献
16p13.3 缺失 (Rubinstein-Taybi)	CREBBP	[42-43]
17q23.1-q23.2 缺失	TBX2、TBX4	[61]
18 三体 (Edward)		[59]
21 三体 (Down)		[62]
22q11 缺失 (DiGeorge)	TBX1、CRKL、MAPK1	[63-64]

20.2　继发孔型房间隔缺损的相关基因

一些 ASD 基因突变可能与其他心脏缺陷类型相关。例如，TBX1 基因突变与动脉导管未闭、法洛四联症和主动脉弓离断等流出道缺陷相关，所有这些缺陷在 22q11.2 缺失或 DiGeorge 综合征均可被观察到[36]。这种疾病表型与 TBX1 在调节心管动脉极或静脉极第二生心区发育中的作用是一致的[71]。房间隔主要由静脉极的第二生心区后部发育而来[72-73]。而 TBX1 在整个第二生心区内均有表达[74-75]，所以少数 ASD 病例可能显示出对静脉极第二生心区活性的依赖性更小[76]。

心脏转录因子突变可能更倾向于与 ASD 相关，但大部分病例可合并其他简单和复杂的心脏缺陷。由于偏倚得以确定，NKX2-5 和 GATA4 与 ASD 的关联可能被高估。在一半以上甚至全部成员患有 ASD 的家族中首先描述了该突变，尽管一些亲属可能有其他类型缺陷[8, 30]。非选择性 NKX2-5 或 GATA4 结合蛋白 4（GATA4）突变携带者中 ASD 发生率尚未得到系统的评估，但可能并不像某些家族报道中表示得那样高。在非选择性 ASD 病例中仅有 4% 发现存在 NKX2-5 突变[12, 77-78]，仅有 1%～2% 发现 GATA4 突变[78-82]。其他类型的缺陷（如法洛四联症）的 NKX2-5 或 GATA4 突变的发生率相似，这表明突变和 ASD 的关联并没有明显的倾向性[12, 82]。类似地，在单基因单倍缺陷小鼠中观察到了多向性心脏缺陷[70, 83-84]。

转录因子 TBX5 的突变也可引起多向性心脏缺陷[13, 85]，但已有文献报道其具有 ASD 倾向性。在 Holt-Oram 综合征患者中，ASD 的发生率在 35%～60% 之间，超过了其他缺陷的发生率[86-88]。TBX5 与 spalt 样转录因子 4（SALL4）基因相互作用，SALL4 是与 Okimoto 或 Duaneradial ray 综合征相关的基因[89-90]。SALL4 和 SALL1 突变可引起心脏和桡侧肢体缺陷，类似于 Holt-Oram 表型，但不具有 ASD 倾向性[33-35]。因此，与 TBX5 突变有关的 ASD 发病机制可能与 SALL1～SALL4 独立通路相关，或 SALL1、SALL4 或其他基因可能在房间隔发育中发生相互作用。

大多数致先天性心脏病基因作用于调控或信号层面上。因此，心脏 α-肌动蛋白（ACTC1[15, 91-92]）以及 α- 和 β- 肌球蛋白重链（分别为 MYH6[16, 93-94] 和 MYH7[17]）的作用令人惊讶。长期以来，人们已知肌节突变通常会导致与心脏缺陷无关的心肌病。而与此相反，人们发现 ACTC1 或 MYH6 突变引起 ASD 的第一个家族并未显示出心肌病相关证据[15, 16, 91]。在随后研究的家族中 ACTC1 或 MYH6 突变成员表现出肥厚型心肌病或心室致密化不全，这或许与心脏缺陷有关[17, 92]。没有基因型-表型相关性或一般的分子机制可解释为何突变会导致心脏缺陷、心肌病或两者兼而有之。例如，ACTC1 的 p.Glu101Lys 突变可引起心肌肥厚、心室扩张、限制性或致密化不全性心肌病或 ASD[92]。

与大多数其他基因不同，ACTC1 和 MYH6 突变的先天性心脏病表型似乎主要或完全与 ASD 相

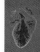

关。*ACTC1* 突变的大家族成员中不发生除 ASD 外的其他先天性心脏缺陷，也包括 Zetterqvist 最初描述的家族子代在内[15]。在跨越多代至现代的诊断评估中，似乎也不太可能具有选择偏倚[15, 91]。在肌节基因中，*MYH6* 突变似乎是家族性 ASD 最常见的病因[94]。3 项研究鉴定了来自 12 个家族的 54 个 *MYH6* 突变携带者，ASD 是其中最常见的缺陷（19/54）。然而，某些心脏缺陷的发生率比预期高，包括三尖瓣闭锁（2/54）、房室间隔缺损（2/54）和左心梗阻性病变［即主动脉瓣狭窄或主动脉瓣狭窄或缩窄（7/54）］[93-95]。这表明这些缺陷具有共同的未知发病基础。

MYH7 突变可引起 ASD，但 Ebstein 畸形和左心室致密化不全是更为显著的发育表型[17, 96-97]。三尖瓣 Ebstein 畸形常合并 ASD，这可能继发于缺损三尖瓣反流引起的右向左分流。然而，这可能并不总是如此，因为有 1 例 *MYH7* 突变携带者具有 ASD 而不伴有 Ebstein 畸形[17]。与其发病原因无关，儿童左心室致密化不全通常与各种先天性心脏病相关[98]。肌节蛋白的机械功能可能在心肌致密化和心脏形态发生中具有双重作用[99]。

20.3 静脉窦型房间隔缺损的相关基因

仅有 3 个人类基因突变被报告与孤立型静脉窦缺损相关，而尚未报道有基因与冠状窦缺陷相关。1 例静脉窦缺损合并部分性肺静脉异位回流的患者存在 *CITED2*（Cbp/P300 相互作用反式激活因子结合富含 Glu/Asp 的羧基端域 2）突变[28]。部分性肺静脉异位回流是静脉窦缺陷的特征之一。通常情况下，右上肺静脉与上腔静脉连通，但仍然回流入左心房[100]。心房间分流通过的结构为异常静脉交通支，而不是房间隔本身的缺陷。导致完全性肺静脉异位回流或体静脉循环与肺静脉循环间形成异常交通支的基因突变可以对一些静脉窦缺陷的病例做出解释[101]，但尚未有相关文献报道。

在一个存在静脉窦缺损和房室传导阻滞家族的 3 名成员中发现了缺少同源域的 NKX2-5 截短突变[102]。NKX2-5 功能缺失突变与传导缺陷相关[103]。三人中的一人还存在幽门狭窄；NKX2-5 的常见突变与婴儿肥厚性幽门狭窄相关[104]。最后，在 1 名患有静脉窦缺损和部分性肺静脉回流异常的患者中发现存在 *GATA4* 的 Kozak 序列突变，其可阻止 mRNA 翻译成蛋白质。该患者的母亲患有继发孔型 ASD[105]。

结　论

一般来说，与 ASD 或静脉窦缺陷相关的人类基因突变会导致多种心脏畸形。这些基因一般都存在多向性，可能是因为其作用于多种心脏结构和其他器官生发的调节或信号传导通路。另外，未知的遗传、环境或随机因素必然会决定 ASD 的表型表达。因此，尽管高通量 DNA 测序已经大大加速了基因研究的发展，但是大多数研究仅可阐明先天性心脏病的普遍病因，而不是特异性针对 ASD。一些基因突变可表现出对 ASD 的倾向性，而有时其也与其他特定心脏缺陷或心肌病相关。这些突变可能提供研究房间隔的更具特异性的线索。考虑到这些因素，我们可以设计人类或动物研究以阐明与特定缺陷相关的基因和信号通路，例如分析可修饰已知致病突变缺陷风险的基因多态性。

参考文献

［1］Weber FP（1911）Congenital heart disease without murmur, and with a family history of congenital cyanosis. Proc R Soc Med 4（Sect Study Dis Child）: 159-160

［2］Zetterqvist P（1960）Multiple occurrence of atrial septal defect in a family. Acta Paediatr 49: 741-747

［3］Johansson BW, Sievers J（1967）Inheritance of atrial septal defect. Lancet 1: 1224-1225

［4］Bizarro RO, Callahan JA, Feldt RH et al（1970）Familial atrial septal defect with prolonged atrioventricular conduction. A syndrome showing the autosomal dominant pattern of inheritance.Circulation 41: 677-683

［5］Amarasingham R, Fleming HA（1967）Congenital heart disease with arrhythmia in a family. Br Heart J 29: 78-82

［6］Howitt G（1961）Atrial septal defect in three generations. Br Heart J 23: 494-496

［7］Holt M, Oram S（1960）Familial heart disease with skeletal manifestations. Br Heart J 22: 236-242

［8］Schott JJ, Benson DW, Basson CT et al（1998）Congenital heart disease caused by mutationsin the transcription factor NKX2-5. Science 281: 108-111

［9］Basson CT, Bachinsky DR, Lin RC et al（1997）Mutations in human TBX5 cause limb and cardiac malformation in Holt-Oram syndrome. Nat Genet 15: 30-35

［10］Li QY, Newbury-Ecob RA, Terrett JA et al（1997）Holt-Oram syndrome is caused by mutationsin TBX5, a member of the Brachyury（T）gene family. Nat Genet 15: 21-29

［11］Benson DW, Silberbach GM, Kavanaugh-McHugh A et al（1999）Mutations in the cardiac transcription factor NKX2.5 affect diverse cardiac developmental pathways. J Clin Invest 104: 1567-1573

［12］McElhinney DB, Geiger E, Blinder J et al（2003）NKX2.5 mutations in patients with congenital heart disease. J Am Coll Cardiol 42: 1650-1655

［13］Bruneau BG, Logan M, Davis N et al（1999）Chamber-specific cardiac expression of Tbx5 and heart defects in Holt-Oram syndrome. Dev Biol 211: 100-108

［14］Zaidi S, Choi M, Wakimoto H et al（2013）De novo mutations in histone-modifying genes in congenital heart disease. Nature 498: 220-223

［15］Matsson H, Eason J, Bookwalter CS et al（2008）Alpha-cardiac actin mutations produce atrial septal defects. Hum Mol Genet 17: 256-265

［16］Ching YH, Ghosh TK, Cross SJ et al（2005）Mutation in myosin heavy chain 6 causes atrial septal defect. Nat Genet 37: 423-428

［17］Budde BS, Binner P, Waldmuller S et al（2007）Noncompaction of the ventricular myocardiumis associated with a de novo mutation in the beta-myosin heavy chain gene. PLoS One 2, e1362

［18］Rodriguez-Viciana P, Tetsu O, Tidyman WE et al（2006）Germline mutations in genes within the MAPK pathway cause cardio-facio-cutaneous syndrome. Science 311: 1287-1290

［19］Niihori T, Aoki Y, Narumi Y et al（2006）Germline KRAS and BRAF mutations in cardio-facio-cutaneous syndrome. Nat Genet 38: 294-296

［20］Fitzky BU, Witsch-Baumgartner M, Erdel M et al（1998）Mutations in the Delta7-sterolreductase gene in patients with the Smith-Lemli-Opitz syndrome. Proc Natl Acad Sci USA 95: 8181-8186

［21］Wassif CA, Maslen C, Kachilele-Linjewile S et al（1998）Mutations in the human sterol delta7-reductase gene at 11q12-13 cause Smith-Lemli-Opitz syndrome. Am J Hum Genet 63: 55-62

［22］Lin AE, Ardinger HH, Ardinger RH Jr et al（1997）Cardiovascular malformations in Smith-Lemli- Opitz syndrome. Am J Med Genet 68: 270-278

［23］Emerick KM, Rand EB, Goldmuntz E et al（1999）Features of Alagille syndrome in 92 patients: frequency and relation to prognosis. Hepatology 29: 822-829

［24］Tartaglia M, Mehler EL, Goldberg R et al（2001）Mutations in PTPN11, encoding the protein tyrosine phosphatase SHP-2, cause Noonan syndrome. Nat Genet 29: 465-468

［25］Aoki Y, Niihori T, Banjo T et al（2013）Gain-of-function mutations in RIT1 cause Noonan syndrome, a RAS/MAPK pathway syndrome. Am J Hum Genet 93: 173-180

［26］Tartaglia M, Pennacchio LA, Zhao C et al（2007）Gain-of-function SOS1 mutations cause a distinctive form of Noonan syndrome. Nat Genet 39: 75-79

［27］Pasutto F, Sticht H, Hammersen G et al（2007）Mutations in STRA6 cause a broad spectrum of malformations including anophthalmia, congenital heart defects, diaphragmatic hernia, alveolar capillary dysplasia, lung hypoplasia, and mental retardation. Am J Hum Genet 80: 550-560

先天性心脏病——临床特征、人类遗传学和分子通路

［28］Sperling S，Grimm CH，Dunkel I et al（2005）Identification and functional analysis of CITED2 mutations in patients with congenital heart defects. Hum Mutat 26：575-582

［29］Gripp KW，Hopkins E，Jenny K et al（2013）Cardiac anomalies in Axenfeld-Rieger syndrome due to a novel FOXC1 mutation. Am J Med Genet A 161A：114-119

［30］Garg V，Kathiriya IS，Barnes R et al（2003）GATA4 mutations cause human congenital heart defects and reveal an interaction with TBX5. Nature 424：443-447

［31］Kodo K，Nishizawa T，Furutani M et al（2009）GATA6 mutations cause human cardiac outflow tract defects by disrupting semaphorin-plexin signaling. Proc Natl Acad Sci USA 106：13933-13938

［32］Yuan F，Zhao L，Wang J et al（2013）PITX2c loss-of-function mutations responsible for congenital atrial septal defects. Int J Med Sci 10：1422-1429

［33］Surka WS，Kohlhase J，Neunert CE et al（2001）Unique family with Townes-Brocks syndrome，SALL1 mutation，and cardiac defects. Am J Med Genet 102：250-257

［34］Kohlhase J，Heinrich M，Schubert L et al（2002）Okihiro syndrome is caused by SALL4 mutations. Hum Mol Genet 11：2979-2987

［35］Kohlhase J，Schubert L，Liebers M et al（2003）Mutations at the SALL4 locus on chromosome 20 result in a range of clinically overlapping phenotypes，including Okihiro syndrome，Holt-Oram syndrome，acro-renal-ocular syndrome，and patients previously reported to represent thalidomide embryopathy. J Med Genet 40：473-478

［36］Yagi H，Furutani Y，Hamada H et al（2003）Role of TBX1 in human del22q11.2 syndrome. Lancet 362：1366-1373

［37］Kirk EP，Sunde M，Costa MW et al（2007）Mutations in cardiac T-box factor gene TBX20 are associated with diverse cardiac pathologies，including defects of septation and valvulogenesisand cardiomyopathy. Am J Hum Genet 81：280-291

［38］Ware SM，Peng J，Zhu L et al（2004）Identifi cation and functional analysis of ZIC3 mutationsin heterotaxy and related congenital heart defects. Am J Hum Genet 74：93-105

［39］Ng D，Thakker N，Corcoran CM et al（2004）Oculofaciocardiodental and Lenz microphthalmia syndromes result from distinct classes of mutations in BCOR. Nat Genet 36：411-416

［40］Hilton E，Johnston J，Whalen S et al（2009）BCOR analysis in patients with OFCD and Lenz microphthalmia syndromes，mental retardation with ocular anomalies，and cardiac laterality defects. Eur J Hum Genet 17：1325-1335

［41］Corsten-Janssen N，Kerstjens-Frederikse WS，du MarchieSarvaas GJ et al（2013）The cardiac phenotype in patients with a CHD7 mutation. Circ Cardiovasc Genet 6：248-254

［42］Stevens CA，Bhakta MG（1995）Cardiac abnormalities in the Rubinstein-Taybi syndrome.Am J Med Genet 59：346-348

［43］Petrij F，Giles RH，Dauwerse HG et al（1995）Rubinstein-Taybi syndrome caused by mutationsin the transcriptional co-activator CBP. Nature 376：348-351

［44］Kleefstra T，van Zelst-Stams WA，Nillesen WM et al（2009）Further clinical and molecular delineation of the 9q subtelomeric deletion syndrome supports a major contribution ofEHMT1 haploinsufficiency to the core phenotype. J Med Genet 46：598-606

［45］Lederer D，Grisart B，Digilio MC et al（2012）Deletion of KDM6A，a histone demethylase interacting with MLL2，in three patients with Kabuki syndrome. Am J Hum Genet 90：119-124

［46］Ng SB，Bigham AW，Buckingham KJ et al（2010）Exome sequencing identifies MLL2 mutations as a cause of Kabuki syndrome. Nat Genet 42：790-793

［47］Cecconi M，Forzano F，Milani D et al（2005）Mutation analysis of the NSD1 gene in a groupof 59 patients with congenital overgrowth. Am J Med Genet A 134：247-253

［48］Kurotaki N，Imaizumi K，Harada N et al（2002）Haploinsufficiency of NSD1 causes Sotos syndrome. Nat Genet 30：365-366

［49］Gripp KW，Hopkins E，Johnston JJ et al（2011）Long-term survival in TARP syndrome and confirmation of RBM10 as the disease-causing gene. Am J Med Genet A 155A：2516-2520

［50］Abdollahpour H，Appaswamy G，Kotlarz D et al（2012）The phenotype of human STK4 deficiency. Blood 119：3450-3457

［51］Perrot A，Schmitt KR，Roth EM et al（2015）CCN1 mutation is associated with atrial septal defect. Pediatr Cardiol 36：295-299

［52］Leonardi ML，Pai GS，Wilkes B et al（2001）Ritscher-Schinzel cranio-cerebello-cardiac（3C）syndrome：report of four new cases and review. Am J Med Genet 102：237-242

［53］Elliott AM，Simard LR，Coghlan G et al（2013）A

novel mutation in KIAA0196: identification of a gene involved in Ritscher-Schinzel/3C syndrome in a First Nations cohort. J MedGenet 50: 819-822

［54］Thorsson T, Russell WW, El-Kashlan N et al（2015）Chromosomal imbalances in patients with congenital cardiac defects: a meta-analysis reveals novel potential critical regions involved in heart development. Congenit Heart Dis 10: 193-208

［55］Zollino M, Di SC, Zampino G et al（2000）Genotype-phenotype correlations and clinical diagnostic criteria in Wolf-Hirschhorn syndrome. Am J Med Genet 94: 254-261

［56］Xu W, Ahmad A, Dagenais S et al（2012）Chromosome 4q deletion syndrome: narrowing the cardiovascular critical region to 4q32.2-q34.3. Am J Med Genet A 158A: 635-640

［57］Hills C, Moller JH, Finkelstein M et al（2006）Cri du chat syndrome and congenital heart disease: a review of previously reported cases and presentation of an additional 21 cases fromthe Pediatric Cardiac Care Consortium. Pediatrics 117: e924-e927

［58］Ye M, Coldren C, Liang X et al（2010）Deletion of ETS-1, a gene in the Jacobsen syndrome critical region, causes ventricular septal defects and abnormal ventricular morphology inmice. Hum Mol Genet 19: 648-656

［59］Musewe NN, Alexander DJ, Teshima I et al（1990）Echocardiographic evaluation of the spectrum of cardiac anomalies associated with trisomy 13 and trisomy 18. J Am Coll Cardiol 15: 673-677

［60］Soemedi R, Wilson IJ, Bentham J et al（2012）Contribution of global rare copy-number variants to the risk of sporadic congenital heart disease. Am J Hum Genet 91: 489-501

［61］Ballif BC, Theisen A, Rosenfeld JA et al（2010）Identification of a recurrent microdeletion at 17q23.1q23.2 flanked by segmental duplications associated with heart defects and limb abnormalities. Am J Hum Genet 86: 454-461

［62］Freeman SB, Bean LH, Allen EG et al（2008）Ethnicity, sex, and the incidence of congenital heart defects: a report from the National Down Syndrome Project. Genet Med 10: 173-180

［63］Breckpot J, Thienpont B, Bauters M et al（2012）Congenital heart defects in a novel recurrent 22q11.2 deletion harboring the genes CRKL and MAPK1. Am J Med Genet A 158A: 574-580

［64］Verhagen JM, Diderich KE, Oudesluijs G et al（2012）Phenotypic variability of atypical 22q11.2 deletions not including TBX1. Am J Med Genet A 158A: 2412-2420

［65］Glessner JT, Bick AG, Ito K et al（2014）Increased frequency of de novo copy number variantsin congenital heart disease by integrative analysis of single nucleotide polymorphism array and exome sequence data. Circ Res 115: 884-896

［66］Cordell HJ, Bentham J, Topf A et al（2013）Genome-wide association study of multiple congenital heart disease phenotypes identifies a susceptibility locus for atrial septal defect atchromosome 4p16. Nat Genet 45: 822-824

［67］Zhao B, Lin Y, Xu J et al（2014）Replication of the 4p16 susceptibility locus in congenital heart disease in Han Chinese populations. PLoS One 9, e107411

［68］Zhao L, Li B, Dian K et al（2015）Association between the European GWAS-identified susceptibility locus at chromosome 4p16 and the risk of atrial septal defect: a case-control studyin Southwest China and a meta-analysis. PLoS One 10: e0123959

［69］Hu Z, Shi Y, Mo X et al（2013）A genome-wide association study identifies two risk loci for congenital heart malformations in Han Chinese populations. Nat Genet 45: 818-821

［70］Winston JB, Erlich JM, Green CA et al（2010）Heterogeneity of genetic modifiers ensures normal cardiac development. Circulation 121: 1313-1321

［71］Parisot P, Mesbah K, Theveniau-Ruissy M et al（2011）Tbx1, subpulmonary myocardium and conotruncal congenital heart defects. Birth Defects Res A Clin Mol Teratol 91: 477-484

［72］Snarr BS, O'Neal JL, Chintalapudi MR et al（2007）Isl1 expression at the venous pole identifies a novel role for the second heart fi eld in cardiac development. Circ Res 101: 971-974

［73］Sun Y, Liang X, Najafi N et al（2007）Islet 1 is expressed in distinct cardiovascular lineages, including pacemaker and coronary vascular cells. Dev Biol 304: 286-296

［74］Huynh T, Chen L, Terrell P et al（2007）A fate map of Tbx1 expressing cells reveals heterogeneity in the second cardiac field. Genesis 45: 470-475

［75］Brown CB, Wenning JM, Lu MM et al（2004）Cre-mediated excision of Fgf8 in the Tbx1 expression domain reveals a critical role for Fgf8 in cardiovascular development in themouse. Dev Biol 267: 190-202

［76］Rana MS, Theveniau-Ruissy M, De BC et al（2014）Tbx1 coordinates addition of posterior second heart field progenitor cells to the arterial and venous poles of the heart. Circ Res 115: 790-799

[77] Elliott DA, Kirk EP, Yeoh T et al (2003) Cardiac homeobox gene NKX2-5 mutations and congenital heart disease: associations with atrial septal defect and hypoplastic left heart syndrome. J Am Coll Cardiol 41: 2072-2076

[78] Posch MG, Perrot A, Schmitt K et al (2008) Mutations in GATA4, NKX2.5, CRELD1, and BMP4 are infrequently found in patients with congenital cardiac septal defects. Am J Med Genet A 146A: 251-253

[79] Liu XY, Wang J, Zheng JH et al (2011) Involvement of a novel GATA4 mutation in atrial septal defects. Int J Mol Med 28: 17-23

[80] Butler TL, Esposito G, Blue GM et al (2010) GATA4 mutations in 357 unrelated patients with congenital heart malformation. Genet Test Mol Biomarkers 14: 797-802

[81] Hamanoue H, Rahayuningsih SE, Hirahara Y et al (2009) Genetic screening of 104 patients with congenitally malformed hearts revealed a fresh mutation of GATA4 in those with atrial septal defects. Cardiol Young 19: 482-485

[82] Tomita-Mitchell A, Maslen CL, Morris CD et al (2007) GATA4 sequence variants in patients with congenital heart disease. J Med Genet 44: 779-783

[83] Jay PY, Bielinska M, Erlich JM et al (2007) Impaired mesenchymal cell function in *Gata4* mutant mice leads to diaphragmatic hernias and primary lung defects. Dev Biol 301: 602-614

[84] Rajagopal SK, Ma Q, Obler D et al (2007) Spectrum of heart disease associated with murineand human GATA4 mutation. J Mol Cell Cardiol 43: 677-685

[85] Bossert T, Walther T, Gummert J et al (2002) Cardiac malformations associated with theHolt-Oram syndrome-report on a family and review of the literature. Thorac Cardiovasc Surg 50: 312-314

[86] Sletten LJ, Pierpont ME (1996) Variation in severity of cardiac disease in Holt-Oram syndrome. Am J Med Genet 65: 128-132

[87] Newbury-Ecob RA, Leanage R, Raeburn JA et al (1996) Holt-Oram syndrome: a clinical genetic study. J Med Genet 33: 300-307

[88] Basson CT, Cowley GS, Solomon SD et al (1994) The clinical and genetic spectrum of theHolt-Oram syndrome (heart-hand syndrome). N Engl J Med 330: 885-891

[89] Harvey SA, Logan MP (2006) sall4 acts downstream of tbx5 and is required for pectoral finout growth.

Development 133: 1165-1173

[90] Koshiba-Takeuchi K, Takeuchi JK, Arruda EP et al (2006) Cooperative and antagonistic interactions between Sall4 and Tbx5 pattern the mouse limb and heart. Nat Genet 38: 175-183

[91] Greenway SC, McLeod R, Hume S et al (2014) Exome sequencing identifies a novel variantin ACTC1 associated with familial atrial septal defect. Can J Cardiol 30: 181-187

[92] Monserrat L, Hermida-Prieto M, Fernandez X et al (2007) Mutation in the alpha-cardiacactin gene associated with apical hypertrophic cardiomyopathy, left ventricular noncompaction, and septal defects. Eur Heart J 28: 1953-1961

[93] Granados-Riveron JT, Ghosh TK, Pope M et al (2010) Alpha-cardiac myosin heavy chain (MYH6) mutations affecting myofibril formation are associated with congenital heart defects.Hum Mol Genet 19: 4007-4016

[94] Posch MG, Waldmuller S, Muller M et al (2011) Cardiac alpha-myosin (MYH6) is the predominant sarcomeric disease gene for familial atrial septal defects. PLoS One 6, e28872

[95] Arrington CB, Bleyl SB, Matsunami N et al (2012) Exome analysis of a family with pleiotropic congenital heart disease. Circ Cardiovasc Genet 5: 175-182

[96] Klaassen S, Probst S, Oechslin E et al (2008) Mutations in sarcomere protein genes in left ventricular noncompaction. Circulation 117: 2893-2901

[97] Poussin C, Ibberson M, Hall D et al (2011) Oxidative phosphorylation flexibility in the liver of mice resistant to high-fat diet-induced hepatic steatosis. Diabetes 60: 2216-2224

[98] Pignatelli RH, McMahon CJ, Dreyer WJ et al (2003) Clinical characterization of left ventricular noncompaction in children: a relatively common form of cardiomyopathy. Circulation 108: 2672-2678

[99] Granados-Riveron JT, Brook JD (2012) The impact of mechanical forces in heart morphogenesis. Circ Cardiovasc Genet 5: 132-142

[100] Butts RJ, Crean AM, Hlavacek AM et al (2011) Veno-venous bridges: the forerunners of the sinus venosus defect. Cardiol Young 21: 623-630

[101] Degenhardt K, Singh MK, Aghajanian H et al (2013) Semaphorin 3d signaling defects are associated with anomalous pulmonary venous connections. Nat Med 19: 760-765

[102] Watanabe Y, Benson DW, Yano S et al (2002) Two

先天性心脏病——临床特征、人类遗传学和分子通路

novel frameshift mutations in NKX2.5 result in novel features including visceral inversus and sinus venosus type ASD. J Med Genet39：807-811

［103］Jay PY，Harris BS，Maguire CT et al（2004）Nkx2-5 mutation causes anatomic hypoplasia of the cardiac conduction system. J Clin Invest 113：1130-1137

［104］Feenstra B，Geller F，Krogh C et al（2012）Common variants near MBNL1 and NKX2-5 are associated with infantile hypertrophic pyloric stenosis. Nat Genet 44：334-337

［105］Mohan RA，van Engelen K，Stefanovic S et al（2014）A mutation in the Kozak sequence of GATA4 hampers translation in a family with atrial septal defects. Am J Med Genet A 164A：2732-2738.

21 房间隔缺损的分子通路及动物模型

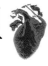

Patrick Y. Jay，Karl R. Degenhardt，Robert H. Anderson

李昊桐　聂宇　译　储庆　廉虹　校　胡盛寿　审

目录

摘要

　　房间隔缺损的临床表现和治疗管理虽然简单，但是该疾病的发病机制却较为复杂。本章我们将介绍房间隔和心房静脉回流的发育过程。研究结果表明，基因突变可能会干扰发育过程进而导致卵形窝的缺损，即所谓的继发孔型房间隔缺损或其他心房内交通，如静脉窦型缺损。

21.1　引　言

　　房间隔缺损（ASD）通常是心房内的所有异常交通的总称。各型"ASD"的血流动力学结果大致是相似的，但因为表型不明确所以难以确定相应的发病机制。简单来说，我们认为房间隔上出现穿孔将产生两心房之间的交通[1]。按照这个定义，第一房间隔和腹侧支柱是构成房间隔的唯一结构。第一房间隔在卵圆孔上起到瓣膜阀门的作用。第二房间孔缺损通常被称为继发孔型ASD，也可认为是卵圆窝缺损，是一个直接交通，第一房间隔上的缺损使血流可从卵圆窝分流。原发孔型ASD为第一房间孔的持续存在，第一房间孔是胚胎心脏中心房内的直接交通。这种缺损更适合在房室交界区的房室间隔缺损中讨论。间接交通包括异常静脉连接。静脉窦型缺损包括肺静脉异常连接到上腔或下腔静脉。冠状窦型缺损包括冠状静脉异常连接到左心房。异常静脉连接在真正的房间隔外。

　　本章概述与继发孔型ASD和异常静脉连接有关的机制。讨论主要聚焦于几乎所有实验都会用到的小鼠模型。部分实验使用的模式动物是鸡，但是鸡不适合遗传学研究。非洲爪蟾有一个退化的第一房间隔，其活体胚胎可以作为观察心房分隔作用的有效模型[3-4]。虽然人类和小鼠的心脏之间有一些解剖上的差异，但正常发育和人、鼠表型的相似性表明房间隔的发育遗传途径是相对保守的。

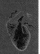

21.2 正常心房间隔概要

在小鼠 E8 的胚胎中，心脏是一个线性心管，沿着前-后轴或喙-尾轴定向。（发育生物学家通常称胚胎轴为前-后轴，而人类解剖学家更喜欢用喙-尾轴。"前-后"在人类解剖学框架中和"腹侧-背侧"同义）动脉极和静脉极分别为喙侧和尾侧。每一极通过心背系膜与脏壁中胚层相连。第二生心区祖细胞从中胚层迁移穿过心背系膜形成动脉极处的右心室、流出道、室间隔和静脉极的心房，包括第一房间隔和前庭脊（vestibular spine）[5]。

在 E9 时，可以看到右和左窦角（sinus horns）进入中线心背系膜两侧的共同心房。在窦角汇合处，在心背系膜的部位可以看到肺凹（pulmonary pit）。窦角是回流入心脏的腔静脉的前体。肺凹提供肺静脉回流的最终入口部位，在该早期阶段由左右肺脊提供（图 21.1a）。第二生心区祖细胞迁移穿过心背系膜有助于右肺脊的生长，也被称为背侧间充质突起，最终形成前庭脊（图 21.1b）。在 E10 时，右侧肺脊将肺静脉分隔为左心房，而窦角旋转至右心房（图 21.1a）。

右上腔静脉和下腔静脉汇入右窦角，左上腔静脉汇入左窦角，向右心房打开作为冠状窦。人类的左上腔静脉通常已经退化，但小鼠仍保留了左上腔静脉。窦角旋转最终使冠状窦位于背侧房室沟。虽然冠状窦与左心房相邻，但在发育之初二者就都有自身的外壁（图 21.1a）[6]。

在人体中，最初通过肺凹开放的孤立性肺静脉进入左心房的顶部，最终形成四个离散的孔口[7]。这在小鼠中不会发生：右和左肺静脉与左心房相邻的背侧房室沟连接共同静脉。

在 E10 时，从第二生心区祖细胞发育而来的第一房间隔首先从共同心房的背脊向着房室管的心内膜垫生长（图 21.1c）。它的前缘有一个来自心内膜的间充质帽[9]。在第一房间隔的尾端，间充质帽与发育中的前庭脊连续（图 21.1d）。因此第一房间孔或原发孔由第一房间隔的边缘与其间充质帽、前庭脊和心内膜垫的心房表面构成。E12 后，间充质帽、前庭脊和心内膜垫融合从而闭合了第一房间孔。第一房间孔持续存在（即原发孔型 ASD）是前庭脊发育不良的结果（图 21.1e ～ f）[9-11]。

在 E10.5 时，当隔膜朝向房室管生长时，在心房顶部的第一房间隔出现一些窗孔。这些窗孔融合形成第二房间孔，这在胚胎期是第一房间孔闭合后从右向左分流氧合血液所必需的（图 21.1c）。第一房间隔因此成为卵圆孔的瓣膜阀门（图 21.1e）。在 E13 时，卵圆孔的背侧边缘由肺静脉和右心房左静脉瓣之间的心房壁内陷形成（图 21.1g）。顶端边缘是一个肌脊，保留在第一间隔的心房顶部破裂处（图 21.1h）。内陷是肺静脉合并到左心房的结果。孔的折叠缘通常被称为继发型房间隔或第二房间隔，但它不是真正的隔膜，因为贯穿它的洞会进入心脏外的潜在空间。孔的腹侧-尾侧缘支撑瓣膜至房室交界处由第一房间隔和前庭脊的间充质帽肌化形成（图 21.1e ～ h）[9-11]。这个边缘是一个真正的隔膜，正如 Nkx2-5[+/−] 小鼠中罕见的前庭缺损所示（图 21.2a）[12]。

在过去，针对体静脉和肺静脉回流的胚胎学关系的争论十分激烈，但人和小鼠的多项研究明确了其具有各自的发育过程。最近的一项关于鸡胚的研究用三维重建技术证明了这一点。肺内的肺静脉从脏壁中胚层的血管丛发育而来。它们最终与在肺凹中发育的肺静脉主干相连接。体静脉窦起源于脏壁和体壁中胚层之间的连接处。相对于肺静脉丛，体静脉在脏壁中胚层尾部发育。在正常胚胎中没有证据表明两个静脉系统之间有吻合[13]。人类心脏的发育研究也支持体静脉和肺静脉具有独立发育起源。

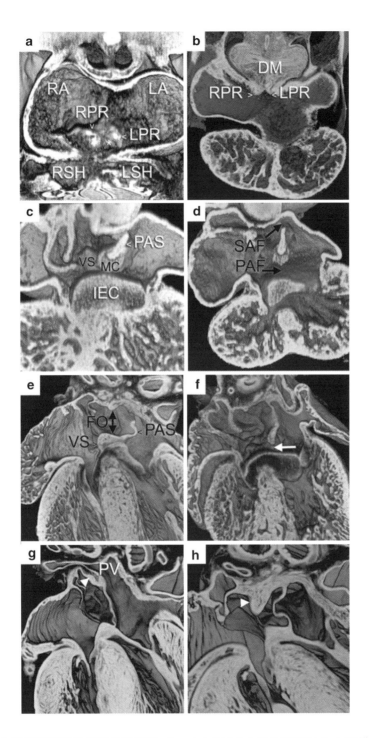

图 21.1　小鼠心脏发育中房间隔和静脉回流的电镜图。（**a**，**b**）E10.5 心脏的冠状面（**a**）和横断面（**b**）。右和左窦角（RSH、LSH）汇入右心房（RA）。形成冠状窦的左窦角在整个发育过程中从不和左心房（LA）共用外壁。肺凹（*）位于左、右肺脊（LPR、RPR）之间。第二生心区祖细胞迁移穿过心背系膜（DM）进入右肺脊，形成前庭脊。（**c**，**d**）在两个 E14.5 心脏中，显示了第一房间隔（PAS）和其间充质帽（MC）、发育中的前庭脊（VS）和下心内膜垫（IEC）之间的关系。可见第一和第二房间孔（PAF、SAF）。（**c**）位于（**d**）的头侧。（**e**）在这个 E14.5 的心脏中，第一房间隔间充质帽、前庭脊和心内膜垫的融合闭合了第一房间孔。第一房间隔是卵圆窝（FO）上的瓣膜阀门。（**f**）在这个 E18.5 的心脏中，原发孔型房间隔缺损（箭头）是因为第一房间孔的残留。（**g**，**h**）在这个 E18.5 的心脏中，房间隔（**g**）在肺静脉（**h**）水平且更偏头侧。肺静脉（PV）合并入左心房导致心房背侧面的折叠（箭头，**g**）。肌肉边缘存在于第一隔膜的心房顶破裂处（箭头，**b**），人体中不存在（电镜图像由 Dr. Timothy Mohun of the FrancisCrick Institute，London 提供）

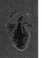
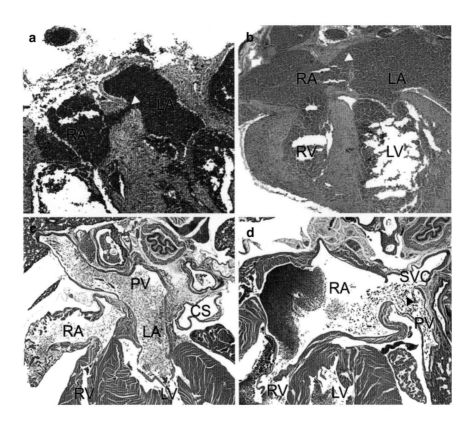

图21.2　ASD和异常静脉交通示例。$Nkx2-5^{+/-}$新生鼠的前庭缺损（**a**）和继发孔型ASD（**b**）。（**c**）小鼠正常肺静脉引流到左心房。（**d**）$Sema3d^{-/-}$小鼠的肺静脉和上腔静脉异常交通。箭头指示缺损部位（**a，b**图由Suk Dev Regmi提供。Ehiole Akhirome发现了前庭缺损，两人均来自圣路易斯华盛顿大学医学院）。CS，冠状窦；PV，肺静脉；RA，右心房；LA，左心房；RV，右心室；LV，左心室；SVC，上腔静脉

21.3　卵圆窝内缺损（继发孔型房间隔缺损）的通路

迄今为止关于房间隔的研究主要是探讨原发孔型ASD的发病机制，而与继发孔型ASD的发病机制相关的研究较少。不幸的是，发育生物学家经常分不清这两种缺损，仅用"ASD"来描述突变表型。继发孔型ASD是第一房间隔缺损以至于无法完整覆盖卵圆孔的结果（图21.2b）。在通常情况下，第一房间隔不与孔的折叠缘重叠。第一房间隔开窗也有发生，但不太常见。值得注意的是，构成孔的支柱的前庭脊和间充质帽已经正常发育和肌化，这不是第一房间隔缺损，这是房室间隔缺损[9-11, 15]。

对卵圆窝内正常发育和缺损形态的认识有助于详细描述发病机制。导致继发孔型ASD的突变可能与第二房间孔的发育有关。另一方面，从心

房顶到房室管的第一房间隔发育不良不能解释继发孔型ASD。利用$Tbx5$和$Nos3$突变体进行的实验提示了特定的细胞和分子机制。

人和小鼠$Tbx5$突变体通常与继发孔型ASD密切相关，但是其他畸形包括房室间隔缺损也可以在$Tbx5$突变体中被观察到[16-19]。$Tbx5$在心内膜和第二生心区的独立功能可以分别解释继发孔型和原发孔型ASD的发病机制。这些功能已经在一系列的条件性敲除实验（即在特定的细胞类型或特定的发育阶段中敲除基因的一个或两个拷贝）中被研究。在胚胎中，$Tbx5$由第一房间隔的内皮细胞表达。在内皮细胞中条件性敲除$Tbx5$将增加发育中的第一房间隔内细胞凋亡的数量。成年条件性敲除小鼠的第一房间隔几乎完全缺损，而条

件性杂合子有卵圆孔未闭的高发生率。内皮细胞敲除 *Tbx5* 不影响前庭脊[20]。Tbx5 在内皮细胞中活性减弱，从而导致卵圆窝内缺损或持续开放的卵圆孔中的顿挫型缺损。另一方面，在第二生心区中条件性敲除 *Tbx5* 可阻碍前庭脊的发育，导致原发孔型缺损[21]。

导致继发孔型 ASD 的分子途径大多不明确，但是有人提出了 *Tbx5* 和 *Gata4* 与 ASD 的发病机制有关。后者的突变会导致人类和小鼠的继发孔型缺损[22-24]。在心内膜细胞培养模型中，TBX5 可以上调 Nos3（也被称为 eNOS 或内皮 NOS）的表达。在相同的细胞培养体系中，TBX5 和 GATA4 独立地协同反式激活 *Nos3* 启动子构建体[20]。*Nos3* 缺失突变小鼠具有很高的卵圆窝内缺损发生率。第一房间隔很薄可能使其更容易由于 *Nos3* 的缺失而引起细胞凋亡[25]。此外，内皮细胞中敲除 *Tbx5* 的一个等位基因和生殖细胞系中敲除 *Nos3* 的一个等位基因的复合杂合子与单一杂合子相比，具有更高的继发孔型缺损发生率。*Nos3* 在心内膜细胞和心肌细胞中均有表达，因此其活性可能是预防心肌细胞凋亡所必需的。总之，结果表明 *Tbx5*、*Gata4* 和 *Nos3* 在涉及抑制心肌细胞凋亡的心内膜信号分子通路中起作用。

干扰第二生心区后部的遗传学模型可发生房室间隔缺损[21, 26-27]，但值得探讨的是更精细的干扰可导致继发孔型缺损。Hox（同源框）转录因子 *Hoxb1*、*Hoxa1* 和 *Hoxa3* 的表达模式决定第二生心区的亚结构域。*Hoxb1*⁺/*Hoxa1*⁻/*Hoxa3*⁻亚结构域对心脏的两极，包括肺动脉下心肌、第一房间隔和前庭脊均有贡献[28]。该亚结构域细胞的原发缺损可解释在唐氏综合征患者中同时发现法洛四联症和房室间隔缺损[29]。相当一部分的唐氏综合征患者伴发法洛四联症、房室间隔缺损和卵圆窝内缺损，所以人们可能会怀疑 21 三体是否影响一个共同的祖细胞群，甚至在细胞进入发育中的心脏或开始分化之前就有影响。无论是遗传、环境，还是随机的修饰因素，胚胎中单一位置的"撞击"都将决定最终的表型。人们可以推测具体的机制，但该模型简洁地解释了每个遗传突变的多向性效应，这些遗传突变可在一些但不是所有个体中导致继发孔型缺损。

21.4　静脉窦型和冠状窦型缺损的通路

关于静脉窦型和冠状窦型缺损的发病机制，我们认为显著的解剖特征是静脉与相邻结构之间的异常交通，而静脉仍然正常。在静脉窦型缺损中，肺静脉与上腔静脉或下腔静脉连通，最常见的缺损是右上肺静脉和上腔静脉之间连通。腔静脉和肺静脉与其各自心房腔的正常连接使血液在心房间分流。在冠状窦型缺损中，随着血管向右心房走行，冠状静脉与左心房之间建立了异常交通。血液通过冠状窦口从左心房流向右心房。

静脉窦型缺损的形态以及体静脉和肺静脉回流的独立发育使得某些致病机制假说不适用于静脉窦型缺损。胚胎发育中暂时性融合不能解释异常交通。共同外壁发育不良或其在两条静脉之间

溶解的假说也是不合理的。另一方面，异常肺静脉回流的轴突导向因子 3d（*Sema3d*）敲除小鼠模型表明，异位交通的发育才是静脉窦型缺损的发病基础[30]。

轴突导向因子是分泌性配体。首先被发现作为轴突排斥或吸引的中介物、轴突导向因子及其受体，丛状蛋白和神经纤毛蛋白在心血管发育中起广泛作用[31-32]。在胚鼠心脏中，*Sema3d* 表达可标记一个无血管的边界区域，该区域位于脏壁中胚层，介于肺静脉丛和体静脉丛之间（后者的发育在脏壁中胚层中更靠近尾侧）。肺静脉内皮细胞为 *Sema3d* 表达神经纤毛蛋白 -1 受体。在 *Sema3d* 敲除的胚胎中，肺静脉内皮细胞穿过边界区域与体静脉形成连接，而肺静脉干仍利用肺凹进入心

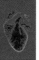

房腔达第一房间隔左侧[30]。在 *Sema3d* 敲除突变体中，异常静脉间交通的出现是因为无法正常出现排斥。引导肺静脉干进入左心房的机制仍然是完整的。我们假设静脉窦型缺损是由类似的排斥失败引起。肺静脉在穿过上或下窦角时，将形成异常交通（图 21.2c～d）。

在胚胎中，冠状窦和左心房之间不存在共同外壁，因此共同外壁发育不良或溶解机制无法解释冠状窦型缺损。异常腔静脉和右心房交通的发育与静脉窦型缺损的假设机制相似，且看起来更合理，但仍缺乏确凿证据。在人类或小鼠中，没有基因与孤立性冠状窦型缺损有关。在基于小鼠的该缺损的唯一研究中，尽管该缺损与一种提示异构或异位的心脏表型相关，但作者认为敲除 *MGRN1* 是冠状窦型缺损的病因[33]。影响胚胎左-右发育模式（left-right patterning）的基因也可能是孤立性冠状窦型缺损的候选致病因素。

结　　论

继发孔型 ASD、静脉窦型 ASD 和冠状窦型 ASD 从临床的角度来看相对简单。但从发育和遗传学的角度来看，它们与法洛四联症这样的缺损一样复杂，可能更加不好理解。知之甚少的研究表明，在动物模型中对 ASD 和异常静脉交通的研究将对第二生心区发育、心内膜和心肌细胞之间的相互作用以及血管构型产生新的见解。最后，我们认为清楚地理解发育中的形态发生和描绘复杂解剖的方法将和阐明机制的任何实验遗传学进展同等重要。

参考文献

[1] Anderson RH，Brown NA（1996）The anatomy of the heart revisited. Anat Rec 246：1-7

[2] Rutland C，Warner L，Thorpe A et al（2009）Knockdown of alpha myosin heavy chain disrupts the cytoskeleton and leads to multiple defects during chick cardiogenesis. J Anat 214：905-915

[3] Jahr M，Manner J（2011）Development of the venous pole of the heart in the frog Xenopuslaevis：a morphological study with special focus on the development of the venoatrial connections. Dev Dyn 240：1518-1527

[4] Deniz E，Jonas S，Khokha M et al（2012）Endogenous contrast blood flow imaging in embryonic hearts using hemoglobin contrast subtraction angiography. Opt Lett 37：2979-2981

[5] Kelly RG（2012）The second heart field. Curr Top Dev Biol 100：33-65

[6] Webb S，Brown NA，Anderson RH（1998）Formation of the atrioventricular septal structures in the normal mouse. Circ Res 82：645-656

[7] Webb S，Kanani M，Anderson RH et al（2001）Development of the human pulmonary vein and its incorporation in the morphologically left atrium. Cardiol Young 11：632-642

[8] Webb S，Brown NA，Wessels A et al（1998）Development of the murine pulmonary vein and its relationship to the embryonic venous sinus. Anat Rec 250：325-334

[9] Mommersteeg MT，Soufan AT，de Lange FJ et al（2006）Two distinct pools of mesenchyme contribute to the development of the atrial septum. Circ Res 99：351-353

[10] Snarr BS，O'Neal JL，Chintalapudi MR et al（2007）Isl1 expression at the venous pole identifies a novel role for the second heart field in cardiac development. Circ Res 101：971-974

[11] Snarr BS，Wirrig EE，Phelps AL et al（2007）A spatiotemporal evaluation of the contribution of the dorsal mesenchymal protrusion to cardiac development. Dev Dyn 236：1287-1294

[12] Winston JB，Erlich JM，Green CA et al（2010）Heterogeneity of genetic modifiers ensures normal cardiac development. Circulation 121：1313-1321

[13] van den Berg G，Moorman AF（2011）Development of the pulmonary vein and the systemic venous sinus：

an interactive 3D overview. PLoS One 6，e22055

［14］Sizarov A，Anderson RH，Christoffels VM et al（2010）Three-dimensional and molecular analysis of the venous pole of the developing human heart. Circulation 122：798-807

［15］Anderson RH，Mohun TJ，Brown NA（2015）Clarifying the morphology of the ostium primum defect. J Anat 226：244-257

［16］Basson CT，Bachinsky DR，Lin RC et al（1997）Mutations in human TBX5 cause limb and cardiac malformation in Holt-Oram syndrome. Nat Genet 15：30-35

［17］Li QY，Newbury-Ecob RA，Terrett JA et al（1997）Holt-Oram syndrome is caused by mutations in TBX5, a member of the Brachyury（T）gene family. Nat Genet 15：21-29

［18］Bruneau BG，Logan M，Davis N et al（1999）Chamber-specific cardiac expression of Tbx5 and heart defects in Holt-Oram syndrome. Dev Biol 211：100-108

［19］Bruneau BG，Nemer G，Schmitt JP et al（2001）A murine model of Holt-Oram syndrome defines roles of the T-box transcription factor Tbx5 in cardiogenesis and disease. Cell 106：709-721

［20］Nadeau M，Georges RO，Laforest B et al（2010）An endocardial pathway involving Tbx5, Gata4, and Nos3 required for atrial septum formation. Proc Natl Acad Sci USA 107：19356-19361

［21］Xie L，Hoffmann AD，Burnicka-Turek O et al（2012）Tbx5-hedgehog molecular networks are essential in the second heart field for atrial septation. Dev Cell 23：280-291

［22］Garg V，Kathiriya IS，Barnes R et al（2003）GATA4 mutations cause human congenital heart defects and reveal an interaction with TBX5. Nature 424：443-447

［23］Jay PY，Bielinska M，Erlich JM et al（2007）Impaired mesenchymal cell function in Gata4 mutant mice leads to diaphragmatic hernias and primary lung defects. Dev Biol 301：602-614

［24］Rajagopal SK，Ma Q，Obler D et al（2007）Spectrum of heart disease associated with murine and human GATA4 mutation. J Mol Cell Cardiol 43：677-685

［25］Feng Q，Song W，Lu X et al（2002）Development of heart failure and congenital septal defectsin mice lacking endothelial nitric oxide synthase. Circulation 106：873-879

［26］Goddeeris MM，Rho S，Petiet A et al（2008）Intracardiac septation requires hedgehog dependent cellular contributions from outside the heart. Development 135：1887-1895

［27］Hoffmann AD，Yang XH，Burnicka-Turek O et al（2014）Foxf genes integrate tbx5 and hedgehog pathways in the second heart field for cardiac septation. PLoS Genet 10，e1004604

［28］Bertrand N，Roux M，Ryckebusch L et al（2011）Hox genes define distinct progenitor subdomains within the second heart field. Dev Biol 353：266-274

［29］Nguyen HH，Jay PY（2014）A single misstep in cardiac development explains the co-occurrence of tetralogy of fallot and complete atrioventricular septal defect in Down syndrome. J Pediatr 165：194-196

［30］Degenhardt K，Singh MK，Aghajanian H et al（2013）Semaphorin 3d signaling defects are associated with anomalous pulmonary venous connections. Nat Med 19：760-765

［31］He Z，Wang KC，Koprivica V et al（2002）Knowing how to navigate：mechanisms of semaphorin signaling in the nervous system. Sci STKE 2002：re1

［32］Epstein JA，Aghajanian H，Singh MK（2015）Semaphorin signaling in cardiovascular development. Cell Metab 21：163-173

［33］Cota CD，Bagher P，Pelc P et al（2006）Mice with mutations in Mahogunin ring finger-1（Mgrn1）exhibit abnormal patterning of the left-right axis. Dev Dyn 235：3438-3447

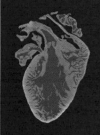

第五部分
室间隔缺损

22 室间隔缺损的临床表现及治疗

David J. Driscoll

陈天韵 译 储庆 廉虹 校 胡盛寿 审

目录

22.1 引 言

平均每 1000 例活产婴儿中有 1.5 ～ 3.5 例发生室间隔缺损（VSD），占先天性心脏缺陷的 20%，VSD 在性别分布上没有差异。VSD 具有四种类型：

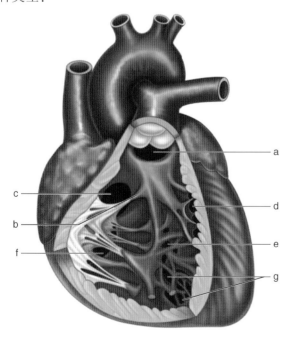

1. 膜周部 VSD。
2. 嵴上型 VSD（或主动脉、肺动脉下型 VSD）。
3. 流入道 VSD（房室管型 VSD）。
4. 肌部 VSD。

膜周部 VSD 位于左心室流出道紧靠主动脉瓣下方的膜间隔区域。嵴上型 VSD 位于室上嵴上方，右心室流出道紧邻主动脉瓣右瓣尖下。流入道 VSD 位于室间隔后部，恰好位于二尖瓣和三尖瓣下方，这是一种心内膜垫缺陷。肌部 VSD 位于室间隔肌部，患者可以具有多个肌部 VSD（图 22.1）。

图 22.1 VSD 的类型和位置示意图。 心脏前表面已被移除，从右侧看到的内部结构为室间隔。a，流出道或嵴上型 VSD；b，三尖瓣的内侧（隔侧）乳头肌；c，膜周部 VSD；d，右心室肌束；e，肌部 VSD；f，流入道 VSD；g，多发肌部 VSD

22.2　病理生理

在非复杂性 VSD 中，血液从左心室通过 VSD 穿过右心室进入肺动脉。这将导致肺循环、左心房和左心室的容量超负荷。通过 VSD（限制性 VSD）或肺动脉瓣（非限制性 VSD）的血流会产生收缩期杂音。如果患者出现肺血管梗阻性疾病，则血流方向可能会发生逆转，使得低氧合血从右心室穿过 VSD 进入左心室，并通过主动脉泵出。这些患者可能会出现发绀症状。

22.3　临床表现

VSD 患者的临床表现主要取决于 VSD 的大小，同时在很小程度上也取决于 VSD 的类型。如果 VSD 面积与主动脉相等，则认为是大的 VSD。然而，相较于 VSD 本身的大小，左向右分流的大小更可能起着决定性作用。如果 VSD 本身对血流不具有限制作用，那么右心室流出道或肺微循环的下游阻力将决定肺血流量。VSD 的类型也可能影响临床表现。例如，嵴上型 VSD 的患者可能主要表现为主动脉瓣关闭不全。

中小型 VSD 患者存在心脏杂音。VSD 较大的患儿最初只具有心脏杂音。然而，随着肺循环阻力降低，他们将出现肺水肿、肺静脉高压和充血性心力衰竭的体征和症状，表现为呼吸急促、心动过速、面色苍白、喂养不良和体重增加不良。

22.4　体格检查

VSD 患者的查体表现取决于 VSD 的大小、左向右分流的大小以及右心室和肺动脉高压的水平。

若 VSD 较小以及右心室和肺动脉压正常或仅轻微升高，查体表现为正常的心前区搏动以及正常的第一和第二心音，杂音为全收缩期性。对于中大型 VSD，胸骨下缘或剑突下区域可感受到非常明显的右心室搏动。另外，左心室搏动将发生左移，且幅度增大。第一心音正常，随着肺动脉压增高，第二心音肺动脉瓣成分强度增加，并会出现一个中频全收缩期杂音。在 Qp/Qs > 2（肺循环与体循环血流比 > 2）的患者中，除了收缩期杂音之外，由于从左心房流入左心室的血量增加，还将出现舒张中期二尖瓣血流杂音（奔马律）。

22.5　超声心动图和心导管检查

超声心动图可以确诊 VSD、确定 VSD 的位置和大小，并且可以识别相关畸形。利用多普勒技术可以估计右心室和肺动脉压力。

对于无并发症且没有肺血管梗阻性疾病证据的 VSD 患者，没有必要进行心导管检查。在怀疑患有肺血管梗阻性疾病的患者中，心导管检查对于准确测量肺血管阻力至关重要，以评估患者是　　否适合闭合 VSD。

22.6 治 疗

治疗的目的在于保证患者正常生长发育，防止肺血管梗阻性疾病的发生，预防慢性左/右心功能不全，预防细菌性心内膜炎。

除嵴上型 VSD 外，小 VSD 不需要手术闭合。

与充血性心力衰竭相关的中到大型 VSD 患儿可接受药物治疗，如降低心脏后负荷的药物和利尿剂。如果充血性心力衰竭导致生长发育迟缓，可采用高热量营养配方促进患儿生长发育。如果采取这些措施后，生长发育迟缓仍然没有得到改善，则应通过手术治疗以关闭 VSD。对于存在肺动脉高压的患儿，应在 6 ～ 9 个月前关闭 VSD，以防止不可逆的肺血管梗阻性疾病发生。

22.7 预 后

如果在肺血管梗阻性疾病发生前即完成手术，　　则手术死亡率低于 5%，且远期预后良好。

23 室间隔缺损的人类遗传学

Katherina Bellmann，Andreas Perrot，Silke Rickert-Sperling

李昊桐　聂宇　译　储庆　廉虹　校　胡盛寿　审

目录

摘要

　　室间隔缺损（VSD）被认为是最常见的先天性心脏病（CHD）之一，占所有心脏畸形的 40%，并且在个体患者和家族中以单发型 VSD 和合并其他心脏或心脏外先天性畸形的形式发病。VSD 的遗传学病因复杂。据报道，各种基因的染色体异常如非整倍体变异和不同基因的结构变异以及罕见点突变都可能与心脏畸形有关。这其中包括已知遗传原因的明确定义的综合征（如 DiGeorge 综合征和 Holt-Oram 综合征）和迄今为止未定义的具备非特异性症状的综合征。编码心脏转录因子（如 NKX2-5 和 GATA4）和信号分子（如 CFC1）的基因突变最常见于 VSD 病例中。此外，诸如比较基因组杂交等新的高分辨率方法可以发现大量不同的拷贝数变异，导致 VSD 患者中染色体区域常常包含多个基因的获得或缺失。在本章中，我们将就该领域的最新进展描述在 VSD 患者中观察到的广泛遗传异质性。

23.1　引　言

　　VSD 被认为是最常见的先天性心脏缺陷之一，占所有心脏畸形的 40%[1]。可以根据它们的位置进行分型，即在肌部间隔（肌部缺陷）或者在边缘处（膜周和嵴上缺陷）（见第 22 章）[1]。此外，VSD 不仅是一种常见的单发型 CHD，而且无论是在个体中还是在家庭中，常常与其他先天性心脏缺陷相关。这种心脏缺陷也存在一些复杂畸形中

的固有组成部分，包括法洛四联症（见第 31 章）和单心室心脏病（见第 49 章）[1]。

　　尽管环境暴露与 CHD 相关（见第 16 章），但流行病学研究强烈提示遗传因素起重要作用[2]。Oyen 等在国家范围的基于人群的研究中报道 CHD 一般在一级亲属中表现出高度变异的家族聚集性，提示单发型 VSD 有 3 倍的复发风险[3]。接

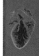

下来，我们将重点讨论与 VSD 有关的遗传学因素的作用，并介绍各种遗传学原因，包括染色体畸变、结构变异、单一疾病基因和突变。

23.2 单发型 VSD

众多研究表明，单发型 VSD（无进一步的心脏或心脏外先天性缺陷）可能与患者和相关家族的拷贝数变异以及单基因突变有关。值得注意的是，受影响的家族往往包括单发型 VSD 患者以及其他 CHD 患者（后者将在 23.3 中介绍）。

23.2.1 单发型 VSD 的拷贝数变异

拷贝数变异（CNV）是一种结构基因组变异，其特征是在通常包含多个连续基因的特定染色体区域中有限的拷贝数变化[4]。CNV 通常被定义为影响超过 1000 个碱基的任何亚微观染色体变化[5]。通常将通过高分辨率比较基因组杂交（阵列 CGH）发现的微缺失和微复制认为是 DNA 量的变化（见第 18 章）[4]。

分析 CNV 的研究通常使用不同类型 CHD 的患者队列[6-10]。迄今为止，在 5 项分析包括单发型 VSD 在内的一系列 CHD 的研究中，共鉴定出 8 个受影响的基因座，最常受到影响的是染色体区域 22q11.2 和 8p23.1。在 22q11.2 位点，已知与 DiGeorge 综合征有关的 TBX1 基因（转录因子 T-box 1）（见 23.4.2）在一个家族病例中存在 CNV[6]，而蛋白激酶 CRKL 基因（V-Crk 禽肉瘤病毒 CT10 癌基因同源）在两例独立患者中存在突变[9-10]。基因座 8p23.1 包含心脏发育中起重要作用的候选基因 GATA4（见 23.2.2.1）和 SOX7[8-9]。在两例患者中发现 11q25 位点的罕见拷贝数增加，但与已知的风险基因无关[6-7]。表 23.1 总结了在单发型 VSD 病例中发现的所有 CNV。

23.2.2 单发型 VSD 的单基因缺陷

在单发型 VSD 患者的编码转录因子、信号分子和其他功能蛋白的基因中发现了许多不同的突变（表 23.2）

23.2.2.1 转录因子

心脏的发育由包括 NK2 同源框、T-box 和 GATA 结合家族成员的转录因子（TF）网络所调控（见第 12 章）[26]。GATA 结合蛋白 4（GATA4）是一种转录激活因子，已在散发性和家族性单发型 VSD 病例中发现 GATA4 突变。在散发性病例中已经报道了 GATA4 基因中的三种不同的错义突变（p.Pro407Val、p.Ser175Cys 和 p.Ala411Val）[12-14]。此外，在对参与筛查的指标患者的随访分析中发现了家族性携带的两个 GATA4 错义突变（p.Arg43Trp 和 p.Gly296Arg）（见 23.3.2.1）[15-16]。在对受影响家族成员的随访中，Wang 等[15] 和 Yan 等[16] 的研究分别发现了 2 例和 4 例单发型 VSD 病例。

到目前为止，影响 T-box 家族的三个成员（TBX1、TBX5 和 TBX20）的突变与单发型 VSD 有关。Pan 等筛选出 230 例 CHD 病例，并在 1 例右心室双出口患者中观察到 TBX1 的 DNA 结合结构域中的杂合子无义突变（p.Gln277X），该患者有一位患单发型 VSD 的亲属携带相同突变（见 23.3.2.1）[19]。在包括单发型 VSD、房间隔缺损（ASD）和大的卵圆孔未闭等多种间隔缺损的家族中发现 TBX20 中错义突变（p.Ile152Met）导致的 DNA 结合受损[21]。TBX5 的一个增强子中的非编码变异体被认为会影响 VSD 的发生[20]。在 1 例单发型 VSD 且父母为未受影响的杂合突变的患者中发现纯合子突变，并且通过小鼠和斑马鱼中的转基因表达研究的功能性证据得以支持[20]。

表 23.1	单发型 VSD 的拷贝数变异					
染色体区段	CNV 起点（hg18）	CVN 终点（hg18）	大小	拷贝数	候选基因	参考文献
1q21.1	144723763		1574 kb	缺失	ACP6、BCL9、CHD1L、FMO5、GJA5、PRKAB2 CRKL	[9]
22q11.2	19389671		406 kb	复制		
2p22.3	32.51 Mb	33.21 Mb	0.70 Mb	复制	LTBP1	[6]
3p14.2				缺失		[8]
3p22.1				缺失		[8]
3q25				缺失		[8]
3q29				复制		[8]
5q31.3				缺失		[8]
6p12.1	55356489	55493937	137 kb	缺失		[10]
6q24.1	142187041	142290373	103 kb	缺失		[10]
8p23.1				缺失	GATA4	[8]
8p23.1				复制		[8]
8p23.1	8027361		4456 kb	缺失	GATA4、SOX7	[9]
9p24.1	6770364	6953533	183 kb	缺失		[10]
9q33.2	124774046	125024684	251 kb	复制		[10]
11p13	34458230[a]	34460862[a]	2.6 kb	缺失		[7]
11p15.4				缺失		[8]
11q25	134598043[a]	134617838[a]	19.8 kb	复制		[7]
11q25	132.23 Mb	132.76 Mb	0.53 Mb	复制		[6]
14q32.12	92475603	92709736	234 kb	复制		[10]
15q11.2	20384417		251468 bp	缺失		[8]
15q13.3				复制		[8]
16p13.11				复制		[8]
17q12				复制		[8]
18q11.1-11.2	16795645		6118 kb	复制	GATA6	[9]
18q22.1				复制		[8]
18q23	75996798	75076224	921 kb	复制	NFATC1	[10]
20p12.3				复制		[8]
20q13.2				复制		[8]
22q11.2	17.39 Mb	19.74 Mb	2.35 Mb	复制	TBX1、CRKL	[6]
22q11.2				缺失		[8]
22q11.2	19051034	19825156	774 kb	缺失		[10]
Xq28	153436333	154895334	1.5 Mb	缺失		[10]

每一行为 1 个病例

hg18，人类参考基因组（完整序列）第 18 版；kb，千碱基；Mb，兆碱基；bp，碱基对

[a] 基因组坐标源自 hg19

表 23.2　单发型 VSD 的单基因缺陷

基因	蛋白质功能	参考文献
转录因子（TF）		
CITED2	转录辅激活物	[11]
GATA4	GATA 结合 TF	[12-16]
IRX4	Iroquois 同源框 TF	[17]
NKX2-6	同源框 TF	[15]
PITX2	同源域 TF	[18]
TBX1	T-box TF	[19]
TBX5	T-box TF	[20]
TBX20	T-box TF	[21]
信号分子		
CFC1	配体（TGF-β 信号）	[22]
GDF3	配体（TGF-β 信号）	[23]
TDGF1	共受体（TGF-β 信号）	[24]
其他基因		
HAS2	透明质酸合酶	[25]

一项研究分析互不相关的 170 例 CHD 新生儿队列中的 *PITX2*（配对样同源域 2），并在两个受影响的家族中发现了两个错义突变（p.Arg91Gln 和 p.Thr129Ser）[18]。4 个突变携带者表现为单发型 VSD，而另外两个亲属表现出 VSD 伴大动脉转位（TGA）（见 23.3.2.1）[18]。

在 TF 基因 *NKX2-6*、*CITED2* 和 *IRX4* 中也发现了突变[11, 17, 27]。通过筛选包括 66 例单发型 VSD 的 CHD 队列，Wang 等鉴定了 *NKX2-6* 的同源域中的错义突变（p.Lys152Gln）[27]。进一步分析确定了另外两个单发型 VSD 家族成员的突变[27]。在近 400 例散发性 CHD 病例的 1 例单发型膜周部 VSD 患者中检测到 *CITED2*（Cbp/P300 相互作用反式激活因子结合富含 Glu/Asp 的羧基端域 2）中的 9 个氨基酸缺失（p.Ser170_Gly178del）导致活性受损[11]。对于心室特异性 TF *IRX4*（Iroquois 同源框 4），通过对约 700 例 CHD 患者队列中的基因进行直接测序，报告了 2 例不相关的单发型 VSD 患者的两个错义突变（p.Asn85Tyr 和 p.Glu92Gly）[17]。这两个突变影响与类视黄醇 X 受体 α（在心脏形态发生中十分重要的维生素 A 信号通路的核受体）的相互作用。

23.2.2.2 信号分子

转化生长因子 β（TGF-β）信号通路可以调节胚胎和成年生物体中的各种细胞过程。重要的发育步骤（如建立左右不对称）由 NODAL 信号通路驱动，该信号通路以同名的 TGF-β 超家族成员命名（见第 7 章）。编码 NODAL 信号通路辅助因子的两个基因 *TDGF1*（畸胎癌衍生的生长因子 1，也称为 CRIPTO）和 *CFC1*（Cripto、FRL-1、隐源家族 1，也称为 CRYPTIC）已被在 500 例 CHD 病例中进行分析[22, 24]。在 3 例患有单发型 VSD 的患者中也鉴定出 *TDGF1* 中的 p.Arg41Gly[24] 以及 *CFC1* 中的 p.Leu219Phe 和 p.Gly169Val 3 种错义突变[22]（见 23.3.2.2）。Xiao 等分析了 NODAL 信号通路的另一个成员 *GDF3*（生长分化因子 3）[23]。对 *GDF3* 在 200 例 CHD 患者队列中的直接测序发现单发型肌部 VSD 患者中存在其错义突变（p.Ser212Leu）[23]。

23.2.2.3 其他基因

HAS2 基因编码透明质酸合酶 2，即一种在胚胎发生过程中合成透明质酸（细胞外基质的主要成分）的酶[25]。在 100 例非综合征型 VSD 病例中，Zhu 等在 1 例患者中检测到 HAS2 错义突变（p.Glu499Val）。体外测定显示，透明质酸的合成在突变酶中显著受损[25]。

23.3　非综合征型 VSD

VSD 不仅是单发畸形，其常是复杂畸形综合征的一部分。在没有心脏外畸形的情况下，单发型 VSD 被归类为"非综合征型 VSD"（与综合征型 VSD 相反；见 23.4）。值得注意的是，VSD 是复杂畸形如法洛四联症、右心室双出口以及单心室心脏的固有组成部分（分别见第 31 章和第 49 章）。

23.3.1 非综合征型 VSD 的拷贝数变异

在 4 例伴有其他心脏畸形的 VSD 患者中，有 2 例微复制和 2 例微缺失（表 23.3）[6, 9]。Tomita-

Mitchell 等分析了纳入数百例 CHD 的队列，并鉴定出 1 例患有 VSD 和肺动脉闭锁的患者，其在包含候选基因如 CHD1（染色质结构域 PNA 解旋酶结合蛋白 1）和 GJA5（间隙连接蛋白 α5，40 kDa；也被称为间隙连接蛋白 40）的基因座 1q21.1 存在重复[9]。由微阵列比较基因组杂交筛选出 105 个 CHD 患者的队列，Erdogan 等发现在 VSD 和主动脉缩窄的病例中存在 22q11.2 位点（包括 TBX1）缺失[6]。此外，他们发现 VSD 和 PDA 患者染色体 4q32.3 处有重复，VSD 和 ASD 患者染色体 17p11.2 处有 4 兆碱基缺失。在这些区域没有发现明确的候选基因[6]。

表 23.3　非综合征型 VSD 的拷贝数变异

染色体区段	CNV 起点（hg18）	CVN 终点（hg18）	大小	拷贝数	候选基因	参考文献
1q21.1	144812585		1480 kb	复制	ACP6、BCL9、CHD1L、FMO5、GJA5、PRKAB2	[9]
4q32.3	167.52 Mb	169.28 Mb	1.76 Mb	复制		[6]
17p11.2	16.47 Mb	16.47 Mb	3.98 Mb	缺失		[6]
22q11.2	17.39 Mb	20.00 Mb	2.61 Mb	缺失	TBX1	[6]

每一行为 1 个病例

hg18 人类参考基因组（完整序列）第 18 版；kb, 千碱基；Mb, 兆碱基

表 23.4　非综合征型 VSD 的单基因缺陷

基因	蛋白质功能	参考文献
转录因子（TF）		
GATA4	GATA 结合 TF	[15-16, 28]
NKX2-5	同源框 TF	[12, 29-32]
PITX2	同源域 TF	[18]

表 23.4	非综合征型 VSD 的单基因缺陷（续）	
基因	蛋白质功能	参考文献
TBX1	T-box TF	[19]
ZIC3	锌指 TF	[33]
信号分子		
NF1	负性调控 (RAS 信号)	[34]
肌节基因		
MYH7	粗肌丝	[35-36]
TNNI3	细肌丝	[37]

23.3.2 非综合征型 VSD 的单基因缺陷

目前已有报道患有非综合征型 VSD 的患者和家族中的转录因子、信号分子和肌节蛋白突变（表 23.4）。

23.3.2.1 转录因子

进化高度保守的同源框因子 NKX2-5 控制心脏发育期间多种心脏基因的表达[26]。*NKX2-5* 的 DNA 结合域的移码和错义突变在 6 个主要受 ASD 和房室传导阻滞影响但也伴随其他 CHD 的家族中被描述[29-32]。共有来自这些家族的 11 例突变携带者表现有额外的 VSD[29-32]。此外，对 135 例散发性 CHD 病例进行筛查，发现 *NKX2-5* 错义突变（p.Pro283Gln）的患者以 VSD、ASD 和 PDA 为特征[12]。

可以与 NKX2-5 发生直接相互作用的因子包括心脏 TF T-box5 和 GATA4。在具有家族性 ASD 的大型谱系中，Garg 等描述了位于核定位序列和两个 *GATA4* 锌指之一之间的 *GATA4* 错义突变（p.Gly296Ser），其改变了 GATA4 和 TBX5 之间的相互作用[28]。该家族中的 3 个受影响的突变携带者出现额外的 VSD[28]。此外，对两个 VSD 队列的 *GATA4* 测序揭示了两个家族中的两个错义突变（p.Arg43Trp 和 p.Gly296Arg）[15-16]。除了单发型 VSD 外，受影响的家族成员中 3 例出现 VSD 合并 ASD，1 例 VSD 合并 PDA（见 23.2.2.1）[15-16]。

在非综合征型 VSD 患者中突变的其他心脏 TF 基因包括 *TBX1*、*ZIC3*（Zic 家族成员 3）和 *PITX2*。*TBX1* 中的无义突变（p.Gln277X）已经在具有单发型 VSD 亲属的家族以及具有单个 VSD 和 PDA 患者的家族中被发现（见 23.2.2.1）[19]。*ZIC3* 是一种以与偏侧缺陷相关而闻名的锌指 TF（见第 38 章），在 1 例散发性异位病例中表现为 VSD 并伴有 ASD、肺动脉狭窄和 TGA[33]。Wei 等从两个受影响家族的 2 例 VSD 和 TGA 患者中发现了 *PITX2* 错义突变（见 23.2.2.1）[18]。

23.3.2.2 信号分子

如前所述，多种信号通路在心脏发育期间活跃，如 NODAL 信号通路（见 23.2.2.2）。在 362 例严重 CHD 病例队列中，发现编码神经纤维蛋白 1（一种 RAS 信号通路负调节因子）的 *NF1* 基因在 1 例伴有肺动脉闭锁和多发主肺动脉侧支的 VSD 中发生突变[34]。

23.3.2.3 肌节基因

心脏收缩由细肌丝（肌动蛋白）和粗肌丝（肌球蛋白）之间的 ATP 依赖性相互作用（见第 17 章）的缩短肌节而产生。编码肌节蛋白的基因中的突变已被确定为不同形式的心肌病的致病因子（见第 59 章）。对于编码心脏特异性 β 肌球蛋白重链的 *MYH7*，报道了以 Ebstein 畸形（EA）、左心室致密化不全心肌病（LVNC）和 VSD 为特征的两个家族的两个突变（分别为 Met.Met362Arg 和 P.Glu1220del）[35-36]。来自每个家族的两个突变携带者表现出 EA、LVNC 和 VSD 的组合表型[35-36]。

肌钙蛋白 I（由 *TNNI3* 编码）是一种心脏特异性细肌丝成分，对于心脏肌肉收缩期间的钙敏感性很重要。Yang 等在一个首次诊断为膜周部 VSD，然后逐渐形成限制型心肌病的患者中检测到 1 个 *TNNI3* 错义突变（p.Arg204His）[37]。

23.4　综合征型 VSD

本部分将介绍伴有其他器官先天性畸形的 VSD。所谓的综合征型包括具有已知遗传原因的明确定义的综合征（如 DiGeorge 综合征）以及迄今为止未明确定义的具有非特异性症状（如未知遗传病因的智力低下和生理缺陷）的综合征形式。

23.4.1 非整倍体综合征

染色体非整倍体是指细胞中染色体数量异常，可导致各种综合征型遗传性疾病。非整倍体综合征几乎可出现在任何心脏畸形中[38]。唐氏综合征（21 三体综合征）是最常见的非整倍体综合征，45%～50% 的唐氏综合征患者可发生 CHD[39-40]。Källen 等在一项大型流行病学研究中发现，超过 5000 例唐氏综合征患者中 28% 的心脏畸形患者存在 VSD[41]。在国家唐氏综合征项目队列中，Freeman 等发现所有登记婴儿的 VSD 发生率为 19%（65% 为膜部 VSD，35% 为肌部 VSD）[40]。Fudge 等进行了一项包括 4300 例接受 CHD 手术的唐氏综合征患者的回顾性队列研究来观察术后结果[42]。任何类型的 VSD 封堵是唐氏综合征患者第二常用的治疗方法（19%）[42]。

另外，Pau 等在一项婴儿染色体异常的住院患者大型流行病学研究中报道，约有 35% 的 Patau 综合征（13 三体综合征）病例和约 45% 的 Edwards 综合征（18 三体综合征）病例发生 CHD[43]。VSD 是 13 三体（18%）和 18 三体（31%）中最常见的心脏畸形[43]。Pallister-Killian 综合征是一种散发性多系统发育障碍，通常是因为一种由 12 号染色体短臂组成的额外等臂染色体的存在而导致 12p 四体综合征[44]。Tilton 等评估了 30 例患有这种综合征和 CHD 的患者，发现 10% 的患者发生 VSD[44]。

23.4.2 综合征型 VSD 的拷贝数变异

多项研究已表明 CNV（主要是微缺失和微复制）在综合征型 CHD 中发挥重要作用[38, 45]。这些研究报告了常见的综合征以及迄今未定义的综合征形式的患者。

表 23.5 中列出了临床描述的微缺失和微复制综合征，其中描述了基因突变与 VSD 的特定关联。值得注意的是，与 CHD 相关的最常见的基因组疾病是 DiGeorge 综合征（DGS；又称 22q11 缺失或腭-心-面综合征）（见第 38 章）。大约 80% 患 DGS 的新生儿会发生心血管异常[54]。Ryan 等对 545 例 DGS 患者进行评估，观察到 14% 的患者患有 VSD[55]。Momma 在他对多项 DGS 队列（100～222 例患者）研究的综述中描述了非常相似的 VSD 发生率[54]。所有其他综合征显示出较低的 VSD 发生率。例如，在 Williams-Beuren 综合征（由 7q11.23 染色体缺失约 1.5 兆碱基引起）中，VSD 占所有患者的 4%～9%，主要为肌部 VSD（75%）[49]。Jefferies 等描述了类似的 VSD 发生率（8%）。在 Potocki-Lupski 综合征患者中，大多数个体在染色体 17q11.2 内具有共同的 3.7 兆碱基重复[53]。

除了明确定义的综合征以外，还有一些研究描述了具有不同非特异性症状的综合征型 VSD 患者（表 23.6）。使用基于阵列的 CGH，Symrou 等筛选了 55 例综合征型 CHD 患者，其中 37 例检测到 CNV[57]。他们发现 5 例 VSD 患者表现出 1 种 CNV 或多达 3 种不同的缺失和重复（范围从

表 23.5　明确定义的综合征型 VSD 的拷贝数变异

染色体区段	拷贝数	综合征	候选基因 [a]	参考文献
4p16.3	缺失	Wolf–Hirschhorn	*WHSC1、FGFRL1*	[46]
5p15.2	缺失	Cri-du-chat	*TERT*	[47]
5q35.2-q35.3	缺失	Sotos	*NSD1*	[48]
7q11.23	缺失	Williams–Beuren	*ELN*	[49]
9q34.3	缺失	Kleefstra	*EHMT1*	[50]
11q23	缺失	Jacobsen	无指定	[51]
17p11.2	缺失	Smith–Magenis	*RAI1*	[52]
17p11.2	复制	Potocki–Lupski	*MAPK7*	[53]
22q11.2	缺失	DiGeorge	*TBX1*	[54-55]

WHSC1，Wolf-Hirschhorn 综合征候选基因 1；*FGFRL1*，纤维母细胞生长因子受体 1；*TERT*，端粒酶反转录酶；*NSD1*，核受体结合域蛋白 1；*ELN*，弹力蛋白；*EHMT1*，常染色质组蛋白-赖氨酸 N- 甲基转移酶 1；*RAI1*，视黄酸诱导 1；*MAPK7*，有丝分裂原激活蛋白激酶；*TBX1*，T-box 1

[a] 包括已知的疾病基因（如 *TBX1* 和 *ELN*）以及在小鼠中缺失和（或）在 CHD 患者中的突变引起心脏畸形的基因

0.023 到 6.6 兆碱基）[57]。通过对 2 例独立的具有心脏外异常的 CHD 患者（共 700 例患者）的全基因组调查，Lalani 等确定了出现在两个或两个以上病例中且在大约 3000 例对照中均缺失的 16 个 CNV 区域[60]。有趣的是，他们发现的最频繁的 CNV 之一是在 5 例受试者中有 16q24.3（影响 *ANKRD11* 编码锚蛋白重复结构域 11）的从头拷贝数丢失，其中 4 例表现为 VSD 以及其他 CHD（2 例膜周部、1 例肌部和 1 例共同心室型 VSD）[60]。通过 CGH 阵列，Thienpont 等对 60 例综合征型 CHD 患者队列进行筛查，发现 1 例肌部 VSD 和具有各种心脏外临床表现的患者 19p13.12 ～ 13.11 位点显示 3.8 兆碱基的重复[61]。使用相同的检测方法，Breckpot 等[56] 分析了 90 例患者的类似队列，他们发现 2 例 VSD 伴轻微心脏外畸形（1 例患有肥厚型心肌病，1 例患有小头畸形）的患者在 1p36.33 位点发生了两个缺失（范围从 3.5 到 5.9 兆碱基）[56]。Goldmuntz 等分析了 58 例综合征型 CHD 病例，并报道了 6 例以 VSD、后续先天性畸形和生理缺陷如腭裂为特征的患者的 6 个不同的 CNV。他们检测到位点 5q21.1 ～ 21.2 和 18p11.32 拷贝数增加，而位点 9p23、10p12.1 ～ 11.21、15q26.1 和 22q11.21 缺失（长度从 0.4 到 7.1 兆碱基）[59]。通过 SNP 阵列和

整个外显子组测序分析数百个 CHD 三联体（非综合征型和综合征型病例），在 VSD、TGA 和心脏外临床表现的患者中检测到染色体 4q34.1 的 35 千个碱基的父本遗传缺失[7]。Fakhro 等通过 SNP 阵列对超过 250 例内脏异位病例的队列进行了基因分型：他们在以 VSD、ASD、部分异常肺静脉回流和内脏转位为特征的患者的基因座 3p24.1 ～ 23（影响编码 TGFβ 受体 II 的 *TGFBR2*）中鉴定出杂合子 1.5 兆碱基的缺失（见第 38 章）[58]。

23.4.3 综合征型 VSD 的单基因缺陷

除了结构基因组变异之外，综合征型 CHD 可能由点突变影响在发育通路中起作用的基因的剂量而引起，这些发育通路广泛存在于器官发生过程中，因此影响许多器官。如 23.4.2 中所描述的患者，下文呈现的病例也以各种心脏外临床表现为特征。所有单基因综合征总结见表 23.7。

23.4.3.1 转录因子

转录因子 *TBX5*（T-box 5）的突变可导致以上肢畸形和包括 VSD 在内的心脏缺陷为特征的 Holt-Oram 综合征（HOS）[106]（见第 20 章）。间隔缺损（VSD 和 ASD）是在 HOS 中观察到的最

表 23.6　非特异性症状的综合征型 VSD 的拷贝数变异

染色体区段	CNV 起点（hg18）	CVN 终点（hg18）	大小	拷贝数	候选基因	参考文献
1p36.33	1kb	4608～5866 kb	4.61～5.87 Mb	缺失		[56]
1p36.33	1 kb	3514～3519 kb	3.51～3.52 Mb	缺失		[56]
1q41			0.37 Mb	复制	DISP1	[57]
Xp11.3			0.042 Mb	缺失		
Xq21.31			0.118 Mb	缺失		
3p24.1～23	29 757 kb		1488 kb	缺失		[58]
3q13.32			0.074 Mb	复制		[57]
10q26.3			0.043 Mb	缺失		
16p12.1			0.023 Mb	复制		
4q34.1	185603346[b]	185638397[b]	35.1 kb	缺失		[7]
5q21.1～21.2	100934417[a]	103557609[a]	2.6 Mb	复制		[59]
6p24.1～22.3			6.64 Mb	缺失	EDN1、DTNBP1、MYLIP	[57]
6q24.2～25.1	143649～143708 kb	150253～150271 kb	6.62 Mb	缺失		[56]
9p23	9163303[a]	9606645[a]	0.44 Mb	缺失		[59]
10p12.1～11.21	28728683[a]	35905297[a]	7.1 Mb	缺失	NRP1	[59]
15q26.1	86439405[a]	90753814[a]	4.3 Mb	缺失	NTRK3、MESP1	[59]
16q24.3	86406011～86406037	87962518～87962533	1.58 Mb	缺失	ANKRD11	[60]
16q24.3	86051611	88133224	2.07 Mb	缺失	ANKRD11	[60]
16q24.3	87822867～87862929	88001859～88011936	139 kb	缺失	ANKRD11	[60]
16q24.3			1.8 Mb	缺失	ANKRD11	[60]
18p11.32	284494[a]	918189[a]	0.64 Mb	复制		[59]
19p13.12～13.11			3.86 Mb	复制		[61]
20p12.2			0.219 Mb	复制	ADAMTS、ADAMTS5	[57]
21q21.3			0.095 Mb	复制		
22q11.21	18351387[a]	20306802[a]	1.96 Mb	缺失		[59]

每一行为 1 个病例

hg18，人类参考基因组（完整序列）第 18 版；kb，千碱基；Mb，兆碱基

[a] 基因组坐标参考 hg17

[b] 基因组坐标参考 hg19

常见的心脏畸形，正如 Al-Qattan 等在他们纳入 16 项研究的 meta 分析中所显示的[106]。总的来说，13 种不同的 TBX5 突变（主要是错义突变）与作为复杂心脏畸形一部分的 VSD 相关[106]。Borozdin 等发现在 TBX5 基因突变的 23 例 HOS 患者中的有 5 例患 VSD，而其中 4 例伴有 ASD[75]。另一种 T-box

基因 TBX3 可引起以尺侧畸形为特征的 ulnar-mammary 综合征并与偶发的 VSD 相关[73-74]。

约 14% 的 Townes-Brocks 综合征患者会出现心脏畸形，特别是 VSD，其进一步特征为手部和耳部异常，由编码 spalt 样转录因子（一种锌指 TF）的 SALL1 突变引起[70]。相反，SALL4（spalt

样转录因子4）的突变引起了以前臂和肾畸形为特征的 Okihiro 综合征（也称为 Duane-radial ray 综合征），几乎与 VSD 不相关[71-72]。

VSD 常见于眼-面-心-牙（OFCD）、Ellis-van Creveld、Mowat-Wilson 和先天性膈疝伴 CHD 等综合征。OFCD 综合征是一种遗传性 X 连锁显性疾病，由胚胎发生过程中的一个关键转录调节因子 BCOR（BCL6 辅阻遏物）突变引起[62]。Ng 等首先报道了 3 例患有 VSD（1 例为膜周部 VSD，1 例为肺动脉下 VSD，1 例没有明确的 VSD 分型特点）的 OFCD 患者[62]。最近的一项研究中，Hilton 等报道了来自 21 个家庭的 6 例患有 VSD 的 OFCD 患者，表明 VSD 是这些患者中第二常见的 CHD[63]。

EVC1 和 EVC2 的突变（两个亮氨酸拉链转录因子）可导致 Ellis-van Creveld 综合征，主要与房室间隔缺损相关，而且更常偶发 VSD[64-65]。Mowat-Wilson 综合征是由编码锌指 E 盒结合因子的 ZEB2（ZFHX1B）突变引起，常伴有心脏畸形，包括 VSD 和 ASD[77]。伴有 VSD 的家族性先天性膈疝病例中发现 GATA6 突变[68-69]。

Char 综合征和睑裂狭小综合征（blepharophimosis）很少合并 VSD。Char 综合征由基因 TFAP2B（转录因子 AP-2β）和与动脉导管未闭（PDA）相关的突变引起[76]。然而，有 1 例 Char 综合征伴有 VSD[76]。睑裂狭小综合征是一种常染色体显性遗传病，以眼睑畸形为特征，由叉头 TF FOXL2（叉头框 L2）的功能缺失突变引起[66-67]。这种综合征患者合并 VSD 的情况很罕见（约 1%）[66-67]。

23.4.3.2 信号分子

细胞间和细胞内是通过信号分子交流来调节心脏发育，如已经阐明的 Notch 信号通路（见第 11 章）。Alagille 综合征是一种常染色体显性多系统疾病，约 25% 的患者与 CHD 相关[80]。这种综合征由 JAG1 或 NOTCH2 突变引起，Jagged 1 是膜上 Notch 2 受体的配体。Emerick 等对 73 例 Alagille 综合征患者队列的研究表明，该综合征常与心脏

表 23.7　明确定义的综合征型 VSD 的单基因缺陷

基因	蛋白质功能	综合征	参考文献
转录因子			
BCOR	转录辅阻遏物	眼-面-心-牙 (OFCD)(X)	[33]
EVC1、EVC2	亮氨酸拉链蛋白	Ellis–van Creveld	[64-65]
FOXL2	叉头 TF	睑裂狭小（AD）	[66-67]
GATA6	GATA 结合 TF	膈疝	[68-69]
SALL1	Spalt 样 TF	Townes–Brocks	[70]
SALL4	Spalt 样 TF	Okihiro	[71-72]
TBX3	T-box TF	Ulnar-mammary	[73-74]
TBX5	T-box TF	Holt–Oram	[75]
TFAB2B	AP-2 TF	Char	[76]
ZEB2/ZFHX1B	锌指同源框 TF	Mowat–Wilson	[77]
信号分子			
FGFR3	成纤维细胞生长因子	Muenke	[78]
HRAS	Ras/MAPK 信号	Costello	[79]
JAG1、NOTCH2	Notch 配体、Notch 信号	Alagille	[80]
KRAS	Ras/MAPK 信号	Noonan 3	[81]

表 23.7　明确定义的综合征型 VSD 的单基因缺陷（续）

基因	蛋白质功能	综合征	参考文献
NOCTH1	Notch 信号	Adams–Oliver 5	[82]
PTPN11	蛋白质酪氨酸磷酸酶	Noonan 1	[83-84]
ROR2	受体蛋白酪氨酸激酶	Robinow (AR)	[85]
SHOC2	Ras/MAPK 信号	Noonan 样	[86]
SOS1	Ras/MAPK 信号	Noonan 4	[87]
WNT5A、DVL1	Wnt 信号	Robinow (AD)	[88-89]
染色质调控因子			
CHD7	DNA 解旋酶	CHARGE	[90]
MLL2	甲基转移酶	Kabuki	[91-92]
NIPBL	姐妹染色单体黏连蛋白	Cornelia de Lange 1	[93-94]
NSD1	甲基转移酶	Sotos (AD)	[95]
LBR	染色质结合	Pelger–Huet	[96]
结构和细胞黏附分子			
FBN1	原纤蛋白	马方综合征伴低磷血症（X）	[97]
GPC3	蛋白多糖	Simpson–Golabi–Behmel(X)	[98]
SH3PXD2B	衔接蛋白	Frank–terHaar (AR)	[99]
翻译后修饰所需的酶			
B3GALTL	糖基转移酶	Peters plus	[100-102]
B3GAT3	葡糖醛酸基转移酶	Larsen 样	[103]
其他			
DNA11、DNAH5	纤毛动力蛋白臂蛋白质	Kartagener	[104]
MID1	RING 指泛素连接酶	Opitz (X)	[105]
MKRN2	E3 泛素连接酶	内脏异位	[34]

AD，常染色体隐性遗传；AR，常染色体隐性遗传；X，X 连锁；TF，转录因子

畸形有关联，其中 32% 显示 VSD[80]。还有一种 NOTCH 信号传导综合征是以肢体缺陷和较少的心脏畸形（包括 VSD）为特征的 Adams-Oliver 综合征[82]。一项基于 11 个家族病例的研究确定了 NOTCH1 中的截短突变，其中 3 例表现出 VSD[82]。

Ras/MAPK（Ras/丝裂原活化蛋白激酶）信号通路的基因突变是导致 Noonan 综合征的常见原因，Noonan 综合征是仅次于唐氏综合征的最常见的涉及心脏畸形的综合征[83]。Noonan 综合征具有遗传异质性，以身材矮小、面部畸形和不同性质的心脏缺陷（如肺动脉狭窄、肥厚型心肌病、ASD，VSD 较少见）为特征。导致 Noonan 综合征 1 的 PTPN11（蛋白酪氨酸磷酸酶非受体 11 型）在约 50% 的病例中存在突变[83]。Snayer 等报道 Noonan 综合征 1 的患者中 VSD 发生率为 7%[84]。单个病例报告显示在 KRAS（Kirsten rat sarcoma viral oncogene homolog）突变导致的 Noonan 综合征 3[87] 和 SOS1（son of sevenless homolog 1）突变导致的 Noonan 综合征 4 中出现了 VSD[81]。在 25 例有毛发生长表型的 Noonan 样综合征患者中，Cordeddu 等检测到 SHOC2（Soc-2 suppressor of clear homolog）的错义突变 p.Ser2Gly[86]。虽然大多数患者有心脏畸形，但只有两例发现 VSD[86]。

Ras/MAPK 通路的另一个成员 *HRAS*（Harvey 大鼠肉瘤病毒致癌基因同系物）中的突变可引起 Costello 综合征，其与 Noonan 综合征表型密切相关。对于 Costello 综合征，已有 1 例 VSD 病例报告[79]。

Robinow 综合征是一种罕见的骨骼发育不良，以常染色体显性或隐性方式遗传。由 *WNT5A* 或 *DVL1* 中的致病变异体引起的常染色体显性 Robinow 综合征通常伴有 VSD[88-89]。相反，VSD 很少出现在由 *ROR2* 中的双等位基因致病变异体引起的常染色体隐性 Robinow 综合征中[85]。另一伴发 VSD 的罕见病例是 Muenke 综合征，其特征为颅骨融合，由编码成纤维细胞生长因子受体 3 的 *FGFR3* 突变引起[78]。

23.4.3.3 染色质调控因子

在与染色质调控因子相关的综合征中，VSD 发生率从 Cornelia de Lange 综合征的约 40 % 到 Sotos 综合征的约 4 % 不等。Cornelia de Lange 综合征 1 是由编码 Nip-B 同系物的 *NIPBL* 突变引起，具有姐妹染色单体内聚功能[93-94]。Cecconi 等从 24 例典型 Sotos 病例中观察到 1 例 VSD 患者[95]。Sotos 综合征是由编码组蛋白甲基转移酶的 *NSD1* 基因单倍体不足引起[95]。涉及此基因的微缺失是日本人患该综合征的主要原因（见 23.3）[48]，而基因内突变在非日本患者中更为常见[95]。

约 2/3 的 CHARGE 综合征患者会出现心脏畸形，包括 12 % 的 VSD[90]。从遗传学角度看，CHARGE 综合征是由编码染色质解旋酶 DNA 结合蛋白的 *CHD7* 突变引起。在 Pelger-Huet 畸形中，很少出现 VSD，其中一个病例发现于携带有编码核纤层蛋白 B 受体的 *LBR* 突变的 20 个家族的队列中，核纤层蛋白 B 受体介导了染色质和核纤层蛋白 B 的相互作用[96]。

最后，在 Kabuki 综合征的病例中发现了编码 DNA 甲基转移酶的 *MLL2* 突变[91]。在出现 VSD 的 Kabuki 综合征患者中有一半常伴有 ASD。在一项 meta 分析中，Yuan 检查了 76 例公开发表的 Kabuki 综合征病例的心脏表型，结果显示约 20 % 的病例存在 VSD，表现为单发型或作为复杂心脏畸形的一部分[92]。

23.4.3.4 结构和细胞分子

细胞的完整性由结构蛋白维持，而细胞黏附因子对于相应组织中的细胞-细胞接触至关重要。有三种不同的综合征与由结构和细胞黏附蛋白突变引起的 VSD 相关。*SH3PXD2B*（SH3 和 PX 结构域 2B，参与细胞黏附和多种细胞的迁移）中的突变可引起 Frank-ter Haar 综合征，为常染色体隐性骨骼发育不良，以心血管畸形为特征[99]。Iqbal 等在研究中显示 VSD 常见于患有此综合征的患者（见于 50 % 的突变携带者）[99]。Lin 等回顾了 26 例经遗传学证实的 Simpson-Golabi-Behmel 综合征患者，该病特征为高出生体重和身高，由编码磷脂酰肌醇蛋白聚糖 3（一种细胞表面蛋白多糖）的 *GPC3* 突变引起[98]。其中 5 例（19 %）出现 VSD 伴发其他 CHD[98]。Sheng 等描述了 1 例马方综合征（具有主动脉瘤的典型心血管特征）伴 X 连锁低磷血症的患者表现为 VSD 和 ASD[97]。他们使用全外显子组测序在编码原纤维蛋白 1（一种大的胞外基质糖蛋白）的 *FBN1* 中发现了一种新的错义突变[97]。

23.4.3.5 翻译后修饰所需的酶

涉及蛋白质翻译后修饰（如糖基化）的酶，在与 VSD 相关的两个综合征中起作用。Peters plus 综合征（以 Peters 畸形命名，一种眼-房畸形）是由 *B3GALTL* 突变引起，该突变编码的糖基转移酶参与多糖添加到蛋白质的过程，约 1/3 的病例伴发 VSD[100-102]。罕见的 Larsen 样综合征是由编码葡糖醛酸基转移酶 I 的 *B3GAT3* 突变引起，其特征是关节脱位、身材矮小、颅面畸形和包括 VSD 在内的心脏缺陷[103]。

23.4.3.6 其他基因

纤毛结构缺陷会导致 Kartagener 综合征，其特征是原发性纤毛运动障碍导致内脏转位，即所有内脏呈镜像排列。它由许多编码动力蛋白臂组

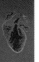

分的基因突变引起（见第 38 章）。Kennedy 等检查了 21 例 Kartagener 综合征患者，发现有 3 例（14 %）VSD 患者[104]。Zaidi 等在 362 例严重 CHD 病例中寻找新的突变[34]。在 1 例腹部内脏转位和 VSD 的患者中，他们发现了 MKRN2（编码 makorin 环指蛋白 2，一种公认的 E3 泛素连接酶）中的错义突变（p.Ala251Val）[34]。涉及 Opitz 综合征的 X 连锁基因 MID1（中线 1）编码 RING 指蛋白，并参与作为微管锚定点的复合蛋白质结构的形成[105]。在对几项研究的 meta 分析中，Fontanella 等表明约 22 % 的病例有心脏缺陷，VSD 和 ASD 发生率高[105]。

23.5　相关的常见变异

全基因组关联分析（GWAS）可用于寻找 DNA 序列变异与感兴趣的表型之间的关联[107]。他们通过研究数以百计的个体（患病者和非患病者）并在数十万个单核苷酸多态性（SNP）的位置确定其基因型，然后在重复队列中进行统计分析和验证实验[107]。

一项小型病例对照关联研究在 192 例 VSD 病例和汉族匹配对照的 TBX5 区域中对 58 个 SNP 进行了基因分型，发现 TBX5 基因内含子 8 内的 SNP rs11067075 与 VSD 具有显著关联[108]。Hu 等在 945 例间隔缺陷（ASD、VSD、ASD/VSD）的患者和 1246 例汉族对照的基础上进行了大型 GWAS，随后进行了 2160 例患者和 3866 例对照的两期验证[109]。他们发现染色体 1p12（TBX15 附近的 SNP rs2474937）和 4q31.1（靠近编码参与 Notch 信号传导的 MAML3 的 SNP rs1531070）上的这两个 SNP 具有高度显著的关联[109]。Cordell 等对 1995 年的 CHD 病例（包括 VSD）和 5159 例欧洲高加索人对照进行了 GWAS，并没有发现任何具有全基因组意义的 SNP[110]。进一步的重复研究聚焦于约 200 例 VSD 病例的亚组分析上，也没有发现任何显著的相关性[110]。

结　论

VSD 是普通人群中最常见的心脏畸形之一，通常与由染色体畸变或较小的缺失或重复以及单个点突变引起的许多明确定义的遗传综合征有关。此外，迄今为止还未明确定义的综合征通常也伴有 VSD。

如大量研究所示，编码心脏转录因子（如 NKX2-5、GATA4 和 TBX5）和信号分子（如 CFC1）的基因突变最常见于 VSD 病例和家族中。这同样适用于单发型 VSD，也适用于综合征型和非综合征型 VSD。值得注意的是，其他 CHD 如 ASD（见第 20 章）、房室间隔缺损（见第 26 章）、法洛四联症、右心室双出口（见第 32 章）以及局部缺陷（见第 38 章）的相关基因间有很大的重叠。

在过去的十年中，遗传学技术领域飞速发展，如出现了 CNV 检测和对全外显子组和基因组的新一代测序技术[111]。因此，我们能更好地了解 VSD 和其他 CHD 的遗传学基础。然而，未来的研究仍然需要揭示基因表达量改变或功能丧失对 VSD 形成的影响。此外，对复杂遗传模式和表型异质性的解释仍然是单个 VSD 病例和家族的一个难题[45]。尽管如此，这些新技术仍具有改善患者治疗结果的潜力。特别是在越来越多成功进行心脏手术或干预后存活的成人 VSD 病例中，迫切需要更好地描述 CHD 相关疾病发生率和手术后晚期死亡率[112]。最近，Menting 等报道了 VSD 封闭后长达 40 年的约 100 例患者的结果，证实了该患者队列中的临床问题，如心律失常和心力衰竭[113]。事实上，遗传学可能为这些患者确定新的风险分级开辟了新的途径，为他们提供更早更好的精准化治疗。

参考文献

［1］Penny DJ，Vick GW 3rd（2011）Ventricular septal defect. Lancet 377：1103-1112

［2］Gelb BD，Chung WK（2014）Complex genetics and the etiology of human congenital heart disease. Cold Spring Harb Perspect Med 4：a013953

［3］Oyen N，Poulsen G，Boyd HA et al（2009）Recurrence of congenital heart defects in families. Circulation 120：295-301

［4］Pollex RL，Hegele RA（2007）Copy number variation in the human genome and its implications for cardiovascular disease. Circulation 115：3130-3138

［5］Redon R，Ishikawa S，Fitch KR et al（2006）Global variation in copy number in the human genome. Nature 444：444-454

［6］Erdogan F，Larsen LA，Zhang L et al（2008）High frequency of submicroscopic genomic aberrations detected by tiling path array comparative genome hybridisation in patients with isolated congenital heart disease. J Med Genet 45：704-709

［7］Glessner JT，Bick AG，Ito K et al（2014）Increased frequency of de novo copy number variants in congenital heart disease by integrative analysis of single nucleotide polymorphismarray and exome sequence data. Circ Res 115：884-896

［8］Soemedi R，Wilson IJ，Bentham J et al（2012）Contribution of global rare copy-number variants to the risk of sporadic congenital heart disease. Am J Hum Genet 91：489-501

［9］Tomita-Mitchell A，Mahnke DK，Struble CA et al（2012）Human gene copy number spectra analysis in congenital heart malformations. Physiol Genomics 44：518-541

［10］Zhao W，Niu G，Shen B et al（2013）High-resolution analysis of copy number variants in adults with simple-to-moderate congenital heart disease. Am J Med Genet A 161：3087-3094

［11］Sperling S，Grimm CH，Dunkel I et al（2005）Identification and functional analysis of CITED2 mutations in patients with congenital heart defects. Hum Mutat 26：575-582

［12］Peng T，Wang L，Zhou SF et al（2010）Mutations of the GATA4 and NKX2.5 genes in Chinese pediatric patients with non-familial congenital heart disease. Genetica 138：1231-1240

［13］Salazar M，Consoli F，Villegas V et al（2011）Search of somatic GATA4 and NKX2.5 gene mutations in sporadic septal heart defects. Eur J Med Genet 54：306-309

［14］Tomita-Mitchell A，Maslen CL，Morris CD et al（2007）GATA4 sequence variants in patients with congenital heart disease. J Med Genet 44：779-783

［15］Wang J，Fang M，Liu XY et al（2011）A novel GATA4 mutation responsible for congenital ventricular septal defects. Int J Mol Med 28：557-564

［16］Yang YQ，Li L，Wang J et al（2012）A novel GATA4 loss-of-function mutation associated with congenital ventricular septal defect. Pediatr Cardiol 33：539-546

［17］Cheng Z，Wang J，Su D et al（2011）Two novel mutations of the IRX4 gene in patients with congenital heart disease. Hum Genet 130：657-662

［18］Wei D，Gong XH，Qiu G et al（2014）Novel PITX2 loss-of-function mutations associated with complex congenital heart disease. Int J Mol Med 33：1201-1208

［19］Pan Y，Wang ZG，Liu XY et al（2015）A novel TBX1 loss-of-function mutation associated with congenital heart disease. Pediatr Cardiol 36：1400-1410

［20］Smemo S，Campos LC，Moskowitz IP et al（2012）Regulatory variation in a TBX5 enhancer leads to isolated congenital heart disease. Hum Mol Genet 21：3255-3263

［21］Kirk EP，Sunde M，Costa MW et al（2007）Mutations in cardiac T-box factor gene TBX20 are associated with diverse cardiac pathologies, including defects of septation and valvulogenesis and cardiomyopathy. Am J Hum Genet 81：280-291

［22］Wang B，Wang J，Liu S et al（2011）CFC1 mutations in Chinese children with congenital heart disease. Int J Cardiol 146：86-88

［23］Xiao J，Kang G，Wang J et al（2014）A novel variation of GDF3 in Chinese Han children with a broad phenotypic spectrum of non-syndromic CHDs. Cardiol Young 5：1-5

［24］Wang B，Yan J，Peng Z et al（2011）Teratocarcinomaderived growth factor 1（TDGF1）sequence variants in patients with congenital heart defect. Int J Cardiol 146：225-227

［25］Zhu X，Deng X，Huang G et al（2014）A novel mutation of Hyaluronan synthase 2 gene in Chinese children with ventricular septal defect. PLoS One 9：e87437

［26］Olson EN（2006）Gene regulatory networks in the evolution and development of the heart. Science 313：1922-1927

［27］Wang J，Mao JH，Ding KK et al（2015）A novel NKX2.6 mutation associated with congenital ventricular septal defect. Pediatr Cardiol 36：646-656

［28］Garg V，Kathiriya IS，Barnes R et al（2003）GATA4 mutations cause human congenital heart defects and reveal an interaction with TBX5. Nature 424：443-447

［29］Benson DW，Silberbach GM，Kavanaugh-McHugh A et al（1999）Mutations in the cardiac transcription factor NKX2.5 affect diverse cardiac developmental pathways. J Clin Invest 104：1567-1573

［30］Gutierrez-Roelens I，Sluysmans T，Gewillig M et al（2002）Progressive AV-block and anomalous venous return among cardiac anomalies associated with two novel missense mutationsin the CSX/NKX2-5 gene. Hum Mutat 20：75-76

［31］Pabst S，Wollnik B，Rohmann E et al（2008）A novel stop mutation truncating critical regions of the cardiac transcription factor NKX2-5 in a large family with autosomal-dominant inherited congenital heart disease. Clin Res Cardiol 97：39-42

［32］Sarkozy A，Conti E，Neri C et al（2005）Spectrum of atrial septal defects associated with mutations of NKX2. 5 and GATA4 transcription factors. J Med Genet 42：e16

［33］Ware SM，Peng J，Zhu L et al（2004）Identification and functional analysis of ZIC3 mutationsin heterotaxy and related congenital heart defects. Am J Hum Genet 74：93-105

［34］Zaidi S，Choi M，Wakimoto H et al（2013）De novo mutations in histone-modifying genes in congenital heart disease. Nature 498：220-223

［35］Hirono K，Hata Y，Ibuki K et al（2014）Familial Ebstein's anomaly，left ventricular noncompaction，and ventricular septal defect associated with an MYH7 mutation. J Thorac Cardiovasc Surg 148：e223-e226

［36］Bettinelli AL，Mulder TJ，Funke BH et al（2013）Familial ebstein anomaly，left ventricular hypertrabeculation，and ventricular septal defect associated with a MYH7 mutation. Am J Med Genet A 161A：3187-3190

［37］Yang SW，Hitz MP，Andelfinger G（2010）Ventricular septal defect and restrictive cardiomyopathy in a paediatric TNNI3 mutation carrier. Cardiol Young 20：574-576

［38］Andersen TA，TroelsenKde LL，Larsen LA（2014）Of mice and men：molecular genetics of congenital heart disease. Cell Mol Life Sci 71：1327-1352

［39］Vis JC，Duffels MG，Winter MM et al（2009）Down syndrome：a cardiovascular perspective. J Intellect Disabil Res 53：419-425

［40］Freeman SB，Bean LH，Allen EG et al（2008）Ethnicity，sex，and the incidence of congenital heart defects：a report from the National Down Syndrome Project. Genet Med 10：173-180

［41］Källen B，Mastroiacovo P，Robert E（1996）Major congenital malformations in Down syndrome. Am J Med Genet 65：160-166

［42］Fudge JC Jr，Li S，Jaggers J et al（2010）Congenital heart surgery outcomes in Down syndrome：analysis of a national clinical database. Pediatrics 126：315-322

［43］Pont SJ，Robbins JM，Bird TM et al（2006）Congenital malformations among liveborn infants with trisomies 18 and 13. Am J Med Genet A 140：1749-1756

［44］Tilton RK，Wilkens A，Krantz ID et al（2014）Cardiac manifestations of Pallister-Killian syndrome. Am J Med Genet A 164A：1130-1135

［45］Lalani SR，Belmont JW（2014）Genetic basis of congenital cardiovascular malformations.Eur J Med Genet 57：402-413

［46］Battaglia A，Filippi T，Carey JC（2008）Update on the clinical features and natural history of Wolf-Hirschhorn（4p-）syndrome：experience with 87 patients and recommendations for routine health supervision. Am J Med Genet C Semin Med Genet 148C：246-251

［47］Hills C，Moller JH，Finkelstein M et al（2006）Cri du chat syndrome and congenital heart disease：a review of previously reported cases and presentation of an additional 21 cases fromthe Pediatric Cardiac Care Consortium. Pediatrics 117：924-927

［48］Kaneko H，Tsukahara M，Tachibana H et al（1987）Congenital heart defects in Sotos sequence. Am J Med Genet 26：569-576

［49］Collins RT 2nd（2013）Cardiovascular disease in

Williams syndrome. Circulation 127：2125-2134

［50］Stewart DR，Kleefstra T（2007）The chromosome 9q subtelomere deletion syndrome. AmJ Med Genet C Semin Med Genet 145C：383-392

［51］Mattina T，Perrotta CS，Grossfeld P（2009）Jacobsen syndrome. Orphanet J Rare Dis 4：9

［52］Girirajan S，Vlangos CN，Szomju BB et al（2006）Genotype-phenotype correlation in Smith Magenis syndrome：evidence that multiple genes in 17p11.2 contribute to the clinical spectrum. Genet Med 8：417-427

［53］Jefferies JL，Pignatelli RH，Martinez HR et al（2012）Cardiovascular findings in duplication 17p11.2 syndrome. Genet Med 14：90-94

［54］Momma K（2010）Cardiovascular anomalies associated with chromosome 22q11.2 deletion syndrome. Am J Cardiol 105：1617-1624

［55］Ryan AK，Goodship JA，Wilson DI et al（1997）Spectrum of clinical features associated with interstitial chromosome 22q11 deletions：a European collaborative study. J Med Genet 34：798-804

［56］Breckpot J，Thienpont B，Peeters H et al（2010）Array comparative genomic hybridization asa diagnostic tool for syndromic heart defects. J Pediatr 156：810-817

［57］Syrmou A，Tzetis M，Fryssira H et al（2013）Array comparative genomic hybridization as aclinical diagnostic tool in syndromic and nonsyndromic congenital heart disease. Pediatr Res 73：772-776

［58］Fakhro KA，Choi M，Ware SM et al（2011）Rare copy number variations in congenital heart disease patients identify unique genes in left-right patterning. Proc Natl Acad Sci USA 108：2915-2920

［59］Goldmuntz E，Paluru P，Glessner J et al（2011）Microdeletions and microduplications in patients with congenital heart disease and multiple congenital anomalies. Congenit Heart Dis 6：592-602

［60］Lalani SR，Shaw C，Wang X et al（2013）Rare DNA copy number variants in cardiovascular malformations with extracardiac abnormalities. Eur J Hum Genet 21：173-181

［61］Thienpont B，Mertens L，de Ravel T et al（2007）Submicroscopic chromosomal imbalances detected by array-CGH are a frequent cause of congenital heart defects in selected patients. Eur Heart J 28：2778-2784

［62］Ng D，Thakker N，Corcoran CM et al（2004）Oculo-facio-cardio-dental and Lenz microphthalmia syndromes result from distinct classes of mutations in BCOR. Nat Genet 36：411-416

［63］Hilton E，Johnston J，Whalen S et al（2009）BCOR analysis in patients with OFCD and Lenzmicrophthalmia syndromes，mental retardation with ocular anomalies，and cardiac laterality defects. Eur J Hum Genet 17：1325-1335

［64］Digilio MC，Marino B，Ammirati A et al（1999）Cardiac malformations in patients with oralfacial-skeletal syndromes：clinical similarities with heterotaxia. Am J Med Genet 84：350-356

［65］Ruiz-Perez VL，Tompson SW，Blair HJ et al（2003）Mutations in two nonhomologous genesin a head-to-head configuration cause Ellis-van Creveld syndrome. Am J Hum Genet 72：728-732

［66］Beysen D，Raes J，Leroy BP et al（2005）Deletions involving long-range conserved nongenic sequences upstream and downstream of FOXL2 as a novel disease-causing mechanism in blepharophimosis syndrome. Am J Hum Genet 77：205-218

［67］Beysen D，De Jaegere S，Amor D et al（2008）Identification of 34 novel and 56 known FOXL2 mutations in patients with Blepharophimosis syndrome. Hum Mutat 29：E205-E219

［68］Yu L，Bennett JT，Wynn J et al（2014）Whole exome sequencing identifies de novo mutations in GATA6 associated with congenital diaphragmatic hernia. J Med Genet 51：197-202

［69］Suzuki S，Nakao A，Sarhat AR et al（2014）A case of pancreatic agenesis and congenital heart defects with a novel GATA6 nonsense mutation：evidence of haploinsufficiency due to nonsense-mediated mRNA decay. Am J Med Genet A 164A：476-479

［70］Surka WS，Kohlhase J，Neunert CE et al（2001）Unique family with Townes-Brocks syndrome，SALL1 mutation，and cardiac defects. Am J Med Genet 102：250-257

［71］Kohlhase J，Heinrich M，Schubert L（2002）Okihiro syndrome is caused by SALL4 mutations. Hum Mol Genet 11：2979-2987

［72］Kohlhase J，Schubert L，Liebers M et al（2003）Mutations at the SALL4 locus on chromosome 20 result in a range of clinically overlapping phenotypes，including Okihiro syndrome，Holt-Oram syndrome，acro-renal-ocular syndrome，and patients previously reported to represent thalidomide embryopathy. J Med Genet 40：473-478

［73］Linden H，Williams R，King J et al（2009）Ulnar mammary syndrome and TBX3：expanding the phenotype. Am J Med Genet A 149A： 2809-2812

［74］Meneghini V, Odent S, Platonova N et al（2006） Novel TBX3 mutation data in families withulnar-mammary syndrome indicate a genotype-phenotype relationship： mutations that do notdisrupt the T-domain are associated with less severe limb defects. Eur J Med Genet 49： 151-158

［75］Borozdin W, Bravo Ferrer Acosta AM, Bramshad MJ et al（2006）Expanding the spectrum of TBX5 mutations in Holt-Oram syndrome： detection of two intragenic deletions by quantitative real time PCR, and report of eight novel point mutations. Hum Mutat 27： 975-976

［76］Satoda M, Pierpont ME, Diaz GA et al（1999）Char syndrome, an inherited disorder with patent ductus arteriosus, maps to chromosome 6p12-p21. Circulation 99： 3036-3042

［77］Mowat DR, Wilson MJ, Goossens M（2003） Mowat-Wilson syndrome. J Med Genet 40： 305-310

［78］Escobar LF, Hiett AK, Marnocha A（2009） Significant phenotypic variability of Muenke syndrome in identical twins. Am J Med Genet A 149A： 1273-1276

［79］Zampino G, Pantaleoni F, Carta C et al（2007） Diversity, parental germline origin, and phenotypic spectrum of de novo HRAS missense changes in Costello syndrome. Hum Mutat 28： 265-272

［80］Emerick KM, Rand EB, Goldmuntz E et al（1999） Features of Alagille syndrome in 92 patients： frequency and relation to prognosis. Hepatology 29： 822-829

［81］Roberts AE, Araki T, Swanson KD et al（2007） Germline gain-of-function mutations in SOS1 cause Noonan syndrome. Nat Genet 39： 70-74

［82］Southgate L, Sukalo M, Karountzos ASV et al（2015） Haploinsufficiency of the NOTCH1 receptor as a cause of Adams-Oliver syndrome with variable cardiac anomalies. Circ Cardiovasc Genet 8： 572-581

［83］Roberts AE, Allanson JE, Tartaglia M et al（2013） Noonan syndrome. Lancet 381： 333-342

［84］Sznajer Y, Keren B, Baumann C et al（2007）The spectrum of cardiac anomalies in Noonan syndrome as a result of mutations in the PTPN11 gene. Pediatrics 119： e1325-e1331

［85］Schwabe GC, Tinschert S, Buschow C et al（2000） Distinct mutations in the receptor tyrosine kinase gene ROR2 cause brachydactyly type B. Am J Hum Genet 67： 822-831

［86］Cordeddu V, Di Schiavi E, Pennacchio LA et al

（2009）Mutation of SHOC2 promotes aberrant protein N-myristoylation and causes Noonan-like syndrome with loose anagen hair. Nat Genet 41： 1022-1026

［87］Schubbert S, Zenker M, Rowe SL et al（2006） Germline KRAS mutations cause Noonan syndrome. Nat Genet 38： 331-336

［88］Al-Ata J, Paquet M, Teebi AS（1998）Congenital heart disease in Robinow syndrome. Am J Med Genet 77： 332-333

［89］Webber SA, Wargowski DS, Chitayat D et al（1990） Congenital heart disease and Robinow syndrome： coincidence or an additional component of the syndrome？ Am J Med Genet 37： 519-521

［90］Jongmans MC, Admiraal RJ, van der Donk KP et al（2006）CHARGE syndrome： the phenotypic spectrum of mutations in the CHD7 gene. J Med Genet 43： 306-314

［91］Ng SB, Bigham AW, Buckingham KJ et al（2010） Exome sequencing identifies MLL2 mutations as a cause of Kabuki syndrome. Nat Genet 42： 790-793

［92］Yuan SM（2013）Congenital heart defects in Kabuki syndrome. Cardiol J 20： 121-124

［93］Jackson L, Kline AD, Barr MA et al（1993）De Lange syndrome： a clinical review of 310 individuals. Am J Med Genet 47： 940-946

［94］Tsukahara M, Okamoto N, Ohashi H et al（1998） Brachmann-de Lange syndrome and congenital heart disease. Am J Med Genet 75： 441-442

［95］Cecconi M, Forzano F, Milani D et al（2005） Mutation analysis of the NSD1 gene in a group of 59 patients with congenital overgrowth. Am J Med Genet A 134： 247-253

［96］Hoffmann K, Dreger CK, Olins AL et al（2002） Mutations in the gene encoding the lamin B receptor produce an altered nuclear morphology in granulocytes （Pelger-Hu？t anomaly）. Nat Genet 31： 410-414

［97］Sheng X, Chen X, Lei B et al（2015）Whole exome sequencing confirms the clinical diagnosis of Marfan syndrome combined with X-linked hypophosphatemia. J Transl Med 13： 179

［98］Lin AE, Neri G, Hughes-Benzie R et al（1999） Cardiac anomalies in the Simpson-Golabi Behmel syndrome. Am J Med Genet 83： 378-381

［99］Iqbal Z, Cejudo-Martin P, de Brouwer A et al（2010） Disruption of the podosome adaptor protein TKS4 （SH3PXD2B）causes the skeletal dysplasia, eye, and cardiac abnormalities of Frank-Ter Haar syndrome. Am J Hum Genet 86： 254-261

［100］Lesnik Oberstein SA，Kriek M，White SJ et al（2006）Peters Plus syndrome is caused by mutations in B3GALTL，a putative glycosyltransferase. Am J Hum Genet 79：562-566

［101］Hennekam RC，Van Schooneveld MJ，Ardinger HH（1993）The Peters'-Plus syndrome：description of 16 patients and review of the literature. Clin Dysmorphol 2：283-300

［102］Maillette de Buy Wenniger-Prick LJ，Hennekam RC（2002）The Peters' plus syndrome：a review. Ann Genet 45：97-103

［103］Baasanjav S，Al-Gazali L，Hashiguchi T et al（2011）Faulty initiation of proteoglycan synthesis causes cardiac and joint defects. Am J Hum Genet 89：15-27

［104］Kennedy MP，Omran H，Leigh MW et al（2007）Congenital heart disease and other heterotaxic defects in a large cohort of patients with primary ciliary dyskinesia. Circulation 115：2814-2821

［105］Fontanella B，Russolillo G，Meroni G（2008）MID1 mutations in patients with X-linked Opitz G/BBB syndrome. Hum Mutat 29：584-594

［106］Al-Qattan MM，Abou Al-Shaar H（2015）Molecular basis of the clinical features of HoltOram syndrome resulting from missense and extended protein mutations of the TBX5 geneas well as TBX5 intragenic duplications. Gene 560：129-136

［107］Donelly P（2008）Progress and challenges in genome-wide association studies in humans. Nature 456：728-731

［108］Liu CX，Shen AD，Li XF et al（2009）Association of TBX5 gene polymorphism with ventricular septal defect in the Chinese Han population. Chin Med J（Engl）122：30-34

［109］Hu Z，Shi Y，Mo X et al（2013）A genome-wide association study identifies two risk loci for congenital heart malformations in Han Chinese populations. Nat Genet 45：818-821

［110］Cordell HJ，Bentham J，Topf A et al（2013）Genome-wide association study of multiple congenital heart disease phenotypes identifies a susceptibility locus for atrial septal defect at chromosome 4p16. Nat Genet 45：822-824

［111］Andelfinger G（2014）Next-generation sequencing in congenital heart disease：do new brooms sweep clean？J Am Coll Cardiol 64：2507-2509

［112］Hsu DT（2015）Closure is not correction：late outcomes of ventricular septal defect surgery. J Am Coll Cardiol 65：1952-1953

［113］Menting ME，Cuypers JAAE，Opié P et al（2015）The unnatural history of the ventricular septal defect：outcome up to 40 years after surgical closure. J Am Coll Cardiol 65：1941-1951

24 室间隔缺损的分子通路及动物模型

Lucile Houyel

陈天韵　聂宇　译　储庆　廉虹　校　胡盛寿　审

目录

摘要

心室分隔是一个复杂的过程，涉及心脏发育的主要基因，这些基因作用于第一和第二生心区的心肌细胞和来自心内膜垫的间充质细胞。这些编码转录因子的基因彼此相互作用，其表达差异可影响表型的严重程度。在本章中，我们将描述正常心脏中室间隔的形成，以及由室间隔不同组成部分发育不全导致的四种主要解剖类型室间隔缺损（流入道、流出道、肌部和中央膜部）的分子机制。动物模型，特别是转基因小鼠品系的实验结果已帮助我们破译了心室分隔的分子决定因素。然而，只有对在这些模型中发现的解剖表型进行精确描述，才能更好地理解产生各种类型室间隔缺损的复杂机制。

24.1 引　言

单发型室间隔缺损（VSD）是儿童最常见的先天性心脏缺陷[1]，也是许多先天性心脏畸形的组成部分。术语"室间隔缺损"广泛用于描述两心室之间存在的任何类型孔、通道或交通[2-3]。然而我们可将"真正的" VSD（即室间隔内部本身存在孔或通道）与心室间交通（室间隔两部分间的空隙在胚胎期间没有发生适当融合）相区分[2-3]。

用于描述心室腔之间连通的分类有许多种。近来，解剖学家和临床医生基于区域特征和表型特征[3]达成共识，使我们能够区分 4 种类型的 VSD（图 24.1）：

- 肌部缺损

- 心室出口向缺陷（流出道缺陷）
- 心室入口向缺陷（流入道缺陷）
- 中心膜部缺损

表 24.1 描述了这些缺陷的解剖特征及其假设的胚胎来源。

心室分隔作为心脏发育的一个关键步骤，首先在人类胚胎中从纯形态学角度得到了研究，随后则研究了鸡和小鼠。最新的高分辨率反射显微镜和高分辨率磁共振成像（MRI）技术已被用于小鼠和人类胚胎研究，以更好地分析心房和心室间隔的发育[4-5]。尽管近来在研究技术上有所进展，但人们仍不能完全探明形成正常室间隔的确

表 24.1 4 种主要室间隔缺损的解剖学特点和胚胎起源

类型		纤维连续性	胚胎起源	心脏发育时期 T
肌部	中部 顶部 流入道肌部	否	心肌致密层、肌小梁	T
中央膜部型不合并主动脉骑跨		是（三尖瓣隔叶/主动脉瓣叶）	室间隔膜部形成期（房室垫）	T-1
流出道型	排列障碍（主动脉骑跨） 肌部边缘 大动脉缺陷（纤维连续性主动脉/肺动脉瓣）	伴主动脉-三尖瓣连续性（膜周部延伸） 否（肌部边缘） 伴主动脉-三尖瓣连续性（膜周部延伸） 否（肌部边缘）	是（三尖瓣前叶/主动脉瓣叶） 是（三尖瓣前叶/主动脉瓣叶）	心脏神经经嵴和第二生心区前部。流出道垫	T-2
流入道型	共同房室连接（独立的心室结构） 骑跨三尖瓣（房间隔/室间隔排列障碍）	是（三尖瓣/三尖瓣）	第二生心区后部。房室垫 融合。形成房室连接	T-3 T-4

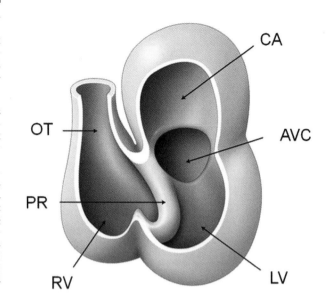

图 24.1　心管环化后的胚胎心脏。共同心房（CA）通过房室管（AVC）仅与左心室（LV）连通。原始环（PR）显示了来自第一生心区（线性心管）的 LV 和来自第二生心区前端的发育中的右心室（RV）之间的边界。流出道（OT）完全位于发育中的 RV 之上

切机制，且争议重重。其中部分原因归结于鸡和小鼠在发育上的差异。另一方面，心脏发育的步骤在小鼠和人类中非常相似[6]，尽管存在一些微小的差异。

24.2　正常心室分隔

心室分隔是一个复杂的过程，贯穿心管环化开始到最后膜间隔形成，再到胎儿时期心室肌致密化的整个过程。

紧接在心管环化（早期环化阶段）之后，入口部分（心房和房室管）完全位于发育中的左心室上方，而出口部分（圆锥或流出道）完全位于发育中的右心室之上，这形成了左心室双入口和右心室双出口的房室和心室-大动脉连接类型（图24.2）。从这个阶段开始，心脏将继续生长，来自两个细胞群的生心细胞附加于心管两端：第一生心区或原始线性心管将形成左心室和房室瓣上方的一小部分心房；第二生心区（SHF）对于右心室和流出道（OFT）（SHF 前端）以及静脉极［包括心房主要部分（SHF 后端或心背系膜）］的发育必不可少。

室间隔不仅由两个生心区的心肌细胞构成，还包含心内膜垫的间充质细胞；其中大部分将会发生二次肌化。只有当四腔心的所有组成部分发生适当对合，才能形成正常的室间隔。

室间隔在心管环化后开始形成，形成原始心脏后部和心尖部以及原始环（图 24.2）处的心肌嵴结构。心管环化形成了由线性心管腹侧面构成的外弯和流入道与流出道间的内弯。外弯将通过多小梁心腔膨隆参与心室的生长[7]，而内弯发生重构以调控流入道和流出道之间的对合[8]。通过 SHF 生心细胞附加形成的右心室在发生上晚于左心室[9-10]。这种生长时相的差异有助于发育中心房和心室间隔的对齐。因此，室间隔的形成兼具被动（膨隆）和主动过程[11-13]。

室间隔可以分成几个部分，每个部分都有不同的胚胎来源。肌小梁间隔由左心室和右心室心肌细胞组成[11]，因此起源于第一和第二生心区。

流入道间隔的起源目前仍然存在争议。通常所说的流入道间隔为室间隔后下部或尾部[12, 14]，但一些研究者认为它在正常心脏中并不存在[4, 15]。小鼠胚胎实验研究证实，前庭脊的间充质组织、原始房间隔的间充质帽和房室垫融合形成的中心间充质大部分被肌化，形成卵圆孔下缘[16]。在鸡

胚胎中已经证明了分隔后下部分（缺少具有共同房室交界的心脏部分，可形成流入道 VSD）或许可发生肌化[17]，但哺乳动物则不行，其室间隔的后下半部分将成为发育中小梁肌间隔的一部分[18]。

流出道间隔通过流出道心内膜垫近端部分的融合和肌化而发育[19]，并通过发育中的主动脉瓣旋转而左移，并在隔带或隔缘小梁两肢之间与原始室间隔上部融合（图 24.3）[20]。这种旋转依赖于流出道的正确生长：通过来自前生心区心肌细胞的附加，以响应心脏神经嵴细胞向流出道的迁移[21]。主动脉瓣的旋转允许其向左心室移动，并在三尖瓣和二尖瓣之间楔入，从而使二尖瓣与主动脉瓣相连续[22-24]。

膜部间隔（图 24.4）通过关闭残留的中央缺损，即通过将房室管垫与左流出管道心内膜垫融合来完成心脏分隔[2]。这些不同组成结构的任何发育异常（在正常心脏中几乎无法辨认）将导致相应的 VSD 表型。

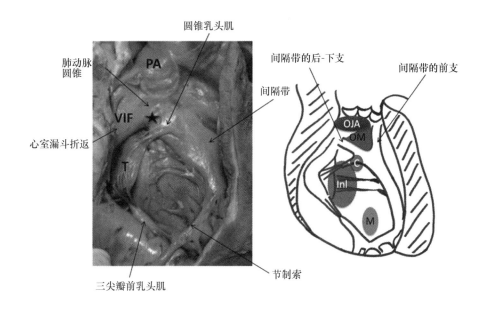

图 24.2 正常心脏的右心室及从右心室观察到的 VSD 的 4 种主要解剖类型。星号表示流出道间隔。C，中心膜部；Inl，流入道；OJA，流出道，近动脉；OM，流出道，错位；PA，肺动脉；M，肌肉；T，三尖瓣；VIF，心室–漏斗褶

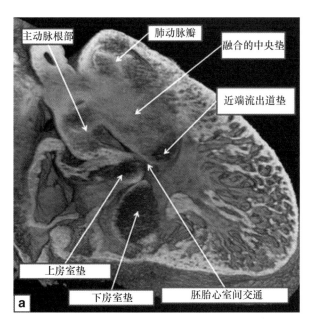

图 24.3 E13.5 发育中小鼠心脏的反射显微镜切片。主动脉根部仍在右心室上方。近端流出道垫已经融合但尚未肌化。胚胎心室间交通位于流出道垫和上下房室垫的汇合处（图片由 R.H.Anderson 提供）

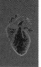

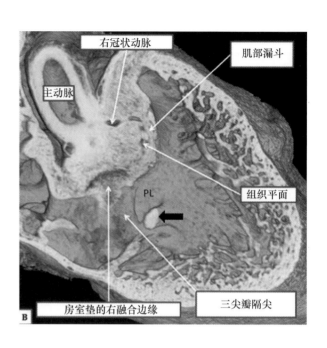

图 24.4　E14.5 小鼠心脏偏光显微镜成像切面。融合的中央垫位于间隔带之间，并且已经开始肌化。中央垫会发育成流出道间隔和独立的肌性肺动脉圆锥。主动脉开始与左心室连接。房室心内膜垫的右边缘与右心室入口融合，进而完成心室分隔。在间隔带后脚可见这种融合形成的室间隔膜部（黑色箭头）（引自 R.H. Anderson）

24.3　不同解剖类型 VSD 的分子通路

导致心室分隔复杂事件的分子决定因素尚未被完全解析[25]。这在一定程度上是由于室间隔正常发育的相对不确定性以及较难在动物模型中精确评估解剖表型。另外，表现为单发型 VSD 的动物模型很少。

许多编码转录因子的基因已被认为在心室分隔中发挥作用[26-27]。然而，与室间隔相关的主要基因 Tbx5、Tbx20、Gata4、Gata6 和 Nkx2-5 在小鼠中缺失或人类中发生突变，除了会产生 VSD 外，也会产生房间隔缺损（ASD）和房室间隔缺损（AVSD）（见第 20 和 26 章）。对此的解释可能是这些基因可同时作用于来自 SHF 的两部分（前部和后部）的细胞。例如，人们已发现 Shh 信号对于前部生心区发育形成小鼠流出道的过程至关重要[28]，并可调节 SHF 中 Tbx1 和 semaphorin 受体 neuropilin 2 的表达[29]。Shh 信号也被证明在前庭脊的形成中起关键作用，后者起源于 SHF 后部，从咽内胚层中 Shh 信号缺失可导致小鼠产生 AVSD[30]。

24.3.1　流出道 VSD 的分子通路

所有的流出道缺陷具有相同的 VSD 解剖类型，即缺损正对右心室流出道且位于隔带的两肢之间（完全性大动脉转位和右心室双出口除外）[31]。室间隔缺损下边缘所观察到的表型差异（纤维性、三尖瓣前叶和主动脉瓣之间纤维相连续或由于隔带后肢与心室-漏斗褶融合使心肌相连续）与心脏发育期间主动脉瓣的旋转程度有关[31]。隔带后肢与心室-漏斗褶融合不良（所谓向膜周部延伸的流出道 VSD）则表示主动脉瓣的旋转程度较高，类似于正常心脏[31]。因此，导致流出道 VSD 的分子通路必然与导致所谓的圆锥或心脏神经嵴缺陷的分子通路相同，这些缺陷包括法洛四联症、永存动脉干、主动脉弓离断 B 型、单发型流出道 VSD 和伴流出道 VSD 的右心室双出口。这些畸形的遗传学背景已明确，因为它们与 22q11 微缺失或 DiGeorge 综合征密切相关（见第 23 和 32 章）。DiGeorge 综合征的主要候选基因是 Tbx1，它在 SHF 前部表达[29]，是 SHF 发育的关键调节因子。Tbx1$^{+/-}$ 小鼠存在主动脉弓（特别是第四主动弓）和大动脉畸形，而 Tbx1$^{-/-}$ 小鼠存在流出道缺陷，其严重程度与基因的剂量相关[32]。这种剂量效应的影响可与影响 SHF 前部的复杂分子通路相互作用，可以解释在各种流出道缺陷和相同畸形之间观察到的表型差异。其他动物实验已经表明，Tbx1 在特定的 SHF 亚结构域中表达，这有助于肺动脉瓣下心肌发育[29]。在 Tbx1 突变小鼠中，由于发育中肺动脉瓣下心肌面积减小，所以流出道变得更短更窄[33]。

24.3.1.1 对位不齐型流出道 VSD

这些缺陷是由于主动脉瓣旋转不足而导致的发育中的流出道和心室之间的对位异常，并导致流出道室间隔与原始室间隔在隔带两肢间融合失败。这是由于 SHF 前部心肌细胞与神经嵴细胞相互作用使发育中流出道的心肌细胞缺失[34]，导致肺动脉瓣下心肌的发育不良[29]。当所有参与调节 SHF 前部的基因在动物和人类中发生突变时，除了导致所谓的圆锥动脉干缺陷之外，还可以引起孤立性对位不齐型流出道 VSD。

24.3.1.2 双重限制与动脉出口近端型流出道 VSD

这种特殊类型的流出道 VSD 的成因是流出道心内膜垫近端部分融合和肌化不良，导致流出道间隔缺失或纤维化[4]。这种 VSD 是孤立发生（尤其好发于亚洲人群）还是伴随永存动脉干发生，其遗传学背景各异。永存动脉干是由于流出道完全未分隔，涉及神经嵴细胞迁移缺陷[35]。下列动物模型中会出现永存动脉干：Tbx1、Sema3c（semaphorin 3C）、Splotch（又称 Pax3 编码配对盒 3）和 Raldh2（又称 Aldh1a2 编码乙醛脱氢酶 1 家族成员 A2）。根据肺动脉分支在共同动脉干上的位置，永存动脉干有多种表型。

24.3.2 流入道 VSD 的分子通路

室间隔的后部或尾部的大多数缺损是 AVSD 的一部分，位于房室共同交界处。

24.3.2.1 房室共同交界型流入道 VSD

许多研究已经发现，导致房室分隔异常的主要机制是前庭脊或背侧间充质突起的生长受限[16, 30, 36]。这种机制在患有 AVSD 的人类 T21 胚胎中得到了证实[37]。因此，前庭脊将参与房室管的正常分隔，推测可能与室间隔后下部的形成有关。Gata4 杂合突变小鼠可表现出房室共同交界表型，包括心脏存在单发型流入道 VSD[38]。事实上，即使通过该缺损的分流可能由于瓣膜小叶与室间隔顶部的融合而消失，在所有具有房室共同交界的心脏中也可以在解剖学上发现室间隔后下部缺陷。其他小鼠实验也已发现多种基因与室间隔缺损的剂量效应，这可对不同类型房室共同交界的发生及其为何与右心室双出口等流出道缺陷密切相关做出解释[38-39]。

24.3.2.2 跨三尖瓣型流入道 VSD

Tgf-β2（组织生长因子 β2）敲除小鼠表型的一部分显示了流入道 VSD，其在 2/3 病例中与跨三尖瓣相关。这种异常与多数具有右心室双出口的胚胎相关[40]。这些缺陷可能是由于心内膜垫心肌化缺陷、神经嵴细胞迁移改变和过度凋亡[40]。这将改变楔入的最后阶段，导致心房和心室间隔的对合不齐，阻碍原始室间孔后部的正常闭合和流出道的正常旋转。

24.3.3 肌间隔 VSD 的分子通路

在使用两种不同 Mlc（肌球蛋白轻链）转基因小鼠（流出道和右心室心肌表达 Mlc1v，左心室心肌和心耳中表达 Mlc3f）的实验研究中，Franco 等证实形成小梁室间隔的细胞源自第一和第二生心区[11]。在胚胎发育早期，两个转基因在小鼠室间隔中对称表达。随后左心室心肌细胞逐渐成为主导，特别是在间隔背侧。第三个生心细胞群可经由肌小梁间隔上部的心脏内弯处迁入。一些肌部 VSD 可能发生在这些不同细胞群连接的交界处。

一些转录因子如 Tbx5、Gata4 和 Nkx2-5 参与原始室间隔的发育，且似乎在心脏发育的某些阶段可发生相互作用[41]。这些基因中的一些表现出室间隔轴向性表达梯度，这对心室分隔至关重要[42]。Tbx18 在小鼠发育中的室间隔背侧两侧表达，但在腹侧仅局限于左侧[11]。小鼠左心室 Tbx5 表达较强，右心室入口处较弱，右心室流出道处则几乎无表达[43]。从全部或部分心室肌中敲除 Tbx5 后，室间隔会产生缺陷[44]。Hand1/eHand（心脏和神经嵴衍生物表达转录体 1）敲除的小鼠胚胎表现为内弯、房室交界区和流出道形态正常，但不能形成室间隔，且致密化心肌比正常薄，这可导致胚胎死亡[45]。Takeuchi 等在鸡和小鼠胚胎研究中证实，Tbx5 可以控制 Hand1/eHand 表达，并且 Tbx5 和 Tbx20 表达的分界可以决定室间隔的位置[46]。两心室间区域 Tbx5 和 Hand1/eHand 的缺失可能是室间隔正常生发的必需条件[45]。

原始小梁心肌的致密化可能在心室间隔形成中起主要作用，并可能由心外膜源性细胞介导[43]。Pdpn（podoplanin）突变小鼠可表现出心外膜发育不良、具有少量心外膜细胞的薄肌部间隔、海绵状流入道间隔和包括 AVSD 在内的间隔缺损[47]。多

发性肌部 VSD 可能与小梁室间隔一定程度上致密化不全相关[47]。

24.3.4 中央膜部 VSD 的分子通路

中央膜部（或膜周部）VSD 必须与向膜周部延展的对合不齐型流出道 VSD 相区分[31]。后者在三尖瓣和主动脉瓣间也表现出纤维连续性，但是这种连续性涉及三尖瓣前叶而不是中央膜部 VSD 中的隔叶等[31]。中央膜部 VSD 位于隔带后肢和心室-漏斗褶下方，对合不齐型 VSD 则位于隔带两肢之间。这是非常重要的，因为两者遗传和分子通路不同：中央膜部 VSD 来源于房室垫发育异常，而流出道 VSD 来源于 SHF 前部和心脏神经嵴的发育缺陷[43]。主要室间隔表型与 18 三体综合征有关的是中央膜性 VSD。然而，在小鼠和鸡等动物模型上很少进行表型的区分。

对合不齐型流出道 VSD 可以向后延伸至膜周部，同样地，中心膜周缺陷也可以向后部流入道延伸。这强调中心膜部和流入道 VSD 的共同来源，即房室心内膜垫的间叶组织。

结 论

心室分隔是一个复杂的过程，涉及心脏发育的主要基因，其作用于来自第一和第二生心区的心肌细胞和来自心内膜垫的间充质细胞。这些编码转录因子的基因彼此相互作用，其差异表达可影响表型的严重程度。尽管杂合敲除模型可能更接近于人

类表型，在动物模型中进行的基因敲除实验仍然帮助破译了它们在心脏发育中的作用，心室分隔分子决定因素的复杂性以及室间隔各部分的不同起源则突显了发育生物学家能够在其动物模型中确定确切解剖表型的重要性，而不仅是"VSD"。

参考文献

[1] Khoshnood B，Lelong N，Houyel L et al（2012）Prevalence，timing of diagnosis and mortality of newborns with congenital heart defects：a population-based study. Heart 98：1667-1673

[2] Bailliard F，Spicer DE，Mohun TJ et al（2015）The problems that exist when considering the anatomic variability between the channels that permit interventricular shunting. Cardiol Young 25：15-28

[3] Crucean A，Brawn WJ，Spicer DE et al（2015）Holes and channels between the ventricles revisited. Cardiol Young 25：1099-1110

[4] Anderson RH，Spicer DE，Brown NA et al（2014）The development of septation in the four chambered heart. Anat Rec 297：1414-1429

[5] Dhanantwari P，Lee E，Krishnan A et al（2009）Human cardiac development in the first trimester：a high

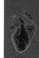

resolution MRI and episcopic fluorescence image capture atlas. Circulation 120：343-351

[6] Krishnan A，Samtani R，Dhanantwari P et al（2014）A detailed comparison of mouse and human cardiac development. Pediatr Res 76：500-507

[7] Christoffels VM，Habets PE，Franco D et al（2000）Chamber formation and morphogenesis inthe developing mammalian heart. Dev Biol 223：266-278

[8] Srivastava D（2006）Making or breaking the heart：from lineage determination to morphogenesis. Cell 126：1037-1048

[9] Moorman AFM，Christoffels VM（2003）Cardiac chamber formation：development，genes，and evolution. Physiol Rev 83：1223-1267

[10] Zaffran S，Kelly RG，Meilhac SM et al（2004）Right ventricular myocardium derives from the anterior heart field. Circ Res 95：261-268

[11] Franco D，Meilhac SM，Christoffels VM et al（2006）Left and right ventricular contributions to the formation of the interventricular septum in the mouse heart. Dev Biol 294：366-375

[12] Van Mierop LHS，Kutsche LM（1985）Development of the ventricular septum of the heart. Heart Vessels 1：114-119

[13] Patten BM（1954）The heart. Foundation of embryology. McGraw Hill，New York，pp 545-569

[14] Goor DA，Edwards JE，Lillehei CW（1970）The development of the interventricular septum of the human heart：correlative morphogenetic study. Chest 58：453-467

[15] Lamers WH，Wessels A，Verbeek FJ et al（1992）New findings concerning ventricular septation in the human heart. Circulation 86：1194-1205

[16] Webb S，Brown NA，Anderson RH（1998）Formation of the atrioventricular septal structures in the normal mouse. Circ Res 82：645-656

[17] De la Cruz MV，Castillo MM，Villavicencio GL et al（1997）Primitive interventricular septum，its primordium，and its contribution in the definitive interventricular septum：in vivo labeling study in the chick embryo heart. Anat Rec 247：512-520

[18] Anderson RH，Webb S，Brown NA et al（2003）Development of the heart：（2）Septation of the atriums and ventricles. Heart 89：949-958

[19] Mjaatvedt CH，Yamamura H，Wessels A et al（1999）Mechanisms of segmentation，septation，and remodeling of the tubular heart：endocardial cushion fate and cardiac looping. In：Harvey RP，Rosenthal N

（eds）Heart development. Academic，San Diego，pp 159-177

[20] Gittenberger-De Groot AC（2003）The quintessence of the making of the heart. Cardiol Young 13：175-183

[21] Waldo KL，Hutson MR，Ward CC et al（2005）Secondary heart field contributes myocardium and smooth muscle to the arterial pole of the developing heart. Dev Biol 281：78-90

[22] Ward C，Stadt H，Hutson M et al（2005）Ablation of the secondary heart field leads to tetralogy of Fallot and pulmonary atresia. Dev Biol 284：72-83

[23] Yelbuz TM，Waldo KL，Kumiski DH et al（2002）Shortened outflow tract leads to altered cardiac looping after neural crest ablation. Circulation 106：504-510

[24] Bajolle F，Zaffran S，Kelly RG et al（2006）Rotation of the myocardial wall of the outflow tract is implicated in the normal positioning of the great arteries. Circ Res 98：421-428

[25] Bruneau BG（2013）Signaling and transcriptional networks in heart development and regeneration. Cold Spring Harb Perspect Biol 5：a008292

[26] Clark KL，Yutzey KE，Benson DW（2006）Transcription factors and congenital heart defects. Annu Rev Physiol 68：97-121

[27] Gittenberger-de Groot AC，Calkoen EE，Poelmann RE et al（2014）Morphogenesis and molecular consideration on congenital septal defects. Ann Med 46：640-652

[28] Goddeeris MM，Schwartz R，Klingensmith J et al（2007）Independent requirements for Hedgehog signaling by both the anterior heart field and neural crest cells for outflow tract development. Development 134：1593-1604

[29] Parisot P，Mesbah K，Théveniau-Ruissy M et al（2011）Tbx1，subpulmonary myocardium and conotruncal congenital heart defects. Birth Defects Res A Clin Mol Teratol 91：477-484

[30] Goddeeris MM，Rho S，Petiet A et al（2008）Intracardiac septation requires hedgehog dependent cellular contributions from outside the heart. Development 135：1887-1895

[31] Mostefa-Kara M，Bonnet D，Belli E et al（2015）Anatomy of the ventricular septal defect in outflow tract defects：similarities and differences. J Thorac Cardiovasc Surg 149：682-688

[32] Baldini A（2006）The 22q11.2 deletion syndrome：a gene dosage perspective. Scientific World Journal 6：1881-1887

[33] Theveniau-Ruissy M，Dandonneau M，Mesbah K et al

（2008）The del22q11.2 candidate gene Tbx1 controls regional outflow tract identity and coronary artery patterning. Circ Res 103：142-148

［34］Waldo KL，Hutson MR，Stadt HA et al（2005）Cardiac neural crest is necessary for normal addition of the myocardium to the arterial pole from the secondary heart field. Dev Biol 281：66-77

［35］Kirby ML（2008）Pulmonary atresia or persistent truncus arteriosus：is it important to make the distinction and how do we do it？Circ Res 103：337-339

［36］Snarr BS，Wirrig EE，Phelps AL et al（2007）A spatiotemporal evaluation of the contribution of the dorsal mesenchymal protrusion to cardiac development. Dev Dyn 236：1287-1294

［37］Blom NA，Ottenkamp J，Wenink AG et al（2003）Deficiency of the vestibular spine in atrioventricular septal defects in human fetuses with Down syndrome. Am J Cardiol 91：180-184

［38］Rajagopal SK，Ma Q，Obler D et al（2007）Spectrum of heart disease associated with murineand human GATA4 mutation. J Mol Cell Cardiol 43：677-685

［39］Jiao K（2003）An essential role of Bmp4 in the atrioventricular septation of the mouse heart. Genes Dev 17：2362-2367

［40］Bartram U，Molin DGM，Wisse LJ et al（2001）Double outlet right ventricle and overriding tricuspid valve reflect disturbances of looping，myocardialization，endocardial cushion differentiation，and apoptosis in TGF β 2 knockout mice. Circulation 103：2745-2752

［41］Bruneau BG，Srivastava D（2014）Congenital heart disease：entering a new era of human genetics. Circ Res 114：598-599

［42］Greulich F，Rudat C，Kispert A（2011）Mechanisms of T-box function in the developing heart. Circ Res 91：212-222

［43］Poelmann RE，Gittenberger-de Groot AC，Vicente-Steijn R et al（2014）Evolution and development of ventricular septation in the amniote heart. PLoS One 9：e106569

［44］Koshiba-Takeuchi K，Mori AD，Kaynak B et al（2009）Reptilian heart development and the molecular basis of cardiac chamber evolution. Nature 461：95-98

［45］Togi K，Kawamoto T，Yamauchi R et al（2004）Role of Hand1/eHand in the dorso-ventral patterning and interventricular septum formation in the embryonic heart. Mol Cell Biol 24：4627-4635

［46］Takeuchi JK，Ohgi M，Koshiba-Takeuchi K et al（2003）Tbx5 specifies the left/right ventricles and ventricular septum position during cardiogenesis. Development 130：5953-5964

［47］Mahtab EAF，Wijffels MCEF， van den Akker NMS et al（2008）Cardiac malformations and myocardial abnormalities in podoplanin knockout mouse embryos：correlation with abnormal epicardial development. Dev Dyn 237：847-857

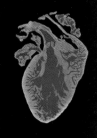

第六部分
房室间隔缺损

25 房室间隔缺损的临床表现及治疗

David J. Driscoll

李昊桐　储庆　译　聂宇　宋伸　校　胡盛寿　审

目录

摘要

房室间隔缺损（AVSD）包括由心内膜垫异常发育所致的一系列心脏畸形。新生儿患 AVSD 的概率为 0.19/1000 活产儿，占先天性心脏病的 4% ~ 5%。AVSD 可以分为不完全型（部分型）、完全型（图 25.1）和中间型或过渡型。

25.1　引　言

不完全型 AVSD 包括原发孔型 ASD、共同心房、裂隙二尖瓣和房室间隔缺损导致的左心室向右心房分流（Gerbode 缺损）。由于原发孔缺少心内膜垫封堵而形成原发孔型 ASD。因为心内膜垫也形成二尖瓣和三尖瓣的主要部分，所以房室瓣畸形与原发孔型 ASD 有关。二尖瓣隔叶的裂隙均与原发孔型 ASD 相关。

完全型 AVSD 为房间隔的下部和室间隔的后部缺损，且这两种缺损是连续的。此外，一个大的共同房室瓣替代了二尖瓣和三尖瓣。因此，心脏的整个中心部分都是缺失的（图 25.1）。

中间型或过渡型 AVSD 包括原发孔型 ASD 和限制性后部 VSD，但有两个完整的房室瓣环。因此，ASD 和 VSD 不是连续的。

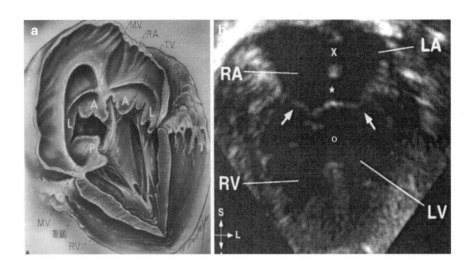

图 25.1 （a）完全型 AVSD 示意图。可见一个大的房室间瓣膜取代了二尖瓣和三尖瓣。在室间隔的顶部有连接。原发孔型 ASD 和流入道 VSD 显而易见。（b）完全型 AVSD 的四腔心超声心动图。箭头表示共同房室瓣环。"X"表示继发孔型 ASD，"*"表示原发孔型 ASD。"o"表示 VSD。MV，二尖瓣残余；TV，三尖瓣残余；RA，右心房；RV，右心室；L，侧瓣叶；A，前叶；P，后叶；LV，左心室（经允许引自 Feldt et al. (1976) Atrioventricular Canal Defect，WB Saunders，Philadelphia 和 Driscoll，David (2006) Fundamentals of Pediatric Cardiology. Lippincott Williams & Wilkins，Baltimore）

25.2 病理生理

AVSD 中导致 ASD 的病理生理学与先前讨论的 ASD 相同（见第 19 章）。此外，AVSD 涉及室间隔的病理生理学与之前讨论的 VSD 相同（见第 22 章）。

25.3 临床表现和体格检查

原发孔型 ASD 和共同心房患者的临床表现和体格检查与在第 19 章中讨论的 ASD 相同。然而，由于二尖瓣隔叶的裂隙常见于原发孔型 ASD，故患者可因二尖瓣关闭不全而出现收缩期杂音，如果裂隙严重，则可闻及二尖瓣舒张期杂音。完全型 AVSD 患者的临床表现和体格检查与在第 22 章中讨论的大面积 VSD 患者相似。

25.4 超声心动图和心导管检查

超声心动图可以用来诊断 AVSD 分型和相关畸形（图 25.1）。使用多普勒技术可以评估右心室和肺动脉压。完全型 AVSD 的患者可能有肺血管阻塞性病变，因此心导管检查对决定患者是否为完全修复的候选者是必要的。

25.5　治　疗

ASD 治疗指南适用于不完全型或部分型 AVSD。VSD 治疗指南适用于完全型 AVSD。

25.6　预　后

对于原发孔型部分房室间隔缺损，手术死亡率低，远期预后好。然而，8% 的患者需要二次手术来处理主动脉瓣下狭窄或二尖瓣畸形。

完全型 AVSD 的手术死亡率 ≤ 5%，但存在因二尖瓣关闭不全或三尖瓣关闭不全或左心室流出道梗阻需要二次手术的远期风险。

26 房室间隔缺损的人类遗传学

Cheryl L. Maslen

李昊桐　储庆　译　聂宇　宋伸　校　胡盛寿　审

目录

摘要

　　房室间隔缺损（AVSD），又称共同房室管（CAVC），是临床上常见的严重心脏畸形，每 2100 个活产婴儿中约有 1 例。AVSD 与细胞遗传学疾病相关，例如唐氏综合征和许多罕见的遗传综合征，但也会单独发生。小鼠模型的研究已经确定了 100 多种可能导致 AVSD 的基因突变。然而，对人类的研究表明，AVSD 的遗传模式存在较大的异质性，并且很少由单基因突变导致。家族性病例多为常染色体显性遗传，并且在家族性病例中发现的突变提示生物化学途径在发病过程发挥重要的作用。此外，在一些综合征中经常合并 AVSD，如内脏异位综合征，这提示其他基因 / 途径可以增加 AVSD 风险。因此，尽管大多数 AVSD 的遗传学基础仍然未知，但在综合征和非综合征型病例中鉴定 AVSD 的遗传学危险因素方面已经取得了一定的进展。本章总结关于 AVSD 遗传学基础的主要发现。

26.1　引　言

　　房室间隔缺损（AVSD）是一组在表型和遗传上均具有异质性的心脏畸形（见第 25 章）。AVSD 最常见的遗传关联是导致唐氏综合征的 21 三体。估计 65% 的完全型 AVSD 病例发生在患有唐氏综合征的个体中。然而，只有约 25% 的 21 三体患者出现完整型 AVSD，表明 21 三体不足以完全解释心脏缺陷。此外，具有内脏异位综合征的个体也常发生完整型 AVSD 或相关的心脏畸形。内脏异位综合征由在发育过程中控制身体左-右发育模式的基因的突变引起（见第 38 章）。其他罕见综合征有时也会发生 AVSD，包括 Ellis-van Creveld 综合征、CHARGE 综合征、Ivemark 综合征、Kaufman-McKusick 综合征、Noonan 综合征、Holt-Oram 综合征和 3p 综合征。具有单发型 AVSD 的家族以不完全外显率的常染色体显性模式遗传 AVSD[1-2]。然而，除唐氏综合征外，大多数 AVSD 病例为散发，没有发现明显的家系证据。

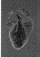

26.2 疾病模型

AVSD 的危险因素非常复杂，可以使用阈值模型来描述，即其他良性因素联合作用如果超过疾病阈值，就会导致心脏缺陷。危险因素的数量可能会根据个体的遗传学背景而变化。可能包括多个因素，每个因素的影响都很小，可能是影响大的和影响小的因素的组合，也可能是足以导致缺陷的影响非常大的单个突变（显性遗传）。危险因素可能是遗传因素、表观遗传因素、环境因素或多种因素的组合。在唐氏综合征病例中，21 三体的作用明确但定义不清，它可极大地增加风险，但仅靠这一点并不足以导致缺陷。对于其他综合征而言，一般情况下综合征的原发病因会增加风险，但其他危险因素可使风险累加并超过阈值而导致心脏缺陷。

26.3 AVSD 的相关基因和通路

26.3.1 *CRELD1* 突变

在一项对患有 3p 综合征的婴儿的研究中，人们首次发现了富含半胱氨酸的 EGF 样结构域 1（*CRELD1*）。这些儿童缺失 3 号染色体短臂的远端部分，且在近端有断点的儿童中发现了 AVSD 的多种表型。这定义了 3p 综合征的"关键区域"，其包含 *AVSD2* 基因座，该基因座中可能包括一个或多个基因，基因座缺失会导致心脏缺陷[3]。分子图谱在这个区间内识别出了一个之前未被识别的基因 *CRELD1*。*CRELD1* 可在发育中的心脏中表达，其成为 *AVSD2* 位点的候选基因。进一步研究明确了 *CRELD1* 中的错义突变与单纯 AVSD 相关[5]，这在全球多个人群中得到证实，约 5% 的单纯病例携带 *CRELD1* 突变[6-10]。这包括被反复发现的突变 p.Arg329Cys，其已经在许多没有亲缘关系的个体患者中被发现。家族研究表明，*CRELD1* 错义突变的外显率并不是 100%，这一发现与 AVSD 疾病阈值模型结果一致[5]。其他研究表明，*CRELD1* 的错义突变也与唐氏综合征[11]和内脏异位综合征[12]中的 AVSD 相关，证明无论遗传学背景如何，AVSD 突变均具有特异性。

一项使用 Ts65Dn 小鼠模型作为心脏缺陷的致敏遗传学背景的创新研究证实了 CRELD1 缺失对心脏畸形风险的影响[13]。这种唐氏综合征的小鼠模型出生时心脏间隔缺损的发生率约为 4.7%。然而，当与 *Creld1* 杂合突变小鼠杂交后，后代心脏缺陷的发生率增加至 33.3%，表明 Creld1 缺陷确实会导致先天性心脏畸形。

小鼠模型也有助于定义 CRELD1 的功能和其携带突变致病的作用机制。*Creld1* 敲除小鼠模型证明 Creld1 的功能对心脏发育至关重要，而 Creld1 的缺失会干扰 VEGFA 依赖的心内膜细胞增殖[14]。CRELD1 在 VEGFA 的控制下激活活化 T 细胞 -1 的钙调磷酸酶 / 核因子（NFATc1）信号传导，从而促进心内膜垫重塑成瓣膜所需的 NFATc1 靶标的表达。与人类 AVSD 相关的两个 *CRELD1* 错义突变（p.Arg329Cys 突变和另一个突变 p.Arg107His）已被证明可直接干扰钙调神经磷酸酶 /NFATc1 信号级联的激活，从而影响瓣膜形成[15]。目前尚不清楚其他 *CRELD1* 突变的机制作用。

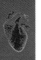

26.3.2 VEGFA 通路的基因突变

血管内皮生长因子 A（VEGFA）长期以来被认为在心脏瓣膜发育中起着关键作用，而 CRELD1 与 VEGFA 的相互作用提示，其他 VEGFA 通路基因的突变可能是 AVSD 的额外危险因素。使用候选基因方法已证明在患有唐氏综合征相关 AVSD 的个体中存在 VEGFA 通路基因过量的有害错义突变，包括改变转录活性的 GATA 结合蛋白（GATA）5 中的多个反复被检测到的突变[16]。在 10% 的研究病例中发现了这些基因中反复出现的错义突变，虽然这些突变很罕见，但这表明 VEGFA 通路的基因缺陷与唐氏综合征中的 AVSD 风险具有相关性。需要进一步研究以确定这种现象是否特发于唐氏综合征或者可以扩展到单纯 AVSD。

26.3.3 *NR2F2* 突变

另一种转录因子基因——核受体亚家族 2/F 组（*NR2F2*），已被证明在单纯 AVSD 病例和包括 AVSD 在内的混合性心脏畸形的家族性病例中发生了突变。N2RF2 被认为是 AVSD 的候选基因，这是基于与全外显子组测序研究的对照组相比，在病例中发现的从头突变[17]。该研究的前提是从头突变可能是最具破坏性的变异，从而提供了过滤外显子组数据的策略。靶向基因测序在其他病例中也鉴定出了 N2RF2 突变。这些突变与心脏缺陷的共分离表明 N2RF2 突变可能会导致心脏缺陷。基因型和表型之间可能存在相关性，功能缺失突变倾向于导致左心室流出道梗阻，功能性错义突变倾向于导致间隔缺损。

26.4 其他危险因素

目前已有多个与 AVSD 相关的单基因突变的独立报告（表 26.1），包括蛋白酪氨酸磷酸酶非受体 11 型（*PTPN11*）、*GATA4*、*GATA6*、激活素 A 受体 I1 型（*ACVR1/ALK2*）和叉头框 P1（*FOXP1*），这些可能代表罕见事件或家族特异性事件，对于理解 AVSD 的发生和发展过程有一定的意义，但不能解释大多数病例[18-23]。这强调了 AVSD 中的遗传异质性，并且提示生物化学通路或生物学功能的缺陷是导致心脏缺陷的主要原因。例如，内脏异位综合征中 AVSD 的发病率大大增加（60%～70%），暗示了胚胎左-右发育模式基因可能在 AVSD 发病机制发挥一定的作用。如激活素 A 受体 II B 型（*ACVR2B*）、隐性家族蛋白 1（*CFC1*）、*FOXP1*、左-右决定因子 2（*LEFTY2*）、*NODAL* 和 Zic 家族成员 3（*ZIC3*）[21, 24-27]（见第 38 章）。这些基因的突变会导致内脏异位综合征，并显著增加 AVSD 和相关心脏畸形的发病风险。内脏异位综合征是众多纤毛病之一，即由于原发

性和（或）运动性纤毛功能障碍而导致的疾病（见第 7 章）。AVSD 还与 Bardet-Biedl 和 Meckel-Gruber 综合征等其他纤毛病相关。值得注意的是，纤毛相关基因的缺陷会干扰小鼠第二生心区的发育，从而导致 AVSD。此外，一项针对患有唐氏综合征儿童的研究发现在 AVSD 患儿中出现了大量编码纤毛成分的基因的缺失[28]。总的来说，这些数据表明，纤毛缺陷可能是 AVSD 的主要致病因素，尽管尚未证实 AVSD 与内脏异位无关。

除基因突变外，其他潜在的致病因素包括罕见的拷贝数变异[29]和其他染色体异常[30]。然而，像大多数单基因缺陷一样，这些因素很少见，并且不太可能对 AVSD 的发病率有显著贡献。环境因素也可能与心脏缺陷相关，包括基因与环境相互作用，如影响叶酸代谢[31]和表观遗传学[32]的遗传变异。然而，这些领域目前基本尚未探索，值得进一步关注。

表 26.1　基因突变与 AVSD 的关系

基因	蛋白变异体	功能	表型	参考文献
ACVR2B	p.Arg40His	ND	ubAVSD、CVM、HTX、AVSD、TGA	[25]
ALK2	p.His286Asp	BMP 信号降低	pAVSD、DS	[18]
CFC1	p.Ala145Thr	ND	AVSD、HPE	[27]
CRELD1	p.Arg107His	calcineurin/NFATc1 信号降低	pAVSD、HTX	[5]
	p.Pro162Ala	ND	AVSD	[10]
	p.Pro286Arg	ND	pAVSD	[6]
	p.Glu325Lys	ND	pAVSD、DS	[6]
	p.Thr311Ile	ND	pAVSD	[5]
	p.Arg329Cys	错误折叠，calcineurin/NFATc1 信号降低	pAVSD	[5, 7, 15]
	p.Arg329Cys	ND	cAVSD、DS	[32]
	p.Arg329Cys	ND	cAVSD、HTX	[12]
	p.Glu414Lys	ND	cAVSD、DS	[32]
FOXP1	p. Pro568Ser	转录活性降低	ubAVSD、PA，单心室、HTX	[21]
GATA4	p.Gly296Ser	转录活性降低	家族性 CHD、incl. AVSD	[22]
GATA5	p.Gln3Arg	转录活性增加	cAVSD、DS	[16]
	p.Tyr142His	转录活性增加	cAVSD、DS	[16]
	p.Phe159Leu	转录活性降低	cAVSD、DS	[16]
GATA6	p.Arg178Val	转录活性增加	AVSD、HLH、VSD	[11]
LEFTY2	p.Ser342Lys	左-右轴的决定过程发生障碍	AVSD、HLH、房室通道、HTX	[24]
	p.Arg314Xa	左-右轴的决定过程发生障碍	AVSD、HLV、房室通道、HTX	[24]
NODAL	p.Arg275Cys	降低 NODAL 靶点的活性	cAVSD、d-TGA、HTX	[26]
NR2F2	p.Gln75dup	转录活性增加	cAVSD	[17]
	p.Asp179Val	不改变转录活性	pAVSD	[17]
	p.Asn205Ile	不改变转录活性	iAVSD	[17]
	p.Glu251Asp	转录活性降低	ubAVSD	[17]
	p.Ser341Tyr	转录活性降低	cAVSD	[17]
	p.Ala412Ser	不改变转录活性	cAVSD	[17]
PTPN11	p.Leu43Phe	ND	cAVSD	[20]
ZIC3	p.Ser402Pro	左-右轴的决定过程发生障碍	AVSD、HTX	[25]

　AVSD，房室间隔缺损；cAVSD，完全方式间隔缺损；iAVSD，中位房室间隔缺损；pAVSD，部分房室间隔缺损（第一卵圆孔房间隔缺损）；ubAVSD，不平衡的房室间隔缺损；CVM，完全心脏血管畸形；DS，唐氏综合征；HLH，左心发育不良；HLV，左心室发育不良；HPE，前脑无裂畸形；HTX，内脏异位综合征；ND，不确定；PA，肺动脉闭锁；TGA，大动脉转位；dup，复制

a 翻译终止密码子

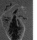

先天性心脏病——临床特征、人类遗传学和分子通路

结　论

AVSD 是一组具有较大的表型和基因型异质性的心脏畸形。许多基因与 AVSD 有关，虽然很少被其他研究证实，而且它们为"私人"突变，或是不参与心脏缺陷发病机制的虚假关联。然而，有大量证据表明在 *CRELD1* 和 *N2RF2* 两个基因中存在致病突变，这些基因已在许多没有亲缘关系的个体中被鉴定，并且在动物模型中确认其具有致病性。尽管这些基因中的突变可以确定产生其他致病变异的通路或基因网络，但它们仅占 AVSD 的一小部分。即便如此，综合所有已报告的已知和潜在的风险因素仍然不能解释 AVSD 的发生率，这表明仍然需要进一步的研究。

参考文献

［1］Sheffield VC，Pierpont ME，Nishimura D et al（1997）Identification of a complex congenital heart defect susceptibility locus by using DNA pooling and shared segment analysis. Hum Mol Genet 6：117-121

［2］Wilson L，Curtis A，Korenberg JR et al（1993）A large，dominant pedigree of atrioventricular septal defect（AVSD）：exclusion from the Down syndrome critical region on chromosome 21.Am J Hum Genet 53：1262-1268

［3］Green EK，Priestley MD，Waters J et al（2000）Detailed mapping of a congenital heart disease gene in chromosome 3p25. J Med Genet 37：581-587

［4］Rupp PA，Fouad GT，Egelston CA et al（2002）Identification，genomic organization and mRNA expression of CRELD1，the founding member of a unique family of matricellular proteins. Gene 293：47-57

［5］Robinson SW，Morris CD，Goldmuntz E et al（2003）Missense mutations in CRELD1 are associated with cardiac atrioventricular septal defects. Am J Hum Genet 72：1047-1052

［6］Guo Y，Shen J，Yuan L，Li F，Wang J，Sun K（2010）Novel CRELD1 gene mutations in patients with atrioventricular septal defect. World J Pediatr 6：348-352

［7］Kusuma L，Dinesh SM，Savitha MR et al（2011）A maiden report on CRELD1 single nucleotide polymorphism association in congenital heart disease patients of Mysore，SouthIndia. Genet Test Mol Biomarkers 15：483-487

［8］Posch MG，Perrot A，Schmitt K et al（2008）Mutations in GATA4，NKX2.5，CRELD1，andBMP4 are infrequently found in patients with congenital cardiac septal defects. Am J Med Genet A 146A：251-253

［9］Sarkozy A，Esposito G，Conti E et al（2005）CRELD1 and GATA4 gene analysis in patients with nonsyndromic atrioventricular canal defects. Am J Med Genet A 139：236-238

［10］Zatyka M，Priestley M，Ladusans EJ et al（2005）Analysis of CRELD1 as a candidate 3p25 atrioventicular septal defect locus（AVSD2）. Clin Genet 67：526-528

［11］Maslen CL，Babcock D，Robinson SW et al（2006）CRELD1 mutations contribute to the occurrence of cardiac atrioventricular septal defects in Down syndrome. Am J Med Genet A 140：2501-2505

［12］Zhian S，Belmont J，Maslen CL（2012）Specific association of missense mutations in CRELD1 withcardiac atrioventricular septal defects in heterotaxy syndrome. Am J Med Genet A 158A：2047-2049

［13］Li H，Cherry S，Klinedinst D et al（2012）Genetic modifiers predisposing to congenital heart disease in the sensitized Down syndrome population. Circ Cardiovasc Genet 5：301-308

［14］Redig JK，Fouad GT，Babcock D et al（2014）Allelic interaction between CRELD1 and VEGFA in the pathogenesis of cardiac atrioventricular septal defects. AIMS Genet 1：1-19

［15］Mass E，Wachten D，Aschenbrenner AC et al（2014）Murine Creld1 controls cardiac development through activation of calcineurin/NFATc1 signaling. Dev Cell 28：711-726

［16］Ackerman C，Locke AE，Feingold E et al（2012）An excess of deleterious variants in VEGF-apathway genes in Down-syndrome-associated atrioventricular septal defects. Am J Hum Genet 91：646-659

［17］Al Turki S，Manickaraj AK，Mercer CL et al（2014）Rare variants in NR2F2 cause congenital heart defects in humans. Am J Hum Genet 94：574-585

［18］Joziasse IC，Smith KA，Chocron S et al（2011）ALK2 mutation in a patient with Down's syndrome and a congenital heart defect. Eur J Hum Genet 19：389-393

［19］Tomita-Mitchell A，Maslen CL，Morris CD et al（2007）GATA4 sequence variants in patients with congenital heart disease. J Med Genet 44：779-783

［20］Weismann CG，Hager A，Kaemmerer H et al（2005）PTPN11 mutations play a minor role in isolated congenital heart disease. Am J Med Genet A 136：146-151

［21］Chang SW，Mislankar M，Misra C et al（2013）Genetic abnormalities in FOXP1 are associated with congenital heart defects. Hum Mutat 34：1226-1230

［22］Garg V，Kathiriya IS，Barnes R et al（2003）GATA4 mutations cause human congenital heart defects and reveal an interaction with TBX5. Nature 424：443-447

［23］Rajagopal SK，Ma Q，Obler D et al（2007）Spectrum of heart disease associated with murine and human GATA4 mutation. J Mol Cell Cardiol 43：677-685

［24］Kosaki K，Bassi MT，Kosaki R et al（1999）Characterization and mutation analysis of human LEFTY a and LEFTY B，homologues of murine genes implicated in left-right axis development. Am J Hum Genet 64：712-721

［25］Ma L，Selamet Tierney ES，Lee T et al（2012）Mutations in ZIC3 and ACVR2B are a common cause of heterotaxy and associated cardiovascular anomalies. Cardiol Young 22：194-201

［26］Mohapatra B，Casey B，Li H et al（2009）Identification and functional characterization of NODAL rare variants in heterotaxy and isolated cardiovascular malformations. Hum Mol Genet 18：861-871

［27］Roessler E，Ouspenskaia MV，Karkera JD et al（2008）Reduced NODAL signaling strength via mutation of several pathway members including FOXH1 is linked to human heart defects and holoprosencephaly. Am J Hum Genet 83：18-29

［28］Ramachandran D，Mulle J，Locke A et al（2015）Contribution of copy-number variation to Down syndrome-associated atrioventricular septal defects. Genet Med 17（7）：554-560

［29］Priest JR，Girirajan S，Vu TH et al（2012）Rare copy number variants in isolated sporadic and syndromic atrioventricular septal defects. Am J Med Genet A 158A：1279-1284

［30］Maslen CL（2004）Molecular genetics of atrioventricular septal defects. Curr Opin Cardiol 19：205-210

［31］Locke AE，Dooley KJ，Tinker SW et al（2010）Variation in folate pathway genes contributes to risk of congenital heart defects among individuals with Down syndrome. Genet Epidemiol 34：613-623

［32］Chang CP，Bruneau BG（2012）Epigenetics and cardiovascular development. Annu Rev Physiol 74：41-68

27 房室间隔缺损的分子通路及动物模型

Andy Wessels

李昊桐 储庆 译 聂宇 宋伸 校 胡盛寿 审

目录

摘要

四腔心脏的发育依赖于心房和心室分隔结构的正常发育。分隔的缺陷会导致涉及心房和心室间隔结构的一系列心脏畸形。房室隔缺损（AVSD）是一类以共同房室交界区、原发性房间隔缺损，并且通常合并室间隔缺损为特征的先天性心脏缺陷。尽管 AVSD 在历史上被认为是由心内膜房室垫未能正常发育和融合所致，但最近的研究已经明确背侧间充质突起（DMP）（第二生心区的衍生物）的发育缺陷也可以导致 AVSD。在本章中，我们综述目前已知的涉及 DMP 发育和 AVSD 发病的分子机制和通路。

27.1 引 言

大约 5% 的先天性心脏病（CHD）患者中存在房室隔缺损（AVSD）。可根据心脏左右侧分流将 AVSD 分为两种亚型[1]。在"不完全型"AVSD 中，原发性房间隔缺损（pASD）将分流限制在心房水平，这种表型也被称为原发孔型缺损。在"完全型"AVSD 中，除了 pASD 外，人们还发现了流入道型室间隔缺损（VSD）。在完全型 AVSD 中，心房和心室水平均存在分流。多年来，人们认为心内膜房室垫的发育缺陷（或

融合缺陷）是导致 AVSD 的唯一机制（因此术语"心内膜垫缺陷"被作为 AVSD 的同义词）。然而，人类心脏研究[2-3]以及越来越多的动物实验表明，在 AVSD 的发病机制中第二生心区后部（pSHF）来源的背侧间充质突起（DMP）的发育缺陷也起着至关重要的作用[4-6]。在本章中，我们将介绍 AVSD 的多种情况和模型。除非特别提到"完全型"或"不完全型"，否则 AVSD 一词泛指其中任何一种形式。

27.2　AVSD 和遗传综合征

唐氏综合征（21 三体综合征）是最常见的遗传综合征。该综合征与 AVSD 密切相关：约 1/4 的唐氏综合征患儿有 AVSD，大约 2/3 的完整型 AVSD 病例发生于唐氏综合征患者中[7]。事实上不是所有患有唐氏综合征的个体都具有 AVSD，唐氏综合征中 AVSD 的发病机制可能涉及多种遗传修饰因子和（或）环境因素。常出现 AVSD 的其他综合征有：Smith-Lemli-Opitz 综合征（SLOS）、Ellis-van Creveld 综合征、Noonan 综合征和内脏异位综合征。

27.3　背侧间充质突起（DMP）在 AVSD 中的作用

27.3.1 DMP 对房室间充质复合体的作用

DMP，有时也被称为"前庭脊（vestibular spine）"[2-3, 8-9]或"脊柱前庭（spina vestibuli）"[10-11]，在房间隔和房室间隔发育中起重要作用[12-14]。DMP 的发育时间窗相对狭窄。在小鼠 E9 ～ E9.5，位于前肠腹侧的 pSHF 细胞的增殖活性增加是该细胞群快速扩增的原因。在 E10 ～ E10.5，扩张的 pSHF 源性细胞群形成 DMP，然后以心背系膜为入口突出到原始心房中[11, 13]。在心房分隔过程中，DMP 起着至关重要的作用。如第 5 章中所述，心房分隔的一个重要步骤是原发房间隔（或第一房间隔）从心房顶向心室方向生长[15]。原发房间隔的前缘是心内膜衍生而来的间充质嵴（也称为间充质帽）。嵴和 DMP 组织相邻，但二者具有不同的起源。在原发房间隔下方存在一个原发孔（或第一房间孔），左右心房借此互相连接。在正常发育期间，间充质嵴、DMP 和主要房室垫将最终融合并闭合原发孔。间充质嵴、DMP 和房室垫融合后形成的间充质体被称为房室间充质复合体[14]。最终，DMP 的间充质会分化为心肌[14]。在成形的心脏中，肌化的 DMP 可以被认为是房间隔基底的下部肌肉边缘[14-16]。

27.3.2 DMP 的发育缺陷导致 AVSD

如上所述，pSHF 细胞群增殖驱动的扩增是 DMP 发育中的重要事件。当 pSHF 细胞增殖被抑制或受损时，pSHF 前体细胞群不能扩展并且 DMP 不能正常发育。在这种情况下，DMP 将无法参与房室分隔，房室间充质复合体不能正常形成，原发孔也无法闭合。这将导致共同房室瓣膜（cAVV）和原发性房间隔缺损（pASD）的发生。除细胞增殖外，DMP 的发育还涉及细胞迁移[5]。细胞迁移对器官发生以及许多其他发育过程都很重要。细胞外成分，包括生长因子、细胞因子和（或）细胞外基质（ECM）蛋白，通常是细胞迁移所必需的[17]。这些成分可以由相邻细胞产生和（或）存在于细胞外基质中，并且可以参与细胞内信号通路因子的调节，包括 *Rho*、*Rac* 和小 GTP 酶家族的其他成员。细胞因子和 ECM 蛋白通过刺激片状伪足的延伸、细胞-基质黏附的更新和细胞体收缩来促进迁移[18-20]。SHF 细胞迁移受干扰也被认为是抑制 DMP 形成，房室间充质复合体未能形成的一种机制，并最终导致 cAVV 和 pASD，它们是大多数 AVSD 的常见组成部分[5]。

27.4　DMP 发育中的分子通路研究进展

下文将讨论近年来在 AVSD 小鼠模型上对 DMP 进行的一系列研究，这些研究增进了我们对 pSHF 和 DMP 发育机制的理解，并为 AVSD 病因学带来了启发。

27.4.1 BMP 信号通路和 AVSD

骨形态发生蛋白（Bmp）在心血管发育中起重要作用。至少有 6 种 *Bmp* 亚型（*Bmp2*、4、5、6、7、10）在心脏中表达。在这些亚型中 *Bmp2* 被研究得最多。*Bmp2* 在发育早期的房室交界区心肌中高度表达[21]，其在调节形成房室垫所必需的心内膜-间质转化中起关键作用[22]。不表达 *Bmp2*（*Bmp2* 敲除小鼠）的小鼠会在 E12.5 之前死亡。在这个阶段的胚胎存在房室垫发育的严重缺陷[22-23]。*Bmp4* 对心脏形成也很重要[24-26]，缺失 *Bmp4* 的小鼠也会在发育早期死亡[27]。转基因 *Bmp4* 亚效小鼠（即 *Bmp4* 低表达的小鼠）会在出生后 1 周内死亡。*Bmp4* 亚效小鼠 AVSD 的外显率为 100%[28]。此外，心肌细胞中条件性敲除 *Bmp4* 也会导致子代发生 AVSD[28]。在这种情况下，值得注意的是，*Bmp4* 在心背系膜的心肌壁中大量表达，但 *Bmp4* 不在房室交界区的心肌中表达[4]。扩张的 pSHF 突入共同心房腔的空间侧面形成心背系膜[1, 12]。最近的一项研究显示，最终会发育成 DMP 的 pSHF 细胞群会表达 *Bmp* 受体 *BmpR1A/Alk3*，其会与 BMP4 发生相互作用。此外，该细胞群中活化的 *pSmad1*、5、8 表明该细胞群中存在 *BMP* 信号。在使用肌细胞增强因子 2C（*Mef2C*）-AHF-Cre 小鼠条件性地从 SHF 中敲除 *BmpR1A/Alk3* 的实验中发现，*BmpR1A/Alk3* 依赖性 *Bmp* 信号传导对 DMP 的发育和房室分隔的形成具有重要意义。在 E13.5～E15.5 阶段，在 SHF 中特异性敲除 *Alk3* 会导致 DMP 形成受损和不完全型 AVSD（原发孔型缺损）。在 E10～E10.5，

Mef2C-AHF-Cre；*Alk3fl/fl* 突变小鼠显示 SHF 细胞的增殖指数降低，因此心脏静脉极处的 pSHF 细胞数量减少[4]。

27.4.2 Hedgehog 信号通路和 AVSD

Sonic hedgehog（*Shh*）是一种分泌型形态发生素，在心脏的发育中起着重要作用。Shh 对于调节 SHF 向心脏流入道、流出道和隔膜的分化和发育起着至关重要的作用[5, 29-30]。有趣的是，虽然 *Shh* 敲除小鼠会发生严重的心脏缺陷[31-32]，但 *Shh* 并不在心脏内表达。这表明 *Shh* 依赖的心脏发育调节信号来源于心脏之外。分泌 *Shh* 的组织之一是腹侧咽内胚层[30]。用 *Nkx2-5-Cre* 小鼠在包括咽内胚层在内的许多组织中条件性敲除 *Shh*，可导致完全外显的 AVSD 表型[30]。*Shh* 信号传导涉及两个辅助受体。*Smoothened*（*Smo*）是 G 蛋白偶联样受体，其作用于 *Patched*（*Ptc1*）的下游然后参与 *Shh* 信号传导；当分泌的 *Shh* 与 *Ptc1* 结合时，会消除对 *Smo* 的抑制作用，允许 *Smo* 通过 *Gli* 转录因子转导信号。表达 *Shh* 的腹侧咽内胚层与位于前肠和心脏之间的 SHF/DMP 前体细胞群并置。使用 *Mef2c-AHF-Cre* 小鼠（*Mef2c-AHF-Cre*；*Smo^{fl/-}*）从 SHF/DMP 前体细胞中条件性敲除 *Smo*，可抑制这些细胞中的 *Shh* 信号传导，扰乱 DMP 形成，并产生完全外显的 AVSD 表型[5]。因此，*Shh*（在咽内胚层中表达和分泌）与 *Shh* 受体 *Smo*（在 SHF/DMP- 前体细胞群中表达）之间的相互作用对于 DMP 的发育和房室分隔的形成是必需的。

27.4.3 Wnt/β-Catenin 信号通路和 AVSD

Wnt/β-Catenin 信号通路广泛参与心脏发育过程。在心脏中，*Wnt/β-Catenin* 信号传导已被证明可调节流出道和右心室的发育[33-34]。此

外，*Wnt*/β-*Catenin* 信号通路对心脏静脉极的发育也很重要。用 islet1（*Isl1*）-Cre 小鼠（类似在 SHF 中驱动表达 Cre 的 *Mef2c-AHF-Cre* 小鼠）敲除 β-catenin 会导致胚胎死亡、咽弓缺陷和包括 AVSD（pASD）在内的心脏畸形[35]。条件性敲除 β-catenin 可导致 SHF 衍生的心脏祖细胞的增殖减少和许多下游基因的显著下调，包括 *Isl1*、*T-box*（*Tbx*）*3*、*Wnt11* 和 *Shh*[35]。研究发现一个特定的 *Wnt* 变异体 *Wnt2* 与 pSHF 和 DMP 的发育直接相关，因此也与房室间隔相关[6]。在 DMP 发育的关键阶段（E9.5～E10.5），*Wnt2* 和淋巴增强子结合因子 1（*Lef-1*，是 *Wnt*/β-*catenin* 信号通路的主要转录介质）在 SHF 中胚层细胞群和 DMP 中表达。然而，*Wnt2* 和 *Lef-1* 不在心室、房室管或房室垫中表达[6, 36]。不表达 *Wnt2* 的小鼠（*Wnt2* 无效突变体）显示 *axin2*、*Isl1*、*Lef1* 和成纤维细胞生长因子 10（*Fgf10*）的表达降低，这些因子是 *Wnt*/β-*catenin* 信号通路的直接靶点[6, 34]。Ki67 染色显示 SHF/DMP 前体细胞群的增殖活性降低，并且组织学分析显示 DMP 发育受到严重抑制。DMP 的增殖缺陷和相关的发育不良与在 SHF 中条件性 *Alk3* 敲除小鼠相似[4]（见上文）。大约 85% 的 *Wnt2* 无效突变体小鼠在出生时死亡，且 *Wnt2* 无效突变小鼠中存在 AVSD。LiCl 是 *Gsk-3b* 的药理学抑制剂和 *Wnt*/β-*catenin* 信号转导的强激活剂。给予 *Wnt2* 突变 E8～E10 雌性小鼠 LiCl 会导致 pSHF 中 *Lef1* 表达升高，恢复 SHF 细胞增殖，挽救 AVSD 表型，并增加 *Wnt2* 无效突变体后代的存活率。

27.4.4 Pdgf 和 Pdgf 受体和 AVSD

血小板源性生长因子（*Pdgf*）在心脏发育中起主要作用。*Pdgf* 配体和受体（*Pdgfr*）敲除小鼠存在包括流出道异常在内的一系列心脏畸形[37-38]。AVSD 存在于 *Pdgfr*α 和 *Pdgfr*β 突变小鼠中。*Pdgfr*β 敲除小鼠仅显示散发性 AVSD，*Pdgfr*α 敲除小鼠中 AVSD 更常见，且 AVSD 与 DMP 的发育不全有关[39]。*Pdgfr*α 在 pSHF 和 pSHF 衍生的 DMP 中表达。对 *Pdgfr*α 敲除小鼠的研究显示转录因子 *Nkx2-5* 的水平显著升高。*Nkx2-5* 是一种

在胚胎和分化心肌细胞中表达的转录因子，并且在正常发育期间 DMP 细胞在 E14 前后经历间充质－心肌分化，因此 *Nkx2-5* 在其中开始表达[13]。如果 DMP 中 *Nkx2-5* 表达逐渐增加是房室间充质复合体形成后 DMP 间充质肌肉分化的驱动因素，并且如果在 *Pdgfr*α 敲除小鼠的 pSHF 中 *Nkx2-5* 表达确实升高，那么 pSHF 细胞群的过早和异位分化就可能是 DMP 缺陷和 AVSD 发生的潜在机制。有趣的是，pSHF 的过早心肌分化也被认为是 *Mef2c-AHF-cre*；*Smo*[fl/-] 胚胎中 AVSD 的发病机制之一[5]。

27.4.5 Tbx5 和 AVSD

TBX5 的单倍体不足会导致 Holt-Oram 综合征[40-41]。Holt-Oram 综合征患者有一系列先天性畸形，包括肢体和心脏缺陷。在 *Tbx5* 突变小鼠中，大约 40% 的 *Tbx5* 单倍体不足后代中会发生 ASD 和 AVSD[42]。在 pSHF 中，*Tbx5* 与 *Gli1* 共表达，*Gli1* 是负责 *Shh* 信号转导的转录因子家族成员[42]。两个 SHF *Cre* 小鼠模型：*Mef2c-AHF-Cre* 和 *Gli1-Cre-ERT2* 小鼠从 SHF 中敲除 *Tbx5* 证明 pSHF 中的 *Tbx5* 表达对 DMP 的发育至关重要[42]。两种方法都导致完全外显的不完全型 AVSD（原发孔型缺损）。对 *Mef2c-AHFCre*；*Tbx5* 胚胎中 *Shh* 信号转导标志物的定量分析揭示了 *Shh* 受体 *Ptc1* 和 *Gli1* 的表达显著降低，表明 *Shh* 信号在 pSHF 和 DMP 发育信号通路中位于 *Tbx5* 的下游。此外，编码 *Oddskipped related-1*（*Osr1*）的基因被认为是 SHF 中 *Tbx5* 的直接下游靶点。鉴于 *Osr1* 敲除小鼠也出现了 AVSD[43]，而且 *Osr1* 可以通过细胞周期依赖性激酶 6（*Cdk6*）直接调节细胞周期基因转录，这都提示 *Tbx5* 可以促进 pSHF 增殖，并且在 pSHF 中发挥关键作用。

27.4.6 纤毛和 AVSD

原纤毛是从细胞表面突出的细胞器。原纤毛的核心结构由微管束（纤毛轴丝）组成，其通过过渡区从微管的基体延伸。纤毛的形成、维持和

功能在很大程度上依赖于纤毛内运输（IFT）装置沿轴索传递微粒。IFT-B 复合体是从基底部到纤毛尖端的顺行运输所必需的，而 IFT-A 复合体被认为参与控制逆行纤毛运输。在几乎所有哺乳动物细胞类型中都发现了原纤毛，越来越多的证据表明它们在各种器官的发育中具有重要意义。纤毛"功能障碍"与一系列人类先天性畸形有关，包括心脏缺陷和内脏异位（见第 7 章和第 38 章）。例如，一篇文章报道原纤毛相关蛋白 nimA 相关激酶 8（NEK8）与人类的房间隔和室间隔缺损有关[44]，而另一项研究表明唐氏综合征患者的 AVSD 和其他先天性心脏畸形可能与纤毛改变有关[45]。一项对携带纤毛内转运蛋白 Ift172（Ift172^{avc1}/Ift172^{avc1}）的亚效突变 avc1 突变体小鼠的综合研究显示，在 100% 的 avc1 突变体中出现了 AVSD[46]。另一种

纤毛形成受损的小鼠模型是 cbs 突变体，其携带 Ift88（又称 Polaris）的亚效等位基因。对 cbs/cbs 突变体的分析也显示 100% 的完全型 AVSD 外显率[47]。纤毛在许多与 pSHF/DMP 发育相关的信号转导和分子途径（特别是 Shh 途径）中十分重要。当分泌的 Shh 结合位于轴丝远端的膜受体 Patched（Ptc1）时，Shh 信号转导启动。这种相互作用减轻了 Ptc1 对跨膜蛋白 Smoothened（Smo；见 27.4.2）的抑制。然后 Smo 激活转录激活因子 Gli2，从而将 Shh 信号传递给细胞核。Shh 信号转导途径严重依赖于纤毛内转运，其在 Ptc1 和 Smo 的下游，但在转录 Gli 的上游起作用。因此，存在于 pSHF 细胞上的原纤毛可能通过调节 Shh 通路和相关的分子在房室分隔发育中发挥关键作用。

结　　论

本章综述的研究表明，pSHF/DMP 前体细胞群的增殖受损是 AVSD 最常见的发病机制[4, 6, 42]。此外，一些研究结果表明，pSHF 细胞的过早心肌分化和（或）这些细胞迁移特征的改变也会导致 AVSD[5, 39]。Wnt2 敲除小鼠[6]中的 LiCl 胚胎挽救实验可降低 Wnt2 敲除子代中 AVSD 表型的外显率，这为未来开发药理学（或其他）方法带来了启示和希望，在特定情况下有可能降低 CHD 的患病风险。

参考文献

[1] Briggs LE, Kakarla J, Wessels A（2012）The pathogenesis of atrial and atrioventricular septal defects with special emphasis on the role of the dorsal mesenchymal protrusion. Differentiation 84：117-130

[2] Sharratt GP, Webb S, Anderson RH（2003）The vestibular defect：an interatrial communication due to a deficiency in the atrial septal component derived from the vestibular spine. Cardiol Young 13：184-190

[3] Blom NA, Ottenkamp J, Wenink AG et al（2003）Deficiency of the vestibular spine in atrioventricular septal defects in human fetuses with down syndrome. Am J Cardiol 91：180-184

[4] Briggs LE, Phelps AL, Brown E et al（2013）Expression of the BMP receptor Alk3 in the second heart field is essential for development of the dorsal

mesenchymal protrusion and atrioventricular septation. Circ Res 112：1420-1432

[5] Goddeeris MM, Rho S, Petiet A et al（2008）Intracardiac septation requires hedgehog dependent cellular contributions from outside the heart. Development 135：1887-1895

[6] Tian Y, Yuan L, Goss AM et al（2010）Characterization and in vivo pharmacological rescue of a Wnt2-Gata6 pathway required for cardiac inflow tract development. Dev Cell 18：275-287

[7] Barlow GM, Chen XN, Shi ZY et al（2001）Down syndrome congenital heart disease：a narrowed region and a candidate gene. Genet Med 3：91-101

[8] Mommersteeg MT, Soufan AT, de Lange FJ et al（2006）Two distinct pools of mesenchyme contribute to the

development of the atrial septum. Circ Res 99：351-353

[9] Kim JS，Viragh S，Moorman AF et al（2001）Development of the myocardium of the atrioventricular canal and the vestibular spine in the human heart. Circ Res 88：395-402

[10] Webb S，Anderson RH，Lamers W et al（1999）Mechanisms of deficient cardiac septation in the mouse with trisomy 16. Circ Res 84：897-905

[11] Webb S，Brown NA，Anderson RH（1998）Formation of the atrioventricular septal structures in the normal mouse. Circ Res 82：645-656

[12] Snarr BS，Kern CB，Wessels A（2008）Origin and fate of cardiac mesenchyme. Dev Dyn237：2804-2819

[13] Snarr BS，O'Neal JL，Chintalapudi MR et al（2007）Isl1 expression at the venous pole identifies a novel role for the second heart field in cardiac development. Circ Res 101：971-974

[14] Snarr BS，Wirrig EE，Phelps AL et al（2007）A spatiotemporal evaluation of the contribution of the dorsal mesenchymal protrusion to cardiac development. Dev Dyn 236：1287-1294

[15] Wessels A，Anderson RH，Markwald RR et al（2000）Atrial development in the human heart：an immunohistochemical study with emphasis on the role of mesenchymal tissues. Anat Rec 259：288-300

[16] Anderson RH，Brown NA，Webb S（2002）Development and structure of the atrial septum. Heart 88：104-110

[17] Affolter M，Weijer CJ（2005）Signaling to cytoskeletal dynamics during chemotaxis. Dev Cell 9：19-34

[18] Allen WE，Jones GE，Pollard JW et al（1997）Rho，Rac and Cdc42 regulate actin organization and cell adhesion in macrophages. J Cell Sci 110：707-720

[19] Nobes CD，Hall A（1995）Rho，rac，and cdc42 GTPases regulate the assembly of multimolecular focal complexes associated with actin stress fibers，lamellipodia，and filopodia. Cell 81：53-62

[20] Zhao ZS，Manser E，Loo TH et al（2000）Coupling of PAK-interacting exchange factor PIX to GIT1 promotes focal complex disassembly. Mol Cell Biol 20：6354-6363

[21] Somi S，Buffing AA，Moorman AF et al（2004）Dynamic patterns of expression of BMP isoforms 2，4，5，6，and 7 during chicken heart development. Anat Rec ADiscov Mol Cell Evol Biol 279：636-651

[22] Sugi Y，Yamamura H，Okagawa H et al（2004）Bone morphogenetic protein-2 can mediatemyo cardial regulation of atrioventricular cushion mesenchymal cell formation in mice. Dev Biol 269：505-518

[23] Ma L，Lu MF，Schwartz RJ et al（2005）Bmp2 is essential for cardiac cushion epithelial mesenchymal transition and myocardial patterning. Development 132：5601-5611

[24] Liu W，Selever J，Wang D et al（2004）Bmp4 signaling is required for outflow-tract septation and branchial-arch artery remodeling. Proc Natl Acad Sci U S A 101：4489-4494

[25] McCulley DJ，Kang JO，Martin JF et al（2008）BMP4 is required in the anterior heart field and its derivatives for endocardial cushion remodeling，outflow tract septation，and semilunar valve development. Dev Dyn 237：3200-3209

[26] Uchimura T，Komatsu Y，Tanaka M et al（2009）Bmp2 and Bmp4 genetically interact to support multiple aspects of mouse development including functional heart development. Genesis 47：374-384

[27] Fujiwara T，Dehart DB，Sulik KK et al（2002）Distinct requirements for extra-embryonic and embryonic bone morphogenetic protein 4 in the formation of the node and primitive streak and coordination of left-right asymmetry in the mouse. Development 129：4685-4696

[28] Jiao K，Kulessa H，Tompkins K et al（2003）An essential role of Bmp4 in the atrioventricular septation of the mouse heart. Genes Dev 17：2362-2367

[29] Hoffmann AD，Peterson MA，Friedland-Little JM et al（2009）Sonic hedgehog is required in pulmonary endoderm for atrial septation. Development 136：1761-1770

[30] Goddeeris MM，Schwartz R，Klingensmith J et al（2007）Independent requirements for hedgehog signaling by both the anterior heart field and neural crest cells for outflow tract development. Development 134：1593-1604

[31] Washington Smoak I，Byrd NA，Abu-Issa R et al（2005）Sonic hedgehog is required for cardiac outflow tract and neural crest cell development. Dev Biol 283：357-372

[32] Hildreth V，Webb S，Chaudhry B et al（2009）Left cardiac isomerism in the sonic hedgehog null mouse. J Anat 214：894-904

[33] Ai D，Fu X，Wang J et al（2007）Canonical Wnt signaling functions in second heart field to promote right ventricular growth. Proc Natl Acad Sci USA 104：

先天性心脏病——临床特征、人类遗传学和分子通路

9319-9324

［34］Cohen ED，Wang Z，Lepore JJ et al（2007）Wnt/beta-catenin signaling promotes expansion of Isl-1-positive cardiac progenitor cells through regulation of FGF signaling. J Clin Invest 117：1794-1804

［35］Lin L，Cui L，Zhou W et al（2007）Beta-catenin directly regulates Islet1 expression in cardiovascular progenitors and is required for multiple aspects of cardiogenesis. Proc Natl Acad Sci USA 104：9313-9318

［36］Watanabe Y，Kokubo H，Miyagawa-Tomita S et al（2006）Activation of Notch1 signaling in cardiogenic mesoderm induces abnormal heart morphogenesis in mouse. Development 133：1625-1634

［37］Soriano P（1997）The PDGF alpha receptor is required for neural crest cell development and for normal patterning of the somites. Development 124：2691-2700

［38］Tallquist MD，Soriano P（2003）Cell autonomous requirement for PDGFR alpha in populations of cranial and cardiac neural crest cells. Development 130：507-518

［39］Bax NA，Bleyl SB，Gallini R et al（2010）Cardiac malformations in pdgfralpha mutant embryos are associated with increased expression of WT1 and Nkx2.5 in the second heart field. Dev Dyn 239：2307-2317

［40］Basson CT，Bachinsky DR，Lin RC et al（1997）Mutations in human TBX5 cause limb and cardiac malformation in Holt-Oram syndrome. Nat Genet 15：30-35

［41］Li QY，Newbury-Ecob RA，Terrett JA et al（1997）Holt-Oram syndrome is caused by mutations in TBX5, a member of the Brachyury（T）gene family. Nat Genet 15：21-29

［42］Xie L，Hoffmann AD，Burnicka-Turek O et al（2012）Tbx5-hedgehog molecular networks areessential in the second heart field for atrial septation. Dev Cell 23：280-291

［43］Wang Q，Lan Y，Cho ES et al（2005）Odd-skipped related 1（Odd 1）is an essential regulator of heart and urogenital development. Dev Biol 288：582-594

［44］Frank V，Habbig S，Bartram MP et al（2013）Mutations in NEK8 link multiple organ dysplasia with altered Hippo signalling and increased c-MYC expression. Hum Mol Genet 22：2177-2185

［45］Ripoll C，Rivals I，Ait Yahya-Graison E et al（2012）Molecular signatures of cardiac defects in Down syndrome lymphoblastoid cell lines suggest altered ciliome and Hedgehog pathways. PLoS One 7：e41616

［46］Friedland-Little JM，Hoffmann AD，Ocbina PJ et al（2011）A novel murine allele of intraflagellar transport protein 172 causes a syndrome including VACTERL-like features with hydrocephalus. Hum Mol Genet 20：3725-3737

［47］Willaredt MA，Gorgas K，Gardner HA et al（2012）Multiple essential roles for primary cilia in heart development. Cilia 1：23

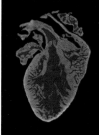

28 完全性肺静脉异位引流的临床表现及治疗

David J. Driscoll

陈天韵 译 储庆 宋伸 校 胡盛寿 审

目录

28.1 引 言

完全性肺静脉异位引流（TAPVR）可根据解剖形态分为四种类型：①心上型（图28.1）。②心内型。③心下型。④混合型。此外，它还可以根据生理学特征分为两种类型：无阻塞型和阻塞型。

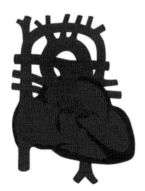

图28.1 心上型完全性肺静脉异位引流示意图。肺静脉回流汇入左垂直静脉，然后再汇入无名静脉。图示色彩显示心脏各部位血液的氧合水平。肺静脉和垂直静脉中的血液呈红色（血氧饱和度正常）。当其与体循环静脉回流血液混合后，会变成蓝色（血氧饱和度低）（经允许引自Driscoll，David *Fundamentals of Pedial Cardiology*，Lippincott Williams&Wilkins，2006）

28.2　病理生理

在完全性肺静脉异位引流中，肺静脉不与左心房，而是与体循环静脉系统相连。因此，肺静脉血回流入右心房，而非左心房。肺静脉与体循环静脉的连接位置按发生频率排列依次为：左垂直静脉、无名静脉、冠状窦、右心房、脐静脉系统（门静脉、静脉导管、下腔静脉、肝静脉）和上腔静脉。在混合型完全性肺静脉异位引流中，可能会出现上述情况的组合。例如，左肺静脉可与左垂直静脉相连，右肺静脉可直接与右心房相连。因为肺静脉和左心房之间没有直接交通，所以右心房和左心房之间必须存在交通以允许血液到达左心房和左心室。体循环静脉和肺静脉回流血液在右心房相对完全混合，因此右心房、左心房、右心室、肺动脉、左心室和主动脉中的血氧饱和度相似。

28.3　临床症状

临床表现取决于肺静脉异位引流为部分性还是完全性，以及是否有静脉回流阻塞。若交通良好，静脉回流无阻塞，则该疾病在生理学上与一个大房间隔缺损类似。这些患者可能出现心脏杂音或肺循环血液过多的征象。阻塞型患者则会出现发绀和肺水肿。

28.4　体格检查

如果患儿心脏交通良好，且肺静脉回流无阻塞，则仅有轻度发绀和肺血流量增加的体征，并伴随收缩期杂音。如果患儿肺静脉回流受阻，临床表现则完全不同。最具有代表性的是膈下型完全性肺静脉引流异常伴静脉回流阻塞。在这种情况下，患儿会出现肺水肿和呼吸窘迫。

28.5　超声心动图和心导管检查

可以通过超声心动图诊断该疾病，但可能需要通过心导管和血管造影才能确诊。

28.6　治　疗

通过矫正手术将肺静脉与左心房吻合。完全性肺静脉异位引流患儿属于外科急诊手术范畴，诊断后应立即手术矫正。

28.7　预　后

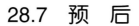

预后主要取决于肺静脉回流是否阻塞以及患儿在手术前的病情。肺静脉回流受阻的患儿死亡率最高。除此之外其他病例的手术死亡率很低。

尽管一些患儿因左心房肺静脉吻合口狭窄需要二次手术，但长期疗效很好。

29 完全性肺静脉异位引流的人类遗传学

Robert E. Poelmann，Monique R. M. Jongbloed，Marco C. DeRuiter，Adriana Gittenberger–de Groot

陈天韵　聂宇　译　储庆　宋伸　校　胡盛寿　审

目录

摘要

研究发现涉及多个综合征的基因异常表达与部分性肺静脉异位引流（PAPVC）相关。完全性肺静脉异位引流（TAPVC）与内脏异位综合征以及其他几种综合征相关，其为常染色体显性遗传，表达可变且为不完全外显率。这种情况也与环境因素有关，环境因素可能叠加于 TAPVC 的家族易感性上。许多通路参与了肺静脉回流通道的正常发育，因此许多遗传和表观遗传通路的异常可导致部分性或完全性肺静脉异位引流。本章概述关于异常静脉引流的人类遗传学的新知识。

29.1　引　言

由于 TAPVC 具有发育学背景[1]，关于发育过程中事件的概述，可参见第 30 章，该章介绍了参与发育相关细胞及其相互作用的时间窗，为畸形的形成构建遗传框架。值得注意的是，肺循环与体循环的交通最初存在于正常发育胚胎中，随着发育会逐步退化消失。在肺静脉异位引流的胚胎中，肺循环–体循环交通可能持续存在（图 29.1；见第 30 章）。

在临床上，重要的是要知道 TAPVC 患者肺静脉周围心肌袖缺失，而左心房背侧壁发育不全[2]。其中一些患者会合并窦房结功能障碍[3-4]，提示生心区后部（第二心功能区的一部分，见第 30 章）发育异常，这在心肌袖完全缺失的患者群体中也很明显，其表现为房性心律失常的发生率较低[4]。我们必须谨记肺静脉回流还存在许多其他模式，如部分性肺静脉异位引流，包括弯刀综合征[5]、三房心、原发性和获得性狭窄、静脉窦畸形、Ⅱ 型房间隔缺损（ASD Ⅱ）和肺静脉数量变异，这些可能使确诊肺静脉异位引流更加复杂[6]。

29.2　完全性肺静脉异位引流和遗传学

涉及多个综合征的基因异常表达与 PAPVC 相关，包括 GATA4（GATA 结合蛋白 4）[7]和 MEK1/MEK2（MAPK/ERK 激酶 1/2；也被称为 MAP2K1/2，丝裂原活化蛋白激酶激酶 1/2）[8]

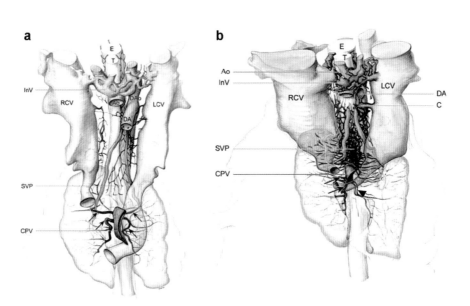

图 29.1　人类胚胎的三维重建。大约胎龄为 8 周（Carnegie 分期 14 期）。正面视图。心脏和部分左心房背侧壁已切除。（**a**）正常胚胎。箭头表示 4 支肺静脉将肺循环血液引流至左心房（LA）。尽管仍能观察到该丛与左、右主静脉（RCV 和 LCV）之间的小交通支，但没有通过内脏静脉丛（SVP）的肺循环-体循环连接。（**b**）胚胎肺静脉连接异常。黑色长箭头指向 2 条右侧肺静脉正常向 LA 引流。左上肺静脉缺失（开放箭头），左下肺静脉无血（黑色短箭头）。可见广泛的 SVP 存在，与两肺有许多连接。此外，SVP 和 LCV 之间存在较大的连接（C）。AO，主动脉；DA，动脉导管；DAO，降主动脉；E，食管；INV，无名静脉；T，气管（来源：Rammos 等修订[30]）

的突变。TAPVC 与常合并包括 Nodal 通路[9] 和 Zic3（Zic 家族成员 3）突变的内脏异位综合征[10]、Holt-Oram 综合征、猫眼综合征[11-13]、颅面部和骨骼畸形[13]、CFC 综合征[8] 和 Williams 综合征有关[14]。TAPVC 是常染色体显性遗传疾病，表达可变且外显率不完全。基因筛选显示罕见的拷贝数变异[16]、亚显微水平基因组畸变[17] 以及与 TAPVC 相关的组蛋白修饰基因[18] 的突变。畸形发生率也与环境因素有关，如铅、溶剂和杀虫剂的暴露，这些因素可能叠加在 TAPVC 的家族易感性上[19]。可以得出的结论是，许多通路参与了肺静脉回流通道的正常发育，因此许多遗传和表观遗传通路的异常可导致 PAPVC 或 TAPVC。对 TAPVC 高发家族的分析发现了 3 个候选基因：TAPVR1、ANKRD1/CARP（Ankrin 重复域 1，心肌）和 SEMA3D（脑信号蛋白 3d）。

TAPVR1 位于染色体 4q12，即含有激酶域受体（KDR）基因的着丝粒区，其在血管生成中发挥作用[20]。尽管尚未明确确切的发育机制，但血管生成异常可能导致中咽内皮链（MPES）发育不完全，肺循环-体循环静脉交通支持续存在，导

致 PAPVC 形成。最近，TAPVR1 区域已经缩小到 PDGFRA 和 KIT 之间的基因区域[21]。对 TAPVC 患者 PDGFRA（血小板衍生生长因子受体，α 多肽）基因的突变分析显示一个罕见的序列变异指向一个可能的致 TAPVC 基因。PDGFR α 缺失的小鼠模型中发现了较小的背侧间充质突起（DMP）（见第 30 章）和肺静脉异常引流，尽管没有观察到 TAPVC 的表型[22]。

此外，编码肌肉特异性蛋白的 ANKRD1/CARP 基因与心脏转录调节和肌原纤维测定有关[23]。该基因位于 10 号染色体，靠近先前发现的易位位点[24-25]。ANKRD1/CARP 基因受 GATA4 调控，体外破坏该信号轴可导致肌节紊乱[26]。锚蛋白重复蛋白是应激诱导的，被认为与压力超负荷反应中的机械感测有关[27]。因此，TAPVC 的发生机制可能与通过胚胎 MPES 血流调节不当引起的闭锁有关，但是目前对此仍属推测。

如上所述，肺静脉发育始于 MPES 与心脏的早期胚胎连接[28]。早期肺静脉的发育在很大程度上取决于 MPES 和相关的信号（第 30 章）。对 TAPVC 和 PAPVC 患者的 *SEMA3D* 测序显示有两

种变异。其中一个变异体 c.193 t ＞ c 错义突变导致丝氨酸被脯氨酸替代，而另一个变异体 c.1806 t ＞ c 错义突变（苯丙氨酸到亮氨酸）见于伴有室间隔缺损但无异位的 PAPVC 患者。氨基酸变化位于 SEMA3d 的免疫球蛋白样结构域，可能对内皮神经纤毛蛋白受体结合和功能活性都很重要[29]。

结　　论

综上所述，在肺静脉异位引流患者人群中已经描述了多个突变。相关基因参与 PDGF 信号传导、肌节形成和内皮细胞迁移，从而调节分化的各个阶段。考虑到相互作用的复杂性，未来将会发现更多参与该疾病发生和发展的信号通路。

参考文献

［1］Douglas YL，Jongbloed MR，DeRuiter MC et al（2010）Normal and abnormal development of pulmonary veins：state of the art and correlation with clinical entities. Int J Cardiol 147：13-24

［2］Douglas YL，Jongbloed MR，den Hartog WC et al（2009）Pulmonary vein and atrial wall pathology in human total anomalous pulmonary venous connection. Int J Cardiol 134：302-312

［3］Korbmacher B，Buttgen S，Schulte HD et al（2001）Long-term results after repair of total anomalous pulmonary venous connection. Thorac Cardiovasc Surg 49：101-106

［4］Tanel RE，Kirshbom PM，Paridon SM et al（2007）Long-term noninvasive arrhythmia assessment after total anomalous pulmonary venous connection repair. Am Heart J 153：267-274

［5］Ruggieri M，Abbate M，Parano E et al（2003）Scimitar vein anomaly with multiple cardiac malformations，craniofacial，and central nervous system abnormalities in a brother and sister：familial scimitar anomaly or new syndrome? Am J Med Genet A 116A：170-175

［6］Laux D，Fermont L，Bajolle F et al（2013）Prenatal diagnosis of isolated total anomalous pulmonary venous connection：a series of 10 cases. Ultrasound Obstet Gynecol 41：291-297

［7］Posch MG，Perrot A，Schmitt K et al（2008）Mutations in GATA4，NKX2.5，CRELD1，and BMP4 are infrequently found in patients with congenital cardiac septal defects. Am J Med Genet A 146A：251-253

［8］Dentici ML，Sarkozy A，Pantaleoni F et al（2009）Spectrum of MEK1 and MEK2 gene mutationsin cardio-facio-cutaneous syndrome and genotype-phenotype correlations. Eur J Hum Genet 17：733-740

［9］Mohapatra B，Casey B，Li H et al（2009）Identification and functional characterization of NODAL rare variants in heterotaxy and isolated cardiovascular malformations. Hum Mol Genet 18：861-871

［10］Ware SM，Peng J，Zhu L et al（2004）Identification and functional analysis of ZIC3 mutationsin heterotaxy and related congenital heart defects. Am J Hum Genet 74：93-105

［11］Correa-Villasenor A，Ferencz C，Boughman JA，The Baltimore-Washington Infant Study Group et al（1991）Total anomalous pulmonary venous return：familial and environmental factors.Teratology 44：415-428

［12］Devriendt K，Casaer A，Van CA et al（1994）Asplenia syndrome and isolated total anomalous pulmonary venous connection in siblings. Eur J Pediatr 153：712-714

［13］Pierson DM，Taboada EM，Lofl and GK et al（2001）Total anomalous pulmonary venous connection and a constellation of craniofacial，skeletal，and urogenital anomalies in a newborn and similar features in his 36-year-old father. Clin Dysmorphol 10：95-99

［14］Park HK，Heinle JS，Morales DL（2012）Williams syndrome and obstructed total anomalous pulmonary venous return：a previously unreported association. Ann Thorac Surg 94：289-291

［15］Bleyl S，Ruttenberg HD，Carey JC et al（1994）Familial total anomalous pulmonary venous return：a large Utah-Idaho family. Am J Med Genet 52：462-466

［16］Soemedi R，Wilson IJ，Bentham J et al（2012）Contribution of global rare copy-number variants to the risk of sporadic congenital heart disease. Am J Hum

Genet 91：489-501

［17］Erdogan F，Larsen LA，Zhang L et al（2008）High frequency of submicroscopic genomic aberrations detected by tiling path array comparative genome hybridisation in patients with isolated congenital heart disease. J Med Genet 45：704-709

［18］Zaidi S，Choi M，Wakimoto H et al（2013）De novo mutations in histone-modifying genes in congenital heart disease. Nature 498：220-223

［19］Jackson LW，Correa-Villasenor A，Lees PS et al（2004）Parental lead exposure and total anomalous pulmonary venous return. Birth Defects Res A Clin Mol Teratol 70：185-193

［20］Bleyl SB，Botto LD，Carey JC et al（2006）Analysis of a Scottish founder effect narrows the TAPVR-1 gene interval to chromosome 4q12. Am J Med Genet A 140：2368-2373

［21］Bleyl SB，Saijoh Y，Bax NA et al（2010）Dysregulation of the PDGFRA gene causes inflowtract anomalies including TAPVR：integrating evidence from human genetics and modelorganisms. Hum Mol Genet 19：1286-1301

［22］Bax NA，Bleyl SB，Gallini R et al（2010）Cardiac malformations in pdgfralpha mutant embryos are associated with increased expression of WT1 and Nkx2.5 in the second heart field. Dev Dyn 239：2307-2317

［23］Badi I，Cinquetti R，Frascoli M et al（2009）Intracellular ANKRD1 protein levels are regulated by 26S proteasome-mediated degradation. FEBS Lett 583：2486-2492

［24］Acquati F，Russo A，Taramelli R et al（2000）Nonsyndromic total anomalous venous return associated with a de novo translocation involving chromosomes 10 and 21 t（10；21）（q23.1；q11.2）. Am J Med Genet 95：285-286

［25］Cinquetti R，Badi I，Campione M et al（2008）Transcriptional deregulation and a missense mutation define ANKRD1 as a candidate gene for total anomalous pulmonary venous return. Hum Mutat 29：468-474

［26］Chen B，Zhong L，Roush SF et al（2012）Disruption of a GATA4/Ankrd1 signaling axis in cardiomyocytes leads to sarcomere disarray：implications for anthracycline cardiomyopathy. PLoS One 7：e35743

［27］Bang ML，Gu Y，Dalton ND et al（2014）The muscle ankyrin repeat proteins CARP，Ankrd2，and DARP are not essential for normal cardiac development and function at basal conditions and in response to pressure overload. PLoS One 9：e93638

［28］DeRuiter MC，Poelmann RE，Mentink MMT et al（1993）Early formation of the vascular system in quail embryos. Anat Rec 235：261-274

［29］Degenhardt K，Singh MK，Aghajanian H et al（2013）Semaphorin 3d signaling defects are associated with anomalous pulmonary venous connections. Nat Med 19：760-765

［30］Rammos S，Gittenberger-de Groot AC，Oppenheimer-Dekker A（1990）The abnormal pulmonary venous connexion：a developmental approach. Int J Cardiol 29：285-295

30 完全性肺静脉异位引流的分子通路及动物模型

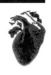

Robert E. Poelmann，Adriana C. Gittenberger-de Groot，Monique R. M. Jongbloed，Marco C. DeRuiter

陈天韵 译 储庆 校 胡盛寿 审

目录

摘要

　　肺静脉起源于心脏的静脉极，静脉极还会发育成静脉窦和心房。在发育的第4周，静脉窦由左、右两部分组成，分别接受来自总主静脉、肠系膜静脉和脐静脉的血液。原始心房（共同心房）不对称扩张的同时，静脉窦与心房连接会发生右移。静脉窦的右侧部分（包括其来源的主静脉）扩大，形成腔静脉，汇入右心房。在成人中，静脉窦的左侧大部分发生闭塞和重塑，形成冠状窦。大约在同一时间窗内（第4～5周），一个具有双重连接的内脏血管丛围绕着发育中的肺芽（后形成肺）逐渐形成。值得注意的是，在早期发育阶段，肺丛引流的主要途径是汇入全身静脉，而不是汇入心脏。在中咽内皮链（MPES）管腔化后，心背系膜中可以观察到肺静脉的第一个原基，即肺总静脉，其主要的引流途径将逐渐向心脏引流方向转变。内脏肺静脉与全身主静脉的连接在正常发育过程中逐渐消失。如果MPES不存在或闭锁，肺循环-体循环交通将持续存在，临床上导致完全性肺静脉异位引流（TAPVR）。本章介绍肺静脉异位引流的发展过程和分子通路。

30.1 心脏发育简介

　　原始心管由两侧生心板发育而来，生心板来源于内脏中胚层。生心板于中线融合后形成原始心管。它与主动脉囊的前部相连，主动脉囊为咽弓动脉供血，尾端与收集回流血液的脐肠系膜静脉相连。

　　心脏的静脉极包括静脉窦和心房[1]。在发育的第4周，静脉窦由左、右两部分组成，分别接受来自总主静脉、肠系膜静脉和脐静脉的血液。窦房襞标志着共同心房的边界。共同心房的不对称扩张对应于静脉窦与心房连接的右移。静脉窦的右侧部分，包括其来源的主静脉扩大，形成腔静脉，汇入右心房[2]。在成人中，静脉窦的左侧大部分发生闭塞和重塑，形成冠状窦（图 30.1）。

心肌管内层由与血管内皮相连的心内膜细胞组成。作为左-右发育模式的结果，心管是不对称的，在正常的发育过程中向右形成袢环。动脉和静脉极的主要部分来自心脏发育过程中内脏中胚层的第二生心区（SHF）。因此，原始心管既通过心管的固有生长模式生长，也通过动脉和静脉极处的外源性添加细胞来生长，这种外源性添加会消耗 SHF 内脏中胚层。这些生长模式与 Tbx5、Gata4-6、NKX2-5[3]、Islet1[4] 和 Id2[5] 的表达模式吻合。在心脏发育过程中，出现了心腔和过渡区，后者涉及间隔、瓣膜形成和传导系统的形成。未来的心房和心室结构则由房室管分离形成。研究发现，在静脉极处心肌的募集依赖于 Pitx2c、Nkx2-5、Tbx18、Shox2 和 Pdpn[6-10]。这一区域位于原始心管的后部，称为后部 SHF，静脉窦、肺静脉、主静脉和心房体的心肌细胞多来源于此。

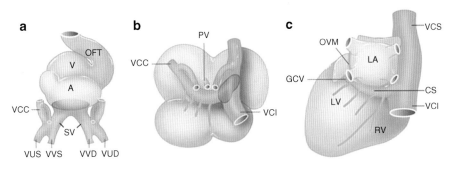

图 30.1 心脏发育后续阶段的示意图。（**a**）心脏的静脉极包括静脉窦（SV）和心房（A）。最初，SV 由左右角组成，左右角大致对称，分别接收来自总主静脉（VCC）、左/右侧卵黄静脉（VVS 和 VVD）和左/右侧脐静脉（VUS 和 VUD）血液。（**b**，**c**）由于共同心房的不对称扩张，静脉窦与心房的连接向右移位。右侧主静脉形成上腔静脉（VCS）。左侧静脉窦大部分闭塞，剩下的部分将形成冠状窦（CS）和马歇尔斜行静脉（OVM，左主静脉的残余）。最初，单个肺静脉原基将引流汇入共同心房的中心位置。间隔形成后，肺静脉（PV）将流入左心房。GCV，心大静脉；LV，左心室；OFT，流出道；OVM，马歇尔斜行静脉；RV，右心室；V，共同心室；VCI，下腔静脉（引自［41］）

30.2 肺丛和肺静脉发育

在人类胚胎发育的第 4 周，原始肺芽出现在内胚层呼吸憩室的顶端，被内脏中胚层包围（图 30.2）。在未来的肺中，肺芽分化为支气管系统及其分支。内脏中胚层提供肺血管平滑肌和结缔组织以及毛细血管，后者发展成内脏丛，原始肺静脉通过它汇入体循环。内脏神经丛通过一束内皮细胞与原始心脏管的静脉极相连，这束内皮细胞即所谓的中咽内皮链（MPES），最终形成肺总静脉（图 30.2a，g）。MPES 最初没有内腔化，引流至心脏静脉极的主要途径是通过肺内脏丛与胚胎体循环静脉（主静脉、脐静脉和卵黄静脉）的连接。这种早期的引流模式也被称为周围引流模式。

MPES 管腔化后，肺部开始同时向中央心房和周围体循环静脉引流，即所谓的中间引流期（图 30.2b）。房间隔形成后，肺循环-体循环交通支退化消失（图 30.2c），这也标志着中央引流期的开始[11]（图 30.2d ～ g）。早期肺循环-体循环交通支的持续存在可能是肺静脉异常引流发生的基础。肺静脉异常引流的形成可归因于中央引流模式建立形成时的发育不良（表 30.1）。

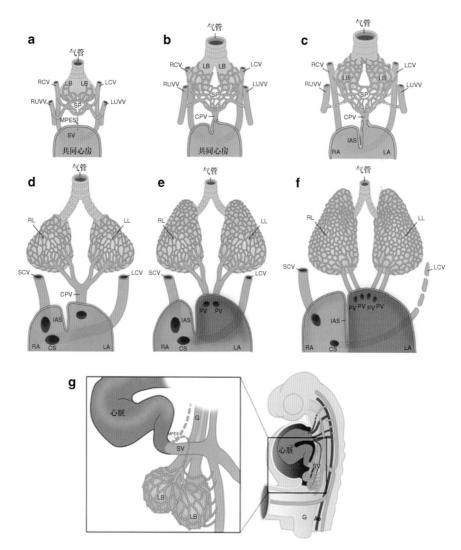

图 30.2　肺静脉发育的正面观示意图。（a）周围引流期。在胚胎发育的第 4 周，前肠呼吸憩室尾端可萌发形成 2 个肺芽（LB）。这 2 个肺芽可逐步发育为支气管及其分支。内脏间充质参与内脏静脉丛（SP）的发育。内脏静脉丛与原始心管的心内膜相连。内脏静脉丛由内皮细胞、咽中部内皮层（MPES）和肺静脉原基组成。最初这条内皮细胞链尚未发生管腔化；在胚胎早期，正常的引流途径是血液通过肺循环-体循环静脉交通支从肺静脉丛回流入体循环静脉。**（b）**中间引流期。在这个阶段，MPES 已经管腔化形成肺总静脉（CPV），从而使内脏丛不仅可回流汇入体循环静脉，也可汇入心脏。**（c）**随着 CPV 的增长扩大成为肺静脉血引流的主要途径，原始的肺循环-体循环交通支将逐渐退化。**（d）**中央引流期。在正常心脏发育过程中，原始的肺循环-体循环交通支将完全退化，肺静脉血唯一的引流途径为直接汇入心脏。**（e～f）**在进一步发育过程中，CPV 将汇入左心房（LA），并通常可以形成四个独立的肺静脉口（左侧和右侧各 2 个）[17]。右主静脉（RCV）逐渐形成上腔静脉（SCV），左主静脉（LCV）部分将发育形成冠状窦（CS），而其心外部分将退化为马歇尔韧带。**（g）**胚胎侧面图，框内区域将部分结构进行放大。一个内脏血管网包围着从前肠（G）长出来的肺芽（LB）。G，前肠；AS，房间隔；LB，肺芽；LL，左肺；LUVV，左脐静脉和卵黄静脉；RA，右心房；RL，右肺；RUVV，右脐静脉和卵黄静脉；SV，静脉窦

30.3　肺静脉心肌化

　　肺总静脉到静脉窦的开口边缘由两个肌嵴组成（图 30.3）。其中右侧肺嵴与背侧间充质突起（DMP）合并，对房间隔基底部的形成很重要[12-13]。因此，两个肌嵴之间的肺静脉将回流汇入左心房

后壁，从而有助于左心房体的形成：部分由血管平滑肌细胞组成，部分由心肌细胞组成[14]。DMP来源于胚胎第二生心区，并参与形成心脏后部间充质区域，该区域有助于胚胎心脏进一步正常发育[3]。

肺总静脉心肌化会在左心房后壁形成独立的静脉孔。其合并程度有一定的个体差异，并不是所有个体都有 4 个独立的肺静脉口，常可观察到共同开口（特别是左肺静脉口），以及额外的肺静脉口[15-17]。

与主（腔）静脉类似，肺静脉壁会形成心肌袖。数个课题组已经对不同物种心房和静脉壁中的心肌细胞连续性进行了研究，并产生了对相关细胞群起源和分化的不同意见[7, 14, 18-20]。

表 30.1　肺静脉发育异常与解剖结构、时间顺序和临床疾病的关系

解剖结构	异常	发育障碍	与心房分隔的时间关系	肺循环 - 体循环交通	临床疾病
肺总静脉（CPV）/MPES	缺如	PV-LA 连接缺如（MPES 缺如）	先于	会存在	TAPVC（心外型）
	闭锁	MPES 未管腔化（PV 原基）	先于	会存在	TAPVC（心外型）
	狭窄	初始管腔化 CPV 继发性狭窄	先于 / 同时	会消失	三房心
	闭锁	初始管腔化 PV 继发性闭锁	后于	已消失	TAPVC（致死）
一级或二级 PV 分支形成	闭锁	一或多支 PV 及分支未管腔化	同时	会存在	PAPVC（心外型）
	狭窄	单支初始管腔化 PV 继发性狭窄	先于 / 同时 后于	会消失 已消失	先天性 PV 狭窄 获得性 PV 狭窄
	闭锁	一或多支管腔化 PV 闭锁	后于	已消失	（孤立型）PV 闭锁
肺静脉–左心房连接	肺静脉数量变异	PV 融合异常	后于	已消失	单侧 / 共同
	< 4	不完全	后于	已消失	单个 PV 口[a]
	> 4	过多	后于	已消失	> 4 个 PV 口[a]
背侧间充质突起（DMP）	发育不全	SHF 来源的间充质异常	同时	会消失	静脉窦缺损伴 PAPVC（心内型）A（V）SD
	缺如	SHF 来源的间充质缺失	同时	大多会消失	TAPVC（心内型）A（V）SD

经允许引自［23］

MPES，中咽内皮链；PAPVC，部分性肺静脉异位引流；PV，肺静脉；TAPVC，完全性肺静脉异位引流；SHF，第二生心区
[a] 不视为病理疾病，而视为解剖变异

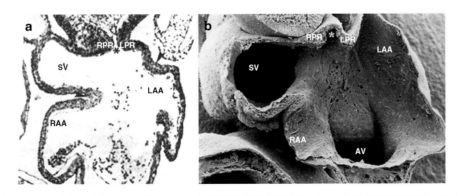

图 30.3　鸡胚静脉窦（SV）和心耳（RAA 和 LAA）水平光学显微镜下切片（a）和电子显微镜切片（b）。肺总静脉（星号）与 SV 相连开口处有左（LPR）和右（RPR）两个肌嵴。后者与位于房间隔底部的背侧间充质突起（图中未显示）融合，使肺静脉位于房间隔背部左侧（图 a 引自［42］）

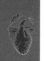

30.4　正常发育过程中的组织学特征

人类胚胎中的肺静脉发育时间是孕 7 ～ 22 周（冠-臀长 19 ～ 170 mm）。利用不同的肌动蛋白、α- 平滑肌肌动蛋白和心房肌球蛋白轻链特异性抗体，可将左心房后壁分为 3 个不同区域：①与肺静脉平滑肌细胞相连的平滑肌心房体；②不含血管平滑肌细胞的小梁样心耳；③心房体和心耳间的过渡区域（图 19.2）。过渡区域在组织学上与静脉窦相似，心肌非常薄甚至缺失，从中可以推测，在肺静脉汇入左心房结构中，静脉窦心肌面积可缩小到仅围绕心房入口的狭窄区域和心耳部分[14]。这些观察结果与解释窦房过渡区和静脉窦的定义相关，也与解释晚期心律失常的优先诱导区域相关。有趣的是，右心房体、右心耳和房间隔右侧表面并没有血管平滑肌细胞的排列。

30.5　左心房细胞的起源与融合

研究人员用多种方法研究了心肌和平滑肌细胞在肺静脉和左心房的起源和融合。第二生心区（SHF）内 Pitx2c、Islet1、Tbx18 和 Nkx2-5 的重叠基因表达模式，为腔静脉和肺静脉周围的心肌细胞与心房各部分细胞的起源提供了线索（详见 Lescroart 等的总结）[19]。关于肺静脉与静脉窦的连接以及随后合并到左心房的问题仍在激烈地争论[21-25]，但本章对这些争论不再进行介绍。值得注意的是，与左侧静脉（左肺静脉和左主静脉，包括左心房背侧）相关的心肌细胞与包括右心房背侧在内的右侧静脉相关的心肌起源于相同的谱系[19]。因此，我们倾向于肺总静脉与静脉窦形成原始左侧连接，从而融合汇入左心房的背侧壁。基于这个概念，我们必须认识到，如果在 TAPVC 中发生发育模式调控紊乱，发育过程的各种参与细胞（SHF、DMP、心肌、平滑肌细胞）模式变化将会导致基因调节网络的相应变化。

由于 Pitx2c 在肺静脉心肌、左上腔静脉和心房（左侧）部分表达，Nkx2-5 在肺静脉心肌 / 间充质和心房心肌中表达，而 Tbx18 仅在腔静脉周围的心肌中表达，Nppa（钠尿肽 A）仅在心房壁中表达，因此可以确定不同基因的表达区域。足肌蛋白（Podoplanin）在肺静脉的心肌和平滑肌细胞以及包括左、右静脉瓣在内的左心房背侧壁中表达。基于小鼠报告基因和转基因技术的应用，表明这些基因在 SHF 祖细胞中的时间空间表达模式较为复杂[7, 9-10, 26]。Buckingham 等[27]最近开发了一种研究方法，基于罕见的非功能性 nLaacz 序列重组为功能性 nLacz 的随机事件，利用回顾性克隆靶向分析 α- 心脏肌动蛋白基因表达[19]，结果发现重组事件独立于基因表达。因而他们得出结论，在心脏的静脉极处存在左 / 右心肌亚群谱系。肺静脉和左上腔静脉与左心房背侧心肌来源于同一祖细胞谱系（图 30.4），右上腔静脉和右心房背侧心肌来源于同一祖细胞谱系，这说明了遗传追踪实验和谱系分析的区别。此外，这些结果表明肺静脉心肌与腔静脉心肌不能分出单独的克隆起源。

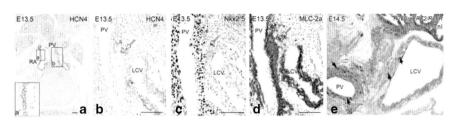

图 30.4　心肌细胞连续性形成左主静脉（**LCV**），包括一过性左窦房结（**SAN**）和肺静脉（**PV**）。（**a～d**）来自左窦房结区域的细胞可逐段追踪至肺静脉周围的心肌细胞。（**a**）E13.5 心脏切片显示标志物 HCN4 在静脉窦水平的表达。（**b～d**）是（**a**）中框选范围的放大。HCN4（**b**）表达于特定细胞（**b～d** 中的开放箭头所示），可以从左窦房结区域到肺静脉周围心肌逐段追踪这些细胞。这些细胞也表达心肌标志物 MLC-2a（**d**），并且大多缺乏 Nkx2-5（**c**）的表达。（**e**）*R26CreERT2/R26R* 胚胎的 E14.5 心脏切片显示左上腔静脉（**LSCV**）、肺静脉（**PV**）和左心房（**LA**）中 β- 半乳糖苷酶阳性细胞克隆。上图使用 c-TnI 抗体染色心肌（图 a～d 经允许引自［43］，图 e 经允许引自［19］）

30.6　完全性肺静脉异位引流（TAPVC）

在人类胚胎发育的第 5 周末，肺总静脉已经建立了肺与心房的连接，早期内脏连接结构逐渐退化，MPES 连接至体循环（图 30.2）。在 TAPVC 患者心脏中，内脏丛和左心房之间缺乏连接，导致肺循环血液持续通过主静脉（其中一支）引流。这在临床上可通过心下型、心内型和心上型交通连接关系加以区分。由于未发生肺静脉与左心房融合过程，新生儿及成人患者左心房壁缺乏血管壁组织［28］（图 30.5a～d）。在小鼠胚胎中，对静脉窦和肺动脉心肌分化的研究结果表明，两者都表

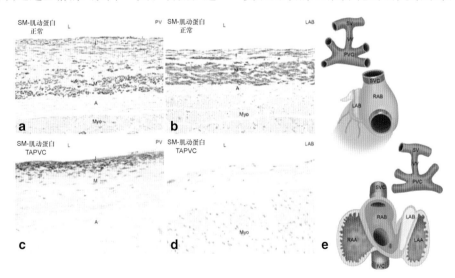

图 30.5　完全性肺静脉异位引流（**TAPVC**）的组织学图示。（a、b）用 α- 平滑肌肌动蛋白染色的正常成人心脏切片，显示肺静脉和左心房壁的组织结构。在 PV（a）和 LAB（b）中，存在相同且具有特征性的血管壁，并具有心肌覆盖层（myo）。深部内膜增厚（I）在成人心脏 PV 中最明显。（c、d）新生儿心肺标本的切片，用 1A4 对 α- 平滑肌肌动蛋白（SM actin）染色，显示 TAPVC 患儿肺静脉和左心房壁的组织结构。（c）TAPVC 代表性肺静脉汇合处显示血管壁由内膜（I）、中层（M）和外膜（A）组成，无心肌覆盖。（d）左心房体（LAB）壁光滑，心内膜及内膜下层稍厚，由胶原、弹性纤维和偶尔被心肌（Myo）覆盖的平滑肌细胞组成，未发现血管壁组织。（e）心外型 TAPVC 心脏心房和肺静脉外侧（a）和内侧（b）示意图。肺静脉（PV）通过垂直静脉（VV）流入体循环静脉（SV），并且没有心肌覆盖。LAB 由光滑的原始心肌构成，没有来自于第二生心区的心肌细胞加入。由于 LA 未与 PV 相连和融合，因此 LAB 很小且不包含血管壁组织。CS，冠状窦；IVC，下腔静脉；L，管腔；PVC，肺静脉汇合处；SVC，上腔静脉（经允许引自［28］）

达 Podoplanin（表达于 SHF 后部）和阳离子通道蛋白 HCN4（超极化激活环核苷酸门控钾通道 4），但不表达 Nkx2-5[8, 29]。在后续的发育过程中，肺静脉中 Nkx2-5 上调，HCN4（一种心脏电传导相关基因）下调，直至其局限表达于窦房结中，这表明早期电传导特性可能与该区域对晚期心律失常的易感性增强有关。TAPVC 患者心律失常发生率较低可能是由于肺静脉周围心肌袖发育受阻造成的[28]。此外，由于肺静脉与左心房融合受阻，可能导致血流动力学减弱，左心房发育不良（图30.5e）。TAPVC 矫正后通常需要外科干预增强左心房功能以达到最佳预后[30]。

30.7　动物模型

一些报告基因和转基因小鼠模型已被用于研究心脏静脉极的发育，主要集中于左（肺）侧。只有对控制心脏发育许多方面的转录因子［包括 Isl1、GATA4-6、BMP（骨形态发生蛋白）、Nkx2-5、SRF（血清反应因子）、Tbx 家族成员等］进行条件性敲除或转基因突变，才能在心脏特定部位研究这些基因的功能。报告基因模型严重依赖于定义时间窗中的特定表达模式，这是该技术的局限性。尽管如此，在这一领域，研究者已经获得了许多研究证据。本章将重点介绍肺静脉发育的特定动物模型。当调控 SHF 后部形成和心肌细胞向静脉极迁移过程的基因发生突变时，通常会导致异常表型出现。静脉窦心肌在左、右主静脉基底处形成马蹄形带，特别的是其在早期发育阶段不表达心脏前体标志物 Nkx2-5[7-8]。

血小板衍生生长因子（PDGF）家族包括参与心脏发育各个阶段的调节因子。在 SHF 后部和静脉极，PDGF 受体 α 和配体 PDGF-A 和 PDGF-C 在鸡[31]和小鼠胚胎[32]内的表达显示出与肺静脉发育作用相一致的时间和空间模式。在小鼠模型中敲除 PDGFRA 基因可能会导致一系列的心脏流入道发育缺陷，包括人类的 TAPVR[32]。PDGFRA 的功能缺失引起 TAPVR 的外显率较低（约 7%），这与在人类中观察到的情况类似。对 TAPVR 患者 PDGFRA 基因的突变分析显示，人类染色体 4q12 上存在一个序列变异，提示存在可能的致 TAPVR 基因。

心房的一个重要组成部分是 SHF 后部衍生形成的 DMP，该结构参与心房背侧壁的发育，更具体地说是参与房间隔形成。此外，如上述 Pdgf 信号[32]所示，DMP 对于将体循环静脉系统与肺静脉分离是必不可少的。Podoplanin 信号通路障碍可引起 DMP 异常增高，从而导致房室间隔缺损，并伴有血管平滑肌细胞的融合受限，同时也会导致肺静脉心肌和连接缺陷[26, 32]（图 30.6）。此外，Sonic Edgehog[33] 和 Tbx5-Hedgehog 分子网络[34] 对于 SHF 和 DMP 形成至关重要。然而，当 Tbx5 突变小鼠中[34] DMP 形成受阻时，肺静脉分化并不受影响，这表明在 SHF 内 DMP 和肺静脉发育彼此独立，互相平行发展。

Shox2 与 *SHOX* 同源，与人类身材矮小综合征相关，在静脉窦心肌中表达。*Shox2* 基因敲除小鼠胚胎在 E11.5 ～ E13.5 死亡，静脉窦心肌明显发育不良。虽然主要研究了包括窦房结在内的静脉极右侧的异常情况，但结果发现左侧肺静脉的体积也出现缩小[6]。由于该小鼠模型在 E13.5 以后没有胚鼠存活，因此无法进一步研究肺静脉的发育。

Id2（分化抑制剂 /DNA 结合抑制剂）在鸡、爪蟾和小鼠 SHF 的作用在研究中已得到了阐明[29]。Id1-4 蛋白是碱性环−螺旋蛋白的负调节因子，其可促进细胞增殖，使细胞保持在依赖于 GATA4 和 NKX2-5 的未分化状态[35]。*Id2* 敲除小鼠胚胎 E11.5 出现严重发育异常，包括主静脉扩张和静脉窦发育不全，导致静脉引流移位。肺静脉与心房尾端连接，其与左主静脉相连汇入静脉窦。E12.5 可出现发育不全的房间隔，而主静脉和肺静脉几乎没有任何心肌层存在。此外，肺静脉的心内部分被分化的心房肌包围，其缺乏野生型胚胎的过

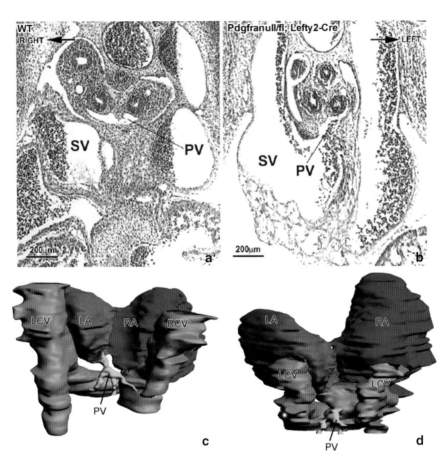

图 30.6 **Pdgfra** 突变小鼠发生 **TAPVR**。在 Pdgfra[flox/flox]；Lefty 2-Cre 胚胎中实现了 Pdgfra 的限制性敲除，以避免早期 PDGFRA 缺失在原肠形成或早期心脏发育期间引起的干扰效应[32]。野生型小鼠胚胎 E11.5 的横切面（**a**）和三维重建背侧视图（**c**）。原始肺静脉（在三维重建中以绿色表示）及其分支连接至左心房（图 **b** 中红色区域）。（**c**、**d**）Pdgfra[null/flox]；Lefty 2-Cre 胚胎中相似层面。肺静脉（在三维重建中以绿色表示）连接到静脉窦，其由左右主静脉（分别为 RPV 和 LCV）及其汇合处（在三维重建中以紫色表示）组成。右心房（RA）以蓝色表示（经允许引自 [32]）

渡区特征。E13.5 ～ E14.5 时可出现类似 TAPVC 患者的左心房变小。然而，在 *Id2* 突变敲除小鼠中，DMP 似乎没有受到影响，这与没有发现房室间隔缺损的观察结果相一致。值得注意的是，在缺乏 Id2 的调控后，DMP 的心肌化程度比野生型高。然而，体循环静脉的心肌化程度降低，由此可以得出结论，在 *Id2* 突变敲除小鼠中，分化细胞和未分化细胞之间的平衡被打破[29]。

在动物模型中，许多基因参与了心房和静脉回流的发育。左或右侧生心区后部的心肌祖细胞分别参与左或右心房形成[19]。Pitx2c[36] 可调控右心房形成和左静脉窦细胞增殖[37]。*Isl1* 是生心区后部的重要调节因子[4]。SHF Isl1 增强子包含 3 个一致性结合位点，提示通过 Forkhead 转录

因子[38]进行调节，并且是包括 Sonic hedgehog、Fgf8（成纤维细胞生长因子 8）、Tbx1 和视黄酸[39]在内的更复杂调节网络的一部分。Isl1[+]心管尾端背内侧与肺静脉相连，且不表达 Tbx18。由于静脉极其余部分表达 Tbx18，故推测肺静脉和体循环静脉来源的祖细胞截然不同[10]。这一基于基因表达的证据与 Galli[37] 和 Lescroart[19] 的研究结论截然相反，他们二人认为左右两侧肺血管具有不同的细胞来源。

信号素 3d（Sema3d）突变小鼠可出现 TAPVC[40]，尽管 MPES 形成正常。在 35% 的突变小鼠胚胎中，围绕肺芽发育的内脏神经丛与 MPES 没有形成吻合。正常情况下，Sema3d 在发育早期（小鼠中为 E9.5）向内皮细胞提供一个迁移排斥信号，

在肺丛和体循环之间建立一个边界，而在突变体中，内皮管可形成一个异常连接横穿这个正常情况下的无血管区域。此外，这些突变体出现的房间隔缺损为房间隔和肺静脉共同发育提供了进一步的证据（图 30.7）。

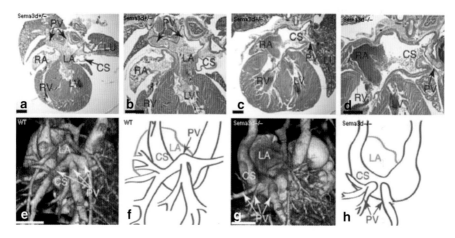

图 30.7　信号素 3d 杂合子（Sema3d$^{+/-}$）和信号素 3d 敲除（Sema3d$^{-/-}$）成年小鼠的肺静脉连接图示。肺静脉（PV）通常连接到 Sema3d$^{+/-}$小鼠（a、b）的左心房（LA）。在 Sema3d 敲除小鼠中（c、d），可观察到肺静脉与冠状窦的异常连接（e～h）。微计算机断层扫描（microCT）图（e、g，背面观）和肺静脉连接示意图（f、h）。在新生野生型（WT）小鼠中肺静脉通常回流汇入 LA（e、f），在新生突变小鼠中与冠状窦相连接（g、h）（经允许引自［40］）

结　　论

总之，多个基因网络在肺静脉的分化中发挥了重要的作用，在心肌和平滑肌袖形成之前就已经参与了发育过程。肺静脉心肌壁的形成伴随着右心房背侧壁的融合，这在发育中是连续分化过程中的重要环节。正如在 TAPVC 患者中所见，肺静脉和左心房之间连接的发育不良可能导致肺循环-体循环交通持续存在。

参考文献

［1］Snarr BS，O'Neal JL，Chintalapudi MR et al（2007）Isl1 expression at the venous pole identifies a novel role for the second heart field in cardiac development. Circ Res 101：971-974

［2］Blom NA，Gittenberger-de Groot AC，Jongeneel TH et al（2001）Normal development of the pulmonary veins in human embryos and formulation of a morphogenetic concept for sinusvenosus defects. Am J Cardiol 87：305-309

［3］Kelly RG（2012）The second heart field. Curr Top Dev Biol 100：33-65

［4］Cai CL，Liang X，Shi Y et al（2003）Isl1 identifies a cardiac progenitor population that proliferates prior to differentiation and contributes a majority of cells to the heart. Dev Cell 5：877-889

［5］Martinsen BJ，Frasier AJ，Baker CV et al（2004）Cardiac neural crest ablation alters Id2 gene expression in the developing heart. Dev Biol 272：176-190

［6］Blaschke RJ，Hahurij ND，Kuijper S et al（2007）Targeted mutation reveals essential functions of the homeodomain transcription factor Shox2 in sinoatrial and pacemaking development. Circulation 115：1830-1838

［7］Christoffels VM，Mommersteeg MT，Trowe MO et al（2006）Formation of the venous pole of the heart from an Nkx2-5-negative precursor population requires Tbx18. Circ Res 98：1555-1563

［8］Gittenberger-de Groot AC，Mahtab EAF，Hahurij ND et al（2007）Nkx2.5 negative myocardium of the posterior heart field and its correlation with podoplanin expression in cells fromthe developing cardiac pacemaking and conduction system. Anat Rec 290：115-122

［9］Mahtab EA，Vicente-Steijn R，Hahurij ND et al（2009）Podoplanindeficient mice show a Rhoa-related hypoplasia of the sinus venosus myocardium including the sinoatrial node. Dev Dyn 238：183-193

［10］Mommersteeg MT，Dominguez JN，Wiese C et al（2010）The sinus venosus progenitors separate and diversify from the first and second heart fields early in development. Cardiovasc Res 87：92-101

［11］Rammos S，Gittenberger-de Groot AC，Oppenheimer-Dekker A（1990）The abnormal pulmonary venous connexion：a developmental approach. Int J Cardiol 29：285-295

［12］Snarr BS，Kern CB，Wessels A（2008）Origin and fate of cardiac mesenchyme. Dev Dyn 237：2804-2819

［13］Snarr BS，Wirrig EE，Phelps AL et al（2007）A spatiotemporal evaluation of the contribution of the dorsal mesenchymal protrusion to cardiac development. Dev Dyn 236：1287-1294

［14］Douglas YL，Jongbloed MR，Gittenberger-de Groot AC et al（2006）Histology of vascular myocardial wall of left atrial body after pulmonary venous incorporation. Am J Cardiol 97：662-670

［15］Haissaguerre M，Jais P，Shah DC et al（1998）Spontaneous initiation of atrial fibrillation by ectopic beats originating in the pulmonary veins. N Engl J Med 339：659-666

［16］Ho SY，Cabrera JA，Tran VH et al（2001）Architecture of the pulmonary veins：relevance to radio frequency ablation. Heart 86：265-270

［17］Jongbloed MR，Dirksen MS，Bax JJ et al（2005）Atrial fibrillation：multi-detector row CT of pulmonary vein anatomy prior to radiofrequency catheter ablation-initial experience.Radiology 234：702-709

［18］DeRuiter MC，Gittenberger-de Groot AC，Poelmann RE et al（1993）Development of the pharyngeal arch system related to the pulmonary and bronchial vessels in the avian embryo. Witha concept on systemic-pulmonary collateral artery formation. Circulation 87：1306-1319

［19］Lescroart F，Mohun T，Meilhac SM et al（2012）Lineage tree for the venous pole of the heart：clonal analysis clarifies controversial genealogy based on genetic tracing. Circ Res 111：1313-1322

［20］van den Berg G，Moorman AF（2011）Development of the pulmonary vein and the systemic venous sinus：an interactive 3D overview. PLoS One 6，e22055

［21］Manner J，Merkel N（2007）Early morphogenesis of the sinuatrial region of the chick heart：a contribution to the understanding of the pathogenesis of direct pulmonary venous connections to the right atrium and atrial septal defects in hearts with right isomerism of the atrial appendages. Anat Rec 290：168-180

［22］Moorman AF，Anderson RH（2007）Development of the pulmonary vein. Anat Rec 290：1046-1049

［23］Douglas YL，Jongbloed MR，DeRuiter MC et al（2010）Normal and abnormal development of pulmonary veins：State of the art and correlation with clinical entities. Int J Cardiol 147：13-24

［24］Moorman AFM，Anderson RH（2011）Development of the pulmonary vein. Int J Cardiol 147：182

［25］Gittenberger-de Groot AC（2011）The development of the pulmonary vein revisited. Int J Cardiol 147：463-464

［26］Douglas YL，Mahtab EA，Jongbloed MR et al（2009）Pulmonary vein，dorsal atrial wall and atrial septum abnormalities in podoplan in knockout mice with disturbed posterior heart field contribution. Pediatr Res 65：27-32

［27］Buckingham ME，Meilhac SM（2011）Tracing cells for tracking cell lineage and clonal behavior. Dev Cell 21：394-409

［28］Douglas YL，Jongbloed MR，den Hartog WC et al（2009）Pulmonary vein and atrial wall pathology in human total anomalous pulmonary venous connection. Int J Cardiol 134：302-312

［29］Jongbloed MR，Vicente-Steijn R，Douglas YL et al（2011）Expression of Id2 in the second heart field and cardiac defects in Id2 knock-out mice. Dev Dyn 240：2561-2577

［30］Ricci M，Elliott M，Cohen GA et al（2003）Management of pulmonary venous obstruction after correction of TAPVC：risk factors for adverse outcome. Eur J Cardiothorac Surg 24：28-36

［31］Bax NA，Lie-Venema H，Vicente-Steijn R et al（2009）Platelet-derived growth factor is involved in the differentiation of second heart field-derived cardiac structures in chicken embryos. Dev Dyn 238：2658-2669

［32］Bleyl SB，Saijoh Y，Bax NA，Gittenberger-de Groot AC et al（2010）Dysregulation of the PDGFRA gene causes inflow tract anomalies including TAPVR：

integrating evidence from human genetics and model organisms. Hum Mol Genet 19: 1286-1301

[33] Hoffmann AD, Peterson MA, Friedland-Little JM et al (2009) sonic hedgehog is required in pulmonary endoderm for atrial septation. Development 136: 1761-1770

[34] Xie L, Hoffmann AD, Burnicka-Turek O et al (2012) Tbx5-hedgehog molecular networks are essential in the second heart field for atrial septation. Dev Cell 23: 280-291

[35] Lim JY, Kim WH, Kim J et al (2008) Induction of Id2 expression by cardiac transcription factors GATA4 and Nkx2.5. J Cell Biochem 103: 182-194

[36] Poelmann RE, Jongbloed MR, Gittenberger-de Groot AC (2008) Pitx2: a challenging teenager. Circ Res 102: 749-751

[37] Galli D, Dominguez JN, Zaffran S et al (2008) Atrial myocardium derives from the posterior region of the second heart field, which acquires left-right identity as Pitx2c is expressed. Development 135: 1157-1167

[38] Kang J, Nathan E, Xu SM et al (2009) Isl1 is a direct transcriptional target of Forkhead transcription factors in second-heart-field-derived mesoderm. Dev Biol 334: 513-522

[39] Pandur P, Sirbu IO, Kuhl SJ et al (2013) Islet1-expressing cardiac progenitor cells: a comparison across species. Dev Genes Evol 223: 117-129

[40] Degenhardt K, Singh MK, Aghajanian H et al (2013) Semaphorin 3d signaling defects are associated with anomalous pulmonary venous connections. Nat Med 19: 760-765

[41] Jongbloed MRM, Schalij MJ, Gittenberger-de Groot AC (2007) Anatomy of the coronary venous system. In: St John Sutton MG, Bax JJ, Jessup M, Brugada J, Schalij MJ (eds) Cardiac resynchronisation therapy, 1st edn, p. 93-108

[42] DeRuiter MC, Gittenberger-de Groot AC, Wenink ACG et al (1995) In normal development pulmonary veins are connected to the sinus venosus segment in the left atrium. Anat Rec 243: 84-92

[43] Jongbloed MR, Vicente SR, Hahurij ND et al (2012) Normal and abnormal development of the cardiac conduction system: implications for conduction and rhythm disorders in the child and adult. Differentiation 84: 131-148

先天性心脏病——临床特征、人类遗传学和分子通路

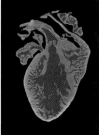

第八部分
法洛四联症和右心室双出口

31 法洛四联症和右心室双出口的临床表现及治疗

David J. Driscoll

储庆 译 聂宇 校 胡盛寿 审

目录

31.1 法洛四联症和合并室间隔缺损的肺动脉闭锁

法洛四联症（TOF）包含四种解剖异常，分别是①室间隔缺损；②肺动脉狭窄［可能是瓣膜狭窄、瓣膜下狭窄（和）或瓣膜上狭窄］；③主动脉骑跨；④右心室肥厚（图 31.1）。TOF 占先天性心脏病的 4% ～ 8%。很多合并室间隔缺损的肺动脉闭锁（PA/VSD）被认为是一种严重的 TOF。PA/VSD 与 TOF 的差别是前者的右心室没有出口。在 TOF 中，右心室是有出口的，但是这个出口是狭窄的。在 PA/VSD 中，可能只有较短的一部分肺动脉发生了闭锁，在严重闭锁的病例中，肺动脉的中端和远端都完全闭锁。

无论是在 TOF 还是 PA/VSD 病例中，都会出现起源于主动脉或锁骨下动脉的主动脉－肺动脉侧支血管（MAPCA），这些动脉可以汇入肺动脉分支为肺叶供血。相比于 TOF 病例，这种动脉在 PA/VSD 的病例中更为常见。

31.1.1 病理生理

由于通过室间隔缺损的右向左分流和肺血流减少，新生儿和 TOF 或 PA/VSD 的患儿会出现发绀。低氧血症的程度与肺血流量呈负相关，肺血流量与右心室流出道梗阻（RVOTO）的严重程度和任何其他肺血流来源（包括动脉导管未闭和主动脉－肺动脉侧支血管）相关。由于 PA/VSD 的患者没有从右心室流向肺动脉的血

271

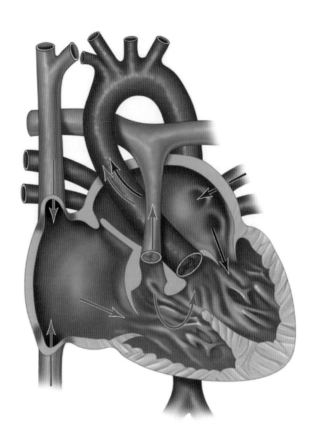

图 31.1　法洛四联症的示意图。图中存在室间隔缺损、右心室流出道梗阻和肺动脉瓣狭窄

流，患者的生存完全依靠未闭合的动脉导管和（或）MAPCA。TOF 右心室流出道梗阻程度严重时也需要未闭合的动脉导管和（或）MAPCA维持生存。

31.1.2 临床症状

患有 TOF 或 PA/VSD 的婴儿出生后会因为发绀或心脏杂音而就诊。

31.1.3 体格检查

大多数 TOF 或 PA/VSD 患者为发绀型。然而，在一些情况下，发绀程度可能很低（所谓的粉红色四联症）并且在体格检查中不明显。右心室搏动可在胸骨右下缘增强。第一心音正常，但第二心音增强并且经常是单音。胸骨左下缘的右心室搏动增强。在 TOF 中，可有沿胸骨左缘的收缩期射血杂音。在 PA/VSD 中，因为没有右心室

流出道，所以没有收缩期射血杂音。然而，可能会闻及 MAPCA 的血流产生的收缩期杂音。

31.1.4 胸部 X 线检查

在大约 25% 的患者中，胸部 X 线片上可见右主动脉弓。主肺动脉发育不全和右心室肥大可能会导致"靴型心"，而且这对婴儿来说预示着预后不良。

31.1.5 超声心动图和心导管检查

可以使用二维超声心动图确诊 TOF 或宽PA/VSD，判断动脉导管未闭并检测动脉导管内径，以及主肺动脉和中央左右肺动脉的内径。血管造影有利于确定周围肺动脉的内径和分布、是否存在周围肺动脉狭窄、存在 MAPCA，以及额外的室间隔缺损。

31.1.6 临床治疗

确诊 TOF 和合并室间隔缺损的肺动脉闭锁后，在疾病早期如果患者合并严重的低氧血症和酸中毒，需要及时对低氧血症和酸中毒进行对症治疗。严重低氧血症的婴儿应输注前列腺素 E1，以便使动脉导管重新开放或维持其通畅。如果肺血流不足，应进行"体循环–肺动脉吻合术"。Blalock-Taussig（锁骨下动脉与肺动脉吻合术）或改良的 Blalock-Taussig（利用 Gore-Tex 管连接锁骨下动脉和肺动脉）是首选方法。TOF 或 PA/VSD 的心内修复通常在出生后 3 ～ 12 个月之间进行。心内修复包括闭合室间隔缺损和缓解右心室流出道梗阻或闭锁。后者可能需要用补片扩大右心室流出道和（或）肺环，或者植入贯通右心室和肺动脉的含有瓣膜的导管。

31.1.7 预后

重度发绀（也称为"四联症"症状）可见于所有合并肺动脉血流阻塞和流出道干下交通的先天性心脏病中。这两类畸形在 TOF 中的发生率高于在 PA/VSD 中的发生率。因为重度发绀症状最初发现于 TOF，因此也被称为"四联症"症状。重度发绀症状包括发绀加重、低氧血症、呼吸困难和躁动不安。如果不及时治疗，可导致严重的低氧血症、酸中毒、癫痫发作和死亡。它们很少在婴儿 2 月龄之前发生。

TOF 或 PA/VSD 治疗的远期结局主要取决于肺动脉的内径和解剖结构以及术后肺动脉瓣的功能。肺动脉分布和术后肺动脉瓣功能正常的患者具有良好的远期结局。植入的贯通右心室和肺动脉的含有瓣膜的导管每间隔一定时间需要更换一次。如果 TOF 患者术后发生肺动脉瓣关闭不全，需要手术植入人工瓣膜。

接受 TOF 或 PA/VSD 修复手术的患者存在持续的心律失常和晚期猝死风险。发病风险最高的是患有残余室间隔缺损、残余右心室流出道梗阻、心室功能差和 QRS 波时限＞ 180 ms 的患者。

31.2 右心室双出口

右心室双出口（DORV）是指两条大动脉全部或主要起源于右心室（图 31.2）。大部分 DORV 都合并室间隔缺损，如果不合并室间隔缺损，心脏会发生左心室发育不良，这类畸形一般被归类为功能性单心室畸形，本章不介绍这类畸形。

由于室间隔缺损发病率较高，所以其中一条大动脉可能与室间隔缺损相关。事实上，这条大动脉可骑跨在室间隔缺损之上。如果这条大动脉超过 51% 属于右心室，即认为该患者患有 DORV。而且，在 DORV 中，二尖瓣瓣环与邻近的半月瓣瓣环之间不可能存在连接。在 DORV 中，室间隔缺损和大动脉之间有四种关系：①主动脉下；②肺动脉下；③既位于主动脉下也位于肺动脉下；④远端。

在 DORV 中，两条大动脉的相对位置可能是正常的，也可能是异常的。即使两条大动脉的相对位置异常，也不能将这类 DORV 鉴定为右转位，因为两条大动脉均起源于右心室，而且只有两条大动脉都起源于错误的心室才能被定义为"转位"。

大动脉关系	室间隔缺损的位置（%）				合计
	主动脉下	肺动脉下	主动脉下&肺动脉下	远端	
正常	3%	0	0	0	3%
并列	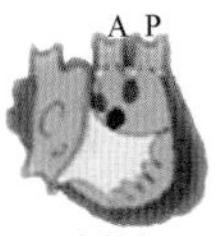 46%	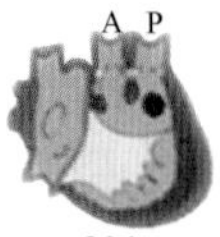 8%	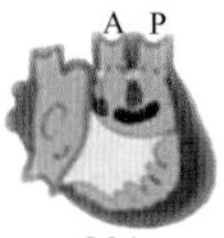 3%	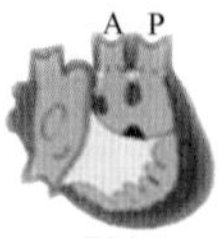 7%	64%
d-MGA	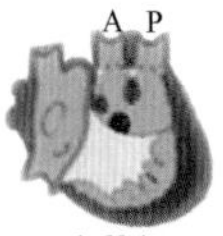 16%	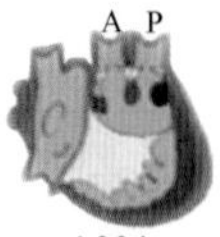 10%	0	0	26%
I-MGA	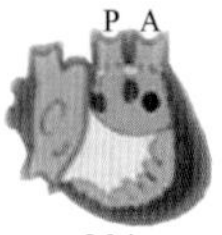 3%	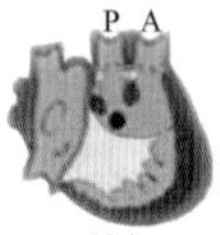 4%	0	0	7%
合计	68%	22%	3%	7%	

图 31.2 右心室双出口的分类（经允许引自 Hagler D., Double-Outlet Right Ventricle and Double-Outlet Left Ventricle,, *Moss and Adams' Heart Disease in Infants*, *Children*, *and Adolescents*, 7th edition 2008, Lippincott Williams & Wilkins, 2006）

31.2.1 病理生理和手术方案

DORV 的病理生理状态取决于哪一条大动脉距离室间隔缺损更近或者是否合并肺动脉狭窄。如果主动脉距离室间隔缺损更近并且合并肺动脉狭窄，则病理生理学特征和手术修复类似于 TOF。如果主动脉距离室间隔缺损更近并且没有合并肺动脉狭窄，那么病理生理学特征和手术修复与室间隔缺损类似。然而，如果肺动脉距离室间隔缺损更近，那么病理生理学特征和手术方法类似于右转位大动脉转位（d-TGA）。事实上，最后一种情况也被称为"Taussig-Bing 畸形"。

31.2.2 体格检查

由于 DORV 的生理学特征取决于大动脉与室间隔缺损的相对位置，因此体格检查结果也将取决于大动脉的位置和是否存在肺动脉狭窄

（见 31.1.3 中 TOF 的体格检查结果和第 34 章中 d-TGA 的体格检查结果）。

31.2.3 超声心动图和心导管检查

可以通过二维超声心动图确定 DORV 的诊断、大动脉与 VSD 的关系、是否存在肺动脉狭窄以及动脉导管未闭。

31.2.4 预后

如上所述，DORV 的手术方法类似于 TOF、VSD 或 TGA，因此，临床结局将类似于上述畸形的结局。但是，还有一个重要因素可能影响临床结局。在许多情况下，主动脉虽然相对于肺动脉来说距离 VSD 较近，但可能距离 VSD 仍然很远。这就必须在右心室中缝合复杂的补片以将血液从左心室通过 VSD 引导到主动脉中。但是这些补片可能会逐渐变窄，这时患者需要再次手术。

32 法洛四联症和右心室双出口的人类遗传学

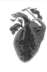

Cornelia Dorn，Andreas Perrot，Silke Rickert–Sperling

储庆 译 聂宇 校 胡盛寿 审

目录

摘要

法洛四联症（TOF）和右心室双出口（DORV）是由第二生心区和神经嵴的发育紊乱所引起的圆锥动脉干畸形，它们可以作为孤立的畸形或作为多器官综合征的一部分发生。它们的病因多样，其特征是遗传致病因素混杂。在本章中，我们介绍两种疾病的不同遗传学改变，其范围从染色体异常（如非整倍性和结构突变）到罕见的影响特定基因的单核苷酸变异。例如，已经在 TOF 病例中鉴定出心脏转录因子 NKX2-5、GATA4 和 HAND2 中的突变，而 TBX5 和 22q11 缺失的突变导致 TBX1 的单倍不足，分别引起 Holt-Oram 和 DiGeorge 综合征。此外，还在 TOF 和（或）DORV 患者中发现参与信号传导通路、侧向性决定和表观遗传机制的基因突变。最后，全基因组关联分析已确定与 TOF 风险相关的常见单核苷酸多态性。

32.1 引 言

法洛四联症（TOF）是发绀型先天性心脏病（CHD）的最常见形式，每千名活产婴儿约有 0.28 名儿童患有 TOF[1-2]，0.03 ~ 0.09 名活产婴儿患有 DORV[3]。这两种畸形都属于圆锥动脉干畸形，由第二心脏区和神经嵴的发育异常引起，研究显示二者具有部分相同的遗传致病因素。TOF 的病因为多因素，约 25% 的病例发生在染色体异常和综合征障碍的情况下[4]。单发 TOF 的遗传原因包括罕见的单基因缺陷、拷贝数变异（CNV），以及常见单核苷酸多态性（SNP）。大多数病例可能具有多基因背景，每个患者都会发生风险等位基因的单独组合[5-6]。对于 DORV，染色体异常的病例比例较高（> 40%），大多数患者可表现出额外的心外症状[3]。此外，包括 DNA

275

甲基化、暴露于致畸物和叶酸供应不足在内的表观遗传和环境因素也可能是 TOF 和 DORV 等心脏

畸形的病因[7-8]。

32.2　携带致病基因的家庭中后代的复发风险

CHD 的遗传学基础已通过对携带致病基因家庭的研究以及 CHD 患者的兄弟姐妹和后代的复发风险增加这一现象得到了证实。1972 年，针对 TOF 的大型研究发现每 100 例患者的兄弟姐妹中任何形式的 CHD 复发风险为 2%，TOF 的复发风险为 1%[9]。2014 年，在 543 例成年 TOF

患者的队列中观察到患者生育率显著降低。此外，后代 CHD 的复发风险为 4.8%，后代患有严重的心脏畸形的复发风险为 2.3%[10]。据报道，DORV 病例的家族复发风险为 5%（7/149）[3]。最后，TOF 和 DORV 的发生都被证明与父母血缘关系有关[11]。

32.3　TOF 和 DORV 中的染色体异常

32.3.1 非整倍性

染色体非整倍体是 CHD 的第一个被公认的遗传致病因素，并且是大部分 CHD 的病因。21 三体综合征（唐氏综合征）存在于 5% 的 TOF 病例和 4% 的 DORV 病例中[3]，通常与房室管缺损有关[12-13]。CHD 也是 13 三体综合征（Patau 综合征）的常见特征，超过 90% 的患者合并心脏畸形（其中 11% 是 DORV，6% 是 TOF）[14]。18 三体综合征（Edwards 综合征）患者中 85% 合并 CHD（其中 13% 是 DORV，9% 是 TOF）[14]。此外，多例单体 X 综合征（Turner 综合征）患者中被发现合并 TOF[15]，而 DORV 也已经在 47，XYY 基因型患者中被诊断[16]。

32.3.2 染色体结构突变

除了染色体数目异常外，染色体结构畸变如缺失、重复和倒位在 CHD 的病因学中也起到不可忽视的作用。22q11 缺失（DiGeorge 综合征）是 TOF 的最常见原因，可在多达 16% 的 TOF 患者中检测到 22q11 缺失[17]。此外，22q11 缺失存

在于 7% 的 DORV 病例中[3]。心脏表型由心脏转录因子 T-box 蛋白 1（TBX1）[18]的半合子性引起，已发现 TBX1 基因在没有 22q11 缺失的患者中发生突变[12, 19]。CHD 的另一个病因是 8 号染色体异常，已在 10% 的 DORV 患者中检测到该异常[3]，并且该异常也可导致 TOF[20]。此外，已发现 cri du chat 畸形患者（5p15.2 缺失，TOF 和 DORV[21]）、猫眼综合征（22q11 倒位/重复，TOF[22]）、Williams-Beuren 综合征（7q11.23 缺失，TOF[23]）、Jacobsen 综合征（11q 末端缺失，TOF 和 DORV[24-25]）和 1p36 缺失综合征（TOF[26]）合并 TOF 和（或）DORV。

32.3.3 拷贝数变异

研究者已通过 SNP 阵列和全外显子组测序在多个大型单发 TOF 患者队列或广泛的 CHD 病例队列中对改变基因组拷贝数（拷贝数变异，CNV）的亚显微结构变异进行了研究。罕见的新生 CNV 的预估负担（5%～10%）显著高于健康对照[27-30]。不同的基因优先排序方法被用于鉴定位于 CNV 区域的新候选基因，此外，已知的 CHD 基因包括

Jagged1（*JAG1*）[27]、GATA 结合蛋白（*GATA*）4[28] 和 *TBX1*[27,29] 都会受到拷贝数变化的影响。此外，一项对近 2500 例 CHD 患者的研究显示，1q21.1 微复制与散发的单发 TOF 有很强的相关性，这提示编码间隙连接蛋白 40（connexin 40）的 *GJA5* 基因在心脏畸形的病理学中可能发挥一定作用[31]。一般而言，患者中鉴定的 CNV 重叠非常低，证明了 TOF 的遗传异质性[32]。

32.4　单基因缺陷

在过去的几十年中，已经鉴定出 50 多种与单发或综合征型 CHD 相关的人类基因[6]。大多数 CHD 基因突变导致单倍体不足或编码蛋白的剂量减少，而突变增加基因活性或剂量则不太常见[8]。在 TOF 和 DORV 的发病机制中起主要作用的基因是编码心脏转录因子的基因和编码信号级联组分或其他调节蛋白的基因，例如表观遗传调节因子。基因名称及其相关研究的概述见表 32.1。此处仅列出可以在患有 TOF 或 DORV 的患者中进行明确基因诊断的基因。然而，其他基因的突变可能是其他对应的综合征症状的病因。

32.4.1 心脏转录因子

心脏发育是由转录网络调节的精细过程，转录网络由一组核心转录因子控制（见第 11 章），许多转录因子与单发 CHD 相关[6]。编码转录因子 NK2 同源框 5 的基因 *NKX2-5* 在约 4% 的 TOF 患者中被发现发生了突变[33]，并且在少数 DORV 患者中也存在突变。与心脏启动子中 *NKX2-5* 相互作用的 *GATA4* 主要引起间隔缺损[6,33]，但也已在多个散发性 TOF 患者队列以及一项家族性 TOF 研究中发现了 *GATA4* 的突变[34]。此外，还报道了 TOF 患者的 *GATA6* 基因突变[35] 和编码心脏和神经嵴衍生物表达 2 蛋白（*HAND2*）的突变[36]，该蛋白是 GATA4 的下游靶标。GATA 蛋白的活性受 FOG 转录因子家族的调节，锌指蛋白 FOG 家族成员 2（*ZFPM2/FOG2*）的突变已在 TOF 和 DORV 患者的多项研究中被发现[37-38]。此外，T-box 转录因子在心脏发育过程中也起重要作用。*TBX1* 的单倍体不足是 DiGeorge 综合征中 CHD 的主要原因，并且在没有 22q11 缺失的患者中也发现了该基因的突变[12,19]。此外，*TBX5* 突变可引起 Holt-Oram 综合征，迄今为止已报道了 20 例并发 TOF 的 Holt-Oram 综合征[39] 并且该基因的突变也可能会导致 DORV。

32.4.2 基因相关的侧向性决定

发育中胚胎的双侧对称性首先在心脏发育期间被破坏，并且在早期胚胎发育过程中通过不同信号传导途径的相互作用和节点纤毛的作用建立了胚胎器官的左-右发育模式[6]（见第 7 章）。Nodal 信号通路对于确定器官的侧向性至关重要，编码该通路相关蛋白的基因被破坏会导致各种心脏畸形，这些畸形通常与侧向缺陷有关[6]（见第 38 章）。许多 DORV 患者会表现出侧向性缺陷，并且已经鉴定出许多 Nodal 通路中的基因突变[3]。在两项关于 DORV 患者的研究中报道了 Nodal 生长分化因子（*NODAL*）突变，并且在 TOF 患者中也鉴定出了 *NODAL* 的突变[40]。编码 CRYPTIC 蛋白（Nodal 信号通路中的共同受体）的 *CFC1* 基因被发现在单发的 TOF 和 DORV 病例中发生了突变。此外，在 DORV 和内脏异位患者中鉴定出可以作为易感等位基因的非同义变体[41-42]（见第 38 章）。在 DORV 和（或）TOF 患者中发现存在突变的编码 Nodal 通路信号分子的其他基因包括生长分化因子 1（*GDF1*）、畸胎癌衍生生长因子 1（*TDGF1*）和激活素 A 受体Ⅱ B 型（*ACVR2B*）。此外，转录因子 Zic 家族成员 3（*ZIC3*；作用于 Nodal 信号通路的上游）和叉头框 H1（*FOXH1*；BMP 和 Nodal 通路之间可能的联系）的突变分别

表 32.1 独立的或综合征性 TOF 和（或）DORV 相关的单基因缺陷

基因	蛋白质功能	表型	状态	参考文献
转录因子和共因子				
BCOR	转录共抑制因子	OFCD 综合征（合并 DORV）	至少 2 个独立病例报告	[60-61]
FOXC1	叉头 TF	TOF	至少 2 例患者	[62]
FOXC2	叉头 TF	TOF	1 个病例报告	[62]
FOXH1	叉头 TF	TOF	至少 2 例患者	[44]
GATA4	GATA 结合 TF	TOF	至少 2 个独立病例报告	[63-66]
GATA6	GATA 结合 TF	TOF	至少 2 个独立病例报告	[35, 67-68]
HAND2	Helix-loop-helix TF	TOF	至少 2 个独立病例报告	[36, 62]
HOXA1	同源异型盒 TF	BSAS（合并 TOF）、ABDS（合并 TOF）	至少 2 个独立病例报告	[69-70]
NKX2-5	同源异型盒 TF	TOF	至少 2 个独立病例报告	[12, 71-73]
		DORV、内脏异位综合征（合并 DORV）	至少 2 个独立病例报告	[72-74]
NKX2-6	同源异型盒 TF	TOF	1 个病例报告	[75]
		DORV	1 个病例报告	[75]
PITX2	同源异型盒 TF	DORV	1 个病例报告	[76]
SALL4	锌指 TF	Okihiro 综合征（合并 TOF）	1 个病例报告	[77]
TBX1	T-box TF	TOF、DiGeorge 综合征（合并 TOF）	至少 2 个独立病例报告	[12, 19, 62, 78]
TBX5	T-box TF	Holt-Oram 综合征（合并 TOF）	至少 2 个独立病例报告	[39, 79]
		Holt-Oram 综合征（合并 DORV）	1 个病例报告	[80]
TBX20	T-box TF	TOF	1 个病例报告	[81]
TFAP2B	AP-2 TF	TOF	1 个病例报告	[82]
ZFMP2	锌指 TF	TOF	至少 2 个独立病例报告	[37-38, 83]
		DORV	至少 2 个独立病例报告	[38, 83-84]
ZIC3	锌指 TF	DORV、内脏异位综合征（合并 DORV）	至少 2 个独立病例报告	[43, 85]
信号通路相关的基因				
ACVR2B	激活素受体	内脏异位综合征（合并 DORV）	1 个病例报告	[86]

表 32.1 独立的或综合征性 TOF 和（或）DORV 相关的单基因缺陷（续）

基因	蛋白质功能	表型	状态	参考文献
ALDH1A2	乙醛脱氢酶	TOF	至少 2 例患者	[87]
BRAF	丝氨酸蛋白激酶	LEOPARD 综合征（合并 TOF）	1 个病例报告	[88]
CFC1	配体 (EGF 家族)	TOF	至少 2 例患者	[44]
		DORV	1 个病例报告	[89]
GDF1	配体 (BMP/TGF-beta 家族)	TOF	至少 2 例患者	[90]
		DORV	1 个病例报告	[90]
JAG1	Notch 配体	TOF、Alagille 综合征（合并 TOF）	至少 2 个独立病例报告	[12, 47-49, 91]
MAP2K1	MAP 激酶	CFC 综合征（合并 TOF）	1 个病例报告	[92]
NODAL	配体 (TGF-beta 家族)	TOF	至少 2 例患者	[40]
		DORV	至少 2 个独立病例报告	[40, 93]
NOTCH2	Notch 受体	Alagille 综合征（合并 TOF）	1 个病例报告	[94]
RAF1	丝氨酸蛋白激酶	Noonan 综合征（合并 TOF）	1 个病例报告	[52]
TDGF1	共受体 (TGF-beta 信号通路)	TOF	至少 2 例患者	[44]
其他基因				
CHD7	DNA 解旋酶	CHARGE 综合征（合并 TOF）	至少 2 例患者	[55]
		CHARGE 综合征（合并 DORV）	至少 2 例患者	[55]
GJA5	Gap junction 蛋白	TOF	至少 2 例患者	[31]
NPHP4	纤毛蛋白	DORV、内脏异位综合征（合并 DORV）	至少 2 例患者	[45]
SH3PXD2B	Adapter 蛋白	FTHS（合并 DORV）	至少 2 例患者	[95]

表格中只列出已明确遗传学诊断的基因

ABDS，脑干发育不良综合征；BSAS，Bosley-Salih-Alorainy 综合征；CFC，CFC 综合征，心-面-皮肤综合征；DORV，右心室双出口；FTHS，Frank-ter Haar 综合征；OFCD 综合征，眼-面-心-牙综合征；TF，转录因子；TOF，法洛四联症在多例 DORV 和 TOF 患者中被发现[43-44]。最后，通过对几个患有侧向性缺陷和 DORV 的近亲家族进行连锁分析鉴定出编码 nephronophthisis 4 蛋白的纤毛相关基因 NPHP4，随后在其他 DORV 患者中也发现了 NPHP4 的突变[45]（见第 38 章）。

32.4.3 基因参与的信号通路

据报道，有数个信号通路参与了心脏发育的调控，并且已经在单发和综合征形式的 CHD 中鉴定出信号分子的突变[6, 8]。心室和瓣膜的位置和形态的确定需要 Notch 信号传导，并且 Notch 信号还调节心肌细胞的增殖和分化[46]。Notch 配体基因 JAG1 的突变可引起多系统疾病 Alagille 综合征（AGS），其中约 90% 的患者合并 CHD[6]。大约 10% 的 AGS 患者存在 TOF[47]，此外，JAG1 突变也已在单发的 TOF 病例[48] 和一项家族性 TOF 的研究中被发现[49]。有趣的是，在患有 DiGeorge 综合征和 TOF 的患者中也发现了 JAG1 突变，表明它可能作为表型的修饰因子[50]。大约 1% 的 AGS 病例由 NOTCH2 突变引起[6]，目前已在 1 例 TOF 患者体内发现了 NOTCH2 的突变。大鼠肉瘤病毒癌基因同源物 / 丝裂原活化蛋白激酶（Ras/MAPK）通路调节细胞增殖、分化和存活，编码该通路中某些蛋白的基因突变会引起 Noonan 综合征（NS）和其他不同但有部分症

状相同的综合征（见第 23 章）。NS 在约 4% 的患者中表现为 TOF[8, 51]，并且已经在包括 TOF 的 NS 表型患者中鉴定出包含 v-raf-1 鼠白血病病毒致癌基因同源物 1（RAF1）的微复制[52]。此外，在 1 例合并心-面-皮肤，综合征的 TOF 患者和 1 例患有 LEOPARD 综合征的 TOF 患者中分别报道了丝裂原活化蛋白激酶激酶 1（MAP2K1）和 v-Raf 鼠肉瘤病毒癌基因同源物 B（BRAF）突变。最后，视黄酸（RA）信号传导既是 TBX1 的调节因子又是靶标，因此在咽弓发育中发挥作用[6]。在 2 例非综合征 TOF 患者中鉴定出编码参与 RA 信号传导的乙醛脱氢酶的 ALDH1A2 基因突变。

32.4.4 表观遗传调控因子

表观遗传机制在转录调控过程中发挥了重要作用，并在心脏发育中发挥核心作用[53]。结构域解旋酶 DNA 结合蛋白 7（CHD7）的结合与 H3K4 甲基化相关，CHD7 基因突变会引起 CHARGE 综合征。75%～80% 的 CHARGE 综合征患者会出现心脏畸形，其中 TOF 是最常见的缺陷。同时，在 CHARGE 患者中也经常见到合并房室管畸形的 DORV[54-55]。此外，最近在包括 TOF 和 DORV 的大型 CHD 队列中发现了组蛋白修饰酶的新生突变的富集[56]。

32.5   寡基因缺陷

大多数 TOF 病例是单发的非综合征病例，其确切病因尚未明确。对于大多数 CHD 和许多具有明确遗传成分的严重非孟德尔疾病也是如此。已有假设提出 CHD 也可能是由罕见的常染色体隐性变异引起[8, 96]，这些变异可能各自表现出轻微的功能障碍，但同时发生可能会导致心脏畸形[97]。在该概念中，不同基因中的多个突变可导致分子网络被扰乱，进而导致同一个表型的表达。TOF 是第一个可以证明这个概念的 CHD[5]。研究显示神经嵴、

凋亡和肌节基因的罕见突变可以定义单发的非综合征 TOF（图 32.1）。然而，一个巨大的挑战是对致病基因的确定。最近，使用名为 GMF（基因突变频率）的分析方法成功解决了这一难题，该方法考虑了基因受队列中选定的有害变异影响的频率[5]。有趣的是，除已知的发育基因外，已证实心肌病基因也是 TOF 遗传基础的一部分。这一发现提示 TOF 的遗传背景可能与其临床长期结果相关。目前正在进行大规模的测序项目，其结果令人期待。

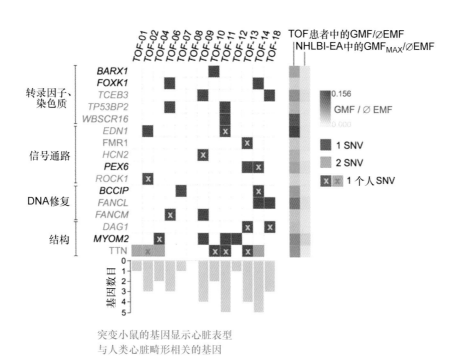

图 32.1　在 TOF 患者中，16 个显著受影响基因的突变分布（P > 0.05）。个人突变以 'x' 标记。灰色条表示突变的基因频率。TOF 病例和欧洲-美国对照（NHLBI-EA）中的基因突变频率（GMF）由灰色至红色梯度表示。对于 titin（TTN），可见所有显著过度突变的外显子的平均外显子突变频率（EMF）。SNV，单核苷酸变异（引自 Grunert et al.[5]）

32.6　与普通变异的联系

除了心脏调节因子和信号通路中罕见的破坏性突变外，在一些全基因组关联分析（GWAS）中也发现常见的 SNP 与 CHD 相关。在超过 1600 例 TOF 患者的两阶段研究中确定了两个相关基因座（12q24 和 13q32）与 CHD 相关，这表明常见的遗传变异会影响 TOF 的发生风险[57]。然而，大多数 CHD 相关变异体各自独立，这会导致等位基因异质性并降低 GWAS 发现 CHD 相关变异的能力[58]。

结　　论

目前在先天性心脏畸形的病因学研究方面已取得了巨大进展。然而，大多数 CHD 的潜在病因仍不明确。80% 的心脏畸形由多种遗传学、表观遗传学和环境因素的相互作用引起[59]，这使得旨在识别单一病因的研究复杂化。大约 25% 的 TOF 患者具有染色体异常，如 21 三体或 22q11 缺失，而大多数是由心脏转录因子、信号传导通路或最可能的不同基因组合突变引起的单发病例。对于 DORV，染色体异常患者的比例较高。此外，畸形通常与侧向性缺陷（如内脏异位）一起发生，这表明大量 DORV 相关基因也是调控侧向性决定的基因。总之，仍需要进一步研究以更深入地揭示 CHD 的病因，这将有望提供新的预防和治疗策略，并有助于改善受影响家庭的遗传咨询。

先天性心脏病——临床特征、人类遗传学和分子通路

参考文献

［1］Ferencz C，Rubin JD，McCarter RJ et al（1985）Congenital heart disease：prevalence at livebirth. The Baltimore-Washington Infant Study. Am J Epidemiol 121：31-36

［2］Apitz C，Webb GD，Redington AN（2009）Tetralogy of Fallot. Lancet 374：1462-1471

［3］Obler D，Juraszek AL，Smoot LB et al（2008）Double outlet right ventricle：aetiologies and associations. J Med Genet 45：481-497

［4］Villafañe J，Feinstein JA，Jenkins KJ et al（2013）Hot topics in tetralogy of Fallot. J Am Coll Cardiol 62：2155-2166

［5］Grunert M，Dorn C，Schueler M et al（2014）Rare and private variations in neural crest，apoptosis and sarcomere genes define the polygenic background of isolated Tetralogy of Fallot. Hum Mol Genet 23：3115-3128

［6］Andersen TA，TroelsenKde L，Larsen LA（2014）Of mice and men：molecular genetics of congenital heart disease. Cell Mol Life Sci 71：1327-1352

［7］Sheng W，Qian Y，Zhang P et al（2014）Association of promoter methylation statuses of congenital heart defect candidate genes with Tetralogy of Fallot. J Transl Med 12：31

［8］Fahed AC，Gelb BD，Seidman JG et al（2013）Genetics of congenital heart disease：the glass half empty. Circ Res 112：707-720

［9］Boon AR，Farmer MB，Roberts DF（1972）A family study of Fallot's tetralogy. J Med Genet 9：179-192

［10］Chin-Yee NJ，Costain G，Swaby J-A et al（2014）Reproductive fitness and genetic transmission of tetralogy of Fallot in the molecular age. Circ Cardiovasc Genet 7：102-109

［11］Nabulsi MM，Tamim H，Sabbagh M et al（2003）Parental consanguinity and congenital heart malformations in a developing country. Am J Med Genet A 116A：342-347

［12］Rauch R，Hofbeck M，Zweier C et al（2010）Comprehensive genotype-phenotype analysis in 230 patients with tetralogy of Fallot. J Med Genet 47：321-331

［13］Vergara P，Digilio MC，De Zorzi A et al（2006）Genetic heterogeneity and phenotypic anomalies in children with atrioventricular canal defect and tetralogy of Fallot. Clin Dysmorphol 15：65-70

［14］Maeda J，Yamagishi H，Furutani Y et al（2011）The impact of cardiac surgery in patients with trisomy 18 and trisomy 13 in Japan. Am J Med Genet A 155A：2641-2646

［15］Papp C，Beke A，Mezei G et al（2006）Prenatal diagnosis of Turner syndrome：report on 69 cases. J Ultrasound Med 25：711

［16］Kim N，Friedberg MK，Silverman NH（2006）Diagnosis and prognosis of fetuses with double outlet right ventricle. Prenat Diagn 26：740-745

［17］Goldmuntz E，Clark BJ，Mitchell LE et al（1998）Frequency of 22q11 deletions in patients with conotruncal defects. J Am Coll Cardiol 32：492-498

［18］Merscher S，Funke B，Epstein JA et al（2001）TBX1 is responsible for cardiovascular defectsin velo-cardio-facial/DiGeorge syndrome. Cell 104：619-629

［19］Yagi H，Furutani Y，Hamada H et al（2003）Role of TBX1 in human del22q11.2 syndrome. Lancet 362：1366-1373

［20］Wat MJ，Shchelochkov OA，Holder AM et al（2009）Chromosome 8p23.1 deletions as a causeof complex congenital heart defects and diaphragmatic hernia. Am J Med Genet A 149A：1661-1677

［21］Hills C，Moller JH，Finkelstein M et al（2006）Cri du chat syndrome and congenital heart disease：a review of previously reported cases and presentation of an additional 21 cases from thePediatric Cardiac Care Consortium. Pediatrics 117：e924-e927

［22］Rosa RFM，Mombach R，Zen PRG et al（2010）Clinical characteristics of a sample of patients with cat eye syndrome. Rev Assoc Med Bras（1992）56：462-465

［23］Del Pasqua A，Rinelli G，Toscano A et al（2009）New findings concerning cardiovascular manifestations emerging from long-term follow-up of 150 patients with the Williams-BeurenBeuren syndrome. Cardiol Young 19：563-567

［24］Podraza J，Fleenor J，Grossfeld P（2007）An 11q terminal deletion and tetralogy of Fallot. AmJ Med Genet A 143A：1126-1128

［25］Grossfeld PD，Mattina T，Lai Z et al（2004）The 11q terminal deletion disorder：a prospective study of 110 cases. Am J Med Genet A 129A：51-61

［26］Battaglia A，Hoyme HE，Dallapiccola B et al（2008）Further delineation of deletion 1p36 syndrome in 60 patients：a recognizable phenotype and common cause of developmental delayand mental retardation. Pediatrics

121: 404-410

[27] Greenway SC, Pereira AC, Lin JC et al (2009) De novo copy number variants identify new genes and loci in isolated sporadic tetralogy of Fallot. Nat Genet 41: 931-935

[28] Soemedi R, Wilson IJ, Bentham J et al (2012) Contribution of global rare copy-number variants to the risk of sporadic congenital heart disease. Am J Hum Genet 91: 489-501

[29] Silversides CK, Lionel AC, Costain G et al (2012) Rare copy number variations in adults with tetralogy of Fallot implicate novel risk gene pathways. PLoS Genet 8: e1002843

[30] Glessner JT, Bick AG, Ito K et al (2014) Increased frequency of de novo copy number variantsin congenital heart disease by integrative analysis of single nucleotide polymorphism array and exome sequence data. Circ Res 115: 884-896

[31] Soemedi R, Topf A, Wilson IJ et al (2012) Phenotype-specific effect of chromosome 1q21. 1 rearrangements and GJA5 duplications in 2436 congenital heart disease patients and 6760controls. Hum Mol Genet 21: 1513-1520

[32] Bansal V, Dorn C, Grunert M et al (2013) Outlier-based identification of copy number variations using targeted resequencing in a small cohort of patients with Tetralogy of Fallot. PLoS One 9: e85375

[33] Di Felice V, Zummo G (2009) Tetralogy of fallot as a model to study cardiac progenitor cell migration and differentiation during heart development. Trends Cardiovasc Med 19: 130-135

[34] Yang Y-Q, Gharibeh L, Li R-G et al (2013) GATA4 loss-of-function mutations underlie familial tetralogy of fallot. Hum Mutat 34: 1662-1671

[35] Maitra M, Koenig SN, Srivastava D, Garg V (2010) Identification of GATA6 sequence variantsin patients with congenital heart defects. Pediatr Res 68: 281-285

[36] Shen L, Li X-F, Shen A-D et al (2010) Transcription factor HAND2 mutations in sporadic Chinese patients with congenital heart disease. Chin Med J (Engl) 123: 1623-1627

[37] Pizzuti A, Sarkozy A, Newton AL et al (2003) Mutations of ZFPM2/FOG2 gene in sporadic cases of tetralogy of Fallot. Hum Mutat 22: 372-377

[38] De Luca A, Sarkozy A, Ferese R et al (2011) New mutations in ZFPM2/FOG2 gene in tetralogy of Fallot and double outlet right ventricle. Clin Genet 80: 184-190

[39] Baban A, Postma AV, Marini M et al (2014) Identification of TBX5 mutations in a series of 94patients with Tetralogy of Fallot. Am J Med Genet A 164A: 3100-3107

[40] Roessler E, Pei W, Ouspenskaia MV et al (2009) Cumulative ligand activity of NODALmutations and modifiers are linked to human heart defects and holoprosencephaly. Mol Genet Metab 98: 225-234

[41] Bamford RN, Roessler E, Burdine RD et al (2000) Loss-of-function mutations in the EGF- CFC gene CFC1 are associated with human left-right laterality defects. Nat Genet 26: 365-369

[42] Selamet Tierney ES, Marans Z, Rutkin MB, Chung WK (2007) Variants of the CFC1 gene in patients with laterality defects associated with congenital cardiac disease. Cardiol Young 17: 268-274

[43] Ware SM, Peng J, Zhu L et al (2004) Identification and functional analysis of ZIC3 mutationsin heterotaxy and related congenital heart defects. Am J Hum Genet 74: 93-105

[44] Roessler E, Ouspenskaia MV, Karkera JD et al (2008) Reduced NODAL signaling strength via mutation of several pathway members including FOXH1 is linked to human heart defects and holoprosencephaly. Am J Hum Genet 83: 18-29

[45] French VM, van de Laar IMBH, Wessels MW et al (2012) NPHP4 variants are associated with pleiotropic heart malformations. Circ Res 110: 1564-1574

[46] de la Pompa JL, Epstein JA (2012) Coordinating tissue interactions: notch signaling in cardiac development and disease. Dev Cell 22: 244-254

[47] McElhinney DB, Krantz ID, Bason L et al (2002) Analysis of cardiovascular phenotype and genotype-phenotype correlation in individuals with a JAG1 mutation and/or Alagille syndrome. Circulation 106: 2567-2574

[48] Kola S, Koneti NR, Golla JP et al (2011) Mutational analysis of JAG1 gene in non-syndromic tetralogy of Fallot children. Clin Chim Acta 412: 2232-2236

[49] Eldadah ZA, Hamosh A, Biery NJ et al (2001) Familial Tetralogy of Fallot caused by mutationin the jagged1 gene. Hum Mol Genet 10: 163-169

[50] Digilio MC, Luca AD, Lepri F et al (2013) JAG1 mutation in a patient with deletion 22q11.2 syndrome and tetralogy of Fallot. Am J Med Genet A 161A: 3133-3136

[51] Marino B, Digilio MC, Toscano A et al (1999) Congenital heart diseases in children with Noonan syndrome: an expanded cardiac spectrum with high

prevalence of atrioventricular canal. J Pediatr 135： 703-706

［52］Luo C，Yang Y-F，Yin B-L et al（2012）Microduplication of 3p25.2 encompassing RAF1 associated with congenital heart disease suggestive of Noonan syndrome. Am J Med Genet A158A：1918-1923

［53］Chang C-P，Bruneau BG（2012）Epigenetics and cardiovascular development. Annu Rev Physiol 74：41-68

［54］Blake KD，Prasad C（2006）CHARGE syndrome. Orphanet J Rare Dis 1：34

［55］Jongmans MCJ，Admiraal RJ，van der Donk KP et al（2006）CHARGE syndrome：the phenotypic spectrum of mutations in the CHD7 gene. J Med Genet 43：306-314

［56］Zaidi S，Choi M，Wakimoto H et al（2013）De novo mutations in histone-modifying genes in congenital heart disease. Nature 498：220-223

［57］Cordell HJ，Topf A，Mamasoula C et al（2013）Genome-wide association study identifies locion 12q24 and 13q32 associated with tetralogy of Fallot. Hum Mol Genet 22：1473-1481

［58］Bentham J，Bhattacharya S（2008）Genetic mechanisms controlling cardiovascular development. Ann N Y Acad Sci 1123：10-19

［59］Blue GM，Kirk EP，Sholler GF et al（2012）Congenital heart disease：current knowledge aboutcauses and inheritance. Med J Aust 197：155-159

［60］Hilton E，Johnston J，Whalen S et al（2009）BCOR analysis in patients with OFCD and Lenz microphthalmia syndromes，mental retardation with ocular anomalies，and cardiac lateralitydefects. Eur J Hum Genet 17：1325-1335

［61］Ng D，Thakker N，Corcoran CM et al（2004）Oculofaciocardiodental and Lenz microphthalmia syndromes result from distinct classes of mutations in BCOR. Nat Genet 36：411-416

［62］Topf A，Griffin HR，Glen E et al（2014）Functionally significant，rare transcription factor variants in tetralogy of Fallot. PLoS One 9：e95453

［63］Nemer G，Fadlalah F，Usta J et al（2006）A novel mutation in the GATA4 gene in patients with Tetralogy of Fallot. Hum Mutat 27：293-294

［64］Tomita-Mitchell A，Maslen CL，Morris CD et al（2007）GATA4 sequence variants in patients with congenital heart disease. J Med Genet 44：779-783

［65］Peng T，Wang L，Zhou S-F，Li X（2010）Mutations of the GATA4 and NKX2.5 genes in Chinese pediatric patients with non-familial congenital heart disease. Genetica 138：1231-1240

［66］Zhang W-M，Li X-F，Ma Z-Y et al（2009）GATA4 and NKX2.5 gene analysis in Chinese Uygur patients with congenital heart disease. Chin Med J（Engl）122：416-419

［67］Lin X，Huo Z，Liu X et al（2010）A novel GATA6 mutation in patients with tetralogy of Fallot or atrial septal defect. J Hum Genet 55：662-667

［68］Wang J，Luo X-J，Xin Y-F et al（2012）Novel GATA6 mutations associated with congenital ventricular septal defect or tetralogy of fallot. DNA Cell Biol 31：1610-1617

［69］Tischfield MA，Bosley TM，Salih MAM et al（2005）Homozygous HOXA1 mutations disrupt human brainstem，inner ear，cardiovascular and cognitive development. Nat Genet 37：1035-1037

［70］Holve S，Friedman B，Hoyme HE et al（2003）Athabascan brainstem dysgenesis syndrome. Am J Med Genet A 120A：169-173

［71］Goldmuntz E，Geiger E，Benson DW（2001）NKX2.5 mutations in patients with tetralogy of fallot. Circulation 104：2565-2568

［72］McElhinney DB，Geiger E，Blinder J et al（2003）NKX2.5 mutations in patients with congenital heart disease. J Am Coll Cardiol 42：1650-1655

［73］Benson DW，Silberbach GM，Kavanaugh-McHugh A et al（1999）Mutations in the cardiac transcription factor NKX2.5 affect diverse cardiac developmental pathways. J Clin Invest 104：1567-1573

［74］Izumi K，Noon S，Wilkens A，Krantz ID（2014）NKX2.5 mutation identification on exome sequencing in a patient with heterotaxy. Eur J Med Genet 57：558-561

［75］Zhao L，Ni S-H，Liu X-Y et al（2014）Prevalence and spectrum of Nkx2.6 mutations in patients with congenital heart disease. Eur J Med Genet 57：579-586

［76］Wang J，Xin Y-F，Xu W-J et al（2013）Prevalence and spectrum of PITX2c mutations associated with congenital heart disease. DNA Cell Biol 32：708-716

［77］Borozdin W，Wright MJ，Hennekam RCM et al（2004）Novel mutations in the gene SALL4 provide further evidence for acro-renal-ocular and Okihiro syndromes being allelic entities，and extend the phenotypic spectrum. J Med Genet 41：e102

［78］Paylor R，Glaser B，Mupo A et al（2006）Tbx1 haploinsufficiency is linked to behavioral disorders in mice and humans：implications for 22q11 deletion syndrome. Proc Natl Acad Sci USA 103：7729-7734

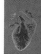

［79］McDermott DA，Bressan MC，He J et al（2005）
TBX5 genetic testing validates strict clinical criteria for
Holt-Oram syndrome. Pediatr Res 58：981-986

［80］Brassington A-ME，Sung SS，Toydemir RM et al
（2003）Expressivity of Holt-Oram syndromeis not
predicted by TBX5 genotype. Am J Hum Genet 73：74-
85

［81］Liu C，Shen A，Li X et al（2008）T-box transcription
factor TBX20 mutations in Chinese patients with
congenital heart disease. Eur J Med Genet 51：580-587

［82］Xiong F，Li Q，Zhang C et al（2013）Analyses of
GATA4，NKX2.5，and TFAP2B genes in subjects
from southern China with sporadic congenital heart
disease. Cardiovasc Pathol 22：141-145

［83］Huang X，Niu W，Zhang Z et al（2014）Identification
of novel significant variants of ZFPM2/FOG2 in non-
syndromic Tetralogy of Fallot and double outlet right
ventricle in a Chinese Han population. Mol Biol Rep
41：2671-2677

［84］Tan Z-P，Huang C，Xu Z-B et al（2012）Novel
ZFPM2/FOG2 variants in patients with double outlet
right ventricle. Clin Genet 82：466-471

［85］D'Alessandro LCA，Latney BC，Paluru PC，
Goldmuntz E（2013）The phenotypic spectrum of
ZIC3 mutations includes isolated d-transposition of the
great arteries and double outlet right ventricle. Am J
Med Genet A 161A：792-802

［86］Kosaki R，Gebbia M，Kosaki K et al（1999）Left-
right axis malformations associated with mutations in
ACVR2B，the gene for human activin receptor type
IIB. Am J Med Genet 82：70-76

［87］Pavan M，Ruiz VF，Silva FA et al（2009）ALDH1A2
（RALDH2）genetic variation in human congenital
heart disease. BMC Med Genet 10：113

［88］Koudova M，Seemanova E，Zenker M（2009）Novel
BRAF mutation in a patient with LEOPARD syndrome

and normal intelligence. Eur J Med Genet 52：337-340

［89］Goldmuntz E，Bamford R，Karkera JD et al（2002）
CFC1 mutations in patients with transposition of the
great arteries and double-outlet right ventricle. Am J
Hum Genet 70：776-780

［90］Karkera JD，Lee JS，Roessler E et al（2007）Loss-
of-function mutations in growth differentiation factor-1
（GDF1）are associated with congenital heart defects in
humans. Am J Hum Genet 81：987-994

［91］Bauer RC，Laney AO，Smith R et al（2010）Jagged1
（JAG1）mutations in patients with tetralogy of Fallot
or pulmonic stenosis. Hum Mutat 31：594-601

［92］Dentici ML，Sarkozy A，Pantaleoni F et al（2009）
Spectrum of MEK1 and MEK2 gene mutations in
cardio-facio-cutaneous syndrome and genotype-
phenotype correlations. Eur J Hum Genet 17：733-740

［93］Mohapatra B，Casey B，Li H et al（2009）Identification
and functional characterization of NODAL rare variants
in heterotaxy and isolated cardiovascular malformations.
Hum Mol Genet 18：861-871

［94］McDaniell R，Warthen DM，Sanchez-Lara PA et al
（2006）NOTCH2 mutations cause Alagille syndrome，
a heterogeneous disorder of the notch signaling pathway.
Am J Hum Genet 79：169-173

［95］Iqbal Z，Cejudo-Martin P，de Brouwer A et al（2010）
Disruption of the podosome adaptor protein TKS4
（SH3PXD2B）causes the skeletal dysplasia，eye，and
cardiac abnormalities of Frank-Ter Haar Syndrome. Am
J Hum Genet 86：254-261

［96］Sperling SR（2011）Systems biology approaches
to heart development and congenital heart disease.
Cardiovasc Res 91：269-278

［97］Cohen JC，Kiss RS，Persemlidis A et al（2004）
Multiple rare alleles contribute to low plasma levels of
HDL cholesterol. Science 305：869-872

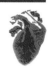

33 法洛四联症和右心室双出口的分子通路及动物模型

Robert G. Kelly

储庆 译 聂宇 校 胡盛寿 审

目录

摘要

法洛四联症和右心室双出口是位于连续疾病谱上的流出道（OFT）对位缺陷。无数的上游原因可影响心室心房的对位，可归纳为：①在心管环化期间的 OFT 延伸缺陷；②心脏隔膜形成期间的 OFT 重塑缺陷。这两个发育步骤的胚胎学过程包括第二生心区（SHF）心脏祖细胞的分布、驱动 OFT 旋转的胚胎左／右信号的发生和传递，以及 OFT 垫和瓣膜的形态发生。肺动脉干漏斗部的形成和重塑是上述两个步骤的关键组成部分。尽管神经嵴细胞通过它们在 SHF 发育过程中调节信号传导的作用间接影响 OFT 的对位，但是，OFT 对位在机制上与神经嵴驱动的 OFT 分隔有很大的区别。目前尚不清楚血流动力学变化、子宫环境和随机事件等非遗传学原因是否会影响 OFT 的对位。OFT 对位缺陷病因的多样性导致对位缺陷成为了先天性心脏病研究的热点。

33.1 引 言

在心脏分隔期间形成的胚胎流出道（OFT）分隔使得升主动脉和左心室完全相连，这是在出生时肺循环和体循环分离的基础。法洛四联症（TOF）和右心室双出口（DORV）是 OFT（或圆锥动脉干）先天性心脏病（CHD），其主要特点是升主动脉和肺动脉干与左心室和右心室的正确对位缺陷。在未分隔的胚胎心脏中，OFT 与未来的右心室相连。与心脏分隔相关的后续重塑事件，包括 OFT 的旋转、OFT 垫和瓣膜形态发生。区域性细胞死亡以及 OFT 的向左移位，使升主动脉和肺动脉干分别与左心室和右心室相连以形成独立

的左心室和右心室动脉连接。通过添加来自第二生心区（SHF）的心肌祖细胞向心脏的迁移过程的异常和（或）随后的 OFT 重塑过程的异常会导致 OFT 初始延伸的缺陷，进而导致升主动脉不能与左心室建立独立的连接（图 33.1）。因此，许多潜在形态发生过程中的缺陷会综合导致 OFT 对位缺陷。这些过程包括祖细胞特化和分布、胚胎偏侧性通路、OFT 内膜垫形态发生和上皮-间充质转化（EMT）、平面细胞极性，以及非遗传学因素（如子宫环境和可能影响发育中心脏血流动力学的随机事件）。在对位缺陷的动物模型中可以观察到

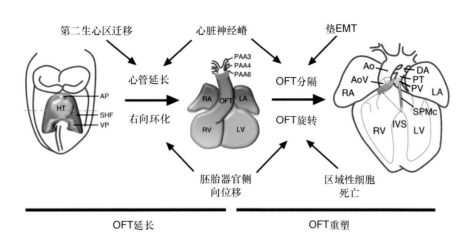

图 33.1　流出道（OFT）形成和重塑的过程及涉及的主要细胞类型。 HT，心管；AP，动脉极；VP，静脉极；SHF，第二生心区；PAA，咽弓动脉；RA，右心房；LA，左心房；RV，右心室；LV，左心室；AO，主动脉；AOV，主动脉瓣；DA，动脉导管；PT，肺动脉干；PV，肺动脉瓣；SPMc，肺动脉干下心肌；IVS，室间隔

流出道对位畸形以畸形谱的形式存在，这个畸形谱包括从主动脉骑跨到大动脉转位（TGA）的一系列 OFT 对位畸形。此外，TOF 和 DORV 与其他形式的 CHD 相关，包括室间隔缺损（VSD），以及主动脉弓和房室隔缺损。对位畸形病因和表型的复杂性反映在人类 CHD 患者对位缺陷的发生率，以及在患者和动物模型中发现的与 TOF 和 DORV 有关的大量基因和分子通路中。在本章中，我们将首先介绍 TOF 和 DORV 之间的关系，然后回顾当前关于驱动 OFT 延伸和 OFT 重塑过程的分子通路的研究。

33.2　TOF 和 DORV 是流出道对位畸形谱的一部分

从咽部中胚层的 SHF 向心脏的延伸孔迁移的心脏祖细胞在心管环化过程中驱动心管的延伸[1]。整个 OFT 都是由 SHF 发育而来，直接或间接损害 SHF 细胞的迁移会导致 OFT 缩短[2]。最大 OFT 延伸是 OFT 间隔的基础，而且对于心室动脉对位至关重要。OFT 间隔的发生由内膜垫形态发生和神经嵴衍生间充质向心脏的迁移共同驱动，OFT 间隔的发生会将 OFT 分为升主动脉和肺动脉干[3]。在此过程中，OFT 以逆时针方向（顺血流方向观察）旋转，未来的肺动脉干位于右心室上方的腹侧，升主动脉楔入房室瓣之间并与左心室相连（图 33.2）。大量证据表明，OFT 间隔的发生和 OFT 对位的发生机制是不同的：OFT 间隔的发生过程的异常将导致永存动脉干（主肺动脉共干），而对位过程被干扰将导致一系列对位缺陷[4-5]。主动脉未能与左心室形成独立连接将导致主动脉骑跨（OA），这是一种症状较为轻微的对位缺陷，该疾病中主动脉与膜性 VSD 上方的两个心室相连。心室和流出道隔膜对位发生异常会导致 VSD。当合并肺动脉狭窄或闭锁时，OA 会导致 TOF 表型。如果 > 50% 的主动脉位于右心室上方，则诊断合并 VSD 的 DORV。OFT 旋转完全失败而 OFT 没有向左移动会导致主肺动脉并列排列，主动脉右旋与右心室相连，肺动脉骑跨在 VSD 之上（图 33.2）。这种合并肺动脉下 VSD 的 DORV 被称为 Taussig-Bing 综合征，并且与 TGA 有相似的血流动力学。因此，TOF 和 DORV 位于对位缺陷的疾病谱中，在临床工作中主要通过主动脉右旋的程度来区分 TOF 与 DORV。

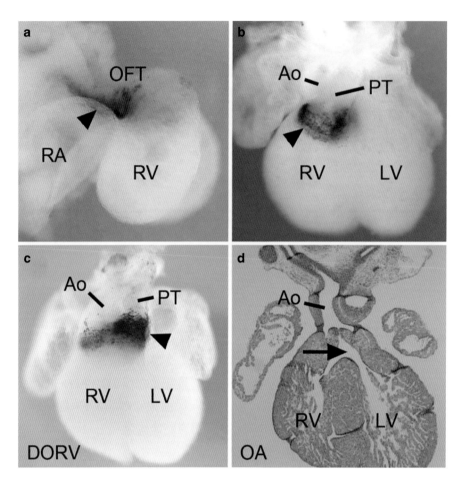

图 33.2 *y96-Myf5-nlacZ-16* 品系小鼠可以标记妊娠中期 OFT 下壁（**a**）和肺动脉干下心肌（**b**），这种转基因小鼠的心脏可以被用来展示 OFT 心肌的旋转过程。在 X-gal 溶液中培养后，β-半乳糖苷酶呈蓝色（箭头）。*y96-Myf5-nlacZ-16* 转基因在发生右心室双出口（DORV）和左移的肺动脉干（箭头）的 *Tbx3* $^{-/-}$ 胎鼠的心脏中表达（**c**）。*Fgfr Ⅲ b* $^{-/-}$ 心脏的组织切片显示主动脉与室间隔缺损（箭头）对齐，该表型是主动脉骑跨（**d**）。RA，右心房；RV，右心室；OFT，流出道；AO，主动脉；PT，肺动脉主干；LV，左心室

33.3 第二生心区和流出道的延伸

　　未能最大限度地延长胚胎 OFT 会导致 OFT 太短而不能在升主动脉和左心室之间形成独立连接。SHF 祖细胞迁移过程的异常可导致流出道远端无法正常延伸，进而导致轻度至重度 OFT 缺陷谱，包括心室心房形态缺陷[2, 6]。来自 SHF 的细胞在 OFT 近端形成的肺动脉圆锥对 OFT 对位至关重要。实际上，肺动脉圆锥的发育不良被认为是 TOF 的主要原因[7]。消融鸡胚中的 SHF 可导致肺动脉圆锥发育不良和 TOF[8]。未来的肺动脉圆锥最后迁移进心脏的 SHF 细胞衍生物，最终发

育成 OFT 下壁[9]。肺动脉圆锥的祖细胞起源于 SHF 后部，与将来会迁移进心脏静脉极的祖细胞相邻，这些祖细胞对于房室隔的正常发育至关重要[10]。克隆分析和谱系实验表明，肺动脉圆锥心肌细胞和静脉极心肌细胞具有一定的同源性。这部分同源细胞分化成心脏的不同结构，这一过程如果受到干扰会导致一系列的 CHD[11-13]。

　　许多转录调节因子和信号传导通路可以调控 SHF 祖细胞的增殖和分化[2, 14]。在小鼠胚胎中，肺动脉圆锥的形成依赖于转录因子 Tbx1，该

转录因子由 del22q11.2（或 DiGeorge）综合征中涉及的主要基因编码[15]。人类患者中 *TBX1* 的单倍体不足是 TOF 最常见的遗传学原因，占 TOF 的 15%[6, 16]。Tbx1 是 SHF 细胞增殖和分化所必需的转录因子[17-18]。而 *Tbx1* 纯合敲除的小鼠胚胎会发生永存动脉干合并肺动脉圆锥发育不良，小鼠携带具有 < 25% 正常 *Tbx1* 水平的亚效等位基因会发生一系列对位缺陷，包括 DORV 和 OA[19]。在调控 SHF 发育的其他转录调节因子中，*Nkx2-5* 对于早期心管的延长过程有至关重要的作用。与 *Tbx1* 的情况一样，携带具有 < 25% 正常 *Nkx2-5* 水平的 *Nkx2-5* 亚效等位基因的小鼠胚胎会发生包括 DORV 和 OA 在内的对位缺陷，在这类胚胎中还发现了 OFT 缩短和 SHF 增殖减少等现象[20]。GATA 结合蛋白（Gata）4 或 *Gata6* 加 *Gata5* 的双重杂合子胚胎也会表现出 DORV 和 OA[21]。*Gata3* 突变胚胎也具有缩短的 OFT 和 DORV 以及永存动脉干表型[22]。GATA 2 [Fog2 或锌指蛋白 FOG 家族成员 2（ZFPM2）]或与 Fog2 相互作用的 Gata4 结构域的功能丧失也会导致 CHD，包括 OA 和 DORV 表型[23-24]。最近在 SHF 中的肺动脉圆锥心肌祖细胞中发现同源框 A1（*Hoxa1*）的突变，该突变会导致 OA 表型[11, 25]。

细胞间信号传导通路在 SHF 发育中起重要作用。成纤维细胞生长因子（FGF）信号控制 Tbx1 下游的 SHF 增殖[16]。缺乏 FGF 信号传导通路组分的小鼠胚胎显示 OFT 缩短和对位缺陷，包括 Fgf 受体 *Fgfr2Ⅲb* 敲除的胚胎、中胚层条件性敲除 *Fgfr1* 和 *Fgfr2* 的胚胎，以及 *Fgf8* 低表达胚胎和中胚层条件性敲除 *Fgf8* 的胚胎[26-29]。在中胚层条件性敲除 *Fgf8* 的胚胎中敲除 *Fgf10* 等位基因之后，OFT 对位缺陷的发生率会显著增加[30]。*Fgf15* 敲除胚胎也会发生 DORV 和 OA[31]。

在鸡胚胎中，用 Fgf8 阻断抗体或 FGF 受体拮抗剂治疗会导致合并肺动脉狭窄或闭锁的 DORV 和 OA 表型[32]。调节 SHF 的其他细胞间信号传导通路包括 Notch 信号传导：条件性 Notch 突变体胚胎和缺乏 Notch 靶基因 Hes 家族 bHLH 转录因子 1（*Hes1*）和 Hes 相关家族具有 YRPW 基序 1 的 bHLH 转录因子（*Hey1*）的胚胎也会

发生 OFT 缩短以及合并肺动脉狭窄的 DORV 和 OA[33-35]。敲除 SHF 中的 Jagged1（*Jag1*）会导致 DORV，而且 *Jag1* 和 *Notch2* 杂合半敲除胚胎显示 OA 伴肺动脉狭窄[35-36]。内皮细胞特异性敲除 *Jag1* 也可导致 OA，这突出了 OFT 发育过程中不同细胞间信号通路作用的多样性[37]。基因早老素 1（*Psen1*）是激活 Notch 受体所必需的酶，在缺乏编码该酶的基因的胚胎中也可观察到 DORV[38]。

SHF 的增殖也受经典 Wnt 和 hedgehog 信号通路的调节[2, 14]。实际上，在经典 Wnt 信号传导通路的活化剂存在下培养的小鼠胚胎具有延长的 OFT 而且 SHF 细胞数量相对较多；在 SHF 祖细胞中条件性敲除经典 Wnt 信号会导致祖细胞数目减少[39]。在培养基中加入 Shh 拮抗剂环巴胺后培养的鸡胚胎会因 SHF 祖细胞数目减少而发生 OA[40]。小鼠遗传示踪实验显示将 SHF 祖细胞暴露于 Shh 信号会促进肺动脉圆锥的发育[41]。小鼠胚胎缺少 Shh 会发生合并肺动脉闭锁的单心室综合征[42]。视黄酸信号通路在将要发育成肺动脉圆锥的 SHF 祖细胞中也处于激活状态。对视黄酸受体突变胚胎的分析揭示了视黄酸在 OFT 延伸期间促进 SHF 祖细胞增殖的作用，在该突变胚胎中会发生 DORV 和 OA，暴露于视黄酸的小鼠胚胎还会发生 TGA 和永存动脉干，这说明胚胎发育过程中体内正常的视黄酸含量对于 SHF 祖细胞向心脏内的正常迁移至关重要[44-45]。平面细胞极性通路可以调节极性细胞的迁移，也与 SHF 祖细胞的迁移过程相关[46]。小鼠胚胎缺失编码平面细胞极性通路的组分（如 Dvl2 蛋白、Vangl2 蛋白或 Scribble 蛋白）时，胚胎的 OFT 会相对较短，还会发生 OFT 对位畸形[46, 48]。双杂合 *Vangl2* ＋ / － ；*Scrb* ＋ / －突变小鼠中也可见 DORV[49]。平面细胞极性在 SHF 上皮祖细胞迁移到 OFT 的过程中起重要作用[47]。*Vangl2* 突变小鼠在 OFT 远端心肌细胞分化过程中发生的上皮细胞特性的改变对 OFT 的延伸有重要作用[48]。编码非经典 Wnt 通路配体的 *Wnt5a* 和 *Wnt11* 是调节 SHF 细胞迁移的 PCP 通路的上游因子[47, 50-51]。如果胚胎缺乏这些基因会发生 DORV，以及永存动脉干和 TGA 表型；*Wnt5a* 和 *Wnt11* 双杂合突变小鼠的 SHF 祖细胞数目会严重减少[52]。*Wnt5a* 是

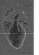

SHF 中 Tbx1 的直接靶标，并且已报道 *Tbx1* 敲除小鼠会发生肺动脉圆锥发育缺陷[53-54]。

控制 SHF 发育的细胞间信号如 Notch 和 FGF 信号部分来自于自分泌信号，部分信号来自于周围的咽内胚层和外胚层以及神经嵴衍生的间充质[2, 14]。这些信号共同定义并调节心管延伸过程中的 SHF 祖细胞原基。鸡胚胎的实验已经揭示了 SHF 祖细胞迁移过程需要神经嵴衍生细胞。心脏神经嵴的消融不仅会由于流出道间隔的发育障碍而导致永存动脉干的发生，还会导致对位缺陷如 TOF 和 DORV。这是由于在 SHF 祖细胞迁入心脏之前，咽部的神经嵴细胞和 SHF 祖细胞之间的临界信号交换受到干扰而产生[4]。研究表明，神经嵴细胞可以调节咽区的 FGF 信号，从而在心管延伸的末期减少 SHF 的增殖[32]。神经嵴消融术可挽救在含有 fgf8 阻断抗体的胚胎中观察到的流出道对位缺陷[32]。SHF 中增殖的精确调节是祖细胞迁移的关键步骤，心脏神经嵴细胞的丢失会扰乱 SHF 祖细胞增殖和分化之间的平衡，导致 SHF 祖细胞向心脏迁移的数目减少，进而 OFT 缩短，不能正常进行对位[5]。与这些发现一致，影响小鼠心脏神经嵴发育的基因突变可导致一系列 OFT 缺陷，包括间隔（直接）和对位（间接）缺陷。例如，敲除 *pax3* 基因的小鼠胚胎会发生一系列缺陷，包括间隔缺陷（永存动脉干）和对位缺陷（DORV）[55]。*Tbx3* 在咽部不同类型的细胞中表达，包括神经嵴衍生的间充质。敲除 *TBX3* 基因的小鼠中也有很高的 DORV 发病率[56-57]。B 细胞前白血病同源框（*Pbx*）1-3 突变可导致 OA，这可能是通过 *Pax3* 调节[58-59]。这些实验共同揭示了大量分子通路中的任何一条异常是如何通过干扰 SHF 祖细胞的迁移而导致 OFT 对位缺陷的。

33.4　流出道重塑和对位

显然，OFT 的延伸并不是形成正确的心室-动脉对位的唯一先决条件。通过增加 SHF 祖细胞，OFT 的最大延伸为将 OFT 重塑为独立的右心室和左心室出口的一系列过程奠定了基础。这些过程包括 OFT 的旋转、内膜垫的形态发生、细胞分化增殖和细胞死亡。对发育中的小鼠、鸡和人类心脏的分析表明，在流出道间隔形成的过程中，OFT 壁逆时针旋转，这对于大动脉的正确定位至关重要[60-63]。OFT 最大延伸似乎需要 OFT 正常的旋转。在旋转过程中，OFT 的心肌产生主动脉下和肺动脉心肌，分别来源于 OFT 上壁和下壁[64]。肺动脉心肌假定位于肺动脉干底部的腹侧（图 33.2）。不同程度的旋转异常会终止这一过程，并导致主动脉瓣定位在右心室上方或定位在肺动脉瓣的右侧，产生包括 OA、DORV 和 TGA 在内的 OFT 对位缺陷。

OFT 的逆时针旋转由胚胎左右偏侧性信号通路驱动。在早期胚胎发育过程中，由纤毛驱动信号分子流向原节左侧流动，从而建立了胚胎的左右不对称性[65]。与纤毛形态发生和功能相关的基因突变可导致一系列 CHD，包括对位缺陷。该基因为 *Dnah11*（动力蛋白、轴突蛋白重链 11）。*iv/iv* 和 *inv* 小鼠即为 *Dnah11* 突变小鼠，会发生 DORV、OA 和 TGA 畸形[66-67]。Cbp/P300 相互作用反式激活子结合富含 Glu/Asp 的羧基端域 2（*Cited2*）可共同调节早期胚胎偏侧性的形成，上述基因功能的丧失会导致一系列的偏侧性缺陷和 OFT 对位缺陷，包括 DORV 和 TGA，以及永存动脉干[68-69]。与纤毛发生有关的基因已从有 OFT 对位缺陷的小鼠和 TOF 患者中被筛选和鉴定出来[70-71]。条件性敲除纤毛发生相关的基因显示，纤毛通过调控 SHF 祖细胞向心脏的迁移过程或影响发育后期心脏的血流动力学对 OFT 对位缺陷产生影响。未能建立胚胎的偏侧性会导致内脏异位表型，通过这种表型，心脏的不同组成部分可以做出独立的偏侧性决定，进而导致包括对位缺陷在内的一系列 CHD。原节处的不对称生长因子信号建立了外侧中胚层中不同的左右基因表达域，包括编码 Nodal 配体基因和 pitx2 的左侧表达[65]。Pitx2 使得不对称器官具备侧向性。虽然 pitx2 不是心管右侧环化的驱动因素，但 pitx2 表达于 SHF 的左侧，并且可以调控 OFT 的旋转[72]。事实上，pitx2 突变体胚胎会发生 DORV 和 TGA，以及永存动脉干，并且在 pitx2 缺失的情况下，肺动脉圆锥会发生错位[62]。最近的一项研究表明，SHF 祖细胞向心脏迁移的终末阶段是不对称的，左侧迁入表达 Nkx2-5 的肺动脉圆锥祖细胞可能是 OFT 旋转的驱动力，这一过程被称为肺动脉圆锥推动模型[73]。这将促进肺动脉干围绕主动脉逆时针旋转。有趣的是，在缺乏 Vegf164 亚型的胚胎中，这一过程受损：在这些胚胎中，肺动脉圆锥不充分迁入可能会导致随后的 DORV 和肺动脉发育不良表型[73]。此外，Pitx2 和 Tbx1 的杂合双敲除可导致包括 DORV 和肺动脉狭窄在内的 OFT 对位缺陷，进一步说明了在 OFT 形态发生过程中 SHF 祖细胞的迁移和偏侧性通路是如何相互影响的[74]。

多种机制干预了 OFT 的重构和对位过程。OFT 心肌壁的旋转伴随着将发育成主动脉瓣和肺动脉瓣叶的心内膜垫的螺旋运动。OFT 内膜垫包含 OFT 近端源自心内膜 EMT 的间充质细胞和 OFT 远端迁入的神经嵴细胞；SHF 祖细胞也可能直接促进 EMT[3]。心内膜垫的融合在 OFT 分隔形成主动脉和肺动脉的过程中起着至关重要的作用。EMT 缺陷也被认为会通过破坏 OFT 内膜垫的生长而导致 OFT 对位缺陷。OFT 内膜垫和瓣膜形态发生涉及多种信号通路，包括骨形态发生蛋白（BMP）、转化生长因子 β（TGFβ）和 Notch 信号通路[75]。以 DORV 和 TGA 表型为特征的 TGFβ2 突变体小鼠可出现 OFT 内膜垫缺陷[76]。血流动力学也是影响 OFT 重塑的一个重要因素：改变血流模式会导致 OFT 对位缺陷，包括 DORV、OA 和 TGA[77]。血流量也会影响 OFT 中 Pitx2 功能下游调控的主动脉弓重塑，这表明 OFT 旋转本身可能是由基因决定的，而不是由血流量驱动[78]。主动脉圆锥和肺动脉圆锥的差异生长也被认为是 OFT 正常对位所必需的。因此，无论是肺动脉圆锥的发育不良，还是主动脉圆锥的过度生长，都会导致升主动脉和肺干的并排结构[7, 79]。对主动脉圆锥和肺动脉圆锥差异表达基因的分析可能会对重塑过程产生新的解释[10]。OFT 的左移被认为在建立升主动脉与左心室连接过程中起着重要的作用，尽管人们对此知之甚少[80-81]。在缺乏 OFT 旋转的情况下，是否发生 OFT 的向左移动是区分 DORV 和 TGA 的主要标志。心肌细胞形态缺陷也可能导致 OFT 对位缺陷[46]。例如，在 Wnt11 敲除胚胎中可观察到重构 OFT 的细胞极性改变，编码非肌肉肌球蛋白 Ⅱ B 的基因突变导致与心肌肥大相关的 OA 表型[51, 82]。最后，程序性细胞死亡也在重塑步骤中起主要作用，特别是在升主动脉的底部，在那里需要模式化的细胞凋亡来将主动脉与左心室对齐[83]。用半胱天冬酶抑制剂或通过表达凋亡抑制剂阻断鸡胚胎中的细胞死亡会导致 DORV（TGA 型）和 TGA 表型[84]。

因此，OFT 心肌的生成和重塑对于正确的心室-动脉对位是必不可少的。重要的是，在小鼠模型和人类 CHD 患者中观察到的 OFT 表型范围突出了突变表型遗传修饰的重要性。此外，非遗传学因素，包括致畸剂、母体糖尿病或疾病、表观遗传学因素，甚至随机事件，都可能影响 OFT 延伸和重塑的任何一个或两个步骤，并导致对位缺陷，如 DORV 和 TOF[85]。

结　论

总之，DORV 和 TOF 是由多种上游原因引起的 OFT 对位缺陷谱的一部分，这些原因包括涉及 OFT 延伸和重塑的细胞类型、基因和胚胎学过程等。虽然 OFT 对位不同于神经嵴驱动的 OFT 间隔形成，但这两个过程是同步的，它们共同确保出生时体循环和肺循环的分离。这些过程的机制复杂性反映在人类患者中观察到的相关 CHD 和遗传异质性。

先天性心脏病——临床特征、人类遗传学和分子通路

参考文献

［1］ Kelly RG（2012）The second heart field. Curr Top Dev Biol 100：33-65

［2］ Dyer LA，Kirby ML（2009）The role of secondary heart field in cardiac development. Dev Biol 336：137-144

［3］ Miquerol L，Kelly RG（2013）Organogenesis of the vertebrate heart. Wiley Interdiscip Rev Dev Biol 2：17-29

［4］ Hutson MR，Kirby ML（2003）Neural crest and cardiovascular development：a 20-year perspective. Birth Defects Res C Embryo Today 69：2-13

［5］ Yelbuz TM，Waldo KL，Kumiski DH et al（2002）Shortened outflow tract leads to altered cardiac looping after neural crest ablation. Circulation 106：504-510

［6］ Di Felice V，Zummo G（2009）Tetralogy of fallot as a model to study cardiac progenitor cell migration and differentiation during heart development. Trends Cardiovasc Med 19：130-135

［7］ Van Praagh R（2009）The first Stella van Praagh memorial lecture：the history and anatomy of tetralogy of Fallot. Semin Thorac Cardiovasc Surg Pediatr Card Surg Annu：19-38

［8］ Ward C，Stadt H，Hutson M et al（2005）Ablation of the secondary heart field leads to tetralogy of Fallot and pulmonary atresia. Dev Biol 284：72-83

［9］ Parisot P，Mesbah K，Theveniau-Ruissy M et al（2011）Tbx1，subpulmonary myocardium and conotruncal congenital heart defects. Birth Defects Res A Clin Mol Teratol 91：477-484

［10］ Rana MS，Theveniau-Ruissy M，De Bono C et al（2014）Tbx1 coordinates addition of posterior second heart field progenitor cells to the arterial and venous poles of the heart. Circ Res 115：790-799

［11］ Bertrand N，Roux M，Ryckebusch L et al（2011）Hox genes define distinct progenitor subdomains within the second heart field. Dev Biol 353：266-274

［12］ Dominguez JN，Meilhac SM，Bland YS et al（2012）Asymmetric fate of the posterior part of the second heart field results in unexpected left/right contributions to both poles of the heart. Circ Res 111：1323-1335

［13］ Lescroart F，Mohun T，Meilhac SM et al（2012）Lineage tree for the venous pole of the heart：clonal analysis clarifies controversial genealogy based on genetic tracing. Circ Res 111：1313-1322

［14］ Rochais F，Mesbah K，Kelly RG（2009）Signaling pathways controlling second heart field development. Circ Res 104：933-942

［15］ Theveniau-Ruissy M，Dandonneau M，Mesbah K et al（2008）The del22q11.2 candidate gene Tbx1 controls regional outflow tract identity and coronary artery patterning. Circ Res 103：142-148

［16］ Baldini A（2005）Dissecting contiguous gene defects：TBX1. Curr Opin Genet Dev 15：279-284

［17］ Chen L，Fulcoli FG，Tang S et al（2009）Tbx1 regulates proliferation and differentiation of multipotent heart progenitors. Circ Res 105：842-851

［18］ Liao J，Aggarwal VS，Nowotschin S et al（2008）Identification of downstream genetic pathways of Tbx1 in the second heart field. Dev Biol 316：524-537

［19］ Zhang Z，Baldini A（2008）In vivo response to high-resolution variation of Tbx1 mRNA dosage. Hum Mol Genet 17：150-157

［20］ Prall OW，Menon MK，Solloway MJ et al（2007）An Nkx2-5/Bmp2/Smad1 negative feedback loop controls heart progenitor specification and proliferation. Cell 128：947-959

［21］ Laforest B，Nemer M（2011）GATA5 interacts with GATA4 and GATA6 in outflow tract development. Dev Biol 358：368-378

［22］ Raid R，Krinka D，Bakhoff L et al（2009）Lack of Gata3 results in conotruncal heart anomalies in mouse. Mech Dev 126：80-89

［23］ Tevosian SG，Deconinck AE，Tanaka M et al（2000）FOG-2，a cofactor for GATA transcription factors，is essential for heart morphogenesis and development of coronary vessels from epicardium. Cell 101：729-739

［24］ Crispino JD，Lodish MB，Thurberg BL et al（2001）Proper coronary vascular development and heart morphogenesis depend on interaction of GATA-4 with FOG cofactors. Genes Dev 15：839-844

［25］ Makki N，Capecchi MR（2012）Cardiovascular defects in a mouse model of HOXA1 syndrome. Hum Mol Genet 21：26-31

［26］ Ilagan R，Abu-Issa R，Brown D et al（2006）Fgf8 is required for anterior heart field development. Development 133：2435-2445

［27］ Marguerie A，Bajolle F，Zaffran S et al（2006）Congenital heart defects in Fgfr2-IIIb and Fgf10 mutant mice. Cardiovasc Res 71：50-60

［28］ Park EJ，Ogden LA，Talbot A et al（2006）Required，tissue-specific roles for Fgf8 in outflow tract formation and remodeling. Development 133：2419-2433

［29］ Park EJ，Watanabe Y，Smyth G et al（2008）An FGF

autocrine loop initiated in second heart field mesoderm regulates morphogenesis at the arterial pole of the heart. Development 135：3599-3610

[30] Watanabe Y，Miyagawa-Tomita S，Vincent SD et al（2010）Role of mesodermal FGF8 and FGF10 overlaps in the development of the arterial pole of the heart and pharyngeal arch arteries. Circ Res 106：495-503

[31] Vincentz JW，McWhirter JR，Murre C et al（2005）Fgf15 is required for proper morphogenesis of the mouse cardiac outflow tract. Genesis 41：192-201

[32] Hutson MR，Zhang P，Stadt HA et al（2006）Cardiac arterial pole alignment is sensitive to FGF8 signaling in the pharynx. Dev Biol 295：486-497

[33] Donovan J，Kordylewska A，Jan YN et al（2002）Tetralogy of fallot and other congenital heart defects in Hey2 mutant mice. Curr Biol 12：1605-1610

[34] Rochais F，Dandonneau M，Mesbah K et al（2009）Hes1 is expressed in the second heart field and is required for outflow tract development. PLoS One 4：e6267

[35] High FA，Jain R，Stoller JZ et al（2009）Murine Jagged1/Notch signaling in the second heartfield orchestrates Fgf8 expression and tissue-tissue interactions during outflow tract development. J Clin Invest 119：1986-1996

[36] McCright B，Lozier J，Gridley T（2002）A mouse model of Alagille syndrome：Notch2 as agenetic modifier of Jag1 haploinsufficiency. Development 129：1075-1082

[37] High FA，Lu MM，Pear WS et al（2008）Endothelial expression of the Notch ligand Jagged1 is required for vascular smooth muscle development. Proc Natl Acad Sci USA 105：1955-1959

[38] Nakajima M，Moriizumi E，Koseki H et al（2004）Presenilin 1 is essential for cardiac morphogenesis. Dev Dyn 230：795-799

[39] Cohen ED，Wang Z，Lepore JJ et al（2007）Wnt/beta-catenin signaling promotes expansion of Isl-1-positive cardiac progenitor cells through regulation of FGF signaling. J Clin Invest 117：1794-1804

[40] Dyer LA，Kirby ML（2009）Sonic hedgehog maintains proliferation in secondary heart field progenitors and is required for normal arterial pole formation. Dev Biol 330：305-317

[41] Hoffmann AD，Peterson MA，Friedland-Little JM et al（2009）sonic hedgehog is required in pulmonary endoderm for atrial septation. Development 136：1761-1770

[42] Washington Smoak I，Byrd NA et al（2005）Sonic hedgehog is required for cardiac outflow tract and neural crest cell development. Dev Biol 283：357-372

[43] Li P，Pashmforoush M，Sucov HM（2010）Retinoic acid regulates differentiation of the secondary heart field and TGF beta-mediated outflow tract septation. Dev Cell 18：480-485

[44] Yasui H，Morishima M，Nakazawa M et al（1999）Developmental spectrum of cardiac outflow tract anomalies encompassing transposition of the great arteries and dextroposition of the aorta：pathogenic effect of extrinsic retinoic acid in the mouse embryo. Anat Rec 254：253-260

[45] Ratajska A，Zlotorowicz R，Blazejczyk M et al（2005）Coronary artery embryogenesis in cardiac defects induced by retinoic acid in mice. Birth Defects Res A Clin Mol Teratol 73：966-979

[46] Henderson DJ，Phillips HM，Chaudhry B（2006）Vang-like 2 and noncanonical Wnt signaling in outflow tract development. Trends Cardiovasc Med 16：38-45

[47] Sinha T，Wang B，Evans S et al（2012）Disheveled mediated planar cell polarity signaling is required in the second heart field lineage for outflow tract morphogenesis. Dev Biol 370：135-144

[48] Ramsbottom SA，Sharma V，Rhee HJ et al（2014）Vangl2-regulated polarisation of second heart field-derived cells is required for outflow tract lengthening during cardiac development. PLoS Genet 10：e1004871

[49] Phillips HM，Rhee HJ，Murdoch JN et al（2007）Disruption of planar cell polarity signaling results in congenital heart defects and cardiomyopathy attributable to early cardiomyocyte disorganization. Circ Res 101：137-145

[50] Schleiffarth JR，Person AD，Martinsen BJ et al（2007）Wnt5a is required for cardiac outflow tract septation in mice. Pediatr Res 61：386-391

[51] Zhou W，Lin L，Majumdar A，Li X et al（2007）Modulation of morphogenesis by noncanonical Wnt signaling requires ATF/CREB family-mediated transcriptional activation of TGF beta2. Nat Genet 39：1225-1234

[52] Cohen ED，Miller MF，Wang Z et al（2012）Wnt5a and Wnt11 are essential for second heart field progenitor development. Development 139：1931-1940

[53] Chen L，Fulcoli FG，Ferrentino R et al（2012）Transcriptional control in cardiac progenitors：Tbx1 interacts with the BAF chromatin remodeling complex and regulates Wnt5a. PLoS Genet 8：e1002571

［54］Sinha T，Li D，Theveniau-Ruissy M，Hutson MR et al（2014）Loss of Wnt5a disrupts second heart field cell deployment and may contribute to OFT malformations in DiGeorge syndrome.Hum Mol Genet 24：1704-1716

［55］Conway SJ，Henderson DJ，Kirby ML et al（1997）Development of a lethal congenital heart defect in the splotch（Pax3）mutant mouse. Cardiovasc Res 36：163-173

［56］Mesbah K，Harrelson Z，Theveniau-Ruissy M et al（2008）Tbx3 is required for outflow tract development. Circ Res 103：743-750

［57］Bakker ML，Boukens BJ，Mommersteeg MT et al（2008）Transcription factor Tbx3 is required for the specification of the atrioventricular conduction system. Circ Res 102：1340-1349

［58］Stankunas K，Shang C，Twu KY et al（2008）Pbx/Meis deficiencies demonstrate multigenetic origins of congenital heart disease. Circ Res 103：702-709

［59］Chang CP，Stankunas K，Shang C et al（2008）Pbx1 functions in distinct regulatory networksto pattern the great arteries and cardiac outflow tract. Development 135：3577-3586

［60］Bostrom MP，Hutchins GM（1988）Arrested rotation of the outflow tract may explain double outlet right ventricle. Circulation 77：1258-1265

［61］Lomonico MP，Bostrom MP，Moore GW et al（1988）Arrested rotation of the outflow tract may explain tetralogy of Fallot and transposition of the great arteries. Pediatr Pathol 8：267-281

［62］Bajolle F，Zaffran S，Kelly RG et al（2006）Rotation of the myocardial wall of the outflow tract is implicated in the normal positioning of the great arteries. Circ Res 98：421-428

［63］Thompson RP，Abercrombie V，Wong M（1987）Morphogenesis of the truncus arteriosus of the chick embryo heart：movements of autoradiographic tattoos during septation. Anat Rec 218：434-440，394-435

［64］Bajolle F，Zaffran S，Meilhac SM et al（2008）Myocardium at the base of the aorta and pulmonary trunk is prefigured in the outflow tract of the heart and in subdomains of the second heart field. Dev Biol 313：25-34

［65］Vandenberg LN，Levin M（2013）A unified model for left-right asymmetry？Comparison and synthesis of molecular models of embryonic laterality. Dev Biol 379：1-15

［66］Icardo JM，Sanchez de Vega MJ（1991）Spectrum of heart malformations in mice with situs solitus, situs inversus，and associated visceral heterotaxy. Circulation 84：2547-2558

［67］Morishima M，Yasui H，Nakazawa M et al（1998）Situs variation and cardiovascular anomalies in the transgenic mouse insertional mutation，inv. Teratology 57：302-309

［68］Bamforth SD，Braganca J，Farthing CR et al（2004）Cited2 controls left-right patterning and heart development through a Nodal-Pitx2c pathway. Nat Genet 36：1189-1196

［69］Weninger WJ，Lopes Floro K，Bennett MB et al（2005）Cited2 is required both for heart morphogenesis and establishment of the left-right axis in mouse development. Development 132：1337-1348

［70］Tan SY，Rosenthal J，Zhao XQ et al（2007）Heterotaxy and complex structural heart defects in a mutant mouse model of primary ciliary dyskinesia. J Clin Invest 117：3742-3752

［71］Willaredt MA，Gorgas K，Gardner HA et al（2012）Multiple essential roles for primary cilia in heart development. Cilia 1：23

［72］Franco D，Christoffels VM，Campione M（2014）Homeobox transcription factor Pitx2：the rise of an asymmetry gene in cardiogenesis and arrhythmogenesis. Trends Cardiovasc Med 24：23-31

［73］Scherptong RW，Jongbloed MR，Wisse LJ et al（2012）Morphogenesis of outflow tract rotation during cardiac development：the pulmonary push concept. Dev Dyn 241：1413-1422

［74］Nowotschin S，Liao J，Gage PJ et al（2006）Tbx1 affects asymmetric cardiac morphogenesis by regulating Pitx2 in the secondary heart field. Development 133(8)：1565-1573

［75］Garside VC，Chang AC，Karsan A et al（2013）Co-ordinating Notch，BMP，and TGF-beta signaling during heart valve development. Cell Mol Life Sci 70：2899-2917

［76］Bartram U，Molin DG，Wisse LJ et al（2001）Double-outlet right ventricle and overriding tricuspid valve reflect disturbances of looping，myocardialization，endocardial cushion differentiation，and apoptosis in TGF-beta（2）-knockout mice. Circulation 103：2745-2752

［77］Midgett M，Rugonyi S（2014）Congenital heart malformations induced by hemodynamic altering surgical interventions. Front Physiol 5：287

［78］Yashiro K，Shiratori H，Hamada H（2007）Haemodynamics determined by a genetic programme govern asymmetric development of the aortic arch. Nature 450：285-288

［79］Van Praagh R，Van Praagh S（1966）Isolated ventricular inversion. A consideration of the morphogenesis，definition and diagnosis of nontransposed and transposed great arteries. Am J Cardiol 17：395-406

［80］Goor DA，Edwards JE（1973）The spectrum of transposition of the great arteries：with specific reference to developmental anatomy of the conus. Circulation 48：406-415

［81］Restivo A，Piacentini G，Placidi S et al（2006）Cardiac outflow tract：a review of some embryogenetic aspects of the conotruncal region of the heart. Anat Rec ADiscov Mol Cell Evol Biol 288：936-943

［82］Tullio AN，Accili D，Ferrans VJ et al（1997）Nonmuscle myosin II-B is required for normal development of the mouse heart. Proc Natl Acad Sci U S A 94：12407-12412

［83］Schaefer KS，Doughman YQ，Fisher SA et al（2004）Dynamic patterns of apoptosis in the developing chicken heart. Dev Dyn 229：489-499

［84］Watanabe M，Jafri A，Fisher SA（2001）Apoptosis is required for the proper formation of the ventriculo-arterial connections. Dev Biol 240：274-288

［85］Molin DG，Roest PA，Nordstrand H et al（2004）Disturbed morphogenesis of cardiac outflow tract and increased rate of aortic arch anomalies in the offspring of diabetic rats. Birth Defects Res A Clin Mol Teratol 70：927-938

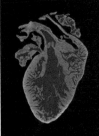

第九部分
右转位大动脉转位

34 右转位大动脉转位的临床表现及治疗

David J. Driscoll

储庆 译 聂宇 校 胡盛寿 审

目录

34.1 引 言

右转位大动脉转位（d-TGA）是先天性心脏病最常见的一种形式，新生儿会出现发绀。d-TGA 的主动脉起源于右心室，肺动脉起源于左心室。d-TGA 占所有先天性心脏缺陷的 3.8%。40% 的 d-TGA 患者合并室间隔缺损。在 d-TGA 患者中，6% 的室间隔完整者和 31% 的室间隔缺损者会合并肺动脉狭窄。

34.2 病理生理

在 d-TGA 中，体循环静脉回流（低氧血）返回右心室，然后通过主动脉泵送至全身，而不通过肺部进行气体交换（图 34.1）。肺静脉回流（高氧血）返回左心室，然后泵回肺（图 34.1）。尽管肺总血流量增加，但有效肺血流量（参与肺内气体交换的脱氧血容量）较低。除非两个回路之间存在一个交通允许氧合和脱氧血液的混合，否则该类患者无法存活。这种混合可出现在卵圆孔未闭（或房间隔缺损）、动脉导管（如未闭）和室间隔缺损（如有）。对于室间隔完整且无真正房间隔缺损的患者来说，这是一种微弱的情况，因为随着动脉导管和卵圆孔逐渐闭合，两个交通中血液的混合会减少。

从理论上讲，右心室双出口（DORV）不能归类为 TGA，因为在 TGA 中两条大动脉都必须来自室间隔的错误一侧。然而，合并肺动脉下室

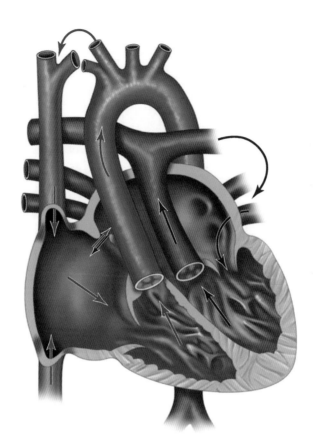

图 34.1　大动脉转位的示意图。图中可见主动脉起源于右心室，肺动脉起源于左心室。如果心脏的左右两侧没有交通，氧合血液就无法进入体循环，因此患者无法存活

间隔缺损的 DORV 的血流动力学类似 d-TGA，其　修复方式与 d-TGA 相似。

34.3　临床症状

患有 d-TGA 的新生儿就诊后应急诊处理。尽快确诊、记录并确保体循环和肺循环之间有足够的混合位点至关重要，在 d-TGA 中，这些混合点是平行的，而不是串联的。

34.4　体格检查

患者主要的体格检查发现是发绀。右心室搏动可增加。根据相关缺陷的类型，可能有杂音，也可能没有杂音。如果存在室间隔缺损或肺动脉狭窄，会出现收缩性杂音。如果有相关的主动脉缩窄，股动脉搏动将减弱或消失。

34.5　超声心动图和心导管检查

二维超声心动图可以无创地诊断 d-TGA 和大多数相关畸形。超声心动图可发现动脉导管未闭，但动脉导管不能作为稳定的混合点，因为它可能会闭合。通过前列腺素 E₁ 的输注，动脉导管可以保持开放，应在婴儿发生严重低氧血症（$PaO_2 < 25$ mmHg）、酸中毒，或需紧急转移到具备应对能力的医疗机构时进行。

34.6　治疗：室间隔完整的 d-TGA 的治疗

34.6.1 动脉调转手术（Jatene）

此手术是治疗 d-TGA、室间隔缺损或室间隔完整、肺动脉瓣正常的婴儿的最佳选择。在该手术中，主动脉和肺动脉被横切到各自的瓣膜之上。冠状动脉开口从主动脉残端移除并缝合到肺动脉残端（新主动脉）。主动脉远端与肺动脉近端残端吻合，肺动脉远端与主动脉残端吻合。

该手术的术后死亡率为 10% 或更低，远期结局较好。这项手术必须在肺动脉阻力降低导致左心室壁增厚之前（小于 3 周龄）尽早完成。在许多机构，手术是在没有进行术前心导管检查的情况下进行的。术前注射前列腺素 E₁ 可维持动脉导管通畅及患者的酸碱稳定性。

34.6.2 心房调转手术（Senning 或 Mustard）

Senning 和 Mustard 手术是 20 世纪 60 年代被发明的，早于动脉调转手术。这两个手术是动脉调转手术的替代手术。如果肺动脉瓣异常，以致不能像 Jatene（动脉转位）手术后的新主动脉瓣一样工作，则需要使用 Senning 或 Mustard 手术。通过这些手术，体循环静脉回流和肺静脉回流在心房中被改变路线。从上下腔静脉回流的体循环静脉血经二尖瓣进入左心室（随后进入肺动脉）。肺静脉回流直接通过三尖瓣（随后到主动脉）。该手术的主要操作是在心房中吻合一个补片来改变静脉血的流向。实质上，对大动脉转位的治疗方法是调转回心静脉血的流向。

Senning 和 Mustard 手术的死亡率较低，但存在明显的中远期问题。这些问题包括补片阻塞体循环静脉回流和肺静脉回流、房性心律失常、三尖瓣关闭不全和右心室衰竭。

Senning 和 Mustard 手术通常在患者 6 月龄至 1 岁时进行，但一些外科医生会在新生儿期进行手术。如果要使用 Senning 或 Mustard 手术，必须在新生儿期建立充分的心房间交通。这可通过做 Rashkind 球囊房间隔造口术完成。手术的流程是球囊导管从股静脉或脐静脉到右心房，经未闭的卵圆孔进入左心房。球囊在左心房内膨胀，并迅速收回右心房，以便在房间隔上制造一个开口。

34.7 预后

34.7.1 动脉调转手术（Jatene）

动脉调转手术的死亡率在 2% ～ 10% 之间。远期的预后很好。一些患者因肺动脉狭窄需要再次手术。然而，LeCompte 术式引入后，再次手术的发生率显著降低。

34.7.2 心房调转手术（Senning 或 Mustard）

心房调转手术的手术死亡率在 1% ～ 5% 之间。心房调转手术有许多远期问题。由于手术后右心室仍为体循环心室，因此患者容易发生晚期右心室衰竭。由于心房内广泛缝合，晚期可能发生房性心律失常和猝死。

35 右转位大动脉转位的人类遗传学

Patrice Bouvagnet，Anne Moreau de Bellaing

储庆 译 聂宇 校 胡盛寿 审

目录

摘要

　　右转位大动脉转位（d-TGA）是一种罕见的先天性心脏病（CHD），由于 d-TGA 患者在出生后需要尽快接受导管手术，因此可获益于早期诊断。检测亲本遗传倾向因素有助于将产前超声检查的注意力集中在早期检测 d-TGA 上。内脏异位患者中男性合并 d-TGA 的复发风险高于女性，这表明遗传因素会影响 d-TGA 的发生，尽管 d-TGA 的家族性病例是例外。自 20 世纪 90 年代末以来，越来越多的基因和染色体区域被证明与 d-TGA 相关，比如 ZIC3 基因。尽管该基因位于 X 染色体上，但 ZIC3 并不能解释 d-TGA 中男性患者数目上的优势。d-TGA 的致病基因参与许多不同的细胞通路，可以暂时分为两组：调节胚胎原节纤毛功能的基因及其下游的调控胚胎偏侧性的基因。在 d-TGA 和相关的 CHD 中还有很多基因或基因因子有待发现，因为只有很小比例的 d-TGA 可以确定是遗传相关的。

35.1 引 言

　　右转位大动脉转位（d-TGA）是复发风险最低的一种 CHD，这提示遗传因素在这一特定类型的 CHD 中并不占主导，直到 Digiglio 等 2001 年报道了一系列家族性 d-TGA，表明家族性 d-TGA 是存在的。除了特殊的家族性病例外，d-TGA 病例中男性数目多于女性表明性染色体对 d-TGA 的发生有影响。与散发的 d-TGA 相比，当考虑任何 CHD 和（或）内脏异位时，患有内脏异位的患者家族具有相对较高的 d-TGA 复发风险。在本章中，我们将回顾所有与 d-TGA 相关的基因和基因区域（表 35.1）。

表 35.1　d-TGA 的基因型和表型

基因	d-TGA 合并其他心脏畸形	心外畸形	家族/散发	参考文献
ACVR2B	P1: 中断的 IVC、AVC; P2: CAVC、sub-PS、PS、中断的 IVC、不成对的 SVC	P1: 右位胃; P2: 中位肝、多脾	P1: 无症状母亲携带 DNA 变异，美洲-非洲裔	P1: [1]; P2: [2]
CFC1	P1: 右位心; P2: 右位心、单侧 SVC	P1: 左异构肺、反位肝、小肠异常扭转、多脾; P2: 右异构肺、右位胃、无脾	—	P1, P2: [3]
CFC1	P1: 右位心、单侧 SVC	P1: 右异构肺、右位胃、无脾	P1: 一位表型正常的父母携带 DNA 变异; P2: 散发	P1: [3]; P2: [4]
GDF1	P1: TAPVR、单心房 PS	P1: 反位肝、右异构肺、无脾	P1: 家族复合突变	P1: [5]、P2、P3: [6]
MED13L	3 例患者	—	P1: 无症状母亲携带 DNA 变异	P1、P2、P3: [7]
NODAL	P1: SV; P2: CAVC; P3: DILV、PA; F1: 6 位亲属患有不同的 CHD	P1: 腹部 SI; P2: 腹部 SI、中位肝、无脾; F1: 腹部 SI、无脾	P1: 散发; P2: 表型正常的母亲; F1: 表型正常的父亲	P1-P3、F1: [8]
ZIC3	P1: CAVC、PA; P2: MA、PS; P3: MA、SV	P1: 腹部 SI、无脾、无嗅脑畸形、后位肛门; P2: 畸形足、肝外闭锁、腹部 SI、直肠狭窄、骶骨发育不全、畸形足; P3: 无脾	P1-P3: family LR1	[9]
ZIC3	AVC、PA	中位胃、反位肝、小肠异常扭转	家族: 1 位受影响的兄弟	[10]
ZIC3	LSVC、ASD-SV、AVC、HypoRV、PS	Hypertel、大鼻梁、矢状缝融合	家族: 男性不完全外显	[11]
ZIC3	P1: bilat SVC、TAPVR、CAVC; P2: 中断的 IVC、ASD、VSD、PS; P3: TAPVR、SV、CAVC、PS、PDA; P4: TAPVR、右心房异构、HLHS	P1: 胆汁淤积并胆汁闭锁、无脾; P2: EHBA、肛门闭锁、畸形足、后位胎环、腰椎融合、低位耳; P3: 马蹄肾、无脾、低位耳; P4: 小肠异常扭转、不正常的肝叶形状、无脾、蹼状颈、右异构肺	P1-P3: 患者全部是男性; P4: 2 个胎儿	P1-P4: [12]
ZIC3	SV、PA、MA	无脾	—	[13]
ZIC3	—	—	—	[14]
ZIC3	P1: PDA; P2: HypoLV、MV、VSD、心室调转; P3: CAVC、PA	P3: 腹部 SI、无脾	P1、P2: 散发; P3: 2 位同胞患者，1 位合并心脏畸形	P1-P3: [15]

ASD，房间隔缺损；ASD-SV，房间隔缺损静脉窦型；AVC，房室管；CAVC，完全房室管；DILV，右心室双入口；Dup，复制；EHBA，肝外胆管闭锁；F1，一级亲属；HLHS，左心发育不良综合征；Hypertel，(器官)距离过远；HypoLV，右心室发育不良；HypoRV，左心室发育不良；IVC，腔静脉离断；IVS，下腔静脉；LSVC，左上腔静脉；LV，左心室；MA，二尖瓣闭锁；MV，二尖瓣；P1，P2，P3，患者编号；PA，肺动脉闭锁；PDA，动脉导管未闭；PS，肺动脉狭窄；SI，内脏反位；SV，单心室；SVC，上腔静脉；TAPVR，完全性肺静脉异位引流；VSD，室间隔缺损

35.2 流行病学

相对于其他 CHD，d-TGA 在大多数情况下是一种散发性疾病，但也有少数家族性病例[16]。d-TGA 的患病率在男性中大约是女性的两倍[17]，这表明 X 染色体上的隐性遗传因子可能有致病作用。在 d-TGA 病例中证明父母近亲结婚不是 d-TGA 的病因[18]。d-TGA 通常作为孤立的先天性心脏缺陷发生，但偶尔也可能并发于内脏异位中。这两组 d-TGA 的相对比例尚不清楚，但一级亲属的复发风险在患有内脏异位的家族中显著高于不患该疾病的家族，表明遗传因素对二者的影响存在差异[19]。因此，可以假设 d-TGA 在某些情况下可能是内脏异位的唯一表现。

35.3 分子基因组学

35.3.1 不合并内脏异位的 d-TGA

迄今为止在 d-TGA 病例中鉴定出的所有基因突变里，仅有 *MED13L* 与内脏异位没有相关性（也称为 *PROSIT240*、*THRAP2*）。携带该基因相互易位的 d-TGA 患者还患有智力发育迟缓[7]。随后对 97 例 d-TGA 患者的突变筛查显示三种可能导致 d-TGA 的错义突变，尽管在其中 1 例患者中，该突变发生于正常母体。

35.3.2 合并内脏异位的 d-TGA

在合并纤毛功能障碍的内脏异位患者或单发的内脏异位患者中均发现了其他基因突变。到目前为止，*MED13L* 尚未在内脏异位患者人群中进行过检测。

35.3.2.1 不合并纤毛功能障碍的 d-TGA

在不合并纤毛功能障碍的内脏异位患者中，研究者在 d-TGA 患者的 6 个基因中发现了基因突变：*ACVR2B*（激活素 A 受体 Ⅱ B 型）、*CFC1*（CRYPTIC）、*GDF1*（生长分化因子 1）、*LEFTY2*（左右决定因子 2）、*MYH6*（α - 心肌肌球蛋白重链）、*NODAL*（原节生长分化因子）和 *ZIC3*（Zic 家族成员 3）（见第 38 章）。*ACVR2B* 是否会导致 d-TGA 暂时还不明确，因为报道该基因突变的两项研究[1-2]发现了同一个变异（p.Arg40His），但是这种变异在全球人群发生率较高（0.5%）。在 d-TGA 患者的 *CFC1* 基因中发现的两个突变是引起疾病的可靠候选突变，因为它们改变了开放阅读框架[3]或改变了剪接位点[4]。移码突变（c.522delC，p.Gly174del）与内脏异位有关，包括一例右肺和一例左肺异构，但该突变也见于正常母亲。Goldmuntz 等[4]在 58 例 d-TGA 患者中筛选出 *CFC1* 基因，但是仅发现了导致异常剪接的突变，d-TGA 患者中 *CFC1* 突变的患病率为 2%。在 d-TGA 患者中存在 3 种 *GDF1* 突变：两个突变是通过系统筛选在内脏异位家族中被发现的（p.Cys227X 和 p.Ala318Thr）[6]，并且是复合杂合常染色体隐性突变[5]。有趣的是，其中一个复合突变是 p.Cys227X 突变。研究者在对照中也发现了这种突变，这表明仅有这种突变可能对发育没有影响，或者它可能导致单发的 d-TGA。

编码 α - 心肌肌球蛋白重链的基因（*MYH6*）在患有 d-TGA 的女孩中被发现存在突变。该突变将高度保守的组氨酸改变为谷氨酰胺

（p.His252Gln）。她的母亲和外祖母都携带这种突变，且其母亲有卵圆孔未闭，外祖母心脏正常[20]。49 例 TGA 病例中没有其他病例有 MYH6 突变。在 d-TGA 患者中发现了 4 个被实验证实可能致病的 NODAL 杂合突变（p.Glu203Lys，p.Gly260Arg，p.Arg275Cys 和缺失 / 插入）[8]。令人惊讶的是，在 5 例西班牙裔患者中发现了 p.Gly260Arg 突变。而且在未受影响的亲本中也发现了 p.Gly260Arg 突变和 p.Arg275Cys 突变。

ZIC3 是在 d-TGA 人群中被研究得最透彻的基因。它最初是在一个具有 X 连锁遗传的内脏异位家族中被发现的[9]。在 d-TGA 患者中至少已发现 9 个 ZIC3 突变[11-15, 21]。ZIC3 突变具有几个特征。它们通常与中线异常（肛门狭窄或穿孔、骶骨发育不全、马蹄肾）、肝外胆道闭锁、足内翻和轻度面部畸形有关。遗传是 X 连锁男性受累，但有男性无外显表型的例子[11, 22]，相反，由于错误的 X-失活也可能导致女性的表型外显，既可以是隐性突变（通过正常等位基因失活）也可以是显性突变（通过突变的等位基因失活）[13, 1]。在显性突变家庭中，受影响的儿童患有内脏异位和 CHD，但没有 d-TGA。除了这些核苷酸突变之外，隐藏的染色体缺失也可能有助于解释 ZIC3 基因在内脏异位中的致病作用[10]。

通过对患儿和未受影响的父母进行全外显子组测序，研究者发现约 10% 的患儿携带与 d-TGA 相关的新发突变[23]。该研究包括 47 例 d-TGA 患儿，并且研究者在 4 个基因中发现有害突变：NAA15（N-α-乙酰转移酶 15，NatA 辅助亚基）、MKRN2（makorin 环指蛋白 2）、SMAD2（SMAD 家族成员 2）和 RAB10（RAB10 成员 RAS 原癌基因家族）。除 RAB10 基因外，所有基因会经历两次突变。SMAD2 是 NODAL 信号传导的下游，其通过使 H3K27me 去甲基化来促进启动子 / 增强子的转录激活。

拷贝数变异（CNV）与内脏异位有关[24]。在 262 例内脏异位患者中，3 例具有 d-TGA 和基因的拷贝数变异：NUP188、NEK2 或 TGFBR2。在非洲爪蟾发育实验中进一步证明了这些基因在偏侧性决定过程中的作用。最近，对 39 组患有

d-TGA 的儿童及其未受影响的父母进行了 CNV 检测[25]。发现了 5 个小型的新发 CNV，涉及以前从未报道与 CHD 相关的基因（缺失：CENPU 和 PRIMPOL、EIF3J 和 SPG11，以及 MACROD2；重复：NTRK3 和 DDX53）。最后，在 169 例 d-TGA 患者中发现 ISL1 基因的单个杂合缺失但没有发现 ISL1 点突变[26]。该研究未报道父母的 DNA。相反，在 22q11 缺失患者中从未发现单发的 d-TGA[27]。

35.3.2.2 合并胚胎原节和初级纤毛功能障碍的 d-TGA

NPHP4 的突变是肾消耗病（nephronophthisis）的原因，肾消耗病是一种常染色体隐性肾病，是导致儿童和年轻人终末期肾病最常见的遗传学病因。由 NPHP4 编码的蛋白质位于肾上皮细胞的初级纤毛中。在一个家系中进行的一项研究显示，该家系成员患有合并心血管畸形的内脏异位，而且呈常染色体隐性遗传模式。在该家系中，2 例 d-TGA 患者携带 NPHP4 纯合突变（p.Arg1044His）。在 d-TGA 患者中还发现了其他几种 NPHP4 的杂合突变[28]。有趣的是，这种蛋白对于 küppfer 囊泡中旋转纤毛的正常跳动是必需的，相当于鱼胚胎中的胚胎原节。其他编码初级纤毛和胚胎原节的基因突变也会导致内脏异位［NPHP2（又称 INV）、NPHP3、NPHP12（又 称 IFT139）、OFD1、CEP290（又 称 NPHP6）、BBS、BBS7、BBS8、BBS10、BBS12、LZTFL1 和 MKS1］，但相关综合征非常罕见并且合并多器官异常。

35.3.2.3 合并呼吸纤毛功能障碍的 d-TGA

纤毛是细胞质中的细胞突起。人体纤毛有三种类型：①不动纤毛，有 9 对外周微管。它们具有感官功能，存在于许多不同的细胞类型中。②可以旋转运动的纤毛。这些纤毛存在于胚胎原节中，在偏侧性发育的早期起着重要作用。它们由 9 对带有动力蛋白臂的微管组成，这些微管是纤毛摆动的动力源。③位于上下呼吸道的纤毛。这些呼吸道纤毛对清除吸入颗粒物（包括微生物）至关重要。它们由 9 对带有动力蛋白臂的微管和

1 对中央微管组成，周围是蛋白质复合体和放射状辐条复合体。每种纤毛类型都有特定的蛋白质，并与其他纤毛具有一些共同的蛋白质。只有胚胎原节纤毛功能障碍才可能导致内脏异位和 d-TGA，但如果缺陷蛋白同时存在于胚胎原节纤毛和其他纤毛中，则会出现其他症状。在纤毛功能障碍的情况下，由于呼吸道纤毛运动障碍引起的复发性气道感染是最常见的症状。这种纤毛功能障碍被称为原发性纤毛运动障碍（PCD）（见第 38 章）。特别是，若作为动力蛋白臂组成部分的蛋白质以及对动力蛋白臂的装配和调节（运动纤毛的运动）至关重要的蛋白质发生功能障碍，则最容易致病。而且这些蛋白是呼吸和胚胎原节纤毛的共同组成部分。相反，编码中心复合体和放射状轮辐蛋白的基因突变不会导致内脏异位或 d-TGA。当一种常见于胚胎原节和呼吸纤毛的蛋白质异常时，内脏异位的发生率约为 54%，其中 45% 为完全内脏异位，约 10% 是内脏不定位（见第 38 章）。在大约 45% 的 PCD 病例中，没有内脏异位（内脏正位）[29-30]。研究显示在 37 例 PCD 患者中，只有 1 例患者有 d-TGA，并且患有内脏不定位[30]。该患者没有外动力蛋白臂，未发现 DNAI1 和 DNAH5 突变。在 43 例内脏异位患者中，Nakhleh 等[31] 发现约 42% 的患者有纤毛功能障碍，其中包括 3 例 d-TGA 患者。然而，在检测了 10 个 PCD 致病基因后未发现可能导致内脏异位的纯合或复合杂合突变 [DNAI1、DNAI2、DNAH5、DNAH11、DNAL1、CCDC39、CCDC40、DNAAF1（又称 LRRC50）、DNAAF2（又称 KTU）和 NME8（TXNDC3）]。还有 5 个基因被报道可以导致 PCD 和内脏异位（DNAAF3、CCDC103、CCDC114、CCDC164 和 HEARTR2）。

结　　论

许多 d-TGA 致病基因已经被报道，但总的来说，这些致病基因仅能解释少量 d-TGA 的病因。特别是 d-TGA 男性病例较多的原因可能是位于 X 染色体上的基因发生了变异，但是这难以解释 d-TGA 的发生机制，因为 ZIC3 基因不在 X 染色体上[13, 15]。本章我们仅报道了导致 d-TGA 的基因突变，但可以预期任何导致内脏异位的基因突变都可能导致 d-TGA。大部分单发的 d-TGA 也可能由不会导致内脏异位的基因突变导致。

参考文献

［1］Ma L，Selamet Tierney ES，Lee T et al（2012）Mutations in ZIC3 and ACVR2B are a common cause of heterotaxy and associated cardiovascular anomalies. Cardiol Young 22：194-201

［2］Kosaki R，Gebbia M，Kosaki K et al（1999）Left-right axis malformations associated with mutations in ACVR2B，the gene for human activin receptor type IIB. Am J Med Genet 82：70-76

［3］Bamford RN，Roessler E，Burdine RD et al（2000）Loss-of-function mutations in the EGF- CFC gene CFC1 are associated with human left-right laterality defects. Nat Genet 26：365-369

［4］Goldmuntz E，Bamford R，Karkera JD et al（2002）CFC1 mutations in patients with transposition of the great arteries and double-outlet right ventricle. Am J Hum Genet 70：776-780

［5］Kaasinen E，Aittomaki K，Eronen M et al（2010）Recessively inherited right atrial isomerism caused by mutations in growth/differentiation factor 1（GDF1）. Hum Mol Genet 19：2747-2753

［6］Karkera JD，Lee JS，Roessler E et al（2007）Loss-of-function mutations in growth differentiation factor-1（GDF1）are associated with congenital heart defects in humans. Am J Hum Genet 81：987-994

［7］Muncke N，Jung C，Rudiger H et al（2003）Missense mutations and gene interruption in PROSIT240，a novel TRAP240-like gene，in patients with congenital heart defect（transposition of the great arteries）. Circulation

先天性心脏病——临床特征、人类遗传学和分子通路

108：2843-2850

［8］Mohapatra B，Casey B，Li H et al（2009）Identification and functional characterization of NODAL rare variants in heterotaxy and isolated cardiovascular malformations. Hum Mol Genet 18：861-871

［9］Gebbia M，Ferrero GB，Pilia G et al（1997）X-linked situs abnormalities result from mutations in ZIC3. Nat Genet 17：305-308

［10］Ferrero GB，Gebbia M，Pilia G et al（1997）A submicroscopic deletion in Xq26 associated with familial situs ambiguus. Am J Hum Genet 61：395-401

［11］Megarbane A，Salem N，Stephan E et al（2000）X-linked transposition of the great arteries and incomplete penetrance among males with a nonsense mutation in ZIC3. Eur J Hum Genet 8：704-708

［12］Ware SM，Peng J，Zhu L et al（2004）Identification and functional analysis of ZIC3 mutations in heterotaxy and related congenital heart defects. Am J Hum Genet 74：93-105

［13］Chhin B，Hatayama M，Bozon D et al（2007）Elucidation of penetrance variability of a ZIC3 mutation in a family with complex heart defects and functional analysis of ZIC3 mutations in the first zinc finger domain. Hum Mutat 28：563-570

［14］D'Alessandro LC，Latney BC，Paluru PC et al（2013）The phenotypic spectrum of ZIC3 mutations includes isolated d-transposition of the great arteries and double outlet right ventricle. Am J Med Genet A 161A：792-802

［15］Cowan J，Tariq M，Ware SM（2014）Genetic and functional analyses of ZIC3 variants in congenital heart disease. Hum Mutat 35：66-75

［16］Digilio MC，Casey B，Toscano A et al（2001）Complete transposition of the great arteries：patterns of congenital heart disease in familial precurrence. Circulation 104：2809-2814

［17］Harris JA，Francannet C，Pradat P et al（2003）The epidemiology of cardiovascular defects，part 2：a study based on data from three large registries of congenital malformations. Pediatr Cardiol 24：222-235

［18］Chehab G，Chedid P，Saliba Z et al（2007）Congenital cardiac disease and inbreeding：specific defects escape higher risk due to parental consanguinity. Cardiol Young 17：414-422

［19］Oyen N，Poulsen G，Boyd HA et al（2009）Recurrence of congenital heart defects in families. Circulation 120：295-301

［20］Granados-Riveron JT，Ghosh TK，Pope M et al（2010）Alpha-cardiac myosin heavy chain（MYH6）mutations affecting myofibril formation are associated with congenital heart defects. Hum Mol Genet 19：4007-4016

［21］De Luca A，Sarkozy A，Consoli F et al（2010）Familial transposition of the great arteries caused by multiple mutations in laterality genes. Heart 96：673-677

［22］D'Alessandro LC，Casey B，Siu VM（2013）Situs inversus totalis and a novel ZIC3 mutation in a family with X-linked heterotaxy. Congenit Heart Dis 8：E36-E40

［23］Zaidi S，Choi M，Wakimoto H et al（2013）De novo mutations in histone-modifying genes in congenital heart disease. Nature 498：220-223

［24］Fakhro KA，Choi M，Ware SM et al（2011）Rare copy number variations in congenital heart disease patients identify unique genes in left-right patterning. Proc Natl Acad Sci USA 108：2915-2920

［25］Glessner JT，Bick AG，Ito K et al（2014）Increased frequency of de novo copy number variants in congenital heart disease by integrative analysis of single nucleotide polymorphism array and exome sequence data. Circ Res 115：884-896

［26］Osoegawa K，Schultz K，Yun K et al（2014）Haploinsufficiency of insulin gene enhancer protein 1（ISL1）is associated with d-transposition of the great arteries. Mol Genet Genomic Med 2：341-351

［27］Boudjemline Y，Fermont L，Le Bidois J et al（2001）Prevalence of 22q11 deletion in fetuses with conotruncal cardiac defects：a 6-year prospective study. J Pediatr 138：520-524

［28］French VM，van de Laar IM，Wessels MW et al（2012）NPHP4 variants are associated with pleiotropic heart malformations. Circ Res 110：1564-1574

［29］Kennedy MP，Omran H，Leigh MW et al（2007）Congenital heart disease and other heterotaxic defects in a large cohort of patients with primary ciliary dyskinesia. Circulation 115：2814-2821

［30］Shapiro AJ，Davis SD，Ferkol T et al（2014）Laterality defects other than situs inversus totalis in primary ciliary dyskinesia：insights into situs ambiguus and heterotaxy. Chest 146：1176-1186

［31］Nakhleh N，Francis R，Giese RA et al（2012）High prevalence of respiratory ciliary dysfunction in congenital heart disease patients with heterotaxy. Circulation 125：2232-2242

36 右转位大动脉转位的分子通路及动物模型

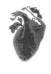

Amy–Leigh Johnson，Simon D. Bamforth

储庆 译 聂宇 校 胡盛寿 审

目录

摘要

在正常的心脏发育过程中，流出道会发生旋转，并且内部形成流出道分隔，从而使主动脉和肺动脉干分别与左心室和右心室对齐。然而，当这个过程异常时，主动脉和肺动脉干发生错误的对位，这会导致高氧血液直接返回肺循环，而低氧血液被输送到体循环。这种畸形被称为大动脉转位（TGA）。TGA的确切病因尚不清楚，但动物模型提示参与胚胎偏侧性决定的基因在TGA的发生中起着关键作用。其他因素如视黄酸水平也会影响TGA的发生。本章回顾了TGA的基因工程动物模型或通过外源性药物构建的动物模型。

36.1 引 言

在正常情况下，主动脉起源于左心室，将高氧血液输送到体循环，肺动脉干起源于右心室，将低氧血液输送到肺中进行氧合；在TGA中，这些主要血管的起源位置发生了调转，也就是主动脉起源于右心室将低氧血液输送入体循环，而肺动脉起源于左心室将来自于肺部的高氧血液又输送回肺部。因此，TGA是一种严重的心脏缺陷，患者能否生存取决于心脏内是否存在充足的血液混合。这些血液混合通常是借助间隔缺损完成的。TGA可能是由心脏发育过程流出道旋转失败而导致使主动脉和肺动脉形成两条平行血管，进而造成流出道与心室的错误对位。

研究者已经成功构建了TGA的动物模型（图36.1），但是这些模型仅限于小鼠和雏鸡，因为这些动物的心脏流出道的解剖结构与人类相似。然而，在同一动物模型中，TGA表型所占的比例并不高，而且不固定。这使得研究者难以基于TGA动物模型对TGA的分子机制进行探究。基于动物模型，研究者已经提出了一些TGA的病因假设，包括环境因素（如视黄酸水平）和影响左-右发育模式的基因突变。

先天性心脏病——临床特征、人类遗传学和分子通路

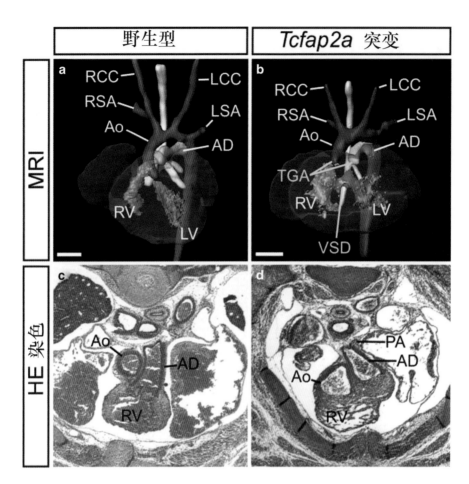

图 36.1　大动脉转位（TGA）的转基因小鼠模型。利用 E15.5 小鼠的磁共振成像（MRI）数据集[1]（a，b）和 HE 染色切片（c，d）进行三维重建。（a，c）E15.5 小鼠的心脏及其相关的大血管已经发育成熟，主动脉（Ao）起源于左心室（LV），动脉导管（AD）起源于右心室（RV）。（b，d）转录因子 AP-2 α（Tcfap2a）突变的转基因胚胎心脏发生 TGA，其中 Ao 起源于 RV，AD 来自 LV。图中可见两条动脉平行（b），而不是相互螺旋排列（a）。肺动脉（PA）与 AD 相连，并且合并 VSD（b）。LCC，左颈总动脉；LSA，左锁骨下动脉；RCC，右颈总动脉；RSA，右锁骨下动脉。比例尺：500 μm

36.2　左-右发育模式

虽然很多人类的疾病综合征中会出现某些类型的心血管缺陷，但是除内脏异位之外，TGA 在其他综合征中的发生率都极低[2]。然而，TGA 可能偶尔与 VACTERL 综合征有关。前蛋白转化酶枯草杆菌蛋白酶 /Kexin 5 型基因（Pcsk5）与 VACTREL 综合征相关，且 Pcsk5 基因缺失的转基因小鼠具有 TGA 和右心室双出口（DORV）表型[3]。内脏异位是一种罕见的先天性缺陷，是指主要器官在体内的位置异常（见第 37 和 38 章）。在正常人体中，器官的位置被称为内脏正

位，器官发生镜像调转被称为内脏反位。然而，当器官的调转不完全时，被称为内脏不定位，其可对心肺的发育产生深远的影响。事实上，人们认为左-右轴的建立缺陷几乎总会导致复杂的先天性心脏畸形[4]。

转化生长因子（TGF）β 相关蛋白的非对称和瞬时表达是胚胎侧向性决定的基础，这些蛋白既接受正调控也接受负调控（图 36.2）。这条信号通路起始于原节。原节是位于在原条末端的一个凹陷，表面有可以旋转的后倾纤毛细胞。在早期的小鼠胚

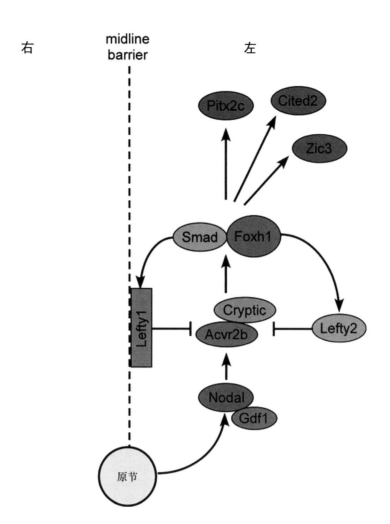

图 36.2　参与建立侧向性的信号分子。Nodal 在转移到左侧板中胚层（LLPM）的原节中表达，形成生长分化因子 1（*Gdf1*）-Nodal 异二聚体。通过 I 型和 II 型转化生长因子（TGF）β 受体［如激活素 A 受体 II B 型（Acvr2b）］和 Cryptic 蛋白传递 Nodal 信号。Smad 蛋白与 *Foxh1* 一起传递 Nodal 信号，进而调控 *Lefty1* 和 *Lefty2* 在 LLPM 中的不对称表达。Lefty 蛋白通过与 Cryptic 蛋白和 II 型 TGF β 受体竞争性相互作用抑制 Nodal 信号传导，从而作为 Nodal 的拮抗剂并将 Nodal 的表达限制在 LLPM 中。Nodal 信号通路可诱导参与左右模式的基因，包括 *Pitx2c*、*Cited2* 和 *Zic3*（引自 Shiratori et al.[5]）

胎中（E7.5 左右），这些旋转的纤毛会引起原节血液向左流动，从而启动左–右轴的建立。在 *iv/iv* 小鼠中，一半会出现内脏反位，而且伴有包括 TGA 在内的复杂心脏畸形[6]。在 *iv/iv* 胚胎中，由于编码运动蛋白的基因（*Dnah11*）突变，原节纤毛是不动的[7]。因此，原节液体没有流动，进而会导致内脏器官的左右随机分布[8-9]。

原节上的纤毛集中在每个原节细胞顶端表面的后部，并且具有平面极性。平面细胞极性（PCP）调节上皮细胞相对于其顶端–基底轴的极性[10]，而 PCP 蛋白负责调节原节内的平面极

性[11]。原节纤毛的极性和功能对于建立左右信号通路至关重要，在一些发生 PCP 基因突变的转基因小鼠模型中会因左右模式缺陷导致 TGA。例如，半数缺失 *Dvl2* 的小鼠会死于流出道发育缺陷，包括 TGA、DORV 和永存动脉干[12]（关于主肺动脉共干的更多信息见第 48 章）。在 *Dvl2* 突变小鼠中观察到的缺陷在 *Dvl1* 和 *Dvl2* 的双纯合敲除小鼠中发生率更高。另一个 PCP 基因 *scrib* 突变的小鼠也会出现心脏流出道缺陷[13]，包括 TGA、DORV、异常的右锁骨下动脉和房室间隔缺损。

Nodal 在随后转移到左侧板中胚层（LLPM）的原节中表达。在原节内缺乏 Nodal 活性的转基因小鼠中，会发生左-右发育模式缺陷进而会影响胃的位置、发生右肺异构和心管随机环化，导致 TGA[14]。生长分化因子 1（Gdf1）与原节中的 Nodal 共表达，而且对原节中的 Nodal 表达至关重要，且会形成一个 gdf1-Nodal 异二聚体。Gdf1 与非洲爪蟾的 Vg1 基因密切相关，Vg1 会影响非洲爪蟾心脏和内脏的左-右发育模式[15]。虽然小鼠 Gdf1 和非洲爪蟾 Vg1 蛋白的序列同源度有限，但这两种蛋白的功能具有一定的相似性[16]。在小鼠中，Gdf1 在初级原节、腹神经管和 LLPM 中表达。Gdf1 的缺失会导致左-右轴异常，影响胃、脾、胰腺、肠、肾和肾上腺的位置，也会发生右肺异构。Gdf1 敲除的胚胎中只有 2/3 能存活至出生，然后会在出生后数日内死亡。突变胚胎会出现心血管发育缺陷，包括 TGA、ASD、VSD 或共同房室管[17]。Gdf1 缺失可导致底板左侧缺乏左右决定因子（lefty）1，LLPM 缺失 Lefty2 和 Nodal，提示 Gdf1 可能直接或间接的调控这些基因[17]。斑马鱼模型已被用于证明 CHD 患者（包括 TGA、法洛四联症、DORV 和主动脉弓离断）中发现的 GDF1 突变的功能性后果[18]（有关主动脉弓离断的更多信息见第 42 章）。这些实验中的每一个突变都会降低 Gdf1 的表达量或者导致 Gdf1 功能完全丧失。

在原节周围细胞中表达 Gdf1 需要 Shh 信号，因为在 Smo 突变小鼠中 Gdf1 表达缺失[19]。Smo 是 Shh 信号通路的重要组成部分。在纤毛发生异常的转基因小鼠中也可观察到 Gdf1 表达的下调[20]，这可能是要 Shh 突变小鼠的 LLPM 中缺乏 Nodal 表达的原因。此外，转基因小鼠实验表明，心脏动脉极的形态发生需要腹侧前肠内胚层中的要 Shh 信号，因为在第二生心区中条件性敲除要 Som 的小鼠也会发生 TGA[21]。

Nodal 是一种能通过 I 型和 II 型 TGFβ 受体（其中一个是激活素 A 受体 Acvr2b）传递信号的配体。缺乏 Acvr2b 的小鼠会发生左-右发育模式缺陷和 TGA[22]。激活素是属于 TGFβ 超家族的二元生长和分化因子。Cryptic 蛋白属于 EGF-CFC 家族，是 Nodal 的共受体，缺乏 Cryptic 的转基因小鼠会发生左-右发育模式缺陷也会发生包括 TGA 在内的心血管畸形[23-24]。Smad 蛋白与 Foxh1 共同传导 Nodal 信号，缺乏 Smad2 的转基因小鼠在发育早期死于原肠胚形成缺陷[25]。然而，在超过 50% 的病例中，转基因小鼠的 Smad2 和 Nodal（即 $Smad2^{+/-}$；$Nodal^{+/-}$）双杂合子会发生与右肺异构相关的 TGA[25]。

lefty1 和 lefty2 是 Nodal 信号的下游，二者在 LLPM 中不对称表达。Lefty 蛋白通过与 Cryptic 蛋白和 II 型 TGFβ 受体竞争性相互作用抑制 Nodal 信号传导，从而作为 Nodal 的拮抗剂将其表达限制在 LLPM 中。Lefty1 在中轴表达，被认为是一种物理屏障，可以阻止左侧蛋白质向右侧 LPM 移动。缺失 lefty1 的转基因小鼠会发生左-右发育模式缺陷，如左肺异构、TGA 和 DORV[26]。该小鼠也会发生其他心血管畸形包括室间隔缺损、房间隔缺损和共同房室管。Lefty2 基因缺失的小鼠在胚胎发育早期死亡，但这可以通过在转基因小鼠中合成一个替代等位基因来避免小鼠死亡。敲除 lefty2 的非对称增强子元件可防止这些早期原肠胚缺陷的发生，但也会抑制 Lefty2 在 LLPM 中的非对称表达[27]。在这些突变小鼠中，内脏异位与心血管缺陷（包括 TGA）以及 DORV 和异常大动脉通常是并发的。

LLPM 中的 Nodal 信号通路可以调控上述负责左-右发育模式的基因。这些基因中 Pitx2c 是负责建立胚胎左侧偏向性的重要基因。Pitx2 基因有 4 种已知的亚型：Pitx2a 和 Pitx2b 在大脑中对称表达，而 Pitx2c 亚型在 LLPM 中不对称表达[28-29]。PITX2D 仅存在于人类基因组中[30]。Pitx2c 在身体左右不对称的建立中起着重要作用，是 Nodal 的直接靶点[31]。Pitx2c 基因敲除的转基因小鼠会发生因流出道旋转异常而导致的流出道缺陷，包括 TGA[32]。这表明胚胎的偏侧性会影响流出道的旋转，因此胚胎偏侧性异常可能是导致先天性心脏病（如 TGA）的原因。

左-右信号通路下游的其他基因包括 Cited2 和 Zic3。Cited2 敲除小鼠表现为左-右发育模式缺陷和心脏畸形，包括 TGA[33-34]，Zic3 敲除小鼠也有类似表型[35]。在内脏异位患者中也发现了 ZIC3 基因的突变[36]。

在携带其他基因突变的转基因小鼠中也发现存在 TGA，但是这些突变基因不一定直接与左-右发育模式相关，包括为 Perlecan 突变的小鼠，其是一种硫酸肝素蛋白多糖[37]。Perlecan 突变小鼠会发生室间隔完整的 TGA，但并不合并其他侧向性缺陷。在这个模型中，可能是因为间质过多，阻碍了流出道的正常旋转，从而导致 TGA。类似情况为在第二生心区[38]中条件性敲除 Prdm1 和内皮素 A 受体（Ednra）的转基因小鼠会显示颅面、主动脉弓和流出道缺陷，包括 TGA[39]。成纤维细胞生长因子 8（Fgf8）[40-41]突变的小鼠也会发生 TGA。在鸡体内，用 Fgf8 受体抗体阻断 Fgf8 信号也可以诱导 TGA[42]。阻断 Fgf8 信号后，迁移入心脏动脉极的心肌细胞数量减少，导致流出道对位缺陷。

36.3 视黄酸

构建小鼠 TGA 模型最可靠的方法是外源性给予孕鼠视黄酸或视黄酸抑制剂[2]。视黄酸（RA）是发育过程中一种非常重要的分子，体内 RA 水平的异常会导致严重的畸形。心血管系统对 RA 水平特别敏感，在受影响的小鼠胚胎中可以观察到一系列心脏和大动脉畸形。然而，正如上文所讨论的，TGA 仅见于内脏异位患者，但是在 RA 水平异常导致的小鼠 TGA 模型中没有发现内脏异位样表型。在妊娠 8.5 天给予孕鼠反式 RA 可以导致 3/4 的胎鼠发生 TGA[43]。少部分胎鼠发生 DORV 和大动脉畸形。也可以通过给孕鼠服用 BMS-189453 降低 RA 水平而诱导 TGA[44]。BMS-189453 是一种合成类视黄醇，是视黄酸受体 α、β 和 γ 的拮抗剂。在给孕鼠服用这种化合物后，3/4 的胚胎中发现心血管畸形，2/3 的胚胎显示有 TGA。TGA 明显多于 DORV。这表明 RA 水平降低也是导致 TGA 的一个关键因素。给予 BMS-189453 的时间点很关键，因为早于或迟于约 E7.5 给药所诱导的 TGA 比列要比 E8.5 给药诱导的 TGA 比例低得多。有趣的是，在出现 TGA 的胚胎中，大多数胚胎（60%）的主动脉移位到右前位，而较小比例的胚胎显示大动脉平行排列（40%）[44]。

在进一步的研究中，发现在妊娠期间用叶酸（FA）治疗孕鼠可降低 BMS-189453 的致畸作用[45]。与 BMS 治疗的对照组相比，接受 FA 治疗的孕鼠的胚胎中，包括 TGA 在内的心血管畸形发生率显著降低。此外，还观察到神经管缺陷和胸腺缺陷发生率显著降低。为了进一步了解发育过程中不同水平 RA 信号诱导的基因变化，研究者设计了微芯片测序来分析野生型和 BMS 处理的胚胎之间以及 BMS 处理的胚胎和接受 FA 和 BMS 处理的胚胎之间差异表达的基因[46]。与野生型相比，经 BMS 处理的胚胎中 Hif-1α 表达下调，但经 FA 预处理的胚胎中 Hif-1α 表达上调。此外，在小鼠 Hif-1α 的启动子区发现了一个 RA 反应元件（RARE），这表明 Hif-1α 是 RA 信号的下游靶点，可以通过 FA 治疗上调 Hif-1α 的表达量[46]。在另一项研究中，敲除叶酸结合蛋白基因 Folr1 的胚胎会在发育中期因为体内大量细胞坏死而死亡。然而，孕鼠补充 FA 可大大降低这种早期胚胎致死率，并使 Folr1−/− 小鼠得以出生和繁殖[47]。研究发现 Folr1−/− 胎鼠会发生包括 TGA 在内的心血管畸形。

结　论

当流出道不能正确旋转导致大动脉与心室异常连接时，会发生 TGA 畸形。实验模型已经证明发育中的胚胎对视黄酸水平极为敏感；视黄酸过量或过少都会导致 TGA。在转基因小鼠模型中，建立左右不对称通路所需因子的敲除往往会导致流出道旋转异常，进而导致 TGA。由于一些转基因小鼠模型中的 TGA 不合并内脏异位，所以提示 TGA 可能是左-右发育模式缺陷的唯一表型。

参考文献

［1］Bamforth SD，Schneider JE，Bhattacharya S（2012）High-throughput analysis of mouse embryos by magnetic resonance imaging. Cold Spring Harb Protoc 2012：93-101

［2］Unolt M，Putotto C，Silvestri LM et al（2013）Transposition of great arteries：new insights into the pathogenesis. Front Pediatr 1：1-11

［3］Szumska D，Pieles G，Essalmani R et al（2008）VACTERL/caudal regression/Currarino syndrome-like malformations in mice with mutation in the proprotein convertase Pcsk5. Genes Dev 22：1465-1477

［4］Ramsdell AF（2005）Left-right asymmetry and congenital cardiac defects：getting to the heart of the matter in vertebrate left-right axis determination. Dev Biol 288：1-20

［5］Shiratori H，Hamada H（2014）TGF beta signaling in establishing left-right asymmetry. Semin Cell Dev Biol 32：80-84

［6］Icardo JM，Sanchez de Vega MJ（1991）Spectrum of heart malformations in mice with situs solitus，situs inversus，and associated visceral heterotaxy. Circulation 84：2547-2558

［7］Supp DM，Witte DP，Potter SS et al（1997）Mutation of an axonemal dynein affects left-right asymmetry in inversus viscerum mice. Nature 389：963-966

［8］Nonaka S，Shiratori H，Saijoh Y et al（2002）Determination of left-right patterning of the mouse embryo by artificial nodal flow. Nature 418：96-99

［9］Okada Y，Nonaka S，Tanaka Y et al（1999）Abnormal nodal flow precedes situs inversus in iv and inv mice. Mol Cell 4：459-468

［10］Axelrod JD（2009）Progress and challenges in understanding planar cell polarity signaling. Semin Cell Dev Biol 20：964-971

［11］Antic D，Stubbs JL，Suyama K et al（2010）Planar cell polarity enables posterior localization of nodal cilia and left-right axis determination during mouse and Xenopus embryogenesis. PLoS One 5，e8999

［12］Hamblet NS，Lijam N，Ruiz-Lozano P et al（2002）Dishevelled 2 is essential for cardiac outflow tract development，somite segmentation and neural tube closure. Development 129：5827-5838

［13］Phillips HM，Rhee HJ，Murdoch JN et al（2007）Disruption of planar cell polarity signaling results in congenital heart defects and cardiomyopathy attributable to early cardiomyocyte disorganization. Circ Res 101：137-145

［14］Brennan J，Norris DP，Robertson EJ（2002）Nodal activity in the node governs left-right asymmetry. Genes Dev 16：2339-2344

［15］Hyatt BA，Lohr JL，Yost HJ（1996）Initiation of vertebrate left-right axis formation by maternal Vg1. Nature 384：62-65

［16］Wall NA，Craig EJ，Labosky PA et al（2000）Mesendoderm induction and reversal of left-right pattern by mouse Gdf1，a Vg1-related gene. Dev Biol 227：495-509

［17］Rankin CT，Bunton T，Lawler AM et al（2000）Regulation of left-right patterning in mice by growth/differentiation factor-1. Nat Genet 24：262-265

［18］Karkera JD，Lee JS，Roessler E et al（2007）Loss-of-function mutations in growth differentiation factor-1（GDF1）are associated with congenital heart defects in humans. Am J Hum Genet 81：987-994

［19］Zhang XM，Ramalho-Santos M，McMahon AP（2001）Smoothened mutants reveal redundant roles for Shh and Ihh signaling including regulation of L/R asymmetry by the mouse node. Cell 105：781-792

［20］Botilde Y，Yoshiba S，Shinohara K et al（2013）Cluap1 localizes preferentially to the base and tip of cilia and is required for ciliogenesis in the mouse embryo. Dev Biol 381：203-212

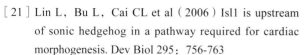

［21］Lin L，Bu L，Cai CL et al（2006）Isl1 is upstream of sonic hedgehog in a pathway required for cardiac morphogenesis. Dev Biol 295：756-763

［22］Oh SP，Li E（1997）The signaling pathway mediated by the type IIB activin receptor controls axial patterning and lateral asymmetry in the mouse. Genes Dev 11：1812-1826

［23］Gaio U，Schweickert A，Fischer A et al（1999）A role of the cryptic gene in the correct establishment of the left-right axis. Curr Biol 9：1339-1342

［24］Yan YT，Gritsman K，Ding J et al（1999）Conserved requirement for EGF-CFC genes in vertebrate left-right axis formation. Genes Dev 13：2527-2537

［25］Nomura M，Li E（1998）Smad2 role in mesoderm formation，left-right patterning and craniofacial development. Nature 393：786-790

［26］Meno C，Shimono A，Saijoh Y et al（1998）Lefty-1 is required for left-right determination as a regulator of lefty-2 and nodal. Cell 94：287-297

［27］Meno C，Takeuchi J，Sakuma R et al（2001）Diffusion of nodal signaling activity in the absence of the feedback inhibitor Lefty2. Dev Cell 1：127-138

［28］Schweickert A，Campione M，Steinbeisser H et al（2000）Pitx2 isoforms：involvement of Pitx2c but not Pitx2a or Pitx2b in vertebrate left-right asymmetry. Mech Dev 90：41-51

［29］Kitamura K，Miura H，Miyagawa-Tomita S et al（1999）Mouse Pitx2 deficiency leads to anomalies of the ventral body wall，heart，extra- and periocular mesoderm and right pulmonary isomerism. Development 126：5749-5758

［30］Cox CJ，Espinoza HM，McWilliams B et al（2002）Differential regulation of gene expression by PITX2 isoforms. J Biol Chem 277：25001-25010

［31］Shiratori H，Yashiro K，Shen MM et al（2006）Conserved regulation and role of Pitx2 in situs specific morphogenesis of visceral organs. Development 133：3015-3025

［32］Bajolle F，Zaffran S，Kelly RG et al（2006）Rotation of the myocardial wall of the outflow tract is implicated in the normal positioning of the great arteries. Circ Res 98：421-428

［33］Bamforth SD，Braganca J，Farthing CR et al（2004）Cited2 controls left-right patterning and heart development through a Nodal-Pitx2c pathway. Nat Genet 36：1189-1196

［34］Weninger WJ，Floro KL，Bennett MB et al（2005）Cited2 is required both for heart morphogenesis and establishment of the left-right axis in mouse development. Development 132：1337-1348

［35］Purandare SM，Ware SM，Kwan KM et al（2002）A complex syndrome of left-right axis，central nervous system and axial skeleton defects in Zic3 mutant mice. Development 129：2293-2302

［36］D'Alessandro LC，Latney BC，Paluru PC et al（2013）The phenotypic spectrum of ZIC3 mutations includes isolated d-transposition of the great arteries and double outlet right ventricle. Am J Med Genet A 161A：792-802

［37］Costell M，Carmona R，Gustafsson E et al（2002）Hyperplastic conotruncal endocardial cushions and transposition of great arteries in perlecan-null mice. Circ Res 91：158-164

［38］Vincent SD，Mayeuf-Louchart A，Watanabe Y et al（2014）Prdm1 functions in the mesoderm of the second heart field，where it interacts genetically with Tbx1，during outflow tract morphogenesis in the mouse embryo. Hum Mol Genet 23：5087-5101

［39］Clouthier DE，Hosoda K，Richardson JA et al（1998）Cranial and cardiac neural crest defects in endothelin-A receptor-deficient mice. Development 125：813-824

［40］Abu-Issa R，Smyth G，Smoak I et al（2002）Fgf8 is required for pharyngeal arch and cardiovascular development in the mouse. Development 129：4613-4625

［41］Park EJ，Ogden LA，Talbot A et al（2006）Required，tissue-specific roles for Fgf8 in outflow tract formation and remodeling. Development 133：2419-2433

［42］Hutson MR，Zhang P，Stadt HA et al（2006）Cardiac arterial pole alignment is sensitive to FGF8 signaling in the pharynx. Dev Biol 295：486-497

［43］Yasui H，Nakazawa M，Morishima M et al（1995）Morphological observations on the pathogenetic process of transposition of the great arteries induced by retinoic acid in mice. Circulation 91：2478-2486

［44］Cipollone D，Amati F，Carsetti R et al（2006）A multiple retinoic acid antagonist induces conotruncal anomalies，including transposition of the great arteries，in mice. Cardiovasc Pathol 15：194-202

［45］Cipollone D，Carsetti R，Tagliani A et al（2009）Folic acid and methionine in the prevention of teratogen-induced congenital defects in mice. Cardiovasc Pathol 18：100-109

［46］Amati F，Diano L，Campagnolo L et al（2010）Hif1alpha down-regulation is associated with transposition of great arteries in mice treated with a retinoic acid antagonist. BMC Genomics 11：497

［47］Zhu H，Wlodarczyk BJ，Scott M et al（2007）Cardiovascular abnormalities in Folr1 knockout mice and folate rescue. Birth Defects Res A Clin Mol Teratol 79：257-268

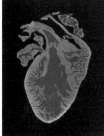

第十部分
内脏位置畸形

37 内脏位置畸形的临床表现及治疗

David J. Driscoll

李燕 译 储庆 校 胡盛寿 审

Situs 源自拉丁语，意思是某物的位置或起源。本章中的 situs 特指内脏位置。人体内脏位置包括内脏正位（situs solitus）（内脏器官位置正常）、内脏反位（situs inversus）和内脏不定位（situs ambiguus）三种情况。分类主要取决于不成对的器官（如脾、肝、胃和肠）的位置。如果左心房、脾、胃和三叶肺位于身体左侧，肝和双叶肺位于身体右侧，则被定义为内脏正位。如果影像学检查发现不成对器官的位置是随机的或不确定的，则为内脏不定位。

"Heterotaxia" 源自希腊语，意思是 "内脏异位"。内脏异位包括多脾症和无脾症。多脾症通常指双侧左位型异位，而无脾症则指双侧右位型异位。另一个描述异位的术语是 isomerism，也就是 "异构"。左位异构（left-sided isomerism）指的是两个心房在形态上均与左心房相似，多与多脾症和双侧双叶肺合并出现。右位异构（right-sided isomerism）指的是两个心房在形态上均与右心房相似，多与无脾和双侧三叶肺同时出现。

肺的异位性（sidedness）主要取决于肺动脉与相应支气管的关系。通常，形态学右肺的肺动脉位于上支气管和中支气管的前方。对于形态学左肺，左肺动脉在主支气管上方，上叶支气管后方。此外，形态学左肺的主支气管比右肺的主支

气管长 1.5 ～ 2 倍。这些通常都能在胸部 X 线上观察到。在双侧右位或双侧左位肺中，两条主支气管的长度相等。

全内脏反位（situs inversus totalis）意味着胸部和腹部器官完全（镜像）颠倒。这种疾病很少合并先天性心脏病。然而，所有其他形式的内脏异位通常都合并严重和复杂的先天性心脏病。

过去，人们认为某些心脏畸形与无脾症有关（"右位异构"），其他心脏畸形与多脾症有关（"左位异构"）。一般来说，无脾症与全身和肺静脉回流异常有关，如双侧上腔静脉、双侧肝静脉连接、完全性房室间隔缺损（约 2/3 的病例）、大动脉转位、右心室双出口、肺动脉狭窄和肺动脉闭锁。在没有脾的情况下，感染的风险会增加。

多脾症常伴随其他畸形，如右位心、心房不定位、心室反位、左后主动脉与椎动脉吻合、部分肺静脉回流异常、房室间隔缺损（约 1/3 的病例）和下腔静脉中断合并奇静脉延续至上腔静脉。虽然可能某些畸形与无脾症或多脾症无关，但却存在着较多的重叠畸形。

从前面的讨论中可以看出，异位心脏畸形千变万化。病理生理学、临床表现、体格检查、超声心动图、心导管术，以及一系列畸形的治疗和结果详见特定章节。

38 内脏位置畸形的人类遗传学

Andreas Perrot，Silke Rickert-Sperling

李燕 译 储庆 校 胡盛寿 审

目录

摘要

    内脏位置畸形与一系列复杂的先天性心脏畸形相关，表现为不对称的胸腹部器官的位置错乱。在过去的十年中，人类在胚胎左-右轴形成的细胞和分子机制研究中取得了较大进展。目前已在内脏位置畸形患者中发现了至少24种不同基因的突变。这些突变影响着诸多分子机制，从转录因子、信号分子、染色质修饰剂到纤毛蛋白。这些基因与其他先天性心脏病相关的基因存在大量重叠，如法洛四联症和右心室双出口、右转位大动脉转位和房室间隔缺损。在本章中，我们介绍内脏位置畸形的遗传异质性，其中也包括近年的人类基因组学研究。

38.1 引 言

    内脏反位约占总人口的 0.01%，约 1/10 000。通常情况下，器官之间的关系没有变化，大多数内脏反位的人没有临床症状或其他并发症[1]。内脏不定位的患者横穿身体左-右轴的胸腹部器官的排列是多变的。通常，内脏异位和内脏不定位同义。这个广义词包括患有各种较复杂的心脏病变的患者。心脏位于右侧称为心脏右异位。若心尖指向右侧，则称为右位心。

    内脏异位在一级亲属中的复发风险比高达 79%，表明该疾病具较强的遗传性[2]。近期关于其病因学的研究对遗传结构有了新的认识，我们将在这里进行总结[3]。针对患者特定基因的研究是基于对生物模型早期胚胎左-右发育模式。然而，最终表型受多种遗传变异、RNA 和蛋白质表达以及这些分子的相互作用的影响。此外还有个体特异性基因混合和表达模式与环境（致畸原、母体暴露和感染因子；见第 16 章）相互作用的影响。我们将集中讨论遗传因素，并深入了解内脏位置畸形的遗传异质性。

38.2　拷贝数变异

拷贝数变异（CNV）是基因组结构中的亚染色体结构变化，通常包含 $1000 \sim 5 \times 10^6$ 个碱基的中等大小的结构变异[3-4]。这些缺失、重复和倒位通常导致含有多个基因的染色体片段的获得或缺失。最近的研究发现，多种 CNV 会诱发无症状性冠心病[3]。

Fakhro 等利用高分辨基因型检测分析了 250 多例内脏异位患者，并统计了这些基因的拷贝数。他们在 39 例病例中发现了 45 种 CNV，其中的 5 种通过热带非洲爪蟾（爪蟾）吗啉代基因敲落实验进行评估，并得到了证实[5]。敲落 *NEK2*（NIMA 相关激酶 2）、*ROCK2*（Rho 相关性卷曲螺旋蛋白激酶 2）、*TGFBR2*（转化生长因子 β 受体 Ⅱ）、*GALNT11*（多肽 N- 乙酰半乳糖胺转移酶 11）和 *NUP188*（核孔蛋白 188 kDa）可导致较严重的形态学左右器官位置发育异常，并且 Pitx2（配对同源结构域 2）的表达发生改变，这是左右模式的分子标志物[5]。

Glessner 等用两种互补的高分辨率技术［单核苷酸多态性（SNP）和全外显子组测序］研究了数百例先天性心脏病患者[6]。与健康组相比，其 CNV 显著增加。51 例先证者中确定了罕见的新 CNV，其中 3 例患有内脏异位。这些患者的 CNV 位于染色体 6q21.2、17p11.2 和 22q13.2 上，范围在 5 ～ 680kbp。这些 CNV 分别影响 *CDKN1A*（细胞周期蛋白依赖性激酶抑制剂 1A）、*FAM27L*（序列 27- 相似性的家族）和 *CYP2D6*（细胞色素 P450 第 2 家族 D 亚家族第 6 号多肽）的表达[6]。

38.3　单一基因缺陷

许多基因与内脏位置畸形有关，表明其存在广泛的遗传异质性。迄今为止，已发现有 24 种基因与内脏异位有关；但这只是初步的数据，随着未来基因研究的发展可能会增加。在内脏位置畸形中起作用的基因通常编码心脏转录因子、信号传导通路的组成部分或组蛋白修饰蛋白，以及其他蛋白质（表 38.1 列出了所有已知相关基因）。

38.3.1 心脏转录因子

心脏转录因子的表达在整个发育过程中表现出高度特异性的时空模式[3]（见第 12 章）。转录因子调节心脏发育，其中许多与单发的先天性心脏病有关[3, 31]（见第 30 章）。转录因子的研究焦点集中包括已知与内脏异位有关的 NK2 同源框 5（*NKX2-5*）和 GATA 结合蛋白 4（*GATA 4*）。

Watanabe 等在 1 例先天性心脏病病例中鉴定出 *NKX2-5* 中的缺失移码突变，该患者合并内脏异位和房间隔缺损（ASD）[7]。Izumi 等使用临床外显子组测序技术进一步阐述了复杂先天性心脏病患者（包括内脏异位）的 *NKX2-5* 缺失移码突变（以及与气道纤毛疾病相关基因的未知的其他三种变异；见 38.3.4）[8]。Hirayama-Yamada 等在一个有多例 ASD 病例的家族中确定了 *GATA4* 中的移码突变，其中一例还合并右位心[9]。然而也可能有其他基因的影响。

X 连锁的内脏异位是由锌指转录因子 *ZIC3*（Zic 家族成员 3）突变引起，影响大约 1 % 的散发性内脏异位病例[1]。突变通常会导致功能丧失，

表 38.1　内脏异位相关基因

基因	蛋白质功能	表型	状态	参考文献
转录因子（TF）				
NKX2-5	Homeobox TF	内脏异位、内脏反位	至少 2 个独立报告	[7-8]
GATA4	GATA 结合 TF	右位心	1 个病例报告	[9]
ZIC3	锌指 TF	内脏异位、内脏不定位、内脏反位、右位心	至少 2 个独立报告	[10-12]
信号通路相关基因				
ACVR2B	激活素 A 受体（TGFbeta 家族）	内脏异位、右位心	至少 2 例患者	[13]
GDF1	配体 (TGFβ 家族)	内脏反位、内脏不定位、右位心	至少 2 例患者	[14]
CFC1	配体 (EGF-CFC 家族)	内脏异位、右位心	至少 2 个独立报告	[15-17]
LEFTY A	配体 (TGFβ 家族)	右位心	至少 2 例患者	[18]
NODAL	配体 (TGβ 家族)	右位心、内脏反位	至少 2 例患者	[19]
组蛋白修饰基因				
RNF20	组蛋白修饰基因	内脏异位、右位心	1 个病例	[20]
SMAD2	组蛋白修饰基因	内脏异位、右位心	至少 2 例患者	[20]
MED20	组蛋白修饰基因	内脏异位、右位心	1 个病例报告	[20]
NAA15	组蛋白修饰基因	内脏异位、右位心	1 个病例报告	[20]
纤毛基因				
DNAI1	动力蛋白臂	内脏反位	至少 2 个独立报告	[21-22]
DNAH5	动力蛋白臂	内脏反位	至少 2 例患者	[23]
NPHP2	纤毛基因	内脏反位	至少 2 例患者	[23]
NPHP3	纤毛基因	内脏反位	至少 2 例患者	[24]
NPHP4	纤毛基因	右位心、内脏反位	至少 2 例患者	[25]
CCDC11	纤毛基因	内脏反位	1 个病例报告	[26]
其他基因				
PKD2	Polycystin 2	右位心、内脏反位	至少 2 个独立报告	[27-28]
SHROOM3	细胞骨架蛋白	右位心、内脏反位	至少 2 例患者	[29]
CRELD1	细胞连接蛋白	内脏异位	至少 2 例患者	[30]
MKRN2	E3 泛素连接酶	内脏反位	1 个病例报告	[20]
OBSCN	肉瘤蛋白	内脏异位、右位心	1 个病例报告	[20]
UMODL1	尿蛋白	内脏异位、右位心	1 个病例报告	[20]

在某种情况下也可能会导致异常的亚细胞定位和运输[1]。*ZIC3* 是第一个明确与人类内脏位置异常相关的基因[32-33]。迄今为止，已经在 X 连锁家族性内脏异位病例以及散发性内脏异位和孤立性先天性心脏病病例中确定了许多不同的 *ZIC3* 点突变（错义、无义和移码）[10-12, 32-34]。这些研究中的患者表现出所有类型的内脏异位，如内脏反位、内脏异位（内脏不定位包括无脾症和多脾症），以及右位心。ZIC3 是偏侧畸形最常见的疾病基因。

38.3.2 TGFβ 信号通路的基因

心脏发育涉及许多信号通路的相互协调[31]。在与内脏位置畸形相关的不同形式的先天性心脏病中已经检测到信号分子中的多种突变。

激活素及其受体是转化生长因子 β（TGFβ）信号分子家族的成员。在 3 例内脏异位和复杂先天性心脏病的患者中发现编码激活素 A 受体 II 型 B 的 *ACVR2B* 中的两个错义突变[13]。Kaasinen 等描述了一个具有右心房异构的家庭，其合并内脏反位、内脏不定位、右位心和无脾症，并表现出生长分化因子 1（*GDF1*）的突变[14]。研究者观察到 *GDF1* 的两个截短突变与表型分离，以常染色体隐性方式遗传[14]。值得注意的是，该研究还鉴定出在没有先天性心脏病的对照受试者中 *GDF1* 的 11 个杂合截短突变携带者，其表明突变的高频性和与正常发育的高兼容性。

CFC1 编码的 CRYPTIC 蛋白是 EGF（表皮生长因子）-CFC（Cripto、Frl1 和 Cryptic）家族的成员，其编码脊椎动物胚胎发生期间对细胞间信号传导通路十分重要的细胞外蛋白。Bamford 等首先描述了内脏异位表型患者中 *CFC1* 的功能丧失突变[15]。他们确定了 9 例携带 4 种不同错义突变和 1 种缺失的先天性心脏病伴各种形式的内脏异位患者，如右转位大动脉转位（α-TGA）、室间隔缺损（VSD）和 ASD；5 例患者表现出右位心。在转染细胞中，突变蛋白具有异常的细胞定位，并在斑马鱼模型中表现出功能[15]。Selamet Tierney 等在患有偏侧畸形和先天性心脏病的患者中发现 *CFC1* 中存在 3 种非同义突变，并提示这些变异可能与其他基因和（或）环境因素一起作为易感等位基因[16]。此外，Roessler 等在有偏侧畸形的 251 例患者的队列中筛查了 *CFC1*，并定义了 2 种突变[17]。

TGFβ 家族的另一成员，左-右决定因子 2（*LEFTY2*，也称为 *LEFTYA*），在内脏异位患者中存在突变，其在小鼠内脏左-右发育模式中具有重要作用[18]。Kosaki 等在两名患有左-右轴畸形和先天性心脏病患者中发现 *LEFTYA* 中出现 1 个无义和 1 个错义突变[18]。然而，他们指出 *LEFTYA* 突变等位基因可能是必要的，但不足以在这些受影响的个体中表现出左-右表型，因为每个突变都由父母中的其中一个携带[18]。

对 269 例内脏异位和（或）孤立性心血管畸形患者的队列分析显示 *NODAL* 中有 4 种不同的错义突变（Nodal 生长分化因子）[19]。在 14 例受试者中发现 *NODAL* 突变，包括 1 个插入 / 缺失和 2 个保守的剪接位点突变。其中约有 1/3 表现出右位心和内脏反位（某些病例中出现无脾症）并伴有先天性心脏病，包括肺动脉闭锁、d-TGA、VSD 和 ASD。

38.3.3 组蛋白修饰基因

组蛋白将染色体 DNA 包装成被称为核小体的结构单元。它们充当"线轴"，DNA 绕着它缠绕并在基因调控中发挥重要作用。组蛋白修饰蛋白已被鉴定用于许多不同形式的修饰，如乙酰化和甲基化 / 去甲基化。

Zaidi 等在家庭中使用外显子组测序来确定和比较 362 例严重先天性心脏病病例（包括内脏异位）和 264 例对照中从头突变的发生率[20]。他们发现参与组蛋白 3 赖氨酸 4（H3K4）甲基化（激活染色质标记）和 H3K27 甲基化（一种失活的染色质标记）的生成、去除和读取功能的基因中有较多的从头突变[20]。在内脏异位或右位心患者中，他们发现 *SMAD2*（SMAD 家族成员 2）、编码介导物复合物亚基 20 的 *MED20* 和编码 RING 手指蛋白 20 的 *RNF20* 突变，这是一种 E3 泛素连接酶，通过单泛素化组蛋白 H2B 调节染色体结

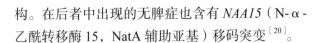

构。在后者中出现的无脾症也含有 *NAA15*（N-α-乙酰转移酶 15，NatA 辅助亚基）移码突变[20]。

38.3.4 纤毛基因

　　一般有两种类型的纤毛，即用作感觉细胞器的初级纤毛和用于施加机械力的运动纤毛。运动纤毛对于正常器官偏侧性的发育至关重要，其为内脏异位中受损的核心通路[35]。原发性纤毛运动障碍（PCD）是众所周知的纤毛病和遗传异质性疾病之一，由初级纤毛体装置的不同部分（通常是动力蛋白运动复合体的组分）的功能丧失导致[1]（见第 39 章）。若婴儿出现右位心、内脏不定位或内脏反位，应高度怀疑 PCD[36]。迄今为止，已知 PCD 中有 29 种基因突变，且致病基因的数量必然会增加[36]。在本节中，我们将介绍一些与内脏位置畸形相关的重要的 PCD 基因。

　　Kartagener 综合征的特征是 PCD 伴内脏反位，约占 PCD 患者的 20%[35]。缺乏正常的纤毛运动会导致缺乏明确的模式；因此，胚胎发育过程中内脏是否占据正常或反位的左右位置是随机的[1]。该综合征由 *DNAI1* 突变引起，其编码轴突动力蛋白中间链 1，这是一种外部动力蛋白臂组件，是原节纤毛的重要功能元件[21]。Guichard 等确定了 34 例 Kartagener 综合征患者队列中 3 例独立患者的复合杂合 *DNAI1* 基因缺陷[21]。对 300 多例 PCD 患者进一步研究显示，一半患者存在内脏反位，至少有 6% 的 PCD 患者存在内脏异位，其中大多数患有先天性心脏病，如全身静脉异常、主动脉缩窄、房室隔缺损（AVSD）和右心室双出口[22]。此外，与内脏正位的 PCD 患者相比，患者携带更多纤毛外动力蛋白臂基因（*DNAI1* 和编码轴索动力蛋白重链 5 的 *DNAH5*）突变[22]。

　　肾消耗病（NPHP）是一种常染色体隐性囊性肾病，属于纤毛病，其特征是纤毛相关缺陷。*NPHP2* 突变（也称为 *INVS*）可导致 NPHP 伴有内脏反位和轻度心脏畸形[23]。Bergmann 等表明 *NPHP3*（也称为肾素胱氨酸 -3）突变可引起临床上多种类型的早期发育畸形，包括内脏反位和结构性心脏病以及肾病[24]。有趣的是，一项全基因

组连锁分析鉴定了患有心脏偏侧性畸形但没有近亲患 NPHP 的患者的 *NPHP4* 突变[25]。对该基因的进一步测序在非亲属的右位心、内脏反位和无脾 / 多脾患者中确定了另外 8 个错义突变[25]。

　　通过对偏侧畸形近亲家庭中的纯合子进行测序，Perles 等鉴定了 *CCDC11* 的纯合剪接位点突变，其编码含有 11 蛋白的卷曲螺旋结构域，该蛋白优先在纤毛细胞中表达[26]。携带突变的患者的特征是内脏反位和严重的心脏畸形[26]。

38.3.5 其他基因

　　编码多囊蛋白 2 并且属于瞬时受体潜在通道超家族的 *PKD2* 可引起常染色体显性多囊肾病。Bataille 等报道了由 *PKD2* 突变引起的该疾病与左-右偏侧性畸形相关[27]。一个较大基因缺失、一个外显子重复和一个框内重复分别在 3 例非亲患者中发现，这些患者除肾病外还有右位心或内脏反位[27]。另一位由 *PKD2* 错义突变（导致多囊蛋白 2 的过早截短）引起的完全性内脏反位和常染色体显性多囊肾病的患者由 Oka 等鉴定[28]。

　　在 11 例 AVSD 和内脏异位的患者队列中分析 *CRELD1* 发现[30]，在患有右位心、右心室主动脉伴肺动脉闭锁和右位主动脉弓以及部分 AVSD 的患者中检测到一个错义突变[30]。但是，Robinson 等表示 *CRELD1* 突变可能会增加发生心脏畸形的风险，而不是直接致病[30]。

　　使用全外显子组测序，Tariq 等在 *SHROOM3*（Shroom 家族成员 3）中发现了突变，这是一种肌动蛋白结合蛋白，通过肌球蛋白 Ⅱ 依赖性通路在形态发生过程中调控早期细胞形态[29]。他们首先通过外显子组测序鉴定了具有复杂内脏异位表型（包括右位心和内脏反位）的患者的突变，随后在 *SHROOM3* 中分析了一组散发性内脏异位患者，从而进一步确定了两种预测可致病的突变[29]。

　　除了组蛋白修饰酶的改变，Zaidi 等（见 38.3.3）还发现了 3 个从头突变，分别是 *MKRN2*（编码 makorin RING 手指蛋白 2，一种可能的 E3 泛素连接酶）、*OBSCN*（编码 obscurin，一种促进肌成

纤维细胞发生的巨型肌节蛋白）和 *UMODL1*（编码尿调节素样蛋白 -1，一种与尿多糖相似的蛋白质，与各种肾病有关）。有趣的是，Zaidi 等还描述了在无内脏异位或内脏位置畸形的先天性心脏病患者的这三个基因均存在的第二种从头错义突变[20]。

结　　论

与其他形式的先天性心脏病一样，内脏位置畸形具有复杂的遗传学背景。上述研究的结果与复杂的寡基因模型完全一致。可以推测，在散发病例中鉴定的罕见杂合突变可能具有上位效应，与其他发育过程中的基因修饰有关。即使在近亲家庭中，也可能存在其他致病突变体[25-26]。此外，综合表型变化与纤毛病和肾病以及其他先天性心脏病中的发现也支持这一观点。

目前已经在具有内脏位置畸形患者中描述了至少 24 种不同基因的点突变（表 38.1），其存在广泛的遗传异质性，包括编码转录因子、信号分子、纤毛蛋白、组蛋白修饰蛋白等的基因。毫无疑问，随着技术的进步[1, 3, 35]，其他基因也将会被陆续发现。内脏位置相关基因的大量重复也将会被检测到，这些重复也与其他先天性心脏病基因有关，如法洛四联症和右心室双出口（见第 32 章）、d-TGA（见第 35 章）和 AVSD（见第 26 章）。迄今为止，只有少数数据指出亚染色体结构变化的重要作用，如内脏位置畸形病因学中的拷贝数变异。

虽然内脏位置畸形有很强的遗传性，但大部分畸形均为特发性，这表明需要充分利用新的方法，如全外显子组 / 基因组测序，以找出导致这种严重先天性心脏病的遗传变异。

参考文献

[1] Sutherland MJ，Ware SM（2009）Disorders of left-right asymmetry：heterotaxy and situs inversus. Am J Med Genet C Semin Med Genet 151C：307-317

[2] Oyen N，Poulsen G，Boyd HA et al（2009）Recurrence of congenital heart defects in families. Circulation 120：295-301

[3] Fahed AC，Gelb BD，Seidman JG et al（2013）Genetics of congenital heart disease：the glass half empty. Circ Res 112：707-720

[4] Pollex RL，Hegele RA（2007）Copy number variation in the human genome and its implications for cardiovascular disease. Circulation 115：3130-3138

[5] Fakhro KA，Choi M，Ware SM et al（2011）Rare copy number variations in congenital heart disease patients identify unique genes in left-right patterning. Proc Natl Acad Sci USA 108：2915-2920

[6] Glessner JT，Bick AG，Ito K et al（2014）Increased frequency of de novo copy number variants in congenital heart disease by integrative analysis of single nucleotide polymorphism array and exome sequence data. Circ Res 115：884-896

[7] Watanabe Y，Benson DW，Yano S et al（2001）Two novel frameshift mutations in NKX2.5 result in novel features including visceral inversus and sinus venosus type ASD. J Med Genet 39：807-811

[8] Izumi K，Noon S，Wilkens A et al（2014）NKX2.5 mutation identifi cation on exome sequencing in a patient with heterotaxy. Eur J Med Genet 57：558-561

[9] Hirayama-Yamada K，Kamisago M et al（2005）Phenotypes with GATA4 or NKX2.5 mutations in familial atrial septal defect. Am J Med Genet A 135：47-52

[10] Ware SM，Peng J，Zhu L et al（2004）Identifi cation and functional analysis of ZIC3 mutations in heterotaxy and related congenital heart defects. Am J Hum Genet 74：93-105

[11] Ma L，Selamet Tierney ES，Lee T et al（2012）Mutations in ZIC3 and ACVR2B are a common cause of heterotaxy and associated cardiovascular anomalies. Cardiol Young 22：194-201

[12] D'Alessandro LC，Casey B，Siu VM（2013）Situs inversus totalis and a novel ZIC3 mutation in a family with X-linked heterotaxy. Congenit Heart Dis 8：

E36-E40

[13] Kosaki R, Gebbia M, Kosaki K et al (1999) Left-right axis malformations associated with mutations in ACVR2B, the gene for human activin receptor type IIB. Am J Med Genet 82: 70-76

[14] Kaasinen E, Aittomäki K, Eronen M et al (2010) Recessively inherited right atrial isomerism caused by mutations in growth/differentiation factor 1 (GDF1). Hum Mol Genet 19: 2747-2753

[15] Bamford RN, Roessler E, Burdine RD et al (2000) Loss-of-function mutations in the EGF- CFC gene CFC1 are associated with human left-right laterality defects. Nat Genet 26: 365-369

[16] Selamet Tierney ES, Marans Z, Rutkin MB et al (2007) Variants of the CFC1 gene in patients with laterality defects associated with congenital cardiac disease. Cardiol Young 17: 268-274

[17] Roessler E, Ouspenskaia MV, Karkera JD et al (2008) Reduced NODAL signaling strength via mutation of several pathway members including FOXH1 is linked to human heart defects an holoprosencephaly. Am J Hum Genet 83: 18-29

[18] Kosaki K, Bassi MT, Kosaki R et al (1999) Characterization and mutation analysis of human LEFTY a and LEFTY B, homologues of murine genes implicated in left-right axis development. Am J Hum Genet 64: 712-721

[19] Mohapatra B, Casey B, Li H et al (2009) Identification and functional characterization of NODAL rare variants in heterotaxy and isolated cardiovascular malformations. Hum Mol Genet 18: 861-871

[20] Zaidi S, Choi M, Wakimoto H et al (2013) De novo mutations in histone-modifying genes in congenital heart disease. Nature 498: 220-223

[21] Guichard C, Harricane MC, Lafitte JJ et al (2001) Axonemal dynein intermediate-chain gene (DNAI1) mutations result in situs inversus and primary ciliary dyskinesia (Kartagener syndrome). Am J Hum Genet 68: 1030-1035

[22] Kennedy MP, Omran H, Leigh MW et al (2007) Congenital heart disease and other heterotaxic defects in a large cohort of patients with primary ciliary dyskinesia. Circulation 115: 2814-2821

[23] Otto EA, Schermer B, Obara T et al (2003) Mutations in INVS encoding inversin cause nephronophthisis type 2, linking renal cystic disease to the function of primary cilia and left-right axis determination. Nat Genet 34: 413-420

[24] Bergmann C, Fliegauf M, Bruchle NO et al (2008) Loss of nephrocystin-3 function can cause embryonic lethality, Meckel-Gruber-like syndrome, situs inversus, and renal-hepaticpancreatic dysplasia. Am J Hum Genet 82: 959-970

[25] French VM, van de Laar IMBH, Wessels MW et al (2012) NPHP4 variants are associated with pleiotropic heart malformations. Circ Res 110: 1564-1574

[26] Perles Z, Cinnamon Y, Ta-Shma A et al (2012) A human laterality disorder associated with recessive CCDC11 mutation. J Med Genet 49: 386-390

[27] Bataille S, Demoulin N, Devuyst O et al (2011) Association of PKD2 (polycystin 2) mutations with left-right laterality defects. Am J Kidney Dis 58: 456-460

[28] Oka M, Mochizuki T, Kobayashi S (2014) A novel mutation of the PKD2 gene in a Japanese patient with autosomal dominant polycystic kidney disease and complete situs inversus. Am J Kidney Dis 64: 660

[29] Tariq M, Belmont JW, Lalani S et al (2011) SHROOM3 is a novel candidate for heterotaxy identified by whole exome sequencing. Genome Biol 12: R91

[30] Robinson SW, Morris CD, Goldmuntz E et al (2003) Missense mutations in CRELD1 are associated with cardiac atrioventricular septal defects. Am J Hum Genet 72: 1047-1052

[31] Andersen TA, TroelsenKde LL, Larsen LA (2014) Of mice and men: molecular genetics of congenital heart disease. Cell Mol Life Sci 71: 1327-1352

[32] Gebbia M, Ferrero GB, Pilia G et al (1997) X-linked situs abnormalities result from mutations in ZIC3. Nat Genet 17: 305-308

[33] Casey B, Devoto M, Jones K et al (1993) Mapping a gene for familial situs abnormalities to human chromosome Xq24-q27.1. Nat Genet 5: 403-407

[34] Ferrero GB, Gebbia M, Pilia G et al (1997) A submicroscopic deletion in Xq26 associated with familial situs ambiguus. Am J Hum Genet 61: 395-401

[35] Belmont JW, Mohapatra B, Towbin JA et al (2004) Molecular genetics of heterotaxy syndromes. Curr Opin Cardiol 19: 216-220

[36] Kurkowiak M, Zietkiewicz E, Witt M (2015) Recent advances in primary cilia dyskinesia. J Med Genet 52: 1-9

39 内脏位置畸形的分子通路及动物模型

Nikolai T. Klena，George C. Gabriel，Cecilia W. Lo

李燕 译 储庆 校 胡盛寿 审

目录

摘要

左-右发育模式是 3 种机体发育模式中人们了解最少的一个，但它与其他两种模式同等重要，左-右发育模式畸形导致的结构性先天畸形具有高发病率和死亡率，如复杂的先天性心脏疾病、胆道闭锁或肠旋转不良。控制左右不对称性的细胞信号传导通路高度保守且涉及细胞信号传导分子中转化生长因子 β（TGFβ）超家族的多个组分。从中心到左-右发育模式是左侧 Nodal 和右侧骨形态发生蛋白（BMP）信号的差异激活。此外，包括 sonic hedgehog（Shh）、成纤维细胞生长因子（FGF）和 Notch 在内的多种其他细胞信号传导通路也有助于左-右发育模式的调节。在脊椎动物胚胎中，如小鼠、非洲爪蟾或斑马鱼，左右分化需要含有运动纤毛和初级纤毛细胞的左-右调控子（LRO）。纤毛产生的涌流在左侧胚胎 Nodal 信号传导中起重要作用。最终，左侧表达 Pitx2 驱动内脏器官不对称发育。有趣的是，尽管这种左-右发育模式在进化上高度保守，但是在物种之间仍有显著差异，故在得出调节左-右发育模式的分子通路的结论时应谨慎。

39.1 引 言

前-后体轴和背-腹体轴的发育规律已被广泛研究，但同等重要的左-右不对称的机制尚不明确[1-2]。胚胎中左-右不对称的建立对于正常内脏器官不对称（即内脏正位）的发育必不可少（图 39.1）。这是体内脏器正常运转所必需的。偏侧性畸形包括所有内脏器官的完全镜像对称定位（即内脏反位）或内脏器官左-右发育模式的随机发育，即内脏异位（图 39.1）。具有内脏反位的个体通常没有临床表现，并且常在临床随访时偶然发现心脏的右侧位置异常（也称为右位心）。然而，内脏异位的患者可能出现危及生命的先天性畸形，尤其是与心血管系统相关的畸形[4]。

内脏异位患者通常具有复杂的结构性心脏畸形，且左右房室和心室动脉连接异常会导致体循环和肺循环异常。这可导致高发病率和死亡率，因为它阻碍了肺部氧气与血液的有效氧合。左-右发育模式异常也可阻碍胆管的发育，导致胆道闭锁[5]。在没有功能性胆管的情况下，胆汁会回到肝并导致肝硬化，这是儿科肝移植最常见的原因

之一。左-右发育模式缺陷也可能导致肠道旋转异常，肠道形成肠扭转进而导致肠梗阻，如果肠道环绕肠系膜扭曲，则会危及生命，需要紧急手术治疗[6]。总之，以上证据表明左-右发育模式的异常具有重要的临床意义，且只有对左-右发育模式的调节进行更深入的研究，才能改善对内脏异位患者的治疗和护理措施。

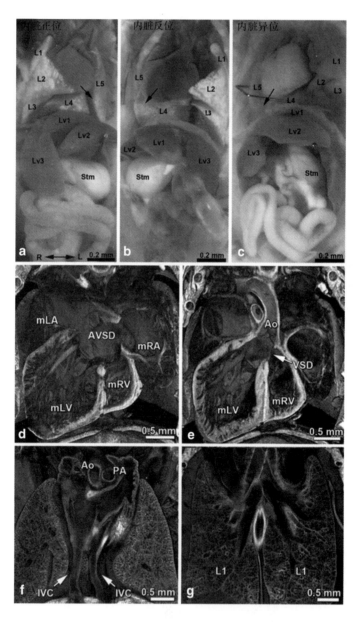

图 39.1 突变小鼠模型的偏侧性。 *Ap1b1 m/m* 突变体可以表现为正常位置（**a**）、完全镜像对称的内脏反位（**b**）或内脏异位（**c**）。在内脏正位中，心尖部（箭头）指向左侧（左位心），四个肺叶位于右侧，一个位于左侧，胃位于左侧，主要肝叶位于右侧。对于内脏反位，在右侧可观察到心脏和胃，器官位置完全镜像反转，而内脏异位为内脏器官位置的随机性，如（**c**）中所示的右位心和左位胃肠。**c** 中的内脏异位突变体表现出复杂的先天性心脏病伴房室间隔缺损（AVSD）（**d**）、室间隔缺损（VSD）（**e**）、重复下腔静脉（IVC）（**f**）和双侧单肺叶的左肺异构（**g**）。Ao，主动脉；L1～5，肺叶 1～5；Lvl～3，活肺 1～3；mLA，形态左心房；mLV，形态左心室；mRA，形态右心房；mRV，形态右心室；PA，肺动脉；Stm，胃（引自 Li et al.[3]）

39.2　胚胎原节的 Nodal 和 TGFβ 信号

使用不同的生物模型研究已经确定了多个进化上保守的促进左右不对称特化的信号传导通路。在许多脊椎动物胚胎中，左-右发育模式的特化涉及 LRO 的特化组织，也称为小鼠的胚胎原节（图 39.2）、斑马鱼中的 Kupffer 囊泡、非洲爪蟾的原肠顶板（GRP）或鸡的亨氏节。胚胎原节中基因的不对称表达提供了一些最早的分子特征，表现出内脏器官不对称性的演变特征（图 39.3）。*Nodal* 基因是一种转化生长因子 β（TGFβ）家族成员，最初在节周冠状细胞中双侧对称性表达，但随着发育的进展，其在原节左侧的表达更高（图 39.3）。

左侧 *Nodal* 基因的高表达信号会传导到左侧板中胚层（LPM）（图 39.3），从而诱导 *Lefty2*（左-右决定因子 2，即另一个 TGFβ 家族成员）以及转录因子 *Pitx2* 的表达，*Pitx2* 是左侧组织形态发生的主要调节蛋白。Lefty2 是 Nodal 蛋白的扩散性竞争性抑制剂，并且是单分子形态，它可比有功能活性的二聚体 Nodal 蛋白更快地扩散，可以在右侧 LPM 中抑制 Nodal 信号传导。此外，相关家族成员 *Lefty1* 沿轴向中线的表达提供了屏障功能，进一步确保 Nodal 信号的传导局限于胚胎的右侧。最终，胚胎左侧的 Nodal 激活 *Pitx2*，驱动左侧内脏器官形态发生。

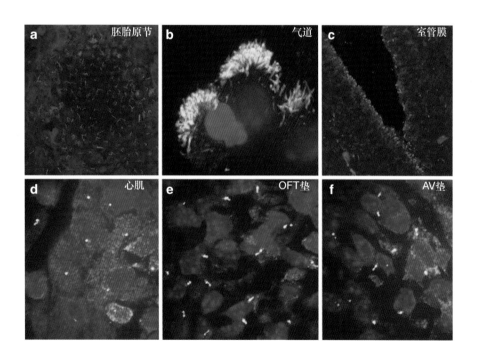

图 39.2　小鼠胚胎不同组织中的运动纤毛和初级纤毛。（**a**）使用针对乙酰化微管蛋白（红色）和 γ-微管蛋白（蓝色）的抗体进行免疫染色用于显示 E7.75 小鼠胚胎原节中的运动纤毛。（**b～f**）利用乙酰化微管蛋白和 IFT88 抗体进行免疫染色可显示新生小鼠气管上皮细胞（**b**）、E12.5 脑室管膜（**c**）的纤毛和 E12 小鼠胚胎心脏的心肌（**d**）、流出道垫（**e**）和房室垫（**f**）的初级纤毛

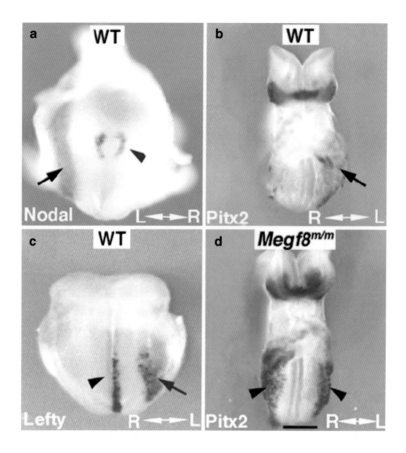

图 39.3　小鼠胚胎中左侧决定基因的左侧表达。原位杂交分析显示（**a**，**b**）野生型胚胎中 *Nodal*（**a**）、*Lefty*（**b**）和 *Pitx2*（**c**）在左侧表达。可见 *Nodal* 表达在右侧（短箭头）相对左侧（**a**）减少。（**b**）*Lefty1* 在左侧顶板表达（短箭头），而在左侧 LPM 中可观察到 *Lefty2* 表达（箭头）。在左侧 LPM 和双侧头褶中可观察到 *Pitx2* 表达（**c**）。相反，已知可引起偏侧畸形的 *Megf8 m/m* 突变胚胎（**d**）显示右侧和左侧 LPM 中的双侧 *Pitx2* 表达（引自 Zhang et al.[7]）

39.3　Nodal 的复杂调节

Nodal 不仅在左-右发育模式中起重要作用，而且在前-后轴的特化中也发挥了不可替代的作用，这表明左-右发育模式与前-后轴特化是一个整体。*FoxH1*（叉头框 H1）作用于 Nodal 的上游（图 39.4），*FoxH1* 缺陷小鼠可表现出畸形，包括前-后发育模式畸形和无法形成原节，表型表现为 Nodal 信号传导通路的缺失[8]。*Nodal* 和 *FoxH1* 在原节中重叠表达[9]，并且 *FoxH1* 可以在非洲爪蟾和小鼠胚胎中不对称地诱导 *Lefty2* 表达[9-10]。原节处的 Nodal 表达也受 Notch 信号传导的调节[11]。这是通过研究 Nodal 增强子中的 RBP-J（免疫球蛋白 κJ 区域的重组信号结合蛋白，是介

导 Notch 信号传导的主要转录因子）的几个结合位点发现的。此外，Notch 配体 *Dll1* 的小鼠纯合子突变体或 *Notch1/Notch2* 的双突变体[11]可表现出左-右发育模式畸形。

Nodal 还受到其他 TGFβ 家族成员的正调控和负调控，GDF1（生长分化因子 1）是在原节中高度表达的上游正调节因子，其作用是在胚胎左侧激活和使 Nodal 信号级联激活。因此，*Gdf1* 基因敲除小鼠胚胎表现出左-右发育模式畸形，如完全性内脏反位或内脏异位伴先天性心脏畸形和右肺异构[12]。这与 *Lefty1* 和 *Lefty2* 的表达缺失以及 Nodal 未传播到左侧 LPM 有关。

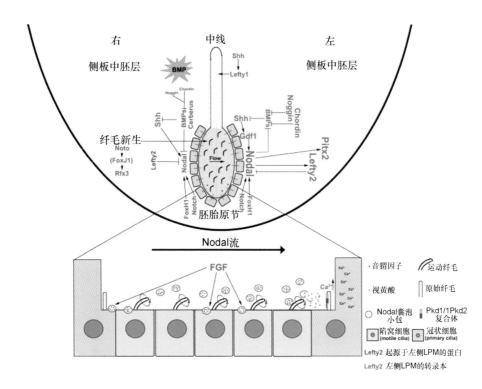

图 39.4　信号通路左-右不对称特化。 细胞信号通路示意图有助于解释小鼠模型中的偏侧特化。左-右发育模式需要胚胎原节中的纤毛。图中所示为胚胎原节中的隐窝细胞（黄色），其中运动纤毛驱动单向涌流。这导致左侧节周冠细胞中初级纤毛的机械感觉转导和钙的升高。分子信号级联有助于在胚胎左侧传播 Nodal 信号，从而决定左侧分化。相比之下，Nodal 信号在胚胎右侧被抑制，并且与高水平的 BMP 信号共同决定右侧分化。与 *Lefty2* 不同，*Bmp* 表达是双侧对称的，但图中的绿色星形标志表示仅在右侧的高水平 BMP 信号

介导左-右发育模式的 Nodal 表达也受到 TGFβ 信号传导通路各种组分的负调节。在小鼠胚胎中，*Cerberus-2*（*Cerl2*），也称为 *Dand5*（DAN 结构域家族成员 5，为 BMP 拮抗剂），或非洲爪蟾胚胎中的 *Coco*（一种 TGFβ 拮抗剂）在胚胎的右侧表达，用于抑制右侧 Nodal 表达。然而，超过 3 体节阶段，Cerl2 蛋白表现出在胚胎左侧的原节依赖性积累，而 *Cerl2* 转录物表达仍然在右侧。在发育的后期阶段，Cerl2 蛋白向胚胎左侧的易位可能使左-右轴建立后抑制左侧的 Nodal 表达[13]。

39.4　骨形态发生蛋白对 Nodal 信号和右侧同一性的调节

骨形态发生蛋白 BMP 信号传导也在左-右发育模式中起重要作用，可对 Nodal 信号传导进行正负调节。虽然 BMP-4 是左-右发育模式所必需的，但其表达却是双侧对称的。这种明显的不一致性可通过 BMP 拮抗剂 *Noggin*（*Nog*）和 *Chordin*（*Chrd*）在左侧有较高表达来解释，其抑制胚胎左侧的 BMP 信号传导，使 LPM 中的左侧

Nodal 传播[14-15]。BMP 信号通路的这些基本功能在研究 BMP Ⅱ型或Ⅰ型受体，即 *Acvr*（激活素 A 受体）Ⅱ*b*[16] 和 *Acvr1*[17] 的缺失时被进一步阐述，两者缺陷可导致左-右发育模式畸形。虽然研究表明 BMP 信号在限制右侧 LPM 的 Nodal 激活中发挥重要作用，但其右侧激活也可能有助于决定右侧发育。

先天性心脏病——临床特征、人类遗传学和分子通路

39.5　胚胎原节和左-右发育模式

Nodal 信号在左右内脏器官形态发生中的重要作用很明确，但是 Nodal 信号级联反应如何导致内脏器官形态发生的左右不对称尚不清楚。胚胎原节一直是此类研究的热点。在小鼠胚胎中，它在胚胎未来后侧的原条前端形成。虽然通常认为在胚胎原节处 nodal 信号的不对称激活会破坏左右对称，但是左右对称性早已建立。因此，在原肠形成前期的小鼠胚胎中形成前-后和背腹轴时，默

认形成左-右轴[18]。原节随后在原条的前端形成，在 Nodal 信号级联的差异传播中起关键作用以决定左侧发育。该调节涉及顺时针旋转的运动纤毛，从而产生向左流动的涌流。此外，在原节周围的细胞中也存在被称为原节周围冠细胞（perinodal crown cell）的非运动性初级纤毛。这些已被证明在流体感测中具有机械感觉功能并且可以帮助传递钙信号以传播 Nodal 信号。

39.6　左-右发育模式中的运动纤毛

运动纤毛功能缺陷的突变体会发生偏侧畸形，由此提出左-右发育模式需要运动纤毛。该观点首先源于对编码驱动蛋白的 Kif3a 和 Kif3b 基因突变的观察[19-20]。驱动蛋白是分子马达，其沿着微管轨道运输物质，且重要的是，其是纤毛通过鞭毛内运输而进行组装所必需的。这些驱动蛋白突变小鼠不仅没有形成纤毛，而且也没有原节涌流，大约 50% 小鼠表现出偏侧畸形。

实际上，通过对 Kartagener 综合征患者的观察，临床上已注意到运动纤毛与内脏位置异常之间的联系[21]，Kartagener 综合征的患者可表现出合并肺动脉疾病和男性不育症的完全性内脏反位，这些均由运动纤毛功能障碍导致，被称为原发性纤毛运动障碍（PCD）（见第 38 章）。虽然当时尚不清楚运动纤毛缺陷引起 PCD 患者偏侧畸形的机制，但这些结果清楚地表明，在左-右模式中，运动纤毛的功能是必需的。

通过观察 inversus viscerum（iv）突变小鼠，研究者验证了这些 PCD 患者的临床发现。随后证实患者的动力蛋白基因 Dnah11 发生突变，该基因突变目前被认为是 PCD 的常见原因[22]。在 iv 突变小鼠中，由于 Dnah11 缺陷，原节纤毛虽然存在但是

无法运动，这破坏了左-右发育模式。这种运动纤毛缺陷是与 PCD 相关的肺动脉疾病的基础。因此，Dnah11 是运动纤毛功能所必需的，其介导气道中的黏液清除和胚胎原节中的左-右发育模式。

自这些早期研究以来，许多纤毛相关基因现已被确定可导致 PCD 和偏侧畸形，包括编码其他动力蛋白的基因，如 DNAH5[23-24] 和 DNAI1[25-26]，以及许多其他纤毛相关基因[3]。这些研究明确了运动纤毛缺陷与左-右发育模式畸形之间的关系。研究还发现两种转录因子 FoxJ1 和 Rfx3 在原节的纤毛发生中起重要作用，Foxj1 也被称为纤毛发生的主要调节因子[27]。虽然 Foxj1 敲除小鼠和 foxj1 的吗啉代敲落可显示纤毛丢失[28-30]，但在保守的 DNA 结合结构域中携带错义突变的 Foxj1 小鼠突变的纤毛发生没有受到影响[3]。虽然纤毛运动在原节中动力不足，但在该突变体的气道和胚胎节中均可观察到纤毛。这些发现表明 Foxj1 在纤毛功能调节中可能起着非转录作用。

运动纤毛如何调节左-右发育模式仍然不是很清楚。目前有两种主要假说，一种被称为"形态发生素"假说，其认为运动纤毛可将形态发生素运输到胚胎左侧，以便决定左侧分化，而第二种

模型被称为"双纤毛"假说，其提出运动纤毛产生原节涌流，通过在原节周围冠细胞中的初级纤毛的机械感觉转导 Nodal 信号。下文将简要介绍支持这两种模型的证据。

39.7 "形态发生素"假说

"形态发生素"（morphogen）假说提出，原节中纤毛产生的涌流促使形态发生素的向左传输，从而建立了左侧分化[31]。该模型是基于观察到向左侧运输的膜囊泡，其大小为 5 μm，被称为原节中的原节囊状细胞（NVP）。这些由微绒毛释放的 NVP 通过纤毛产生的涌流扫过原节。在与旋转的纤毛接触时，NVP 碎裂成较小的颗粒，并积聚在原节左壁。值得注意的是，这些 NVP 含有 SHH 和视黄酸（RA），现已知两者都在左-右发育模式中发挥重要作用[32-33]（图 39.4）。左侧积聚的形态发生素通过节周冠细胞中的感觉纤毛诱发信号转导，导致左侧钙浓度升高、Nodal 表达的传导和非对称器官模式的形成。

与该 NVP 模型一致，未观察到原节纤毛的 Kif3a 缺陷胚胎具有更多的 NVP[31]。同样，在 Dnah5 突变体胚胎中，原节纤毛失去功能，可观察到大囊泡积聚，表明由于纤毛失去功能，NVP 可能无法在 Dnah5 突变体胚胎中发生碎裂[23]（图 39.5）。最近研究者构建了一种小鼠突变体，该突变体含有囊泡转运所需的 adaptin 蛋白基因 Ap1b1（衔接子相关蛋白复合物 1，β1 亚基）突变。这种突变体具有偏侧畸形，正如在 Dnah5 突变体中观察到的表型一样[3]。考虑到 AP1B1 具有回收运向细胞膜的分子、调节分泌蛋白的翻译后修饰的作用，这表明 Ap1b1 可能在调节原节处的 NVP 释放中起作用。

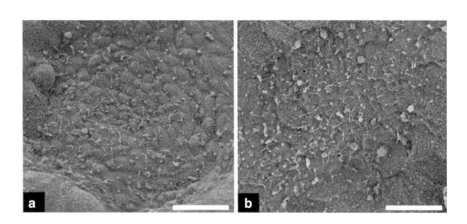

图 39.5　小鼠原节的电子显微镜（EM）图像。EM 显示野生型（a）和 Dnah5 突变体（b）小鼠胚胎原节中的单纤毛细胞。可见大囊泡积聚现象与 Dnah5 突变体原节中 NVP 的积累一致（引自 Tan et al.[23]）

39.8 "双纤毛"假说

"双纤毛"假说解释原节涌流在左-右发育模式中的作用，认为运动纤毛和初级纤毛都参与了左-右发育模式的特化。该模型提出在原节左侧的节周冠细胞中的初级纤毛可通过机械感觉转导以感知原节涌流，导致原节左侧的 Ca^{2+} 升高。初级纤毛可能介导涌流感知的观点是在多囊蛋白-2

（*Pkd2*）突变小鼠[34]中发现了左-右发育模式畸形之后提出的[34]，这是一种已知与多囊肾病相关的离子通道蛋白。Pkd2 定位于原节纤毛[35]，*Pkd2* 突变小鼠无原节涌流导致的 Ca^{2+} 升高，而在具有不动纤毛的 *iv Dnah11* 突变小鼠中左右侧 Ca^{2+} 随机升高。这些观察结果均支持多囊蛋白-2 在介导 Nodal 信号上游的 Ca^{2+} 信号传导中的作用。

已知多囊蛋白-2 可与肾细胞初级纤毛中由 *Pkd1* 编码的多囊蛋白-1 形成复合体以启动钙信号传导，但令人惊讶的是 *Pkd1* 突变体没有任何左-右发育模式畸形[36]。然而，随后的研究表明，*Pkd1* 并未在原节中表达[36]。相反，观察到 *Pkd1* 旁系同源物 *Pkd1l1* 在原节表达，并且 *Pkd1l1* 缺失可破坏 Nodal 信号的传播并导致左-右发育模式畸形[37]。PKD1L1 可结合 PKD2，这两种蛋白质的相互作用是纤毛定位所需的[38]。这些结果进一步验证了钙信号传导的重要作用和左-右发育模式中的双纤毛假说。

39.9　内脏器官不对称性的特化

内脏器官左-右发育模式的最终驱动因素是 *Pitx2* 在左侧表达。在心脏、肺、肝、脑和其他组织的祖细胞中，*Pitx2* 下游基因的功能丧失可导致区域化的偏侧畸形[39]，这证实了 *Pitx2* 在内脏器官发育模式中的重要性。*Pitx2* 表达的下游反应可能有助于调节内脏左-右不对称模式，但如何将这些信号转化为内脏器官不对称的信号目前尚不清楚。已经证实 *Pitx2* 通过调节第二生心区的心肌发育模式来调节心脏的左-右不对称性[40]。条件性敲除第二生心区的 *Pitx2* 可干扰流出道的发育，进而导致多种流出道畸形[40]。有趣的是，在斑马鱼中存在一种调节心脏环化的非 nodal 依赖性通路。这涉及肌动蛋白聚合并且需要肌球蛋白 II 有活性[41]，同时 Nodal 信号传导启动肌球蛋白聚合，驱动心脏向右环化。然而，即使失去 Nodal 信号传导，肌动球蛋白的动力也足以驱动向右环化。相反，仅有 Nodal 信号传导不能弥补由肌动球蛋白活性丧失引起的心脏向右环化畸形。这些发现表明肌动蛋白聚合的方向，并且所产生的组织张力可以驱动心脏环化，这种机制类似于在果蝇翅膀中建立组织极性的细胞流动机制[42]。

Pitx2 与背侧肠系膜（DM）左侧转录因子 *Isl1*（Islet1 或 ISL LIM 同源框 1）的表达以及右侧 *Tbx18* 的表达也调节肠道发育的不对称性[43]。该转录级联反应导致 DM 中细胞向左侧积聚，形成梯形，导向向左倾斜，从而驱动原始肠管的环化。

这涉及下游激活 *Daam2*（一种调节肌动蛋白细胞骨架的 GTP 酶结合蛋白），通过 Pitx2 调节非经典 Wnt 信号组分 Gpc3（磷脂酰肌醇蛋白聚糖 3）和 Fzd 介导[44]。激活的 Daam2 与 α-连环蛋白和 N-钙黏着蛋白结合可调节细胞黏附，以促进左侧 DM 细胞积聚，促使肠道左-右不对称成环[44]。

Pitx2 在左-右不对称肺叶中也起重要作用。在小鼠和人类中通常右侧有 3 个肺叶，左侧有 2 个肺叶。然而，应该注意的是，小鼠肺叶的模式通常是左侧 4 个，右侧 1 个，因为其左下肺叶实际上连接到右侧支气管。随着左-右发育模式的破坏，肺叶可能表现出左位异构（双侧观察到 1 个或 2 个肺叶）或右位异构（双侧有 3 个或 4 个肺叶）。有趣的是，敲除 *Pitx2* 的 3 种异构体（a、b、c）会导致右肺异构[45-47]。作用于 *Nodal* 上游的 *FGF8* 的缺失也会导致右肺异构[48]。*Mmp21*（一种未表征的基质金属蛋白酶）的突变可见于伴有完全渗透性右肺异构的内脏异位[3]，表明细胞外基质在肺不对称特化中的作用。脾沿腹部左侧的胃弯迁移，但 Nodal 信号传导和左侧特异性不对称通路的异常可导致多脾症伴点状脾、无脾症或脾发育不全[9]。

研究较少的一个领域是大脑的偏侧性。在斑马鱼中，Nodal 信号传导已被证明可以调节上丘脑的不对称性[49]，这是与负责光感受和语言作用的间脑的主要划分。有趣的是，用吗啉代敲低斑马

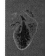

鱼的 *nodal* 相关基因 *southpaw* 会导致间脑和胰腺左-右发育模式以及心脏环化被破坏[50]，这证明了内脏器官分化模式和大脑左右不对称具有协同性。此外，磁共振成像（MRI）研究显示，内脏反位的个体额叶和枕骨瓣反位，而左半球对语言和手的支配保持不变[51]。总之，关于大脑偏侧性的信息有限，因此难以确定其在神经行为和神经认知功能中的重要性。

39.10　调节左-右发育模式的保守但有差异的机制

调节左-右发育模式的发育通路在进化中基本保守，但仍可观察到一些显著的差异。因此，在大多数脊椎动物如小鼠、斑马鱼或非洲爪蟾中，已经证实了运动纤毛驱动的涌流在左-右发育模式中的重要作用，但出乎意料的是，运动纤毛似乎在鸡或猪胚胎的左-右发育模式中并无作用[52]。此外，"双纤毛假说"似乎不适用于斑马鱼或青鳉，因为在 Kupffer 囊泡中仅观察到运动纤毛[38]。

控制具有 Nodal 信号传导的左-右不对称性的总体分子机制在很大程度上是保守的，但是已经观察到一些物种在 *Nodal* 下游的特异性差异。例如，鸡胚中不对称表达的激活素-BB、激活素受体ⅡA 和亨氏节中的 *Shh* 并未在小鼠、非洲爪蟾或斑马鱼中检测到。在鸡胚中，*Shh* 在左侧 LPM 中不对称表达，这在小鼠或其他脊椎动物种中未观察到。在鸡胚中，可观察到 *Shh* 信号通过诱导 Cer 样蛋白 Caronte（Car）介导左-右不对称[53]。然后，Car 通过拮抗由 BMP 信号介导的 Notch 抑制来激活 *Nodal* 表达。这种涉及 Shh、Caronte、BMP 和 FGF8 的复杂分子级联反应似乎是鸡胚特有的。

同样值得注意的是在非洲爪蟾中的发现，早期左-右不对称性特化由双细胞阶段的 H^+/K^+ 依赖性 ATP 酶转录物和蛋白质的差异表达介导[54]。去除 H^+/K^+ 依赖性 ATP 酶不仅可在非洲爪蟾胚胎中引起内脏异位，在斑马鱼和鸡胚中也可引起异位[55]。H^+/K^+ 依赖性 ATP 酶的缺失扰乱了鸡的亨氏节中 Shh 不对称表达的正常模式[54]。在非洲爪蟾胚胎中，H^+/K^+ 依赖性 ATP 酶的不对称表达与间隙连接介导的细胞-细胞交通讯指定了 32 细胞期胚胎中神经递质 5-羟色胺的不对称表达。内脏异位伴随着 5-羟色胺受体 R3 和 R4 的缺失，这表明了该酶在左-右发育模式中的重要性[56]。迄今为止，尚未在其他物种中研究 5-羟色胺在左-右发育模式调节中的作用。

结　　论

左-右发育模式由保守通路调节，其涉及 Nodal 信号传导的正负调节的复杂级联反应。这包括通过许多其他细胞信号传导通路的交叉调节，如 Shh、Bmp 和 Fgf。最终导致 *Pitx2* 的左侧表达决定左侧发育，而 BMP 信号传导有助于右侧发育。运动纤毛和初级纤毛在偏侧性特化中起重要作用。这可能涉及钙信号传导的下游调节。并不是所有左-右发育模式分化均需要运动纤毛的参与，也不是所有机械感觉传导均需要初级纤毛参与。到目前为止，*Pitx2* 表达如何转化为内脏器官不对称发育信号尚不清楚，但细胞骨架组织和细胞迁移的调节可能对组织不对称模式的分化有一定作用。

参考文献

［1］Huelsken J，Vogel R，Brinkmann V et al（2000）Requirement for beta-catenin in anterior posterior axis formation in mice. J Cell Biol 148：567-578

［2］Zeng L，Fagotto F，Zhang T et al（1997）The mouse Fused locus encodes Axin，an inhibitor of the Wnt signaling pathway that regulates embryonic axis formation. Cell 90：181-192

［3］Li Y，Klena NT，Gabriel GC et al（2015）Global genetic analysis in mice unveils central role for cilia in congenital heart disease. Nature 521：520-524

［4］Ware SM，Jefferies JL（2012）New genetic insights into congenital heart disease. J Clin Exp Cardiolog S8：003

［5］Mack CL，Sokol RJ（2005）Unraveling the pathogenesis and etiology of biliary atresia. Pediatr Res 57：87R-94R

［6］Martin V，Shaw-Smith C（2010）Review of genetic factors in intestinal malrotation. Pediatr Surg Int 26：769-781

［7］Zhang Z，Alpert D，Francis R et al（2009）Massively parallel sequencing identifies the gene Megf8 with ENU-induced mutation causing heterotaxy. Proc Natl Acad Sci U S A 106：3219-3224

［8］Yamamoto M，Meno C，Sakai Y et al（2001）The transcription factor FoxH1（FAST）mediates Nodal signaling during anterior-posterior patterning and node formation in the mouse. Genes Dev 15：1242-1256

［9］Saijoh Y，Adachi H，Sakuma R et al（2000）Left-right asymmetric expression of lefty2 and nodal is induced by a signaling pathway that includes the transcription factor FAST2. Mol Cell 5：35-47

［10］Osada SI，Saijoh Y，Frisch A et al（2000）Activin/nodal responsiveness and asymmetric expression of a Xenopus nodal-related gene converge on a FAST-regulated module in intron 1. Development 127：2503-2514

［11］Krebs LT，Iwai N，Nonaka S et al（2003）Notch signaling regulates left-right asymmetry determination by inducing Nodal expression. Genes Dev 17：1207-1212

［12］Rankin CT，Bunton T，Lawler AM et al（2000）Regulation of left-right patterning in mice by growth/differentiation factor-1. Nat Genet 24：262-265

［13］Inacio JM，Marques S，Nakamura T et al（2013）The dynamic right-to-left translocation of Cerl2 is involved in the regulation and termination of Nodal activity in the mouse node. PLoS One 8，e60406

［14］Mine N，Anderson RM，Klingensmith J（2008）BMP antagonism is required in both the node and lateral plate mesoderm for mammalian left-right axis establishment. Development 135：2425-2434

［15］Veerkamp J，Rudolph F，Cseresnyes Z et al（2013）Unilateral dampening of Bmp activity by nodal generates cardiac left-right asymmetry. Dev Cell 24：660-667

［16］Oh SP，Li E（1997）The signaling pathway mediated by the type IIB activin receptor controls axial patterning and lateral asymmetry in the mouse. Genes Dev 11：1812-1826

［17］Kishigami S，Yoshikawa S，Castranio T et al（2004）BMP signaling through ACVRI is required for left-right patterning in the early mouse embryo. Dev Biol 276：185-193

［18］Tam PP，Behringer RR（1997）Mouse gastrulation：the formation of a mammalian body plan. Mech Dev 68：3-25

［19］Nonaka S，Tanaka Y，Okada Y et al（1998）Randomization of left-right asymmetry due to loss of nodal cilia generating leftward fl ow of extraembryonic fluid in mice lacking KIF3B motor protein. Cell 95：829-837

［20］Takeda S，Yonekawa Y，Tanaka Y et al（1999）Left-right asymmetry and kinesin superfamily protein KIF3A：new insights in determination of laterality and mesoderm induction by kif3A －/－ mice analysis. J Cell Biol 145：825-836

［21］Afzelius BA（1976）A human syndrome caused by immotile cilia. Science 193：317-319

［22］Supp DM，Witte DP，Potter SS et al（1997）Mutation of an axonemal dynein affects left-right asymmetry in inversus viscerum mice. Nature 389：963-966

［23］Tan SY，Rosenthal J，Zhao XQ et al（2007）Heterotaxy and complex structural heart defects in a mutant mouse model of primary ciliary dyskinesia. J Clin Invest 117：3742-3752

［24］Hornef N，Olbrich H，Horvath J et al（2006）DNAH5 mutations are a common cause of primary ciliary dyskinesia with outer dynein arm defects. Am J Respir Crit Care Med 174：120-126

［25］Nakhleh N，Francis R，Giese RA et al（2012）High prevalence of respiratory ciliary dysfunction in congenital heart disease patients with heterotaxy. Circulation 125：2232-2242

［26］Zariwala M，Noone PG，Sannuti A et al（2001）

Germline mutations in an intermediate chain dynein cause primary ciliary dyskinesia. Am J Respir Cell Mol Biol 25：577-583

［27］Yu X，Ng CP，Habacher H et al（2008）Foxj1 transcription factors are master regulators of the motile ciliogenic program. Nat Genet 40：1445-1453

［28］Chen J，Knowles HJ，Hebert JL et al（1998）Mutation of the mouse hepatocyte nuclear factor/forkhead homologue 4 gene results in an absence of cilia and random left-right asymmetry. J Clin Invest 102：1077-1082

［29］Brody SL，Yan XH，Wuerffel MK et al（2000）Ciliogenesis and left-right axis defects in forkhead factor HFH-4-null mice. Am J Respir Cell Mol Biol 23：45-51

［30］Stubbs JL，Oishi I，Izpisua Belmonte JC et al（2008）The forkhead protein Foxj1 specifies node-like cilia in Xenopus and zebrafish embryos. Nat Genet 40：1454-1460

［31］Tanaka Y，Okada Y，Hirokawa N（2005）FGF-induced vesicular release of Sonic hedgehog and retinoic acid in leftward nodal flow is critical for left-right determination. Nature 435：172-177

［32］Levin M，Pagan S，Roberts DJ et al（1997）Left/right patterning signals and the independent regulation of different aspects of situs in the chick embryo. Dev Biol 189：57-67

［33］Kawakami Y，Raya A，Raya RM et al（2005）Retinoic acid signalling links left-right asymmetric patterning and bilaterally symmetric somitogenesis in the zebrafish embryo. Nature 435：165-171

［34］Pennekamp P，Karcher C，Fischer A et al（2002）The ion channel polycystin-2 is required for left-right axis determination in mice. Curr Biol 12：938-943

［35］McGrath J，Somlo S，Makova S et al（2003）Two populations of node monocilia initiate left right asymmetry in the mouse. Cell 114：61-73

［36］Karcher C，Fischer A，Schweickert A et al（2005）Lack of a laterality phenotype in Pkd knock-out embryos correlates with absence of polycystin-1 in nodal cilia. Differentiation 73：425-432

［37］Field S，Riley KL，Grimes DT et al（2011）Pkd1l1 establishes left-right asymmetry and physically interacts with Pkd2. Development 138：1131-1142

［38］Kamura K，Kobayashi D，Uehara Y et al（2011）Pkd1l1 complexes with Pkd2 on motile cilia and functions to establish the left-right axis. Development 138：1121-1129

［39］Piedra ME，Icardo JM，Albajar M et al（1998）Pitx2 participates in the late phase of the pathway controlling left-right asymmetry. Cell 94：319-324

［40］Ai D，Liu W，Ma L et al（2006）Pitx2 regulates cardiac left-right asymmetry by patterning second cardiac lineage-derived myocardium. Dev Biol 296：437-449

［41］Noel ES，Verhoeven M，Lagendijk AK et al（2013）A Nodal-independent and tissue-intrinsic mechanism controls heart-looping chirality. Nat Commun 4：2754

［42］Major RJ，Irvine KD（2006）Localization and requirement for Myosin II at the dorsal-ventral compartment boundary of the Drosophila wing. Dev Dyn 235：3051-3058

［43］Davis NM，Kurpios NA，Sun X et al（2008）The chirality of gut rotation derives from left-right asymmetric changes in the architecture of the dorsal mesentery. Dev Cell 15：134-145

［44］Welsh IC，Thomsen M，Gludish DW et al（2013）Integration of left-right Pitx2 transcription and Wnt signaling drives asymmetric gut morphogenesis via Daam2. Dev Cell 26：629-644

［45］Gage PJ，Suh H，Camper SA（1999）Dosage requirement of Pitx2 for development of multiple organs. Development 126：4643-4651

［46］Kitamura K，Miura H，Miyagawa-Tomita S et al（1999）Mouse Pitx2 deficiency leads to anomalies of the ventral body wall，heart，extra- and periocular mesoderm and right pulmonary isomerism. Development 126：5749-5758

［47］Liu S，Cheung E，Rajopadhye M et al（2001）Isomerism and solution dynamics of（90）Y-labeled DTPA-biomolecule conjugates. Bioconjug Chem 12：84-91

［48］Fischer A，Viebahn C，Blum M（2002）FGF8 acts as a right determinant during establishment of the left-right axis in the rabbit. Curr Biol 12：1807-1816

［49］Concha ML，Wilson SW（2001）Asymmetry in the epithalamus of vertebrates. J Anat 199：63-84

［50］Long S，Ahmad N，Rebagliati M（2003）The zebrafish nodal-related gene southpaw is required for visceral and diencephalic left-right asymmetry. Development 130：2303-2316

［51］Kennedy DN，O'Craven KM，Ticho BS et al（1999）Structural and functional brain asymmetries in human situs inversus totalis. Neurology 53：1260-1265

［52］Gros J，Feistel K，Viebahn C et al（2009）Cell movements at Hensen's node establish left/right asymmetric gene expression in the chick. Science 324： 941-944

［53］Rodriguez Esteban C，Capdevila J et al（1999） The novel Cer-like protein Caronte mediates the establishment of embryonic left-right asymmetry. Nature 401：243-251

［54］Aw S，Adams DS，Qiu D et al（2008）H，K-ATPase protein localization and Kir4.1 function reveal concordance of three axes during early determination of left-right asymmetry. Mech Dev 125：353-372

［55］Adams DS，Robinson KR，Fukumoto T et al（2006） Early，H + -V-ATPase-dependent proton flux is necessary for consistent left-right patterning of non-mammalian vertebrates. Development 133：1657-1671

［56］Fukumoto T，Kema IP，Levin M（2005）Serotonin signaling is a very early step in patterning of the left-right axis in chick and frog embryos. Curr Biol 15： 794-803

先天性心脏病——临床特征、人类遗传学和分子通路

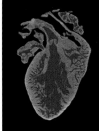

40 半月瓣和主动脉弓畸形的临床表现及治疗

David J. Driscoll

储庆 译 聂宇 校 胡盛寿 审

目录

40.1 主动脉瓣狭窄和关闭不全

40.1.1 病理生理

先天性主动脉瓣狭窄有三种类型。最常见的是主动脉瓣狭窄，该疾病约占先天性心脏缺陷的5%，其特征是主动脉瓣尖或瓣叶先天性畸形。它们可能会变厚并发生中缝融合。通常情况下，患者为二叶型主动脉瓣。

普通人群中有1%～2%的人患有主动脉瓣二瓣化，其可能并不合并狭窄或关闭不全。然而，

随着时间的推移这些瓣膜可能会发生狭窄或关闭不全。此外，即使没有狭窄和关闭不全，它们也可能会诱发升主动脉瘤。

第二类主动脉瓣狭窄是瓣膜上主动脉瓣狭窄。这种狭窄主要发生在窦管交界处上方的升主动脉处。第三种主动脉瓣狭窄是瓣膜下主动脉瓣狭窄。患者的主动脉瓣下存在一个纤维肌肉嵴会造成瓣膜下方附近阻塞。

主动脉瓣关闭不全经常与主动脉瓣狭窄合

并发生，特别是在主动脉二瓣化的情况下（图 40.1）。但是，即使在没有主动脉瓣狭窄的情况下，主动脉瓣二瓣化也可能会导致主动脉瓣关闭不全。球囊瓣膜成形术或主动脉瓣切开术也可能并发主动脉瓣关闭不全。

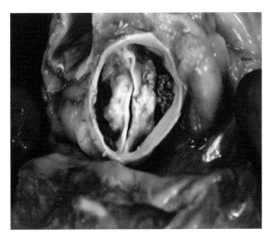

图 40.1　二叶狭窄钙化的主动脉瓣病理学标本

40.1.2 临床表现

主动脉瓣狭窄的临床表现取决于梗阻的程度。通过测量心脏收缩期跨瓣膜压差可以评估主动脉瓣梗阻的严重程度。轻微主动脉瓣狭窄的压差为 0 ～ 25 mmHg；轻度狭窄 26 ～ 50 mmHg；中度狭窄 51 ～ 79 mmHg；重度狭窄＞ 80 mmHg。

大多数主动脉瓣狭窄患者无症状，多因为心脏杂音而被发现。主动脉狭窄的患者很少出现晕厥。一些患有严重主动脉瓣狭窄的婴儿可出现低心排血量、射血分数显著降低、休克和（或）充血性心力衰竭。

主动脉瓣关闭不全通常伴有杂音。严重或进行性主动脉瓣关闭不全可能伴有疲劳、呼吸短促、运动不耐受、端坐呼吸和（或）阵发性夜间呼吸困难。

40.1.3 体格检查

对于中度或重度主动脉狭窄的患者，心前区搏动可增加。在心脏底部和颈动脉可触及震颤。第一和第二心音正常。主动脉瓣狭窄患者可闻及

第一心音后的喷射期喀喇音（但不是瓣膜上或瓣膜下狭窄）。

主动脉瓣狭窄的杂音是收缩期杂音并呈渐强渐弱型或"菱形"。沿左胸骨缘最易闻及并放射至胸骨右上缘。一些主动脉瓣狭窄患者可伴有主动脉瓣关闭不全，此时会听到一种渐弱的舒张期杂音。

主动脉瓣关闭不全可闻及第二心音之后的渐弱杂音。

40.1.4 超声心电图和心导管检查

使用超声 / 多普勒技术可以无创性估计经主动脉压力梯度。使用超声心动图可以评估左心室壁厚度和狭窄的严重程度。

超声心动图和多普勒可以确认是否存在主动脉瓣关闭不全并且可以评估瓣膜关闭不全的严重程度。使用这些技术可以确定反流分数、左心室收缩压与舒张压和左心室射血分数。

40.1.5 治疗

主动脉瓣狭窄的治疗手段包括经静脉球囊扩张术、瓣膜切开术和外科瓣膜置换术。瓣膜置换可以选择同种移植瓣、猪瓣膜或机械瓣膜。

还可以考虑 Ross 手术。该手术用患者的肺动脉瓣替换主动脉瓣，然后用同种移植瓣膜代替肺动脉瓣。

对于患有严重主动脉瓣关闭不全的患者，有几种方法可供选择。瓣膜置换与上述主动脉瓣狭窄相同。此外，在特定情况下，外科医生可以选择修补瓣膜。

由于主动脉瓣二瓣化或主动脉瓣狭窄的患者可能发生升主动脉瘤，如果动脉瘤很大，则需要修补动脉瘤。

40.1.6 预后

主动脉狭窄即使及时接受了治疗，仍是一个终身问题。在球囊扩张或瓣膜切开术后，未来 25

年内仍有 40％ 的概率需要接受二次手术，大多数情况下二次手术是因为主动脉瓣反流。如果主动脉瓣置换术使用机械瓣膜，患者需要终身接受抗凝治疗。生物瓣膜的半衰期为 10 ～ 15 年，瓣膜功能减退后需要及时再次进行手术置换。

在某些情况下，原发性主动脉瓣关闭不全可以通过修补来治疗。但是，在大多数情况下，瓣膜置换是必要的。这些手术的围术期死亡率低于 5％。

40.2 主动脉缩窄

40.2.1 病理生理

主动脉缩窄因为主动脉腔内存在一个凸缘状突起，多位于动脉导管或动脉韧带的正对面（图 40.2）。通常会合并主动脉瓣二瓣化。

在一些患者中，缩窄可能损害左锁骨下动脉的动脉孔。在这种情况下，左侧手臂和腿的血压可能没有差异。相反，右侧手臂和腿的血压会出现差异。如果患者的右锁骨下动脉异常起源于距离缩窄部位较远的降主动脉时，患者的右侧手臂和腿的血压可能不会有差异。因此，仅测量单个肢体血压可能无法准确诊断主动脉缩窄。

40.2.2 临床表现

主动脉缩窄的临床表现取决于缩窄的严重程度以及相关的异常。严重的缩窄可能会在动脉导管关闭和发生充血性心力衰竭时在出生后 2 ～ 5 天表现出明显的临床症状。

如果缩窄不足以在婴儿时期导致心力衰竭，则患者通常无明显症状。心脏杂音或全身性高血压可预示缺损的存在。不幸的是，一些主动脉缩窄患者直到青春期才被发现。少数情况下，一些患者会因脑血管意外就诊，进而被发现患有主动脉缩窄。

40.2.3 体格检查

主动脉严重缩窄的婴儿可能发生心动过速、灌注不良、呼噜音、呼吸急促和肝大等充血性心力衰竭的体征。下肢脉搏可能会消失。

由于许多主动脉缩窄的患者合并主动脉瓣二瓣化，因此在第一心音后不久可闻及射血期喀喇音。

通过缩窄区域的湍流血流会产生位于心尖部和左肩胛骨下部的收缩期射血杂音。因为许多主动脉缩窄的患者有轻微或严重的二尖瓣异常，所以可以在心尖部闻及舒张期杂音。

侧支血管的形成可影响体格检查。肩胛旁侧支血管可以在肩胛骨区域产生连续的杂音，一些患者可以触及这些血管。侧支血管可以降低缩窄部位两侧的压力梯度，这使得医生无法完全依赖手臂和腿的血压差确诊主动脉缩窄的严重程度。

40.2.4 超声心电图和心导管检查

临床检查可以确诊主动脉缩窄。尽管绝大多数缩窄位于动脉导管或动脉韧带的对侧，很少有位于主动脉远端的缩窄。因此，必须借助超声心动图或其他心脏成像来定位缩窄和测量缩窄的程度。此外，相关病变如主动脉瓣狭窄、室间隔缺损或二尖瓣病变也可以通过上述手段被诊断和量化。医生可以通过左心室肥大的程度推测缩窄的严重程度。在某些情况下，也可以通过测量横截面积或缩窄部位的直径来推测。

MRI 非常适用于主动脉缩窄的成像和缩窄评估。MRI 可以对整个主动脉和分支血管进行多平面成像和分析。

心导管不再是确诊主动脉缩窄的必要检查。然而，有时它被用于治疗主动脉缩窄的球囊扩张或支架置入术中。

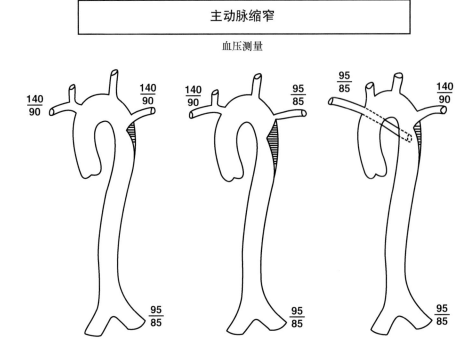

图 40.2 主动脉缩窄的解剖变异示意图。左图是最常见的形式。中图展示了左锁骨下动脉狭窄，右图显示右锁骨下动脉异常起源。血压测量说明解剖变异对血压测量的影响（经允许引自 Driscoll，David，Fundamentals of Pediatric Cardiology，Lippincott Williams & Wilkins，2006）

40.2.5 治疗

主动脉缩窄的治疗方法包括外科手术和置入或不置入支架的球囊扩张术。

40.2.6 预后

主动脉缩窄的管理使该疾病的术前死亡率降低到 5% 以下。但是，长期问题仍然存在。在出生后 6 周内接受手术或球囊扩张的主动脉缩窄患者中高达 30% 的患者会发生持续性缩窄或复发。由于 50%～80% 的主动脉缩窄患者伴有主动脉二瓣化，所以需要接受主动脉瓣狭窄或关闭不全治疗。此外，即使接受主动脉缩窄修复手术的患者，也可能发生持续性高血压。

40.3 肺动脉瓣狭窄和关闭不全

40.3.1 病理生理

肺动脉瓣狭窄（具有完整的室间隔）通常为散发性。

孤立性肺动脉瓣关闭不全罕见。它可伴有特发性肺动脉扩张和肺血管阻塞性疾病。大多数肺动脉瓣关闭不全由治疗肺动脉狭窄的手术或球囊扩张术导致。肺动脉瓣关闭不全可能也会伴有其他情况，如法洛四联症。

40.3.2 临床表现

大多数肺动脉狭窄或肺动脉瓣关闭不全的患者无明显临床症状而仅有心脏杂音。例外的是患

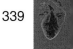

有严重肺动脉狭窄的婴儿会因为心房水平的右向左分流而发绀。

由于肺动脉瓣关闭不全是右心室流出道梗阻手术的并发症，因此人们认为该疾病不会对患者造成长期的严重影响。在一些患者中，长期肺动脉瓣关闭不全和右心室容量超负荷可能与右心衰竭和三尖瓣反流有关。患者可能会出现疲劳、运动不耐受和（或）心律失常。

40.3.3 体格检查

除了患有严重肺动脉狭窄的婴儿，肺动脉瓣狭窄的患者为非发绀性。在胸骨左下缘可触及右心室搏动增强。第一心音正常，第一心音后可闻及喀喇音。在胸骨左上缘可闻及喀喇音。根据肺动脉狭窄的严重程度，第二心音可能是正常的、广泛分裂的或单一的。轻度肺动脉狭窄中，第二心音可以正常分裂。随着狭窄程度的增加，第二心音广泛分裂。在严重狭窄的情况下，第二心音会变成单一心音（它仍然广泛分裂，但无法闻及肺动脉瓣闭合音）。

肺动脉狭窄的杂音是射血期杂音（渐强渐弱或"菱形"），杂音的峰值强度会随狭窄程度的增加而增加。如果发生心室衰竭，则可闻及第四心音。

肺动脉瓣关闭不全的特征是在第二心音之后闻及中高频渐弱杂音。与主动脉关闭不全的杂音相反，患者在仰卧而不是端坐时杂音会增强。严重肺动脉瓣关闭不全的患者可在胸骨左缘的剑突区域触及显著的右心室搏动。

40.3.4 超声心电图和心导管检查

可以使用超声心动图评估肺动脉狭窄的存在和严重程度。可以确定瓣膜形态（即双瓣膜或三瓣膜；厚度和发育不良以及瓣膜的活动性）。使用最大值瞬时多普勒梯度可以估算右心室到肺动脉的压力梯度。可以使用三尖瓣反流的速度估计右心室压力。超声心动图可以证实肺动脉瓣反流的存在。可以通过观察右心室和右心房的扩张程度、右心室的功能和三尖瓣反流的程度来评估肺动脉反流的严重程度。

40.3.5 治疗

目前公认的治疗严重肺动脉瓣狭窄的最佳方法是球囊肺动脉瓣膜成形术。大多数认为如果跨肺动脉瓣压差大于 50 mmHg 或超声心动图显示右心室明显肥厚时，患者应接受球囊肺动脉瓣膜成形术。压差这一指标并不适用于婴儿，如果患儿有严重的肺动脉狭窄［右心室功能严重受损和（或）心房水平的右向左分流］，无论压差如何，都应该及时进行瓣膜手术。

相比于肺动脉狭窄，肺动脉瓣关闭不全的最佳手术时机和最佳治疗效果仍不明确。一般认为，如果有进行性右心室扩大和（或）三尖瓣反流，尤其是在室性心律失常和（或）进行性运动不耐受的情况下，应进行手术以恢复瓣膜的功能。不幸的是，肺动脉瓣关闭不全的治疗方法是瓣膜置换术，目前所有可植入瓣膜都不能持续很长时间。此外，还不清楚机械瓣膜和生物瓣膜哪种更适合患者。

40.3.6 预后

球囊扩张或手术治疗肺动脉瓣狭窄的疗效较好，25 年生存率与普通人群无明显差异。肺动脉瓣关闭不全的长期耐受良好。但是，一些患者可能发展为进行性右心室扩张，慢性肺动脉瓣关闭不全会导致右心室功能下降，需要接受晚期瓣膜置换。

40.4　右锁骨下动脉异常起源

正常情况下，主动脉的第一个分支（在冠状动脉之后）是右无名动脉，它发出锁骨下动脉和右颈总动脉。然而，右锁骨下动脉可以直接起源于位于左锁骨下动脉起点远端的主动脉处（图40.2）。在这种情况下，右锁骨下动脉通过食管后到达右臂。这种变异没有临床意义，且与某些观点相反，不会产生血管环。然而，它可能与22q11.1 微缺失或重复有关。

40.5　主动脉弓离断

主动脉弓离断（IAA）的特征是升主动脉和降主动脉分离。IAA 有三种类型。最常见的是B 型，即离断部位位于左颈总动脉和左锁骨下动脉之间，该类型占 47%～85%。A 型的离断部位在左锁骨下动脉的远端，占 11%～47%。C 型的离断部位在左颈总动脉和右颈总动脉之间，最罕见。

每 100 万活产儿中有 19～66 个 IAA。IAA 极少单发。A 型常伴有室间隔完整的主肺动脉窗。B 型常伴有动脉圆锥缺陷。IAA 常与 22q11 微缺失相关。10%～20% 的永存动脉干病例与 IAA 相关。

IAA 的降主动脉灌注依赖于未闭合的动脉导管。因此，在手术恢复升主动脉和降主动脉的连续性之前，IAA 新生儿都需要静脉注射前列腺素。

41 半月瓣和主动脉弓异常的人类遗传学

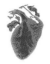

Matina Prapa，Siew Yen Ho

蒋浩斌 译 储庆 陈子维 校 胡盛寿 审

目录

摘要

半月瓣和主动脉弓的损伤可以单独发生或作为已知的临床综合征的一部分发生。本章我们将讨论包括关键因子 NOTCH1 的突变在内的主动脉瓣钙化的多基因病因。此外，我们还将概述主动脉瓣二瓣化的复杂特征，包括散发 / 家族性病例和相关综合征，如 Alagille 综合征、Williams-Beuren 综合征和 Kabuki 综合征。同时还介绍了主动脉弓异常，特别是主动脉缩窄和主动脉弓离断，和它们各自与 Turner 综合征和 22q11 缺失综合征的关系。最后，我们总结了先天性肺动脉瓣狭窄的遗传基础，特别关注 Ras-/ 丝裂原活化蛋白激酶（Ras/MAPK）通路综合征和其他不太常见的相关综合征，如 Holt-Oram 综合征。

41.1 引 言

动脉瓣膜和主动脉弓的先天性畸形可以单独发生，也可以合并或不合并遗传原因明确的临床综合征。半月瓣发生的过程也在动物模型中得到了很好的描述，其中许多涉及心内膜垫形成和随后神经嵴细胞迁移到远端流出道的关键通路参与形成主动脉肺动脉分隔的过程[1]。下文将重点介绍目前对涉及半月瓣和主动脉弓异常的基因的认识，包括上述病变的综合征和非综合征形式的基因型-表型相关性（表 41.1）。

41.2 主动脉瓣狭窄

传统上，主动脉瓣钙化被认为是瓣叶的被动磨损和撕裂导致的退行性过程。但是，目前的证据表明，主动脉瓣疾病类似于动脉粥样硬化的连续性疾病过程，伴有活跃的细胞增殖和慢性炎症

先天性心脏病——临床特征、人类遗传学和分子通路

表 41.1　综合征和非综合征型动脉瓣膜畸形和主动脉弓畸形的基因型−表型关联汇总

表型	基因	相关综合征	心外表型	致病基因
钙化性主动脉狭窄	NOTCH1	无	无	无
主动脉瓣上狭窄	ELN	Williams-Beuren	小精灵面容、精神障碍、性格过度友好、身材矮小、肾动脉狭窄	ELN
主动脉瓣二瓣化	NOTCH1	Williams-Beuren	同上	ELN
	NKX2-5	Alagille	婴儿早期黄疸、特征面容、蝴蝶脊椎、眼畸形	JAG1
	SMAD6	Kabuki	特殊面容、智力发育迟缓、骨骼异常、婴儿期复发性中耳炎	MLL2
主动脉缩窄	NKX2-5	Turner	卵巢功能衰竭、身材矮小、多形性红斑、蹼颈	MLL2
	SMAD6	Kabuki	同上	
主动脉弓离断	—	22q11 缺失	低钙血症、免疫缺陷、面部畸形、学习障碍	
		CHARGE	眼组织缺损、心脏病、后鼻孔闭锁、生长发育迟缓和（或）中枢神经系统异常、生殖器发育不全以及耳畸形和（或）耳聋	CHD7
肺动脉狭窄	GATA4	Noonan	肾和血液系统异常、发育迟缓、身材矮小、特殊面容	PTPN11
		NFNS	神经纤维瘤病和 Noonan 综合征的重叠	NF1
		Holt-Oram	上肢畸形和拇指畸形	TBX5

CNS，中枢神经系统；NFNS，神经纤维瘤病 -Noonan 综合征

而导致瓣叶钙化[2]。

高血压遗传流行病学网络（HyperGEN）研究组发现主动脉瓣硬化有家族遗传倾向，全基因组连锁分析发现兄弟姐妹复发的风险比为 2.3，并确定了多个相关的染色体区域[3]。上述结果表明主动脉硬化具有多基因遗传特点，其中许多易感基因对瓣膜钙化具有不同的潜在影响。法国西部的一项研究调查了需要手术置换瓣膜的更晚期的主动脉瓣钙化狭窄患者的临床和遗传特征，以识别主动脉瓣狭窄的大家族群[4]。

先天性主动脉瓣畸形是主动脉瓣狭窄的另一个主要危险因素[5]。2005 年，Garg 等在受先天性心脏病（CHD）和主动脉瓣钙化影响的两个家族中进行了一项全基因组关联分析[6]。第一个家系是五代欧洲裔美国人家族，其中 9 例患者患有主动脉瓣疾病（6 例患有主动脉瓣二瓣化，7 例患有钙化性主动脉瓣狭窄）。其他心脏畸形包括室间隔缺损、法洛四联症和二尖瓣狭窄。所有可用家族成员的全基因组扫描显示出与染色体 9q34 ～ 35

上单个基因座的连锁，包括在受影响的个体中具有 NOTCH1 基因无义突变。对西班牙裔家族进行的额外筛查显示，3 例患有主动脉瓣二瓣化（BAV）的受影响成员发生了 NOTCH1 移码突变[6]。NOTCH1 基因编码跨膜蛋白参与调节房室管、心室心肌和心脏流出道发育的细胞命运[7]。NOTCH1 信号通路还抑制 Runx2（runt 相关转录因子 2），这是一种参与成骨细胞分化的关键转录因子，在钙化主动脉瓣患者中该因子表达上调[2]。因此，NOTCH1 突变可能在主动脉瓣狭窄中起关键作用，并导致早期发育缺陷和之后的主动脉瓣钙沉积。

根据这些发现，Mohamed 等研究了 48 例德国散发性主动脉瓣二瓣化畸形患者中 NOTCH1 基因突变的作用[8]。对 34 个编码外显子和相邻的内含子以及 5' 和 3' 非翻译序列进行突变分析后，他们鉴定出两个引起主动脉瓣二瓣化畸形的突变（p.Thr596Met 和 p.Pro1797His）；这些患者均有主动脉瓣钙化和升主动脉瘤。在 327 例健康对照中没有发现这些突变。

41.3　主动脉瓣上狭窄

先天性主动脉瓣上狭窄（SVAS）属于弥漫性动脉病的不同疾病谱，其特征在于主动脉壁的内侧和（或）内膜增厚，且管腔变窄[9]。SVAS通常是 Williams-Beuren 综合征（WBS）的表现之一，患病率约为70%，但也可以不以综合征形式发生[10]。WBS 和非综合征的 SVAS 均由弹性蛋白（*ELN*）基因缺陷引起，受影响患者的血管平滑肌细胞（VSMC）中的 ELN 表达降低[11]。弹性蛋白（一种细胞外基质的关键结构蛋白）的减少会导致 SVAS 患者弹性碎片的胶原增加和 VSMC 肥大[9]。

41.4　主动脉缩窄和主动脉瓣二瓣化畸形

主动脉缩窄占先天性心脏病的5%～7%[12-13]。超过50%的主动脉缩窄患者也合并主动脉瓣二瓣化[12-13]（图41.1）。后者是最常见的先天性心脏病变之一，普通人群发病率为0.5%～2%，并且有更复杂的特征，包括瓣膜发生缺陷和对主动脉壁结构的额外影响[14-15]。

主动脉缩窄和主动脉瓣二瓣化畸形可以单独发生也可以作为遗传综合征的一部分发生，其潜在的遗传学基础正在研究中。女性 Turner 综合征（45X0）患者中经常可发现这两种缺陷，该综合征的特征是存在蹼颈、身材矮小和性腺发育不全[16]。高达45% Turner 综合征患者存在心血管畸形，主动脉瓣二瓣化畸形和主动脉缩窄的发生率分别为30%和12%[16-17]。二瓣化的主动脉瓣也可能是家族性胸主动脉瘤或左心发育不全综合征的一部分[18-19]。位于 X 染色体短臂上的基因被认为是主动脉瓣和主动脉弓发育的关键，Xp 的单倍体不足与 Turner 综合征患者较高的主动脉瓣二瓣化畸形和缩窄的患病率相关[17]。发育成心脏流出道、主动脉弓系统和头颈动脉的神经嵴细胞发育不良也可能导致非综合征病例中上述病变的发生[20]。

主动脉瓣二瓣化畸形可以包含许多其他综合征的特征，如 Alagille、Williams-Beuren 和 Kabuki 综合征（歌舞伎面谱综合征），Alagille 综合征（AGS）包括婴儿早期的黄疸、特殊面容、蝶椎、眼异常和广泛的心血管畸形，其中最常见的是肺动脉分支狭窄或发育不全。高达75%的 AGS 患者存在编码 NOTCH 受体配体的 jagged1（*JAG1*）基因突变，该综合征表现少数特征的患者也可能存在该突变[21-22]。2002年，McElhinney 等回顾了200例 Alagille 综合征或 *JAG1* 突变患者的心脏表

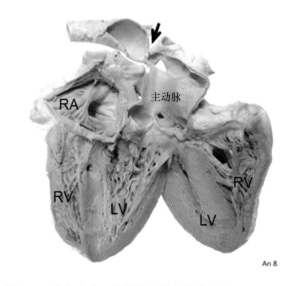

图41.1　左心室（LV）沿流出道和主动脉瓣纵向打开。可见主动脉瓣二瓣化伴升主动脉扩张和缩窄（箭头），其中主动脉弓变窄。RA，右心房；RV，右心室（Leon Gerlis Museum，Royal Brompton Hospital，London，UK）

型[23]。其中 2 例先证者的主动脉瓣二瓣化畸形为原发性心血管畸形，另外 2 例为继发性病变，其中 3 例主动脉瓣二瓣化畸形患者存在 JAG1 突变。4 例受试者中也发现主动脉缩窄，其中 2 例发现了 JAG1 突变。文献报道了 Alagille 综合征患者的全身血管畸形，包括颅内动脉瘤以及胸主动脉和腹主动脉缩窄，后者存在 JAG1 突变[24-25]。体外模型以及动物研究表明 jagged1 可促成血管生成，而小鼠 JAG1 基因的破坏可引起致命的弥漫性出血[26-27]。

值得注意的是，11.6% 的临床诊断为 Williams-Beuren 综合征的患者也存在二叶型主动脉瓣[28]。2003 年，Sugayama 等采用荧光原位杂交（FISH）方法检测到了 20 例 Williams-Beuren 综合征患者弹性蛋白基因的微小缺失[29]。所有 FISH 阳性患者（85%）均伴有心血管畸形，其中 18% 患有主动脉瓣二瓣化畸形和主动脉瓣上狭窄。主动脉瓣二瓣化畸形合并主动脉缩窄的另一种综合征是 Kabuki 综合征，其特征是婴儿期的特殊面容、智力迟钝、骨骼异常和复发性中耳炎。先天性心脏病变存在于 31%～58% 的患者，其中主动脉缩窄常见[30-31]。最近一项对 10 例无亲缘关系的 Kabuki 综合征患者队列进行外显子组测序的研究，在 90% 的病例中鉴定出 MLL2（骨髓/淋巴或混合谱系白血病 2）的功能丧失突变，并进一步在重复队列中靶向测序发现 60% 的患者存在其他突变[32]。值得注意的是，最初研究的 10 例受试者中有 4 例患有主动脉缩窄，包括 3 例同时伴有主动脉瓣二瓣化畸形的患者。MLL2（也称为 KMT2D）编码组蛋白甲基转移酶赖氨酸（K）特异性甲基转移酶 2D，可调节多种基因的转录，其功能缺失的小鼠表现出细胞凋亡的增加和发育迟缓[33-34]。

心脏同源框基因 NKX2-5 在心脏发育中起主要作用，该基因突变与一系列心脏畸形相关[35-37]。在具有锥体动脉异常、左侧病变、房间隔缺损和 Ebstein 异常的 608 例受试者中对 NKX2-5 进行靶向测序，从 3% 的研究人群中鉴定出 12 个不同的突变，包括 1 例主动脉缩窄患者[38]。此外，之前的小鼠研究表明，杂合 Nkx2-5 消融可导致狭窄主动

脉瓣二瓣化畸形的患病率增加 8 倍[35]。根据这些发现，Majumdar 等对 19 例主动脉瓣二瓣化畸形和升主动脉瘤患者进行了 NKX2-5 基因蛋白编码序列的靶向突变分析[39]。实验人员从外周血白细胞和患者主动脉组织中提取 DNA，将具有正常主动脉瓣和只有升主动脉瘤的 3 例受试者用作对照。白细胞 DNA 的序列分析显示在 4 例主动脉瓣二瓣化畸形和 2 例对照受试者中，与外显子 2 相邻的 3' 非翻译区中存在单个已知的多态性改变。主动脉组织样品的 DNA 测序在 6 例主动脉瓣二瓣化畸形和 1 例对照受试者中检测到相同的多态性。有趣的是，在 4 例主动脉瓣二瓣化畸形患者中（无对照组受试者），突变仅存在于从主动脉组织提取的 DNA 中，表明在主动脉生成过程中发生了体细胞获得性突变和克隆扩增。

骨形态发生蛋白（BMP）信号传导在心脏形态发生中也具有关键作用，BMP 基因异常的小鼠会发生心脏垫发育不良[40-41]。SMAD 家族成员 6（SMAD6）是 BMP 通路的重要细胞内抑制因子，该基因异常会导致小鼠心脏瓣膜缺陷和主动脉骨化[42]。最近在 436 例具有广泛先天性心脏病病变的个体中发现了 SMAD6 基因的非同义突变，其中 2 例具有主动脉瓣二瓣化畸形：一个是患有主动脉瓣狭窄、缩窄和钙化的 30 岁男性，另一个是主动脉瓣中度狭窄的婴儿[43]。在另一项对患有严重先天性心脏病的 362 例亲代加后代进行外显子组测序的研究中，与对照组相比，先天性心脏病患者中心脏高表达（HHE）基因的新突变显著升高[44]。在上述研究人群中，10% 有主动脉缩窄，11% 有主动脉瓣二瓣化畸形，4% 有非主动脉瓣二瓣化畸形的主动脉瓣狭窄。该研究最有趣的基因之一是 H3K4me，一种涉及关键发育基因激活的表观遗传标记。参与 H3K4me 通路的基因突变占 HHE 基因组中致病突变的 27%，例如上述左心室流出道阻塞性病变患者中存在的基因突变包括 MLL2（移码突变）、编码赖氨酸（K）-特异性脱甲基酶 5A 的 KDM5A（错义突变）和编码泛素特异性肽酶 44 的 USP44（错义突变）。

41.5　主动脉弓离断

主动脉弓离断（IAA）占所有先天性心脏缺陷的 0.2%～1.4%，并且通常合并其他心脏病变，如室间隔缺损、动脉导管未闭、主动脉瓣二瓣化畸形、永存动脉干，以及完全性大动脉转位[45-46]。IAA 可发生在眼缺损、心脏病、先天性后鼻孔闭锁、发育迟缓和（或）中枢神经系统异常、生殖器发育不全和耳畸形和（或）耳聋（CHARGE）综合征中，在携带致病性 CHD7 突变的 CHARGE 综合征人群中发病率为 3/299[47]。然而，其最常合并于 22q11 缺失综合征，而且其中 50% 的 IAA 患者缺失检测为阳性[48]。

22q11 缺失综合征具有广泛的临床特征，包括 DiGeorge 表型和腭-心-面综合征（DGS/VCFS）表型[49]。该综合征可表现为心血管缺陷、低钙血症、免疫缺陷、面部畸形和学习困难。常见的相关心脏畸形包括法洛四联症、IAA 和永存动脉干[50]。大多数 DGS/VCFS 患者为半合子，存在 1.5～3.0 Mb 包含多达 40 个基因的 22q11.2 缺失，包括 TBX（T-box）1，TBX1 无义突变的杂合小鼠存在圆锥动脉干缺陷[51-52]。有趣的是，22q11 缺失的发生率在不同类型的 IAA 之间存在显著差异，大约一半的 B 型患者（左颈动脉和左锁骨下动脉之间中断）存在缺失，而 A 型患者（左锁骨下动脉远端中断）均没有缺失，这提示两者存在不同的病理机制[48, 53]。

41.6　肺动脉狭窄

先天性肺动脉狭窄可以单独发生（图 41.2），也可以合并其他先天性心脏病，如法洛四联症，或作为心脏受累的遗传综合征的一部分。后者的一个典型例子是 Noonan 综合征，它是继 21 三体综合征后引起先天性心脏病的第二常见综合征[54]。Noonan 综合征是常染色体显性遗传，可影响多个系统，包括肾和血液系统异常、发育迟缓、身材矮小和特殊面容。高达 60% 的患者同时患有其他相关心脏病，包括肥厚型心肌病、室间隔和房间隔缺损、主动脉和二尖瓣病变以及主动脉缩窄[55]。

Noonan 综合征与编码 SHP-2 的 PTPN11 基因突变有关，SHP-2 是一种蛋白酪氨酸磷酸酶，在半月瓣发生中具有信号传导作用[56]。Noonan 综合征中 PTN11 突变的患病率约为 50%，受影响的患者肺动脉狭窄的发生率显著增高，肥厚型心肌病的发生率较低[57]。PTPN11 基因属于 Ras-/ 丝裂原活化蛋白激酶（MAPK）信号通路，其中许多其他基因与 Noonan 综合征有关[55]。Ras/MAPK 是公认的信号传导通路，通过细胞质中的一系列磷酸化过程，导致激活的 ERK（细胞外信号调节激酶）进入细胞核并对初始刺激产生适当的反应。Noonan 综合征引起的基因突变通常通过 Ras/MAPK 通路增强信号传导，其中大约 10% 的病例是 SOS1 突变，另有 10% 的病例是 v-raf-1 鼠白血病病毒致癌基因同源物 1（RAF1）突变[55]。表型关联分析发现具有 SOS1 突变的患者房间隔缺损发生率较低，且 RAF1 突变的患者肥厚型心肌病发生率较高[55]。

在一项荷兰基因型-表型研究中，对 33 例临床诊断为 Noonan 综合征且 PTPN11 突变检测呈阴性的患者的研究表明，42% 存在参与 RAS 病变的基因突变的患者心脏缺陷患病率（79% vs. 56%）和肺动脉狭窄患病率（69% vs. 39%）均高于突

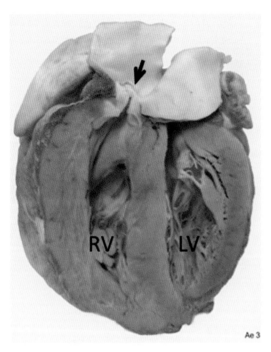

图 41.2　经右心室流出道纵向切开的心脏。 可见变厚的圆顶形肺动脉瓣（箭头）导致肺动脉狭窄，血流通过一个小孔流动导致右心室壁显著肥大。RV, 右心室；LV, 左心室（Leon Gerlis Museum, Royal Brompton Hospital, London, UK）

变阴性患者[58]。具有遗传异质性的 Noonan 综合征在临床上与许多其他 Ras/MAPK 通路综合征重叠，如心-面-皮肤（CFC 综合征）、多发性黑子（也称为 LEOPARD 综合征）和 Costello 综合征。最近的系统综述表明，Costello 综合征（HRAS）中肺动脉狭窄的发生率相对较低（20%）且无进展性表现，CFC 综合征（BRAF）和合并多发性黑子的 Noonan 综合征（PTPN11）中发生率约为40%[59]。在另一种 RAS 病变神经纤维瘤病 1 型（NF1）中，肺动脉狭窄发生率为 1.1%，是神经纤维瘤病 1 型 -Noonan 综合征（NFNS）患者患病率的 20 倍，其中大多数仅有 NF1 基因突变。重要的是，新的基因型-表型相关性表明非截短的NF1 基因突变与 NF1 和 NFNS 中的肺动脉狭窄相关[60]。

肺动脉狭窄也可以以罕见的家族性和综合征形式发生。如 Holt-Oram 综合征（一种罕见的心脏-手综合征），其特征是 TBX5 转录因子的突变。在一个携带 TBX5 拷贝数突变并且与疾病表型分离的五代家族中，报道了房间隔缺损和传导障碍等常见心脏相关缺陷，还报道了少量不典型的肺动脉狭窄[61]。有趣的是，已知 TBX5 可与转录因子 GATA4（GATA 结合蛋白 4）相互作用，越来越多的家族性研究报告 GATA4 突变与房间隔缺损和肺动脉狭窄分离有关[62-64]。

结　论

虽然越来越多的证据表明遗传因素会导致涉及瓣膜和大动脉的流出道畸形，但鉴于心脏区域的遗传易感性，还必须考虑其他因素，尤其是血流动力学因素。单独发生和综合征形式发生都可能存在影响流出道瓣膜和动脉部分的共同致病基因。临床血流动力学 / 影像学和生物学 / 遗传学研究相结合将有助于区分遗传学因素起主导作用的疾病，并推动临床管理的进一步发展。

参考文献

[1] Armstrong EJ，Bischoff J（2004）Heart valve development：endothelial cell signaling and differentiation. Circ Res 95：459-470

[2] Garg V（2006）Molecular genetics of aortic valve disease. Curr Opin Cardiol 21：180-184

[3] Bella JN，Tang W，Kraja A et al（2007）Genome-wide linkage mapping for valve calcification susceptibility loci in hypertensive sibships：the Hypertension Genetic Epidemiology Network Study. Hypertension 49：453-460

[4] Probst V，Le Scouarnec S，Legendre A et al（2006）Familial aggregation of calcific aortic valve stenosis in the western part of France. Circulation 113：856-860

[5] Otto CM（2002）Calcification of bicuspid aortic valves. Heart 88：321-322

［6］Garg V，Muth AN，Ransom JF et al（2005）Mutations in NOTCH1 cause aortic valve disease. Nature 437：270-274

［7］Niessen K，Karsan A（2008）Notch signaling in cardiac development. Circ Res 102：1169-1181

［8］Mohamed SA，Aherrahrou Z，Liptau H et al（2006）Novel missense mutations（p. T596M and p. P1797H）in NOTCH1 in patients with bicuspid aortic valve. Biochem Biophys Res Commun 345：1460-1465

［9］Merla G，Brunetti-Pierri N，Piccolo P et al（2012）Supravalvular aortic stenosis：elastin arteriopathy. Circ Cardiovasc Genet 5：692-69641 Human Genetics of Semilunar Valve and Aortic Arch Anomalies 510

［10］Pober BR，Johnson M，Urban Z（2008）Mechanisms and treatment of cardiovascular disease in Williams-Beuren syndrome. J Clin Invest 11：1606-1615

［11］Urban Z，Zhang J，Davis EC et al（2001）Supravalvular aortic stenosis：genetic and molecular dissection of a complex mutation in the elastin gene. Hum Genet 109：512-520

［12］Mitchell SC，Korones SB，Berendes HW（1971）Congenital heart disease in 56，109 births. Incidence and natural history. Circulation 43：323-332

［13］Rosenthal E（2005）Coarctation of the aorta from fetus to adult：curable condition or lifelong disease process? Heart 91：1495-1502

［14］Braverman AC，Guven H，Beardslee MA et al（2005）The bicuspid aortic valve. Curr Probl Cardiol 30：470-522

［15］Prapa M，Ho SY（2012）Risk stratification in bicuspid aortic valve disease：still more work todo. Eur J Cardiothorac Surg 41：327-328

［16］Ho VB，Bakalov VK，Cooley M et al（2004）Major vascular anomalies in Turner syndrome：prevalence and magnetic resonance angiographic features. Circulation 110：1694-1700

［17］Bondy C，Bakalov VK，Cheng C et al（2013）Bicuspid aortic valve and aortic coarctation are linked to deletion of the X chromosome short arm in Turner syndrome. J Med Genet 50：662-665

［18］Loffredo CA，Chokkalingam A，Sill AM et al（2004）Prevalence of congenital cardiovascular malformations among relatives of infants with hypoplastic left heart，coarctation of the aorta，and d-transposition of the great arteries. Am J Med Genet A 124A：225-230

［19］Loscalzo ML，Goh DL，Loeys B et al（2007）Familial thoracic aortic dilation and bicommissural aortic valve：a prospective analysis of natural history and inheritance. Am J Med GenetA 143A：1960-1967

［20］Kappetein AP，Gittenberger-de Groot AC，Zwinderman AH et al（1991）The neural crest as apossible pathogenetic factor in coarctation of the aorta and bicuspid aortic valve. J Thorac Cardiovasc Surg 102：830-836

［21］Spinner NB，Colliton RP，Crosnier C et al（2001）Jagged1 mutations in alagille syndrome. Hum Mutat 17：18-33

［22］Colliton RP，Bason L，Lu FM et al（2001）Mutation analysis of Jagged1（JAG1）in Alagille syndrome patients. Hum Mutat 17：151-152

［23］McElhinney DB，Krantz ID，Bason L et al（2002）Analysis of cardiovascular phenotype and genotype-phenotype correlation in individuals with a JAG1 mutation and/or Alagille syndrome. Circulation 106：2567-2574

［24］Raas-Rothschild A，Shteyer E，Lerer I et al（2002）Jagged1 gene mutation for abdominal coarctation of the aorta in Alagille syndrome. Am J Med Genet A 112：75-78

［25］Kamath BM，Spinner NB，Emerick KM et al（2004）Vascular anomalies in Alagille syndrome：a significant cause of morbidity and mortality. Circulation 109：1354-1358

［26］Zimrin AB，Pepper MS，McMahon GA et al（1996）An antisense oligonucleotide to the notch ligand jagged enhances fibroblast growth factor-induced angiogenesis in vitro. J Biol Chem 271：32499-32502

［27］Xue Y，Gao X，Lindsell CE et al（1999）Embryonic lethality and vascular defects in mice lacking the Notch ligand Jagged1. Hum Mol Genet 8：723-730

［28］Hallidie-Smith KA，Karas S（1988）Cardiac anomalies in Williams-Beuren syndrome. Arch Dis Child 63：809-813

［29］Sugayama SM，Moises RL，Wagenfur J et al（2003）Williams-Beuren syndrome：cardiovascular abnormalities in 20 patients diagnosed with fluorescence in situ hybridization. Arq Bras Cardiol 81：462-473

［30］Hughes HE，Davies SJ（1994）Coarctation of the aorta in Kabuki syndrome. Arch Dis Child 70：512-514

［31］Digilio MC，Marino B，Toscano A et al（2001）Congenital heart defects in Kabuki syndrome. Am J Med Genet A 100：269-274

［32］Ng SB，Bigham AW，Buckingham KJ et al（2010）Exome sequencing identifies MLL2 mutations as a cause of Kabuki syndrome. Nat Genet 42：790-793M. Prapa and S.Y. Ho511

［33］Issaeva I，Zonis Y，Rozovskaia T et al（2007）

先天性心脏病——临床特征、人类遗传学和分子通路

Knockdown of ALR（MLL2）reveals ALR target genes and leads to alterations in cell adhesion and growth. Mol Cell Biol 27：1889-1903

[34] Glaser S，Schaft J，Lubitz S et al（2006）Multiple epigenetic maintenance factors implicated by the loss of Mll2 in mouse development. Development 133：1423-1432

[35] Biben C，Weber R，Kesteven S et al（2000）Cardiac septal and valvular dysmorphogenesis in mice heterozygous for mutations in the homeobox gene Nkx2-5. Circ Res 87：888-895

[36] Schott JJ，Benson DW，Basson CT et al（1998）Congenital heart disease caused by mutations in the transcription factor NKX2-5. Science 281：108-111

[37] Benson DW，Silberbach GM，Kavanaugh-McHugh A et al（1999）Mutations in the cardiac transcription factor NKX2-5 affect diverse cardiac developmental pathways. J Clin Invest104：1567-1573

[38] McElhinney DB，Geiger E，Blinder J et al（2003）NKX2.5 mutations in patients with congenital heart disease. J Am Coll Cardiol 42：1650-1655

[39] Majumdar R，Yagubyan M，Sarkar G et al（2006）Bicuspid aortic valve and ascending aorticaneurysm are not associated with germline or somatic homeobox NKX2-5 gene polymorphism in 19 patients. J Thorac Cardiovasc Surg 131：1301-1305

[40] Gaussin V，Van de Putte T，Mishina Y et al（2002）Endocardial cushion and myocardial defects after cardiac myocyte-specific conditional deletion of the bone morphogenetic protein receptorALK3. Proc Natl Acad Sci USA 99：2878-2883

[41] Kim RY，Robertson EJ，Solloway MJ（2001）Bmp6 and Bmp7 are required for cushion formation and septation in the developing mouse heart. Dev Biol 235：449-466

[42] Galvin KM，Donovan MJ，Lynch CA et al（2000）A role for smad6 in development and homeostasis of the cardiovascular system. Nat Genet 24：171-174

[43] Tan HL，Glen E，Topf A et al（2012）Nonsynonymous variants in the SMAD6 gene predispose to congenital cardiovascular malformation. Hum Mutat 33：720-727

[44] Zaidi S，Choi M，Wakimoto H et al（2013）De novo mutations in histone-modifying genes in congenital heart disease. Nature 498：220-223

[45] Powell CB，Stone FM，Atkins DL et al（1997）Operative mortality and frequency of coexistent anomalies in interruption of the aortic arch. Am J Cardiol 79：1147-1148

[46] Gruber PJ，Epstein JA（2004）Development gone awry：congenital heart disease. Circ Res 94：273-283

[47] Corsten-Janssen N，Kerstjens-Frederikse WS，du Marchie Sarvaas GJ et al（2013）The cardiac phenotype in patients with a CHD7 mutation. Circ Cardiovasc Genet 6：248-254

[48] Goldmuntz E，Clark BJ，Mitchell LE et al（1998）Frequency of 22q11 deletions in patients with conotruncal defects. J Am Coll Cardiol 32：492-498

[49] Ryan AK，Goodship JA，Wilson DI et al（1997）Spectrum of clinical features associated with interstitial chromosome 22q11 deletions：a European collaborative study. J Med Genet 34：798-804

[50] Marino B，Digilio MC，Toscano A et al（2001）Anatomic patterns of conotruncal defects associated with deletion 22q11. Genet Med 3：45-48

[51] Gao S，Li X，Amendt BA（2013）Understanding the role of Tbx1 as a candidate gene for22q11.2 deletion syndrome. Curr Allergy Asthma Rep 13：613-621

[52] Merscher S，Funke B，Epstein JA et al（2001）TBX1 is responsible for cardiovascular defectsin velo-cardio-facial/DiGeorge syndrome. Cell 104：619-629

[53] Marino B，Digilio MC，Persiani M et al（1999）Deletion 22q11 in patients with interrupted aortic arch. Am J Cardiol 84：360-361

[54] Marino B，Digilio MC，Toscano A et al（1999）Congenital heart diseases in children with Noonan syndrome：an expanded cardiac spectrum with high prevalence of atrioventricular canal. J Pediatr 135：703-706

[55] Roberts AE，Allanson JE，Tartaglia M et al（2013）Noonan syndrome. Lancet 381：333-342

[56] Tartaglia M，Mehler EL，Goldberg R et al（2001）Mutations in PTPN11，encoding the protein tyrosine phosphatase SHP-2，cause Noonan syndrome. Nat Genet 29：465-468

[57] Tartaglia M，Kalidas K，Shaw A et al（2002）PTPN11 mutations in Noonan syndrome：molecular spectrum，genotype-phenotype correlation，and phenotypic heterogeneity. AmJ Hum Genet 70：1555-1563

[58] Croonen EA，Nillesen W，Schrander C et al（2013）Noonan syndrome：comparing mutation positive with mutation-negative dutch patients. Mol Syndromol 4：227-234

[59] Lin AE，Alexander ME，Colan SD et al（2011）Clinical，pathological，and molecular analyses of cardiovascular abnormalities in Costello syndrome：a

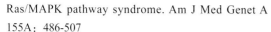
Ras/MAPK pathway syndrome. Am J Med Genet A 155A：486-507

［60］Ben-Shachar S，Constantini S，Hallevi H et al（2013）Increased rate of missense/in-frame mutations in individuals with NF1-related pulmonary stenosis：a novel genotype-phenotype correlation. Eur J Hum Genet 21：535-539

［61］Patel C，Silcock L，McMullan D et al（2012）TBX5 intragenic duplication：a family with an atypical Holt-Oram syndrome phenotype. Eur J Hum Genet 20：863-869

［62］Xiang R，Fan LL，Huang H et al（2014）A novel mutation of GATA4（K319E）is responsible for familial atrial septal defect and pulmonary valve stenosis. Gene 534：320-323

［63］Garg V，Kathiriya IS，Barnes R et al（2003）GATA4 mutations cause human congenital heart defects and reveal an interaction with TBX5. Nature 424：443-447

［64］Okubo A，Miyoshi O，Baba K et al（2004）A novel GATA4 mutation completely segregated with atrial septal defect in a large Japanese family. J Med Genet 41：e97

42 半月瓣和主动脉弓畸形的分子通路及动物模型

Amy-Leigh Johnson，Simon D. Bamforth

蒋浩斌 译 储庆 陈子维 校 胡盛寿 审

目录

摘要

脊椎动物的大动脉起自咽弓动脉，并能将血液从心脏输送到全身。在高等脊椎动物中，咽弓动脉是一系列对称的血管，在发育过程中迅速重塑，成为从左心室经流出道输送含氧血液的不对称主动脉弓动脉。在主动脉和肺动脉干的基底部是动脉瓣或半月瓣。这些瓣膜各有三个小叶，可防止血液回流到心脏。主动脉弓和瓣膜发育异常可能导致心血管缺陷，且这些缺陷可能由基因突变导致。在本章中，我们将总结影响大动脉和动脉瓣膜的心血管缺陷的基因突变模型。

42.1 引 言

人类心脏的大动脉起源于咽弓动脉（PAA）[1-2]。PAA 在早期胚胎发育过程中从头侧到尾侧对称且按照顺序形成，并在胚胎发育约 3 周的时间内快速重塑形成不对称大动脉，即主动脉、颈动脉和锁骨下动脉。最初，PAA 来自内皮细胞前体并形成被称为咽弓动脉 1～4 和 6 的五对血管。前两对 PAA（1 和 2）的早期退化有助于颌内的血管丛成形。成熟主动脉、颈动脉和锁骨下动脉形成的不对称重塑过程涉及第 3、4 和 6 对 PAA。位于右侧和左侧的第三个 PAA 作为颈内动脉主干和部分颈总动脉持续存在。第四个 PAA 在右侧

作为锁骨下动脉的近端区域持续存在，而在左侧其发育为左颈总动脉和左锁骨下动脉起源之间的成熟主动脉弓的部分。右侧第六个 PAA 退化，而左侧第六个 PAA 形成动脉导管。

每个 PAA 都位于咽弓内，其作为临时结构对于下颌、耳部、喉部和腺体软骨发育很重要[3]。咽弓的外侧由外胚层界定，内侧由内胚层界定，内部是由神经嵴衍生的间充质包围的中胚层核心。神经嵴细胞（NCC）将分化成围绕弓动脉的平滑肌细胞，并迁移到流出道将单个血管分隔成主动脉和肺动脉干。许多分子通路在 PAA 正确发育为

大动脉的过程中发挥重要作用。

半月瓣（也称为动脉瓣）位于主动脉和肺动脉干的基底部，由三个小叶组成，主要作用是在心室舒张时防止血液回流进入心脏。PAA 会发育成动脉干的心包外组分，第二生心区来源的流出道是心包内组分，动脉瓣位于这两个组分的交界处[4]。只发育出两个主动脉瓣叶被称为主动脉瓣二瓣化畸形。该畸形可导致血液从主动脉反流回心室，是最常见的先天性心脏病。虽然这可能是一种轻微的表型，并且在出生时和儿童时期通常无症状，但普遍认为它会使受影响的个体在以后的生活中易患更严重的心脏病[5]。

动物模型可用于研究单个基因在动脉瓣和 PAA 形成和重塑过程中的作用。小鼠心血管的发育与人类非常相似，尽管其速度更快（小鼠的总妊娠时间约为 19 天）。此外，目前的研究认为小

鼠的遗传修饰是一个相对简单的过程。鸡也是研究 PAA 发育的理想动物模型，因为它与哺乳动物有许多相似之处，尽管主动脉弓动脉的发育有所不同；鸡有一个右侧主动脉弓，每侧有两条头臂动脉和一条动脉导管。通过蛋壳上的窗口，人们可以直接使用化学或遗传物质来改变鸡胚的发育。斑马鱼也被用作研究 PAA 形成，因为它可受遗传操控，但在进化上越原始，咽弓动脉就更易保持成对的对称性血管，而不像哺乳动物那样发生重塑。

在本章中，我们将综述已知在大动脉和动脉瓣的形成和发展中发挥作用的多种分子通路，主要集中在小鼠模型和对模型的遗传或化学修饰上，以及该通路缺陷所导致的主要先天性缺陷，包括主动脉弓离断（IAA）、右锁骨下动脉异常（A-RSA）、主动脉缩窄、主动脉瓣二瓣化畸形、主动脉和肺动脉狭窄。

42.2　主动脉弓畸形

对包括主动脉弓动脉在内的心血管缺陷的转基因小鼠模型的综述表明，来自不同分子通路的

许多基因可导致类似的心脏缺陷（表 42.1）。

表 42.1　突变影响咽弓动脉发育进而导致主动脉弓离断和右锁骨下动脉畸形的基因

分类	基因
转录因子	*Cited2*、*Eya1*、*Foxc1*、*Foxc2*、*Gata3*、*Gata6*、*Gbx2*、*Hand2*、*Pbx1*、*Prdm1*、*Prdm3*、*Prrx1*、*Prrx2*、*Tbx1*、*Tcfap2a*、*Zic3*
信号分子	*Notch*、*Rara*、*Rarb*、*Scrib*、*Sema3c*
生长因子	*Fgf8*、*Tgfb2*、*Vegfa*
蛋白结合	*Bmp4*、*Chrd*、*Crkl*、*Edn1*、*Ednra*、*Flna*、*Ltbp1L*、*Vangl2*
受体	*Acvr1*、*Bmpr2*、*Folr1*、*Pdgfra*、*Plxnd1*、*Tgfbr2*
酶	*Aldh1a2*、*Chd7*、*Ece1*

上述基因突变也会导致其他先天性心血管畸形（如永存动脉干，见第 48 章）

42.3　T-Box 1

T-box 1（*TBX1*）与 22q11 缺失综合征（22q11DS，也称为 DiGeorge 综合征、腭-心-面综合征或

Shprintzen 综合征）有关[6-8]。虽然临床罕见，但 50% 的 IAA 病例中有这种综合征[9]。*Tbx1* 纯合

突变的转基因小鼠会因永存动脉干（PTA）在围产期死亡。然而，缺乏 Tbx1 中一个拷贝（即杂合子，Tbx1$^{+/-}$）的小鼠通常是健康和可育的，但一部分小鼠确实表现出由第四个 PAA 发育缺陷如 IAA（致死性）和 A-RSA（可能可以耐受）（图 42.1）。这种杂合表型使得 Tbx1$^{+/-}$ 小鼠成为 22q11 缺失综合征的相对理想的临床模型，并且转基因胚胎可用以研究 PAA 形态发生的组织特异性。通过使用叉头框 G1/Cre 酶重组酶（Foxg1Cre）转基因小鼠从第二生心区、中胚层、外胚层和内胚层中去除 Tbx1 可引起第四个 PAA 的发育不全[11]。由于中胚层后部同源物 1（Mesp1）-Cre 转基因小鼠敲除中胚层的 Tbx1 不会导致 PAA 缺陷，这似乎排除了中胚层中的 Tbx1 对第四个 PAA 形态发生的作用[11]。另一个证据是，利用成纤维细胞生长因子（Fgf）15-Cre 和增强子结合蛋白 2α（AP-2α）-IRESCre 敲除咽部上皮也会导致第四个 PAA 畸形[11]。IRES 是一种含有 Cre 重组酶编码序列和内部核糖体的靶向盒。

在斑马鱼中，DNA 损伤剂 ENU（N-乙基-N-亚硝基脲）可以导致 tbx1 等位基因突变[12-13]。两个突变的等位基因导致 tbx1 功能完全丧失。这些 tbx1 突变斑马鱼耳囊泡变小且后咽弓分离畸形。虽然小鼠或人类的 PAA 会进行不对称重塑，但斑马鱼的 4 个后部 PAA 会持续存在到成年期，并且只有 2 个前部 PAA 被重塑[14]。然而，在所有 tbx1 突变体幼年期，PAA 的数量大大减少，仅形成一个或两个能够运输血液的 PAA。与 Tbx1 缺失的小鼠模型相似，神经嵴畸形继发于内胚层畸形[12]。斑马鱼中通过注射吗啉代同时敲低 tbx1 和 vegfa 基因表明两者之间存在遗传相互作用[15]。

微阵列分析或在体遗传相互作用研究已经发现了 Tbx1 的直接靶点。例如，Tbx1 突变胚胎组织与野生型对照的微阵列比较分析发现了许多潜在的 Tbx1 下游靶点[16-17]，但是并非所有靶点的突变都会直接影响 PAA 的发育。体内研究表明，Tbx1 与许多其他基因和通路存在上位效应或遗传相互作

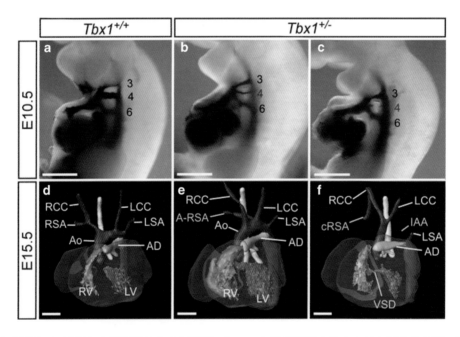

图 42.1 *Tbx1* 杂合子（*Tbx1*$^{+/-}$）小鼠胚胎的心血管畸形。（a～c）将印度墨水注入 E10.5 胚胎的心脏。（a）野生型胚胎（*Tbx1*$^{+/+}$）存在三个双侧对称的咽弓动脉（PAA）（编号 3、4 和 6），它们完全被墨水所填充。（b，c）在 *Tbx1*$^{+/-}$ 胚胎中，第四个咽弓动脉（PAA）可能是发育不全（b）或无墨水填充（c），表明该 PAA 未能正确形成。（d～f）来自 E15.5 胚胎 MRI 数据集的三维重建[10]。（d）到 E15.5，心脏及其相关的大血管已发育成熟。（e,f）*Tbx1*$^{+/-}$ 胚胎的心脏出现大动脉畸形，与第四个 PAA 无法正确形成有关：A-RSA（e）和 IAA（f），在这种情况下伴有颈部来源的右锁骨下动脉（cRSA）和室间隔缺损。A，主动脉；AD，动脉导管；IAA，主动脉弓离断；LCC，左颈总动脉；LSA，左锁骨下动脉；LV，左心室；RCC，右颈总动脉；RSA，右锁骨下动脉；RV，右心室。比例尺：500 μm

用、包括骨形态发生蛋白（*Bmp*）-*Smad* 通路[18]、染色质解旋酶 DNA 结合蛋白 7（*Chd7*）[19]、V-Crk 禽肉瘤病毒 CT10 致癌基因同源样（*Crkl*）[20]、*Fgf8*[21]、*Fgf-Six* 同源框 1（*Six1*）信号通路[22]、原肠胚脑形成同源框 2（*Gbx2*）[23]、hes 家族 bHLH 转录因子 1（*Hes1*）[24]、配对样同源域 2（*Pitx2*）[25]、PR 域包含 1（*Prdm1*）[26]、SMAD 家族成员（*Smad*）7[27] 和 *Wnt5a* 信号通路[28]。

42.4　成纤维细胞生长因子 8

如上所述，*Fgf8* 与 *Tbx1* 处于信号通路的上游位置。*Fgf8* 是 PAA 发育中的重要信号传导因子，*Fgf8* 基因在咽弓区的外胚层和内胚层中表达。*Fgf8* 突变的小鼠会在胚胎发育早期死亡[29]，但表达 *Fgf8* 亚效等位基因的小鼠表现为 IAA、RAA（右主动脉弓）和 A-RSA，以及其他心内和流出道畸形，如永存动脉干和右心室双出口（DORV）[30-31]。与 *Tbx1* 杂合子相比，*Tbx1* 和 *Fgf8* 双重杂合子的小鼠具有更高的第四个 PAA 畸形的外显率，即 B 型 IAA、RAA、A-RSA 和颈部来源的主动脉弓[21]。神经嵴细胞异常可导致第四个 PAA 缺失或发育不良，表明 *Fgf8* 对神经嵴细胞的存活是必需的[30]。有趣的是，*Fgf8* 表达降低后心脏和神经嵴衍生物（*Hand2*）表达增多，表明这两个基因之间存在复杂的调节关系[30]。

咽上皮（外胚层和内胚层）中组织特异性去除 *Fgf8* 表明该基因的外胚层表达在 PAA 发育中非常重要[32]。使用 *AP-2α-IRESCre* 从咽部外胚层去除 *Fgf8* 导致在 E18.5 时第四个 PAA 畸形的外显率为 95%，其中 30% 是 IAA。其他缺陷包括锁骨下动脉畸形、伴或不伴右侧动脉导管的右侧主动脉弓和冠状动脉畸形。总体而言，PAA 畸形的水平反映了亚效突变的水平，表明咽外胚层表达的 *Fgf8* 对第四个 PAA 发育很重要。在这些突变胚胎中，内皮细胞的早期分化和迁移不受影响；然而，这些细胞未能正确组成血管。此外，使用同源框 A3（*Hoxa3*）-IRESCre 从外胚层和内胚层敲除 *Fgf8* 显示出与在外胚层特异性缺失中观察到的 PAA 畸形数量相当。这些突变体除了有主动脉瓣二瓣化畸形，还存在胸腺和甲状旁腺畸形，这表明内胚层的 *Fgf8* 是腺体和瓣膜发育的关键。在第三咽弓间充质及第四和第六咽弓的形成过程中发现了神经嵴细胞的凋亡。*Fgf8* 的外胚层表达似乎对第四咽弓的形成至关重要；然而，在 *Fgf8*；*Hoxa3-IRESCre* 突变体中观察到的畸形可能是同时敲除外胚层和内胚层 *Fgf8* 的结果。在神经嵴细胞分化为血管平滑肌细胞之前，神经嵴衍生的间充质和内皮细胞之间的信号通路是正确形成 PAA 所必需的[32]。

42.5　原肠胚形成脑同源框 2

另一个与 *Tbx1* 相关且作为潜在下游靶点的基因是转录因子原肠胚脑形成同源框 2（*Gbx2*）[16]。*Gbx2* 敲除的小鼠存在一系列心血管畸形，包括 IAA、A-RSA，以及少数流出道畸形，如主动脉骑跨和 DORV[23, 33]。*Tbx1* 敲除表型似乎与 E8.0～E9.5 小鼠胚胎发育中神经嵴细胞迁移受损有关。然而，由于 *Gbx2* 不在神经嵴细胞中表达，因此咽上皮内的 *Gbx2* 表达是激活神经嵴细胞迁移到咽弓所需的信号通路的原因[23]。用 *AP-2α-IRESCre* 从咽外胚层条件性敲除 *Gbx2* 的小鼠胚胎，在 E10.5 胚胎注射墨水后检查发现了与 *Gbx2*−/− 胚胎相同的第四 PAA 畸形。这表明 *Gbx2*

的外胚层表达是 $Gbx2^{-/-}$ 胚胎神经嵴细胞迁移缺陷的关键。同时还可观察到神经嵴细胞流进入咽弓时的融合。Slit 同源物（Slit）/环状轴突导向受体同源物（Robo）通路损坏后也可发现这些畸形，说明它也参与神经嵴细胞向咽弓迁移的调控[23]。

此外，有在体实验证据支持 $Gbx2$ 和 $Tbx1$ 之间潜在的遗传相互作用[23]。E10.5 的双杂合突变体胚胎（即 $Tbx1^{+/-}$；$Gbx2^{+/-}$）观察到的第四 PAA 畸形比 $Tbx1$ 杂合突变体显著增加（即 $Tbx1^{+/-}$；$Gbx2^{+/+}$）。而且，更多的胚胎显示双侧畸形而非单侧。此外，在 $Tbx1^{+/-}$ 突变体胚胎和具有咽外胚层特异性缺失的胚胎中也观察到 $Slit2$ 的表达降低，比在 $Gbx2$ 突变体中观察到的程度更大。这表明 $Tbx1$ 也能够独立调节 $Slit2$，不依赖于 $Gbx2$。

$Gbx2$ 和 $Fgf8$ 之间存在进一步的遗传相互作用。$Gbx2$ 和 $Fgf8$ 的表达模式有重叠，表明这两

个基因可能是相互关联的，尽管 $Gbx2$ 突变体胚胎中 $Fgf8$ 的表达水平没有变化[33]。然而，$Gbx2$ 可以通过 FGF8 异位表达诱导，并且 E8.5 时 $Fgf8$ 低表达胚胎中的 $Gbx2$ 表达在未来第四 PAA 上覆盖的区域中减少。因此，$Gbx2$ 是 $Fgf8$ 信号传导的下游效应子（图 42.2）。复杂突变体胚胎中 PAA 畸形数量的变化也证实了这点。双杂合胚胎（即 $Gbx2^{+/-}$；$Fgf8^{+/-}$）A-RSA 和 RAA 的发生率增加，而在任一单个杂合子中未观察到缺陷。与 $Gbx2^{-/-}$ 胚胎相比，$Gbx2$ 纯合突变和 $Fgf8$ 杂合突变的胚胎（即 $Gbx2^{-/-}$；$Fgf8^{+/-}$）导致 PAA 畸形数量显著增加。这说明 $Tbx1$ 位于 $Fgf8$ 的上游，然后激活 $Gbx2$ 之后使 PAA 正常发育。$Fgf8$ 也可能通过独立控制神经嵴细胞存活而形成 PAA，因为在 $Fgf8$ 突变体中可观察到神经嵴细胞凋亡，但在 $Gbx2$ 缺失胚胎中未观察到[32-33]。

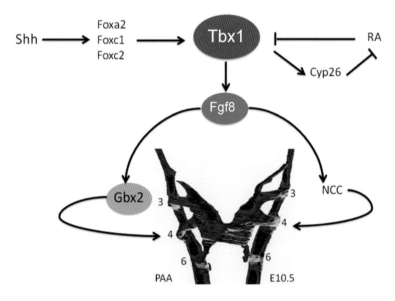

图 42.2 本章讨论的基因的示意图模型及其在调节 *Tbx1* 和第四咽弓动脉（PAA）发育中的作用。Cyp26，细胞色素 P450 家族 26 蛋白；Fgf8，成纤维细胞生长因子 8；Fox，叉头框蛋白；Gbx2，原肠胚脑形成同源框 2；NCC，神经嵴细胞；RA，右心房；Shh，音猬因子；Tbx1，T-box 蛋白 1（引自 [33-34]）

42.6 转化生长因子 β 信号

转化生长因子（TGF）-β 信号传导对于调节基本细胞行为（包括增殖、迁移和凋亡）至关重要，而且在小鼠胚胎发育中也发挥了重要的作用。TGFβ 信号通路由 TGFβ 配体与细胞表面 TGFβ II 型受体（TGFBR2）结合后启动，后者激活 TGFβ 1 型受体 TGFBR1（也称为 ALK5），并使

SMAD2 和 SMAD3 蛋白磷酸化，从而与 SMAD4 作用易位至细胞核以调节下游基因表达。

　　TGFβ2 配体（*Tgfb2*）敲除的转基因小鼠会在围产期死于心血管畸形，包括 IAA 和 A-RSA，以及室间隔缺损、DORV 和永存动脉干[35-36]。该突变引起第四 PAA 的异常细胞凋亡而神经嵴细胞迁移没有任何异常，这可能导致 IAA 表型并导致其神经支配问题[36-37]。TGFβ 受体 *Tgfbr2* 对于胚胎发生至关重要，因为缺乏该基因的小鼠在妊娠中期死亡[38-39]。条件性敲除神经嵴中的 *Tgfbr2* 会导致 IAA[40]。*Ltbp1* 基因可以编码长段的潜在 TGF-β 结合蛋白 1 并且是在细胞外基质中正确储存 TGFβ 配体所必需的，该基因异常也导致胚胎发生 IAA[41]。

　　在非转基因系统中，妊娠小鼠被给予全反式视黄酸后，胎鼠会发生严重的心血管畸形，包括 IAA 和 A-RSA，以及大动脉转位（TGA）和 DORV[42]。有关 TGA 的更多信息见第 36 章。

42.7　主动脉缩窄

　　主动脉缩窄表现为主动脉的一部分变窄进而导致心脏血流受限。这种畸形也在具有心脏和大血管缺陷的小鼠模型中出现，但很少单独出现。在复杂的心血管畸形中更常见。

　　主动脉缩窄见于 22q11 缺失综合征患者，并且在与 *Tbx1* 遗传连锁的小鼠模型中也可观察到缩窄。Shh 在咽内胚层诱导并维持 *Tbx1* 的表达[43]。然而，叉头转录因子 *Foxa2*、*Foxc1* 和 *Foxc2* 可识别并结合 *Tbx1* 启动子中的顺式调控元件，并直接促进 *Tbx1* 表达[44-45]。Tbx1 是 Fox 蛋白的直接转录靶点，其在 Shh 调节 Tbx1 中起中介作用（图 42.2）。*Foxc1* 敲除的小鼠会发生主动脉缩窄及主动脉和肺动脉瓣发育不良，以及 IAA-B 和动脉导管未闭[46]，*Foxc2* 突变的小鼠具有 IAA-A 和 IAA-B[46-47]。IAA 的不同描述反映了离断位置的不同：当左锁骨下动脉远端的主动脉弓被离断时为 A 型，当左颈总动脉和左锁骨下动脉之间的主动脉弓离断时为 B 型，C 型是左右颈总动脉之间不存在主动脉弓。对于 *Foxc1* 和 *Foxc2* 双重杂合的小鼠（即 *Foxc1*[+/−]；*Foxc2*[+/−]）也存在主动脉和肺动脉瓣缩窄和发育不良，并且还具有 IAA-A 和 IAA-B[46]，而单个杂合子则没有。

　　Folr1 是一种叶酸结合蛋白，*Folr1* 敲除的小鼠会因大量细胞死亡而在胚胎发育中期死亡。然而，妊娠女性补充叶酸大大降低了这种早期胚胎的致死率，并使 *Folr1* 缺失小鼠能出生和繁殖[48]。这些 *Folr1* 突变胚胎中的一小部分具有主动脉弓缩窄或 IAA，以及右侧主动脉弓和 A-RSA。动脉导管近端缩窄也可出现在这些胚胎中。

　　在视黄酸受体 α 和 β 双重纯合突变（*Rara*[−/−]；*Rarb*[−/−]）的转基因小鼠中也出现了主动脉缩窄，此外这些小鼠存在永存动脉干、右侧主动脉弓和 A-RSA[49]。此外，敲除 *Vangl2*（一种参与平面细胞极性调节的膜蛋白）和环尾小鼠突变基因的小鼠可死于复杂的心血管畸形，包括导管前缩窄以及 IAA、DORV、室间隔缺损和右侧主动脉弓[50]。

42.8　主动脉瓣二瓣化畸形

　　动脉（半月）瓣组成主动脉和肺动脉干的三个小叶，以防止血液回流到心脏。当仅形成主动脉瓣的两个小叶时，被称为主动脉瓣二瓣化畸形。尽管在患者中经常出现主动脉瓣二瓣化畸形，但在具有心血管畸形的转基因小鼠模型中很少有主动脉瓣二瓣化畸形的描述。这可能是因为小鼠对这种表型有一定抗性，或者更可能的是，由于识别它的技术原因而使报告不足。

转录因子 GATA 结合蛋白（*Gata*）5 是斑马鱼心脏和内胚层发育所必需的[51]。在小鼠中，*Gata5* 在发育的心脏中表达[52]，而 Gata 家族（*Gata4*、*Gata5* 和 *Gata6*）可能在小鼠的内胚层诱导中起作用[53]。*Gata5* 敲除的小鼠胚胎存在主动脉瓣二瓣化畸形[54]，而 *GATA5* 被认为是先天性心脏病的候选修饰基因[55]。

在 X 染色体短臂特异性缺失的 Turner 综合征患者中可见主动脉瓣二瓣化畸形和主动脉缩窄[56]。*USP9X* 是该缺失区域中的一个基因，是一种参与 TGFβ-Smad 信号传导并在心脏中表达的泛素酶。因此，结构相关信号蛋白的 TGFβ 超家族内的基因可能对于动脉瓣的正确形成十分重要。通过激活素 A 受体 I 型（*Acvr1*）的信号传导缺陷小鼠可见主动脉瓣二瓣化畸形[57]。激活素是属于 TGFβ 超家族的生长和分化因子。此外，缺乏骨形态发生蛋白受体 *Bmpr2* 的转基因小鼠会发生动脉瓣缺失、永存动脉干、IAA 和室间隔缺损[58]。该受体的配体是 BMP，它们也是 TGFβ 超家族的成员。缺失 *Adamts5* 的小鼠（具有血小板应答蛋白 1 型基序的解整联蛋白样和金属蛋白酶结构域）会发生黏液性瓣膜病，该疾病的主要特征是动脉瓣增大[59]，这与未切割的多能蛋白聚糖（一种大的硫酸软骨素蛋白多糖）在瓣膜内的积聚有关。*Adamts5* 突变与

Smad2 杂合突变小鼠（即 *Adamts5*⁻/⁻；*Smad2*⁺/⁻）会发生高比例的主动脉瓣二瓣化畸形，合并多能蛋白聚糖切割不足以及 Smad2 磷酸化不足[60]。这表明减少的 TGFβ 信号传导加剧了 *Adamts5* 瓣膜表型。

同源域转录因子 *Pbx1* 敲除的小鼠存在永存动脉干，但其他 Pbx 家族成员 *Pbx2* 和 *Pbx3* 缺失时心血管发育正常[61-62]。然而，这三个基因的复杂等位基因（纯合子和杂合子）揭示了它们在动脉瓣发育中的重要性。三个 Pbx 等位基因的三重杂合小鼠（即 *Pbx1*⁺/⁻；*Pbx2*⁺/⁻；*Pbx3*⁺/⁻）会出现主动脉瓣二瓣化畸形[61]，*Pbx1*⁺/⁻；*Pbx2*⁻/⁻；*Pbx3*⁺/⁻ 胚胎也可出现法洛四联症。

条件性敲除 *Fgf8* 证明该基因与动脉瓣的正确发育有关。中胚层特异性敲除[63]和咽上皮[32]中敲除 *Fgf8* 后也出现主动脉瓣二瓣化畸形。

内皮一氧化氮合酶（*Nos3*）敲除的小鼠有二瓣化畸形，它位于形成连接小叶的非相邻和右冠瓣处[64]。Rho 激酶信号在神经嵴细胞中被特异性破坏后也会出现主动脉瓣二瓣化畸形[65]。

尽管大多数大动脉和瓣膜畸形被认为是遗传问题，但有时也能在野生型动物模型中发现表型。叙利亚仓鼠中看到的主动脉瓣二瓣化畸形就是这种情况[66]。在该模型中，高比例的仓鼠胚胎内出现左右冠瓣融合产生的二瓣化畸形[67]。

42.9　主动脉和肺动脉狭窄

多种转基因小鼠模型中都出现了主动脉和（或）肺流出道的狭窄。这些包括 *Acvr1*[57]、*Hand2*[68]、含有 YRPW 基序 2 的 hes 家族 bHLH 转录因子（*Hey2*）[69]、msh 同源框 1 和 2（*Msx1*；*Msx2*）[70]、*Prdm1*[26] 和转录因子 AP-2α（*Tcfap2a*）[71]。在大多数情况下，狭窄与其他心血管畸形如永存动脉干、IAA、A-RSA、DORV 和室间隔缺损合并出现。大多数基因在神经嵴和第二心脏区域中表达，这些区域的细胞在流出道血管的形成中具有重要作用。

结 论

正如本章所讨论的，许多基因可能在动脉瓣和大动脉的形成和发育中起作用，并且这些基因在动物模型中突变或错误表达时将导致血管和瓣膜缺陷。编码各种转录因子、生长因子和其他类型分子的不同基因在突变时会相互影响进而产生类似的畸形，这说明在功能正常的心血管系统中控制和协调形态发生的遗传网络和信号通路非常复杂。同样令人感兴趣的是第四 PAA 对发育缺陷的明显敏感性，同时也提出了一个问题：为什么该血管特别容易受到遗传或环境的影响，尤其是在影响左侧第四 PAA 时导致的致命性临床意义。对此也出现了各种假说，包括其特定的形态发生特征、重塑期间的血流和基因表达。

参考文献

［1］Gupta SK，Bamforth SD，Anderson RH（2014）How frequent is the fifth arch artery? Cardiol Young 16：1-19

［2］Bamforth SD，Chaudhry B，Bennett M et al（2013）Clarification of the identity of the mammalian fifth pharyngeal arch artery. Clin Anat 26：173-182

［3］Graham A（2003）Development of the pharyngeal arches. Am J Med Genet A 119：251-256

［4］Anderson RH，Chaudhry B，Mohun TJ et al（2012）Normal and abnormal development of the intrapericardial arterial trunks in humans and mice. Cardiovasc Res 95：108-115

［5］Siu SC，Silversides CK（2010）Bicuspid aortic valve disease. J Am Coll Cardiol 55：2789-2800

［6］Jerome LA，Papaioannou VE（2001）DiGeorge syndrome phenotype in mice mutant for the T-box gene，Tbx1. Nat Genet 27：286-291

［7］Lindsay EA，Vitelli F，Su H et al（2001）Tbx1 haploinsufficieny in the DiGeorge syndrome region causes aortic arch defects in mice. Nature 410：97-101

［8］Merscher S，Funke B，Epstein JA et al（2001）TBX1 is responsible for cardiovascular defectsin velo-cardio-facial/DiGeorge syndrome. Cell 104：619-629

［9］Lewin MB，Lindsay EA，Jurecic V et al（1997）A genetic etiology for interruption of the aorticarch type B. Am J Cardiol 80：493-497

［10］Bamforth SD，Schneider JE，Bhattacharya S（2012）High-throughput analysis of mouse embryos by magnetic resonance imaging. Cold Spring Harb Protoc 2012：93-101

［11］Zhang Z，Cerrato F，Xu H et al（2005）Tbx1 expression in pharyngeal epithelia is necessary for pharyngeal arch artery development. Development 132：5307-5315

［12］Piotrowski T，Ahn DG，Schilling TF et al（2003）The zebrafish van gogh mutation disrupts tbx1，which is involved in the DiGeorge deletion syndrome in humans. Development 130：5043-5052

［13］Piotrowski T，Nusslein-Volhard C（2000）The endoderm plays an important role in patterning the segmented pharyngeal region in zebrafish（Danio rerio）. Dev Biol 225：339-356

［14］Isogai S，Horiguchi M，Weinstein BM（2001）The vascular anatomy of the developing zebrafish：an atlas of embryonic and early larval development. Dev Biol 230：278-301

［15］Stalmans I，Lambrechts D，De Smet F et al（2003）VEGF：a modifier of the del22q11（DiGeorge）syndrome? Nat Med 9：173-182

［16］Ivins S，Lammerts van Beuren K，Roberts C et al（2005）Microarray analysis detects differentially expressed genes in the pharyngeal region of mice lacking Tbx1. Dev Biol 285：554-569

［17］Liao J，Aggarwal VS，Nowotschin S et al（2008）Identification of downstream genetic pathways of Tbx1 in the second heart field. Dev Biol 316：524-537

［18］Fulcoli FG，Huynh T，Scambler PJ et al（2009）Tbx1 regulates the BMP-Smad1 pathway in a transcription independent manner. PLoS One 4：e6049

［19］Randall V，McCue K，Roberts C et al（2009）Great vessel development requires biallelic expression of

Chd7 and Tbx1 in pharyngeal ectoderm in mice. J Clin Invest 119：3301-3310

[20] Guris DL, Fantes J, Tara D et al（2001）Mice lacking the homologue of the human 22q11.2 gene CRKL phenocopy neurocristopathies of DiGeorge syndrome. Nat Genet 27：293-298

[21] Vitelli F, Taddei I, Morishima M et al（2002）A genetic link between Tbx1 and fibroblast growth factor signaling. Development 129：4605-4611

[22] Guo C, Sun Y, Zhou B et al（2011）A Tbx1-Six1/Eya1-Fgf8 genetic pathway controls mammalian cardiovascular and craniofacial morphogenesis. J Clin Invest 121：1585-1595

[23] Calmont A, Ivins S, Van Bueren KL et al（2009）Tbx1 controls cardiac neural crest cell migration during arch artery development by regulating Gbx2 expression in the pharyngeal ectoderm. Development 136：3173-3183

[24] van Bueren KL, Papangeli I, Rochais F et al（2010）Hes1 expression is reduced in Tbx1 nullcells and is required for the development of structures affected in 22q11 deletion syndrome. Dev Biol 340：369-380

[25] Nowotschin S, Liao J, Gage PJ et al（2006）Tbx1 affects asymmetric cardiac morphogenesis by regulating Pitx2 in the secondary heart field. Development 133：1565-1573

[26] Vincent SD, Mayeuf-Louchart A, Watanabe Y et al（2014）Prdm1 functions in the mesoderm of the second heart field, where it interacts genetically with Tbx1, during outflow tract morphogenesis in the mouse embryo. Hum Mol Genet 23：5087-5101

[27] Papangeli I, Scambler PJ（2013）Tbx1 genetically interacts with the transforming growth factor- beta/bone morphogenetic protein inhibitor Smad7 during great vessel remodeling. Circ Res 112：90-102

[28] Chen L, Fulcoli FG, Ferrentino R et al（2012）Transcriptional control in cardiac progenitors：Tbx1interacts with the BAF chromatin remodeling complex and regulates Wnt5a. PLoS Genet 8：e1002571

[29] Meyers EN, Lewandoski M, Martin GR（1998）An Fgf8 mutant allelic series generated byCre- and Flp-mediated recombination. Nat Genet 18：136-141

[30] Abu-Issa R, Smyth G, Smoak I et al（2002）Fgf8 is required for pharyngeal arch and cardiovascular development in the mouse. Development 129：4613-4625

[31] Frank DU, Fotheringham LK, Brewer JA et al（2002）

An Fgf8 mouse mutant phenocopies human 22q11 deletion syndrome. Development 129：4591-4603

[32] Macatee TL, Hammond BP, Arenkiel BR et al（2003）Ablation of specific expression domains reveals discrete functions of ectoderm- and endoderm-derived FGF8 during cardiovascular and pharyngeal development. Development 130：6361-6374

[33] Byrd NA, Meyers EN（2005）Loss of Gbx2 results in neural crest cell patterning and pharyngeal arch artery defects in the mouse embryo. Dev Biol 284：233-245A.-L. Johnson and S.D. Bamforth 525

[34] Greulich F, Rudat C, Kispert A（2011）Mechanisms of T-box gene function in the developing heart. Cardiovasc Res 91：212-222

[35] Bartram U, Molin DG, Wisse LJ et al（2001）Double-outlet right ventricle and overriding tricuspid valve reflect disturbances of looping, myocardialization, endocardial cushion differentiation, and apoptosis in TGF-beta（2）-knockout mice. Circulation 103：2745-2752

[36] Molin DG, DeRuiter MC, Wisse LJ et al（2002）Altered apoptosis pattern during pharyngeal arch artery remodeling is associated with aortic arch malformations in Tgf beta2 knock-outmice. Cardiovasc Res 56：312-322

[37] Molin DG, Poelmann RE, DeRuiter MC et al（2004）Transforming growth factor beta-SMAD2 signaling regulates aortic arch innervation and development. Circ Res 95：1109-1117

[38] Larsson J, Goumans MJ, Sjostrand LJ et al（2001）Abnormal angiogenesis but intact hematopoietic potential in TGF-beta type I receptor-deficient mice. EMBO J 20：1663-1673

[39] Oshima M, Oshima H, Taketo MM（1996）TGF-beta receptor type II deficiency results indefects of yolk sac hematopoiesis and vasculogenesis. Dev Biol 179：297-302

[40] Choudhary B, Ito Y, Makita T et al（2006）Cardiovascular malformations with normal smoothmuscle differentiation in neural crest-specific type II TGFbeta receptor（Tgfbr2）mutant mice. Dev Biol 289：420-429

[41] Todorovic V, Frendewey D, Gutstein DE et al（2007）Long form of latent TGF-beta binding protein 1（Ltbp1L）is essential for cardiac outflow tract septation and remodeling. Development 134：3723-3732

[42] Yasui H, Nakazawa M, Morishima M et al（1995）Morphological observations on the pathogenetic process of transposition of the great arteries induced by retinoic

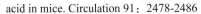

acid in mice. Circulation 91：2478-2486

［43］Garg V，Yamagishi C，Hu T et al（2001）Tbx1，a DiGeorge syndrome candidate gene，is regulated by sonic hedgehog during pharyngeal arch development. Dev Biol 235：62-73

［44］Hu T，Yamagishi H，Maeda J et al（2004）Tbx1 regulates fibroblast growth factors in the anterior heart field through a reinforcing autoregulatory loop involving forkhead transcription factors. Development 131：5491-5502

［45］Yamagishi H，Maeda J，Hu T et al（2003）Tbx1 is regulated by tissue-specific forkhead proteins through a common Sonic hedgehog-responsive enhancer. Genes Dev 17：269-281

［46］Winnier GE，Kume T，Deng K et al（1999）Roles for the winged helix transcription factors MF1 and MFH1 in cardiovascular development revealed by nonallelic noncomplementation ofnull alleles. Dev Biol 213：418-431

［47］Iida K，Koseki H，Kakinuma H et al（1997）Essential roles of the winged helix transcription factor MFH-1 in aortic arch patterning and skeletogenesis. Development 124：4627-4638

［48］Zhu H，Wlodarczyk BJ，Scott M et al（2007）Cardiovascular abnormalities in Folr1 knockout mice and folate rescue. Birth Defects Res A Clin Mol Teratol 79：257-268

［49］Mendelsohn C，Lohnes D，Decimo D et al（1994）Function of the retinoic acid receptors（RARs）during development（Ⅱ）. Multiple abnormalities at various stages of organogenesis inRAR double mutants. Development 120：2749-2771

［50］Henderson DJ，Conway SJ，Greene ND et al（2001）Cardiovascular defects associated with abnormalities in midline development in the Loop-tail mouse mutant. Circ Res 89：6-12

［51］Reiter JF，Alexander J，Rodaway A et al（1999）Gata5 is required for the development of the heart and endoderm in zebrafish. Genes Dev 13：2983-2995

［52］Morrisey EE，Ip HS，Tang Z et al（1997）GATA-5：a transcriptional activator expressed in anovel temporally and spatially-restricted pattern during embryonic development. Dev Biol 183：21-36

［53］Molkentin JD（2000）The zinc finger-containing transcription factors GATA-4，-5，and -6.Ubiquitously expressed regulators of tissue-specific gene expression. J Biol Chem 275：38949-38952

［54］Laforest B，Andelfinger G，Nemer M（2011）Loss of Gata5 in mice leads to bicuspid aorticvalve. J Clin Invest 121：2876-2887

［55］Singh MK，Li Y，Li S et al（2010）Gata4 and Gata5 cooperatively regulate cardiac myocyte proliferation in mice. J Biol Chem 285：1765-177242 Molecular Pathways and Animal Models of Semilunar Valve and Aortic Arch Anomalies526

［56］Bondy C，Bakalov VK，Cheng C et al（2013）Bicuspid aortic valve and aortic coarctation arelinked to deletion of the X chromosome short arm in Turner syndrome. J Med Genet 50：662-665

［57］Thomas PS，Sridurongrit S，Ruiz-Lozano P et al（2012）Deficient signaling via Alk2（Acvr1）leads to bicuspid aortic valve development. PLoS One 7：e35539

［58］Delot EC，Bahamonde ME，Zhao M et al（2003）BMP signaling is required for septation of the outflow tract of the mammalian heart. Development 130：209-220

［59］Dupuis LE，McCulloch DR，McGarity JD et al（2011）Altered versican cleavage in ADAMTS5 deficient mice；a novel etiology of myxomatous valve disease. Dev Biol 357：152-164

［60］Dupuis LE，Osinska H，Weinstein MB et al（2013）Insufficient versican cleavage and Smad2 phosphorylation results in bicuspid aortic and pulmonary valves. J Mol Cell Cardiol 60：50-59

［61］Stankunas K，Shang C，Twu KY et al（2008）Pbx/Meis deficiencies demonstrate multigenetic origins of congenital heart disease. Circ Res 103：702-709

［62］Chang CP，Stankunas K，Shang C et al（2008）Pbx1 functions in distinct regulatory networks to pattern the great arteries and cardiac outflow tract. Development 135：3577-3586

［63］Park EJ，Ogden LA，Talbot A et al（2006）Required，tissue-specific roles for Fgf8 in outflow tract formation and remodeling. Development 133：2419-2433

［64］Lee TC，Zhao YD，Courtman DW et al（2000）Abnormal aortic valve development in mice lacking endothelial nitric oxide synthase. Circulation 101：2345-2348

［65］Phillips HM，Mahendran P，Singh E et al（2013）Neural crest cells are required for correct positioning of the developing outflow cushions and pattern the arterial valve leaflets. Cardiovasc Res 99：452-460

［66］Sans-Coma V，Arque JM，Duran AC et al（1991）Coronary artery anomalies and bicuspidaortic valves in the Syrian hamster. Basic Res Cardiol 86：148-153

［67］Sans-Coma V，Fernandez B，Duran AC et al（1996）

Fusion of valve cushions as a key factor inthe formation of congenital bicuspid aortic valves in Syrian hamsters. Anat Rec 244: 490-498

[68] Morikawa Y, Cserjesi P (2008) Cardiac neural crest expression of Hand2 regulates outflow and second heart field development. Circ Res 103: 1422-1429

[69] Donovan J, Kordylewska A, Jan YN et al (2002) Tetralogy of fallot and other congenital heart defects in Hey2 mutant mice. Curr Biol 12: 1605-1610

[70] Chen YH, Ishii M, Sun J et al (2007) Msx1 and Msx2 regulate survival of secondary heart field precursors and post-migratory proliferation of cardiac neural crest in the outflow tract. Dev Biol 308: 421-437

[71] Brewer S, Jiang X, Donaldson S et al (2002) Requirement for AP-2alpha in cardiac outflowt ract morphogenesis. Mech Dev 110: 139-149

先天性心脏病——临床特征、人类遗传学和分子通路

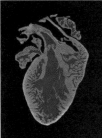

第十二部分
冠状动脉畸形

43 冠状动脉异常的临床表现及治疗

David J. Driscoll

陈子维　译　储庆　校　胡盛寿　审

目录

43.1　正常的冠状动脉解剖

人体有两条主要的冠状动脉。左冠状动脉主干分为左前降支和左回旋支。左前降支的分支包括左圆锥支、室间隔支和对角支。左回旋支的分支包括窦房节支、Kugel 动脉、边缘动脉和左心房旋支（图 43.1）。右冠状动脉的分支包括：动脉圆锥支、窦房结动脉、心房支、右心室肌支（包括锐缘支）、后降支、房室结支、中隔支（图 43.2）。"优势冠状动脉"是发出冠状动脉后降支的动脉。80% 的人该动脉起源于右冠状动脉。

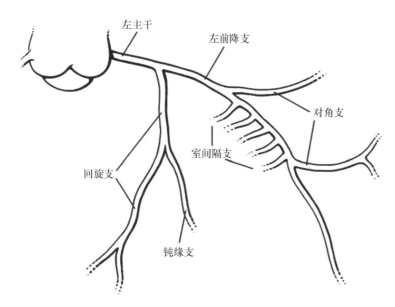

图 43.1　正常的左冠状动脉系统

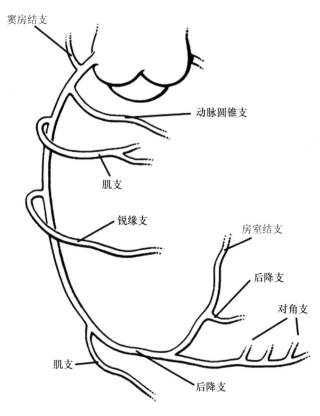

窦房结支

动脉圆锥支

肌支

锐缘支

房室结支

后降支

对角支

肌支

后降支

图 43.2　正常右冠状动脉系统

43.2　左冠状动脉异常起源于肺动脉

左冠状动脉异常起源于肺动脉（ALCAPA）的患者可能在婴儿期出现心肌梗死和充血性心力衰竭的症状和体征，也有可能直到在成年或尸检时才意外地发现心肌梗死或心脏病。

ALCAPA 的理想治疗方法是在心肌梗死发生前发现异常并建立冠状动脉系统以预防心肌梗死。然而，在所有的婴儿病例中，仅在心肌缺血和梗死发生后才进行医疗干预。所以当发现这一问题时，建议尝试为 ALCAPA 患者建立一个双冠状动脉系统。

43.3　左冠状动脉异常起源于 Valsalva 右窦

左冠状动脉异常起源于 Valsalva 右窦是一种罕见但非常重要的心脏异常，因为它与显著的猝死风险相关（图 43.3）。猝死可能是由主动脉和肺动脉之间的左冠状动脉受压造成的心肌缺血所致，此时左冠状动脉的开口呈椭圆形而非圆形，而且接近左冠状动脉起源处的锐角会造成左冠状动脉管腔代偿改变。虽然有些患者可能有心绞痛或冠状动脉功能不全的症状，如与运动相关的晕厥或头晕，但在猝死之前，患者通常无症状。

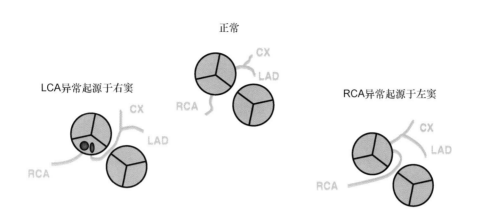

图 43.3　左冠状动脉异常起源于 Valsalva 右窦（左图）。右冠状动脉异常起源于左窦（右图）。正常冠状动脉起源（中图）。CX，冠状动脉回旋支；LAD，左前降支；RCA，右冠状动脉（经允许引自 Driscoll, David, *Fundamentals of Pediatric Cardiology*，Lippincott Williams & Wilkins，2006）

43.4　右冠状动脉异常起源于 Valsalva 左窦

目前尚不清楚右冠状动脉异常起源于 Valsalva 左窦是否与猝死相关。因此，与左冠状动脉异常起源于 Valsalva 右窦相比，该病变的修补手术指征不太明确。如果患者有临床症状或有心肌缺血的证据，大多数临床医生会建议进行修补手术。

43.5　单冠状动脉

大约每 1000 例患者中就有 2 例患者有单冠状动脉。它与大动脉转位、冠状动脉瘘和主动脉瓣二瓣化有关。

43.6　冠状动脉瘘

冠状动脉瘘占先天性心脏缺损的 0.2%～0.4%。瘘管可起源于左冠状动脉和右冠状动脉。瘘管通常瘘入右心室。右心房是第二常见的终末端，2/3 瘘入右心房的瘘管起源于右冠状动脉。瘘管也可终止于肺动脉、左心房、左心室、上腔静脉、冠状窦或持续性左上腔静脉。所累及的冠状动脉通常扩张，瘘管终止的腔室可能扩大。

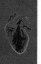

43.7 与先天性心脏缺陷有关的冠状动脉模式

43.7.1 法洛四联症

虽然只有 4% ～ 5% 的法洛四联症患者伴有冠状动脉异常，但必须明确这些异常才能在法洛四联症的修补过程中避免重要冠状动脉的损伤。4%的法洛四联症患者的左前降支起源于右冠状动脉。单冠状动脉是法洛四联症中第二常见的冠状动脉异常。

43.7.2 右转位大动脉转位

通常情况下，右冠状动脉起源于主动脉后窦，左冠状动脉起源于左冠状窦，并分为回旋支和左前降支。Valsalva 右窦对应无冠瓣。

或者，右冠状动脉可能起源于主动脉后窦，并分出回旋支，回旋支从肺动脉后方通过。冠状动脉前降支可能起源于左冠状窦，Valsalva 右窦无冠状动脉与之对应。

43.7.3 左转位大动脉转位

在左转位大动脉转位中主动脉位于肺动脉前侧并转向左侧（又称大动脉移位的矫正或心室转位）。1 个主动脉窦位于主动脉前（Valsalva 前窦），1 个位于主动脉右后侧（Valsalva 右窦），1个位于主动脉左后侧（Valsalva 左窦）。右冠状脉起源于 Valsalva 右窦，分出沿室间沟走行的前降支。右冠状动脉继续沿着右房室沟走行。左冠状动脉起源于 Valsalva 左窦，沿左房室沟回旋支走行。左（回旋）冠状动脉产生一个边缘支，并延伸成为后降支。

44 冠状动脉异常的人类遗传学

Beatriz Picazo，José M. Pérez-Pomares

陈子维 译 储庆 校 胡盛寿 审

目录

摘要

人类先天性冠状动脉异常（CCVA）的遗传学仍需要进行深入的研究。冠状动脉血管缺陷在人类先天性心脏病（CHD）中占相当大的比例，而且它们往往与不同心脏结构的畸形和疾病有关。本章我们将总结目前对于这一主题的认识，并为开展研究 CCVA 遗传学的新方法提供理论基础。

44.1 先天性冠状血管缺陷：一种单发的情况？

像大多数 CHD 一样，CCVA 似乎并不遵循孟德尔比率。然而，过去也有一些家族性病例报道[1-2]，但是这些报道因标准 CHD 诊断方法的应用而被忽视[3]。无论我们如何看待 CCVA 的遗传性，其都不应该被视为单发情况，因为它们与其他心脏结构（如心脏瓣膜、心腔和心肌）密切相关。此外，CCVA 可形成特征典型、复杂的 CHD 表型的一部分，如大动脉转位、法洛四联症、右心室双出口[4]。然而，在这些病例中，我们很难评估冠状动脉异常是遗传缺陷的直接后果，还是胚胎发育机制紊乱的继发性结果。尽管如此，国际儿科和先天性心脏病规范（IPCCC，www.ipccc.net）所提出的分类强调了 CCVA 与其他心脏疾病之间的紧密关系，如动静脉瘘、冠状动脉发育缺陷，以及动脉导管和心包异常（有关这些发育问题 CCVA 发病机制的详细介绍，请参阅第 45 章。）

44.2 成人心脏病中的先天性冠状动脉异常

在心室颤动、心肌病、心肌梗死和猝死等严重心脏疾病中均发现先天性冠状动脉血管异常[5]。猝死可以被认为是 CCVA 的临床表现，因为据报道，美国运动员中有 11%～19% 的猝死与冠状动脉异常有关[6]。因此，对 CCVA 的分类常基于冠状动脉异常的临床结果的严重程度[7]，而不是基于综合的解剖学和（或）发育标准[8]。这导致人们对 CCVA 存在偏倚的、不完整的理解，从而阻碍我们对这些异常的胚胎起源的鉴别，以及

在已被定义的基因和形态发生机制之间建立因果关系。

先天性心脏异常非常值得重视，但现在也有许多 CHD 患者可生存至成年[9]。然而，与这一积极临床结果相对应的消极结果是，先天性心脏缺陷的潜在遗传学病因向下一代传递的机会正在逐渐增加。这表明在不久的将来有必要规划新的 CCVA 的诊断标准。

44.3 人类先天性冠状动脉缺陷的候选基因

通过观察 CCVA 的临床相关性可以发现，我们极度缺乏这些异常的遗传学相关知识。文献中经常可见到多种基因变异与冠心病的关联[10]，但对 CCVA 遗传学的系统性研究较少。在人类中，多项全基因组关联分析（GWAS）已经确定了特定区域（如 12q24 位点）与不同的 CHD 形式的关系，即法洛四联症、Noonan 综合征（先天性侏儒痴呆综合征）和 LEOPARD 综合征。该位点的缺失也与冠心病有关，但在该研究中未发现与 CCVA 的相关性[11]。其他研究人员已经明确了拷贝数变异（CNV）在几种 CHD 中所起的作用，但不包含 CCVA[12]。

对于那些对 CCVA 的遗传学感兴趣的人来说，这些结果似乎不令人满意；然而，我们希望开发一种策略来重新评估已有的基因筛查数据。这种策略是基于目前已知的 CCVA 与动脉粥样硬化、心肌灌注不足和心肌梗死风险增加之间的关系[13]。对胚胎冠状动脉血管发育的认识可应用于对冠状动脉血管形成中重要基因附近区域的遗传变异的鉴定。因此，我们应该专注于识别冠

心病的遗传因素的研究（见[14]），并寻找参与血管发育的细胞和分子机制的相关基因。根据这一理论，在 11q22.3[15] 和 6q23.2[16] 区域发现了两个在 PDGF（血小板源生长因子）和 TCF21（转录因子21）附近的候选基因，这两个基因分别是心外膜和冠状动脉血管胚胎发育的关键基因[17-18]。Schunkert 等[19] 还发现了与 COL4A1（Ⅳ 型胶原 α1）基因接近的 13q34 位点的变异，据报道这在胚胎血管形成中非常重要。更有趣的是在 10q11 位点发现变异，它与 CXCL12/SDF1（趋化因子配体12）基因接近[20]，由于该基因编码的趋化因子是心脏流出道分隔所必需的[21]，其异常发育可以导致冠状动脉血管缺损[22]。根据该策略，重新考虑之前描述的血管内皮生长因子（VEGF）启动子（C2578A、G1154A、C634G）[23-24] 中的单核苷酸多态性（SNP）作为 CCVA 的潜在遗传基质似乎也是合乎逻辑的。这也得到了多项研究的支持，这些研究强调了 VEGF 与血管形成[25]尤其是与冠状动脉血管形态发生过程的相关性[26]。

44.4　胚胎期冠状动脉形态发生对成人冠心病有影响吗？

除了成人先天性冠状动脉异常外，冠状动脉疾病在很大程度上被认为是冠心病的同义词。冠心病通常被认为是一种后天获得性疾病，它是一种很普遍的疾病，至少在一定程度上存在先天性因素。在胎儿和新生儿中发现的包括冠状动脉[28]在内的动脉粥样硬化早期的特征如内膜增厚和脂纹支持了这一假说[27]。目前尚不清楚与冠状动脉胚胎发育特性相关的因素是否会影响胎儿、新生儿和儿童动脉粥样硬化疾病的发生，从而影响成人动脉粥样硬化疾病的全面进展。研究表明，持续高脂血症可能引起内皮细胞对病理代谢刺激的自主反应[27]，但应考虑不同类型内皮细胞的内在差异。在这方面，已有研究表明，不同解剖位置的动脉对高胆固醇血症诱导的脂纹具有不同的抵抗能力[29]，因此推测胚胎冠状动脉血管内皮异质性与这些结构对动脉粥样硬化的早期易感性相关。

结　　论

我们还需要系统的研究来提高对先天性冠状动脉异常遗传学的认识。使用与冠状动脉胚胎发育相关的标准，从纯合子定位、转录组和阵列比较基因组杂交（array CGH）中筛选数据，用于连锁分析、GWAS 和 CNV 等方法，并确定 CCVA 的潜在人群。在先天性冠状动脉异常的家族中或选定的斑块与冠状动脉形态有关的冠状动脉粥样硬化中，它们可能是有关联的。

参考文献

［1］Laureti J，Singh K，Blankenship J（2005）Anomalous coronary arteries：a familial clustering. Clin Cardiol 490：488-490

［2］Brothers JA，Stephens P，Gaynor JW et al（2008）Anomalous aortic origin of a coronary artery with an interarterial course：should family screening be routine? J Am Coll Cardiol 51：2062-2064

［3］Cheitlin MD（2008）Finding asymptomatic people with a coronary artery arising from the wrong sinus of valsalva：consequences arising from knowing the anomaly to be familial. J Am Coll Cardiol 51：2065-2067

［4］Tomanek R（2013）Coronary vasculature. Development，structure-function，and adaptations. Springer，New York

［5］Angelini P（1999）Normal and anomalous coronary arteries in humans. In：Angelini P（ed）Coronary artery anomalies：a comprehensive approach. Lippincott，Williams and Wilkins，Philadelphia，pp 27-150B. Picazo and J.M. Pérez-Pomares 539

［6］Maron B，Doerer J，Haas T，Tierney DM，Mueller F（2009）Sudden deaths in young competitive athletes：analysis of 1866 deaths in the United States，1980-2006. Circulation 119：1085-1092

［7］Rigatelli G，Docali G，Rossi P et al（2005）Validation of a clinical-significance-based classification of coronary artery anomalies. Angiology 56：25-34

［8］Angelini P（2007）Coronary artery anomalies：an entity in search of an identity. Circulation 115：1296-1305

［9］Moodie D（1994）Adult congenital heart disease. Curr Opin Cardiol 9：137-142

［10］Weber C，Noels H（2011）Atherosclerosis：current pathogenesis and therapeutic options. Nat Med 17：1410-1422

［11］Cordell HJ，Bentham J，Topf A et al（2013）Genome-wide association study of multiple congenital heart disease phenotypes identifies a susceptibility locus for atrial septal defect at chromosome 4p16. Nat Genet

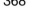

45：822-824

[12] Tomita-Mitchell A，Mahnke DK，Struble CA et al
（2012）Human gene copy number spectra analysis in
congenital heart malformations. Physiol Genomics 44：
518-541

[13] Hauser M（2005）Congenital anomalies of the
coronary arteries. Heart 91：1240-1245

[14] Roberts R（2014）Genetics of coronary artery disease：
an update. Methodist Debakey Cardiovasc J 10：7-12

[15] Kathiresan S，Voight BF，Purcell S et al（2009）
Genome-wide association of early-onset myocardial
infarction with single nucleotide polymorphisms and
copy number variants. Nat Genet 41：334-341

[16] Schunkert H，König IR，Kathiresan S et al（2011）
Large-scale association analysis identifies 13 new
susceptibility loci for coronary artery disease. Nat Genet
43：333-338

[17] Smith CL，Baek ST，Sung CY，Tallquist MD（2011）
Epicardial-derived cell epithelial-to mesenchymal
transition and fate specification require PDGF receptor
signaling. Circ Res 108：e15-e26

[18] Acharya A，Baek ST，Huang G et al（2012）The
bHLH transcription factor Tcf21 is required for lineage-
specific EMT of cardiac fibroblast progenitors.
Development 139：2139-2149

[19] Gould DB，Phalan FC，Breedveld GJ（2005）
Mutations in Col4a1 cause perinatal cerebral hemorrhage
and porencephaly. Science 308：1167-1172

[20] Samani N，Erdmann J，Hall A et al（2007）Genome
wide association analysis of coronary artery disease. N
Engl J Med 357：443-453

[21] Escot S，Blavet C，Härtle S et al（2013）Misregulation
of SDF1-CXCR4 signaling impairs early cardiac neural

crest cell migration leading to conotruncal defects. Circ
Res113：505-516

[22] Théveniau-Ruissy M，Dandonneau M，Mesbah K et al
（2008）The del22q11.2 candidate gene Tbx1 controls
regional outflow tract identity and coronary artery
patterning. Circ Res 103：142-148

[23] Lambrechts D，Storkebaum E，Morimoto M et al（2003）
VEGF is a modifier of amyotrophic lateral sclerosis
in mice and humans and protects motoneurons against
ischemic death. Nat Genet 34：383-394

[24] Stalmans I，Lambrechts D，De Smet F et al（2003）
VEGF：a modifier of the del22q11（DiGeorge）
syndrome? Nat Med 9：173-182

[25] Risau W，Flamme I（1995）Vasculogenesis. Annu
Rev Cell Biol Dev Biol 11：73-91

[26] Wu B，Zhang Z，Lui W et al（2012）Endocardial
cells form the coronary arteries by angiogenesis through
myocardial-endocardial VEGF signaling. Cell 151：
1083-1096

[27] Napoli C，D'Armiento FP，Mancini FP et al（1997）
Fatty streak formation occurs in human fetal aortas and
is greatly enhanced by maternal hypercholesterolemia.
Intimal accumulation of low density lipoprotein and
its oxidation precede monocyte recruitment into early
atherosclerotic lesions. J Clin Invest 100：2680-2690

[28] Velican C，Velican D（1976）Coronary arteries in
children up to the age of ten years II. Intimal thickening
and its role in atherosclerotic involvement. Med Interne
14：17-24

[29] Napoli C，Witztum J，de Nigris F et al（1999）Intracranial
arteries of human fetuses are more resistant to
hypercholesterolemia-induced fatty streak formation
than extracranial arteries. Circulation 99：2003-2010

45 冠状动脉异常的分子通路及动物模型

Juan A. Guadix，José M. Pérez-Pomares

陈子维 译 储庆 校 胡盛寿 审

目录

摘要

　　冠状血管系统是一个复杂的、高度模式化的解剖实体，因此该系统中可出现一系列的先天性冠状动脉异常（CCA）。尽管 CCA 在临床上很受关注，但很少有人尝试将特定的胚胎发育机制与这些血管的先天性异常联系起来。这是因为有关冠状血管系统形态发生的发育数据主要来源于在动物（主要是转基因小鼠）中进行的复杂研究，而临床医生忙于诊治患者可能没有时间注意这些数据。我们将在分析心脏胚胎发生的多种动物模型的基础上，尝试对多种 CCA 进行胚胎学解释，并对这些异常的病因提出发育机制的解释。

45.1 冠状血管胚胎发育简介

45.1.1 冠状血管系统的基本组成

　　临床上已经发现多种类型的先天性冠状动脉异常（CCA）[1-2]。为了正确地了解 CCA 的起源，有必要了解该血管系统的一些关键的发育和解剖特征。通过对脊椎动物分支的简单系统发育分析，研究者发现冠状血管是由两种解剖结构域或元素结合而成。第一种是近端成分，以鱼类的主动脉弓传出血管或大多数四足动物的主动脉弓根部（包括冠状动脉口）为代表。第二种为远端成分，包括特征性的倒转冠状血管网络，分布于心室和

房室表面。这两个区域的连接保证了氧合血从最近的来源供应到工作心肌。然而，这种联系是鸟类和哺乳动物冠状血管发育的晚期事件，因此任何对 CCA 的机制分析都必须考虑到成人冠状血管系统的这两个组成部分是单独形成的。

45.1.2 冠状动脉和静脉

　　冠状动脉和静脉的胚胎形成（冠状血管系统的两种主要血管类型）非常值得我们关注。最近，许多研究者报道了动脉和静脉内皮具有不同的起

源，这提示冠状动脉内皮是一种发育嵌合体[3-6]（见第6章）。由于在所有脊椎动物中内皮是引导血管发育的组织支架，因此明确胚胎冠状动脉内皮的起源显然是理解冠状血管发育的关键。

上面引用的研究发现（见第6章）解释了为

什么动脉和静脉是在出生前不久合并的两个独立的血管丛，这是多位作者在30年的冠状动脉胚胎发育研究中发现的[7-8]。在冠状动脉发育过程中，冠状动脉和静脉血管网络的早期解偶联增加了识别CCA的细胞和分子机制的复杂性。

45.2　CCA 的简要分类

对这些先天性冠状动脉异常的特点进行简单的概括性描述对于理解下文非常必要。

CCA 根据其临床影响通常分为大异常和小异常[9]。这种分类可能对临床医生很实用，但不能提供已知CCA谱的具体发育和（或）遗传来源的信息，也不能建立不同心脏异常和冠状血管异常之间的潜在相关性。我们倾向于简单的分类方法，即将CCA按照胚胎学的基本原理进行分组。这种分类有3个主要类别：

1. 冠状动脉与大动脉连接异常（第一组CCA）

其中包括①与肺动脉根部的异常连接；②与Valsalva无冠窦（后/背侧）的异常连接；③无左

和（或）右冠状动脉；④冠状动脉口的位置、形状和大小（宽度）的改变。

2. 冠状动脉解剖异常（第二组CCA）

包括冠状动脉瘤和冠状动脉异常分支。

3. 心肌-冠状动脉相互作用的异常（第三组CCA）

其中包括：①冠状动脉内壁或心内膜下异常；②瘘管（冠状动脉与心室或心房腔、静脉窦、上腔静脉、主动脉或肺动脉的异常连接）。下面，我们将介绍部分上述CCA组的动物模型（图45.1）。

45.3　先天性冠状动脉异常的发育基础

原则上，血管正常发育所需的任何基因都可能与CCA有关。然而，这些基因的动物模型（大多数是转基因/突变小鼠）常在冠状血管形成之前死亡，因为它们常表现为缺乏血管化的卵黄囊[10]。因此，我们将重点关注小鼠，其可表现出与人类相似的冠状血管缺陷。

45.3.1 流出道间隔和旋转缺陷

大多数已知的先天性心脏病会影响流出道（心脏的动脉极），其中一些以冠状动脉异常作为其表型的一部分。多种细胞机制参与协调流出道向成熟主动脉、肺动脉和瓣膜的转变。第一种是

胚胎心脏流出道的间隔（共同动脉干），它主要由心脏神经嵴细胞（NCC）驱动[11-12]。永存动脉干（PTA）是一种严重的先天性心脏病，它是由流出道间隔的限制或缺乏造成[13]。这种异常也会影响半月瓣的结构和冠状动脉口的相对位置。PTA是缺失NCC发育相关基因小鼠的特征，如 Pax3（配对框3）[14]或 Pbx1（前b细胞白血病同源框1）[15]。

NCC迁移缺陷是NOTCH信号通路中基因突变的结果，该通路同时影响流出道、心内膜垫和动脉瓣原基的正常发育[16]。该研究强调了组织相互作用在流出道发育过程中的重要性，证明NCC与第二生心区祖细胞的相互作用是通过NOTCH

信号形成心内膜来源的瓣膜间隔间充质所必需的。因此，NOTCH 靶基因 Hes1（hes 家族 bHLH 转录因子 1）突变小鼠会出现流出道缺陷[17]。

最著名的流出道异常小鼠模型是 Tbx1（T-box1）敲除，这是 DiGeorge 或 22q11.2 缺失综合征的致病基因。在 Tbx1 缺失伴 PTA 的小鼠中，左、右冠状动脉窦口位于 Valsalva 右窦和腹主动脉窦，并形成近端左冠状动脉干，该血管以腹侧走行为主，而不是外侧走行[18]。研究者认为，肺动脉圆锥的缺失可能是冠状动脉缺损的原因之一。

适当的流出道旋转与正确的流出道间隔同样重要，这两种过程与神经嵴[19]和流出道心肌亚群的遗传特化有关[19-20]。例如，细胞外基质成分 PERLECAN（编码硫酸肝素蛋白多糖 2 的 Hspg2）的缺失首先影响心脏 NCC 的迁移，继而影响流出道的旋转，导致大动脉转位[21]，左右冠状动脉主干出现多重缺损[22]。后者的这些异常提示，主动脉根部的位置决定了位于心脏底部的冠状动脉血管的路径，且这是可变的[1, 23]。冠状动脉口由于流出道旋转不良，常出现解剖位置异常[24]。

总之，我们认为中断流出道的分隔和旋转，特别是当结合错配的抗血管特性的肺动脉圆锥[18]时，主动脉心肌的血管前特性（通过 Vegf-C 编码血管内皮生长因子 C[25]）足以解释第一组 CCA 的重要组成部分。

45.3.2 心外膜发育异常

有人提出心外膜和胚胎冠状血管是一个发育连续体[26]。这两种结构之间的复杂关系可以通过改变 4 种基本的心外膜发育机制来解释一些 CCA（1～3 组）。

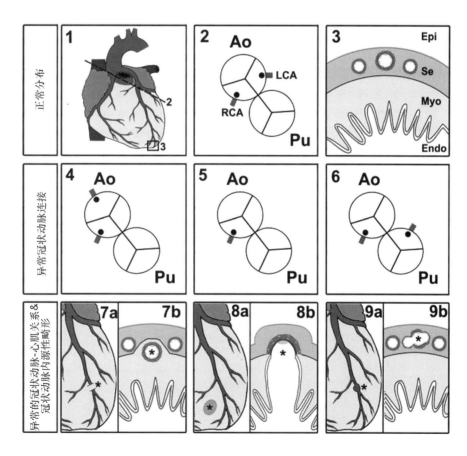

图 45.1 正常和异常的冠状动脉解剖。正常冠状动脉解剖（1～3），先天性冠状动脉异常（4～9）。星号表示心肌桥（7b）、冠状动脉瘘（8b）、冠状动脉瘤（9b）的具体位置

45.3.2.1 心外膜的形成和心外膜上皮–间充质转化（EMT）

心外膜祖细胞从心外膜前体转移到心肌表面后形成原始的心外膜上皮[27-28]。异常的原始心外膜形成会影响心室肌生长和冠状血管发育[29]。整合素是目前唯一一种被证明参与这个过程的黏附分子[30]。α4-整合素缺失的小鼠有严重的心室肌变薄和冠状动脉发育不良的表现[31]。原始心外膜形成后不久，便开始心外膜上皮–间充质转化（EMT）。心外膜EMT是一个精细调控的过程，它向心脏供应具有高度侵袭性的间充质心外膜来源的细胞（EPDC）[26]。多个分子参与促发EMT。到目前为止，TGFβ（转化生长因子β）1-2被认为是最强的心外膜EMT诱导物[32-34]，研究发现在心外膜中条件性敲除TGFβⅠ型受体ALK5（TGFBR1）会干扰心外膜EMT和冠状血管的发育[35]。

心外膜转录因子Wt1和Tbx18与WNT信号通路效应分子（如β-CATENIN和视黄酸等）一起通过调节细胞黏附和运动参与EMT过程[36-37]。编码这些分子（或参与其生物合成）的任何基因中的遗传缺陷都可能导致CCA，但由于原始心外膜形成和EMT非常重要，携带这种缺陷的个体很可能在妊娠期间死亡。尽管如此，以鸡胚为实验动物模型的实验研究表明，心外膜形成和EMT激活的简单延迟足以产生异常的冠状动脉、房室连接或瘘管（第三组CAA）[38-39]，这些异常与成年期的生存率有关。

45.3.2.2 心外膜和心肌的指示信号

心外膜不仅为发育中的冠状血管系统提供细胞，还通过分泌各种形态发生素发挥信号中心的作用。这些心外膜分泌的分子包括视黄酸、FGF（成纤维细胞生长因子）9、16、20和IGF2（胰岛素样生长因子2）[26, 40]。视黄酸似乎也以自分泌的方式支持心外膜的分泌活动[41]，从而影响冠状动脉的发育。虽然该分泌物的主要功能是识别调节心肌致密层生长的心外膜分泌分子，但其中许多分子可能会影响冠状血管的发育。事实上，作

为小鼠突变心外膜分子特征的薄心肌经常携带异常的冠状动脉血管[31, 36, 42]，这反映了心室模式和冠状动脉分支的异常（第二组CCA）。

心外膜对广泛分布的分子如促红细胞生成素（EPO）[43]也敏感，因此，敲除促红细胞生成素受体可导致严重的冠状动脉畸形[44]。通过调控Wt1（肾母细胞瘤1）和Tbx18小鼠突变体的分子表型干预胚胎心外膜的转录调控[36, 45]可显示异常的分泌分子表达如VEGF-A和血管生成素-1、生长因子受体（如PDGFRα、β）或介质［如平滑和修补的介质（hedgehog信号转导机制的组成部分）］，上述因素都参与了冠状血管的发育[5, 46-48]。

发育中的心肌还通过为血管形成提供物质基础而促进冠状动脉的发育，Vcam-1（血管细胞黏附分子1）和Vangl-2（VANGL平面细胞极性蛋白2）心肌表达缺陷的小鼠中发现冠状动脉模式的改变证明了这一点。这两个基因中，Vcam-1编码的细胞黏附分子可以作为包含α4整合素细胞受体的配体[49]，而VANGL-2参与平面细胞极性的分子信号通路[50]。参与心肌转录调控的辅因子如fog2（锌指蛋白FOG家族成员2）的基因缺失也会导致冠状动脉发育异常[51]。

45.3.2.3 冠状动脉祖细胞的决定和分化

冠状动脉细胞类型的异常和（或）间充质EPDC的异位分布可改变早期冠状血管的形成。敲除由心外膜前祖细胞表达的间隙连接蛋白43基因的胚胎冠状血管发育缺陷[52]。因此，Wt1缺陷的小鼠冠状动脉内皮细胞和异位平滑肌分化下降，最终影响妊娠中期的冠状动脉形成[36]。心外膜中NOTCH1信号（一种众所周知的细胞命运决定因子）的缺失严重影响冠状动脉的形态发生[42, 53]。

其他基因如TCF21（转录因子21）已经被报道参与心外膜成纤维细胞的早期特化，TCF21突变体可导致心外膜EMT和冠状动脉形态发生缺陷[54]。特别值得注意的是，作为对局部BMP2（骨形态发生蛋白2）和FGF2水平的反应，心外膜祖细胞（前体心外膜）似乎在小心翼翼地平衡它们的发育命运[55]，这表明这些信号通路

任何成分的遗传缺陷都可能导致冠状动脉发育缺陷。

45.3.2.4 冠状动脉解剖形态的肌化与稳定性

EPDC 的肌性分化受心外膜下微环境的调节且需要激活 SRF 依赖的特征性平滑肌基因[56]和 p160 RHO 激酶[57]。VEGF-A 和视黄酸均显示协同作用，以平滑肌细胞分化为代价来促进 EPDC 早期内皮细胞的分化[58]。该研究首次提出一种机制来解释发育血管肌化过程中的生理性延迟，该机制认为这使原始冠状血管开始成熟和稳定之前进行广泛的重构。因此，发育中的冠状血管过早肌化可能改变成年冠状血管的分支和复杂性，而血管内壁形成的延迟可能导致类似动脉瘤样缺陷的形成（第 2 组 CCA）。

45.3.3 心内膜细胞的生长

有缺陷的心内膜合并到静脉窦源性和心室心内膜的冠状血管系统会造成冠状血管发育缺陷。为了建立功能性血管回路，独立的冠状血管丛必须通过心室壁连接生长。透壁血管生长的过程如果被干扰，会导致冠状动静脉分流异常、左右心室连接异常（瘘管）及与出生后和成年生活相适应的缺陷[2]。

VEGF 是一个用来解释这些发育改变的很好的候选基因，因为心外膜到心内膜的 VEGF 梯度（对氧张力的跨壁变化敏感）可以确定胚胎血管对致密心肌的定植情况[5]，而血管结构的发育对 VEGF 剂量非常敏感[59]。

结　　论

表 45.1 列出了 CCA 所涉及的基因。请注意，这些分子已知参与小鼠冠状动脉形态发生。这些基因编码的分子的功能特性已经通过生殖细胞（系统突变体）或条件性（组织特异性）基因缺失进行了实验检测，但要确定这些基因是否也参与了人类冠状动脉的发育，还需要对人类 CCA 进行进一步的系统遗传分析。

表 45.1　冠状血管发育所需的基因

基因删除或改变	表型	参考文献
Neuropilin 过表达	心室肌发育不良、冠状血管系统异常	[60]
VCAM 敲除	心室肌发育不良、心外膜完整性差、冠状动脉发育异常	[49]
α-4 整合素基因敲除	心外膜完整性差、冠状动脉发育异常	[31]
促红细胞生成素受体基因敲除	心室肌发育不良、心外膜分离、心外膜下发育不良；冠状动脉形态发生异常	[44]
WT1 敲除	心室肌发育不良、EPDC 减少、心外膜完整性差和冠状动脉形态发生异常	[36，61]
FOG-2 敲除	心室肌发育不良、冠状血管异常	[51]
间隙连接蛋白 *43* 基因敲除	冠状动脉模式异常、并伴有冠状动脉"小囊"	[52]
心外膜 *RXRa* 删除	心肌薄、心外膜 EMT 异常、冠状血管形成缺陷	[62]
KCNJ8 敲除	冠状血管发育缺陷	[63]

表 45.1　冠状血管发育所需的基因（续）

基因删除或改变	表型	参考文献
心外膜删除 Tgf-b1 型受体 Alk5 基因	心肌薄、冠状动脉肌化缺陷	[35]
A$_{2A}$ 受体基因敲除	冠状动脉形成缺陷	[64]
Vangl2 敲除	破坏心肌细胞和冠状血管的形成	[50]
PDGFRβ 敲除	心肌薄、未能在心脏表面腹侧形成冠状血管	[47, 65]
平滑肌细胞 Tgfbr2 删除	心外膜、心肌和冠状动脉平滑肌细胞形成异常	[66]
Notch 敲除	干扰冠状动脉分化、心肌壁厚度减小和心肌细胞增殖减少、平滑肌分化	[42, 53]
Tgfbr3 敲除	冠状血管发育不良	[67]
Nephrin 敲除	心外膜细胞形态异常、冠状血管数目减少	[68]
平滑肌细胞 FAK 删除	冠状动脉平滑肌细胞形成缺陷	[69]
Hand2	心外膜化缺陷和冠状动脉形成失败	[70]
Tcf21 敲除	心包腔出血和心肌薄	[54]
心内膜和心肌的 COUP-TFII 删除	房室间隔缺损、薄壁心肌、冠状动脉形态发生异常	[71]
Tbx18 敲除	EPDC 干扰、冠状动脉发育改变	[45]
VEGF-C 敲除	抑制冠状动脉背部和外侧的生长	[25]
前体心外膜 Tbx5 删除	心外膜和冠状血管形成缺陷	[72]

参考文献

[1] Angelini P（2007）Coronary artery anomalies：an entity in search of an identity. Circulation 115：1296-1305

[2] Angelini P（1999）Normal and anomalous coronary arteries in humans. In：Angelini P（ed）Coron. artery anomalies. Lippincott，Williams and Wilkins，Philadelphia，pp 27-150

[3] Red-Horse K，Ueno H，Weissman IL，Krasnow M（2010）Coronary arteries form by developmental reprogramming of venous cells. Nature 464：549-553

[4] Katz TC，Singh MK，Degenhardt K et al（2012）Distinct compartments of the proepicardial organ give rise to coronary vascular endothelial cells. Dev Cell 22：639-650

[5] Wu B，Zhang Z，Lui W et al（2012）Endocardial cells form the coronary arteries by angiogenesis through myocardial-endocardial VEGF signaling. Cell 151：1083-1096

[6] Tian X，Hu T，Zhang H et al（2014）De novo formation of a distinct coronary vascular population in neonatal heart. Science 345（80）：90-94

[7] Waldo K，Willner W，Kirby M（1990）Origin of the proximal coronary artery stems and a review of ventricular vascularization in the chick embryo. Am J Anat 188：109-120

[8] VranckenPeeters MP，Gittenberger-de Groot AC，Mentink MM et al（1997）Differences in development of coronary arteries and veins. Cardiovasc Res 36：101-110

[9] Roberts W（1986）Major anomalies of coronary arterial origin seen in adulthood. Am Heart J 111：941-963

[10] Marcelo KL，Goldie LC，Hirschi KK（2013）Regulation of endothelial cell differentiation and specification. Circ Res 112：1272-1287

[11] Kirby ML，Waldo KL（1990）Role of neural crest in congenital heart disease. Circulation 82：332-340

[12] Chai Y，Jiang X，Ito Y et al（2000）Fate of the mammalian cranial neural crest during tooth and mandibular morphogenesis. Development 127：1671-1679

[13] Nishibatake M，Kirby ML，Van Mierop LH（1987）Pathogenesis of persistent truncus arteriosus and dextroposed aorta in the chick embryo after neural crest ablation. Circulation 75：255-264

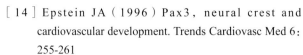

［14］Epstein JA（1996）Pax3，neural crest and cardiovascular development. Trends Cardiovasc Med 6：255-261

［15］Chang C-P，Stankunas K，Shang C et al（2008）Pbx1 functions in distinct regulatory networks to pattern the great arteries and cardiac outflow tract. Development 135：3577-3586

［16］High F，Jain R，Stoller J et al（2009）Murine Jagged1/Notch signaling in the second heart field orchestrates Fgf8 expression and tissue-tissue interactions during outflow tract development. J Clin Invest 119：1986-1996

［17］Rochais F，Dandonneau M，Mesbah K et al（2009）Hes1 is expressed in the second heart field and is required for outflow tract development. PLoS One 4，e6267

［18］Théveniau-Ruissy M，Dandonneau M，Mesbah K et al（2008）The del22q11.2 candidate gene Tbx1 controls regional outflow tract identity and coronary artery patterning. Circ Res 103：142-148

［19］Bajolle F，Zaffran S，Kelly RG et al（2006）Rotation of the myocardial wall of the outflow tract is implicated in the normal positioning of the great arteries. Circ Res 98：421-428

［20］Bajolle F，Zaffran S，Meilhac SM et al（2008）Myocardium at the base of the aorta and pulmonary trunk is prefigured in the outflow tract of the heart and in subdomains of the second heart field. Dev Biol 313：25-34

［21］Costell M，Carmona R，Gustafsson E et al（2002）Hyperplastic conotruncal endocardial cushions and transposition of great arteries in perlecan-null mice. Circ Res 91：158-164

［22］Gonzalez-Iriarte M，Carmona R，Perez-Pomares JM et al（2003）Development of the coronary arteries in a murine model of transposition of great arteries. J Mol Cell Cardiol 35：795-802

［23］Chiu I，Chu S，Wang J et al（1995）Evolution of coronary artery pattern according to short-axis aortopulmonary rotation：a new categorization for complete transposition of the great arteries. J Am Coll Cardiol 26：250-258

［24］Houyel L，Bajolle F，Capderou A et al（2013）The pattern of the coronary arterial orifices in hearts with congenital malformations of the outflow tracts：a marker of rotation of the outflow tract during cardiac development？J Anat 222：349-357

［25］Chen HI，Poduri A，Numi H et al（2014）VEGF-C and aortic cardiomyocytes guide coronary artery stem development. J Clin Invest 124：4899-4914

［26］Pérez-Pomares JM，de la Pompa JL（2011）Signaling during epicardium and coronary vessel development. Circ Res 109：1429-1442

［27］Männer J，Pérez-Pomares JM，Macías D，Muñoz-Chápuli R（2001）The origin，formation and developmental significance of the epicardium：a review. Cells Tissues Organs 169：89-103

［28］Peralta M，Steed E，Harlepp S et al（2013）Heartbeat-driven pericardiac fluid forces contribute to epicardium morphogenesis. Curr Biol 23：1726-1735

［29］Wessels A，Pérez-Pomares JM（2004）The epicardium and epicardially derived cells（EPDCs）as cardiac stem cells. Anat Rec ADiscov Mol Cell Evol Biol 276：43-57

［30］Pae SH，Dokic D，Dettman RW（2008）Communication between integrin receptors facilitates epicardial cell adhesion and matrix organization. Dev Dyn 237：962-978

［31］Yang JT，Rayburn H，Hynes RO（1995）Cell adhesion events mediated by alpha 4 integrins are essential in placental and cardiac development. Development 121：549-560

［32］Romano LA，Runyan RB（2000）Slug is an essential target of TGFbeta2 signaling in the developing chicken heart. Dev Biol 223：91-102

［33］Takeichi M，Nimura K，Mori M et al（2013）The transcription factors Tbx18 and Wt1 control the epicardial epithelial-mesenchymal transition through bi-directional regulation of Slug in murine primary epicardial cells. PLoS One 8，e57829

［34］TrembleyMA，Velasquez LS，de Mesy Bentley KL，Small EM（2014）Myocardin-related transcription factors control the motility of epicardium-derived cells and the maturation of coronary vessels. Development 142：21-30

［35］Sridurongrit S，Larsson J，Schwarts R et al（2008）Signaling via the Tgf-β type I receptor Alk5 in heart development. Dev Biol 322：208-218

［36］Guadix JA，Ruiz-Villalba A，Lettice L et al（2011）Wt1 controls retinoic acid signalling in embryonic epicardium through transcriptional activation of Raldh2. Development 138：1093-1097

［37］Von Gise A，Zhou B，Honor LB et al（2011）WT1 regulates epicardial epithelial to mesenchymal transition through β-catenin and retinoic acid signaling pathways. Dev Biol 356：421-431

先天性心脏病——临床特征、人类遗传学和分子通路

［38］Pérez-Pomares JM，Phelps A，Sedmerova M et al（2002）Experimental studies on the spatiotemporal expression of WT1 and RALDH2 in the embryonic avian heart：a model for the regulation of myocardial and valvuloseptal development by epicardially derived cells（EPDCs）. Dev Biol 247：307-326

［39］EralpI，Lie-Venema H，DeRuiter MC et al（2005）Coronary artery and orifice development is associated with proper timing of epicardial outgrowth and correlated Fas ligand associated apoptosis patterns. Circ Res 96：526-534

［40］Lavine KJ，Ornitz DM（2008）Fibroblast growth factors and Hedgehogs：at the heart of the epicardial signaling center. Trends Genet 24：33-40

［41］ChenTHP，Chang T-C，Kang J-O et al（2002）Epicardial induction of fetal cardiomyocyte proliferation via a retinoic acid-inducible trophic factor. Dev Biol 250：198-207

［42］Del Monte G，Casanova JC，Guadix JA et al（2011）Differential Notch signaling in the epicardium is required for cardiac inflow development and coronary vessel morphogenesis. Circ Res 108：824-836

［43］Stuckmann I，Evans S，Lassar AB（2003）Erythropoietin and retinoic acid，secreted from the epicardium，are required for cardiac myocyte proliferation. Dev Biol 255：334-349

［44］Wu H，Lee SH，Gao J et al（1999）Inactivation of erythropoietin leads to defects in cardiac morphogenesis. Development 126：3597-3605

［45］Wu S，Dong X，Regan J et al（2013）Tbx18 regulates development of the epicardium and coronary vessels. Dev Biol 383：307-320

［46］Lavine KJ，White AC，Park C et al（2006）Fibroblast growth factor signals regulate a wave of Hedgehog activation that is essential for coronary vascular development. Genes Dev 20：1651-1666

［47］Smith CL，Baek ST，Sung CY，Tallquist MD（2011）Epicardial-derived cell epithelial-to- mesenchymal transition and fate specification require PDGF receptor signaling. Circ Res 108：e15-e26

［48］Jeansson M，Gawlik A，Anderson G et al（2011）Angiopoietin-1 is essential in mouse vasculature during development and in response to injury. J Clin Invest 121：2278-2289

［49］Kwee L，Baldwin HS，Shen HM et al（1995）Defective development of the embryonic and extraembryonic circulatory systems in vascular cell adhesion molecule（VCAM-1）deficient mice. Development 121：489-503

［50］Phillips HM，Rhee HJ，Murdoch JN et al（2007）Disruption of planar cell polarity signaling results in congenital heart defects and cardiomyopathy attributable to early cardiomyocyte disorganization. Circ Res 101：137-145

［51］Tevosian SG，Deconinck AE，Tanaka M et al（2000）FOG-2，a cofactor for GATA transcription factors，is essential for heart morphogenesis and development of coronary vessels from epicardium. Cell 101：729-739

［52］Li WEI，Waldo K，Linask KL et al（2002）An essential role for connexin43 gap junctions in mouse coronary artery development. Development 129：2031-2042

［53］Grieskamp T，Rudat C，Lüdtke TH-W et al（2011）Notch signaling regulates smooth muscle differentiation of epicardium-derived cells. Circ Res 108：813-823

［54］Acharya A，Baek ST，Huang G et al（2012）The bHLH transcription factor Tcf21 is required for lineage-specific EMT of cardiac fibroblast progenitors. Development 139：2139-2149

［55］Van Wijk B，Van Den Berg G，Abu-Issa R et al（2009）Epicardium and myocardium separate from a common precursor pool by crosstalk between bone morphogenetic protein- and fibroblast growth factor-signaling pathways. Circ Res 105：431-441

［56］Landerholm TE，Dong XR，Lu J et al（1999）A role for serum response factor in coronary smooth muscle differentiation from proepicardial cells. Development 126：2053-206245 Molecular Pathways and Animal Models of Coronary Artery Anomalies

［57］Lu J，Landerholm TE，Wei JS et al（2001）Coronary smooth muscle differentiation from proepicardial cells requires rhoA-mediated actin reorganization and p160 rho-kinase activity. Dev Biol 240：404-418

［58］Azambuja AP，Portillo-Sánchez V，Rodrigues M et al（2010）Retinoic acid and VEGF delay smooth muscle relative to endothelial differentiation to coordinate inner and outer coronary vessel wall morphogenesis. Circ Res 107：204-216

［59］Risau W，Flamme I（1995）Vasculogenesis. Annu Rev Cell Dev Biol 11：73-91

［60］K itsukawa T，Shimono A，Kawakami A et al（1995）Overexpression of a membrane protein，neuropilin，in chimeric mice causes anomalies in the cardiovascular system，nervous system and limbs. Development 121：4309-4318

［61］Moore AW，McInnes L，Kreidberg J et al（1999）

YAC complementation shows a requirement for Wt1 in the development of epicardium, adrenal gland and throughout nephrogenesis. Development 126: 1845-1857

[62] Merki E, Zamora M, Raya A et al (2005) Epicardial retinoid X receptor alpha is required for myocardial growth and coronary artery formation. Proc Natl Acad Sci USA 102: 18455-18460

[63] Kane GC, Lam C-F, O'Cochlain F et al (2006) Gene knockout of the KCNJ8-encoded Kir6.1 K (ATP) channel imparts fatal susceptibility to endotoxemia. FASEB J 20: 2271-2280

[64] Teng B, Ledent C, Mustafa J (2008) Up-regulation of A2B adenosine receptor in A2A adenosine receptor knockout mouse coronary artery. J Mol Cell Cardiol 44: 905-914

[65] Mellgren AM, Smith CL, Olsen GS et al (2008) Platelet-derived growth factor receptor beta signaling is required for efficient epicardial cell migration and development of two distinct coronary vascular smooth muscle cell populations. Circ Res 103: 1393-1401

[66] Langlois D, Hneino M, Bouazza L et al (2010) Conditional inactivation of TGF-beta type II receptor in smooth muscle cells and epicardium causes lethal aortic and cardiac defects. Transgenic Res 19: 1069-1082

[67] Sánchez N, Hill C, Love J et al (2011) The cytoplasmic domain of TGF β R3 through its interaction with the scaffolding protein, GIPC, directs epicardial cell behavior. Dev Biol 358: 331-343

[68] Wagner N, Morrison H, Pagnotta S et al (2011) The podocyte protein nephrin is required for cardiac vessel formation. Hum Mol Genet 20: 2182-2194

[69] Cheng Z, Sundberg-Smith LJ, Mangiante LE et al (2011) Focal adhesion kinase regulates smooth muscle cell recruitment to the developing vasculature. Arterioscler Thromb Vasc Biol 31: 2193-2202

[70] BarnesRM, Firulli B, VanDusen J et al (2011) Hand2 loss-of-function in Hand1-expressing cells reveals distinct roles in epicardial and coronary vessel formation. Circ Res 108: 940-949

[71] Lin FJ, You LR, Yu CT et al (2012) Endocardial cushion morphogenesis and coronary vessel development require chicken ovalbumin upstream promoter-transcription factor II. Arterioscler Thromb Vasc Biol 32: e135-e146

[72] Diman N, Brooks G, Kruithof B et al (2014) Tbx5 is required for avian and Mammalian epicardial formation and coronary vasculogenesis. Circ Res 115: 834-844

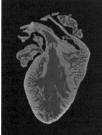

第十三部分
永存动脉干

46 永存动脉干的临床表现及治疗

David J. Driscoll

储庆 译　聂宇　徐瑞霞 校　胡盛寿 审

目录

46.1　引言

永存动脉干由室间隔缺损和一条来源于心脏的大动脉组成（图 46.1）。这条大动脉位于室间隔缺损的上方，发出冠状动脉、肺动脉和主动脉

弓。永存动脉干（PTA）被分为三型。在 1 型中，左右肺动脉来自主肺动脉，而主肺动脉起源于主动脉。在 2 型中，左右肺动脉从分开的孔中产生，

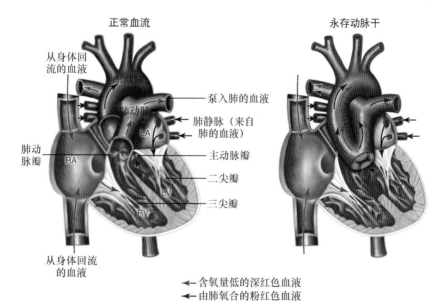

图 46.1　正常循环（左）和永存动脉干示意图（右）。图中可见永存动脉干只有一个半月瓣，即"动脉干瓣"，该瓣膜可以是三尖瓣也可以是四尖瓣（如图所示）。RA，右心房；LA，左心房；RV，右心室；LV，左心房［经允许引自 Driscoll D（2006）Fundamentals of pediatric cardiology. Lippincott Williams & Wilkins］

379

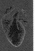
但彼此紧密相连。在 3 型中，左右肺动脉分开出现，彼此相距很远。存在显著相关性的异常包括心瓣膜关闭不全、狭窄和主动脉弓离断。PTA 大约占所有先天性心脏缺陷的 0.7%。它主要由动脉圆锥分隔缺陷导致。染色体 22q11.2 微缺失与 PTA 尤其是主动脉弓离断有关。

46.2　病理生理

发绀由室间隔缺损处从右向左的血液分流引起，发绀的程度取决于肺血流量。肺和全身血流的相对容积取决于肺血管床和全身血管床的相对阻力。肺动脉狭窄存在与否及其严重程度也会影响肺血管床的阻力。

46.3　临床表现

患有 PTA 的婴儿可能出现发绀或严重的充血性心力衰竭。

46.4　体格检查

患者在胸骨左下缘有明显的右心室搏动。通常胸骨左缘有收缩期喷射性杂音。可能有主动脉尖部射血期喀喇音和脉压升高。如果存在动脉干瓣关闭不全，则会出现舒张期递减型杂音。如果伴有主动脉弓离断，股动脉搏动可能会减弱或消失。

46.5　超声心动图及心导管检查

该疾病需通过超声心动图诊断，心导管检查对于需要根据肺血管阻力确定手术方式的病例是必需的。

46.6　治　疗

在婴儿期，随着肺小动脉阻力的降低，患者会出现明显的充血性心力衰竭。最初的治疗包括治疗充血性心力衰竭（利尿剂和减轻心脏后负荷的药物）。PTA 矫正手术也是必要的，应在出生后 3 个月内进行手术。手术矫正包括闭合室间隔缺损、将肺动脉从 PTA 分离，以及用导管在右心室和肺动脉之间建立连接。早期手术矫正是预防肺血管阻塞性疾病和治疗充血性心力衰竭的必要手段。

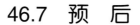

46.7　预　后

手术死亡率取决于 PTA 患者的个人情况。在没有主动脉弓离断和（或）动脉瓣狭窄 / 关闭不全的情况下，手术死亡率在 5% ～ 10% 之间。由于患者的右心室和肺动脉之间被安置了导管，当患者长大或导管狭窄时，必须为患者更换导管。对于主动脉弓离断的患者，可能需要二次手术或球囊扩张，因为随着患者的生长，主动脉会反复发生狭窄。

47 永存动脉干的人类遗传学

Hiroyuki Yamagishi

储庆 译 徐瑞霞 校 胡盛寿 审

目录

摘要

人类遗传学研究表明，永存动脉干与 22q11.2 缺失综合征高度相关。其他先天性畸形综合征和编码 NKX 和 GATA 转录因子的基因突变也与永存动脉干有关。

47.1 引 言

永存动脉干（PTA）是一种罕见的先天性心脏病（CHD），由主动脉–肺动脉间隔形成完全失败引起。在胚胎学上，心脏神经嵴细胞（CNCC）的消融会导致胚胎动脉干的分割失败，并通过干扰来自第二生心区（SHF）心肌的添加而导致胚胎动脉干发育缺陷（图 47.1），进而引起 PTA[1]。

大多数 PTA 患者的病因不明，该畸形本质上被认为是异质性和多因素的。大约 60% 的 PTA 为孤立的心血管畸形，而其余 PTA 则合并心外异常，并且常是综合征型[2]。与非糖尿病母亲的婴儿相比，糖尿病母亲的婴儿患 PTA 的风险更高[2-3]。在暴露于视黄酸的胚胎中有一种典型的畸形模式，包括圆锥动脉干畸形和主动脉弓畸形，如 PTA[2-3]。

一些编码转录因子和信号蛋白的基因强调了 CNCC 和 SHF 细胞及其相互作用的重要性[4]。缺失编码这些蛋白质基因的小鼠会导致 PTA。染色体 22q11.2 缺失综合征是了解 PTA 遗传学基础的一个入口，编码转录因子 T-box 1（Tbx1）的基因被认为是主要的遗传决定因素[5-6]。迄今为止，在没有 22q11.2 缺失的 PTA 患者中，已经报道了编码 NKX 或 GATA 转录因子的基因突变。

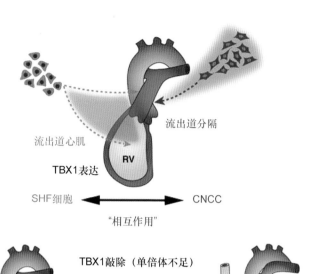

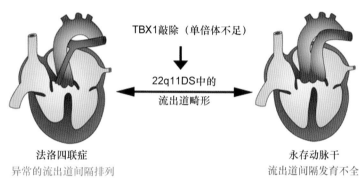

图 47.1 正常和异常心脏流出道发育的细胞和分子基础。第二生心区（SHF）祖细胞和将发育成流出道（OFT）和中隔的心脏神经嵴细胞（CNCC）的相互作用在 OFT 的发育中起着关键作用。TBX1 是 22q11.2 缺失综合征（22q11DS）的主要遗传决定因素，仅在 SHF 细胞中表达。22q11.2 DS 中 TBX1 的缺失不仅会影响 SHF 细胞，而且会影响 SHF 细胞与 CNCC 的相互作用，导致从法洛四联症（以中隔排列不齐为特征）到永存动脉干的一系列 OFT 缺陷，这些缺陷均与 OFT 中隔发育不全相关

47.2 遗传学

PTA 在发生率上没有显著的性别差异。尽管大多数 PTA 病例是散发的，但多项报告描述了一个患有 PTA 的先证者和几个患有 CHD 亲属的家庭。在一项联合研究[7]中，PTA 先证者的兄弟姐妹的复发风险为 1.2%，在 49 个家庭的连续研究中风险为 6.6%。在一些家庭中，受影响的亲属有相同的缺陷，即圆锥动脉干或心脏流出道缺陷，而在其他家庭中罹患的缺陷表型却不一致，这表明复发风险是高度可变的，取决于每个家庭的具体病因。表 47.1 总结了与 PTA 相关的综合征和基因。

47.2.1 综合征和染色体异常

大约 40% 的和 PTA 患者是综合征型。PTA 约占 22q11.2 缺失综合征相关心血管畸形的 10%。据报道，2% ～ 3% 的 PTA 患者有除 22q11.2 缺失以外的染色体异常[2]。

47.2.2 22q11.2 缺失综合征（22q11DS）

染色体 22q11.2 的单等位基因微缺失可导致最常见的人类遗传缺失综合征，发病率为 1/4000 ～ 5000 例活产婴儿[5-6, 9]。DiGeorge 综合

表 47.1	永存动脉干的遗传学病因	
遗传学病因	位点	频率
综合征		
22q11.2 缺失综合征 (22q11DS)	22q11.2	常见[a]
DiGeorge 综合征	(10p14-13)	
腭–心–面综合征		
圆锥动脉干–异常面容综合征		
单基因		
TBX1（转录因子）	22q11.2	罕见
NKX2-5（转录因子）	5q35.1	罕见
NKX2-6（转录因子）	8p21.2	罕见
GATA4（转录因子）	8p23.1	罕见
GATA6（转录因子）	18q11.2	罕见

CHD, 先天性心脏病

[a] 永存动脉干占 22q11DS 中 CHD 的 10%；永存动脉干患者中 35% 由 22q11DS 导致

征（DGS）、腭–心–面综合征（VCFS）和圆锥动脉干面部异常综合征（CAFS）具有重叠的临床表现，22q11.2 缺失揭示了这些疾病临床表现的共同病因。

与 22q11 缺失综合征相关的临床表现是高度可变的。约 80% 的 22q11 缺失综合征患者出生时患有 CHD。CHD 的类型多样，主要是圆锥动脉干和主动脉弓缺损，包括法洛四联症（TOF）（约 30%）（见第 32 章）、主动脉弓离断（IAA）B 型（约 15%）、室间隔缺损（VSD）（约 15%）、PTA（约 10%）和其他（约 5%）（图 47.1）。22q11.2 缺失是 CHD 第二常见的遗传原因。约 60% 的 B 型 IAA 患者、约 35% 的 PTA 患者和约 15% 的 TOF 患者（约 55% 的 TOF 患者加上肺动脉闭锁和主要的主肺侧支动脉）中发现携带 22q11.2 缺失[10-11]。

Momma 等报道，根据 Van Praagh 的分类，与 22q11.2 缺失有关的 PTA 中，有 3 例是 A1 型，2 例是 A3 型，在他们的五个连续患者类型中没有其他患者[12]，而 Goldmuntz 等报道了与 PTA 和 22q11 缺失综合征有关的最大的 4 个连续队列[10]。他们同时发现具有主动脉弓缺陷其他临床表现（如右主动脉弓或锁骨下动脉异常）的患者比左主动脉弓正常者更容易发生 22q11.2 缺失。

建议对所有新诊断 PTA 的婴儿进行 22q11.2 缺失的基因检测，因为在新生儿期很难识别其综合征特征，并且缺失的确定有助于临床医生仔细检测相关的心外特征。同时也可为家庭提供准确的复发风险和全面的遗传咨询。

47.2.3 其他综合征

CHARGE 综合征是一个缩写，其特征是先天性异常，包括眼缺损（C）、心脏异常（H）、后鼻孔闭锁（A）、身心发育迟缓（R）、生殖器异常（G）、耳部异常和（或）耳聋（E）。在约 60% 的 CHARGE 综合征患者中发现 8q12.1 ～ q12.2 上的 *CHD7* 基因突变[13]。研究者还发现了编码 semaphorin 3E 的位于染色体 7q21.11 上的 *SEMA3E* 基因突变[14]。30% ～ 40% 伴 CHARGE 综合征的 CHD 表现为包括 PTA 在内的流出道缺陷。

VACTERL 是椎体缺损（V）、肛门闭锁（A）、心脏畸形（C）、气管食管瘘（T）与食管闭锁（E）、肾发育不良（R）和四肢畸形（L）等疾病的首字母缩写。据报道，在 1 例 VACTERL 患者中，发现了位于 2q31.1 的 *HOXD13* 基因的突变[15]。高达 75% 的 VACTERL 患者患有 CHD。

VSD、房间隔缺损（ASD）和 TOF 在 VACTERL 患者中常见，而 PTA 和大动脉转位（TGA）则不常见。

如前所述，DGS 与 PTA 和常见的 22q11.2 缺失高度相关，但有些病例没有检测到该区域的分子缺陷。相对罕见的 DGS 病例可由 10p14～13（DGS2 基因座）的杂合子缺失引起[16]。研究者报告了 1 例独特的患者，该患者的 CDC45L（细胞分裂周期 45L）基因外显子 5 和 6 之间的内含子发生了从头截短型突变和 22q11.2 的 UFD1L（泛素融合降解）的 1～3 外显子发生了截短突变。该患者发生了包括 PTA 在内的 DGS[17]。CDC45L 基因直接位于 UFD1L 的端粒，通过一个共同的顺式作用元件以相反的方向转录[18]。

PTA 与以下罕见综合征之间的关联也被引用于《人类孟德尔遗传在线》（OMIM）：裂肢心脏畸形[19]；腓尺神经发育不全 / 发育不全伴肾畸形[20]；小头畸形、先天性心脏病、单侧肾发育不全和肺分节不足[21]；肾肝胰腺发育不良 2 型与 17q11.2[22] 上的 NEK8 突变有关。

47.2.4 基因突变

47.2.4.1 TBX1

由于 22q11 缺失综合征发病率较高且与包括 PTA 在内的 CHD 相关性较高，故该综合征作为一种研究 PTA 遗传和发育基础的模型一直被研究者所关注。尽管广泛的基因检测已经成功地在 22q11.2 位点识别出了 30 多个基因，但是直接测序未能检测到相关性较强的基因[5-6, 23]。通过原位染色体蔽除技术来建立小鼠 22q11DS 模型成功地复制了 22q11DS 的主动脉弓缺陷，使 T-box 转录因子 TBX1 被鉴定为与 22q11DS 相关的 CHD 的主要遗传决定因素[24-25]。

研究者发现，Tbx1 在 SHF 中表达，但在 CNCC 中没有表达[26-28]。这一结论令人惊讶，因为与 22q11DS 相关的 CHD 主要被认为是 CNCC 的异常所导致的[5-6, 9, 23]。Cre 介导的小鼠转基因系统提示，小鼠中存在一类起源于 SHF 表达 Tbx-1 的细胞亚群发育为肺动脉漏斗[29]。心脏祖细胞亚群的发育缺陷可能导致右心室流出道发育缺陷，进而导致 TOF。该细胞亚群数量的减少或缺失可能会影响 CNCC 的发育和（或）迁移，进而导致 PTA。这一假设模型得到了以下观察结果的支持：从 TOF 到 PTA 的流出道缺陷与 22q11DS 高度相关（图 47.1）。

研究显示，在 3 例散发的伴 22q11.2 缺失的 CHD 患者中均检测到了 TBX1 突变[30]。Yagi 等报道，在 3 例表型与 22q11.2DS 相关的患者中发现了 TBX1 基因的杂合突变，包括特征性圆锥动脉干畸形面孔。

47.2.4.2 NKX 转录因子

同源框基因可以调控基因的组织特异性表达，并在发育过程中控制组织的分化和分布[31]。NKX2-5/CSX 和 NKX2-6 被鉴定为果蝇 "tinman" 的脊椎动物同系物，这是一种心脏样背侧血管发育所必需的同源框基因[32-33]。

Schott 等发现 NKX2-5 杂合子突变会导致家族性 ASD 合并房室传导阻滞[34]。这是第一项明确显示单一基因突变可导致非综合征型 CHD 的研究。McElhinney 等在 474 例 CHD 患者中检测了 NKX2-5 基因的突变，并在 22 例 PTA 患者中的 1 例（4%）中发现了其杂合突变[35]。许多后续研究表明，NKX2-5 同源结构域的突变可能导致 ASD，而位于同源结构域之外的突变可能与流出道缺陷有关，包括 PTA[36-37]。

通过对 NKX2-6 的突变分析，Heathcote 等在科威特一个 PTA 近亲大家族的受影响成员中，确定了 NKX2-6 基因的突变（F151L 纯合突变）[38]。在巴勒斯坦，Ta-Shma 等在三个同胞子女中发现了 NKX2-6 基因的纯合子截短突变，他们的父母患有 TA 而且有血缘关系[39]。这些发现表明，NKX2-5 或 NKX2-6 的突变是少数 PTA 病例的遗传原因。

47.2.4.3 GATA 转录因子

GATA 转录因子是一类锌指蛋白，在包括心肌细胞在内的许多细胞类型的分化和生存中发挥作用[40]。在 6 种 GATA 转录因子中，GATA4、GATA5 和 GATA6 在心前中胚层中表达，并被认为在心脏发育过程中发挥重要作用。

Garg 等报道 GATA4 突变可能会干扰该蛋白与 TBX5 的相互作用进而引起 ASD/VSD[41]。一些报告已经证实了 GATA4 突变和流出道缺陷之间的联系[42]。研究者在 1 例 PTA 患者中发现了一个新的 GATA4 序列变体[43]。该变异（p.thr330 arg）位于 GATA 转录因子的一个共同基础区域，并导致 GATA4 与 NKX2-5 或 GATA6 之间的协同活性被中断。有报道显示，GATA4 和 NKX2-5 之间的相互调节和协同作用对于多种心脏特异性基因的表达至关重要[44-45]。其他研究表明，GATA4 与 GATA6 的协同作用在心血管发展中发挥作用[46-47]，因此，GATA4 与 NKX2-5 和（或）GATA6 活性的降低可能与 PTA 有关。

研究者还鉴定出两个非综合征型 PTA 先证者的两个不同的 GATA6 突变[48]。随后通过生物学分析发现，SMA3C 和丛蛋白（PLXN）A2 直接受 GATA6 调控，并且两种 GATA6 突变体蛋白都未能反式激活这些基因。在发育过程中，SEMA3C 和 PLXNA2 分别作为配体和受体介导神经血管引导所必需的信号转导。数据表明 GATA6 突变是导致脑信号蛋白-丛蛋白信号传导的直接调控被破坏进而导致 PTA。事实上，据报道，编码另一个 SEMA3C 受体的 PLXND1 突变与非综合征型 PTA 相关[49]。其他的研究[43, 50-51]也报道了与 CHD 相关的 GATA6 突变，包括房室间隔缺损（AVSD）、TOF 和 ASD。在人类中鉴定出的 GATA6 突变主要与流出道缺陷相关，而 GATA4 突变通常与 ASD/VSD 相关，尽管两个基因的冗余作用可能导致一些表型重叠。

据报道，GATA6 基因的杂合突变也可能导致胰腺发育不全和先天性心脏缺陷（PACHD）。在 Allen 等对 27 例胰腺发育不全患者的检查中，15 例 GATA6 基因突变患者中有 14 例（93%）出现 CHD，而没有检测到 GATA6 突变的患者很少有胰腺外特征。在 Yorifuji 等的报告中，显性遗传的 GATA6 突变导致了不同程度的胰腺发育不全，并且受影响个体存在的 CHD 类型方面有类似的家族内变异[53]。最近，1 例与 GATA6 突变相关的 PACHD 患者表现出严重的 PTA[54]。

结　论

尽管人类的遗传学研究已经揭示了 22q11.2 微缺失与 PTA 的联系，但大多数 PTA 的病因仍不清楚。最近，与 PTA 相关的单基因突变逐渐被发现。通过二代测序技术，我们可以阐明更多与 PTA 相关的遗传原因，其中一些可能为预防或遗传学干预这种 CHD 提供线索。

参考文献

［1］Yamagishi H, Fukuda K（2009）Truncus arteriosus. In：Lang F（ed）Encyclopedia of molecular mechanisms of disease. Springer. Version：print（book），LXXXVI, 2270 p. 646 illus. In 3 volumes，not available separately. Hardcover ISBN：978-3-540-67136-7

［2］Ferencz C，Correa-Villasenor A，Loffredo CA（eds）（1997）Genetic and environmental risk factors of major cardiovascular malformations：the Baltimore-Washington Infant Study：1981-1989. Futura Publishing Co.，Armonk

［3］Jenkins KJ，Correa A，Feinstein JA et al（2007）Noninherited risk factors and congenital cardiovascular defects：current knowledge：a scientific statement from the American Heart Association Council on Cardiovascular Disease in the Young：endorsed by the American Academy of Pediatrics. Circulation 115：2995-3014

［4］Kodo K，Yamagishi H（2011）A decade of advances in the molecular embryology and genetics underlying congenital heart defects. Circ J 75：2296-2304

［5］Yamagishi H（2002）The 22q11.2 deletion syndrome. Keio J Med 51：77-88

［6］Yamagishi H，Srivastava D（2003）Unraveling the genetic and developmental mysteries of 22q11 deletion syndrome. Trends Mol Med 9：383-389

［7］Nora JJ，Nora AH（1988）Update on counseling the family with a first degree relative with a congenital heart defect. Am J Med Genet 29：137-142

［8］Pierpont MEM，Gobel JW，Moller JH et al（1988）Cardiac malformations in relatives of children with truncus arteriosus or interruption of the aortic arch. Am J Cardiol 61：423-427

［9］Lindsay EA，Baldini A（1998）Congenital heart defects and 22q11 deletions：which genescount？ Mol Med Today 4：350-357

［10］Goldmuntz E，Clark BJ，Mitchell LE et al（1988）Frequency of 22q11 deletions in patients with conotruncal defects. J Am Coll Cardiol 32：492-498

［11］Maeda J，Yamagishi H，Matsuoka R et al（2000）Frequent association of 22q11.2 deletion with tetralogy of Fallot. Am J Med Genet 92：269-272

［12］Momma K，Ando M，Matsuoka R（1997）Truncus arteriosus communis associated with chromosome 22q11 deletion. J Am Coll Cardiol 30：1067-1071

［13］Lalani SR，Safiullah AM，Fernbach SD et al（2006）Spectrum of CHD7 mutations in 110 individuals with CHARGE syndrome and genotype-phenotype correlation. Am J Hum Genet 78：303-314

［14］Lalani SR，Safiullah AM，Molinari LM et al（2004）SEMA3E mutation in a patient with CHARGE syndrome. J Med Genet 41，e94

［15］Garcia-Barcelo M-M，Wong KK，Lui VC et al（2008）Identification of a HOXD13 mutation in a VACTERL patient. Am J Med Genet 146A：3181-3185

［16］Daw SCM，Taylor C，Kraman M et al（1996）A common region of 10p deleted in DiGeorge and velocardiofacial syndromes. Nat Genet 13：458-461

［17］Yamagishi H，Garg V，Matsuoka R et al（1999）A molecular pathway revealing a genetic basis for human cardiac and craniofacial defects. Science 283：1158-1161

［18］Kunte A，Ivey C，Yamagishi C et al（2001）A common cis-acting sequence in the DiGeorge critical region regulates bi-directional transcription of UFD1L and CDC45L. Mech Dev 108：81-92

［19］Verloove-Vanhorick SP，Brubakk AM，Ruys JH（1981）Extensive congenital malformations in two siblings：maternal pre-diabetes or a new syndrome？ Acta Paediatr Scand 70：767-769

［20］Lewin SO，Opitz JM（1986）Fibular a/hypoplasia：review and documentation of the fibular developmental field. Am J Med Genet 25（suppl 2）：215-238

［21］Ellis IH，Yale C，Thomas R et al（1996）Three sibs with microcephaly，congenital heart disease，lung segmentation defects and unilateral absent kidney：a new recessive multiple congenital anomaly（MCA）syndrome? Clin Dysmorphol 5：129-134

［22］Frank V，Habbig S，Bartram MP et al（2013）Mutations in NEK8 link multiple organ dysplasia with altered Hipposignaling and increased c-MYC expression. Hum Mol Genet 22：2177-2185

［23］Lindsay EA（2001）Chromosome microdeletions：dissecting del22q11 syndrome. Nat Rev Genet 2：858-868

［24］Lindsay EA，Vitelli F，Su H et al（2001）Tbx1 haploinsufficiency in the DiGeorge syndrome region causes aortic arch defects in mice. Nature 410：97-101

［25］Merscher S，Funke B，Epstein JA et al（2001）TBX1 is responsible for cardiovascular defectsin velo-cardio-facial/DiGeorge syndrome. Cell 104：619-629

［26］Garg V，Yamagishi C，Hu T et al（2001）Tbx1，a DiGeorge syndrome candidate gene，is regulated by sonic hedgehog during pharyngeal arch development. Dev Biol 235：62-73

［27］Yamagishi H，Maeda J，Hu T et al（2003）Tbx1 is regulated by tissue-specific forkhead proteins through a common Sonic hedgehog-responsive enhancer. Genes Dev 17：269-281

［28］Xu H，Morishima M，Wylie JN et al（2004）Tbx1 has a dual role in the morphogenesis of the cardiac outflow tract. Development 131：3217-3227

［29］Maeda J，Yamagishi H，McAnally J et al（2006）Tbx1 is regulated by forkhead proteins in the secondary heart field. Dev Dyn 235：701-710

［30］Yagi H，Furutani Y，Hamada H et al（2003）Role of TBX1 in human del22q11.2 syndrome. Lancet 362：1366-1373

［31］Shiojima I，Komuro I，Inazawa J et al（1995）Assignment of cardiac homeobox gene CSX to human chromosome 5q34. Genomics 27：204-206

［32］Komuro I，Izumo S（1993）Csx a murine homeobox-containing gene specifically expressed in the developing heart. Proc Natl Acad Sci USA 90：8145-8149

［33］Newman CS，Krieg PA（1998）Tinman-related genes expressed during heart development in Xenopus. Dev Genet 22：230-238

［34］Schott JJ，Benson DW，Basson CT et al（1998）Congenital heart disease caused by mutations in the transcription factor NKX2-5. Science 281：108-111

［35］McElhinney DB，Geiger E，Blinder J et al（2003）NKX2.5 mutations in patients with congenital heart disease. J Am Coll Cardiol 42：1650-1655

［36］Benson DW，Silberbach GM，Kavanaugh-McHugh A et al（1999）Mutations in the cardiac transcription factor NKX2.5 affect diverse cardiac developmental pathways. J Clin Invest 104：1567-1573

［37］Akçaboy MI，Cengiz FB，Inceo?lu B et al（2008）The effect of p.Arg25Cys alteration in NKX2-5 on conotruncal heart anomalies：mutation or polymorphism? Pediatr Cardiol 29：126-129

［38］Heathcote K，Braybrook C，Abushaban L et al（2005）Common arterial trunk associated witha homeodomain mutation of NKX2.6. Hum Mol Genet 14：585-593

［39］Ta-Shma A，El-Lahham N，Edvardson S et al（2014）Conotruncal malformations and absent thymus due to a deleterious NKX2-6 mutation. J Med Genet 51：268-270

［40］Brewer A，Pizzey J（2006）GATA factors in vertebrate heart development and disease. Expert Rev Mol Med 8：1-20

［41］Garg V，Kathiriya IS，Barnes R et al（2003）GATA4 mutations cause human congenital heart defects and reveal an interaction with TBX5. Nature 424：443-447

［42］Nemer G，Fadlalah F，Usta J et al（2006）A novel mutation in the GATA4 gene in patients with tetralogy of Fallot. Hum Mutat 27：293-294

［43］Kodo K，Nishizawa T，Furutani M et al（2012）Genetic analysis of essential cardiac transcription factors in 256 patients with non-syndromic congenital heart defects. Circ J 76：1703-1711

［44］Lien CL，Wu C，Mercer B et al（1999）Control of early cardiac-specific transcription of Nkx2-5 by a GATA-dependent enhancer. Development 126：75-84

［45］Durocher D，Charron F，Warren R et al（1997）The cardiac transcription factors Nkx2-5 and GATA-4 are mutual cofactors. EMBO J 16：5687-5696

［46］Charron F，Paradis P，Bronchain O et al（1999）Cooperative interaction between GATA-4 and GATA-6 regulates myocardial gene expression. Mol Cell Biol 19：4355-4365

［47］Xin M，Davis CA，Molkentin JD et al（2006）A threshold of GATA4 and GATA6 expression is required for cardiovascular development. Proc Natl Acad Sci USA 103：11189-11194

［48］Kodo K，Nishizawa T，Furutani M et al（2009）GATA6 mutations cause human cardiac outflow tract defects by disrupting semaphoring-plexin signaling. Proc Natl Acad Sci USA 106：13933-13938

［49］Ta-Shma A，Pierri CL，Stepensky P et al（2013）Isolated truncus arteriosus associated with a mutation in the plexin-D1 gene. Am J Med Genet A 161A：3115-3120

［50］Maitra M，Koenig SN，Srivastava D et al（2010）Identification of GATA6 sequence variants in patients with congenital heart defects. Pediatr Res 68：281-285

［51］Lin X，Huo Z，Liu X et al（2010）A novel GATA6 mutation in patients with tetralogy of Fallot or atrial septal defect. J Hum Genet 55：662-667

［52］Allen HL，Flanagan SE，Shaw-Smith C et al（2011）GATA6 haploinsufficiency causes pancreatic agenesis in humans. Nat Genet 44：20-22

［53］Yorifuji T，Kawakita R，Hosokawa Y et al（2012）Dominantly inherited diabetes mellitus caused by GATA6 haploinsufficiency：variable intrafamilial presentation. J Med Genet 49：642-643

［54］Stanescu DE，Hughes N，Patel P et al（2015）A novel mutation in GATA6 causes pancreatic agenesis. Pediatr Diabetes 16：67-70

48 永存动脉干的分子通路及动物模型

Amy-Leigh Johnson，Simon D. Bamforth

储庆 译　聂宇　徐瑞霞 校　胡盛寿 审

目录

摘要

在鸟类和哺乳动物的正常心血管系统发育过程中，心脏的流出道被分为两个不同的通道，以将含氧的体循环血流与缺氧的肺循环血流分开。当流出道间隔形成失败时，会持续存在一个单一的共同流出血管，导致严重的临床症状称为持续性永存动脉干（PTA）。在本章中，我们将回顾已知在流出道形成和发展中起作用的分子通路和细胞，以及可导致 PTA 的动物模型的遗传操作。

48.1 引　言

哺乳动物心脏的流出道（OFT）起源于原始心管的动脉极，来自于第二生心区的细胞也会参与 OFT 的发育。新形成的 OFT 位于发育中的右心室和动脉囊之间，后者形成咽弓动脉（PAA）。流出道通常被称为"动脉圆锥"，人们通常将其分为远端、中段和近端三部分[1-2]。初始流出道是一个单独的腔，然后通过流出道垫的融合将中段和近端 OFT 分为主动脉和肺动脉。动脉囊背侧壁向 OFT 内突起，进而逐渐将 OFT 的远端分成主动脉和肺动脉干。主要的流出道垫和突起都由从神经嵴（NCC）迁移的细胞填充。垫自身的融合以及融合垫远端末端和突起的融合是形成完整的流出道分隔及通道所必须得过程。如果主要流出道垫融合失败，就会导致共同流出血管持续存在，这被称为 PTA，也常被称为持续性 PTA。然而，在一些 PTA 的例子中，心包内动脉主干本身可以很好地分开，这表明动脉囊背侧壁突起（产生于主动脉肺动脉间隔）的生长独立于流出垫的融合。流出道垫融合失败导致了 PTA 的表型特征，而不是远端主动脉肺间隔失败。对已发表的转基因小鼠模型的文献综述表明，来自不同分子通路的许多基因可能导致 PTA（表 48.1）。

表 48.1　转基因小鼠中导致永存动脉干的基因（包括全身突变和条件性突变）。这些基因突变也会导致其他心脏畸形（如 IAA、DORV、VSD、A-RSA）

分类	基因
转录因子	*Cited2*、*Foxp1*、*Gata3*、*Gata4*；*Gat6*、*Gata6*、*Jun*、*Msx1*；*Msx2*、*Pax3*、*Pbx1*、*Prdm1*、*Prdm3*、*Sox4*、*Tbx1*、*Tcfap2a*
信号分子	*Rara*；*Rarb*、*Rara*；*Rarc*、*Rxra*、*Sema3c*、*Shh*
生长因子	*Fgf8*、*Vegfa*
蛋白质结合因子	*Bmp4*、*Chrd*、*Edn1*、*Ednra*、*Flna*、*Ltbp1L*、*Pinch1*
受体	*Acvr1*、*Bmpr2*、*Pdgfra*、*Plxnd1*、*Smo*、*Tgfbr1*、*Tgfbr2*
酶	*Aldh1a2*、*Ece1*

48.2　T-Box 1

大动脉畸形是 22q11 缺失综合征（22q11DS，又称 Digeorge 综合征、腭-心-面综合征或 Shprintzen 综合征）的主要体征。转录因子 T-box 1（*TBX1*）被认为是 22q11DS 的主要致病基因[3-5]。研究者已经建立了含有突变 *Tbx1* 等位基因的包括小鼠和斑马鱼在内的多种动物模型，这使得我们可以深入研究该基因在心血管系统形成中的作用，包括 PAA（见第 42 章）。

Tbx1 基因缺失的转基因小鼠有严重的表型，它们在围产期死于包括 PTA 在内的心血管缺陷（图 48.1）。尽管这种表型被认为是由神经嵴细胞不能正确分隔流出道引起，但 Tbx1 蛋白在神经嵴内不表达。因此，人们认为 *Tbx1* 的缺失会影响神经嵴细胞的迁移[7-9]。

小鼠的遗传修饰可以在时间和空间上条件性失活基因。通过条件性失活 *Tbx1*，研究者可以确定 *Tbx1* 在发育胚胎内的表达时间以及这对心血管发育的影响。例如，当 *Tbx1* 在胚胎发育的 E7.5 ～ E8.5 失活时，会出现 PAA 缺陷，如主动脉弓离断（IAA）和右锁骨下动脉（A-RSA），但 E8.5 ～ E9.5 缺失会影响流出道间隔，导致 PTA[10]。*Tbx1* 基因剂量的调节也很关键。在转基因小鼠中，*Tbx1* 的 mRNA 剂量水平可以通过一系列突变的 *Tbx1* 等位基因来控制[11]。这些亚效等位基因表明，正确形成 PAA 需要一个 *Tbx1* mRNA 的临界阈值。*Tbx1* mRNA 水平降低到野生型小鼠的约 20%，足以引起 PTA。在转基因小鼠中，*Tbx1* 的过表达也会导致心血管异常，包括 PTA 和 IAA[12]。

由于 *Tbx1* 缺失表型能够影响广泛的组织，包括许多源自咽弓和第二生心区的胚胎结构，包括流出道、室间隔、PAA、胸腺、甲状旁腺、耳和颅面发育[13-14]，每一个表达域都可能参与表型的不同方面。因此，条件性敲除 *Tbx1* 已被用来研究 *Tbx1* 缺陷胚胎中的组织特异性。通过使用 Nkx2-5 Cre 在咽内胚层、外胚层和中胚层以及第二生心区中条件性敲除 *Tbx1*，使研究者在 *Tbx1*[-/-] 突变体中研究 PTA 和室间隔缺损[15]。也可观察到流出道周围的平滑肌细胞层减少和解体，可能是由于第二生心区的增殖活性降低[15]。中胚层后部同源物1/Cre 重组酶（*Mesp1 Cre*）介导的 *Tbx1* 缺失是从所有中胚层衍生物（包括内皮）中敲除了该基因，该基因型也会导致 100% 外显率的 PTA、室间隔缺损和严重的咽弓动脉畸形[9]。此外，正如在 *Tbx1*[-/-] 突变小鼠中所见，小鼠咽部发生分隔缺陷，导致咽尾弓缺失。此外，研究者还观察到神经嵴细胞向咽弓迁移缺陷、神经嵴源性颅神经节破裂和神经嵴源性咽弓间质增殖减少。突变胚胎中胚层 *Tbx1* 的再激活可解救流出道畸形和室间隔缺损表型，但不能解救第四 PAA 缺陷，这表明在表型方面需要其他组织的辅助[9]，最有可能是上皮细胞。

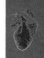

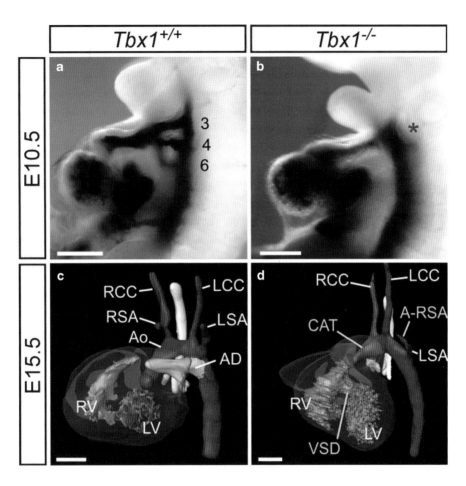

图 48.1 *Tbx1* 缺失（*Tbx1*$^{-/-}$）小鼠胚胎和胎鼠的心血管缺陷。（**a**，**b**）向 E10.5 时的胚胎心脏注射印度墨水。（**a**）在野生型胚胎（*Tbx1*$^{+/+}$）中，有三个左右对称的咽弓动脉（PAA，第 3、4 和 6 咽弓动脉），它们完全被墨水灌注。（**b**）在 *Tbx1*$^{-/-}$胚胎中，存在一个单独的流出道（星号），这表明 PAA 未能正确形成。（**c**，**d**）根据 E15.5 胚胎的 MRI 数据集进行三维重建[6]。（**c**）E15.5 时，心脏及其相关的大血管已经发育为成熟的结构。（**d**）*Tbx1*$^{-/-}$胚胎心脏存在与 PAA 缺陷相关的大动脉畸形：永存动脉干和右锁骨下动脉异常（A-RSA）以及室间隔缺损。该心脏不正常地向左旋转。AO，主动脉；AD，动脉导管；LCC，左颈总动脉；LSA，左锁骨下动脉；LV，左心室；RCC，右颈总动脉；RSA，右锁骨下动脉；RV，右心室。比例尺：500 μm

其他动物模型也被用来研究 *Tbx1* 在心血管发育中的作用，*Tbx1* 在非洲爪蟾[16]、鸡[17]和斑马鱼[18]的整个咽区表达。在鸡体内，阻断胚胎发生过程中视黄酸失活所需的基因——细胞色素 p450 家族 26 亚家族 A 多肽 1（*Cyp26a1*）会导致流出道缺陷，即 PTA 和右心室双出口（DORV），以及与 *Tbx1* 敲除小鼠模型相似的 PAA 缺陷[17]。*Tbx1* 水平下调会导致视黄酸合成酶视黄醛脱氢酶 2（*Raldh2*）上调。与 Shh 在调节 Tbx1 中的作用一致，暴露于 Shh 珠子中的雏鸡胚胎会上调咽弓中的 Tbx1[19]。

48.2.1 成纤维细胞生长因子

表达成纤维细胞生长因子 8（*Fgf8*）亚效基因的小鼠会出现流出道缺陷，如 PTA 和右心室双出口[20-21]。*Fgf8* 的受体（*FGFR1* 和 *FGFR3*）在神经嵴细胞内表达，而且被认为是神经嵴细胞迁移所必需的。在体外实验中，FGF8 可以增加背板神经嵴细胞的迁移能力，而在体和体外抑制 FGFR1，该细胞的迁移能力会相应降低[22]，这表明神经嵴细胞迁移和在 PAA 中生存可能需要此通路。因此，FGF8 信号的减少可能导致进入

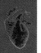
流出道的神经嵴细胞数量减少，从而导致右心室双出口，而这种细胞数量的更严重减少将导致CAT[22]。

48.2.2 转化生长因子

转化生长因子（TGF）-β 可以调节许多基本的细胞行为，并且已被证明对小鼠模型大动脉的发育很重要（见第36章）。TGFβ 信号通路涉及 TGFβ 配体与细胞表面 TGFβ Ⅱ型受体（TGFBR2）的结合，后者随后激活 TGFβ Ⅰ型受体 TGFBR1（也称为 ALK5）。这导致了 SMAD 家族成员（SMAD）2 和 SMAD3 蛋白质的磷酸化，结合 SMAD4 并易位到细胞核以调节下游基因表达。无 TGFβ2 配体（Tgfb2）的转基因小鼠死于围产期心血管缺陷，包括 CAT[23-24]。TGFβ 受体 Tgfbr1 和 Tgfbr2 对胚胎发生至关重要，因为缺乏这些基因的小鼠会在妊娠中期死亡[25-26]。然而，条件性等位基因敲除的胚胎不会在妊娠中期死亡，并且可以被用于研究这些基因在心血管发育中的作用。当使用 Wnt1-Cre 转基因小鼠从神经嵴中条件性敲除 Tgfbr1 和 Tgfbr2 受体时，胚胎会发生 CAT[27-29]。这说明神经嵴细胞需要 TGFβ 信号来控制主动脉和肺干的间隔形成。当潜在的 TGFβ 结合蛋白1基因（Ltbp1）突变时，在胚胎中也可出现 CAT[30]。

同源域转录因子的 Pbx（前 B 细胞白血病同源框）家族 Pbx1、Pbx2 和 Pbx3 在心血管发育中起着重要作用。Pbx1 缺失的小鼠会出现 TA，尽管 Pbx2 和 Pbx3 缺失的小鼠没有任何心血管缺陷[31-32]。

48.2.3 神经嵴细胞

鸡体内神经嵴细胞的消融术证明了是神经嵴细胞在流出间隔形成中发挥重要作用而不是流出道表达的基因[33-34]。此实验模型允许人工切除或消融包含心脏神经嵴细胞（cNCC）的胚胎离散段，这将导致心血管缺陷。例如，研究发现，无论是双侧还是单侧，cNCC 的消融导致 CAT 和室间隔缺损的胚胎比例较高。此外，较小的缺失（仅单侧切除一个体节大小）也会导致较轻微的畸形，如右心室双出口和主动脉骑跨。研究还发现，仅两个体节（体节 1～2 或 2～3）区域的双侧缺失会导致 CAT 和室间隔缺损的 100% 外显率，而相同区域的单侧缺失仅导致 40% 的病例出现右心室双出口。

研究者也在小鼠胚胎中进行了神经嵴细胞消融术，他们利用基因修饰使毒素（如胸腺嘧啶激酶和白喉毒素）特异性表达以杀死神经嵴细胞。第一项研究通过诱导毒性来研究神经嵴细胞消融术，研究者利用依赖于更昔洛韦（GCV）诱导毒性的单纯疱疹病毒1型胸腺嘧啶激酶（TK）杀伤基因在神经嵴细胞中可以特异性表达这一特点[35]。TK 的表达引起对 GCV 的易感性，这阻止了鸟苷残基与伸长的 DNA 结合，使细胞不能合成 DNA。因此，细胞会发生凋亡，但仅有那些表达 TK 并同时接受 GCV 的细胞会发生凋亡。从 E7.5 到 E9.5 每天给予 GCV 会影响胚胎心血管系统的正常发育。大多数胚胎（75%）有 CAT，其余的表现为右心室双出口或主动脉骑跨。此外，所有胚胎均发生了 PAA 缺陷。小鼠神经嵴细胞消融的第二项研究使用白喉毒素片段 A（DTA），研究者通过干扰 RNA 翻译机制使细胞凋亡来诱导神经嵴细胞的毒性[36]。所有受影响的突变小鼠均出现 CAT。

结　论

正确的心血管发育依赖于复杂的形态发生过程，以确保所有必需的组织成分可以准确形成和重塑。无论该过程被环境还是遗传因素干扰，都会导致心血管畸形。流出道间隔是心脏发育的一个重要组成部分，用来分离体循环和肺循环，该过程异常会导致 CAT。如本章所述，神经嵴细胞在流出道分隔中起着关键作用。在神经嵴细胞中表达的基因显然也很重要，但其他基因（如 *Tbx1*）虽然未在神经嵴细胞中表达，也对流出道的分隔有重要的影响。*Tbx1* 在咽弓组织层中表达，

神经嵴细胞必须通过咽弓组织才能到达流出道。这说明了其他组织类型对控制神经嵴细胞迁移和流出道的分隔至关重要。

参考文献

［1］Anderson RH，Chaudhry B，Mohun TJ et al（2012）Normal and abnormal development of the intrapericardial arterial trunks in humans and mice. Cardiovasc Res 95：108-15

［2］Sizarov A，Lamers WH，Mohun TJ et al（2012）Three-dimensional and molecular analysis of the arterial pole of the developing human heart. J Anat 220：336-49

［3］Jerome LA，Papaioannou VE（2001）DiGeorge syndrome phenotype in mice mutant for theT-box gene，Tbx1. Nat Genet 27：286-291

［4］Lindsay EA，Vitelli F，Su H et al（2001）Tbx1 haploinsufficieny in the DiGeorge syndrome region causes aortic arch defects in mice. Nature 410：97-101

［5］Merscher S，Funke B，Epstein JA et al（2001）TBX1 is responsible for cardiovascular defectsin velo-cardio-facial/DiGeorge syndrome. Cell 104：619-629

［6］Bamforth SD，Schneider JE，Bhattacharya S（2012）High-throughput analysis of mouse embryos by magnetic resonance imaging. Cold Spring Harb Protoc 2012：93-101

［7］Calmont A，Ivins S，Van Bueren KL et al（2009）Tbx1 controls cardiac neural crest cell migration during arch artery development by regulating Gbx2 expression in the pharyngeal ectoderm. Development 136：3173-3183

［8］Zhang Z，Cerrato F，Xu H et al（2005）Tbx1 expression in pharyngeal epithelia is necessary for pharyngeal arch artery development. Development 132：5307-5315

［9］Zhang Z，Huynh T，Baldini A（2006）Mesodermal expression of Tbx1 is necessary and sufficient for pharyngeal arch and cardiac outflow tract development. Development 133：3587-3595

［10］Xu H，Cerrato F，Baldini A（2005）Timed mutation and cell-fate mapping reveal reiterated roles of Tbx1 during embryogenesis，and a crucial function during segmentation of the pharyngeal system via regulation of endoderm expansion. Development 132：4387-4395

［11］Zhang Z，Baldini A（2008）In vivo response to high-resolution variation of Tbx1 mRNA dosage. Hum Mol Genet 17：150-157

［12］Liao J，Kochilas L，Nowotschin S et al（2004）Full spectrum of malformations in velo-cardiofacial syndrome/DiGeorge syndrome mouse models by altering Tbx1 dosage. Hum Mol Genet13：1577-1585

［13］Lindsay EA（2001）Chromosomal microdeletions：dissecting del22q11 syndrome. Nat Rev Genet 2：858-868

［14］Scambler PJ（2010）22q11 deletion syndrome：a role for TBX1 in pharyngeal and cardiovascular development. Pediatr Cardiol 31：378-390

［15］Xu H，Morishima M，Wylie JN et al（2004）Tbx1 has a dual role in the morphogenesis of the cardiac outflow tract. Development 131：3217-3227

［16］Ataliotis P，Ivins S，Mohun TJ et al（2005）XTbx1 is a transcriptional activator involved in head and pharyngeal arch development in Xenopus laevis. Dev Dyn 232：979-991

［17］Roberts C，Ivins S，Cook AC et al（2006）Cyp26 genes a1，b1 and c1 are down-regulated in Tbx1 null mice and inhibition of Cyp26 enzyme function produces a phenocopy of DiGeorge Syndrome in the chick. Hum Mol Genet 15：3394-3410

［18］Piotrowski T，Ahn DG，Schilling TF et al（2003）The zebrafish van gogh mutation disrupts tbx1，which is involved in the DiGeorge deletion syndrome in humans. Development 130：5043-5052

［19］Garg V，Yamagishi C，Hu T et al（2001）Tbx1，a DiGeorge syndrome candidate gene，is regulated by sonic hedgehog during pharyngeal arch development. Dev Biol 235：62-73

［20］Abu-Issa R，Smyth G，Smoak I et al（2002）Fgf8 is required for pharyngeal arch and cardiovascular development in the mouse. Development 129：4613-4625

［21］Frank DU，Fotheringham LK，Brewer JA et al（2002）An Fgf8 mouse mutant phenocopies human 22q11 deletion syndrome. Development 129：4591-4603

［22］Tadros TM，Klein MD，Shapira OM（2009）Ascending aortic dilatation associated with bicuspid aortic valve：pathophysiology，molecular biology， and clinical implications. Circulation 119：880-890

[23] Bartram U，Molin DG，Wisse LJ et al（2001）Double-outlet right ventricle and overriding tricuspid valve reflect disturbances of looping，myocardialization，endocardial cushion differentiation，and apoptosis in TGF-beta（2）-knockout mice. Circulation 103：2745-2752

[24] Molin DG，DeRuiter MC，Wisse LJ et al（2002）Altered apoptosis pattern during pharyngealarch artery remodelling is associated with aortic arch malformations in Tgfbeta2 knock-out mice. Cardiovasc Res 56：312-322

[25] Larsson J，Goumans MJ，Sjostrand LJ et al（2001）Abnormal angiogenesis but intact hematopoietic potential in TGF-beta type I receptor-deficient mice. EMBO J 20：1663-1673

[26] Oshima M，Oshima H，Taketo MM（1996）TGF-beta receptor type II deficiency results in defects of yolk sac hematopoiesis and vasculogenesis. Dev Biol 179：297-302

[27] Wang J，Nagy A，Larsson J et al（2006）Defective ALK5 signaling in the neural crest leads to increased postmigratory neural crest cell apoptosis and severe outflow tract defects. BMC Dev Biol 6：51

[28] Wurdak H，Ittner LM，Lang KS et al（2005）Inactivation of TGFbeta signaling in neural crest stem cells leads to multiple defects reminiscent of DiGeorge syndrome. Genes Dev19：530-535

[29] Choudhary B，Ito Y，Makita T，Sasaki T et al（2006）Cardiovascular malformations with normal smooth muscle differentiation in neural crest-specific type II TGFbeta receptor（Tgfbr2）mutant mice. Dev Biol 289：420-429

[30] Todorovic V，Frendewey D，Gutstein DE et al（2007）Long form of latent TGF-beta binding protein 1（Ltbp1L）is essential for cardiac outflow tract septation and remodeling. Development 134：3723-3732

[31] Stankunas K，Shang C，Twu KY et al（2008）Pbx/Meis deficiencies demonstrate multigenetic origins of congenital heart disease. Circ Res 103：702-709

[32] Chang CP，Stankunas K，Shang C et al（2008）Pbx1 functions in distinct regulatory networks to pattern the great arteries and cardiac outflow tract. Development 135：3577-3586

[33] Kirby ML，Turnage KL 3rd，Hays BM（1985）Characterization of conotruncal malformations following ablation of "cardiac" neural crest. Anat Rec 213：87-93

[34] Kirby ML，Waldo KL（1995）Neural crest and cardiovascular patterning. Circ Res 77：211-215

[35] Porras D，Brown CB（2008）Temporal-spatial ablation of neural crest in the mouse results in cardiovascular defects. Dev Dyn 237：153-162

[36] Olaopa M，Zhou H-m，Snider P et al（2011）Pax3 is essential for normal cardiac neural crest morphogenesis but is not required during migration nor outflow tract septation. Dev Biol 356：308-322

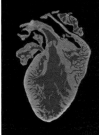

49 三尖瓣闭锁与单心室心脏的临床表现及治疗

David J. Driscoll

储庆 译 徐瑞霞 校 胡盛寿 审

目录

49.1 引 言

"单心室"和"单心室心脏"经常用于描述各种复杂的先天性心脏缺陷，然而，所有的心脏都有两个心室，虽然在某些缺陷中一个心室可能太小而不能发挥功能。因此，"功能性单心室"可能是描述这些缺陷的更好的术语。"功能性单心室"包括三尖瓣闭锁（TA）、左心室双入口、共同心室、二尖瓣闭锁合并室间隔缺损、右心室双出口合并骑跨型房室瓣、左心室发育不良等。TA 的治疗原则也可应用于其他形式的功能性单心室。

49.2 病理生理

在 TA 中，右心房和右心室之间没有直接的血液流动。TA 患儿的早期生存依赖于心房间的血液流动，从而使血液从右心房流向左心房。TA 常与大动脉转位合并发生，并可能伴有肺动脉狭窄或闭锁。所有形式的功能性单心室的临床表现、生理表现和治疗在很大程度上取决于大动脉的分布（正常或转位）、是否存在肺动脉狭窄或闭锁以及心房间血液循环的流量。

49.3 临床表现

TA 和功能性单心室患儿通常会出现发绀并且经常伴有杂音。然而，发绀的程度取决于肺血流量，肺血流量又与肺和（或）肺下梗阻的程度有关，其梗阻程度越大，发绀就越严重。如果肺血流通畅，TA 患者皮肤和口唇可呈粉红色，但伴有充血性心力衰竭的症状。

49.4 体格检查

患者可见心前区搏动。肺或肺下狭窄可能引起收缩期射血杂音。心脏可出现舒张中期心尖部杂音，尤其是在肺血流增加和充血性心力衰竭时杂音增强。此外，心电图有助于诊断 TA。患者的心电图呈电轴左偏。

49.5 超声心动图和心导管检查

TA 和其他形式的功能性单心室常可用超声心动图来诊断。由于各种形式的单心室都可能与肺动脉狭窄和肺动脉闭锁有关，因此确定肺动脉血流的来源就显得尤为重要。如果超声心动图检查无法确诊，则需要进行心导管检查和血管造影。

罕见情况下，在 TA、二尖瓣闭锁或左心房发育不良综合征中，心房间血液循环太小，血液无法从右心房（TA）或左心房（二尖瓣闭锁和左心发育不良综合征）流出，可能需要球囊扩张房间隔造口术来扩大心房间的血液循环。

49.6 临床治疗

TA 和功能性单心室患儿的初始治疗主要是充血性心力衰竭的针对性治疗，即使用洋地黄和利尿剂。此外，如果肺血流量不足且存在明显的低氧血症和酸中毒时，则必须建立可靠的肺血流来源。这可以通过输注前列腺素 E_1 来实现，同时准备通过外科手术建立一个从体循环到肺动脉的分流。对于肺血流量过大的患者，可能需要环缩肺动脉以减轻充血性心力衰竭，从而保护肺血管床不受损害。

所有形式的单心室的最终治疗可通过改良Fontan 手术来完成（图 49.1）。自发明以来，Fontan 手术操作经历了多次改进。Fontan 手术的目的是引导所有的体循环静脉血回流（蓝色血液）到肺动脉而不是心室。目前双腔连接是 Fontan 手术最流行的术式。在此过程中，上腔静脉与心脏分离并以端对侧的方式与右肺动脉吻合。使用插入移植物（位于心脏外部或右心房内）将下腔静脉连接到右肺动脉的下侧，这样可以分离体循环静脉和肺静脉回流并减少心室容量过载。

在一些患者中，下腔静脉和肺动脉的连接与

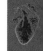

肺静脉心房之间存在小的血液循环（"开窗"）。然而，接受过"开窗 Fontan"手术的患者仍然有从右到左的分流，并有轻度发绀。开窗手术可减少部分术后并发症，并同时降低晚期发生蛋白丢失性肠病的风险。

49.7　预　后

Fontan 手术的结局取决于术前存在的 Fontan 手术的不利因素的数量。由于患有 TA 或单心室的患者仅具有一个功能性心室，因此该心室用于将血液泵入主动脉，而没有心室将血液泵入肺动脉。为了使血液流入肺动脉，肺动脉的大小必须正常并且必须具有正常的肺动脉阻力。此外，左心室充盈压和射血分数必须正常，并且没有明显的二尖瓣狭窄或关闭不全，最好为体循环静脉及静脉回流无明显异常。同时，如果患者是窦性心律则对手术有利。

Fontan 手术的理想候选患者的长期生存率非常高，术后 10 年生存率可能超过 85%。然而，如果 Fontan 手术的不利因素较多，术后远期预后一般不理想。Fontan 手术后的远期并发症包括房性心律失常、蛋白丢失性肠病、肝硬化、肝细胞癌和左心室功能不全。

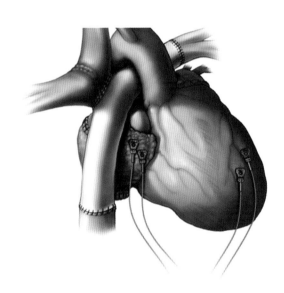

图 49.1　改良 Fontan 手术的示意图。 上腔静脉与右心房分离，与右肺动脉吻合。移植物插入下腔静脉和左肺动脉之间，同时与右肺动脉以并排方式吻合。永久性心脏起搏器引线连接到右心耳和心室

50 三尖瓣闭锁与单心室心脏的人类遗传学

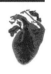

Abdul-Karim Sleiman, Liane Sadder, George Nemer

储庆 译 聂宇 徐瑞霞 校 胡盛寿 审

目录

摘要

三尖瓣闭锁（TA）是一种罕见的先天性心脏病，表现为右房室瓣完全缺失。由于家族性和（或）孤立性 TA 病例较罕见，因此对 TA 的潜在遗传异常知之甚少。目前研究已经确定了潜在的病因学染色体异常，包括 22q11、4q31、8p23 和 3p 的缺失以及 13 三体和 18 三体。潜在的致病基因包括 *ZFPM2*、*HEY2*、*NFATC1*、*NKX2-5* 和 *MYH6* 基因。本章的目的是介绍可能涉及人类 TA 致病过程的遗传成分。TA 病例表型和基因型的多样性提示其遗传网络尚未被完全阐明。

50.1 引 言

一直以来，对三尖瓣闭锁（TA）的遗传学研究并未发现单一的致病基因和染色体缺陷。本章将介绍人类心脏瓣膜发育的胚胎学通路和干扰这些通路的基因或染色体缺陷。

50.2 临床遗传学

TA 占所有先天性心脏病[1]的 1% ～ 3%。11项研究显示，TA 的平均发病率为 0.079/1000 活产儿，四分位数范围为 0.024 ～ 0.118。TA 无性别倾向，兄弟姐妹中 TA 的复发风险相对较低（1%），可认为不显著[2-4]。

根据是否存在大动脉转位，TA 分为两种类型：Ⅰ型大动脉正常（占 TA 病例的 66%），Ⅱ型合并大动脉转位（右侧或左侧）[5-6]。虽然 TA 可以以单发的形式出现，但它也通常伴有其他形式的心脏异常，包括房间隔和室间隔缺损（ASD/VSD）和动脉导管未闭（PDA）。不常见的相关情况包括 Alagille 综合征和 Ellis-van Creveld（EVC）综合征。另一方面，大动脉转位（TGA）是一种主动脉弓-肺动脉间隔不规则扭转导致形态学异常的情况，其主动脉起源于右心室，肺动脉起源于左心室。

TGA 与 TA 同时存在的原因仍不清楚。Alagille 综合征是一种常染色体显性遗传疾病，它可累及肾、心脏、肝、骨骼和视觉系统。由于这两种疾病都存在 *HEY2* 突变，所以 Alagille 综合征可合并 TA[8-9]。EVC 综合征是一种罕见的常染色体隐性遗传疾病，是一种软骨外胚层发育不良的疾病。EVC 和 TA 共存的原因尚未阐明。TA 也与家族的其他心脏缺陷显著相关，包括 Ebstein 畸形、法洛四联症、永存动脉干、ASD、二尖瓣脱垂和无 TA 的心血管畸形。

50.3　胚胎学

回顾心脏胚胎学对于理解 TA 及其潜在的分子和遗传学通路至关重要。胚胎心脏发育过程中，双侧心脏祖细胞来源于中胚层，在胚胎中轴融合形成原始心管。然后进一步分化为心内膜和心肌，周围的中胚层组织随后迁移到心管形成心外膜[10-11]。

房室瓣膜的发育始于心内膜垫的形成。房室开口前壁和后壁的间充质细胞增生产生心内膜垫。随后，心内膜垫生长并融合，分别在心脏的右侧和左侧形成最终的三尖瓣和二尖瓣。除心内膜垫

外，心室重构在房室瓣膜形成中也起着重要作用[12-13]。特别是在 TA 中，心内膜内衬的"陷窝"标志着缺失三尖瓣的位置[14]。

值得注意的是，房室瓣膜发育受一系列遗传学机制和信号通路的调节，这反映了该过程对基因突变和异常的易感性。TA 产生的原因和倾向是复杂的。没有迹象表明这种情况有单一的遗传、染色体或环境决定因素。但是特定的遗传和染色体实体确实可以调控存在 TA 的心脏异常发育。

50.4　染色体缺陷

50.4.1　22q11 缺失

染色体 22q11 缺失会对该区域 30～40 个基因中的任何一个产生不利影响，而其中许多基因功能尚未被研究。由此产生的表型的多种可能性和组合使这些综合征被划分为更广泛的术语，包括 DiGeorge 综合征、异常面容综合征和腭-心-面综合征。所有异常都属于 22q11 缺失综合征——心脏异常、颅面不规则、胸腺发育不全和低钙/甲状旁腺功能减退[15-16]。

2003 年报道了第一个携带染色体 22q11 微缺失的 TA 合并永存动脉干的病例[16]。最近，已证实染色体 22q11 缺失与 TA 表型相关。在 TA 中 22q11 的概率大约是 7%。已有病例报道了散发性半合子 22q11 微缺失表现为 TA 伴有 VSD、TGA、PDA、肺动脉狭窄等心脏异常[17-18]。这表明 22q11 微缺失基因型与随后的心脏表型之间存在重叠。22q11.2 缺失显示家族复发风险增加，而先天性心脏异常通常与随后兄弟姐妹的 22q11.2 缺失风险增加无关。虽然 22q11 微缺失

导致 TA 表型的发病机制尚未阐明，但两者有明显的共现迹象。

50.4.2 三体和其他染色体缺陷

TA 患者常存在 13 三体和 18 三体，与 TA 相关的其他染色体缺陷包括 3、4 和 8 号染色体的突变。4 号染色体长臂在断点 4q31 处的末端缺失与先天性心脏缺陷有关，包括 TA、左侧腔静脉、主动脉弓异常[20]。据报道，双孔二尖瓣、完全房室管和 TA[21]与 3 号染色体短臂的部分缺失有关。染色体缺失与 TA 之间的这种关系可能与染色体 8p23.1 的中间缺失有关，该区域中含有 GATA 结合蛋白 4（GATA4）基因，该基因在心脏发育[22]中起着关键作用。

尽管已通过单个病例和小样本病例证实，但参与 TA 的染色体缺陷是多样的，体现了胎儿心脏发育中基因型-表型关系的复杂性。

50.5　基　因

50.5.1 ZFPM2（FOG2）

ZFPM2 编码锌指蛋白，也称为 FOG 家族成员 2；它位于染色体 8q22，主要在人类心脏、大脑和睾丸中表达。ZFPM2 在整个发育过程中表现出对心脏 GATA 蛋白活性的显著调节作用，在体内和体外都与这些蛋白质的 N- 末端锌指直接相互作用[23-24]。转录因子 GATA4 的一个主要功能是调控对心肌分化至关重要的基因，其显著表达于参与心脏发育的卵黄囊内胚层和中胚层细胞中。ZFPM2 的其他功能包括维持乳腺中的上皮细胞分化、与确保造血细胞谱系正常发育的转录激活因子 GATA1 的相互作用，以及与多种转录因子的辅阻遏物 C- 末端结合蛋白 2（CTBP2）相互作用[25]。

ZFPM2 与 GATA4 在发育心脏共同表达。尽管 Zfpm2 基因敲除小鼠会发生 TA（见第 44 章），但仍未确定该基因是否会导致人类 TA。人类 ZFPM2（外显子 8）的突变与 TA 的关系存在争议，因为在健康个体中也检测到了该类基因突变[26-27]。

50.5.2 HEY2

HEY 基因编码携带 YRPW 基序的发状分裂相关增强子的核蛋白，该蛋白是果蝇和脊椎动物 Notch 信号通路的直接转录靶点[28-29]。HEY2 基因是斑马鱼 "僵局基因"（"gridlock gene"）的同源基因，该基因在血管形成之前的心脏中表达，并参与动-静脉细胞的分化。HEY2 被认为是心脏发育过程中 Notch 信号下游转录的抑制因子。它在胚胎心脏中表达，主要表达于心室和动脉中。Hey2 突变小鼠的研究表明，该基因与 TA 的相关性较弱（见第 44 章），但是 TA 和 HEY2 编码区的特异性单核苷酸多态性（SNP）之间存在潜在的相关性[30]。

50.5.3 NFATC1

NFATC1 是一种 DNA 结合蛋白，也称为活化 T 细胞的核因子，其主要作用是调节 T 细胞活化和 IL-2 表达以及其他异源转录因子[31-32]。它属于 Rel/NFkB 转录因子家族，并且 Nfatc1 敲除小鼠证明该基因参与心内膜垫的形成和重塑[33]。

1 例 TA 患者发生 NFATC1 外显子 2（p.Pro66Leu）和 8（p.Ile701Leu）两个错义杂合 SNP，这导致 NFATC1 核易位的失败率高达 80%，而单个 SNP 突变则不影响核易位。此外，在单突变体和双突变体[34]中，其 DNA 结合亲和力和启动子激活能力均有所降低。

与正常的基因型形成对比，一个异常的等位基因有 44 个额外的核苷酸，携带 6 个 SNP。正常的基因型携带 4 个 SNP，在外显子 7 的 3' 边界下游的内含子区域的 56 个核苷酸上重复 2 次[35]。然而，TA 受试者缺乏这种独特等位基因的纯合性，这阻碍了对其在 TA 发病机制中作用的研究。

50.5.4 NKX2-5

NKX2-5 是一种包含同源框的人类基因，参与调节解剖发育，并仅在心脏细胞中表达。果蝇和小鼠的同源基因在心脏分化中发挥了重要作用，这表明 *NKX2-5* 在人类心脏形成中发挥了作用。研究还发现，*NKX2-5* 与 TBX5 有很强的相互作用，TBX5 是一种包含 T-box 的转录因子，与 Holt-Oram 综合征（一种影响四肢和心脏的常染色体显性遗传疾病）相关。*NKX2-5* 和 *TBX5* 协同激活基因编码的心脏特异性利尿钠肽前体 A 型（NPPA）的表达[36]。

在小鼠中，*Nkx2-5* 作为转录因子发挥重要作用，指导参与心脏传导和收缩的特定离子通道基因的表达。它有助于房室结的发育和房间隔的形成。人类的许多突变被确定为家族性房间隔缺损的潜在原因。最近发现 2 例携带 *NKX2-5* p.Arg190Leu 的同胞除了 ASD- Ⅱ 和 VSD 外还患有 TA。与同一位置的其他 *NKX2-5* 突变一样，这种突变被认为可能会降低 NKX2-5 的 DNA 结合活性，但没有提供关于其在三尖瓣畸形中作用的线索[37]。

在包含 TA 在内的复杂 CHD 患者中，*NKX2-5* 的第二个突变会导致转录的提前终止，从而导致蛋白截短（255 个氨基酸残基，全长为 292 个），

但具有完整的同源域，表明可能是由于 NKX2-5 蛋白对其他转录因子亲和力的改变[37]。

显然，*NKX2-5* 突变在三尖瓣异常发育中的作用阐明了这一过程的复杂性，我们将继续探索可能与其相互作用的特定转录因子。

50.5.5 MYH6

MYH6 基因编码肌球蛋白 α 重链亚基，是心肌细胞主要的 ATP 酶。它是心脏发育中的一个重要因素，主要表达于心房[38-40]。

MYH6 p.ala230pro 变异与多种异常心脏形态相关。这种变异是在 TA、肺动脉瓣和瓣膜上肺动脉狭窄、右心室发育不良和 ASD 同时发生时发现的。在不同类型心脏畸形或完全没有心脏畸形的家庭成员中发现了相同的等位基因。230 位丙氨酸位于 MYH6 的运动结构域中，因此影响肌球蛋白分子中核苷酸结合的动力学偶联，进而改变 ATP 酶循环期间对肌动蛋白的亲和力。然而，由于 *MYH6* 仅表达于心肌细胞，因此这种突变对三尖瓣形成的影响尚不确定。

在有 TA、限制性室间隔缺损和右心室发育不全的情况下，已鉴定出 *MYH6* p.glu501 终止性变异，这是一种无义突变，可能产生一个缺少较低结构域（50 和 20 kDa）以及颈部和杆部区域的截短肌球蛋白肽。虽然产生的蛋白质保留了肌动蛋白和核苷酸的大部分的结合能力，但仍表现出其他运动功能障碍[39]。

结　　论

目前，普遍认为大多数 TA 的发生是由遗传学因素引起，是许多先天性心脏病的一部分。遗传的罪魁祸首从额外染色体和染色体缺失到 SNP 等，某些基因如 *ZFPM2* 和 *NKX2-5* 已被确定参与先天性心脏缺陷。然而，其他基因如 *HEY2* 则不太可能参与其中。已有的表型和报告基因型的异

质性及它们之间的关系减少了每一项报告对总体大局的贡献，使得人们对 TA 的发展机制和其中涉及的分子通路知之甚少。由于迄今为止只有少数突变被发现是 TA 的直接病因，对拷贝数变异（CNV）的分析将为评估这些患者的基因型以及发现 TA 潜在的新基因提供机会。

先天性心脏病——临床特征、人类遗传学和分子通路

参考文献

［1］ Hoffman JI, Kaplan S（2002）The incidence of congenital heart disease. J Am Coll Cardiol 39：1890-1900

［2］ Grant JW（1996）Congenital malformations of the tricuspid valve in siblings. Pediatr Cardiol 17：327-329

［3］ Lin AE, Rosti L（1998）Tricuspid atresia in sibs. J Med Genet 35：1055-1056

［4］ Bonnet D, Fermont L, Kachaner J et al（1999）Tricuspid atresia and conotruncal malformations in five families. J Med Genet 36：349-350

［5］ Rao PS（2013）Consensus on timing of intervention for common congenital heart diseases：part II-cyanotic heart defects. Indian J Pediatr 80：663-674

［6］ Rao PS（2013）Consensus on timing of intervention for common congenital heart diseases：part I-acyanotic heart defects. Indian J Pediatr 80：32-38

［7］ Benson DW, Basson CT, MacRae CA（1996）New understandings in the genetics of congenital heart disease. Curr Opin Pediatr 8：505-511

［8］ Fischer A, Klamt B, Schumacher N et al（2004）Phenotypic variability in Hey2 –/– mice and absence of HEY2 mutations in patients with congenital heart defects or Alagille syndrome. Mamm Genome 15：711-716

［9］ El-Rassy I, Bou-Abdallah J, Al-Ghadban S et al（2008）Absence of NOTCH2 and Hey2 mutations in a familial Alagille syndrome case with a novel frame shift mutation in JAG1. Am J Med Genet A 146：937-939

［10］ Wirrig EE, Yutzey KE（2011）Transcriptional regulation of heart valve development and disease. Cardiovasc Pathol 20：162-167

［11］ Garry DJ, Olson EN（2006）A common progenitor at the heart of development. Cell 127：1101-1104

［12］ Chakraborty S, Combs MD, Yutzey KE（2010）Transcriptional regulation of heart valve progenitor cells. Pediatr Cardiol 31：414-421

［13］ Vaughan CJ, Basson CT（2000）Molecular determinants of atrial and ventricular septal defects and patent ductus arteriosus. Am J Med Genet 97：304-309

［14］ Thiene G, Anderson RH（1981）The clinical morphology of tricuspid atresia. Atresia of the right atrioventricular valve. G Ital Cardiol 11：1845-1859

［15］ Hu P, Ji X, Yang C et al（2011）22q11.2 microduplication in a family with recurrent fetal congenital heart disease. Eur J Med Genet 54：e433-e436

［16］ Alva C, David F, Hernandez M et al（2003）Tricuspid atresia associated with common arterial trunk and 22q11 chromosome deletion. Arch Cardiol Mex 73：271-274

［17］ Miller GA, Paneth M, Lennox SC（1973）Surgical management of pulmonary atresia with intact ventricular septum in first month of life. Br Heart J 35：554

［18］ Trost D, Engels H, Bauriedel G et al（1999）Congenital cardiovascular malformations and chromosome microdeletions in 22q11.2. Dtsch Med Wochenschr 124：3-7 *50 Human Genetics of Tricuspid Atresia and Univentricular Heart590*

［19］ Lizarraga MA, Mintegui S, Sanchez Echaniz J et al（1991）Heart malformations in trisomy 13 and trisomy 18. Rev Esp Cardiol 44：605-610

［20］ Yu CW, Chen H, Baucum RW et al（1981）Terminal deletion of the long arm of chromosome 4. Report of a case of 46, XY, del（4）（q31）and review of 4q-syndrome. Ann Genet 24：158-161

［21］ Brand A, Reifen RM, Armon Y et al（1987）Double mitral valve, complete atrioventricular canal, and tricuspid atresia in chromosomal 3P-syndrome. Pediatr Cardiol 8：55-56

［22］ Wat MJ, Shchelochkov OA, Holder AM et al（2009）Chromosome 8p23.1 deletions as a cause of complex congenital heart defects and diaphragmatic hernia. Am J Med Genet A 149A：1661-1677

［23］ Tevosian SG, Deconinck AE, Tanaka M et al（2000）FOG-2, a cofactor for GATA transcription factors, is essential for heart morphogenesis and development of coronary vessels from epicardium. Cell 101：729-739

［24］ Lu JR, McKinsey TA, Xu H et al（1999）FOG-2, a heart- and brain-enriched cofactor for GATA transcription factors. Mol Cell Biol 19：4495-4502

［25］ Svensson EC, Huggins GS, Dardik FB et al（2000）A functionally conserved N-terminaldomain of the friend of GATA-2（FOG-2）protein represses GATA4-dependent transcription.J Biol Chem 275：20762-20769

［26］ Sarkozy A, Conti E, D'Agostino R et al（2005）ZFPM2/FOG2 and HEY2 genes analysis in nonsyndromic tricuspid atresia. Am J Med Genet A 133A：68-70

［27］ Pizzuti A, Sarkozy A, Newton AL et al（2003）Mutations of ZFPM2/FOG2 gene in sporadic cases of tetralogy of Fallot. Hum Mutat 22：372-377

［28］ Koibuchi N, Chin MT（2007）CHF1/Hey2 plays a pivotal role in left ventricular maturation through suppression of ectopic atrial gene expression. Circ Res 100：850-855

［29］ Fischer A, Schumacher N, Maier M et al（2004）

The Notch target genes Hey1 and Hey2 are required for embryonic vascular development. Genes Dev 18：901-911

[30] Reamon-Buettner SM，Borlak J（2006）HEY2 mutations in malformed hearts. Hum Mutat 27：118

[31] Peng SL，Gerth AJ，Ranger AM et al（2001）NFATc1 and NFATc2 together control both T and B cell activation and differentiation. Immunity 14：13-20

[32] Zhou P，Sun LJ，Dotsch V et al（1998）Solution structure of the core NFATC1/DNA complex. Cell 92：687-696

[33] Ranger AM，Grusby MJ，Hodge MR et al（1998）The transcription factor NFATc is essential for cardiac valve formation. Nature 392：186-190

[34] Abdul-Sater Z，Yehya A，Beresian J et al（2012）Two heterozygous mutations in NFATC1 in a patient with Tricuspid Atresia. PLoS One 7，e49532

[35] Yehya A，Souki R，Bitar F et al（2006）Differential duplication of an intronic region in the NFATC1 gene in patients with congenital heart disease. Genome 49：1092-1098

[36] Bruneau BG，Nemer G，Schmitt JP et al（2001）A murine model of Holt-Oram syndrome defines roles of the T-box transcription factor Tbx5 in cardiogenesis and disease. Cell 106：709-721

[37] Stallmeyer B，Fenge H，Nowak-Gottl U et al（2010）Mutational spectrum in the cardiac transcription factor gene NKX2.5（CSX）associated with congenital heart disease. Clin Genet 78：533-540

[38] Posch MG，Waldmuller S，Muller M et al（2011）Cardiac alpha-myosin（MYH6）is the predominant sarcomeric disease gene for familial atrial septal defects. PLoS One 6，e28872

[39] Granados-Riveron JT，Ghosh TK，Pope M et al（2010）Alpha-cardiac myosin heavy chain（MYH6）mutations affecting myofibril formation are associated with congenital heart defects. Hum Mol Genet 19：4007-4016

[40] Ching YH，Ghosh TK，Cross SJ et al（2005）Mutation in myosin heavy chain 6 causes atrial septal defect. Nat Genet 37：423-428

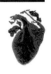

51 三尖瓣闭锁与单心室心脏的分子通路及动物模型

Kamel Shibbani，George Nemer

徐瑞霞 译　储庆 校　胡盛寿 审

目录

摘要

　　瓣膜形成的过程非常复杂，包括适当通路之间的复杂时空相互作用。虽然还没有完全阐明调控正常瓣膜形成的分子通路，但我们已经确定了这一过程中的一些主要参与者。我们推测，TGF-β、BMP 和 NOTCH 及其下游靶标 NKX2-5、TBX5、NFATC1、GATA4 和 SOX9 是三尖瓣闭锁（TA）的潜在致病因素。TGF-β 和 BMP 信号通路共同作用于 SMAD4 分子，如果这种共同作用发生缺陷就可能会导致 TA。同样，NOTCH 信号通路中的 HEY2 是该通路与 TA 之间的潜在相关因子。另一个与 TA 相关的转录因子是 NFATC1。虽然有多种小鼠模型中包含了 TA 表型，但是没有小鼠模型可以真正代表 TA。缩小这一差距将会促进人们对 TA 发病机制的理解。

51.1　引　言

　　转化生长因子 β（TGF-β）和骨形态发生蛋白 4（BMP4）通路在瓣膜形成中起关键作用。它们都需要 SMAD 家族成员（SMAD）4 在细胞内传递其信号。SMAD4 和 GATA 结合蛋白 4（GATA4）、锌指蛋白 FOG 家族成员 2（ZFPM2）相关，并且这两种转录因子中的任一种突变都会引起三尖瓣闭锁（TA）。

　　同样，NOTCH 对正常瓣膜形成至关重要，其与携带 YRPW 基序 2（HEY2）的 hes 相关家族 bHLH 转录因子的关联为我们提供了与 TA 有关的线索。

其他转录因子如活化 T 细胞的核因子细胞质钙调磷酸酶 1（NFATC1）也不能被忽视。

TA 的小鼠模型尚不完善，但 16 三体小鼠、Hey2 突变小鼠、ZFPM2 突变小鼠均为我们提供了深入研究 TA 分子通路的工具。

我们对 TA 的了解还远远不够。然而，当研究任何患病器官的病理生理学时，一个好的开始是了解所研究的健康器官的生理学。

三尖瓣和二尖瓣一样，在妊娠中期完全功能化，这一过程需要心内膜和心肌细胞之间密切的相互作用。在人类和动物模型中使用遗传学数据将使我们了解正常瓣膜形成过程中涉及的分子通路，并将更好地了解 TA 中涉及的分子通路。

51.2 正常瓣膜发育

正常三尖瓣发育包括三个主要事件：心内膜细胞的诱导刺激、上皮-间充质转化（EMT）和瓣膜成熟。

51.2.1 诱导刺激

在 20 世纪 80 年代中期通过胶原凝胶分析发现，只有位于房室（AV）管和流出道的心内膜细胞能够进行 EMT。事实上，当从 AV 管区取出心内膜 / 心肌细胞并进行凝胶实验时，研究者发现心内膜细胞发生了 EMT，而由此产生的间充质细胞迁移到凝胶中。然而，如果使用来自心室的心内膜 / 心肌细胞时，则不会发生 EMT。此外，科学家们混合并匹配来自心管内不同位置的心内膜和心肌细胞，发现只有当心内膜和心肌都起源于 AV 管区域时，才发生 EMT[1-3]。这些研究认为，必须在心肌信号的启动下，AV 管的心内膜才能发生 EMT。某些细胞外基质（ECM）成分和信号（包括 TGF-β 蛋白超家族）也可以诱导 EMT 的发生[2, 4]。

51.2.2 上皮-间充质转化

在最初的诱导刺激之后，即开始 EMT 过程。此时，发育中的心脏刚刚完成环化[5]。最初，最内层的心内膜层由具有顶端-基底极性的细胞组成。这些细胞通过侧膜上的连接点彼此相连，并附着在基底膜上。这些特征定义了上皮细胞。由于 EMT 的作用，这些细胞中的一些会失去极性，改变其形态，与心内膜分离，并迁移到心胶质中。这些间充质细胞将在三尖瓣形成中发挥重要作用。虽然 EMT 机制仍然不清楚，但科学家们已经发现了这一过程的关键调控因子。作为 EMT 上游调控因子的两个主要分子通路是 TGF-β /BMP 通路和 Notch 通路。这些通路的下游靶点包括转录因子如 NKX2-5、TBX5、NFATC1、GATA4 和 SOX9[5-6]。

51.2.3 成熟

EMT 的最终结果是形成心内膜垫，然后心内膜垫会逐渐成熟并形成瓣膜。这种成熟过程尚未十分清楚，但 EMT 形成的间充质细胞会分化为成纤维细胞，分泌瓣膜形成所必需的特定 ECM 成分[7]。

正常瓣膜形成的过程需要紧密调节的通路和转录因子的协同作用。为了解瓣膜形成和异常瓣膜发育的分子基础，研究者已经进行了大量的研究，但许多问题仍然没有得到解释。TA 是一种病理性瓣膜疾病，其分子通路仍然未被阐明。

51.3　瓣膜发育异常：三尖瓣闭锁 / 单心室心脏的潜在分子通路

TA 的动物模型以及患者的遗传学研究表明，参与瓣膜形成的两个主要分泌蛋白家族是 TGF-β/BMP 和 NOTCH 及其调控因子和（或）下游靶效应物，其直接参与三尖瓣畸形。

接下来将介绍 TGF-β/BMP 和 Notch 信号通路与三尖瓣形成和 TA 的关系，以及与 TA 有关的两条通路的重要下游靶点，即 NFATC1 和 Hey2。

图 51.1 说明了这些不同的因素是如何在心脏中的心内膜和会形成瓣膜的区域内心肌细胞中发挥作用的。

51.3.1 生长因子 TGF-β/BMP 家族

除了在心脏发育中的重要作用外，TGF-β 和 BMP 通路在胚胎发育中也起着重要作用。事实上，

分泌蛋白的 TGF-β 和 BMP 亚家族是更大的生长因子超家族的一部分，称为 TGF-β 超家族。该超家族包括三个主要分支：严格意义上的 TGF-β（脊椎动物中的 TGF-β）、DVR 家族（decapentaplegic-Vg 相关，包括 BMP）和激活素。这三个不同的亚家族具有许多相同特征，如配体的结构、受体、配体–受体复合体的作用机制，以及配体的细胞内介质——SMAD[8]。这种作用机制的相似性，特别是在 SMAD 介质中，将在 BMP 与 TGF-β 通路之间的重叠中发挥重要作用，因为它们与 TA 有关。

TGF-β 超家族的配体需要两种受体发挥作用，即 I 型和 II 型 TGF-β 受体，这两种受体都是受体酪氨酸激酶。配体与 II 型受体结合，诱导 II 型受体与 I 型受体结合并使其磷酸化。磷酸化的

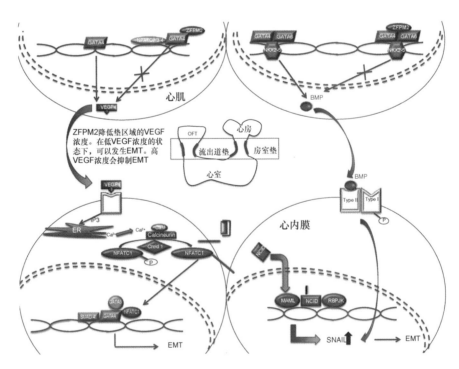

图 51.1　在 EMT 开始之前，Notch 受体位于心内膜细胞，并将与配体结合释放 NCID 结构域。该结构域与 MAML 和 RBPJK 形成核复合体并且将上调 SNAIL 的表达，从而启动 EMT。同时，心肌 BMP2 信号将到达心内膜并稳定核 SNAIL 信号。正常情况下，由心肌产生的 VEGF 将与其在心内膜上的受体结合，通过 IP3 使 ER 中 Ca²⁺ 增加。Ca²⁺ 与钙调蛋白一起激活钙调磷酸酶。钙调磷酸酶将使 NFATC1 去磷酸化并发现其核定位信号。研究者认为 NFATC1 去磷酸化的步骤也受到 Creld1 控制。一旦进入细胞核，NFATC1 将与其他蛋白质中的 GATA4 和（或）GATA5 结合并诱导 EMT

I 型受体被激活，然后磷酸化并激活"受体激活的 SMAD"分子（R-SMAD）[9]。R-SMAD 为配体的细胞内介质，并负责将 TGF-β 或 BMP 信号传递到细胞核中。

人类 TGF-β 超家族中有 30 多种不同的配体[10]，还有 7 个 I 型受体和 5 个 II 型受体[9]。配体–受体复合体可由多种配体、I 型和 II 型受体组合而成。

虽然 II 型受体决定配体特异性，但 I 型受体决定了 SMAD 特异性[8]。BMP 配体导致 SMAD1、SMAD5 和 SMAD8 的活化，而 TGF-β 配体导致 SMAD2 和 SMAD3 的活化[9]。然后，所有 R-SMAD 分子必须与细胞质 SMAD4 分子结合，形成功能基本单位，进而进入细胞核。一旦进入细胞核，该 SMAD4/R-SMAD 功能基本单位将与特定转录因子结合并调节基因表达[9-10]。连接 BMP 和 TGF-β 通路的 SMAD-4 分子直接与 GATA4 相互作用，GATA4 是瓣膜形成最重要的调节因子之一，其辅因子与 TA 有关。GATA4 和 SMAD4 之间的这种联系将 BMP 和 TGF-β 通路与 TA 联系起来。

图 51.2 说明了 TGF-β 和 BMP 通路的相似性及其在心脏中的作用机制。

51.3.1.1 TGF-β 蛋白在三尖瓣形成中的作用

虽然 TGF-β 和 BMP 属于同一个超家族并具有许多共同特征，但它们在三尖瓣形成中起着不同的作用。因为每个通路在 EMT 中发挥不同功能。

在胚胎发生期间，即将形成瓣膜的细胞会经历三轮独立的 EMT，被称为第一轮、第二轮和第三轮 EMT。每一轮 EMT 后进行的 MET 会将细胞重置为上皮状态，为下一轮 EMT 做准备。第一轮 EMT 形成心脏祖细胞。第二轮 EMT 在心管的形成中起重要作用。最后，第三轮 EMT 可以形成瓣膜[11]。TGF-β 和 BMP 在第三轮 EMT 中起重要作用。

TGF-β 是最早参与 EMT 的分子之一。在小鼠和鸡胚中进行的研究表明，TGF-β 可作为 EMT 的诱导刺激物，也可作为 EMT 后期步骤的调节因子。科学家研究了鸡胚中 TGF-β 的各种亚型，发现 TGF-β 2 对 EMT 的启动至关重要，而 TGF-β 3 对于间充质细胞侵入 ECM 至关重要[12]。在小鼠

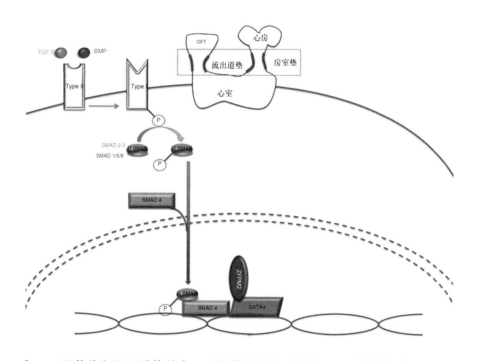

图 51.2 TGF-β 或 BMP 配体将与 II 型受体结合，后者将激活 I 型受体。I 型受体将磷酸化特定的 R-SMAD 分子（TGF-β 的 SMAD2/3 和 BMP 的 SMAD 1/5/8）。这种 R-SMAD 分子将与 SMAD4 分子复合进入细胞核并与转录因子（如 GATA4）相互作用

中，TGF-β 基因的功能略有不同。使用针对不同 TGF-β 亚型的功能性抗体在小鼠中进行的研究认为，EMT 不需要 TGF-β1 和 TGF-β3。然而，TGF-β2 是必需的。体外研究表明，TGF-β2 抗体暴露后侵入胶原的间充质细胞数量显著减少。同样，用 *TGF-β2*$^{-/-}$ 小鼠进行的体内研究显示 EMT 异常导致心内膜垫内细胞数目过多[13]。

除 TGF-β 配体外，TGF-β 受体在 EMT 过程中也发挥了重要作用（表明对除 TGF-β 配体激活的通路外的其他通路也起作用）。鸡胚研究表明，如果 TGF-β 受体 II 型被抑制，EMT 则不会发生[6]。在小鼠中，TGF-β 配体-受体相互作用似乎更为复杂。体内研究表明，阻断 TGF-β 受体 II 型对 EMT 没有影响。另一方面，体外研究表明，阻断相同受体可抑制外植体的 EMT。这意味着其他可能与 TGF-β 配体无关的代偿机制能够弥补受体的丢失[5]。

51.3.1.2 BMP 在三尖瓣形成中的作用

尽管与上述 TGF-β 通路的重要性相似，但 BMP 似乎在瓣膜形成中具有比 TGF-β 更重要的上游作用。之前的研究结果表明，BMP2 在 EMT 启动过程中非常重要。在小鼠 AV 管外植体上进行的实验显示，在心肌细胞缺失的情况下，暴露于 BMP2 的心内膜细胞能够启动 EMT。因此，从心肌细胞释放的 BMP2 必须是引发心内膜细胞 EMT 的诱导刺激的一部分。此外，BMP2 可导致这些细胞中 TGF-β 的上调，表明 BMP2 可能是 EMT 中 TGF-β 通路的上游调控因子[5-6]。与启动 EMT 的功能相比，BMP4 在瓣膜成熟过程中更为重要[6]。BMP5、BMP6 和 BMP7 的功能已经在小鼠心脏中被证明。BMP5 和 BMP7 双敲除小鼠不形成心内膜垫，而 BMP6 和 BMP7 双敲除小鼠显示心内膜垫形成延迟，对流出道垫的影响大于对 AV 垫的影响[6]。

通过阻断 BMP 受体也可以了解 BMP 对 EMT 的影响。实际上，在小鼠中阻断 BMP2 I 型受体导致小鼠胚胎未能进行 EMT，同时 TGF-β 表达降低，表型类似于 BMP2 敲除小鼠[5]。

51.3.1.3 TA 中 的 TGF-β/BMP 信 号 通路：ZFPM2 和 SMAD

虽然可以区分 TGF-β 和 BMP 在早期瓣膜形成中的作用，但它们属于同一个超家族，因此共享一个共同的作用机制，也意味着这两个通路将重叠。这种重叠是通过 SMAD 分子实现的，更具体地说是 SMAD4。了解 TGF-β 和 BMP 在 TA 中作用的关键是理解 SMAD4 在两种通路中的作用及其与一种主要的瓣膜形成调控因子（GATA4）共同发挥作用的机制。

SMAD 蛋白在 TGF-β 和 BMP 的下游通路中发挥重要作用。BMP 或 TGF-β 与表面受体结合后，通过活化部分基因，最终激活配体特异性 R-SMAD 分子，然后 SMAD4 将与活化的 R-SMAD 分子结合并将其转移到细胞核[9-10, 14]。一旦进入细胞核，SMAD4/R-SMAD 复合体就会与其他转录因子相互作用，包括心脏发育的主要调节因子 GATA4 蛋白。研究表明，这种相互作用的缺陷可能导致先天性心脏病，主要是房室隔和瓣膜形成相关的缺陷。事实上，由于房室隔缺损，两个基因杂合敲除小鼠胚胎会死亡。此外，体外实验表明 SMAD4 和 GATA4 之间存在强烈的物理和功能相互作用[15]。

简而言之，BMP 和 TGF-β 通路必须通过 SMAD4 发出信号，将其信息传递到细胞核。SMAD4 又与包括 GATA4 在内的多个转录因子相互作用。所有这些与 TA 相关的通路均需经过 GATA4 的转录伴侣 ZFPM2。

ZFPM2（也称 FOG2）是具有 8 个锌指结构域的锌指蛋白。它在心脏中高度表达，与 GATA4 相互作用并介导其活性[16-17]。*ZFPM2* 敲除小鼠会在 E13～E14 天死亡，因其存在 TA 的心脏表型[18]。

TA 的致病分子通路尚未明确。我们只能推测上游因子（如 TGF-β 和 BMP）与下游靶点（如 GATA4/ZFPM2 和 SMAD4）之间错综复杂的关系。鉴定 GATA4/SMAD4 和 GATA4/ZFPM2 相互作用的转录靶点将有助于建立更好的基因型 / 表型相关性，以及将转录结果与潜在缺陷联系起来的综合机制。

51.4 Notch–Hey2 信号通路

除了 BMP 和 TGF-β 通路，Notch 信号通路也是 EMT 和瓣膜形成的上游调控因子之一[5-6]。与前两种通路不同，Notch 通路对于分化和模式化（patterning）等多种细胞行为至关重要。然而，它与 TGF-β 和 BMP 通路的区别在于它是通过配体介导的信号通路。Notch 通路包括一个膜结合受体与邻近细胞膜配体的结合[19]。因此 Notch 信号通路与 BMP 或 TGF-β 信号通路的区别在于该通路是具有接触依赖性。

哺乳动物中有 4 种 Notch 受体，它们都具有相同的基本结构。细胞外结构域将结合 5 种 Notch 配体之一（Dll1、Dll3、Dll4、Jag1、Jag2），细胞内结构域（NICD）与受体分离并进入细胞核，以及跨膜结构域[19-20]。

Notch 与配体结合后，随之发生一系列反应，最终导致 NICD 脱离并易位至细胞核。进入细胞核后，NICD 与 RBPJK（免疫球蛋白 kappa J 区的重组信号结合蛋白）转录因子形成复合体。这种 NICD/RBPJK 复合体招募辅激活蛋白 MAML，激活 Hey2 和 SNAIL 等下游靶基因的表达，图 51.3 说明了这种接触依赖性 Notch 信号通路。

51.4.1 Hey2 Notch 在三尖瓣形成和 TA 中的作用

与 TGF-β 和 BMP 一样，Notch 也在正常瓣膜的形成中起重要作用。研究表明，抑制 Notch 的表达后，小鼠心脏会出现严重的心内膜垫发育异常。此外，过表达 Notch 会导致心内膜垫肥大[6]。通过对心内膜垫发育过程中 Notch 表达的时空分析，研究者揭示了 Notch 在调节三尖瓣 EMT 过程中的重要作用。在 EMT 之前对 Notch 配体 Dll4 的空间分布进行分析，结果显示其在即将发育成为瓣膜的区域中大量存在[21]。可想而知，在 EMT 开

始前，Notch 本身也存在于这些房室管（AVC）区域。此外，直接抑制或通过抑制其 RBPJK 转录因子间接抑制 Notch 会导致心内膜细胞不能迁移到心脏胶质[19, 21]，这表明 Notch 在 EMT 和三尖瓣形成中发挥作用。

除了启动 EMT，Notch 信号通路对于形成早期心内膜垫也很重要。某些转录因子可激活 Notch 下游，特别是 Hey1 和 Hey2，通过抑制其所在组织中必要的 EMT 信号来决定哪些区域将发生 EMT。在小鼠瓣膜发育之前，Hey1 存在于心房肌和心内膜，Hey2 存在于心室心内膜。因此，这些下游 Notch 辅因子抑制了心室和心房的 EMT，并且仅允许 EMT 在不存在垫的 AVC 和 OFT 区域进行[21]。

与 TGF-β/BMP 和 TA 之间的关系不同，Notch 和 TA 之间的关系更直接。对 Hey2 敲除小鼠进行的研究是将 Notch 通路与 TA 联系起来的证据，这些小鼠大部分死于胚胎期或出生后不久死亡。然而，更重要的是所有具有这种基因型的小鼠都有心脏缺陷，其中 40% 的小鼠出现 TA[22]。

51.4.2 Notch 信号通路和 TGF-β/BMP 信号通路之间的相互作用

心脏瓣膜形成过程错综复杂，TGF-β、BMP 和 Notch 信号通路之间存在相互作用。研究表明，Hey2 和 Hey1 的辅助因子可以下调除 AVC 和 OFT 垫之外所有心脏区域的 BMP2，进而划定 AVC 和 OFT 垫的边界。此外，在 AVC 区域，高水平的 BMP2 似乎可维持 EMT 特异性基因的高表达，即转录因子 Snail1。巧合的是，Snail1 也是 Notch 通路的下游靶点，而 Snail1 在 Notch 的正反馈环路中起作用[19]。

还有一些证据表明连接 Notch 通路与 TGF-β

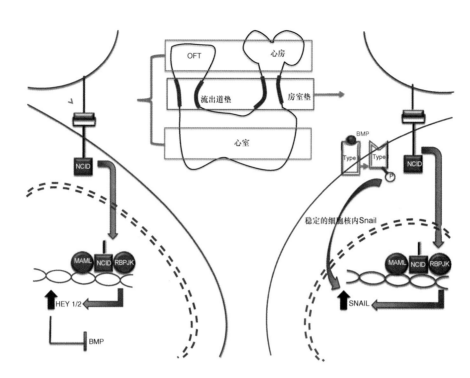

图 51.3 Notch 以细胞接触依赖性方式与其配体结合后，释放其 NCID 结构域。该结构域将进入细胞核并与 MAML 和 RBPJK 形成复合体，并根据所处的心脏区域上调不同的因子。在心房和心室（图的右侧），Notch 通路将导致 HEY1/2 的上调，进而阻断 BMP 信号传导。这将有助于抑制 EMT。在心内膜垫（图的左侧），Notch 通路导致 SNAIL 的活化并将诱导 EMT。BMP 将稳定细胞核中的 SNAIL

通路的关键因子是 R-SMAD。Notch 通路的抑制导致内皮细胞内 MAD3 表达降低。另一方面，Notch 激活会导致内皮细胞内 SMAD1 和 SMAD2 表达下调[20]。

为了突出上述三种通路的复杂性，到目前为止提到的不同配体和受体的空间表达至关重要。Notch 受体似乎在三尖瓣形成期间优先在心内膜中表达，而其配体存在于心内膜和心肌中。同样，BMP 信号来源于心肌，特别是 BMP2 信号[5, 20]。

51.4.3 其他下游靶点：NFATc1 和三尖瓣

TGF-β/BMP 和 Notch 通路可以通过它们各自的下游靶点参与 TA，即 GATA4/ZFPM2 和 Hey2 分别与 TA 结合。其他下游转录因子也与 TA 有关，其中最主要的是 NFATC1。

NFATC1 是一种活化 T 细胞的转录因子，它属于 Rel/NF-κB 家族，大量研究表明，在胚胎发生过程中其与多种分化调节因子相互作用[23]。NFATC1 是一种细胞质蛋白质，通过钙调磷酸酶去磷酸化后，进入细胞核结合 DNA 并调节基因表达[23-24]。

NFATC1 在瓣膜发育中起作用，因为 *Nfatc1* 敲除小鼠不能形成成熟瓣膜小叶[25]。NFATC1 在瓣膜成熟中的作用已得到证实，因为它可与其他几种转录因子相互作用，包括但不限于 GATA 锌指蛋白家族[26]。在早期瓣膜形成期间，NFATC1 表达仅局限于心内膜细胞，这些区域将发育成心脏垫[27]。心脏垫形成后，在 E11 心内膜细胞中 NFATC1/钙调磷酸酶的表达是心脏瓣膜延长和成熟所必需的[28]。同时，人类遗传学研究在患有 TA 的患者中鉴定了 *NFATC1* 基因中的两个复合杂合突变[23]。细胞分析显示该复合杂合突变会导致 NFATC1 蛋白活性异常，包括核定位减少、NFATC1 DNA 结合亲和力降低，进而钙调磷酸酶

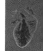

诱导的转录活性降低，最后 NFATC1 与其他转录因子如 GATA5 和 HAND2 的结合能力降低，后两者都在心脏瓣膜发育中起重要作用[23]。

除钙调磷酸酶外，许多上游信号通路直接参与调节 NFATC1，包括血管内皮生长因子（VEGF）和间隙连接蛋白 45，而其他信号通路（包括 TGF-β 和 BMP）对 NFATC1 有间接影响[24, 29-30]。

缺乏间隙连接蛋白 45 的小鼠胚胎致死并且具有与 Nfatc1 敲除小鼠类似的心脏疾病[31]。此外，对心肌细胞的分析显示，这些小鼠中的 NFATC1 无法从细胞质转移到细胞核中[30]。

研究表明，VEGF 可通过影响 NFATC1 活性发挥其在心脏瓣膜发育中的重要作用。事实上，给予 VEGF 处理体外培养的鸡心内膜垫细胞的核 NFATC1 的含量明显高于未经 VEGF 处理的细胞。最终，通过激活钙调磷酸酶 /NFATC1 通路，VEGF 可导致这些心内膜垫细胞的增殖能力增加[29]。新近研究发现，小鼠体内富含半胱氨酸蛋白的 EGF 样结构域 1（Creld1）是 NFATC1 的调节因子，其是导致非综合征性房间隔缺损（ASD）的风险基因。Creld1 缺陷小鼠的 NFATC1 维持磷酸化状态，抑制了 NFATC1 的核易位。此外，Creld1 缺陷小

鼠对 VEGF 没有反应，而对照组小鼠对 VEGF 的反应正常，说明 VEGF 对 NFATC1 的调控是通过 Creld1 进行的[24]。

研究发现，NFACT 在流出道（OFT）瓣膜形成过程中发挥了新的作用，这证明了瓣膜形成中不同通路的复杂性，也证明了我们对这些通路的认识尚不精确。NFATC1 在两个时间点上发挥了关键的作用：EMT 的启动和瓣膜的成熟。在第一个时间点，NFATC1 扮演的角色与上面讨论的类似。然而，在第二个时间点，也就是瓣膜开始成熟的时候，NFATC1 似乎发挥着不同的作用。因此，NFATC1 似乎是通过抑制心内膜细胞进行 EMT 和成为间充质细胞来决定细胞命运的关键因素。在成熟阶段，NFATC1 似乎通过抑制 EMT，从而维持细胞的心内膜性质。可以看到，到目前为止所讨论的不同通路之间的重叠。NFATC1 通过下调 SNAIL1 和 SNAIL2 在瓣膜成熟阶段抑制 EMT，SNAIL1 和 SNAIL2 是 Notch 通路的下游靶点。NFATC1 通过下调这两个因子，从本质上阻断心内膜细胞向间充质细胞转化，从而抑制 EMT[32]。

51.5 动物模型

几乎所有表现出 TA 的动物模型都是小鼠模型，这些小鼠模型绝大多数并不是专门用来研究 TA，而是为了研究不同的心脏畸形或正常心脏或瓣膜发育。

51.5.1 16 三体小鼠

早在 1985 年，16 三体小鼠模型就被认为是研究唐氏综合征患者中"心内膜垫缺陷"的潜在模型。尽管该模型成功地再现了 21 三体患者中的一些心脏表型，但它在 22 号染色体上出现微缺失的患者中出现了额外的表型，原因是小鼠 16 号染色体携带了在人类 22 号染色体上表达的基因[33-34]。

巧合的是，16 三体的小鼠具有与人类 TA 相似的特征。事实上，大约一半 21 三体动物的右心房底部肌肉发达，房室连接只与左心房相连，不与右心室连接。在 16 三体小鼠中可观察到一些其他非 TA 心脏表型，包括共同房室连接、房室间隔缺损和肺动脉下漏斗部缺如。

51.5.2 Hey2 突变小鼠

另一个用于研究 TA 的小鼠模型是 Hey2 突变小鼠。Hey2 是 Notch 信号通路的下游靶点之一，在 EMT 前的心内膜发育中发挥作用。转基因小鼠是用一种突变的 Hey2 蛋白构建的，该蛋白缺少三

个结构域：螺旋-环-螺旋结构域、YXXW 结构域和 orange 结构域。

Hey2 杂合小鼠的心脏表型未见报道。然而，纯合突变小鼠始终存在许多心脏缺陷。纯合突变小鼠最常见的缺陷是室间隔缺损（VSD）。其他缺陷包括 ASD 和 TA 样表型，表现为未形成三尖瓣或完性瓣膜狭窄。这些缺陷在 Hey2 纯合敲除突变的胚胎中约占 40%，因此根据遗传学背景其存在部分外显率。

51.5.3 ZFPM2 突变小鼠

敲除 *Zfpm2* 基因的 8 个外显子会导致小鼠发生 TA。*Zfpm2* 杂合突变小鼠心脏发育正常，但在 E13.5 后 *Zfpm2* 敲除纯合突变小鼠胚胎致死。心脏胚胎可发生肺动脉狭窄、VSD、ASD、TA 和一个将两个心房连接到左心室的单房室瓣。这些动物的右心室较小，但左心室致密区大于野生型小鼠。

结　　论

各模型中表型的多样性以及不同模型中不同表型之间的重叠表明心脏发育的不同通路之间存在着大量的重叠，这使得对 TA 分子通路的理解更具挑战性。

然而，与 TA 相关的各种分子通路中，具有 GATA4/ZFPM 下游靶点的 TGF-β/BMP 通路和具有 Hey2 下游靶点的 Notch 通路似乎具有重要意义。此外，NFATC1 似乎也是任何涉及 TA 的机制的一部分。虽然 TGF-β/BMP 和 Notch 通路

对于许多其他的发育起源必不可少，但 TA 分子通路的关键可能在于 NFATC1。NFATC1 在瓣膜形成过程中的作用使其独立于其他因素。在瓣膜形成的时间窗内，整个胚胎中 NFATC1 仅存在于最终成为瓣膜的区域，这个独有的特征可能提示 NFATC1 是 TA 的关键。虽然它不能完全解释 TA 的发病机制，但这个转录因子可以作为解开 TA 分子通路细节的线索。

参考文献

［1］Runyan R，Markwald RR（1983）Invasion of mesenchyme into three-dimensional collagen gels-a regional and temporal analysis of interaction in embryonic heart tissue. Dev Biol 95：108-114

［2］Krug E，Mjaatvedt C，Markwald RR（1987）Extracellular matrix from embryonic myocardium elicits an early morphogenetic event in cardiac endothelial differentiation. Dev Biol 120：348-355

［3］Mjaatvedt C，Lerepa RC，Markwald RR（1987）Myocardial specificity for initiating endothelial-mesenchymal cell transition in embryonic chick heart correlates with a particulate distribution of fibronectin. Dev Biol 119：59-67

［4］Runyan RP，Sharma J，Loeber R et al（1990）Signal transduction of a tissue interaction during embryonic heart development. Cell Regul 1：301-313

［5］Camenisch TD，Runyan R，Markwald RR（2010）Molecular regulation of cushion morphogenesis. In：Harvey R，Rosenthal N（eds）Heart development and regeneration. Academic，London，pp 363-387

［6］Person A，Klewer SE，Runyan R（2005）Cell biology of cardiac cushion development. Int Rev Cytol 243：287-335

［7］de Vlaming A，Sauls K，Hajdu Z et al（2012）Atrioventricular valve development：new perspectives on an old theme. Differentiation 84：103-116

［8］Herpin A，Lelong C，Favrel P（2004）Transforming growth factor-beta-related proteins：an ancestral and widespread superfamily of cytokines in metazoans. Dev Comp Immunol 28：461-485

［9］Wakefield LM，Hill CS（2013）Beyond TGFbeta：roles of other TGFbeta superfamily members in cancer. Nat Rev Cancer 13：328-341

［10］Massague J（2012）TGFbeta signalling in context. Nat

Rev Mol Cell Biol 13：616-630

[11] Thiery JP，Acloque H，Huang RY et al（2009）Epithelial-mesenchymal transitions in development and disease. Cell 139：871-890

[12] Boyer AS，Ayerinskas II，Vincent EB et al（1999）TGFb2 and TGFb3 have separate and sequential activities during epithelial-mesenchymal cell transformation in the embryonicheart. Dev Biol 205：530-545

[13] Azhar M，Runyan RB，Gard C et al（2009）Ligand-specific function of transforming growth factor beta in epithelial-mesenchymal transition in heart development. Dev Dyn 238：431-442

[14] Wrana JL（2013）Signaling by the TGFbeta superfamily. Cold Spring Harb Perspect Biol 5：a011197

[15] Moskowitz IP，Wang J，Peterson MA et al（2011）Transcription factor genes Smad4 and Gata4 cooperatively regulate cardiac valve development. Proc Natl Acad Sci U S A 108：4006-4011

[16] Lu J，McKinsey TA，Xu H et al（1999）FOG-2, a heart-and brain-enriched cofactor for GATA transcription factors. Mol Cell Biol 19：4495-4502

[17] Tevosian SG，Deconinck AE，Tanaka M et al（2000）FOG-2, a cofactor for GATA transcription factors, is essential for heart morphogenesis and development of coronary vessels from epicardium. Cell 101：729-739

[18] Svensson E，Huggins GS，Lin H et al（2000）A syndrome of tricuspid atresia in mice with atargeted mutation of the gene encoding Fog-2. Nat Genet 25：353-356

[19] de la Pompa JL，Epstein JA（2012）Coordinating tissue interactions：notch signaling in cardiac development and disease. Dev Cell 22：244-254

[20] Garside VC，Chang AC，Karsan A et al（2013）Co-ordinating notch，BMP，and TGF-beta signaling during heart valve development. Cell Mol Life Sci 70：2899-2917

[21] MacGrogan D，Nus M，de la Pompa JL（2010）Notch signaling in cardiac development and disease. Curr Top Dev Biol 92：333-365

[22] Donovan J，Kordylewska A，Jan YN et al（2001）Tetralogy of Fallot and other congenital heart defects in Hey2 mutant mice. Curr Biol 12：1605-1610

[23] Abdul-Sater Z，Yehya A，Beresian J et al（2012）Two heterozygous mutations in NFATC1 in a patient with Tricuspid Atresia. PLoS One 7：e49532

[24] Mass E，Wachten D，Aschenbrenner AC et al（2014）Murine Creld1 controls cardiac development through activation of calcineurin/NFATc1 signaling. Dev Cell 28：711-726

[25] Lange AW，Yutzey KE（2006）NFATc1 expression in the developing heart valves is responsive to the RANKL pathway and is required for endocardial expression of cathepsin K. Dev Biol 292：407-417

[26] Nemer G，Nemer M（2002）Cooperative interaction between GATA5 and NF-ATc regulates endothelial-endocardial differentiation of cardiogenic cells. Development 129：4045-4055

[27] Armstrong EJ，Bischoff J（2004）Heart valve development：endothelial cell signaling and differentiation. Circ Res 95：459-470

[28] Chang CP，Neilson JR，Bayle JH et al（2004）A field of myocardial-endocardial NFAT signaling underlies heart valve morphogenesis. Cell 118：649-663

[29] Combs MD，Yutzey KE（2009）VEGF and RANKL regulation of NFATc1 in heart valve development. Circ Res 105：565-574

[30] Kumai M，Nishii K，Nakamura K et al（2000）Loss of connexin45 causes a cushion defect inearly cardiogenesis. Development 127：3501-3512

[31] Graef IA，Chen F，Crabtree GR（2001）NFAT signaling in vertebrate development. Curr Opin Genet Dev 11：505-512

[32] Wu B，Wang Y，Lui W et al（2011）Nfatc1 coordinates valve endocardial cell lineage development required for heart valve formation. Circ Res 109：183-192

[33] Epstein CJ，Cox DR，Epstein LB（1985）Mouse trisomy 16: an animal model of human trisomy21（Down syndrome）. Ann N Y Acad Sci 450：157-168

[34] Anderson RH，Webb S，Brown NA（1998）The mouse with trisomy 16 as a model of human hearts with common atrioventricular junction. Cardiovasc Res 39：155-164

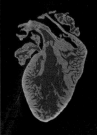

52 Ebstein畸形的临床表现及治疗

David J. Driscoll

陈显达 译 储庆 校 胡盛寿 审

目录

52.1 引言

Ebstein 畸形相对罕见，发病率在所有心脏畸形中占不足 1%，在活产婴儿中的发病率约为 1/210 000。其虽以三尖瓣畸形为主，但常伴有右心室心肌病变。

52.2 病理生理

Ebstein 畸形的胚胎学基础是三尖瓣小叶无法与心室肌正常分离。其中，隔叶最不容易分离。前叶由于体积较大，所以其分离最完全，但也可能会与右心室游离壁存在连接。因此，三尖瓣的伪孔可移位突入到右心室内。而由于真孔并没有移位，所以在真孔和伪孔之间的部分被称为右心室的心房化部分。

Ebstein 畸形的异常不局限于三尖瓣瓣膜病变，右心室也常受累（图 52.1），还会合并不同程度的心肌病。在某些病例中还发现左心室有纤维化的征象。

50% ～ 70% 的病例存在房间隔缺损或卵圆孔未闭，30% 的病例与右侧副旁路或预激（Wolff-Parkinson-White，WPW）综合征有关。Ebstein 畸形患者常伴有房性心律失常。这些可能与心室预激或右心房扩张有关。在术前电生理检查中应明确副传导通路并消融。

该疾病的病理生理取决于三尖瓣发育不良的程度、三尖瓣关闭不全的程度或在极少数情况下存在的三尖瓣狭窄。此外，临床严重程度的决定因素包括右心室心肌病的严重程度；是否存在心房间传导；右心室流出道是否发生梗阻及梗阻的程度；是否存在心室预激。

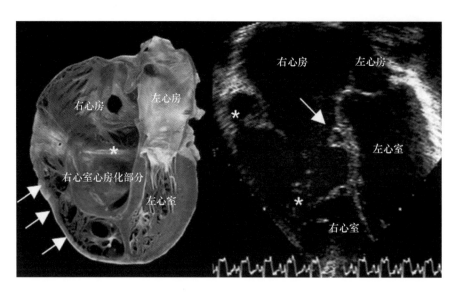

图 52.1 Ebstein 畸形病理标本（左）及超声心动图（右）。 隔叶贴于室间隔（分离失败），前叶明显增大，移位至右心室，系于右心室游离壁。图中可见一个大型的房间隔缺损。左图箭头显示右心室壁变薄。右图的箭头显示隔叶与室间隔的连接点。* 增大的三尖瓣前叶

52.3　临床表现

Ebstein 畸形患者的表现和临床病程差异很大，与畸形的严重程度密切相关。严重畸形可能在胎儿期死亡。轻度 Ebstein 畸形的患者无需药物或手术干预寿命也可正常。

该疾病患者出生时的典型表现是发绀和（或）明显的心脏增大。新生儿发绀的原因是卵圆孔未闭（PFO）或房间隔缺损（ASD）产生的右向左分流。新生儿期过后，患者可能出现杂音、疲劳、呼吸困难、发绀、房性心律失常或意外发现心脏增大。

52.4　体格检查

ASD 患者通常有明显的发绀。尽管存在明显的三尖瓣关闭不全，但由于右心房容量的扩张，颈静脉搏动通常正常。由于心脏增大和右心室容量超负荷，心脏搏动区域可能很弥散。通常，Ebstein 畸形患者存在"四联律"。罕见情况下，如果患者合并有瓣膜狭窄，可出现三尖瓣舒张期杂音。

52.5　超声心动图及心导管检查

超声心动图可显示三尖瓣的解剖结构，可诊断相关的异常，如 ASD 和右心室流出道梗阻，并可估计右心房、右心室和左心室的大小和功能。

超声心动图提供的其他重要信息还包括右心室的大小和室间隔的位置。

很少有需要进行心导管检查的 Ebstein 畸形患

者。心导管检查的适应证为经血流动力学评估后考虑须同时行双向腔肺分流术的患者，尤其是在左心室功能不全的情况下。需要排除肺动脉畸形或体循环向肺循环分流所导致的肺动脉高压。此外，如果存在解剖上的肺动脉瓣狭窄，也有必要实施球囊瓣膜成形术。

52.6 治 疗

对于严重低氧血症和心脏极度增大的新生儿，治疗尤其具有挑战性。由于严重的三尖瓣关闭不全和肺阻力升高，部分新生儿在解剖上不存在肺闭锁的情况下会出现"功能性肺闭锁"。这些婴儿可对（前列腺素）PGE1 产生反应。然而，如果患儿存在肺闭锁或肺动脉狭窄，则需要进行体-肺分流或球囊肺动脉瓣膜成形术。大多数患者需要插管和机械通气。这些操作仍无法改善症状的婴儿可能需要进行新生儿手术。

没有相关畸形和极度心脏增大的婴儿，可以使用 PGE1 和（或）一氧化氮进行保守治疗直至停药。也可以考虑在死亡率较高的新生儿期后进行手术治疗。

手术的首要原则是为患者提供一个功能正常的、无狭窄的三尖瓣，消除右向左分流的来源，缩小右心房的大小，有时也可缩小右心室的大小。一些患者可能需要消融或离断旁路，而另一些患者可能需要迷宫术来治疗房性心律失常。因此，治疗原则上应优先修复三尖瓣，如果不能修复可以选择更换三尖瓣。

52.7 预 后

在梅奥诊所对 539 例因 Ebstein 畸形而接受手术的患者进行的研究中发现，30 天死亡率为 5.9%，10 年生存率为 84.7%，20 年生存率为 71.2%。这些患者接受了丹尼森式瓣膜修复或瓣膜置换术。

最近，在梅奥诊所接受"cone"重建的 89 例患者的早期死亡率为 1%。复发性三尖瓣反流早期行二次手术 12 例（13%）。6 例（50%）患者进行了再次修补，6 例（50%）患者需要瓣膜置换术。平均随访 19.7 ~ 24.7 个月。无晚期死亡或二次手术患者。

53 Ebstein畸形的人类遗传学

Gregor U. Andelfinger

陈显达 译 储庆 校 胡盛寿 审

目录

摘要

Ebstein 畸形是一种先天性三尖瓣畸形，其特征是瓣叶附着异常，可导致不同程度的瓣膜功能障碍。该病的解剖特征是三尖瓣的中隔和后叶的心脏附着点下移，常伴发其他心内畸形。家族复发和与结构基因组变异（包括综合征型）的关联表明，遗传因素在发病机制中扮演了很重要的角色。基因含量变化，如常见的染色体失衡现象提示多个心脏调节因子可导致 Ebstein 畸形。由于 β- 肌球蛋白重链 MYH7 的常染色体显性突变，左心室致密化不全和 Ebstein 畸形的定义出现了一种特殊的联系。本章讨论的基因目录表明，Ebstein 畸形可影响多种发育通路，表达率变异和外显率不全是常见的现象。

53.1 引 言

Ebstein 畸形是一种罕见疾病，占所有先天性心脏病（CHD）的 0.5%，出生患病率约为 1:200 000[1]。多项临床观察表明，Ebstein 畸形具有较强的遗传性。在 Baltimore-Washington 婴儿研究中，遗传危险因素包括双胎妊娠、心血管畸形家族史和流产史[1]。在一项对 26 个家族的 Ebstein 畸形患者进行的遗传学研究中发现，CHD 的发病率相当高[2]。家族性 Ebstein 畸形常伴发一些与常染色体隐性或 X 连锁遗传相关的遗传病[3-7]。在一些家族中，Ebstein 畸形也在不同表达率的家族性 CHD 背景下被发现[8-11]。心内畸形（38%）和心外畸形（19%）在 Ebstein 畸形

个体中很常见，但这种畸形与不同的遗传情况没有稳定的关联。在 32 例非综合征型患者中，22 例患者（69%）为单发 Ebstein 畸形，1 例为家族性 CHD 复发（左心室致密化不全），10 例（31%）患有他 CHD，包括房间隔缺损（7 例）、室间隔缺损（2 例）、肺动脉狭窄（2 例）、右位心、主动脉缩窄、动脉导管未闭（1 例）[12]。目前已发现在 Ebstein 畸形的患者中，有 17% 的儿童和半数以上的成人患有心律失常，这提示发育和血流动力学因素在心脏形态发生的早期就存在着相互作用[13]。

犬类三尖瓣畸形（CTVM）与人类 Ebstein 畸

形有惊人的相似性。有人指出，这种畸形在特定的犬种中更为多见，这表明遗传背景在这种疾病中发挥了建立者效应或者关键作用。研究者研究了三种拉布拉多猎犬的系谱，其中 CTVM 为常染色体显性遗传，外显率降低[14]。对一个家族的全基因组连锁分析鉴定了犬 9 号染色体（CFA9）上的 CTVM 易感位点，最大多点 lod 评分为 3.33。另外两个家族显示出保守的疾病单倍型，这表明在明显不相关的亲缘关系中存在建立者效应[14]。虽然致病基因或突变位点尚未被识别，但在绘制荷兰犬圆锥动脉干畸形图谱时，该

位点的复制尤为重要[15]。

20 世纪 70 年代，多项研究表明，孕妇在妊娠早期服用锂剂与胎儿 Ebstein 畸形的风险存在很强的相关性[16]。由于锂是 GSK3（糖原合成酶激酶 3）的抑制剂，因此能以一种非特异性的方式激活经典 Wnt 信号通路，从发展的角度来看，这项观察具有潜在的价值。然而，对产前锂暴露风险进行全面重新评估后明确显示，妊娠早期锂暴露的致畸风险低于先前认为[17]。在动物模型中，锂可以在药理学上挽救 Wnt 信号的减少，而 Wnt 信号减少可导致心脏发育不良[18]。

53.2　Ebstein 畸形的非综合征型单基因病因

第一项将 Ebstein 畸形与单个基因缺陷明确联系起来的研究发表于 1999 年，该研究使用的是候选方法[11]。该研究对多种 CHD 和（或）房室传导阻滞的先证者进行了 NKX2-5 编码区域的筛选。在 NKX2-5 突变的两个家族中有 4 例成员同时患有 Ebstein 畸形或其他三尖瓣畸形。然而，这种表型并不总是存在，即使在这些家族中，NKX2-5 突变与疾病特征完全分离。有趣的是，p.Arg52Gly 位点（一个定位于同源域内的高度保守位点）突变的小鼠模型具有高外显率，可导致多效性心脏效应[19]。在这个模型中，杂合敲入与人类 NKX2-5 同源域发生杂合错义突变有类似结果，均导致 Ebstein 畸形。这些研究证明 NKX2-5 突变可导致人类 Ebstein 畸形，尽管其外显率较低[20]。然而，在 28 例非综合征型 Ebstein 畸形患者中未发现 NKX2-5 突变，提示该基因突变不是表型的主要决定因素[12]。

大部分 Ebstein 畸形患者会发生左侧心脏病变[21-22]。自 2004 年以来，随着对 Ebstein 畸形和左心室致密化不全（LVNC）的系统化描述，临床上广泛认为二者存在非常密切的关联[23-26]。2007 年，编码 - β 肌球蛋白重链的 MYH7 突变被认为是 Ebstein 畸形与 LVNC 关联的原因[27]。该研究采用全基因组连锁分析的方法，对一个有 12 例

患 LVNC 成员受的大家族进行分析，其中 4 例还存在 Ebstein 畸形。自第一次报告以来，已经发表了许多类似的 MYH7 突变阳性病例[28-31]。到目前为止，还未发现与肌球蛋白分子头杆调转相关的基因突变。大约 40% 的 LVNC 和 Ebstein 畸形患者左心室功能降低[31]。在 LVNC 和 Ebstein 畸形 MYH7 突变阳性家族中，这些表型并未完全外显：LVNC 的外显率估计为 50% ～ 100%；Ebstein 畸形的外显率估计为 20% ～ 50%[27, 30, 32]。

一个有 6 个患有 Ebstein 畸形成员的大家族显示，该家族的表型有较强的性别依赖性[7]。值得注意的是，这个家族中大多数的 Ebstein 畸形病例也有骨骼异常，而有两个成员有骨骼异常特征却没有 Ebstein 畸形。男性成员比女性成员受影响更严重；一名男性成员有主动脉狭窄，但没有 Ebstein 畸形。这些发现与 Ebstein 畸形的单基因实体一致，无论是作为常染色体显性性状，还是作为轻度影响女性突变携带者的 X 连锁隐性性状。

最近，在一个近亲大家庭中发现了纯合子 SCN5A（电压门控钠通道 V 型 α 亚基）突变，其中 4 名患儿有早期心律失常病史，包括窦房结功能障碍、传导疾病和严重室性心律失常[33]。其中 1 名受累儿童也有 Ebstein 畸形。

综上所述，目前已知多种 Ebstein 畸形的单基因病因。报道最多的是 Ebstein 畸形与 LVNC 的相关性。MYH7 和 NKX2-5 突变很容易被检测到，这有助于对 Ebstein 畸形患者进行咨询和管理。

53.3　Ebstein 畸形和综合征型的结构基因组变异

约 20% 的 Ebstein 畸形患者会合并心外异常，这促使人们对结构基因组变异这一潜在原因进行系统的研究。从病例报告和患者家系来看，Ebstein 畸形与多种疾病相关（表 53.1）。然而，即使在已知的疾病如 1p36 缺失综合征中，CHD 的外显率也只有 50% ～ 69%，Ebstein 畸形的发生率更低[12, 34]。虽然 chr5q35（NKX2-5）和 8p23.1（GATA4）位点上的缺失在生物学上都存在可能的候选基因，但在 1p36 位点上已经确定了多个心血管畸形相关的关键基因区域，目前还没有发现该位点存在 Ebstein 畸形的单个致病基因[34-35]。目前的研究表明，PRDM16 是导致 1p36 缺失综合征 LVNC/扩张型心肌病表型的原因[36]，但也可以认为，1p36 缺失与其他或多个基因构成一个连续的基因缺失综合征[34-35]。PRDM16 或 1p36 区间的其他基因突变是否会导致 Ebstein 畸形仍有待研究。仅存在这些基因的单倍体不足不太可能是 1p36 缺失综合征心脏畸形的唯一原因，因为在迄今为止发表的最大的系统病例系列中[34]，所有 CHD 的外显率估计为

69%，Ebstein 畸形为 6%[34]。同样值得注意的是，在 3 例缺失 chr18q21.3- > qter 的 Ebstein 畸形患者中均存在 NFATC1 这一关键心脏转录因子的单倍体不足[12, 53]。其他携带这类缺失或相似缺失但不发生 Ebstein 畸形的患者会发生房间隔缺损、肺动脉瓣狭窄等心脏畸形[53]。

CHD 综合征型也可能由单个基因或未知的遗传来源造成。在一个更大的病例系列中，44 例 Ebstein 畸形患者中 12 例（27%）有综合征表现，其中 7 例有不同的疾病，包括 CHARGE 综合征（2 例）、VACTERL 联合畸形（1 例）、Noonan 综合征（1 例）、Kabuki 综合征（1 例）、Holt-Oram 综合征（1 例）和 Cornelia de Lange 综合征（1 例）[12]。文献报道了另外 2 例 CHARGE 综合征患者，均携带 CHD7（染色体域螺旋酶 DNA 结合蛋白 7）突变，以及 1 例未进行突变筛查的 Kabuki 综合征、Holt-Oram 综合征、Noonan 综合征、Williams 综合征、Ellis-van Creveld 综合征患者[62-67]。文献报道了 1 例硫胺反应性巨幼细胞贫血和 Ebstein 畸形患者；有趣的是，在该综合征中

表 53.1　已报道的 Ebstein 畸形病例染色体失衡

染色体异常	病例数	已证实或预测的致病基因	参考文献
1p36 缺失	9	DVL1、SKI、RERE、PDPN、SPEN、CLCNKA、ECE1、HSPG2、LUZP1、WASF2、PRDM16、PRKCZ、UBE4B、MASP2	[12, 34-44]
5q35 微缺失	2	NKX2-5	[44-45]
8p23.1 缺失	3	GATA4	[12, 46-47]
9p 重复	2	未知	[48-49]
11q 缺失和重复	1	ETS1	[50]
15q 重复	2	未知	[51-52]
18 三体	1	未知	[1]
18q21.3->qter 缺失	3	NFATC1	[12, 53]
21 三体	8	未知	[54-61]

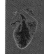

还描述了其他几种心脏缺陷，包括 1 例心房静止，这可能也是 Ebstein 综合征的一部分[68-70]。文献报道的 Ebstein 畸形并发唐氏综合征患者相对较多（表 53.1）；但这可能与 21 三体发生率远高于表中列出的其他染色体失衡有关。

<h1 style="text-align:center">结　论</h1>

临床、流行病学和分子证据均支持遗传因素对 Ebstein 畸形的强决定性。虽然遗传原因为异质性，但重叠表型甚至在遗传病因不同的疾病中也可以观察到。这些现象的主要例子是 MYH7 突变和 1p36 缺失携带者的左心室致密化不全或 Ebstein 畸形和 18q21 缺失患者复发性右心畸形的谱系。导致 Ebstein 畸形的基因影响多条发育通路，表达率的变化和外显率不全是家族中常见的现象。目前认为确定的致病基因很有可能与环境或（表现）遗传学修饰物协同作用。导致 Ebstein 畸形最常见的染色体失衡是 1p36 和 8p23.1 微缺失。可以预见，利用分子核型分析和二代测序技术将进一步完善参与 Ebstein 畸形发病机制的基因目录。

参考文献

[1] Correa-Villasenor A，Ferencz C，Neill CA et al（1994）Ebstein's malformation of the tricuspid valve：genetic and environmental factors. The Baltimore-Washington Infant Study Group. Teratology 50：137-147

[2] Emanuel R，O'Brien K，Ng R（1976）Ebstein's anomaly. Genetic study of 26 families. Br Heart J 38：5-7

[3] Lo KS，Loventhal JP，Walton JA Jr（1979）Familial Ebstein's anomaly. Cardiology 64：246-255

[4] McIntosh N，Chitayat D，Bardanis M et al（1992）Ebstein anomaly：report of a familial occurrence and prenatal diagnosis. Am J Med Genet 42：307-309

[5] Gueron M，Hirsch M，Stern J et al（1966）Familial Ebstein's anomaly with emphasis on the surgical treatment. Am J Cardiol 18：105-111

[6] Uyan C，Yazici M，Uyan AP et al（2002）Ebstein's anomaly in siblings：an original observation.Int J Cardiovasc Imaging 18：435-438

[7] Balaji S，Dennis NR，Keeton BR（1991）Familial Ebstein's anomaly：a report of six cases in two generations associated with mild skeletal abnormalities. Br Heart J 66：26-28

[8] Megarbane A，Stephan E，Kassab R et al（1999）Autosomal dominant secundum atrial septal defect with various cardiac and noncardiac defects：a new midline disorder. Am J Med Genet 83：193-200

[9] Schunkert H，Brockel U，Kromer EP et al（1997）A large pedigree with valvuloseptal defects.Am J Cardiol 80：968-970

[10] Grant JW（1996）Congenital malformations of the tricuspid valve in siblings. Pediatr Cardiol 17：327-329

[11] Benson DW，Silberbach GM，Kavanaugh-McHugh A et al（1999）Mutations in the cardiac transcription factor NKX2.5 affect diverse cardiac developmental pathways. J Clin Invest 104：1567-1573

[12] Digilio MC，Bernardini L，Lepri F et al（2011）Ebstein anomaly：genetic heterogeneity and association with microdeletions 1p36 and 8p23.1. Am J Med Genet A 155A：2196-2202

[13] Delhaas T，Sarvaas GJ，Rijlaarsdam ME et al（2010）A multicenter，long-term study on arrhythmias in children with Ebstein anomaly. Pediatr Cardiol 31：229-233

[14] Andelfinger G，Wright KN，Lee HS et al（2003）Canine tricuspid valve malformation，a model of human Ebstein anomaly，maps to dog chromosome 9. J Med Genet 40：320-324

[15] Werner P，Raducha MG，Prociuk U et al（2005）The keeshond defect in cardiac conotruncal development is oligogenic. Hum Genet 116：368-377

[16] Nora JJ，Nora AH，Toews WH（1974）Letter：Lithium，Ebstein's anomaly，and other congenital heart defects. Lancet 2：594-595

[17] Cohen LS，Friedman JM，Jefferson JW et al（1994）A reevaluation of risk of in utero exposure to lithium. J

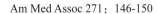

先天性心脏病——临床特征、人类遗传学和分子通路

Am Med Assoc 271：146-150

[18] Tian Y，Yuan L，Goss AM et al（2010）Characterization and in vivo pharmacological rescue of a Wnt2-Gata6 pathway required for cardiac inflow tract development. Dev Cell 18：275-287

[19] Ashraf H，Pradhan L，Chang EI et al（2014）A mouse model of human congenital heart disease：high incidence of diverse cardiac anomalies and ventricular noncompaction produced by heterozygous Nkx2-5 homeodomain missense mutation. Circ Cardiovasc Genet 7：423-433

[20] Gioli-Pereira L，Pereira AC，Mesquita SM et al（2010）NKX2.5 mutations in patients with non-syndromic congenital heart disease. Int J Cardiol 138：261-265

[21] Sharma S，Rajani M，Mukhopadhyay S et al（1989）Angiographic abnormalities of the morphologically left ventricle in the presence of Ebstein's malformation. Int J Cardiol 22：109-113

[22] Monibi AA，Neches WH，Lenox CC et al（1978）Left ventricular anomalies associated with Ebstein's malformation of the tricuspid valve. Circulation 57：303-306

[23] AttenhoferJost CH，Connolly HM，O'Leary PW et al（2005）Left heart lesions in patients with Ebstein anomaly. Mayo Clin Proc 80：361-368

[24] AttenhoferJost CH，Connolly HM，Warnes CA et al（2004）Noncompacted myocardium in Ebstein's anomaly：initial description in three patients. J Am Echo Soc 17：677-680

[25] BetrianBlasco P，Gallardo Agromayor E（2007）Ebstein's anomaly and left ventricular noncompaction association. Int J Cardiol 119：264-265

[26] Ilercil A，Barack J，Malone MA et al（2006）Association of noncompaction of left ventricular myocardium with Ebstein's anomaly. Echocardiography 23：432-433

[27] Budde BS，Binner P，Waldmuller S et al（2007）Noncompaction of the ventricular myocardium is associated with a de novo mutation in the beta-myosin heavy chain gene. PLoS One 2：e1362

[28] Bettinelli AL，Mulder TJ，Funke BH et al（2013）Familial Ebstein anomaly，left ventricular hypertrabeculation，and ventricular septal defect associated with a MYH7 mutation. Am J Med Genet A 161A：3187-3190

[29] Hirono K，Hata Y，Ibuki K et al（2014）Familial Ebstein's anomaly，left ventricular noncompaction，and ventricular septal defect associated with an MYH7 mutation. J Thorac Cardiovasc Surg 148：e223-e226

[30] Postma AV，van Engelen K，van de Meerakker J et al（2011）Mutations in the sarcomere gene MYH7 in Ebstein anomaly. Circ Cardiovasc Genet 4：43-50

[31] Vermeer AM，van Engelen K，Postma AV et al（2013）Ebstein anomaly associated with left ventricular noncompaction：an autosomal dominant condition that can be caused by mutations in MYH7. Am J Med Genet C Semin Med Genet 163C：178-184

[32] Hoedemaekers YM，Caliskan K，Michels M et al（2010）The importance of genetic counseling，DNA diagnostics，and cardiologic family screening in left ventricular noncompaction cardiomyopathy. Circ Cardiovasc Genet 3：232-239

[33] Neu A，Eiselt M，Paul M et al（2010）A homozygous SCN5A mutation in a severe，recessive type of cardiac conduction disease. Hum Mutat 31：E1609-E1621

[34] Shimada S，Shimojima K，Okamoto N et al（2015）Microarray analysis of 50 patients reveals the critical chromosomal regions responsible for 1p36 deletion syndrome-related complications. Brain Dev 37：515-526

[35] Zaveri HP，Beck TF，Hernandez-Garcia A et al（2014）Identification of critical regions and candidate genes for cardiovascular malformations and cardiomyopathy associated with deletions of chromosome 1p36. PLoS One 9：e85600

[36] Arndt AK，Schafer S，Drenckhahn JD et al（2013）Fine mapping of the 1p36 deletion syndrome identifies mutation of PRDM16 as a cause of cardiomyopathy. Am J Hum Genet 93：67-77

[37] Battaglia A，Hoyme HE，Dallapiccola B et al（2008）Further delineation of deletion 1p36 syndrome in 60 patients：a recognizable phenotype and common cause of developmental delay and mental retardation. Pediatrics 121：404-410

[38] Goyette P，Sumner JS，Milos R et al（1994）Human methylenetetrahydrofolate reductase：isolation of cDNA，mapping and mutation identification. Nat Genet 7：195-200

[39] Riegel M，Castellan C，Balmer D et al（1999）Terminal deletion，del（1）（p36.3），detected through screening for terminal deletions in patients with unclassical malformation syndromes. Am J Med Genet 82：249-253

[40] Rodriguez-Revenga L，Badenas C，Sanchez A et al（2004）Cryptic chromosomal rearrangement screening in 30 patients with mental retardation and dysmorphic features. Clin Genet 65：17-23

[41] Thienpont B，Mertens L，Buyse G et al（2007）Left-ventricular non-compaction in a patient with monosomy

1p36. Eur J Med Genet 50：233-236

[42] Tran P, Leclerc D, Chan M et al（2002）Multiple transcription start sites and alternative splicing in the methylenetetrahydrofolate reductase gene result in two enzyme isoforms. Mamm Genome 13：483-492

[43] Faivre L, Morichon-Delvallez N, Viot G et al（1999）Prenatal detection of a 1p36 deletion in a fetus with multiple malformations and a review of the literature. Prenat Diagn 19：49-53

[44] Decipher database. Sanger Institute；2008

[45] Baekvad-Hansen M, Tumer Z, Delicado A et al（2006）Delineation of a 2.2 Mb microdeletion at 5q35 associated with microcephaly and congenital heart disease. Am J Med Genet A 140：427-433

[46] Hutchinson R, Wilson M, Voullaire L（1992）Distal 8p deletion（8p23.1—8pter）：a common deletion? J Med Genet 29：407-411

[47] Paez MT, Yamamoto T, Hayashi K et al（2008）Two patients with atypical interstitial deletions of 8p23.1：mapping of phenotypical traits. Am J Med Genet A 146A：1158-1165

[48] Nakagawa M, Kato H, Aotani H et al（1999）Ebstein's anomaly associated with trisomy 9p. Clin Genet 55：383-385

[49] Bowen P, Ying KL, Chung GS（1974）Trisomy 9 mosaicism in a newborn infant with multiple malformations. J Pediatr 85：95-97

[50] de Lonlay-Debeney P, de Blois MC, Bonnet D et al（1998）Ebstein anomaly associated with rearrangements of chromosomal region 11q. Am J Med Genet 80：157-159

[51] O'Connor R, Al-Murrani A, Aftimos S et al（2011）Pure duplication of the distal long arm of chromosome 15 with ebstein anomaly and clavicular anomaly. Case Rep Genet 2011：898706

[52] Miller MS, Rao PN, Dudovitz RN et al（2005）Ebstein anomaly and duplication of the distal arm of chromosome 15：report of two patients. Am J Med Genet A 139A：141-145

[53] van Trier DC, Feenstra I, Bot P（2013）Cardiac anomalies in individuals with the 18q deletion syndrome；report of a child with Ebstein anomaly and review of the literature. Eur J Med Genet 56：426-431

[54] Cyrus C, Cyril E, Cherian KM et al（2007）Down syndrome with tandem 21；21 rearrangement and Ebstein's anomaly-a case report. Int J Cardiol 115：e58-e60

[55] Siehr SL, Punn R, Priest JR et al（2014）Ebstein anomaly and Trisomy 21：a rare association. Ann Pediatr Cardiol 7：67-69

[56] Silva SR, Bruner JP, Moore CA（1999）Prenatal diagnosis of Down's syndrome in the presence of isolated Ebstein's anomaly. Fetal Diagn Ther 14：149-151

[57] Johnson CD, Ortiz-Colom PM, Sainz de la Pena H et al（1989）Ebstein's anomaly in a patient with Down's syndrome. Bol Asoc Med P R 81：221-222

[58] Venturini E, Musaio L, Strazzeri R et al（1992）Ebstein's tricuspid anomaly and Down's syndrome. A clinical case report. Recenti Prog Med 83：556-558

[59] LeiteMde F, Gianisella RB, Zielinsky P（2004）Intrauterine detection of Ebstein's anomaly and Down's syndrome. Prenatal diagnosis of a rare combination. Arq Bras Cardiol 82：390-395

[60] Bauk L, Espinola-Zavaleta N, Munoz-Castellanos L（2003）Ebstein's malformation in the setting of Down's syndrome. Cardiol Young 13：370-372

[61] Pepeta L, Clur SA（2013）Ebstein's anomaly and Down's syndrome. Cardiovasc J Afr 24：382-384

[62] Corsten-Janssen N, Kerstjens-Frederikse WS, du MarchieSarvaas GJ et al（2013）The cardiac phenotype in patients with a CHD7 mutation. Circ Cardiovasc Genet 6：248-254

[63] Yuan SM（2013）Congenital heart defects in Kabuki syndrome. Cardiol J 20：121-124

[64] Tongsong T, Chanprapaph P（2000）Prenatal sonographic diagnosis of Holt-Oram syndrome. J Clin Ultra 28：98-100

[65] Chang YC, Wu JM, Lin SJ et al（1995）Common atrium with Ebstein's anomaly in a neonate with Ellis-van Creveld syndrome. Zhonghua Min Guo Xiao Er Ke Yi Xue Hui Za Zhi 36：50-52

[66] Wright NL, Summitt RL, Ainger LE（1968）Noonan's syndrome and Ebstein's malformation of the tricuspid valve. Am J Dis Child 116：367-372

[67] Williams DA, Cook AL（2010）An infant with Williams-Beuren syndrome and Ebstein anomaly. Cardiol Young 20：445-447

[68] Akbari MT, ZareKarizi S, Mirfakhraie R et al（2014）Thiamine-responsive megaloblastic anemia syndrome with Ebstein anomaly：a case report. Eur J Pediatr 173：1663-1665

[69] Lorber A, Gazit AZ, Khoury A et al（2003）Cardiac manifestations in thiamine-responsive megaloblastic anemia syndrome. Pediatr Cardiol 24：476-481

[70] Aycan Z, Bas VN, Cetinkaya S et al（2011）Thiamine-responsive megaloblastic anemia syndrome with atrial standstill：a case report. J Pediatr Hematol Oncol 33：144-147

54 Ebstein畸形的分子通路及动物模型

Gregor U. Andelfinger

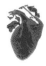

陈显达 译 储庆 校 胡盛寿 审

目录

摘要

Ebstein 畸形是一种先天性三尖瓣畸形，其特征是瓣叶附着异常，继而会导致不同程度的瓣膜功能障碍。解剖特征是三尖瓣的中隔和后叶附着点下移，心内畸形较为常见。从胚胎学的观点来看，未来右心房腔缺乏与发育中的右心室直接相连的孔。本章概述了目前关于三尖瓣连接方式的观点，以及三尖瓣畸形是如何由这一过程中涉及的分子和形态学事件的失调引起。此外，自然发生的犬三尖瓣畸形模型和最近发现的 Nkx2-5（NK2 同源框 5）p.Arg25Gly 基因敲入等位基因是目前报道的 Ebstein 畸形最可靠的动物模型，本章对这两个模型与人类疾病进行了描述和对比。尽管 Ebstein 畸形仍然是迄今为止最不为人知的心脏畸形之一，但本文总结并提供了单基因和寡基因因素驱动发病机制的证据。

54.1 引 言

对于临床医生和基础研究人员来说，很少有心脏畸形能像 Ebstein 畸形那样令人费解。该疾病解剖特征是三尖瓣的中隔和后叶附着点下移。这些小叶发育不良，且病理性地附着于心室壁。前叶呈特征性地"帆状"扩大。右房室交界区向下移位导致三尖瓣关闭不全，右心房扩张。功能瓣环和解剖瓣环之间的部分称为"心房化右心室"。右心室存在心肌病变。相关异常（尤其是房间隔缺损和房室旁路）较常见，并且与心室反转（左心室 Ebstein 畸形）有关。在临床和尸检报告中均发现，左心室 Ebstein 畸形包括主动脉瓣和二尖瓣异常以及左心室异常收缩，还包括主动脉瓣畸形和左心室致密化不全（LVNC）[1-8]。三尖瓣畸形伴中隔小叶附着异常也是左心发育不良综合征的常见表现[9-10]。

Ebstein 畸形和相关畸形的形态学特征说明参与本病发病机制的基因可能对多种不同的瓣膜和心肌特异性发育通路产生影响。然而，与其他先天性心脏病（CHD）相比，这一畸形的分子学数据和动物模型尚不足。

54.2　右心室入口和三尖瓣的发育

瓣膜的发育是一个高度保守的过程。它在心脏形态生成的早期就开始了，在房室管和流出道区域诱导心内膜垫后产生原始心瓣膜。心内膜垫的形成由心肌外层信号引起，诱导心内膜发生上皮–间充质转化[11]，然后间充质侵入细胞外基质。房室管的心内膜垫具有独特的发育特性，可以融合形成房室隔，将单个心管分为二尖瓣和三尖瓣入口。来自心内膜垫的间充质也将参与右心室入口部分的形成[12]。

值得注意的是，在房室分隔发生前，未来的右心房腔内没有与发育中的右心室直接相连的孔（图 54.1）[12-15]。三尖瓣的形成包括两个阶段：①右心房和右心室之间连接的发育；②瓣膜及其悬吊装置的形成。

在第一阶段，右心房顶壁通过右交界处心肌的重塑和后下扩张与右心室顶壁形成连接。随着右房室连接的发育，房室管和胚胎右心室的边界形成心肌嵴。这个心肌漏斗会发育成"三尖瓣沟"[12]，此时还没有形成三尖瓣小叶。它逐渐发育成一个心肌沟，位于相对不弯曲的原始心管下方，将心房的血液输送到右心室的中间。沟槽底部的开窗在漏斗中形成一个额外的下端开口，发

育中的三尖瓣原发孔平行于发育中的室间隔[13]。

在第二阶段，心外膜、心肌和心内膜来源的细胞均对三尖瓣小叶起作用[12-13, 16]。随着心内膜垫的出现，小梁层与致密层之间的管腔扩张，导致妊娠第 7 周时前上叶、下叶的形成。在第 12 周时，隔叶从发育中的室间隔脱落。心肌对隔叶的贡献来自于心肌沟和室间隔。

与此同时，房室沟组织（位于心外膜的交界心肌）与房室垫组织（位于心内膜的交界心肌）的融合形成了心房心室肌之间的间隔。这种融合导致在右房室交界前内侧约发育第 7 周时形成纤维绝缘组织，并在发育的第 12 周左右基本完成。在正常成人心脏中，房室心肌之间仅存的心肌连续是房室传导轴[15]。

参与 Ebstein 畸形发病机制的分子通路可能在极早期便影响三尖瓣形成的细胞和形态学过程。因此，基于在心脏形态发生中的时空表达模式或已知功能，一些信号转导和转录级联因子是主要的候选分子。

功能获得和功能失去研究、组织外植体研究和表达模式表明，骨形态发生蛋白（BMP）信号通路在心内膜垫的内皮–间充质转化中发挥重要作

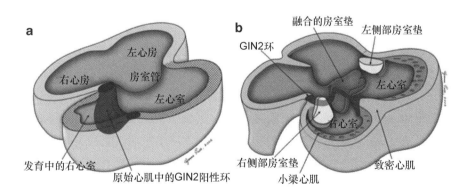

图 54.1　（a）通过对鸡的结状神经节抗体的反应而确定的原始心管肌肉组织环的位置。这就是所谓的原发环的心肌（GIN2，鸡结状神经节抗原）。（b）重塑原发环的第一步发生在原始室间隔出现时。在心室膨隆的顶部形成原始心管时，原发孔的下部会下陷形成右心室流入道，该部位位于右心房和正在发育的右心室背侧部之间。同时，房室管内的心内膜垫覆盖形成室间隔的下半部（引自［13］）

用。BMP2 在房室垫组织中高表达，而 BMP 的主要受体包括 BmprII、Alk2（Acvr1，激活素 A 受体 1 型）、Alk3（Acvr3）等在整个心脏中广泛表达，没有明显的空间限制[17-18]。Gaussin 等利用 GATA（GATA 结合蛋白）6-Cre 驱动小鼠条件性敲除发育房室管中的 Alk3[19]。有趣的是，谱系示踪明确显示房室管心肌细胞参与未来三尖瓣壁和后叶的形成，但不参与三尖瓣隔叶的形成。二尖瓣隔叶和纤维环心房边缘也被染色。当这些细胞内的 Alk3 被敲除时，在相同的小叶中可发现缺陷，即三尖瓣壁小叶和二尖瓣隔叶较长，三尖瓣后小叶移位附着于心室壁，且纤维环破裂导致心室预激。这些缺陷事实上与 Ebstein 畸形有重叠，并证明了房室管心肌中 Alk3 信号（骨形成蛋白 1 型受体）是房室瓣和纤维环发育所必需的，但是在这些畸形中不会发生 Ebstein 畸形的经典表型，即隔顶位移和三尖瓣隔叶不分离。可以想象，在 GATA6-Cre 驱动小鼠中，Cre 的表达可能会逐渐在原始心肌中受到限制，从而不足以标记所有房室管心肌细胞。

然而，根据这些结果可以推测，Ebstein 畸形可能涉及的关键过程至少部分是通过 BMP 信号介导的房室心肌发育过程，包括导致心室和心房适当电绝缘的过程[19]。在同一形态学过程和分子通路中，可以观察到 TGF-β2（转化生长因子 β2）部分控制心内膜垫的心室腔定位和早期骨小梁形成过程[20]。在 Tgf-β2 敲除小鼠中，早期心肌重构受到干扰，表现为小梁形成不良、瓣膜心肌持续存在、心肌表型受干扰、房室管左右两侧存在差异缺损[20]。Bmp2 和 Tgf-β2 受 Tbx（T-box）20 基因控制，Tbx20 基因敲除可导致房室管心肌缺损和瓣膜发育障碍[21]。

心外膜来源的细胞（EPDC）可促进心脏成纤维细胞的发育[22-23]。EPDC 有助于房室管和纤维环的发育，并分布于心室壁和室间隔[24-25]。虽然心肌致密层的早期发育不依赖于 EPDC，但当心外膜发育受阻时，紧跟着的心室壁增厚就会受到影响[26-27]。Wessels 等使用 mWt1/IRES GFP-Cre 小鼠追踪 EPDC 从 E10 到出生之前的命运，发现心外膜来源的细胞和心内膜来源的细胞对右侧房室瓣膜有截然不同的作用：心外膜对房室壁瓣膜小叶的贡献非常大，而对三尖瓣的隔叶（以及所有来自主要垫的小叶）几乎没有贡献[16]。明确 EPDC 和其他细胞来源对房室瓣不同小叶的不同贡献以及它们在心肌生长和成熟中的作用，有助于了解在 Ebstein 畸形中心脏这一区域的个别成分是如何受到不同影响的。但至今仍未发现有细胞群可大量聚集于三尖瓣的隔叶同时也能参与"三尖瓣沟"的重建[12]。同样未知的是驱动发育中的瓣膜心肌层凋亡的确切分子因子及其随后的剥脱和分层[28-29]。

54.3　Ebstein 畸形的小鼠模型

虽然有多种小鼠模型可以复制 Ebstein 畸形的某些特征，但迄今为止还没有一个单基因模型能显示其所有特征。已报道的 Fog2（GATA 2 或 ZFPM2 的伴侣蛋白）敲除小鼠可作为三尖瓣闭锁的模型，该模型很可能继发于心内膜垫中内皮-间充质转化受损[30-31]。最近报道的 Nkx2-5 p.Arg25Gly 基因敲入等位基因可模仿人类突变，是迄今为止最可信的小鼠 Ebstein 模型[32]。人类 Nkx2-5 p.Arg52Gly 突变破坏了该转录因子的同源域，降低了与 GATA4 和 TBX5 的 DNA 结合以及同源二聚体和异源二聚体[33]。在 129Sv 背景下，该基因敲除导致 CHD 的外显率为 100%，尤其是 LVNC（100%）、室间隔缺损（82%）、房室间隔缺损（18%）和三尖瓣异常（47%）。所有三尖瓣异常小鼠均未见完全脱层，8.5% 小鼠表现出 Ebstein 畸形的全部特征。关于三尖瓣发育不良的详细分子评估和时间轴在该转基因小鼠中尚未见报道。与其他研究一致[34-35]，这些小鼠不同表型的外显率高度依赖于小鼠的遗传学背景。杂交转化成 C57B6 背景后，大多数缺陷的外显率明显降低，而 LVNC 仍然保持极高的外显率[32]。正如在其他小鼠突变体中所见，这些结果表明可能有一个协同基因网络共同控制正常和异常三尖瓣的形态发生过程[36]。

54.4 犬三尖瓣畸形作为人类 Ebstein 畸形的模型

长期以来，犬一直被用作心脏生理学研究的模型，因为犬的心脏大小接近人类心脏。作为一种潜在的遗传性心脏病模型，犬的优势包括繁殖时间短，以及一胎可生育多个后代。选择性育种策略增加了理想性状传播的可能性，但也会导致遗传性疾病发病率升高[37]。每只犬可能有超过 100 个后代，并对一个特定品种的遗传队列产生强大的影响（"流行的父系效应"）[38]。因此，建立者效应在现代犬种中发挥着重要作用，即使在没有已知共同祖先的情况下[39-40]。例如，统计遗传学和分子证据表明，心血管特征的多样性，如主动脉下狭窄和心肌病，其表型是由强大的遗传因素决定的，尽管这种表型可能以复杂的方式发生[41-43]。

犬三尖瓣畸形（CTVM）的特征是三尖瓣附着的顶端移位和隔叶附着于室间隔（图 54.2）。其他特征包括瓣叶增厚，顶叶冗余，存在大的融合乳头肌，而不是正常的小而分散的肌肉。在受影响的犬中还发现了其他先天性心脏缺陷，包括二尖瓣异常[45-49]。CTVM 在拉布拉多猎犬中最常见，但在其他品种中也有发现[47, 50-53]。与人类一样，犬的临床情况各不相同，受影响犬的严重程度可从无症状到继发于右心衰竭的过早死亡[48, 50-51]。综上所述，CTVM 模拟了 Ebstein 畸形的形态学和临床表现。

从育种文献中获得的更大和上升系谱有助于 CTVM 的遗传分析。现有的 3 项研究均表明 CTVM 具有明显的遗传性，其中 2 项研究支持隐性遗传模式[52-53]，另一项研究支持外显率降低的常染色体显性遗传[44]。在该研究中，在 REN75M10 检测到犬 9 号染色体（CFA9）连锁之前，共检测到 140 个多态性标记，排除了约 60% 的基因组，LOD 评分为 1.56 分。随后，通过邻近

和连锁分析的精细映射，在 3.33 的关键区间内，三个信息量最大的标记点的 LOD 得分最高，表明 CTVM 与 CFA9 上的一个位点相连的概率大于 2000:1（图 54.3）[44]。随后的比对图谱显示，该区间与人类染色体 17q 上的一个基因富集区域同源，但尚未分离出致病变异（图 54.4）[54-55]。

有多项观察研究值得注意：在以色列的波尔多杜格犬中，单个位点似乎控制了 CTVM 和主动脉下狭窄的易感性[52]。暂不确定这个位点是否与 CFA9 上拉布拉多犬 CTVM 位点相同。在拉布拉多犬中，两项独立研究预测遗传力为 0.71，外显率为 68%[44, 53]。在凯斯犬中，圆锥动脉干畸形（CTD）是寡基因致病，证据对 CFA9 上的一个位点（LOD 3.7）的支持最强，与拉布拉多犬中映

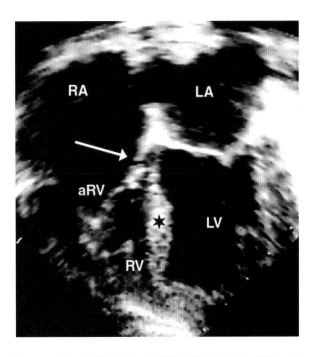

图 54.2 犬三尖瓣畸形心尖部四腔超声心动图。箭头：向下移位，异常附着的三尖瓣隔叶[44]。RA，右心房；LA，左心房；aRV，右心室心房化部分；RV，右心室；LV，左心室。★表示室间隔

射的 CTVM 位点完全重叠[56]。本研究还将另外两个位点映射到 CFA2 和 CFA15（LOD 评分分别为 2.71 和 3.03），一项双位点分析表明，这三个位点的 CTD 易感等位基因（至少是成对）对形成 CTD 是必要的[56]。可以想象，拉布拉多犬、凯斯犬和波尔多杜格犬的种系特异性背景效应会影响 CTVM 的外显率和表达率，这与人类和小鼠研究的相关结果吻合。

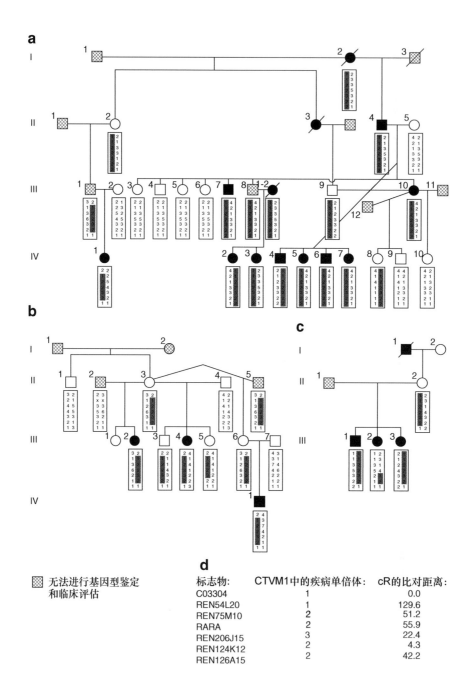

图 54.3 （a）亲缘 CTVM1。（b）亲缘 CTVM2。（c）亲缘 CTVM3。（d）图例。（e）基因分型标志物和映射距离（cR）。亲属 CTVM2 和 CTVM3 中所有受影响的犬均符合犬三尖瓣畸形（CTVM）的诊断标准。在本系列报道的犬中，没有一只出现其他心内或心外畸形[44]

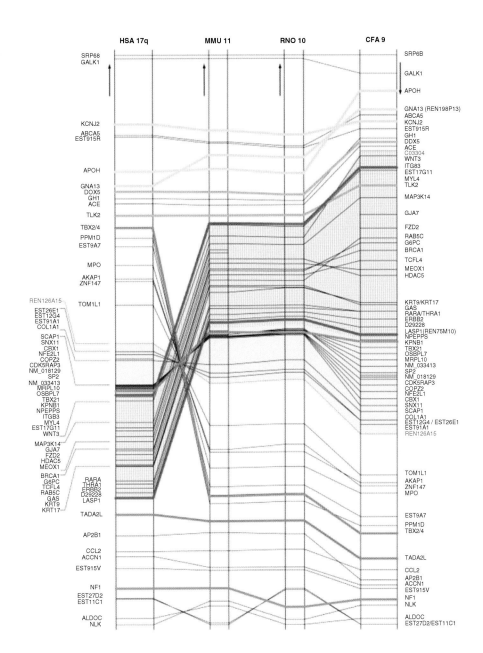

图 54.4 横轴：人类染色体 17q（HSA17q）及其在小鼠染色体 11（MMU11）、大鼠染色体 10（RNO10）和犬染色体 9（CFA9）上的同线区域。纵轴：基因在染色体上的位置，个体间距离最大且彼此相等。位置按比例绘制。箭头表示从着丝粒到端粒的方向性。ctvm 区间的重组标志物 C03304 和 REN126A15 在右栏用红色字体标记。黄、绿、蓝、紫、橙线有助于鉴定与重要重排事件有关的基因。粉色和蓝色的叠加可以识别出在多重基因组重排的情况下，人类染色体片段发生的大规模倒排。方括号内基因按顺序对应到相应区域[54]

结　论

　　在 Ebstein 的畸形中，三尖瓣的室间隔和下叶附着缘向顶部移位，但不会超过心室入口与顶部小梁成分的交界处[12]。该连接对应于心肌沟的前缘，心肌沟的扩张对应于右心室的心房化部分。隔叶未与室间隔适当剥离，三尖瓣连接点与二尖瓣前叶间偏移较大。在更严重的 Ebstein 畸形病例中，中隔小叶的发育不良可能非常严重，以至于从右心房到右心室仅存在一个小口[57-59]。这些特征已经被公认为正常三尖瓣在发育 8 周时的典型状态[12]。

虽然 Ebstein 畸形的分子基质在很大程度上仍是未知的，但上文所提到的因素为思考这种情况发展中的几个特定过程留下了足够的空间。影响

三尖瓣发育的细胞群来自心外膜、心内膜和心肌谱系；三尖瓣中隔小叶的特定房室管前体细胞尚未被识别。TGF-β 信号通路、基质蛋白和转录因子等分子级联调控着这些细胞群的行为。犬三尖瓣畸形的自然发生模型可模拟人类 Ebstein 畸形；其发病机制很可能是多种强有力的寡基因决定因素发生的相互作用。

参考文献

［1］Daliento L，Angelini A，Ho SY et al（1997）Angiographic and morphologic features of the left ventricle in Ebstein's malformation. Am J Cardiol 80：1051-1059

［2］Castaneda-Zuniga W，Nath HP，Moller JH et al（1982）Left-sided anomalies in Ebstein's malformation of the tricuspid valve. Pediatr Cardiol 3：181-185

［3］Gerlis LM，Ho SY，Sweeney AE（1993）Mitral valve anomalies associated with Ebstein's malformation of the tricuspid valve. Am J Cardiovasc Pathol 4：294-301

［4］Monibi AA，Neches WH，Lenox CC et al（1978）Left ventricular anomalies associated with Ebstein's malformation of the tricuspid valve. Circulation 57：303-306

［5］AttenhoferJost CH，Connolly HM，O'Leary PW et al（2005）Left heart lesions in patients with Ebstein anomaly. Mayo Clin Proc 80：361-368

［6］AttenhoferJost CH，Connolly HM，Warnes CA et al（2004）Noncompacted myocardium in Ebstein's anomaly：initial description in three patients. J Am Soc Echocard 17：677-680

［7］Stahli BE，Gebhard C，Biaggi P et al（2013）Left ventricular non-compaction：prevalence in congenital heart disease. Int J Cardiol 167（6）：2477-2481

［8］van Engelen K，Postma AV，van de Meerakker JB et al（2013）Ebstein's anomaly may be caused by mutations in the sarcomere protein gene MYH7. Neth Heart J 21：113-117

［9］Reyes A 2nd，Bove EL，Mosca RS et al（1997）Tricuspid valve repair in children with hypoplastic left heart syndrome during staged surgical reconstruction. Circulation 96（9 Suppl）：II-341-II-343；discussion II-4-II-5

［10］Stamm C，Anderson RH，Ho SY（1997）The morphologically tricuspid valve in hypoplastic left heart syndrome. Eur J Cardiothorac Surg 12：587-592

［11］Armstrong EJ，Bischoff J（2004）Heart valve development：endothelial cell signaling and differentiation. Circ Res 95：459-470

［12］Lamers WH，Viragh S，Wessels A et al（1995）Formation of the tricuspid valve in the human heart. Circulation 91：111-121

［13］Kanani M，Moorman AF，Cook AC，Webb S，Brown NA，Lamers WH et al（2005）Development of the atrioventricular valves：clinicomorphological correlations. Ann Thorac Surg 79：1797-1804

［14］Wessels A，Vermeulen JL，Viragh S et al（1990）Spatial distribution of "tissue-specific" antigens in the developing human heart and skeletal muscle. I. An immunohistochemical analysis of creatine kinase isoenzyme expression patterns. Anat Rec 228：163-176

［15］Wessels A，Markman MW，Vermeulen JL et al（1996）The development of the atrioventricular junction in the human heart. Circ Res 78：110-117

［16］Wessels A，van den Hoff MJ，Adamo RF et al（2012）Epicardially derived fibroblasts preferentially contribute to the parietal leaflets of the atrioventricular valves in the murine heart. Dev Biol 366：111-124

［17］Roelen BA，Goumans MJ，van Rooijen MA et al（1997）Differential expression of BMP receptors in early mouse development. Int J Dev Biol 41：541-549

［18］Lyons KM，Pelton RW，Hogan BL（1990）Organogenesis and pattern formation in the mouse：RNA distribution patterns suggest a role for bone morphogenetic protein-2A（BMP-2A）. Development 109：833-844

［19］Gaussin V，Morley GE，Cox L et al（2005）Alk3/Bmpr1a receptor is required for development of the atrioventricular canal into valves and annulus fibrosus. Circ Res 97：219-226

［20］Kruithof BP，Kruithof-De-Julio M，Poelmann RE et al（2013）Remodeling of the myocardium in early trabeculation and cardiac valve formation；a role for

TGFbeta2. Int J Dev Biol 57：853-863

[21] Cai X, Nomura-Kitabayashi A, Cai W et al（2011）Myocardial Tbx20 regulates early atrioventricular canal formation and endocardial epithelial-mesenchymal transition via Bmp2. Dev Biol 360：381-390

[22] Gittenberger-de Groot AC, Vrancken Peeters MP et al（1998）Epicardium-derived cells contribute a novel population to the myocardial wall and the atrioventricular cushions. Circ Res 82：1043-1052

[23] Dettman RW, Denetclaw W Jr, Ordahl CP et al（1998）Common epicardial origin of coronary vascular smooth muscle, perivascular fibroblasts, and intermyocardial fibroblasts in the avian heart. Dev Biol 193：169-181

[24] Zhou B, von Gise A, Ma Q et al（2010）Genetic fate mapping demonstrates contribution of epicardium-derived cells to the annulus fibrosis of the mammalian heart. Dev Biol 338：251-261

[25] Wessels A, Perez-Pomares JM（2004）The epicardium and epicardially derived cells（EPDCs）as cardiac stem cells. Anat Rec ADiscov Mol Cell Evol Biol 276：43-57

[26] Perez-Pomares JM, Phelps A, Sedmerova M et al（2002）Experimental studies on the spatiotemporal expression of WT1 and RALDH2 in the embryonic avian heart：a model for the regulation of myocardial and valvuloseptal development by epicardially derived cells（EPDCs）. Dev Biol 247：307-326

[27] Gittenberger-de Groot AC, Vrancken Peeters MP et al（2000）Epicardial outgrowth inhibition leads to compensatory mesothelial outflow tract collar and abnormal cardiac septation and coronary formation. Circ Res 87：969-971

[28] de Lange FJ, Moorman AF, Anderson RH et al（2004）Lineage and morphogenetic analysis of the cardiac valves. Circ Res 95：645-654

[29] Snider P, Hinton RB, Moreno-Rodriguez RA et al（2008）Periostin is required for maturation and extracellular matrix stabilization of noncardiomyocyte lineages of the heart. Circ Res 102：752-760

[30] Svensson EC, Huggins GS, Lin H et al（2000）A syndrome of tricuspid atresia in mice with a targeted mutation of the gene encoding Fog-2. Nat Genet 25：353-356

[31] Flagg AE, Earley JU, Svensson EC（2007）FOG-2 attenuates endothelial-to-mesenchymal transformation in the endocardial cushions of the developing heart. Dev Biol 304：308-316

[32] Ashraf H, Pradhan L, Chang EI et al（2014）A mouse model of human congenital heart disease：high incidence of diverse cardiac anomalies and ventricular noncompaction produced by heterozygous Nkx2-5 homeodomain missense mutation. Circ Cardiovasc Genet 7：423-433

[33] Kasahara H, Benson DW（2004）Biochemical analyses of eight NKX2.5 homeodomain missense mutations causing atrioventricular block and cardiac anomalies. Cardiovasc Res 64：40-51

[34] Winston JB, Erlich JM, Green CA et al（2010）Heterogeneity of genetic modifiers ensures normal cardiac development. Circulation 121：1313-1321

[35] Winston JB, Schulkey CE, Chen IB et al（2012）Complex trait analysis of ventricular septal defects caused by Nkx2-5 mutation. Circ Cardiovasc Genet 5：293-300

[36] Bonyadi M, Rusholme SA, Cousins FM et al（1997）Mapping of a major genetic modifier of embryonic lethality in TGF beta 1 knockout mice. Nat Genet 15：207-211

[37] Parker HG, Meurs KM, Ostrander EA（2006）Finding cardiovascular disease genes in the dog.J Vet Cardiol 8：115-127

[38] Ostrander EA, Kruglyak L（2000）Unleashing the canine genome. Genome Res 10（9）：1271-1274

[39] Aguirre GD, Baldwin V, Pearce-Kelling S et al（1998）Congenital stationary night blindness in the dog：common mutation in the RPE65 gene indicates founder effect. Mol Vis 4：23

[40] Littman MP, Dambach DM, Vaden SL et al（2000）Familial protein-losing enteropathy and protein-losing nephropathy in Soft Coated Wheaten Terriers：222 cases（1983-1997）. J Vet Intern Med 14：68-80

[41] Reist-Marti SB, Dolf G, Leeb T et al（2012）Genetic evidence of subaortic stenosis in the Newfoundland dog. Vet Rec 170：597

[42] Meurs KM, Mauceli E, Lahmers S et al（2010）Genome-wide association identifies a deletion in the 3' untranslated region of striatin in a canine model of arrhythmogenic right ventricular cardiomyopathy. Hum Genet 128：315-324

[43] Meurs KM, Lahmers S, Keene BW et al（2012）A splice site mutation in a gene encoding for PDK4, a mitochondrial protein, is associated with the development of dilated cardiomyopathy in the Doberman pinscher. Hum Genet 131：1319-1325

[44] Andelfinger G, Wright KN, Lee HS et al（2003）Canine tricuspid valve malformation, a model of

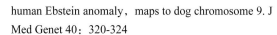

human Ebstein anomaly, maps to dog chromosome 9. J Med Genet 40: 320-324

[45] Chetboul V, Tran D, Carlos C et al (2004) Congenital malformations of the tricuspid valve in domestic carnivores: a retrospective study of 50 cases. Schweiz Arch Tierheilkd 146: 265-275

[46] Liu SK, Tilley LP (1976) Dysplasia of the tricuspid valve in the dog and cat. J Am Vet Med Assoc 169: 623-630

[47] Kornreich BG, Moise NS (1997) Right atrioventricular valve malformation in dogs and cats: an electrocardiographic survey with emphasis on splintered QRS complexes. J Vet Intern Med 11: 226-230

[48] Hoffmann G, Amberger CN, Seiler G et al (2000) Tricuspid valve dysplasia in fifteen dogs.Schweiz Arch Tierheilkd 142: 268-277

[49] Eyster GE, Anderson L, Evans AT et al (1977) Ebstein's anomaly: a report of 3 cases in the dog. J Am Vet Med Assoc 170: 709-713

[50] Wright KN (2011) Tricuspid valve dysplasia. In: Cote E (ed) Clinical veterinary advisor: dogs and cats, 2nd edn. Mosby Elsevier, St. Louis, pp 1117-1119

[51] Adin DB (2008) Tricuspid valve dysplasia. In: Bonagura JD, Twedt DC (eds) Kirk's current veterinary therapy XIV. Saunders Elsevier, St. Louis, pp 762-765

[52] Ohad DG, Avrahami A, Waner T et al (2013) The occurrence and suspected mode of inheritance of congenital subaortic stenosis and tricuspid valve dysplasia in Dogue de Bordeaux dogs. Vet J 197: 351-357

[53] Famula TR, Siemens LM, Davidson AP et al (2002) Evaluation of the genetic basis of tricuspid valve dysplasia in Labrador Retrievers. Am J Vet Res 63: 816-820

[54] Andelfinger G, Hitte C, Etter L et al (2004) Detailed four-way comparative mapping and gene order analysis of the canine ctvm locus reveals evolutionary chromosome rearrangements. Genomics 83: 1053-1062

[55] Andelfinger G, Etter L, Dyment M et al (2003) Radiation hybrid mapping and genomic organization of canine TBX2 and TBX4. Anim Genet 34: 307-309

[56] Werner P, Raducha MG, Prociuk U et al (2005) The keeshond defect in cardiac conotruncal development is oligogenic. Hum Genet 116: 368-377

[57] Zuberbuhler JR, Allwork SP, Anderson RH (1979) The spectrum of Ebstein's anomaly of the tricuspid valve. J Thorac Cardiovasc Surg 77: 202-211

[58] Leung MP, Baker EJ, Anderson RH et al (1988) Cineangiographic spectrum of Ebstein's malformation: its relevance to clinical presentation and outcome. J Am Coll Cardiol 11: 154-161

[59] Rusconi PG, Zuberbuhler JR, Anderson RH et al (1991) Morphologic-echocardiographic correlates of Ebstein's malformation. Eur Heart J 12: 784-790

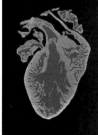

第十六部分
左心发育不良综合征

55 左心发育不良综合征的临床表现及治疗

David J. Driscoll

刘立会 储庆 译 徐瑞霞 校 胡盛寿 审

目录

55.1 引 言

左心发育不良综合征（HLHS）可由多种异常引起，会导致左心室非常小、功能丧失和严重的升主动脉缺陷。这些缺陷包括主动脉瓣闭锁或严重狭窄和（或）二尖瓣闭锁和（或）狭窄，不合并室间隔缺损（图55.1）。

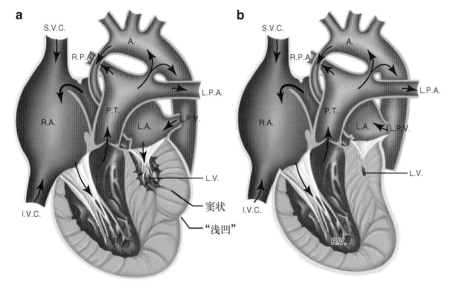

图55.1 HLHS的示意图。 左图是主动脉瓣闭锁，右图是二尖瓣闭锁。可见两种情况都会出现左心室发育不全。SVC，上腔静脉；IVC，下腔静脉；RA，右心房；RV，右心室；PT，肺动脉干（动脉）；RPA，右肺动脉；LPA，左肺动脉；LA，左心房；LPV，左肺静脉；LV，发育不全的左心室；A 主动脉，（图片由梅奥医学院Patrick O'Leary博士提供）

55.2 病理生理

出生时，右心室供应体循环血液，先将血液泵入肺动脉，然后进入双肺，再通过未闭的动脉导管到主动脉。当动脉导管关闭时，会导致明显的器官缺血和死亡。如果之后动脉导管未完全闭合，会出现肺水肿导致死亡。

很少有报道患儿能存活至儿童期，因为早期肺血管阻塞性疾病会限制肺血流引起肺水肿。

55.3 临床表现

大多数患有 HLHS 的婴儿会出现发绀。少数情况下，发绀会因为程度较轻而被漏诊。这些婴儿在出生后 3～7 天后会因动脉导管闭合而发生休克。

55.4 体格检查

出生时，许多患有 HLHS 的婴儿会发绀，右心室搏动增加，可闻及心脏收缩期杂音。如果动脉导管不通畅，所有外周脉搏可能会减弱或消失。

该疾病大多数发病较快并合并其他充血性心力衰竭的症状。如上所述，如果 3～7 天婴儿突发休克，应高度怀疑 HLHS。

55.5 超声心动图和心导管检查

诊断 HLHS 需要利用超声心动图，而不再需要心导管插入术。在一些医疗中心，采用"混合"疗法时需要进行心导管插入术。

55.6 治 疗

HLHS 患者的初步治疗是使用前列腺素维持动脉导管通畅。然后进行诺伍德手术（Norwood procedure），通常在 2～5 岁时完成手术。虽然很多医生对这个手术进行了改进，但是实质上该手术的核心步骤是重建主动脉和肺动脉，使血流从右心室流入新主动脉。将肺动脉汇合处从主肺动脉切除并重新缝合。在诺伍德手术的原始描述中，术者通过改良的 Blalock-Taussig 分流器为肺提供血供。最近的一个改良是使用一个小的 Gortex 管将右心室连接到肺动脉（Sano 改良）。

在患儿 4～6 个月龄时，需进行第二阶段手术。包括结扎改良的 Blalock-Taussig 分流器或

Sano 分流器，修补肺血管的异常形变，并进行双向格伦吻合术（bidirectional Glenn anastomosis）。

第三个阶段和最后一个阶段是在患者 2～6 岁时进行，需进行改良后的 Fontan 手术。通常，这是用心外导管将下腔静脉连接到右肺动脉的底侧。

除诺伍德手术，另一种治疗策略是婴儿期心脏移植。该策略的 5 年生存率与诺伍德手术相似，在某些医疗中心，心脏移植的生存率更高。然而，这种策略需要等待供体心脏，在等待期间患者有死亡的风险。而且，心脏移植与排斥、感染、移植后淋巴增生性疾病、肾衰竭和移植冠状动脉疾病的风险有关。

55.7 预　后

HLHS 可能是最严重的先天性心脏病。第一阶段诺伍德手术修复的死亡率为 5%～30%，具体数值取决于外科医生的经验和相关的异常情况。在第一和第二阶段手术（双向格伦吻合术）期间患者仍然存在死亡的风险。在第二阶段手术中，还有一个额外的死亡风险。在第三阶段（改良的 Fontan 手术），还有 3%～8% 的死亡风险。Fontan 手术后，仍存在死亡、心律失常、肝硬化和蛋白丢失性肠病的风险。

56 左心发育不全综合征的人类遗传学

Woodrow D. Benson

刘立会 译 储庆 校 胡盛寿 审

目录

摘要

左心发育不全综合征（HLHS）是一种严重的先天性心血管畸形，其特征是左心室、主动脉和心脏左侧的其他结构发育不全。病理定义包括主动脉瓣和二尖瓣闭锁或狭窄。尽管迄今为止人们在 HLHS 的临床和外科治疗方面取得了相当大的进展，但该疾病的死亡率和发病率仍然令人担忧。改善 HLHS 管理的一个障碍是对其病因了解不足。许多证据表明 HLHS 是一种遗传性疾病。首先，一些 HLHS 病例与细胞遗传学异常（如 Turner 综合征）有关。其次，研究表明 HLHS 具有家族聚集性而且该疾病合并的心血管畸形大多具有遗传性，因此确定 HLHS 是可遗传的。最后，研究者发现了影响 HLHS 遗传性的基因组区域和相应的编码基因。综上所述，这些不同的研究为探究 HLHS 的遗传学起源和相关的心脏表型提供了有力的证据。然而，使用简单的孟德尔遗传模型识别导致 HLHS 的单一遗传变异仍然很难，而且在大多数情况下，遗传原因仍然未知。这些结果表明，HLHS 的遗传是复杂的，也就是说研究人员难以发现导致疾病的单一变异，需要仔细考虑研究设计，利用复杂模型分析高通量遗传数据以便获得准确的发现。

56.1 引言：什么是 HLHS ？

左心发育不良综合征（HLHS）是一种严重的先天性心脏病（CHD）。顾名思义，左心室发育不全导致功能性单心室是其重要特征，但其病理定义包括主动脉瓣和二尖瓣的闭锁或狭窄，以及升主动脉发育不全。室间隔的完整性和相关大动脉的形态也通常在定义范围内[1-3]。基于主动脉瓣和二尖瓣病理学和解剖学的亚分类方案被临床和科研工作者所广泛接受和使用。虽然该疾病的主要表型是左心结构发育不良，但是经常有报道该疾病合并三尖瓣和肺动脉瓣发育不良[4-7]。虽然 HLHS 与左心室发育不全的心脏手术管理采用的方法类似，但是用于遗传学研究的 HLHS 定义排除了左心室发育不全的解剖变异，如房室间隔缺损和右心室双出口伴二尖瓣闭锁。排除这些疾病的依据是这些左心室发育不全畸形与 HLHS 的发育起源不同。

56.1.1 HLHS 的患病率

HLHS 占所有先天性心脏病 4% ~ 8%，患病率估计为 0.06 ~ 1.20，活产儿中发病率中位数为 0.22/1000[8-9]。HLHS 患儿在子宫内是可以存活的，很少会流产。HLHS 男性发病率稍高，但是没有发现明显的种族或地理差异。尽管每年仅约 2000 例 HLHS 活产儿，但带来的社会负担却很大。直接成本、发病率和不成比例的儿科心脏资源的使用使 HLHS 成为儿科心脏病学的核心问题。

56.1.2 HLHS 的相关表型

巴尔的摩–华盛顿婴儿研究（Baltimore-Washington Infant Study）发现，HLHS 先证者的家族具有较高的 CHD 患病率[9-10]。研究者还发现 HLHS 先证者的一级亲属主动脉瓣二瓣化（BAV）的发生率显著增加[9, 11]，因此研究者假设左心室流出道梗阻所导致的左心室流出道血流阻塞可能是导致 HLHS 的原因。除 HLHS 和 BAV 外，这些畸形还包括主动脉瓣狭窄和主动脉缩窄（统称为左侧畸形）。关于因果关系的其他证据源于另一些研究结果，包括：①所有年龄段患者中，潜在 BAV 与主动脉瓣狭窄都有关联[12-13]；②对胎儿队列进行纵向观察研究发现 HLHS 是子宫内主动脉瓣狭窄自然史的一部分[14-15]；③ Turner 综合征患者会发生这些缺陷[16]；④同卵双胞胎会发生 BAV 和 HLHS 不一致表型[17]。此外，BAV、HLHS 和其他左心畸形已被证明是可遗传的[17-19]。然而，人们现在对这些效应的程度知之甚少。这可能是遗传学研究设计中的一个重要考虑因素，即这些表型是否可以合并，还是应该单独分析，以尽量减少表型变异产生的混杂影响？

56.2 HLHS 的遗传学研究

一系列证据支持遗传原因导致 HLHS。首先，有许多报道显示 HLHS 的发生与染色体异常有关，如 Turner 综合征（单体性 X）和 Jacobsen 综合征（染色体 11q 缺失）[20-21]。18 三体综合征、Smith-Lemli-Opitz 综合征、VACTERL 联合征、CHARGE 综合征、Wolf-Hirschhorn 综合征、Rubinstein-Taybi 综合征、Noonan 综合征和 Holt-Oram 综合征的报道较少[22-25]。然而，需要谨慎分析这些报告，因为缺乏 CHD 表型细节，且表型标准不同会模糊基因型–表型相关性。例如，在 Noonan 综合征或 Holt-Oram 综合征中观察到的左心室发育不全可能与房室间隔缺损而不是 HLHS 相关。

支持 HLHS 遗传起源的第二个证据是遗传力（h^2，遗传效应大小的统计指标），表明 HLHS 主要由遗传因素决定。在一项基于家系的研究中，所有受试者都通过超声心动图进行了 CHD 筛查，Hinton 等[17]认为 HLHS 的遗传性非常高。此外，HLHS 和任何 CHD 的复发风险分别为 8% 和 22%。并且，值得注意的是 BAV 的复发风险增加了 10 倍。McBride 等[19]也发现，使用基于家系的表型相关分析表明，左侧心脏畸形遗传力高。

进一步的证据来自于连锁分析对编码影响 HLHS 遗传的基因的基因组区域的鉴定。Hinton 等[26]使用非参数连锁分析确定染色体 10q22 和 6q23 上的两个重要的基因座。这些发现证实，非综合征型 HLHS 在遗传上是异质的。有趣的是，约 21% 的亲属与上述位点连锁，表明这些位点是 HLHS 的主要致病原因。此外，11q22 上的一个候选 HLHS 位点验证了这些分析，此位点先前是在具有平衡易位 t［10；11］（q24；q23）的 HLHS 病例中被鉴定出的[27]。当连锁方法扩展到有 HLHS 或 BAV 先证者的家系队列时，子集连锁分析显示染色体 14q23 的优势对数率（LOD）评分显著提高，这为 HLHS 和 BAV 病例与遗传具有相关性提供了证据[26]。在一个基于家系的队列中，通过具有左心畸形（包括主动脉瓣狭窄、主动脉缩窄和 HLHS）的先证者，McBride 等人[28]发现畸形与染色体 2p23、10q21 和 16p12 发生了连锁。他们认为，重叠的连锁峰为共同的遗传病因学提供了证据。Mitchell 等[29]在三人家系（trio）中进行了全基因组关联分析（GWAS），其中先证者携带包括 HLHS 在内的各种左心畸形。主要发现包括与染色体 16 位点的关联并提示与 3 号和 10 号染色体位点的关联。

研究人员通过对一系列病例或小家系中候选基因的突变分析，发现了单基因遗传变异。与 HLHS 相关的遗传变异包括间隙连接蛋白 43（GJA1/Cx43）[30]、NK2 同源框 5（NKX2-5）[31-33]、Notch 1（NOTCH1）[34-35]和 V-erb-B2 禽红细胞白血病病毒致癌基因同源物 4（ERBB4）[36]。Ware 等[37]鉴定出 HLHS 患者具有 Zic 家族成员 3（ZIC3）突变。ZIC3 是一种与内脏异位综合征相关的转录因子。最近发现左心缺陷患者会有组蛋白修饰基因（H3K4me-H3K27me 通路）新发变异富集；有趣的是，患有锥体动脉缺陷和内脏异位的患者也表现出相似的富集[38]。除了这些生殖细胞突变报告外，还有一份报告鉴定出心脏和神经嵴衍生物表达物 1（HAND1）体细胞突变[39]。

HLHS 患者的遗传学研究还评估了拷贝数变异（CNV），也就是 DNA 增加或减少 > 1000 碱基对的基因组区域[40-45]。由于分子细胞遗传学的最新进展，尤其是使用基于微阵列的方法，已经可以检测到 CNV。利用这些方法扫描基因组，已经发现健康人类基因组有显著比例的医学意义未知的 CNV。然而，通常很大并且新发的 CNV 会被认为是致病性的。一些研究人员研究了 CNV 在 CHD 中的作用，最近 3 项基于家族的研究检验了 CNV 在 HLHS 中的作用。Hitz 等[40]试图确定结构基因组变异对由具有左心畸形（包括一些具有 HLHS 的病例）的先证者确定的多重家族的影响。他们搜索了仅在受影响的成员中出现的独特或罕见的 CNV。他们发现，至少 10% 的左心畸形病例由独特的 CNV 导致。Carey 等[41]评估单心室患者，其中许多人患有 HLHS。推定致病性 CNV 的患病率为 13.9%，显著高于对照组中此类 CNV 的 4.4%。故得出结论，致病性 CNV 似乎在 ≥ 10% 的病例中导致单心室形式的 CHD，并且临床症状较轻，但对携带致病性 CNV 的儿童的预后产生不利影响。Warburton 等[42]比较了两种 CHD（HLHS 与圆锥动脉缺陷）患者的 CNV 率，并没有发现显著差异。然而，他们发现有 CHD 患者先证者家系的新发 CNV 发生率明显高于对照家系（9% vs. 2%）。在新发或罕见的遗传性 CNV 中，研究者认为有 12 种 CNV 可能与 CHD 有因果关系。

56.3　HLHS 的复杂遗传性

总之，这些不同的研究为 HLHS 和相关心脏表型的遗传起源提供了强有力的证据。最初，由 HLHS 先证者确定的家系分析被解释为 HLHS 是简单孟德尔遗传[46]。然而，回顾文献发现，尽管付出了相当大的努力，但导致 HLHS 的单一遗传变异的鉴定仍然很困难。这些结果得出的结论可能表明 HLHS 遗传是复杂的而不是简单的[26, 40]。该结论的含义是，研究人员必须降低对可以找到单一致病突变的期望。虽然评估 2 种或更多种遗传变异影响的分析方法已经建立，但必须开发以高通量方式应用这些方法的能力。此外，研究人员必须认识到，利用这些更复杂的模型需要仔细考虑研究设计和统计检验力。发现复杂疾病中致病变异的最佳方法仍不清楚[47]。

56.4 HLHS 的发病机制

什么类型的基因可能参与 HLHS 的遗传学基础？心脏发育的概念极大地影响了我们对中胚层衍生的脊椎动物四腔心形成的理解。人类遗传学研究表明在早期心脏形成中发挥重要作用的关键基因突变会导致 CHD，并且认为这些先天缺陷是由心脏发生过程中的改变引起[48-52]。人们对 CHD（如 HLHS）有相当大的兴趣，其为发育心脏中的个别腔室或瓣膜选择性地受损[48]。一个被广泛接受的假设是 HLHS 是由胚胎血流改变而导致，如卵圆孔过早缩小[1]或主动脉瓣阻塞[53]。从这个角度来看，值得注意的是，瓣膜畸形是 HLHS 表型的一个重要部分，这表现为 HLHS 先证者频繁

发生左侧和右侧瓣膜发育不良以及家族成员中存在 BAV[17]。通过改变鸡胚胎心脏发育过程中的血流，提出了心脏发育不全的"无血流-无成长"假说[54]。HLHS 病因学的另一种假设侧重于单独遗传模块的总和。最近的研究已经验证了腔室特异性调节机制，如 TBX5（T-box 5）和 IRX1（iroquois 同源框 1），其分别从形态学、功能上和分子上影响不同的心腔形成[48-49]。在此背景下，有人认为左心室发育不全可能是由发育过程中心肌生长缺陷所致。不幸的是，目前还没有 HLHS 的实验模型来阐明这两个假设的相对作用，但是定义HLHS 的遗传学基础应该得到研究者的关注。

结 论

虽然曾经 HLHS 患者无法存活，但在过去的20 年中，HLHS 的三阶段手术方法的发明和普及大大降低了该疾病的死亡率[55]。尽管临床护理技术取得了这一进展，但 HLHS 的死亡率和发病率仍然居高不下。此外，患者管理方面的进展对HLHS 病因几乎没有提供任何帮助。缺乏对该疾病的认识一直是风险评估和临床预后评估进展的障碍。此外，HLHS 患儿父母和已达到生育年龄的 HLHS 手术干预幸存者的生殖决策信息有限。

而且，在不了解 HLHS 起源的情况下，仅能基于临床表型对患者进行护理，而不是基于发育不良的潜在机制。迄今为止的研究强烈支持 HLHS 有明显的遗传学基础。然而，虽然许多遗传异常与HLHS 有关，但目前不可能将所有遗传学发现整合成一个综合的发病模型。这些遗传因素表明 HLHS的遗传异质性和复杂性。最终，我们认为识别遗传基础可能会更好地帮助我们了解预后。对 HLHS的新生物学认识将促进其他治疗策略的发展。

参考文献

［1］ Lev M（1952）Pathologic anatomy and interrelationship of hypoplasia of the aortic tract complexes. Lab Invest 1：61-70

［2］ Noonan JA，Nadas AS（1958）The hypoplastic left heart syndrome；an analysis of 101 cases. Pediatr Clin North Am 5：1029-1056

［3］ Tchervenkov CI，Jacobs JP，Weinberg PM et al（2006）The nomenclature，definition and classification of

hypoplastic left heart syndrome. Cardiol Young 16：339-368

［4］ Bharati S，Lev M（1984）The surgical anatomy of hypoplasia of aortic tract complex. J Thorac Cardiovasc Surg 88：97-101

［5］ Aiello VD，Ho SY，Anderson RH，Thiene G（1990）Morphologic features of the hypoplastic left heart syndrome—a reappraisal. Pediatr Pathol 10：931-943

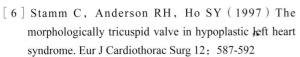

［6］Stamm C，Anderson RH，Ho SY（1997）The morphologically tricuspid valve in hypoplastic left heart syndrome. Eur J Cardiothorac Surg 12：587-592

［7］Bharati S，Nordenberg A，Brock RR，Lev M（1984）Hypoplastic left heart syndrome with dysplastic pulmonary valve with stenosis. Pediatr Cardiol 5：127-130

［8］Hoffman JI，Kaplan S（2002）The incidence of congenital heart disease. J Am Coll Cardiol 39：1890-1900

［9］Ferencz C，Rubin JD，McCarter RJ et al（1985）Congenital heart disease：prevalence at live birth. The Baltimore-Washington Infant Study. Am J Epidemiol 121：31-36 647

［10］Loffredo CA，Chokkalingam A，Sill AM et al（2004）Prevalence of congenital cardiovascular malformations among relatives of infants with hypoplastic left heart, coarctation of the aorta，and d-transposition of the great arteries. Am J Med Genet A 124：225-230

［11］Brenner JI，Berg KA，Schneider DS，Clark EB，Boughman JA（1985）Cardiac malformations in relatives of infants with hypoplastic left- heart syndrome. Am J Dis Child 143：1492-1494

［12］Roberts WC（1970）The structure of the aortic valve in clinically isolated aortic stenosis：an autopsy study of 162 patients over 15 years of age. Circulation 42：91-97

［13］Roberts WC，Ko JM（2005）Frequency by decades of unicuspid，bicuspid，and tricuspid aortic valves in adults having isolated aortic valve replacement for aortic stenosis，with or without associated aortic regurgitation. Circulation 111：920-925

［14］Hornberger LK，Sanders SP，Rein AJ et al（1995）Left heart obstructive lesions and left ventricular growth in the midtrimester fetus. A longitudinal study. Circulation 92：1531-1538

［15］Makikallio K，McElhinney DB，Levine JC et al（2006）Fetal aortic valve stenosis and the evolution of hypoplastic left heart syndrome：patient selection for fetal intervention. Circulation 113：1401-1405

［16］Surerus E，Huggon IC，Allan LD（2003）Turner's syndrome in fetal life. Ultrasound Obstet Gynecol 22：264-2677

［17］Hinton RB Jr，Martin LJ，Tabangin ME et al（2007）Hypoplastic left heart syndrome is heritable. J Am Coll Cardiol 50：1590-1595

［18］Cripe L，Andelfinger G，Martin LJ，Shooner K，Benson DW（2004）Bicuspid aortic valve is heritable.

J Am Coll Cardiol 44：138-143

［19］McBride KL，Pignatelli R，Lewin M et al（2005）Inheritance analysis of congenital left ventricular outflow tract obstruction malformations：segregation，multiplex relative risk，and heritability. Am J Med Genet A 134：180-186

［20］Madriago E，Nguyen T，McFerson M et al（2012）Frequency and outcomes of cardiac operations and catheter interventions in Turner Syndrome. Am J Cardiol 110：580-585

［21］Mattina T，Perrotta CS，Grossfeld P（2009）Jacobsen syndrome. Orphanet J Rare Dis 4：9

［22］Jongmans MJC，Admiraal RJ，van der Donk KP et al（2006）CHARGE syndrome：the phenotypic spectrum of mutations in the CHD7 gene. J Med Genet 43：306-314

［23］Schulz S，Fröber R，Kraus C，Schneider U（2012）Prenatal diagnosis of hypoplastic left heart syndrome associated with Noonan Syndrome and de novo RAF1 mutation. Prenat Diagn 32：1016-1018

［24］von Elten K，Sawyer T，Lentz-Kapua S，Kanis A，Studer M（2013）A case of Wolf-Hirschhorn Syndrome and hypoplastic left heart syndrome. Pediatr Cardiol 34：1244-1246

［25］von Elten K，Sawyer T，Lentz-Kapua S，Kanis A，Studer M（2014）Novel SMAD3 mutation in a patient with hypoplastic left heart syndrome with significant aortic aneurysm. Case Rep Genet 2014：591516

［26］Hinton RB，Martin LJ，Rame-Gowda S et al（2009）Hypoplastic left heart syndrome links to chromosomes 10q and 6q and is genetically related to bicuspid aortic valve. J Am Coll Cardiol 53：1065-1071

［27］Guenthard J，Buehler E，Jaeggi E，Wyler F（1994）Possible genes for left heart formation on 11q23.3. Ann Genet 37：143-146

［28］McBride KL，Zender GA，Fitzgerald-Butt SM et al（2009）Linkage analysis of left ventricular outflow tract malformations（aortic valve stenosis，coarctation of the aorta，and hypoplastic left heart syndrome）. Eur J Hum Genet 17：811-819

［29］Mitchell LE，Agopian AJ，Bhalla A et al（2014）Genome-wide association study of maternal and inherited effects on left-sided cardiac malformations. Hum Mol Genet 24：265-273

［30］Dasgupta C，Martinez AM，Zuppan CW et al（2001）Identification of connexin43（alpha1）gap junction gene mutations in patients with hypoplastic left heart syndrome by denaturing gradient gel electrophoresis

（DGGE）. Mutat Res 479：173-186

［31］Elliott DA，Kirk EP，Yeoh T et al（2003）Cardiac homeobox gene NKX2-5 mutations and congenital heart disease：associations with atrial septal defect and hypoplastic left heart syndrome. J Am Coll Cardiol 41：2072-2076

［32］McElhinney DB，Geiger E，Blinder J，Benson DW，Goldmuntz E（2003）NKX2.5 mutations in patients with congenital heart disease. J Am Coll Cardiol 42：1650-1655

［33］Stallmeyer B，Fenge H，Nowak-Gottl U，Schulze-Bahr E（2010）Mutational spectrum in the cardiac transcription factor gene NKX2.5（CSX）associated with congenital heart disease. Clin Genet 78：533-540

［34］McBride KL，Riley MF，Zender GA et al（2008）NOTCH1 mutations in individuals with left ventricular outflow tract malformations reduce ligand-induced signaling. Hum Mol Genet 17：2886-2893

［35］Garg V，Muth AN，Ransom JF et al（2005）Mutations in NOTCH1 cause aortic valve disease. Nature 437：270-274

［36］McBride KL，Zender GA，Fitzgerald-Butt SM et al（2011）Association of common variants in ERBB4 with congenital left ventricular outflow tract obstruction defects. Birth Defects Res A Clin Mol Teratol 91：162-168

［37］Ware SM，Peng J，Zhu L et al（2004）Identification and functional analysis of ZIC3 mutations in heterotaxy and related congenital heart defects. Am J Hum Genet 74：93-105

［38］Zaidi S，Choi M，Wakimoto H et al（2013）De novo mutations in histone-modifying genes in congenital heart disease. Nature 498：220-224

［39］Reamon-Buettner SM，Ciribilli Y，Inga A，Borlak J（2008）A loss-of-function mutation in the binding domain of HAND1 predicts hypoplasia of the human hearts. Hum Mol Genet 17：1397-1405

［40］Hitz MP，Lemieux-Perreault LP，Marshall C et al（2012）Rare copy number variants contribute to congenital left-sided heart disease. PLoS Genet 8：e1002903

［41］Carey AS，Liang L，Edwards J et al（2013）Effect of copy number variants on outcomes for infants with single ventricle heart defects. Circ Cardiovasc Genet 6：444-451

［42］Warburton D，Ronemus M，Kline J et al（2014）The contribution of de novo and rare inherited copy number changes to congenital heart disease in an unselected sample of children with conotruncal defects or hypoplastic left heart disease. Hum Genet 133：11-27

［43］Payne AR，Chang S-W，Koenig SN，Zinn AR，Garg V（2012）Submicroscopic chromosomal copy number variations identified in children with hypoplastic left heart syndrome. Pediatr Cardiol 33：757-763

［44］Iascone M，Ciccone R，Gallettid L et al（2012）Identification of de novo mutations and rare variants in hypoplastic left heart syndrome. Clin Genet 81：542-554

［45］Glessner JT，Bick AG，Ito K et al（2014）Increased frequency of de novo copy number variants in congenital heart disease by integrative analysis of single nucleotide polymorphism array and exome sequence data. Circ Res 115：884-896

［46］Shokeir MH（1974）Hypoplastic left heart. Evidence for possible autosomal recessive inheritance. Birth Defects Orig Artic Ser 10：223-227

［47］MacArthur DG，Manolio TA，Dimmock DP et al（2014）Guidelines for investigating causality of sequence variants in human disease. Nature 508：469-476

［48］Bruneau BG（2003）The developing heart and congenital heart defects：a make or break situation. Clin Genet 63：252-261

［49］Fishman MC，Olson EN（1997）Parsing the heart：genetic modules for organ assembly. Cell 91：153-156

［50］Hinton RB，Yutzey KE，Benson DW（2005）Congenital heart disease：genetic causes and developmental insights. Prog Pediatr Cardiol 20：101-111

［51］Small EM，Krieg PA（2004）Molecular regulation of cardiac chamber specific gene expression. Trends Cardiovasc Med 14：13-18

［52］Armstrong EJ，Bischoff J（2004）Heart valve development：endothelial cell signaling and differentiation. Circ Res 95：459-470

［53］Fishman NH，Hof RB，Rudolph AM，Heymann MA（1978）Models of congenital heart disease in fetal lambs. Circulation 58：354-364

［54］deAlmeida A，McQuinn T，Sedmera D（2007）Increased ventricular preload is compensated by myocyte proliferation in normal and hypoplastic fetal chick left ventricle. Circ Res 100：1363-1370

［55］Feinstein JA，Benson DW，Dubin AM et al（2012）Hypoplastic left heart syndrome：current considerations and expectations. J Am Coll Cardiol 59（1 Suppl）：S1-S42

57 左心发育不全综合征的分子通路及动物模型

Florian Wünnemann，Gregor U. Andelfinger

刘立会 译 储庆 校 胡盛寿 审

目录

摘要

左心发育不全综合征（HLHS）是一种罕见且严重的缺陷，该疾病的特征是心脏左侧的结构严重发育不全。目前只有一小部分 HLHS 病例可以得到解释。本章总结了心脏左侧结构在发育早期阶段是如何启动的，以及哪些机制的缺陷会导致 HLHS。目前已发现许多驱动心室心肌细胞发育的级联反应。基于心脏左侧结构生长受损的动物和人类模型，研究者总结了可能参与 HLHS 发病机制的遗传、表观遗传和血流动力学概念。了解这些因素对 HLHS 的作用对 HLHS 治疗干预的分层至关重要。

57.1 引 言

左心发育不全综合征（HLHS）是一种罕见的先天性心脏缺陷，其中心脏左侧的结构严重发育不全。HLHS 通常用作总括术语，包括多种解剖学亚型，为左侧心脏结构（包括二尖瓣、左心室、主动脉瓣和主动脉）不同程度的发育不全/闭锁。HLHS 的发病机制复杂，相比于其他先天性心脏病，HLHS 更难以明确定义致病因素。与其他先天性心脏畸形不同，HLHS 没有明确的遗传驱动因子或分子通路，迄今为止还没有用于研究 HLHS 分子起源的动物模型。对 HLHS 的不甚了解与其高遗传率形成了鲜明对比，一些研究者（但不是所有研究者）推测 HLHS 伴其他心血管畸形的遗传率为 99%，其本身为 74%[1]。一些研究利用连锁分析确定了多个与 HLHS、主动脉瓣二瓣化（BAV）和左心室流出道畸形相关的区域，但迄今未能确定 HLHS 的主要遗传因素[2-3]。

为了便于说明，我们人为将 HLHS 的发病机制分为两个过程。这两个过程在心脏的正常发育中均发挥作用：①心室发育的细胞过程／心室发育的分子级联。②与血流相关的发育过程。心室发育的一个固有因素是心肌细胞的生长缺陷，这可能会阻碍心脏建立完整的左心室[4-5]。因此，我们将首先考虑来自第一和第二生心区的心肌祖细胞的不同来源，以及通过引入研究早期心脏腔室发育的膨隆模型来重新思考早期心脏发育（图57.1）。接着我们进行心内膜和心肌发育之间的比较，以更深入地了解它们对腔室形成的贡献。血流相关的生长模型提供了一种不同的心室发育观点，其中流向心脏左侧的血液减少或消失通常是由流出血管的阻塞造成，这被认为是左心室发育缺陷的主要原因[6]。这种被称为"无血流-无成长"假说的发育不全机制表明，通过血管系统的血流量决定了血管的生长和发育。因此，与基于

固有遗传成分的分子模型相比，与血流量相关的生长模型呈现出环境对左心结构发育的决定作用。使用改变血流模式的斑马鱼、鸡和小鼠的多个研究支持"无血流-无成长"的观点，而人类 HLHS 患者队列中的遗传分析提示受影响的个体之间的存在共同遗传决定因素。我们将讨论依赖血流和不依赖血流机制如何以协调的方式在左心结构的发育中起作用。

在介绍左心发育之后，我们将讨论 HLHS 中涉及的分子通路。我们将从心脏发育过程中建立的早期转录程序开始，介绍 Notch 信号通路，并讨论细胞周期和生长因子在左心发育不全中的作用。我们将在这部分结尾介绍 HLHS 中的表观遗传学和免疫学因素。随后，将关注用于研究 HLHS 的动物模型，并评估利用模型研究这种罕见综合征的难度。本章最后介绍了研究人员和临床医生在寻求加深对 HLHS 了解时所面临的未来的挑战和机遇。

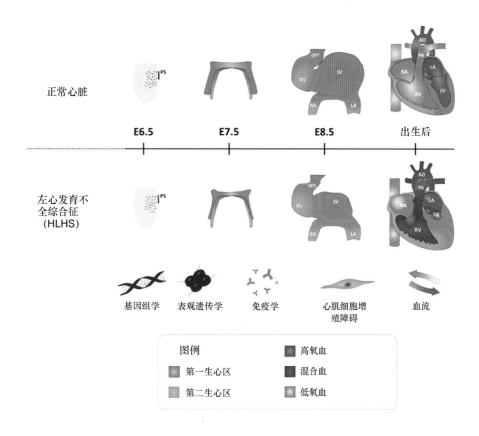

图 57.1　小鼠心脏发育示意图（上排）和导致 HLHS 的因素。OFT，流出道；RV，右心室；LV，左心室；RA，右心房；LA，左心房；AO，主动脉；PA，肺动脉；PS，原条；E，胚胎期

57.2 HLHS 的心脏分区和细胞谱系

57.2.1 心室肌细胞的起源：心脏中胚层、第一和第二生心区

心脏细胞出现在原肠胚阶段，并且主要与内脏和中胚层谱系相关[7]。最早的心源性细胞标志物之一是 Mesp1，这是一个基本的螺旋-环-螺旋（bHLH）转录因子，其是中胚层细胞在离开原条后产生线性心管所必需的[8]。然而，Mesp1 表达不仅限于心血管谱系，其主要作用是在早期前体细胞中诱导一组特定的心源性靶基因[9]。中胚层心脏特异性的其他早期调节因子还包括 T-box 转录因子 Eomes（是 Mesp1 的激活因子）[10] 以及细胞命运因子 Numb 和 Numbl（是未分化且广泛的心源性前体细胞的调节因子）[11]。

成熟心脏长期被视为是由单一来源的细胞发育而来。但是，不同的遗传标记实验表明，生心新月区由第一和第二生心区的不同细胞群组成[12-13]（图 57.1）。小鼠研究显示，来自第一生心区的细胞主要发育成左心室、两个心房和右心室，而不参与流出道的发育；来自第二生心区的细胞主要发育成流出道、右心室和两个心房，但不参与左心室的发育[13-14]（图 57.1）。第二生心区本身可以分为前部和后部。小鼠外植体实验表明，来自第二生心区前部的细胞构成流出道和右心室心肌，而来自第二生心区后部的细胞构成心房肌[15]。*Numb/Numbl* 双敲除小鼠的表型提示这两个基因在第二生心区形成过程中发挥作用，而与 HLHS 无关。但有趣的是，研究者推测将形成左心室的前体细胞群存在类似的机制。最近对最早的心血管祖细胞的克隆分析显示，在第一和第二生心区中有两个暂时不同的 Mesp1 祖细胞群[9]。祖细胞的起源不同表明，左心室本身的原始生长缺陷可能是由第一生心区内细胞亚群的遗传程序缺陷所致。

57.2.2 心室形成的膨隆模型

线性心管形成之后便开始环化，其腹侧部分（主要构成左心室）开始扩大、分化并形成原始的左心室和右心室[16]。这种肌细胞的局部扩张被称为"腔室形成中的膨隆模型"[17]。在出现"膨隆"概念之前，有假设认为线性心管的所有部分都被预先设定将要分化为成人心脏的解剖区域。相比之下，目前心脏发育的主流观点是心脏来自几种不同的细胞谱系（关于心脏发育近期概念的全面综述，参见[18]）。构成线性心管的心肌细胞最初显示出缓慢增殖的特性[6, 19]。心脏环化阶段心室肌细胞扩张是通过局部细胞增殖和细胞生长来实现心管的外弯曲率增加，从而导致心室腔的形成[20]。在这个阶段，心室的收缩机制发育通过外弯曲的细胞分化实现[21]。同时，内弯曲、流出道和房室管的心肌保持较低分化状态。这种局部的分化抑制由一组非腔室心肌前体特异性表达的 T-box 转录因子介导[22]。

与大多数其他细胞类型相比，人们对（心脏）心肌细胞的细胞周期了解甚少。心肌细胞周期调节基因调节心室生长所必需的多个过程，如细胞肥大[如细胞周期蛋白和细胞周期蛋白依赖性激酶（CDK）[23]]、肌节完整性[如心肌素（Myocd）[24]] 和产后静止[如口袋蛋白 Rb 和 p130[25]]。产后的细胞肥大和 DNA 合成需要相同的细胞周期机制[26]。与这些观察一致，几种细胞周期调节因子的敲除模型可致胚胎死亡，无论是组成型还是谱系特异性功能丧失模型[27]。

57.2.3 心内膜、血流动力学传感器和心脏发育的构成要素

原始心管由心内膜层和外侧心肌层组成，它们位于由薄心包层形成的袋状结构中。这 3 种心

脏组织均来自上胚层中同一前体[28]。心内膜和心肌被心肌产生的心胶质分离。在线性心管的弯处，心内膜和心肌同时在心脏的腹侧向右转。剪切应力和逆向血流等血流动力学因素可通过影响心肌和心内膜调控膨隆外弯曲，进一步主动调节腔室形成[29-30]。心内膜是发育中心脏的血流敏感实体，可通过血流动力敏感转录因子 *Klf2a* 调节细胞大小和生长来调节腔室形态发生[31]。因此，机械力可诱导转录程序并有助于调节心腔容积、心内膜细胞形态和心内膜细胞增殖。

在生长中的心脏外弯处，骨形态发生蛋白（Bmp）是非血流依赖性的促增殖信号。尤其是 *Bmp10* 对于正确的心室发育是必需的。Bmp10 在发育中的小鼠心脏中表达，于 E9.0 最先出现在心房腔的小梁部分，后在心房壁中表达[32]。与早期表达模式一致，*Bmp10* 敲除小鼠显示出心肌细胞增殖活性明显降低和 p57Kip2 的表达升高（p57Kip2 是一种细胞周期蛋白依赖性激酶抑制剂，抑制心肌细胞再入细胞周期）[33-34]。因此，来自心肌的 Bmp 信号传导影响心内膜细胞的增殖，但不受血流动力学的影响。除了血流动力学和 Bmp 信号传导之外，心肌和心内膜细胞谱系之间存在被严格调节的生长平衡，缺失 *Etv2*（心内膜发育所需的 ETS 结构域转录因子）时心肌会过度生长可以证明这一点[35-36]。心内膜细胞层的存在及其与心肌的局部相互作用是心室发育的关键事件，因此在寻找 HLHS 的分子起源时应该得到更多的关注。下文中我们将进一步讨论参与心室发育的分子因素，并讨论它们在 HLHS 病因学中的作用。

57.3 左心室发育的分子通路

经空间和时间紧密调节的转录激活因子、抑制因子和信号级联网络可促进四腔心脏的发育。左心结构由在心脏发育早期起作用的因素控制，线性心管中存在左心室心肌祖细胞支持了这一点。左心区和右心区之间的发育差异由腔室特异性因子反映，这些因子仅在心脏左侧或右侧的细胞中表达。

57.3.1 心室发育由一组特异性转录因子调节

Mesp1 是一种基本的螺旋-环-螺旋转录因子（bHLH），是已知最早的心脏标志物，可启动心脏转录因子级联，从而导致心脏中胚层的产生[8, 37-38]。NK2 同源框 5（Nkx2-5）是最早的心肌细胞分化标志之一，表达 Nkx2-5 的第一和第二生心区的中胚层衍生祖细胞具有心脏特异性[39-41]。在环化心脏中显示排他性右/左心室表达的两个因子是 Hand2（dHand）和 Hand1（eHand），两者都是 bHLH 转录因子[42]。虽然使用反义寡核苷酸敲低的鸡实验显示线性心管中 dHand 和 eHand 共表达，表明存在遗传冗余，但随后的小鼠研究揭示了心脏发育中的差异表达模式[43]。在线性心管阶段后，小鼠的 dHand 表达主要见于流出道和右心室细胞，而 eHand 则出现在流出道和早期左心室结构中[44]。eHand 对左心室的贡献和 dHand 对右心室的贡献也与它们在环化心脏中的空间表达一致，其中 eHand 仅在外弯处表达[45]。小鼠 eHand 的表达受 Nkx2-5 的调节，因为 *Nkx2-5* 敲除小鼠无 eHand 转录物。心室发育的另一个重要因子是 Iroquois 同源域转录因子 4（Irx4），其独立于 eHand 但由 dHand 和 Nkx2-5 直接调节[46]。Irx4 自小鼠 E7.5 开始表达，存在于心脏原基中，在 E11.5 时仅在心室肌中表达。Irx4 通过激活心室肌细胞特异性基因［如心室肌球蛋白重链 1（Myh15）］和抑制心房肌球蛋白重链 1（Myh7）等心房特异性基因来促进心室形成[47]。因此，左心室的早期形成受到心脏转录因子的特异性相互作用的控制，上述心脏转录因子在空间上和时间上相协调，并在整个脊椎动物进化过中保守。这个错综复杂的系统中的缺陷可能导致左心发育不良，但是需要更多的数据来评估转录因子缺陷在人类 HLHS 病理学中的作用。

57.3.2 心内膜和心肌边缘的 Notch 信号

心脏发育中的 Notch 信号通路研究最多的是其在流出道发育中的作用，并且多项研究已经证明 NOTCH1 受体与主动脉瓣畸形相关[48-50]。因此，HLHS 患者中鉴定到 NOTCH1 突变并不令人惊讶，因为 HLHS 通常被认为继发于 BAV 等流出道梗阻[51]。然而，Notch 信号传导可能不仅仅引起 HLHS，而且可通过心管外弯处的心肌小梁心内膜激活发挥作用[52]。通过心内膜-心肌相互作用激活 Notch 在心室肌的致密化中发挥两个功能：①通过 EphB4/EphrinB2 心内膜介导的神经调节蛋白 1（Nrg1）激活，分化致密心肌和小梁心肌，继而导致 EphB4/EphrinB2 信号在心肌细胞层中的激活[52]；②在小梁心肌的生长极处诱导 Bmp10 信号传导，以诱导增殖心肌细胞群。激活的 Notch 对这两个过程的控制受到 Fkbp1a（Fkbp12）的负调控（Fkbp1a 是一种肽基-脯氨酰顺反式异构酶），Fkbp1a 普遍表达并且是心脏形态发生 / 稳定所需的[53-55]。破坏 Notch 信号传导对发育中的心室系统的影响是多方面的，并且需要更多的研究来完全理解其在 HLHS 发展中的作用。

57.3.3 细胞周期调控和心室生长

如上文所强调的，心肌祖细胞最初是体积小、高度增殖的细胞，在哺乳动物出生后丧失分裂能力。细胞周期调控的缺陷与 HLHS 有关，一些研究已经报道了左心发育不良的差异基因表达。有趣的是，使用微阵列和 qPCR 实验对 HLHS 患者和未受 HLHS 影响的心脏手术患者的房间隔样本进行基因表达分析，发现了许多细胞周期调节因子和染色质重塑因子的差异表达[56]。细胞周期抑制因子 WEE1 G2 检查点激酶（WEE1）、RNA 结合基序、单链相互作用蛋白 1（RBMS1）和许多

影响细胞周期状态转换的 CDK 抑制剂的上调似乎会干扰正常的心肌细胞分化和增殖[56-57]。HLHS 中另一层转录程序由调节染色质重塑和染色质结构的因子介导。组蛋白去乙酰化酶 2（HDAC2）和含 MYND 结构域的转录因子（SMYD1）的表达增加可协同激活和抑制心脏特异性因子（如 HAND1 和 IRX4），表明 HLHS 房间隔中存在转录抑制[58]。然而，这些研究受限于基因表达仅在 HLHS 婴儿的房间隔中得到了测量而在其他心脏结构中没有测量。因此，在房间隔中发现的差异可能不会反映出导致 HLHS 左心室发育的表达模式。然而，实验证据表明，心肌细胞分化早期心肌细胞周期在 HLHS 发病机制中起重要作用[5]。然而，人类心脏发育中这些增殖缺陷的分子起源仍然未知。

57.3.4 表观遗传学和免疫学对 HLHS 的贡献

除了上面列举的遗传学病因之外，其他因素也可能在 HLHS 的病因学中起协同作用。最近提出的母体免疫应答可能是 HLHS 的病因之一[59]。根据该模型，妊娠母体响应感染而产生的抗体会通过胎盘传递给胎儿，通过影响腔室中的血流直接或间接地损害发育中的心脏。最近胎鼠免疫模型验证了该假设[60]。在妊娠前用心肌肌球蛋白（CM）免疫的雌性后代表现出左侧结构先天性畸形的负担较重，其中左心室腔发育不全是最常见的畸形。该模型中左心结构畸形可以用两种不同的方式解释：①自身免疫介导的机制可能通过造成直接细胞损伤阻碍左心室生长。然而，鉴于 HLHS 很少复发，这似乎不太可能。②在左心室发育期间抑制肌节功能，如通过损伤收缩或舒张功能，可能导致继发性细胞生长缺陷。人类 HLHS 在缺乏自身免疫介导过程的情况下，该机制也可以成立。

研究极度罕见的心脏畸形（如 HLHS）的一个主要局限性是很难获得原发组织，因而缺乏特异的细胞培养模型。干细胞生物学的最新进展使研究人员和临床医生能够将分化细胞重编程为

诱导多能干细胞（iPSC）[61]。最近两项利用该技术的研究发现，与对照组相比，来自 HLHS 患者的 iPSC 心肌细胞分化潜能降低，主要心脏转录因子基因 *NKX2-5*、*T-box*（*TBX*）*2*、Notch/Hey 信号通路被抑制，并且心脏和神经嵴衍生物表达（HAND）转录物水平显著降低[62-63]。组蛋白标记 H3K4 甲基化和 H3 乙酰化的降低可以介导 NKX2-5 转录抑制，但 *NKX2-5* 启动子区域上 H3K27 甲基化标记增加。这两项独立的发现表明，关键心脏调节剂的抑制和激活以结构和时间方式协调心室腔形成，从而有助于 HLHS 的分子识别。

57.4　HLHS 的动物模型

动物模型已广泛用于研究先天性心脏畸形，有助于深入了解心脏发育。虽然已经利用各种不同的物种模型来研究心血管畸形，但主要有三种模型被广泛使用，即斑马鱼、小鼠和鸡。每一个模型都具有适用于不同研究的某些特征。HLHS 病因学中的未知因素为研究人员试图建立模型系统以研究疾病的发生和发展提出了重大挑战。从概念上讲，用于研究左心发育不全的斑马鱼模型的缺点是其双腔心结构，缺乏特定的左心室。然而，实验操作的简易性、检测心肌再生的能力以及脊椎动物心脏发育的分子保守性使得斑马鱼成为研究心室生长和再生的不可或缺的模型[64-66]。另一方面，小鼠和鸡与人类心脏直系同源结构更近，使其成为 HLHS 研究的理想候选者。

57.4.1 鸡心脏作为左心结构发育不良的模型

与小鼠和大鼠等哺乳动物相比，鸡在进化上与人类相距较远，但人和鸡具有基本相同的心脏发育分子通路和形态级联[67]。因此，腔室形成的相似性使得研究者能够用鸡作为模型研究人类先天性心脏畸形（如 HLHS）的分子机制。研究 HLHS 进展的第一个也是目前唯一可行的模型系统是在大约 40 年前使用结扎左心房创建的[68]。即利用尼龙装置限制左房室管区域流向发育中的左心室的血流，可以再现人类 HLHS 患者常见的形态变化。特别是二尖瓣闭锁、卵圆孔过早闭合等与人类 HLHS 相似。这些发现强化了心室发育中"无血流-无成长"的观念，并为进一步研究左心发育不良的发展提供了第一个基础。最近的一项研究利用这种限制性血流模型显示了心室血液负荷对肌细胞增殖的影响[69]。除了结扎左侧房室管外，研究者还部分夹闭了右心耳以增加左心室的血流量。在调整血流量后，对照以及 HLHS 夹闭模型心脏显示左心结构中肌细胞增殖增加。因此，发育中的心室心肌具有一定的可塑性，即使在已经发育不良的情况下，也可以通过发育期间心室负荷的变化来触发可塑性。因此发育早期的发育不全似乎是一个可逆的过程，突出了人类胚胎早期干预的可能性。作为一个临床观点，这种方法已成功应用于选定的严重左心室流出道梗阻的胎儿，这些病例通过导管治疗可以使左心室恢复正常血流，并且改善心室发育[70]。然而，通过血流动力学方法诱导鸡心脏发育不全的方法仅能模拟机械力，不反映引发人类 HLHS 发展的内在分子缺陷。然而，它确实为研究发育不全结构的细胞反应以及新治疗和诊断策略的发展提供了基础。

57.4.2 基因敲除小鼠模型突出了 HLHS 的复杂性

尽管在构建敲除小鼠模型方面，研究者进行了大量的努力[71]，但目前还没有单一可重复的小鼠模型用于单发的 HLHS，使得 HLHS 的复杂性变得非常明显。到目前为止，正向和反向遗传学方法的尝试都没有成功。小鼠的大规模 ENU 诱变筛选没有得到单基因 HLHS 模型的验证，尽管已经报道了一种多基因模型[72]（突变小鼠资源网站为 Maine. www.informatics.jax.org/reference/J：175213，[Feb2015]）。*Hand1*、*Hand2* 和其他许多小鼠的敲除研究证明这些因子对心室发育的重要性，但不能复制 HLHS 本身[73]。由于没有环化和心肌细胞分化缺陷，野生型滋养细胞挽救的胚胎在 E10.5 后会发生心脏衰竭。心脏发育期间缺乏 Hand1 会导致左心室缺失或严重发育不全[73]。不幸的是，Hand1 小鼠模型以及其他模型是胚胎或出生后早期致死，并不能复制 HLHS 的自然进程。多种可育的敲除小鼠模型可表现出心脏畸形，能够复制 HLHS 的某些特征，包括多个主动脉瓣狭窄的模型［ADAM 金属肽酶结构域 19（*Adam19*）、Notch1、GATA 结合蛋白（*Gata*）5、一氧化氮合酶 3（*Nos3*）、*Nkx2-5*、表皮生长因子受体（*Egfr*）］[48, 74-79]。

57.4.3 羔羊胚胎心脏的血流动力学改变模拟人类 HLHS

在非模型生物体中进行的研究通常在早期发育阶段利用血流的机械改变作为引入类似 HLHS 心室结构的手段。在最早的一项此类研究中，通过部分阻塞流入或流出左心室的血流而改变妊娠中期胎羊的心室血流量[80]。观察到左心室流入阻塞的羔羊左心室 / 右心室的重量比降低，并且心室平均体积减小约 50%，类似人类 HLHS 左心室表型。左心室流出阻塞显示出类似的趋势（左心室容积减小和壁厚增加）。有趣的是，在该模型中人为增加左心室后负荷可导致左心室肌细胞增生，从而左心室质量明显增加。这些发现提示一个比"无血流-无生长"更复杂的概念的存在，并突出了心室肌细胞由于剪切应力和张力等外部信号引起局部增殖的能力。虽然通过使用胎羊模型模拟 HLHS 发展进行了一些有趣的观察，但是它存在很大缺点。实验操作、生成时间和研究成本只是与大型动物模型相关的一些问题。此外，在该模型中诱导左心发育不全仅仅是由于血流改变引起的单一形态学原因，而忽略了遗传和环境因素等其他因素。因此，胎羊模型模拟人类 HLHS 的能力仍然受到限制。

结　　论

上文我们回顾并讨论了对 HLHS 中分子通路和动物模型的现有认识。我们强调了 HLHS 的多因素性质，遗传、表观遗传和环境通路都与左心结构的发育有关。这种时间和结构复杂性是分离 HLHS 原因的重大挑战。此外，心脏形态发生的血流依赖性及其与遗传程序的相互作用日益被认为是 HLHS 的驱动因素。动物模型复制了 HLHS 的几个独立致病因素，但目前为止还不能完全重复人类 HLHS。

自从 50 年前首次发现 HLHS 以来[81-82]，HLHS 已经成为一种可以在产前被诊断并具有多种姑息治疗手段的疾病。HLHS 手术分三个阶段进行，并且取得了理想的效果，但该疾病的发病机制仍未被阐明[83]。目前，基础研究的进展和对 HLHS 的分子机制认识落后于临床领域的进展。此外，已经证明将功能模型系统的发现直接转换到临床应用中是不可行的。需要创建高度可重复和生理学动物模型以及更精确地描述 HLHS 的寡基因病因，以进一步改善临床护理。新的高通量技术将有可能深入检查 HLHS 的复杂病因，如非编码突变的作用、表观遗传学改变和环境影响，这些都是 HLHS 复杂表型的潜在致病因素。明确 HLHS 的可逆和不可逆决定因素和对右心功能的长期影响的分子机制，将有助于改善治疗干预的分层，特别是针对旨在恢复心室生长的产前策略。

参考文献

[1] Hinton RB, Martin LJ, Tabangin ME et al (2007) Hypoplastic left heart syndrome is heritable. J Am Coll Cardiol 50: 1590-1595

[2] Hinton RB, Martin LJ, Rame-Gowda S et al (2009) Hypoplastic left heart syndrome links to chromosomes 10q and 6q and is genetically related to bicuspid aortic valve. J Am Coll Cardiol 53: 1065-1071

[3] McBride KL, Zender GA, Fitzgerald-Butt SM et al (2009) Linkage analysis of left ventricular outflow tract malformations (aortic valve stenosis, coarctation of the aorta, and hypoplastic left heart syndrome). Eur J Hum Genet 17: 811-819

[4] Allan LD, Sharland G, Tynan MJ (1989) The natural history of the hypoplastic left heart syndrome. Int J Cardiol 25: 341-343

[5] Sedmera D, Hu N, Weiss KM et al (2002) Cellular changes in experimental left heart hypoplasia. Anat Rec 267: 137-145 661

[6] Rychter Z, Rychterová V, Lemez L (1979) Formation of the heart loop and proliferation structure of its wall as a base for ventricular septation. Herz 4: 86-90

[7] Lawson KA, Pedersen RA (1987) Cell fate, morphogenetic movement and population kinetics of embryonic endoderm at the time of germ layer formation in the mouse. Development 101: 627-652

[8] Saga Y, Miyagawa-Tomita S, Takagi A et al (1999) MesP1 is expressed in the heart precursor cells and required for the formation of a single heart tube. Development 126: 3437-3447

[9] Lescroart F, Chabab S, Lin X et al (2014) Early lineage restriction in temporally distinct populations of Mesp1 progenitors during mammalian heart development. Nat Cell Biol 16: 829-840

[10] Costello I, Pimeisl I-M, Dräger S et al (2011) The T-box transcription factor Eomesodermin acts upstream of Mesp1 to specify cardiac mesoderm during mouse gastrulation. Nat Cell Biol 13: 1084-1091

[11] Shenje LT, Andersen P, Uosaki H et al (2014) Precardiac deletion of Numb and Numblike reveals renewal of cardiac progenitors. Elife 3: e02164

[12] Zaffran S, Kelly RG, Meilhac SM et al (2004) Right ventricular myocardium derives from the anterior heart field. Circ Res 95: 261-268

[13] Meilhac SM, Esner M, Kelly RG et al (2004) The clonal origin of myocardial cells in different regions of the embryonic mouse heart. Dev Cell 6: 685-698

[14] Buckingham M, Meilhac S, Zaffran S (2005) Building the mammalian heart from two sources of myocardial cells. Nat Rev Genet 6: 826-835

[15] Galli D, Domínguez JN, Zaffran S et al (2008) Atrial myocardium derives from the posterior region of the second heart field, which acquires left-right identity as Pitx2c is expressed. Development 135: 1157-1167

[16] Christoffels VM, Burch JBE, Moorman AFM (2004) Architectural plan for the heart: early patterning and delineation of the chambers and the nodes. Trends Cardiovasc Med 14: 301-307

[17] Moorman AFM, Christoffels VM (2003) Cardiac chamber formation: development, genes, and evolution. Physiol Rev 83: 1223-1267

[18] van den Berg G, Moorman AFM (2009) Concepts of cardiac development in retrospect. Pediatr Cardiol 30: 580-587

[19] Sissman NJ (1966) Cell multiplication rates during development of the primitive cardiac tube in the chick embryo. Nature 210: 504-507

[20] Soufan AT, van den Berg G, Ruijter JM et al (2006) Regionalized sequence of myocardial cell growth and proliferation characterizes early chamber formation. Circ Res 99: 545-552

[21] Moorman AF, Schumacher CA, de Boer PA et al (2000) Presence of functional sarcoplasmic reticulum in the developing heart and its confinement to chamber myocardium. Dev Biol 223: 279-290

[22] Christoffels VM, Hoogaars WMH, Tessari A et al (2004) T-box transcription factor Tbx2 represses differentiation and formation of the cardiac chambers. Dev Dyn 229: 763-770

[23] Li JM, Poolman RA, Brooks G (1998) Role of G1 phase cyclins and cyclin-dependent kinases during cardiomyocyte hypertrophic growth in rats. Am J Physiol 275: H814-H822

[24] Harmelink C, Peng Y, DeBenedittis P et al (2013) Myocardial Mycn is essential for mouse ventricular wall morphogenesis. Dev Biol 373: 53-63

[25] MacLellan WR, Garcia A, Oh H et al (2005) Overlapping roles of pocket proteins in the myocardium are unmasked by germ line deletion of p130 plus heart-specific deletion of Rb. Mol Cell Biol 25: 2486-2497

[26] Li F, Wang X, Capasso JM, Gerdes AM (1996) Rapid transition of cardiac myocytes from hyperplasia to hypertrophy during postnatal development. J Mol

Cell Cardiol 28: 1737-1746

[27] Siddiqi S, Sussman MA (2014) The heart: mostly postmitotic or mostly premitotic? Myocyte cell cycle, senescence, and quiescence. Can J Cardiol 30: 1270-1278

[28] Lopez-Sanchez C, Garcia-Martinez V, Schoenwolf GC (2001) Localization of cells of the prospective neural plate, heart and somites within the primitive streak and epiblast of avian embryos at intermediate primitive-streak stages. Cells Tissues Organs 169: 334-346

[29] Auman HJ, Coleman H, Riley HE et al (2007) Functional modulation of cardiac form through regionally confined cell shape changes. PLoS Biol 5: e53

[30] Lin Y-F, Swinburne I, Yelon D (2012) Multiple influences of blood flow on cardiomyocyte hypertrophy in the embryonic zebrafish heart. Dev Biol 362: 242-253

[31] Dietrich A-C, Lombardo VA, Abdelilah-Seyfried S (2014) Blood flow and Bmp signaling control endocardial chamber morphogenesis. Dev Cell 30: 367-377

[32] Neuhaus H, Rosen V, Thies RS (1999) Heart specific expression of mouse BMP-10 a novel member of the TGF-beta superfamily. Mech Dev 80: 181-184

[33] Chen H, Shi S, Acosta L et al (2004) BMP10 is essential for maintaining cardiac growth during murine cardiogenesis. Development 131: 2219-2231

[34] Di Stefano V, Giacca M, Capogrossi MC et al (2011) Knockdown of cyclin-dependent kinase inhibitors induces cardiomyocyte re-entry in the cell cycle. J Biol Chem 286 (10): 8644-8654

[35] Ferdous A, Caprioli A, Iacovino M et al (2009) Nkx2-5 transactivates the Ets-related protein 71 gene and speci? es an endothelial/endocardial fate in the developing embryo. Proc Natl Acad Sci USA 106: 814-819

[36] Rasmussen TL, Kweon J, Diekmann MA et al (2011) ER71 directs mesodermal fate decisions during embryogenesis. Development 138: 4801-4812

[37] Saga Y (2000) Mesp1 expression is the earliest sign of cardiovascular development. Trends Cardiovasc Med 10: 345-352

[38] Kitajima S, Takagi A, Inoue T (2000) MesP1 and MesP2 are essential for the development of cardiac mesoderm. Development 127: 3215-3226

[39] Harvey RP (1996) NK-2 homeobox genes and heart development. Dev Biol 178: 203-216

[40] Zhang L, Nomura-Kitabayashi A, Sultana N et al (2014) Mesodermal Nkx2.5 is necessary and sufficient for early second heart field development. Dev Biol 390: 68-79

[41] George V, Colombo S, Targoff KL (2015) An early requirement for nkx2.5 ensures the first and second heart field ventricular identity and cardiac function into adulthood. Dev Biol 400: 10-22

[42] Srivastava D, Cserjesi P, Olson EN (1995) A subclass of bHLH proteins required for cardiac morphogenesis. Science 270: 1995-1999

[43] Biben C, Harvey RP (1997) Homeodomain factor Nkx2-5 controls left/right asymmetric expression of bHLH gene eHand during murine heart development. Genes Dev 11: 1357-1369

[44] Srivastava D, Thomas T, Lin Q et al (1997) Regulation of cardiac mesodermal and neural crest development by the bHLH transcription factor, dHAND. Nat Genet 16: 154-160

[45] Thomas T, Yamagishi H, Overbeek PA et al (1998) The bHLH factors, dHAND and eHAND, specify pulmonary and systemic cardiac ventricles independent of left-right sidedness. Dev Biol 196: 228-236

[46] Bruneau BG, Bao ZZ, Tanaka M et al (2000) Cardiac expression of the ventricle-specific homeobox gene Irx4 is modulated by Nkx2-5 and dHand. Dev Biol 217: 266-277

[47] Bao ZZ, Bruneau BG, Seidman JG et al (1999) Regulation of chamber-specific gene expression in the developing heart by Irx4. Science 283: 1161-1164

[48] Garg V, Muth AN, Ransom JF et al (2005) Mutations in NOTCH1 cause aortic valve disease. Nature 437: 270-274

[49] McBride KL, Riley MF, Zender GA et al (2008) NOTCH1 mutations in individuals with left ventricular outflow tract malformations reduce ligand-induced signaling. Hum Mol Genet 17: 2886-2893

[50] Riley MF, McBride KL, Cole SE (2011) NOTCH1 missense alleles associated with left ventricular outflow tract defects exhibit impaired receptor processing and defective EMT. Biochim Biophys Acta 1812: 121-129

[51] Iascone M, Ciccone R, Galletti L et al (2012) Identification of de novo mutations and rare variants in hypoplastic left heart syndrome. Clin Genet 81: 542-554

[52] Grego-Bessa J, Luna-Zurita L, del Monte G et al (2007)

Notch signaling is essential for ventricular chamber development. Dev Cell 12: 415-429

[53] Chen H, Zhang W, Sun X et al (2013) Fkbp1a controls ventricular myocardium trabeculation and compaction by regulating endocardial Notch1 activity. Development 140: 1946-1957

[54] Maruyama M, Li B-Y, Chen H et al (2011) FKBP12 is a critical regulator of the heart rhythm and the cardiac voltage-gated sodium current in mice. Circ Res 108: 1042-1052

[55] Shou W, Aghdasi B, Armstrong DL et al (1998) Cardiac defects and altered ryanodine receptor function in mice lacking FKBP12. Nature 391: 489-492

[56] Gambetta K, Al-Ahdab MK, Ilbawi MN et al (2008) Transcription repression and blocks in cell cycle progression in hypoplastic left heart syndrome. Am J Physiol Heart Circ Physiol 294: H2268-H2275

[57] Banerjee I, Carrion K, Serrano R et al (2015) Cyclic stretch of embryonic cardiomyocytes increases proliferation, growth, and expression while repressing Tgf-β signaling. J Mol Cell Cardiol 79: 133-144

[58] Park CY, Pierce SA, von Drehle M et al (2010) skNAC, a Smyd1-interacting transcription factor, is involved in cardiac development and skeletal muscle growth and regeneration. Proc Natl Acad Sci USA 107: 20750-20755

[59] Eghtesady P (2006) Hypoplastic left heart syndrome: rheumatic heart disease of the fetus? Med Hypotheses 66: 554-565

[60] Cole CR, Yutzey KE, Brar AK et al (2014) Congenital heart disease linked to maternal autoimmunity against cardiac myosin. J Immunol 192: 4074-4082

[61] Takahashi K, Yamanaka S (2006) Induction of pluripotent stem cells from mouse embryonic and adult fibroblast cultures by defined factors. Cell 126: 663-676

[62] Kobayashi J, Yoshida M, Tarui S et al (2014) Directed differentiation of patient-specific induced pluripotent stem cells identifies the transcriptional repression and epigenetic modification of NKX2-5, HAND1, and NOTCH1 in hypoplastic left heart syndrome. PLoS One 9: e102796

[63] Jiang Y, Habibollah S, Tilgner K et al (2014) An induced pluripotent stem cell model of hypoplastic left heart syndrome (HLHS) reveals multiple expression and functional differences in HLHS-derived cardiac myocytes. Stem Cells Transl Med 3: 416-423

[64] Hove JR, Köster RW, Forouhar AS et al (2003) Intracardiac fluid forces are an essential epigenetic factor for embryonic cardiogenesis. Nature 421: 172-177

[65] Banjo T, Grajcarek J, Yoshino D et al (2013) Haemodynamically dependent valvulogenesis of zebrafish heart is mediated by flow-dependent expression of miR-21. Nat Commun 4: 1978

[66] Kikuchi K, Holdway JE, Werdich AA et al (2010) Primary contribution to zebrafish heart regeneration by gata4 (+) cardiomyocytes. Nature 464: 601-605

[67] Jensen B, Wang T, Christoffels VM et al (2013) Evolution and development of the building plan of the vertebrate heart. Biochim Biophys Acta 1833: 783-794

[68] Harh JY, Paul MH, Gallen WJ et al (1973) Experimental production of hypoplastic left heart syndrome in the chick embryo. Am J Cardiol 31: 51-56

[69] deAlmeida A, McQuinn T, Sedmera D (2007) Increased ventricular preload is compensated by myocyte proliferation in normal and hypoplastic fetal chick left ventricle. Circ Res 100: 1363-1370

[70] Freud LR, McElhinney DB, Marshall AC et al (2014) Fetal aortic valvuloplasty for evolving hypoplastic left heart syndrome: postnatal outcomes of the first 100 patients. Circulation 130: 638-645

[71] White JK, Gerdin A-K, Karp NA et al (2013) Genome-wide generation and systematic phenotyping of knockout mice reveals new roles for many genes. Cell 154: 452-464

[72] Liu X, Saeed S, Li Y et al (2012) Abstract 19570: a multigenic etiology of hypoplastic left heart syndrome: an analysis based on three novel mutant mouse models of hyoplastic left heart syndrome. Circulation 126: A19570

[73] McFadden DG, Barbosa AC, Richardson JA et al (2005) The Hand1 and Hand2 transcription factors regulate expansion of the embryonic cardiac ventricles in a gene dosage-dependent manner. Development 132: 189-201

[74] Blake JA, Bult CJ, Eppig JT et al (2014) The Mouse Genome Database: integration of and access to knowledge about the laboratory mouse. Nucleic Acids Res 42: D810-D817

[75] Zhou H-M, Weskamp G, Chesneau V et al (2004) Essential role for ADAM19 in cardiovascular morphogenesis. Mol Cell Biol 24: 96-104

[76] Laforest B, Andelfinger G, Nemer M (2011) "Loss

of Gata5 in mice leads to bicuspid aortic valve. J Clin Invest 121（7）：2876-2887

[77] Biben C，Weber R，Kesteven S et al（2000）Cardiac septal and valvular dysmorphogenesis in mice heterozygous for mutations in the homeobox gene Nkx2-5. Circ Res 87：888-895

[78] Chen B，Bronson RT，Klaman LD et al（2000）Mice mutant for Egfr and Shp2 have defective cardiac semilunar valvulogenesis. Nat Genet 24：296-299

[79] Lee TC，Zhao YD，Courtman DW et al（2000）Abnormal aortic valve development in mice lacking endothelial nitric oxide synthase. Circulation 101：2345-2348

[80] Fishman NH，Hof RB，Rudolph AM et al（1978）Models of congenital heart disease in fetal lambs. Circulation 58：354-364

[81] Lev M（1952）Pathologic anatomy and interrelationship of hypoplasia of the aortic tract complexes. Lab Invest 1：61-70

[82] Noonan JA，Nadas AS（1958）The hypoplastic left heart syndrome；an analysis of 101 cases. Pediatr Clin North Am 5：1029-1056

[83] Norwood WI，Lang P，Hansen DD（1983）Physiologic repair of aortic atresia-hypoplastic left heart syndrome. N Engl J Med 308：23-26

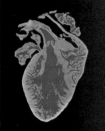

第十七部分
心肌病

58 心肌病的临床表现及治疗

David J. Driscoll

宋伸 译 储庆 校 胡盛寿 审

目录

58.1 引 言

心肌病可分为肥厚型、扩张型或充血性和限制型 3 种。最近,"心室致密化不全"被归类为第四种心肌病,但它是否是一种新的的心肌病,或者仅仅是扩张型心肌病或充血性心肌病的表现至今尚不清楚。

58.2 肥厚型心肌病

58.2.1 病理生理

肥厚型心肌病是一种以心肌壁厚度增加为特征的疾病(图 58.1)。根据左心室(在某些情况下是右心室)是否存在流出道梗阻,该疾病可以被分为"梗阻性肥厚型心肌病"(HOCM)和"非梗阻性肥厚型心肌病"。肥厚型心肌病可伴有胸痛、呼吸短促、运动不耐受、晕厥和猝死等症状,是运动员最常见的非创伤性死亡原因。

术语"梗阻性和非梗阻性肥厚型心肌病"通

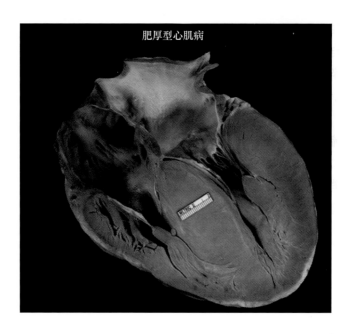

图 58.1 **肥厚型心肌病的病理标本**。隔膜和左心室后壁明显增厚（经允许引自 Driscoll，David，Fundamentals of Pediatric Cardiology，Lippincott Williams & Wilkins，2006）

常意味着是由常染色体显性突变引起。

58.2.2 临床表现

肥厚型心肌病患者通常因以下一种或多种情况而就诊：检测到杂音、心电图异常、家系筛查或确认有阳性家族史，以及有晕厥、胸痛、心悸或院外心搏骤停。

58.2.3 体格检查

非梗阻性肥厚型心肌病患者没有特征性杂音。患者可能存在明显的心尖搏动和第四心音。一些患者可以通过吸入硝酸戊酯来减少全身血管阻力或者改变体位使杂音显现进而判断是否患有梗阻性肥厚型心肌病。

梗阻性肥厚型心肌病患者会出现收缩期射血杂音。遗憾的是，在少数情况下，医生可能会把这种杂音误判为无害性血流杂音，但是这有可能是双峰脉冲。

58.2.4 超声心动图与心导管检查

经典的肥厚型心肌病存在不对称室间隔肥大和二尖瓣收缩期前向运动。超声心动图和多普勒能够评估左右心室流出道梗阻的程度。超声心动图能够量化心室壁的厚度。虽然心导管术对于诊断不是必要的，但是可以被用于成人室间隔梗阻的酒精消融。

58.2.5 治疗

肥厚型心肌病最重要的问题在于猝死风险的增加，最近基于人群的研究表明其猝死风险为每年 1%。虽然对猝死高风险患者的识别能力有限，但是以下几个特征可能与猝死的高风险相关：儿童时期确诊、室间隔厚度超过 30 mm、非持续性室性心动过速、运动时收缩期升压障碍、有肥厚型心肌病相关的"过早"死亡家族史、明显的左心室流出道梗阻和心脏停搏既往史。

目前肥厚型心肌病的治疗规范对高风险猝死患者进行识别并植入自动埋藏式心脏复律除颤器（AICD）。对于没有猝死风险并且不符合植入AICD条件的有症状的患者，可以考虑使用 β 受体阻滞剂或胺碘酮治疗。

对于有明显左心室流出道梗阻的患者，可以采用肌切开术 / 肌切除术或酒精消融术进行治疗。越来越多的证据表明，消除阻塞可以延长生命并缓解症状。

58.2.6 预后

如果未经治疗，肥厚型心肌病每年有 1% 的死亡风险，对于有明显左心室流出道梗阻的患者，肌切开术 / 肌切除术可降低死亡风险。对于猝死高风险的患者（见上文），植入自动除颤器可降低猝死的风险。

58.3 扩张型心肌病

扩张型或充血性心肌病是一种表现为左心室扩张、收缩功能降低的心肌病（图 58.2）。正常左心室的射血分数为 50%～60%，射血分数低于 50% 均为异常，都有可能存在扩张型心肌病。

58.3.1 病理生理

扩张型心肌病可以由多种特定疾病引起，如果未发现特异性疾病，则将其称为 "特发性扩张型心肌病"。某些特定疾病，如肉毒碱缺乏症、β - 氧化障碍；酒精诱导性疾病、药物诱导性疾病（即阿霉素、可卡因）和心动过速诱导性疾病、硒缺乏症；线粒体缺陷；心肌炎；冠状动脉异常（左冠状动脉异常起源）；甲状腺毒症；贮积症；淀粉样变；产后心肌病等。通常认为，对于未知原因的心肌病，先前未被识别的病毒性心肌炎可能是罪魁祸首。已经有很多基因突变被报道能够导致扩张型心肌病。未来会描述更多与扩张型心肌病相关的基因。

遗传因素是扩张型心肌病发生的潜在原因，对于特发性扩张型心肌病，有 20%～30% 患者的家庭成员存在心室功能异常。

58.3.2 临床表现

婴幼儿患者可能出现二尖瓣关闭不全或充血性心力衰竭的症状和体征。年龄较大患者可能出现疲劳、呼吸短促、运动不耐受、晕厥和（或）心律失常。

58.3.3 体格检查

扩张型心肌病患者的体格检查可能完全正常。但是大多数患者还是存在体格检查异常。婴儿可能会存在呼吸急促、肋间和（或）肋下回缩、心动过速、出汗和体重不增的表现。第一心音通常正常。如果伴有肺动脉高压，第二心音可能会增强。可能会存在二尖瓣反流的全收缩期中频杂音和心尖部舒张期奔马律。老年患者的听诊结果可能与婴儿类似。老年患者不太可能有肋间和（或）肋下回缩但可能出现肺部啰音。仅仅依据体格检查不能明确诊断扩张型心肌病。

58.3.4 超声心动图与心导管检查

超声心动图对于确诊扩张型心肌病至关重要。射血分数减少和舒张期和（或）收缩期左心室容积增加是确诊扩张型心肌病的必要条件。特别是在婴儿中，确定冠状动脉均来自主动脉，即排除左冠状动脉的肺动脉异常起源至关重要。

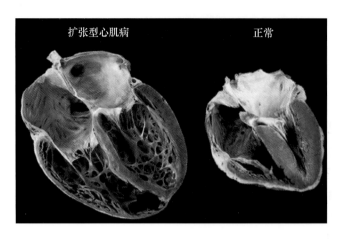

图 58.2　右侧的正常心脏与左侧扩张型心肌病相比

58.3.5 治疗

对于继发于左冠状动脉异常起源的心肌病患儿，如果能够及早诊断并且通过手术将异常的冠状动脉移植回主动脉，患儿的心肌病症状能够得到有效改善。针对继发于肉毒碱缺乏症的心肌病患者，早期诊断并用肉毒碱替代物进行适当治疗可使症状显著改善。针对急性心肌炎患者，随着心肌炎的好转，心肌病症状可以得到改善。心动过速诱发的心肌病患者通常预后较好。一般情况下，一旦控制了心动过速，心肌病就会完全康复。

在过去的 15 年中，心功能不全的药物治疗取得了巨大进展。心功能不全的患者应服用适当剂量的 ACEI、β 受体阻滞剂、螺内酯并接受利尿剂治疗。洋地黄对于心功能不全的治疗作用仍然存在争议。

58.3.6 预后

就经验而言，33% 的特发性扩张型心肌病患者会随着射血分数的改善而好转；33% 的患者会恶化并且死亡；33% 的患者会存活下来，但是收缩功能不会恢复正常。特发性扩张型心肌病患者的 5 ～ 10 年生存率为 50% ～ 70%。而大多数研究表明，采用降低心脏后负荷的血管扩张剂、利尿剂、β 受体阻滞剂和螺内酯治疗似乎可以改善患者的症状和生存率，但在一些研究中，该疗法收益甚微。通过心脏移植，扩张型心肌病患者的 10 年生存率可以达到 60% ～ 70%。

58.4　限制型心肌病

限制型心肌病是一种相对罕见的心肌病，主要表现为舒张功能异常。心室"僵硬"，这导致舒张末期压力升高和心房扩张。在成人中，淀粉样变是限制型心肌病的最常见病因。在儿童中，原发性限制型心肌病的病因尚不清楚。婴儿和儿童限制型心肌病的预后很差，建议在诊断后尽快进行心脏移植。

58.5　心室致密化不全心肌病

多年来，临床医生已经注意到"羽毛状"和"胚胎样"心脏。而最近这种情形被认为是由心肌发育停滞造成。左心室心肌形成后，会通过"致密化"消除肌小梁和陷窝。因此，左心室致密化不全表现为左心室（特别是在心尖部）存在大量陷窝。许多研究表明，该疾病是一种独特的心肌病形式，与心律失常和猝死相关。左心室心肌的超声心动图可以确诊该疾病。不幸的是，正常和异常左心室致密程度之间的区别并不明确。诊断标准和治疗这种疾病的最佳方式仍有待探索。

58.6　致心律失常型右心室心肌病

致心律失常型右心室心肌病 / 发育不良（ARVD/C）是一种遗传性心肌病，主要表现为可能致命的室性心律失常和右心室心肌纤维脂质浸润。该病占年轻人不明原因猝死的 10%。ARVD 的致病突变主要集中于编码桥粒蛋白的相关基因，如 desmooplakin、plakophilin 2、desmoglein 2、desmocollin 2 和 plakoglobin 等。ARVD 患者的死亡可能与运动有关，一些临床医生建议这些患者不要进行剧烈运动。并且应对患者的家庭成员进行遗传筛查。有心脏停搏或潜在致死性心律失常病史的患者可以使用 AICD 进行治疗。该疾病患者的体格检查一般无特殊异常。

59 心肌病的人类遗传学

Alexa M.C. Vermeer，Arthur A.M. Wilde，Imke Christiaans

宋伸 译 储庆 校 胡盛寿 审

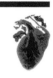

目录

摘要

在过去的几十年中，人们对遗传在心肌病中的作用的认识和理解取得了重要进展。25 年前，我们开始认识到与心肌病相关的基因，如今已鉴定得到许多与心肌病相关的基因。这些基因和特定突变对应于特定的心肌病或者其他特定表型。但大多数基因，尤其是编码肌节蛋白的基因，与不同心肌病亚型相关。在某些家族中甚至是心肌病亚型之间，心肌病的外显率、症状和预后也存在巨大差异，这使得心肌病的遗传咨询至关重要。在患者中发现的致病突变能够用于识别亲属的心肌病风险，并能够对其心脏性猝死的风险进行评估。二代测序技术的出现，如心血管疾病相关基因 panel 能够实现一次性对十几种基因的检测，这虽然显著提高了检测效率，但是也增加了未知显著变异（VUS）的检出率。这些 VUS 使遗传咨询更加重要和具有挑战性。将 VUS 重新分类为良性变异、疾病修饰基因或致病突变将是未来几年研究的主要焦点。

59.1 引 言

特发性心肌病的诊断关键在于是否能够通过病史［如扩张型心肌病（DCM）患者是否存在酒精滥用史］、体格检查（如 DCM 患者是否有肌强直性营养不良）和心脏检查（DCM 中的冠状动脉疾病）或其他手段排除患者具有其他致病因素（如环境或外部因素）[1]。这种排他性诊断通常是诊断遗传性心肌病最困难的部分。当我们使用特发性肥厚型心肌病（HCM）、DCM、致心律失常性（右心室）心肌病［A（RV）C］术语和心室致密化不全心肌病（NCCM）术语时，表明没有确定临床因果因素。这并不能排除心肌病具有遗传性。本章未涉及限制型心肌病，因为其遗传基础尚不清楚。

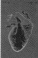

59.2　遗传方式

心肌病通常被认为是单基因疾病，这表明单个基因的突变是导致疾病发生和发展的主要原因。大多数心肌病的遗传模式为常染色体显性遗传，常染色体显性遗传的家系受到多代和男性隔代遗传的影响。心肌病同时也存在 X 连锁和隐性遗传方式，但在这些病例 / 家系中，经常出现心脏以外的相关表型。Naxos 病属于隐性遗传，以第一例病例被发现的地点 Naxos 岛命名，具有 ARVC 伴羊毛状毛发和掌跖过度角化的表型。Fabry 病是一种导致 HCM、感知异常和肾衰竭的代谢性疾病，是一种 X 连锁疾病。本章没有对这些拟表型进行深入讨论，相关细节见表 59.1。

表 59.1　心肌病和心肌病拟表型的相关基因	
疾病 / 基因	表型发生率（%）/ 表型
HCM	表型发生率（%）
MYBPC3	30% ～ 40%
MYH7	30% ～ 50%
TNNT2、TNNI3、MYL2、MYL3、ACTC1	<5%
TTN[a]、TPM1、TNNC1、MYOZ2、CSRP3、ACTN2、LDB3、TCAP、VCL、JPH2、CALR3、MYLK2、ANKRD1、CAV3、MYH6、NEXN、MYPN、PLN、CRYAB、FHL1、MTTL1	NA
HCM 拟表型	表型
PRKAG2	LVH/ 早搏（Wolff-Parkinson-White 综合征）/ 传导系统疾病
LAMP2	Danon 病
FXN	Friedreich 共济失调
GLA	Fabry 病
PTPN11	Noonan 综合征、Leopard 综合征、CFC 综合征
RAF1	Noonan 综合征、Leopard 综合征
KRAS2	Noonan 综合征、Leopard 综合征、CFC 综合征
SOS1	Noonan 综合征
TTR	淀粉样变性
BRAF1	CFC 综合征
MAP2K1	CFC 综合征
MAP2K2	CFC 综合征
HRAS	Costello 综合征
GAA	Pompe 病
GDE	Ⅲ型糖原贮积病
线粒体基因	LVH "plus" 综合征

表 59.1　心肌病和心肌病拟表型的相关基因（续）

疾病 / 基因	表型发生率（%）/ 表型
DCM	**表型发生率（%）**
TTN[a]	18% ～ 27%
MYH7	4% ～ 10%
LMNA	5% ～ 6%
MYBPC3	4%
MYPN	3% ～ 4%
MYH6	3%
SCN5A	2% ～ 3%
TNNT2	2% ～ 3%
ANKRD1	2%
TPM1	1% ～ 2%
TNNC1	1%
TNNI3、TCAP、CSRP3、DES、DSP、PLN、LAMA4、ACTC1、ACTN2、ABCC9、CRYAB、NEXN、SDHA、VCL、FHL2、PDLIM3、GATAD1、RBM20、TMPO	NA
DCM 拟表型	**表型**
LMNA	Emery-Dreifuss 肌肉发育不良 1B 型肌肉发育不良四肢束状肌
DMD	Duchenne/Becker 肌肉发育不良
DES	结蛋白病
LDB3	肌纤维肌病
TAZ	Barth 综合征
SGCD	2F 型肌肉发育不良四肢束状肌
TCAP	2G 型肌肉发育不良四肢束状肌
FKRP	2I 型肌肉发育不良四肢束状肌
TTN	2J 型肌肉发育不良四肢束状肌、早发型肌病合并胎儿期心肌病
FKTN	肌营养不良
BAG3	进展性肌纤维肌病
HFE	遗传性血色素沉着症
MYH7	Laing 远端肌病
DSP	Carvajal 综合征
EYA4	DFNA10 非综合征性听力丧失和耳聋
PSEN1	早发型阿尔茨海默病
PSEN2	早发型和迟发型阿尔茨海默病
DOLK	● 先天性糖基化障碍
线粒体基因	Kearns-Sayre 综合征

表 59.1　心肌病和心肌病拟表型的相关基因（续）	
疾病 / 基因	表型发生率（%）/ 表型
ARVC	表型发生率（%）
PKP2	11%～43%
DSG2	12%～40%
DSP	6%～16%
JUP、DSC2、PLN、TMEM43、LMNA	NA
NCCM	表型发生率（%）
MYH7	21%
ACTC1、TNNT2、TNNI3、TPM1、PLN、DSP、LMNA、SCN5A、DTNA、MIB1、PRDM16、MYBPC3	NA
NCCM 拟表型	表型
TAZ	Barth 综合征
LDB3	肌纤维肌病

HCM，肥厚型心肌病；DCM，扩张型心肌病；ARVC，致心律失常型右心室心肌病；NCCM，致密化不全型心肌病；LVH，左心室肥厚；CFC，心-面-皮肤综合征；NA，不确定或 <1%

ª 该基因突变的致病性不明

由于心肌病的外显率，尤其是在女性中外显率的降低以及在家族内部和家族之间存在很大差异，导致常染色体显性遗传有时很难通过家系进行识别。疾病外显率的降低意味着并非所有突变的携带者都会具有心肌病的表型。在有心肌病患者的家族中，外显率随着年龄的增长而增加，但也有可能终生不会显现。也有人将这种现象解释为"隔代遗传"。差异较大说明不是所有患有相同心肌病的人都有相同的病程和症状。即使在同一个家族中具有相同致病突变的成员，有的可能在年轻时就表现出心力衰竭，有的可能终身无症状，也有的在无任何症状的情况下猝死。

在常染色体显性遗传中，一个基因的突变就足以导致疾病的发生。然而，也会有患者携带两个或者多个突变。这些突变位点可以位于相同基因的不同等位基因（杂合或者是纯合），也可能位于不同的基因中（即双基因遗传）。在 HCM 患者中，携带两个突变位点的患者频率相对较高（为3%～5%）。而携带超过一个突变的患者通常表现出更为严重的表型：发病年龄越小、心脏影像学体征异常越明显（如 HCM 中的严重心脏肥大），并且致命性心律失常的发生风险也越高[2-6]。

59.3　心肌病相关基因

59.3.1 肥厚型心肌病

HCM 患者的突变几乎都位于编码肌节蛋白的基因中，而肌节是横纹肌（如心肌）的收缩单位，由粗肌丝和细肌丝组成。在收缩过程中，细肌丝滑过粗肌丝，肌节缩短。可以在 50%～60% 的患者中找到致病突变[4, 7]。HCM 主要的致病基因有肌球蛋白结合蛋白 C（*MYBPC3*）、β - 肌球蛋白重链（*MYH7*）（表 59.1）[4, 7-9]。许多国家或者人群存在特定的始祖突变（founder mutation），这些突变来自共同祖先，并且在该国家或人群中占有较大比例。

虽然较早的文献表明 HCM 患者存在基因型-表型的对应关系，但是目前尚未明确。在大规模人群队列研究中发现基因型和表型之间仍然存在一定的对应关系，只是这些研究发现还不能运用于个体的诊断与治疗。

59.3.2 扩张型心肌病

与 HCM 不同，DCM 患者的突变主要集中在少数病例中，并且具有家族特异性。最新发现的 titin 基因（*TTN*）是人类基因组中最大的基因，约有 25% 的 DCM 患者存在该基因的突变，极大地提升了突变的检出率[10]。*TTN* 在心脏中高丰度表达，起到调节肌节收缩和信号传导的作用。由于 *TTN* 基因上大量错义突变的存在，很难确定该基因的突变是否是致病突变。在 Exome Variant Server 数据库中，每个人平均有 23 个该基因的突变，并且在健康对照人群中，也经常发现该基因的截短突变[11]。其他与 DCM 相关的基因主要存在于编码肌节、核膜、细胞骨架、离子通道、桥粒和钙稳态相关蛋白的基因中。

基因型-表型相关性存在于 DCM 中。*LMNA*（lamin A/C）基因突变的 DCM 患者几乎都患有传导性疾病，并且发生心律失常和血栓栓塞事件的风险更高[12-13]。受磷蛋白（*PLN*）突变与室性心律失常和严重心力衰竭的高风险相关[14]。

59.3.3 致心律失常型右心室心肌病

目前已经确定了 8 个基因与 ARVC 相关，这 8 个基因的突变能够在 60% ～ 65% 的病例中被检测到，其中 5 个是桥粒蛋白相关基因［plakoglobin（*JUP*）、desmoplakin（*DSP*）、plakophilin 2（*PKP2*）、desmoglein 2（*DSG2*）和 desmocollin 2（*DSC2*）］和 3 个是非桥粒蛋白相关基因［跨膜蛋白 43（*TMEM43*）、lamin A/C（*LMNA*）和 *PLN*］（表 59.1）。最常见的突变基因是 *PKP2*，检出率高达 40%[15-18]。

除了多个突变的患者具有更严重的表型外，尚无明确的基因型-表型相关性。然而，相关性的缺乏也可能是由于 ARVC 诊断困难（需要一系列的诊断标准）以及缺乏大队列人群研究。

59.3.4 心室致密化不全心肌病

NCCM 具有遗传异质性，大多数 NCCM 相关突变位于编码肌节蛋白相关的基因中，其中以 *MYH7* 最为常见[19-20]。目前对特定的基因型-表型相关性仍知之甚少。

NCCM 的致病机制尚不清楚，可能与胚胎时期肌小梁发育缺陷有关，但是最近的研究也发现了具有正常心脏的突变携带者，这些患者在生命后期也能发展为非致密化心肌[19, 21]。

59.4 心肌病的共有表型

临床评估心肌病的类型对于心脏病学家和患者来说至关重要，但是实际操作过程中很难明确区分各类心肌病。在过去的 20 年中，基因检测显示出心肌病具有很强的异质性，并且相同的基因甚至相同的突变都可能导致不同的心肌病（图 59.1）。在一个家系中，几乎可以观察到所有类型的心肌病，同时这些不同心肌病类型的组合也可以同时或以连续顺序发生于单个患者中。*PLN* 突变的携带者具有明确的 ARVC 表型，并且会逐渐发展成明显的 DCM 表型。在所有类型的心肌病中，治疗和预后主要取决于心脏评估的结果，而不是遗传检测的结果。然而，需要注意的是患者或家族中心肌病患者的表型有可能重叠，这是因为 HCM 患者有可能同时具有 NCCM 的特征，而同时患有两种疾病不大可能。

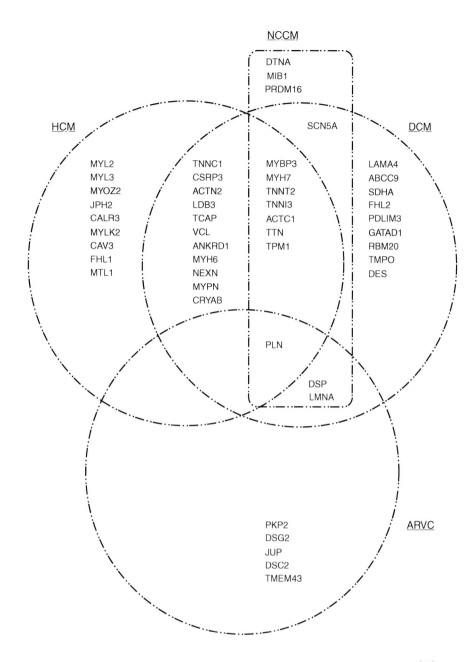

图 59.1　先天性心肌病致病基因的重叠（引自 van Spaendonck-Zwarts et al.[29]）

59.5　遗传检测与咨询

　　由于大多数心肌病并没有明确的基因型-表型相关性，遗传诊断只能确认患者的疾病但通常不能对治疗或预后有大的帮助。明确致病突变有利于识别有心肌病风险以及相关致死性心律失常的亲属。心肌病具有不完全外显率和年龄依赖性外显的特征，这使得确定有风险的亲属比较困难，并且在超声心动图检查结果正常的情况下，需要对亲属进行终身随访。找到患者的致病突变意味着可以对健康亲属进行预测性 DNA 检测。一级亲属携带致病突变的风险为 50%。突变携带者有发展成心肌病的风险，建议定期接受心脏评估，非携带者不会有患心肌病的风险，不需要心脏评估，可以选择进行院外随访。此外，由于他们不会将致病突变遗传给他们的后代，因此后代不再有患心肌病的风险。

欧洲心脏病学会心肌和心包疾病工作组根据家族中是否存在致病突变，为心肌病患者的无症状亲属进行遗传筛查提供了建议。表 59.2 总结了

这些建议。对于大多数心肌病，如果没有症状，建议对 50～60 岁之间的高危亲属停止临床筛查。然而，最近的研究表明，在这个年龄之后，心肌病仍然可以显现出来。例如，在 HCM 患者中，50 岁以后死亡率增加，这表明无症状亲属也需要继续进行临床筛查[22-23]。

表 59.2　对心肌病患者的无症状亲属的心脏评估方案

	HCM[a]	DCM[a]	ARVC[a]	NCCM[a]
无已知致病突变的家族的无症状亲属				
心脏评估	ECG、超声心动图	ECG、超声心动图和动态心电图	ECG、超声心动图和动态心电图、信号平均心电图	ECG、超声心动图
开始时间	10～12 岁	10～12 岁	10～12 岁	新生儿
评估频率[b]	10～20 岁，平均 1～2 年 1 次；>20 岁，平均 2～5 年 1 次	10～20 岁，平均 1～2 年 1 次；>20 岁，平均 2～5 年 1 次	10～20 岁，平均 1～2 年 1 次；>20 岁，平均 2～5 年 1 次	<20 岁，平均 1～3 年 1 次；>20 岁，平均 2～5 年 1 次
突变携带者				
心脏评估	心电图、超声心动图、运动试验、动态心电图；附加评估心电图和超声心动图	心电图、超声心动图、运动试验、动态心电图；附加评估心电图和心脏超声（如果合并传导系统肌病要检查动态心电图）	心电图、心超声心动图、运动试验、动态心电图；附加评估心电图和超声心动图、动态心电图、信号平均心电图	心电图、超声心动图、运动试验、动态心电图；附加评估心电图和超声心动图
开始时间	10～12 岁	10～12 岁	10～12 岁	新生儿
评估频率	10～20 岁，每年 1 次；>20 岁，平均 1～3 年 1 次	10～20 岁，每年 1 次；>20 岁，平均 1～3 年 1 次	10～20 岁，每年 1 次；>20 岁，平均 1～3 年 1 次	<20 岁，每年 1 次；>20 岁，平均 1～3 年 1 次

引自 Charron et al.[1]

[a] 未包括拟表型

[b] 只有 DCM 和 NCCM 的家族病例需要重复心脏评估。散发病例的亲属建议在青少年期或成年期进行 1 次评估即可

59.6　心肌病遗传学的未来

许多心肌病患者并不能检测到相关的基因突变，而这可能意味着许多导致心肌病的基因仍然是未知的，同时也表明很多心肌病很可能并非是单基因致病。除了 *TTN*，我们很难在研究中的患者中再发现具有较高频率的致病基因。此外，NGS 技术使我们能够对大量疾病基因甚至整个基因组进行快速测序，最近的研究也表明 NGS 技

术的应用前景广阔。NGS 带来的最大益处是能够鉴定与心肌病相关的新致病突变[24-26]。然而，除了检测到可能的致病突变外，在更多情况下检测到的是 VUS。这些遗传变异是否能够导致心肌病或能够作为心肌病发生的修饰基因还是未知或者不确定的。对单个患者进行全外显子组或者全基因组检测时，通常检测到不止一个 VUS，同时这

些 VUS 也存在于未报道的与心肌病相关的基因中。此外，最近的研究表明，既往文献和数据库中的许多突变也经常在健康对照中发现，这表明这些突变与心肌病之间的因果关系还有待进一步研究[27-28]。

目前，检测到的大量 VUS 使得遗传咨询和检测更具挑战性，需要专门的遗传咨询师来对基因检测的结果进行解释。

结　　论

目前已经鉴定了许多与心肌病相关的基因。然而，仍然有许多心肌病家族未被检测到相关致病突变。NGS 技术能够提高基因诊断的诊断率，但由于存在大量 VUS，这增加了遗传咨询的复杂性。对 NGS 技术产生的复杂遗传检测结果的解释仍然具有挑战性。

参考文献

［1］Charron P，Arad M，Arbustini E et al（2010）Genetic counselling and testing in cardiomyopathies：a position statement of the European Society of Cardiology Working Group on Myocardial and Pericardial Diseases. Eur Heart J 31：2715-2726

［2］Ho CY，Lever HM，DeSanctis R et al（2000）Homozygous mutation in cardiac troponin T：implications for hypertrophic cardiomyopathy. Circulation 102：1950-1955

［3］Lekanne Deprez RH，Muurling-Vlietman JJ，Hruda J et al（2006）Two cases of severe neonatal hypertrophic cardiomyopathy caused by compound heterozygous mutations in the MYBPC3 gene. J Med Genet 43：829-832

［4］Richard P，Charron P，Carrier L et al（2003）Hypertrophic cardiomyopathy：distribution of disease genes，spectrum of mutations，and implications for a molecular diagnosis strategy. Circulation 107：2227-2232

［5］Richard P，Isnard R，Carrier L et al（1999）Double heterozygosity for mutations in the beta- myosin heavy chain and in the cardiac myosin binding protein C genes in a family with hyper- trophic cardiomyopathy. J Med Genet 36：542-545

［6］Richard P，Charron P，Leclercq C et al（2000）Homozygotes for a R869G mutation in the beta -myosin heavy chain gene have a severe form of familial hypertrophic cardiomyopathy. J Mol Cell Cardiol 32：1575-1583

［7］Van Driest SL，Ommen SR，Tajik AJ et al（2005）Sarcomeric genotyping in hypertrophic cardiomyopathy. Mayo Clin Proc 80：463-469

［8］Erdmann J，Daehmlow S，Wischke S et al（2003）Mutation spectrum in a large cohort of unrelated consecutive patients with hypertrophic cardiomyopathy. Clin Genet 64：339-349

［9］Girolami F，Olivotto I，Passerini I et al（2006）A molecular screening strategy based on beta- myosin heavy chain，cardiac myosin binding protein C and troponin T genes in Italian patients with hypertrophic cardiomyopathy. J Cardiovasc Med（Hagerstown）7：601-607

［10］Herman DS，Lam L，Taylor MR et al（2012）Truncations of titin causing dilated cardiomyopathy. N Engl J Med 366：619-628

［11］Norton N，Li D，Rampersaud E et al（2013）Exome sequencing and genomewide linkage analysis in 17 families illustrate the complex contribution of TTN truncating variants to dilated cardiomyopathy. Circ Cardiovasc Genet 6：144-153

［12］Brodt C，Siegfried JD，Hofmeyer M et al（2013）Temporal relationship of conduction system disease and ventricular dysfunction in LMNA cardiomyopathy. J Card Fail 19：233-239

［13］van Rijsingen IA，Arbustini E，Elliott PM et al（2012）Risk factors for malignant ventricular arrhythmias in lamin a/c mutation carriers a European cohort study. J Am Coll Cardiol 59：493-500

［14］van der Zwaag PA，van Rijsingen IA，Asimaki A et al（2012）Phospholamban R14del mutation in patients diagnosed with dilated cardiomyopathy or arrhythmogenic right ventricular cardiomyopathy：evidence supporting the concept of arrhythmogenic cardiomyopathy. Eur J Heart Fail 14：1199-1207

先天性心脏病——临床特征、人类遗传学和分子通路

［15］Bauce B，Rampazzo A，Basso C et al（2011）Clinical phenotype and diagnosis of arrhythmogenic right ventricular cardiomyopathy in pediatric patients carrying desmosomal gene mutations. Heart Rhythm 8：1686-1695

［16］Hershberger RE，Lindenfeld J，Mestroni L et al（2009）Genetic evaluation of cardiomyopathy—a Heart Failure Society of America practice guideline. J Card Fail 15：83-97

［17］Kapplinger JD，Landstrom AP，Salisbury BA et al（2011）Distinguishing arrhythmogenic right ventricular cardiomyopathy/dysplasia-associated mutations from background genetic noise. J Am Coll Cardiol 57：2317-2327

［18］van Tintelen JP，Entius MM，Bhuiyan ZA et al（2006）Plakophilin-2 mutations are the major determinant of familial arrhythmogenic right ventricular dysplasia/cardiomyopathy. Circulation 113：1650-1658

［19］Hoedemaekers YM，Caliskan K，Michels M et al（2010）The importance of genetic counseling，DNA diagnostics，and cardiologic family screening in left ventricular noncompaction cardiomyopathy. Circ Cardiovasc Genet 3：232-239

［20］Klaassen S，Probst S，Oechslin E et al（2008）Mutations in sarcomere protein genes in left ventricular noncompaction. Circulation 117：2893-2901

［21］Caliskan K，Michels M，Geleijnse ML et al（2012）Frequency of asymptomatic disease among family members with noncompaction cardiomyopathy. Am J Cardiol 110：1512-1517

［22］Christiaans I，Birnie E，Bonsel GJ et al（2011）Manifest disease，risk factors for sudden cardiac death，and cardiac events in a large nationwide cohort of predictively tested hypertrophic cardiomyopathy mutation carriers：determining the best cardiological screening strategy. Eur Heart J 32：1161-1170

［23］Nannenberg EA，Michels M，Christiaans I et al（2011）Mortality risk of untreated myosinbinding protein C-related hypertrophic cardiomyopathy：insight into the natural history. J Am Coll Cardiol 58：2406-2414

［24］Lopes LR，Zekavati A，Syrris P et al（2013）Genetic complexity in hypertrophic cardiomyopathy revealed by high-throughput sequencing. J Med Genet 50：228-239

［25］Girolami F，Iascone M，Tomberli B et al（2014）Novel alpha-actinin 2 variant associated with familial hypertrophic cardiomyopathy and juvenile atrial arrhythmias：a massively parallel sequencing study. Circ Cardiovasc Genet 7：741-750

［26］Golbus JR，Puckelwartz MJ，Dellefave-Castillo L et al（2014）Targeted analysis of whole genome sequence data to diagnose genetic cardiomyopathy. Circ Cardiovasc Genet 7：751-759

［27］Andreasen C，Nielsen JB，Refsgaard L et al（2013）New population-based exome data are questioning the pathogenicity of previously cardiomyopathy-associated genetic variants. Eur J Hum Genet 21：918-928

［28］Pan S，Caleshu CA，Dunn KE et al（2012）Cardiac structural and sarcomere genes associated with cardiomyopathy exhibit marked intolerance of genetic variation. Circ Cardiovasc Genet 5：602-610

［29］van Spaendonck-Zwarts KY，van den Berg MP，van Tintelen JP（2008）DNA analysis in inherited cardiomyopathies：current status and clinical relevance. Pacing Clin Electrophysiol 31（Suppl 1）：S46-S49

60 心肌病的分子通路及动物模型

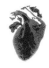

Enkhsaikhan Purevjav

廉虹 译 储庆 校 胡盛寿 审

目录

摘要

心肌病是一种异质性的心肌疾病，最终会导致充血性心力衰竭（CHF）、心脏性猝死和（或）心律失常。心肌收缩是收缩期有效泵血的原动力，心肌舒张是舒张期收集足量血液的主要动力，并可以为下一次有效收缩做好准备。有效的收缩和舒张是由细胞内和细胞间分子信号通过旁分泌来维持。然而，这些分子通路的持续缺陷会导致收缩和（或）舒张功能障碍，导致心脏无法维持血流动力学平衡。在过去的 25 年里，遗传学以及分子和细胞生物学的快速发展极大地提高了对遗传性心肌病致病信号通路的认识。本章将着重介绍细胞内和细胞间因遗传损伤而被激活的信号通路。这些通路在心肌病心脏中维持组织和器官水平的调控并调控心室的重构。此外，本章还将介绍不同临床类型的人类心肌病的动物模型，以及模型中的关键分子和信号通路。

60.1 从遗传异常到细胞病理和心肌病："最终共同通路"

遗传性心肌病是一组由心肌细胞（心脏主要的收缩细胞类型）的基因改变引起的心肌异质性疾病[1]。阐明遗传性心肌病发病机制的"最终共同通路"假说是由 Towbin 等在 20 世纪 90 年代末

467

首次提出的，该假说认为，编码具有类似功能和（或）位置或参与同一通路的基因与具有不同形态学/组织学心脏重构的心肌病表型有关[2]。此外，特定蛋白质通路的破坏可能与其他细胞内和细胞间通路相互作用，导致表型重叠（图60.1）。细胞凋亡、坏死、自噬、基因表达以及代谢和致心律失常的紊乱等因素可以作为唯一特征或重叠表型决定心脏重构的形式（包括纤维化、心肌细胞肥大和萎缩）。通常，分子信号传导可激活相关的

补偿反应并与其他修饰物如遗传修饰因子和环境、应激或毒性相关，其可能影响最终的心肌病表型。细胞形态和大小的改变、基因表达模式和心肌细胞的代谢转变最初在心肌病的临床前阶段补偿并维持心脏功能。然而，当代偿机制失效时，额外的神经内分泌信号传导和其他通路在器官特异性或整个生物体水平上被激活，进而导致CHF。因此，无论特定的形态/临床状况如何，遗传性心肌病可能会出现CHF的症状。

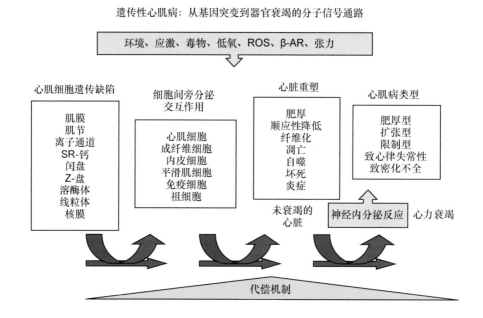

图 60.1 "最终共同通路"假设由细胞内和细胞间信号补充

60.2 遗传性心肌病的补偿性应激调节因子

在遗传性心肌病中，细胞病理学起源于最初的遗传缺陷；然而，当发现心脏重构时，特定心肌病类型的表型才能得以区分。因此，携带基因突变的个体可能直到成年才出现心肌病的临床症状，这支持慢性改变的细胞反应和心脏重构导致临床相关心肌病表型的时间机制。维持正常心肌细胞功能的细胞反应包括 Ca^{2+} 瞬变和机械力转导的变化、肌节的数量和敏感性、代谢过程和基因表达的变化。

60.2.1 钙瞬变

胞质 Ca^{2+} 浓度可直接和精密地控制肌节的收缩和松弛。在遗传性心肌病的初始补偿期，Ca^{2+} 瞬变的改变可以代偿性地促进心肌收缩和增加心率。该过程依赖离子通道、G蛋白偶联受体（GPCR）、张力激活通道和许多其他生物和化学感受器的激活。然而，如果持续 Ca^{2+} 过载应激，则通过活化T细胞核因子（NFAT）的去磷酸化

来激活钙调蛋白 – 钙调磷酸酶、丝氨酸 / 苏氨酸磷酸酶。然后，活化的钙调蛋白 – 钙调磷酸酶易位到细胞核中，改变基因表达并引发异常收缩和病理性肥大[3]。

60.2.2 机械力转导信号

机械力敏感机制是发生于细胞内的信号传导事件，即机械张力改变和调节基因表达。改变的张力募集整合素诱导的黏着斑激酶（FAK）的磷酸化，激活下游的 Rous 肉瘤（SRC）信号传导。整合素 -talin 复合物、costamere 的成分通过 Z-盘将肌节连接到肌膜和细胞外基质（ECM），Z-盘由许多机械力敏感蛋白组成，包括 α - 辅肌动蛋白 2、nebulette、肌钯蛋白、心脏锚蛋白重复蛋白（CARP）和细丝蛋白 C。所有这些 Z- 盘蛋白的突变会诱导病理信号通路持续激活并引发心肌病[4]。

60.2.3 代谢底物利用

在健康的心脏中，磷酸肌酸是急性应激期间 ATP 的主要储备来源。在心肌病的最初代偿阶段，心脏主要依赖游离脂肪酸供能，其产生的 ATP 比葡萄糖多三倍，但需要更多的氧气[5]。随着收缩或舒张的改变，心脏对 ATP 的需求增加，但磷酸肌酸的水平逐渐降低。在心肌病的失代偿期，能量底物从脂肪酸转变为葡萄糖，这是一种产能效率较低的能量来源[6]。

60.2.4 胚胎基因调控

在成人心肌细胞中，收缩与心房钠尿肽（ANP）、脑钠肽（BNP）、β - 肌球蛋白重链（β -MyHC）和 α - 骨骼肌动蛋白（α -SMA）的水平成反比，这些蛋白通常在胚胎中表达[7]。血浆中循环 ANP 和 BNP 可诱导利尿和血管舒张，而 β -MyHC 表现出较低的 ATP 酶活性并会增强 ATP 的利用。为了代偿心肌壁应激的增加，这些基因的表达通过编码转录因子的即早基因（IEG）诱导，如 SRC、细胞 FBJ 骨肉瘤癌基因（c-FOS）、转录因子 AP-1（c-JUN）、早期生长反应 -1（EGR-1）、骨髓细胞瘤病 c（c-MYC）、大鼠肉瘤（RAS）和致癌基因和丝裂原活化蛋白激酶（MAPK）。这些胎儿基因的持续表达可能导致收缩功能障碍和心肌细胞的长期松弛，而与 Ca^{2+} 运作无关[8]。

60.2.5 心肌细胞间的相互作用

除了心肌细胞（构成大约 56% 的成年小鼠心脏）外，成纤维细胞（27%）、内皮细胞（7%）和平滑肌细胞（10%）存在于含有大量瞬时免疫细胞的 ECM 中[9]。通过持续的自分泌和旁分泌因子的相互分泌，所有这些细胞类型之间的相互作用对于保持正常的心脏功能必不可少。该过程受信号分子调节，如整联蛋白、内皮素 1（ET1）、骨形态发生蛋白（BMP）、血小板内皮细胞黏附分子 1（PECAM1）、血管内皮（VE）- 钙黏着蛋白、血管内皮生长因子（VEGF）和转化生长因子 β 3（TGFβ3）。基因突变可能引起这些因子之间病理性信号通路的激活。

60.3　心肌病中的病理性心脏重构和信号通路

60.3.1 心肌细胞肥大

当心肌细胞对遗传异常做出反应时，心肌细胞肥大（体积增加）和萎缩（体积减小）是最常见的改变。在细胞水平存在两种类型的肥大：向心性肥大和离心性肥大。向心性肥大是肌细胞为满足血流动力学需求而平行添加肌节导致宽 – 长比的增加。当心室腔体积减小而影响心排血量时，持续的压力可能会将生理性肥大转变为病理状态，最终导致 CHF[10]。相反，离心性肥大是肌细胞长-宽比的增加，这与肌节的端对端连接增加相关，主要与收缩力降低相关，并且通常伴有 DCM 和 CHF。在遗传性心肌病中，细胞内和细胞外肥大信号转导通路的发生取决于基因突变的位置。主要的信号转导级联如 G 蛋白偶联受体（GPCR）、蛋白激酶 B（PKB）或 AKT、MAPK 和肿瘤坏死因子 α（TNF-α）已被证明在心脏肥大的发生发展过程中发挥重要作用。

60.3.2 GPCR 信号通路

GPCR 是完整的膜蛋白，由七个跨膜结构域组成，能够响应旁分泌和自分泌因子，包括肾上腺素能因子、血管紧张素Ⅱ（AngⅡ）和 ET1[11]。当肌节由突变蛋白组成时，肌节会表现出钝化的肌原纤维 Ca^{2+} 敏感性，ATP 利用效率降低，细胞质中 Ca^{2+} 的隔离被抑制。此外，突变诱导的收缩功能障碍会引起 ET1 和 AngⅡ激活 GPCR 信号通路，并增加肌质网（SR）中 Ca^{2+} 的释放，进而激活钙调蛋白和肌细胞增强因子 2（MEF2）。GPCR 信号通路还与 AKT 信号通路的激活有关。

60.3.3 AKT 信号通路

心脏中的许多适应性过程如蛋白质合成、细胞凋亡、基因表达和代谢，其都受到磷酸肌醇 3-激酶（PI3K）调节。PI3K 在心肌细胞肌膜上可激活 PKB/AKT[12]。当 PKB/AKT 介导的糖原合成酶激酶 3β（GSK3β）磷酸化使其失活时，包括红细胞转录因子（GATA4）、β-联蛋白、c-MYC 和 NFAT 在内的肥大转录效应子在心脏内被激活。AKT1 和 AKT2 可诱导代偿性肥大并增加收缩效率[13]；然而，通过哺乳动物雷帕霉素靶蛋白（mTOR）慢性激活 PI3K/AKT 通路可能导致病理性心脏肥大[14]。

60.3.4 MAPK 信号通路

MAPK 家族由四个激酶亚家族组成：细胞外信号相关激酶（ERK1/2）、c-Jun N- 末端激酶（JNK1-3）、p38 激酶和 ERK5，它们将细胞外刺激转化为广泛的细胞反应[3]。在心肌细胞中，MAPK 信号通路由 GPCR、胰岛素样生长因子 -1（IGF-1）和成纤维细胞生长因子受体（FGFR）、TGFβ、细胞因子、张力、AngII 或 ET1 引发。当通过磷酸化激酶的三级联激活时，MAPK 会易位到细胞核中并激活转录因子，导致心脏基因表达的重编程。

激活的 ERK1/2 可刺激基因的转录，如 BNP 和含有 ETS 结构域的蛋白 1（Elk1）[15]。JNK 和 p38 主要由炎症细胞因子、缺血、氧化应激、热休克、内毒素以及其他生长因子和 GPCR 激活[16]。JNK 活化可增加心肌肥大中 ANP、α 平滑肌肌动蛋白（α-SMA）、TGFβ1、Elk1、p53 和 Ⅰ 型胶原的表达，并抑制 NFAT4、NFATc1、信号转导因子和转录激活因子 -3（STAT3）。p38 通过整联蛋白 -FAK-SRC-RAS 通路促进促炎细胞因子如白细胞介素 -1β（IL-1β）、IL-6 和 TNF-α 的表达[17]。

60.3.5 TNF-α

TNF-α 是一种细胞因子，它通过偶联 TNF 受体和激活 NF-κB、蛋白激酶 C（PKC）、应激激活蛋白激酶（SAPK）和 JNK 四个因子来启动炎症反应。一旦被激活，TNF-α 就会触发基质金属蛋白酶（MMP）的表达，这是一类降解 ECM 成分的酶。目前已经发现 TNF-α 和 MMP 的水平在 DCM 和心力衰竭的人类心脏中协同增加[13]。NF-κB 级联反应在 NF-κB 诱导激酶（NIK）和 IKK 复合物激活后启动，促发随后的 κBα（IkB-α）降解抑制剂。活化的 NF-κB 易位至细胞核，引起心脏肥大。

60.3.6 心肌细胞萎缩

心脏萎缩是与心肌机械卸载相关的病理事件，并且通常是细胞凋亡、坏死或过度自噬的适应不良过程的结果。

60.3.6.1 细胞凋亡

细胞凋亡也称为程序性细胞死亡，是由某些形态学变化（如 DNA 片段化、进行性心肌细胞萎缩和死亡）决定的[18]。细胞凋亡的内源性诱导通路是通过线粒体释放的细胞色素 C 诱导凋亡，外源性诱导通路是通过与相应细胞因子偶联激活细胞膜结合死亡受体（如 FAS 或 TNF-α）。两种通路最终都会激活下游效应因子 caspase。细胞凋亡的诱导在从代偿性肥大向失代偿性心力衰竭的转变中起关键作用[19]。由于成人心肌细胞是终末分化细胞，细胞凋亡对心脏功能有害，不仅是由于心肌细胞损失，而且还会导致纤维化和心脏顺应性降低。许多信号通路，包括 AKT 和 β 肾上腺素能刺激细胞色素 C 从线粒体中释放[20]、上调 Fas 配体激活 Fas，以及 TNF-α 或细胞 FLICE 降解（FADD 样 IL-1β 转换酶）抑制蛋白（cFlip）、Fas 的抑制剂，在衰竭的心脏中很常见[21]。

60.3.6.2 坏死

坏死，即细胞的过早死亡，通常是由于各种死亡受体激活而导致的细胞成分不受调节的消化的结果。由于肌膜完整性的丧失、细胞产物不受控制地释放到 ECM 中并产生一系列的炎症反应，坏死一般都是有害的。在人类 ARVC 中已经充分证明了心肌萎缩伴有病理性重塑的前期表型，如炎症、纤维化、肥大和心室扩张以及坏死[22]。尽管肌膜完整性和（或）线粒体通透性的异常和 Ca²⁺ 稳态的破坏可能起重要作用，但其潜在的机制尚不清楚。

60.3.6.3 自噬

自噬是保存和回收细胞质成分的自然过程，在应激条件下通过去除氧化蛋白和受损细胞组分来保证细胞生存。自噬受到自噬相关基因（Atgs）的调控，如 Beclin1（Atg6）、微管相关蛋白 1 轻链 3 或 LC3（Atg8），以及负责囊泡延伸和结合的 III 类 PI3K。相反，mTOR 通路或 I 类 PI3K 会抑制自噬。虽然自噬是一种细胞保护机制，但受损线粒体释放的促凋亡因子可能导致细胞凋亡[23]。多种信号通路、活性氧类（ROS）和细胞溶质 Ca²⁺ 水平的增加不仅会引发细胞凋亡，而且还能有效诱导自噬。在心脏中，过度自噬可导致细胞死亡和心脏萎缩。因此，由 DCM 引起的衰竭心脏中的自噬似乎是心肌细胞修复失败的信号[24]。

60.3.7 心脏纤维化

间质和（或）血管周围纤维化是心肌病的主要特征之一，并且纤维化会破坏心肌细胞之间的兴奋-收缩偶联，降低心肌顺应性和收缩能力。纤维化主要由心脏中的驻留成纤维细胞产生；然而，有证据表明心肌细胞也能产生胶原蛋白[25]。存在两种形式的纤维化：反应性和替代性。多种促血管生成因子如 Ang II、血小板衍生生长因子（PDGF）、结缔组织生长因子（CTGF）、肾素-血管紧张素-醛固酮系统（RAAS）以及重要的下游介质（包括 TGFβ1）都会引起心脏中的纤维化反应。

60.3.7.1 血管紧张素 II

Ang II 可直接诱导 NADPH 氧化酶活性并增加 SMAD2 水平，增加磷酸化 SMAD3 的核转位。因此，刺激产生的 TGFβ 可诱导细胞增殖并分化成能分泌胶原蛋白的成纤维细胞，引起心肌纤维化。

60.3.7.2 CTGF

CTGF 是一种主要在健康心脏成纤维细胞中表达的蛋白质，但在心脏重构过程中也由心肌细胞分泌[26]。人类心脏肥大和 CHF 中 CTGF 增加已被证明参与纤维化。然而，CTGF 过表达的小鼠心脏没有纤维化表型，使得 CTGF 在纤维化中的作用尚不清楚。

60.3.7.3 TGFβ

TGFβ 是参与调节参与细胞分化、体内平衡、心脏纤维化和肥大的许多信号传导通路的细胞因子。当 TGFβ 与其丝氨酸/苏氨酸激酶受体结合时，下游 SMAD 信号传导通路激活以刺激胶原蛋白的产生。TGFβ 还可通过 TGFβ 活化激酶 1（TAK1）发出信号，以激活活化转录因子 2（ATF2），这与心肌肥厚和纤维化直接相关[26]。

60.3.7.4 SMAD

SMAD 蛋白是转录因子家族，其由 3 组组成：受体激活的 SMAD 蛋白（SMAD 1、2、3、5 和 8）、共介体 SMAD 蛋白（SMAD 4 和 10）和抑制性 SMAD 蛋白（SMAD 6 和 7）。受体激活或磷酸化的 SMAD 与 co-SMAD 结合，然后易位至细胞核，并与转录因子和辅激活物相互作用并改变基因表达。

60.3.7.5 Rho

Ras 家族 G 蛋白可通过 Rho/ROCK 信号调节细胞内肌动蛋白动力学。TGFβ 和机械力促进心肌成纤维细胞中心肌素相关转录因子 A（MRTF-A）的核转位，并通过 Rho/ROCK 信号传导诱导肌成纤维细胞样细胞型基因表达[26]。

60.3.7.6 KLF

Kruppel 样转录因子（KLF）是一个大的转录因子家族，在细胞分化和组织发育中起重要作用。KLF15 是一种心脏纤维化的负调节因子，可抑制 CTGF 启动子上的 SMAD3 活性[26]。TGFβ 可下调心脏成纤维细胞和肌细胞中的 KLF15，导致纤维化。另一个 KLF 成员通过 Ang II、KLF5 上调并激活 TGFβ 表达，从而连接心脏纤维化中的 Ang II 和 TGFβ 信号传导。

60.3.8 电生理重构和心律失常发生

心肌病中的电生理重构发生在细胞和组织水平，并且尚不完全了解这些变化如何导致电不稳定性和增加心律失常风险。Ca^{2+} 瞬变、位于肌膜和闰盘内的离子通道、肌节敏感性和通过间隙连接和桥粒的细胞-细胞偶联都是调节心脏电重构的关键因素。

60.3.8.1 钙循环

干扰关键钙运作蛋白的协调相互作用会触发心律失常。钙运作蛋白包括雷诺丁受体 -2（RyR2）、肌钙蛋白、钙结合蛋白、triadin、接头蛋白、肌质网 Ca^{2+}-ATP 酶 2（SERCA2）和受磷蛋白[27]。

60.3.8.2 肌膜的动作电位

复极化 K^+ 电流的下调、晚期 Na^+ 电流的增加和细胞内 Ca^{2+} 转运的变化会引起动作电位（AP）的延长，导致心律失常。心脏 Na^+ 通道（Nav1.5）通过突触相关蛋白 97（SAP97）与 syntrophin- 肌营养不良蛋白复合物与侧膜或闰盘相互作用。例如，在肌营养不良蛋白缺失的 mdx 小鼠心脏中，缺失 Nav1.5 会导致显著的横向传导速度减慢和 AP 的延长[28]。

60.3.8.3 间隙连接耦合

由于高尔基体后运输的改变和间隙连接蛋白 43（Cx43）的下调使间隙连接耦合减少，可导致电细胞-细胞耦合的丧失并减慢传导速度[29]。半桥蛋白（DSP）和 plakoglobin（JUP）等桥粒蛋白的重组被认为是通过干扰 Wnt/β-catenin 信号传导在心脏发生致心律失常和纤维-脂肪重塑中发挥重要作用[30]。

60.3.9 心力衰竭

当衰竭的心脏无法适应从分子到整个生物体水平的血流动力学需求时，病理性遗传损伤后持续的适应不良性重构会导致失代偿性心肌病。不可逆的心脏重构会造成终末期心肌病和 CHF 的分子细胞水平改变，包括膜离子电流和细胞内 Ca^{2+} 代谢显著改变、纤维化、肥大或萎缩性重塑和细胞死亡。细胞-细胞偶联异常包括间隙连接和桥粒蛋白的重组。心脏功能明显下降伴随收缩力耗竭和松弛缓慢[31]。

60.4 人类心肌病的动物模型

为了发现新机制并阐明上文讨论的心肌病的已知分子和细胞致病机制，许多小型和大型动物模型已经被开发出来（表 60.1）。由于致病机制和病理学调控的复杂性，利用动物模型研究心肌病的机制具有挑战性。然而，转基因、敲除和敲入小鼠模型的易获得性，使得其是研究遗传性心肌病的最成功方法之一。具有吗啉代敲低的斑马鱼（*Danio rerio*）模型仍然是发现和功能研究心肌病新候选基因的最有效技术之一。表 60.1 总结了人类心肌病的动物模型，重点介绍细胞和心脏重构相关的关键分子信号模型。

60.4.1 肥厚型心肌病

HCM 的动物模型主要在肌节蛋白质编码基因（如 α-MHC、α-原肌球蛋白和肌钙蛋白）中携带人类突变，这些模型已经证明 HCM 突变可通过增加力的生成、ATP 水解和肌动蛋白-肌球蛋白滑动速度来增强心肌收缩功能，表明肥厚不是对收缩功能减弱的代偿反应。然而，HCM 模型也可显示心肌细胞中 Ca^{2+} 循环异常，这发生在心肌出现明显的组织病理学改变之前，并在开始肥大前发生心肌舒张延迟，提示舒张功能障碍是 HCM 突变的直接后果[27]。来自 HCM 模型的心脏以与人类患者相同的方式逐渐累积心肌纤维化，并且纤维化的细胞基质被认为是人类心律失常和心脏性猝死的原因之一。

60.4.2 扩张型心肌病

DCM 的动物模型大多类似于编码细胞骨架和肌节/Z 盘蛋白的基因中的人类突变，并且存在心室扩张和心室壁变薄（与心肌质量损失相关）。此外，非肌细胞的功能变化可诱导纤维性瘢痕，使心脏组织变硬并阻碍正常的心肌细胞收缩。新发现的 DCM 致病机制包括：RNA 结合基序蛋白 20（*RBM20*）的突变、Z 盘组装受损、对细胞凋亡的敏感性以及代谢应激下肌纤维形成的异常、蛋白质折叠、蛋白质聚集的抑制和错误折叠蛋白质的降解。

60.4.3 限制型心肌病

RCM 是最不常见但最致命的心肌病形式，RCM 中心肌硬度和心室压力的增加超过了肌纤维重排和心肌细胞的代偿能力，进而导致 RCM 心室顺应性降低[85]。在过表达心肌肌钙蛋白 I（cTnIp.Arg193His）的转基因小鼠中，存在原发性心脏舒张受损，表现为左心室舒张末期内径（LVEDD）减小和心房射血分数（EF）正常的心房舒张末期内径增加，这导致肌纤维对心肌细胞中 Ca^{2+} 循环的敏感性受到干扰[86-87]。在最近报道的敲入 myopalladin（Mypn$^{QWT/Q526X}$）小鼠中，携带人 RCM 致病性无义 MYPN-p.Gln529X 突变，作者阐明了突变的 myopalladin 肽干扰 Z 盘机械敏感通路导致家族性 RCM 的分子机制[62]。

60.4.4 致心律失常型右心室心肌病（ARVC）

许多具有编码桥粒蛋白的基因突变，如 desmoplakin 2（DSP2）[74]、plakophilin 2（PKP2）、桥粒胶蛋白（DSC）、桥粒黏蛋白（DSG）、plakoglobin（JUP）和非桥粒蛋白（层粘连蛋白受体 1、CYPHER/ZASP 和雷诺丁受体 2）蛋白质的 ARVC 模型已被开发出来。结构和功能改变包括心肌细胞的进行性、弥漫性或节段性丢失，可能是心肌细胞凋亡或坏死以及纤维和脂肪组织替代导致的[88]。纤维脂肪组织主要见于右心室，在疾病的后期常累及左心室[77]，会导致泵血功能受

表 60.1 人类遗传性心肌病的动物模型和相关信号通路

细胞	基因/蛋白质	人类表型	动物模型	参考文献	重塑	信号通路
肌膜细胞	肌糖 (δ)	DCM	小鼠 KO	Cordier et al. (2000) Mol Ther 1: 119–129 [32]	局灶性坏死、血管痉挛、纤维化	不稳定的 DGC、膜通透性障碍、Ca²⁺ 失衡
			小鼠 KI S151A	Rutschow et al. (2014) Eur J Hum Genet 22: 119–125 [33]	轻度心肌病	
	Sarcospan		小鼠 KO	Araishi et al. (1999) Hum Mol Genet 8: 1589–1598 [34]	进展性 DMD 合并广泛退化和再生	细胞外基质–肌膜–细胞骨架连接中断
	层粘连蛋白-α2	DCM	小鼠 KO	Miyagoe-Suzuki et al. (2000) Microsc Res Tech 48: 181–191 [35]	心室扩张	
	肌萎缩蛋白	DMD BMD	小鼠	Sicinski et al. (1989) Science 244: 1578–1580 [36]	心室扩张	不稳定的 DGC、肌膜–肌动蛋白连接、Ca²⁺ 水平改变
		XL-DCM	斑马鱼	Guyon et al. (2003) Hum Mol Genet 12: 601–615 [37]	突变的斑马鱼不活跃	
			Canine	Jones et al. (2004) J Neurol Sci 217: 143–149 [38]	DMD 和 DCM 表型	
	小肌营养蛋白 (α-Dystrobrevin)	DMD LVNC	小鼠 KO	Yoshida et al. (2000) Hum Mol Genet 9: 1033–1040 [39]	肌萎缩和轻度心肌病	细胞周期 GMP 水平的变化
	陷窝蛋白 3	DCM	小鼠 KO	Woodman et al. (2002) J Biol Chem 277: 38988–38997 [40]	肥厚、扩张和收缩力减弱	ERK1/2 激活、Src
			小鼠 TG P104L	Kuga et al. (2011) Hum Mol Genet 20: 2975–2983 [41]	肥厚、收缩力增强和凋亡	nNOS 合成、改变 ER 应激反应
			斑马鱼 KO	Nixon et al. (2005) Hum Mol Genet 14: 1727–1743 [42]	肌分化障碍和心脏水肿	成肌细胞融合缺陷

表 60.1 人类遗传性心肌病的动物模型和相关信号通路（续）

细胞	基因/蛋白质	人类表型	动物模型	参考文献	重塑	信号通路
肌节细胞	肌球蛋白重链	DCM HCM LVNC	小鼠 TG R403Q	Kamisago et al. (2006) Novartis Found Symp 274: 176–189 [43]	心脏功能障碍、心肌细胞排列异常，肥厚和纤维化	
	肌巨蛋白	DCM HCM	斑马鱼	Xu et al. (2002) Nat Genet 30: 205–209 [44]	心脏水肿、收缩力减弱和肌节缺失	肌节组装障碍
	原肌球蛋白	DCM	小鼠 KO	Rethinasamy et al. (1998) Circ Res 82: 116–123 [45]	纯合敲除的小鼠胚胎期致死（E8～E11.5）	
		DCM	小鼠 TG E54K	Rajan et al. (2007) Circ Res 101: 205–214 [46]	左心室扩张、收缩和舒张功能障碍	降低 Ca²⁺ 的敏感性和张力产生
		HCM	小鼠 TG E180G	Prabhakar et al. (2001) J Mol Cell Cardiol 33: 1815–1828 [47]	心室向心性肥大、肥厚、纤维化和心房扩张	增加肌纤维对 Ca²⁺ 的敏感性
		HCM	小鼠 TG D175N	Muthuchamy et al. (1999) Circ Res 85: 47–56 [48]	心肌细胞紊乱、肥大、收缩和舒张功能受损	细肌丝对 Ca²⁺ 的敏感性增加
	肌钙蛋白 T	多种 CM	小鼠 TG MyHC	Tardiff et al. (1998) J Clin Invest 101: 2800–2811 [49]	轻度肥大、紊乱、心肌细胞数量减少	多种细胞机制
			小鼠 TG R92Q	Tardiff et al. (1999) J Clin Invest 104: 469–481 [50]	纤维化、线粒体病、舒张功能障碍、肌节缩短	诱导心房钠尿肽和 β-MHC、增加基础肌节激活
			斑马鱼 KO	Sehnert et al. (2002) Nat Genet 31: 106–110 [51]	肌节丢失、心肌细胞紊乱	细丝蛋白表达失调
	肌钙蛋白 I	HCM	小鼠 TG I145GLY	James et al. (2000) Circ Res 87: 805–811 [52]	心肌细胞紊乱、纤维化、舒张功能障碍、死亡	纤维对钙和收缩力过强的敏感性增加
			兔 TG R146G	Sanbe et al. (2005) Circulation 111: 2330–2338 [53]	心肌细胞紊乱、纤维化和间隙连接蛋白 43 的紊乱	复极相关的变化
			小鼠 KO	Huang et al. (1999) Circ Res 84: 1–8 [54]	急性心力衰竭、肌节缩短	肌丝钙敏感性降低、静息张力升高
	肌球蛋白结合蛋白 C	HCM	小鼠 TG	Yang et al. (1998) J Clin Invest 102: 1292–1300 [55]	肌节结构紊乱和发育不全，pCa²⁺-力曲线移位	稳定的截短蛋白低效率地掺入肌节
			小鼠 KO	Palmer et al. (2004) Mol Cell Biochem 263: 73–80 [56]	严重的心肌病、肌丝硬度降低	
			猫 TG	Meurs et al. (2005) Hum Mol Genet 14: 3587–3593 [57]	肌节结构紊乱	肌节缩短的速度异常

先天性心脏病——临床特征、人类遗传学和分子通路

表 60.1 人类遗传性心肌病的动物模型和相关信号通路（续）

细胞	基因/蛋白质	人类表型	动物模型	参考文献	重塑	信号通路
中间丝	结蛋白	DCM	小鼠 TG R173del 179	Wang et al. (2001) Circulation 103: 2402-2407 [58]	结蛋白网络和肌原纤维排列异常、肌质内颗粒聚集	对 β 受体激动剂刺激的反应迟钝
			斑马鱼	Li et al. (2013) J Gen Physiol 141: 335-345 [59]	肌肉组织紊乱、幼鱼较小、游泳活动减少	力的产生正常、离心收缩力降低
			小鼠 KO	Milner et al. (1996) J Cell Biol 134: 1255-1270 [60]	肌原纤维侧向排列紊乱、线粒体异常、坏死	肌肉结构和变性相关的多系统紊乱
Z盘	肌钯蛋白（Myopalladin）	DCM HCM RCM	小鼠 TG Y20C	Purevjav et al. (2012) Hum Mol Genet 21: 2039-2053 [61]	闰盘破裂、肥厚和心力衰竭	破坏结蛋白、桥粒蛋白、间隙连接蛋白 43 和蛋白
		DCM	小鼠 KI Q529X	Huby et al. (2014) J Am Coll Cardiol 64: 2765-2776 [62]	纤维化、舒张功能障碍、T 管增大	结蛋白、MLP、CARP、ERK1/2 功能失调、机械感受性改变
	MLP	DCM	小鼠	Arber et al. (1997) Cell 88: 393-403 [63]	扩张型心肌病伴肥厚和心力衰竭、心肌细胞骨架破坏	机械感受改变
	星云状小体	DCM	小鼠 TG	Purevjav et al. (2010) J Am Coll Cardiol 56: 1493-1502 [64]	DCM、线粒体异常	张力诱导的 Z 盘组装障碍
	结合蛋白（Nexilin）	DCM	斑马鱼	Hassel et al. (2009) Nat Med 15: 1281-1288 [65]	Z 盘受损、心力衰竭	张力诱导的 Z 盘不稳定
	Telethonin	DCM	小鼠 KO	Knoll et al. (2011) Circ Res 109: 758-769 [66]	生物力学应激后的心力衰竭	生物力学应激对细胞核 P53 转换率的调控
		DCM	斑马鱼	Zhang et al. (2009) Hum Mol Genet 18: 4130-4140 [67]	肌肉结构畸形和游泳能力受损	通过 ILK 干扰肌球 - T 小管相互作用
	Cypher / ZASP	DCM	小鼠 KO	Zhou et al. (2001) J Cell Biol 155: 605-612 [68]	心室扩张、Z 盘破裂、肌无力	通过与 α - 肌动蛋白或其他 Z 线成分的相互作用形成 Z 线
I带	CARP	HCM DCM	小鼠 TG α MHC	Song et al. (2012) PLoS One 7: e50436 [69]	减弱压力超负荷和异丙肾上腺素对心肌肥大的作用	压力超负荷导致 TGF-β、ERK1/2、MEK 和 Smad3 降低
			小鼠 KO	Bang et al. (2014) PLoS One 9: e93638 [70]	无心脏表型	低

表 60.1 人类遗传性心肌病的动物模型和相关信号通路（续）

细胞	基因/蛋白质	人类表型	动物模型	参考文献	重塑	信号通路
间隙连接	间隙连接蛋白43	ARVC	小鼠 KO	Thomas et al. (1998) Circulation 97: 686–691 [71]	传导异常，无肉眼可见的病理改变	窦房结起搏器和心室传导细胞的细胞间通道受阻
			小鼠 TG αMHC	Ewart et al. (1997) Development 124: 1281–1292 [72]	圆锥动脉干畸形，部分解救 Cx43 KO 小鼠	
细胞桥粒	桥粒斑蛋白	ARVC	小鼠 KO	Garcia-Gras et al. (2006) J Clin Invest 116: 2012–2021 [73]	右心室扩张，凋亡，坏死，纤维–脂肪浸润	细胞–细胞连接中断
			小鼠 TG	Yang et al. (2006) Circ Res 99: 646–655 [74]	右心室扩张，细胞凋亡，纤维–脂肪浸润	
	桥粒斑菲素蛋白2		小鼠 KO	Grossman et al. (2004) J Cell Biol 167: 149–160 [75]	胚胎致死，心壁破裂，小梁减少，细胞骨架紊乱	细胞–细胞连接中断
	桥粒胶蛋白2		斑马鱼	Heuser et al. (2006) Am J Hum Genet 79: 1081–1088 [76]	收缩功能障碍，桥粒斑块和中线缺失	细胞–细胞连接中断
	桥粒芯蛋白2		小鼠 TG N271S	Pilichou et al. (2009) J Exp Med 206: 1787–1802 [77]	坏死，萎缩，纤维化，死亡，心律失常，双心室扩张	细胞–细胞连接中断，凋亡
			小鼠 TG	Krusche et al. (2011) Basic Res Cardiol 106: 617–633 [78]	左心室扩张，纤维化与室性心律失常	
	斑球蛋白		斑马鱼 KO	Martin et al. (2009) Dev Biol 327: 83–96 [79]	心脏变小，心动过缓，心脏水肿	干扰 Wnt/b-catenin 信号通路
			小鼠 KO	Kirchhof et al. (2006) Circulation 114: 1799–1806 [80]	室性心动过速，右心室扩张和功能不全	
助状体	Talin	HCM	小鼠 Tln1cKO	Manso et al. (2013) J Biol Chem 288: 4252–4264 [81]	钝性肥厚，较少的纤维化和过度收缩导致的压力超负荷	机械应力导致钝化的 ERK1/2，p38，Akt 和 GSK3
	细丝蛋白C	DCM	菁鳉斑马鱼 K1680X	Fujita et al. (2012) Dev Biol 361: 79–89 [82]	心脏增大，心肌壁破裂，肌原纤维脱离，Z 盘破坏	心肌和骨骼肌的结构完整性被破坏以对抗机械应力
核膜	核纤层蛋白A	DCM	小鼠 N195K	Ho et al. (2013) Nature 497: 507–511 [83]	Mlk1 的核质穿梭	Mlk1 对肌动蛋白聚合的调控
			小鼠 KO	Sullivan et al. (1999) J Cell Biol 147: 913–920 [84]	变性和浓缩的空泡化细胞质，矿化和萎缩	Emerin 错位

损和心律失常。由于心脏形态发生和稳定性异常，PKP2 敲除小鼠会在 E11.5 死亡，这表明桥粒在心脏发育和功能中发挥了关键作用[75]。

60.4.5 左心室致密化不全心肌病（LVNC）

LVNC 的动物模型显示具有大量肌小梁的海绵状心室肌[89-90]。尽管对病理学机制知之甚少，但许多动物研究表明，细胞生长和分化的缺陷会继发影响心室致密化过程，从而导致 LVNC 表型。参与建立正常肌纤维形成，心肌细胞极性和心室致密化的关键通路涉及 Notch-NRG1-ErbB 和（或）Notch-BMP10- 非经典 Wnt 信号级联[90-93]。有趣的是，FKBP12 缺失小鼠表现出多种结构异常，包括 LVNC 和室间隔缺损（VSD）[94-95]。

结 论

超过 600 种心肌病相关的基因突变被认为与不同类型的心肌病相关。开发各种类型心肌病的动物模型促进了我们对遗传学对心脏功能的影响的认识以及导致心肌病和心脏功能障碍的分子机制的理解。基因突变导致的心肌细胞中的突变蛋白可以干扰心脏功能，无论突变发生在收缩装置中还是邻近的细胞复合物中，持续的细胞应激会引起组织、器官和生物体水平的病理学和病理生理学变化。目前的研究主要集中于在心脏发生不可逆的细胞和组织重组和变性之前开发靶向治疗和针对病理生理途径的治疗。科学的方法，如细胞移植、基因治疗、小干扰 RNA 和特异性靶向这些特定通路的 miRNA 可以作为遗传性心肌病的创新治疗选择。此外，动物模型中的各种创新技术和方法，包括最近开发的 CRISP/CAS9 和 TALEN 方法[96]，将促进我们对遗传性心肌病的病因学、病理生理学和治疗学的理解。

参考文献

[1] Harvey PA，Leinwand LA（2011）The cell biology of disease：cellular mechanisms of cardiomyopathy. J Cell Biol 194：355-365

[2] Bowles NE，Bowles KR，Towbin JA（2000）The "final common pathway" hypothesis and inherited cardiovascular disease. The role of cytoskeletal proteins in dilated cardiomyopathy. Herz 25：168-175

[3] Heineke J，Molkentin JD（2006）Regulation of cardiac hypertrophy by intracellular signaling pathways. Nat Rev Mol Cell Biol 7：589-600

[4] Watkins H，Ashrafi an H，Redwood C（2011）Inherited cardiomyopathies. N Engl J Med 364：1643-1656

[5] Ashrafian H，Frenneaux MP，Opie LH（2007）Metabolic mechanisms in heart failure. Circulation 116：434-448

[6] Neubauer S（2007）The failing heart-an engine out of fuel. N Engl J Med 356：1140-1151

[7] Herron TJ，McDonald KS（2002）Small amounts of alpha-myosin heavy chain isoform expression significantly increase power output of rat cardiac myocyte fragments. Circ Res 90：1150-1152

[8] Nagata K，Liao R，Eberli FR et al（1998）Early changes in excitation-contraction coupling：transition from compensated hypertrophy to failure in Dahl salt-sensitive rat myocytes. Cardiovasc Res 37：467-477

[9] Banerjee I，Fuseler JW，Price RL et al（2007）Determination of cell types and numbers during cardiac development in the neonatal and adult rat and mouse. Am J Physiol Heart Circ Physiol 293：H1883-H1891

[10] Seidman JG，Seidman C（2001）The genetic basis for cardiomyopathy：from mutation identifycation to mechanistic paradigms. Cell 104：557-567

[11] Sadoshima J，Qiu Z，Morgan JP et al（1995）Angiotensin II and other hypertrophic stimuli mediated by G protein-coupled receptors activate tyrosine kinase，mitogen-activated proteinkinase，and 90-kD S6 kinase in cardiac myocytes. The critical role of Ca（2 +）-dependent

先天性心脏病——临床特征、人类遗传学和分子通路

signaling. Circ Res 76：1-15

［12］Cantley LC（2002）The phosphoinositide 3-kinase pathway. Science 296：1655-1657

［13］Condorelli G，Morisco C，Latronico MV et al（2002）TNF-alpha signal transduction in rat neonatal cardiac myocytes：definition of pathways generating from the TNF-alpha receptor. FASEB J 16：1732-1737

［14］Proud CG（2004）Ras，PI3-kinase and mTOR signaling in cardiac hypertrophy. Cardiovasc Res 63：403-413

［15］Owens DM，Keyse SM（2007）Differential regulation of MAP kinase signalling by dual specificity protein phosphatases. Oncogene 26：3203-3213

［16］Kim S，Iwao H（1999）Activation of mitogen-activated protein kinases in cardiovascular hypertrophy and remodeling. Jpn J Pharmacol 80：97-102

［17］Aikawa R，Nagai T，Kudoh S et al（2002）Integrins play a critical role in mechanical stress induced p38 MAPK activation. Hypertension 39：233-238

［18］Valente M，Calabrese F，Thiene G et al（1998）In vivo evidence of apoptosis in arrhythmogenic right ventricular cardiomyopathy. Am J Pathol 152：479-484

［19］Gill C，Mestril R，Samali A（2002）Losing heart：the role of apoptosis in heart disease-a novel therapeutic target? FASEB J 16：135-146

［20］Narula J，Pandcy P，Arbustini E et al（1999）Apoptosis in heart failure：release of cytochromec from mitochondria and activation of caspase-3 in human cardiomyopathy. Proc Natl Acad Sci USA 96：8144-8149

［21］Torre-Amione G，Kapadia S，Lee J et al（1996）Tumor necrosis factor-alpha and tumor necrosis factor receptors in the failing human heart. Circulation 93：704-711

［22］Sen-Chowdhry S，Syrris P，Prasad SK et al（2008）Left-dominant arrhythmogenic cardiomyopathy：an under-recognized clinical entity. J Am Coll Cardiol 52：2175-2187

［23］Maiuri MC，Zalckvar E，Kimchi A et al（2007）Self-eating and self-killing：crosstalk between autophagy and apoptosis. Nat Rev Mol Cell Biol 8：741-752

［24］Nishida K，Kyoi S，Yamaguchi O et al（2009）The role of autophagy in the heart. Cell Death Differ 16：31-38

［25］Schram K，De Girolamo S，Madani S et al（2010）Leptin regulates MMP-2，TIMP-1 and collagen synthesis via p38 MAPK in HL-1 murine cardiomyocytes. Cell Mol Biol Lett 15：551-563

［26］Creemers EE，Pinto YM（2011）Molecular mechanisms that control interstitial fibrosis in the pressure-overloaded heart. Cardiovasc Res 89：265-272

［27］Wang L，Seidman JG，Seidman CE（2010）Narrative review：harnessing molecular genetics for the diagnosis and management of hypertrophic cardiomyopathy. Ann Intern Med 152：513-520，W181

［28］Petitprez S，Zmoos AF，Ogrodnik J et al（2011）SAP97 and dystrophin macromolecular complexes determine two pools of cardiac sodium channels Nav1.5 in cardiomyocytes. Circ Res 108：294-304

［29］Glukhov AV，Fedorov VV，Kalish PW et al（2012）Conduction remodeling in human end-stage nonischemic left ventricular cardiomyopathy. Circulation 125：1835-1847

［30］Saffitz JE（2011）The pathobiology of arrhythmogenic cardiomyopathy. Annu Rev Pathol 6：299-321

［31］Towbin JA，Bowles NE（2002）The failing heart. Nature 415：227-233

［32］Cordier L，Hack AA，Scott MO，Barton-Davis ER，Gao G，Wilson JM，Mcnally EM，Sweeney HL（2000）Rescue of skeletal muscles of gamma-sarcoglycan-deficient mice with adenoassociated virus-mediated gene transfer. Mol Ther 1：119-129

［33］Rutschow D，Bauer R，Gohringer C，Bekeredjian R，Schinkel S，Straub V，Koenen M，Weichenhan D，Katus HA，Muller OJ（2014）S151A delta-sarcoglycan mutation causes a mild phenotype of cardiomyopathy in mice. Eur J Hum Genet 22：119-125

［34］Araishi K，Sasaoka T，Imamura M，Noguchi S，Hama H，Wakabayashi E，Yoshida M，Hori T，Ozawa E（1999）Loss of the sarcoglycan complex and sarcospan leads to muscular dystrophyin beta-sarcoglycan-deficient mice. Hum Mol Genet 8：1589-1598

［35］Miyagoe-Suzuki Y，Nakagawa M，Takeda S（2000）Merosin and congenital muscular dystrophy. Microsc Res Tech 48：181-191

［36］Sicinski P，Geng Y，Ryder-Cook AS，Barnard EA，Darlison MG，Barnard PJ（1989）The molecular basis of muscular dystrophy in the mdx mouse：a point mutation. Science 244：1578-1580

［37］Guyon JR，Mosley AN，Zhou Y，O'Brien KF，Sheng X，Chiang K，Davidson AJ，Volinski JM，Zon LI，Kunkel LM（2003）The dystrophin associated protein complex in zebrafi sh. Hum Mol Genet 12：601-615

［38］Jones BR，Brennan S，Mooney CT，Callanan JJ，Mcallister H，Guo LT，Martin PT，Engvall E，Shelton GD（2004）Muscular dystrophy with truncated dystrophin in a family of Japanese Spitz dogs. J Neurol Sci 217：143-149

［39］Yoshida M，Hama H，Ishikawa-Sakurai M，Imamura M，Mizuno Y，Araishi K，Wakabayashi-Takai E，Noguchi S，Sasaoka T，Ozawa E（2000）Biochemical evidence for association of dystrobrevin with the sarcoglycan-sarcospan complex as a basis for understanding sarcoglycanopathy. Hum Mol Genet 9：1033-1040

［40］Woodman SE，Park DS，Cohen AW，Cheung MW，Chandra M，Shirani J，Tang B，Jelicks LA，Kitsis RN，Christ GJ，Factor SM，Tanowitz HB，Lisanti MP（2002）Caveolin-3 knock-out mice develop a progressive cardiomyopathy and show hyperactivation of the p42/44 MAPK cascade. J Biol Chem 277：38988-38997

［41］Kuga A，Ohsawa Y，Okada T，Kanda F，Kanagawa M，Toda T，Sunada Y（2011）Endoplasmic reticulum stress response in P104L mutant caveolin-3 transgenic mice. Hum Mol Genet 20：2975-2983

［42］Nixon SJ，Wegner J，Ferguson C，Mery PF，Hancock JF，Currie PD，Key B，Westerfield M，Parton RG（2005）Zebrafish as a model for caveolin-associated muscle disease：caveolin-3 is required for myofibril organization and muscle cell patterning. Hum Mol Genet 14：1727-1743

［43］Kamisago M，Schmitt JP，Mcnamara D，Seidman C，Seidman JG（2006）Sarcomere protein gene mutations and inherited heart disease：a beta-cardiac myosin heavy chain mutationcausing endocardial fibroelastosis and heart failure. Novartis Found Symp 274：176-189；discussion 189-195，272-276

［44］Xu X，Meiler SE，Zhong TP，Mohideen M，Crossley DA，Burggren WW，Fishman MC（2002）Cardiomyopathy in zebrafish due to mutation in an alternatively spliced exon of titin. Nat Genet 30：205-209

［45］Rethinasamy P，Muthuchamy M，Hewett T，Boivin G，Wolska BM，Evans C，Solaro RJ，Wieczorek DF（1998）Molecular and physiological effects of alpha-tropomyosin ablation inthe mouse. Circ Res 82：116-123

［46］Rajan S，Ahmed RP，Jagatheesan G，Petrashevskaya N，Boivin GP，Urboniene D，Arteaga GM，Wolska BM，Solaro RJ，Liggett SB，Wieczorek DF（2007）Dilated cardiomyopathy mutant tropomyosin mice develop cardiac dysfunction with significantly decreased fractional shorteningand myofilament calcium sensitivity. Circ Res 101：205-214

［47］Prabhakar R，Boivin GP，Grupp IL，Hoit B，Arteaga G，Solaro RJ，Wieczorek DF（2001）A familial hypertrophic cardiomyopathy alpha-tropomyosin mutation causes severe cardiac hypertrophy and death in mice. J Mol Cell Cardiol 33：1815-1828

［48］Muthuchamy M，Pieples K，Rethinasamy P，Hoit B，Grupp IL，Boivin GP，Wolska B，Evans C，Solaro RJ，Wieczorek DF（1999）Mouse model of a familial hypertrophic cardiomyopathy mutation in alpha-tropomyosin manifests cardiac dysfunction. Circ Res 85：47-56

［49］Tardiff JC，Factor SM，Tompkins BD，Hewett TE，Palmer BM，Moore RL，Schwartz S，Robbins J，Leinwand LA（1998）A truncated cardiac troponin T molecule in transgenic micesuggests multiple cellular mechanisms for familial hypertrophic cardiomyopathy. J Clin Invest 101：2800-2811

［50］Tardiff JC，Hewett TE，Palmer BM，Olsson C，Factor SM，Moore RL，Robbins J，Leinw and LA（1999）Cardiac troponin T mutations result in allele-specifi c phenotypes in a mouse model for hypertrophic cardiomyopathy. J Clin Invest 104：469-481

［51］Sehnert AJ，Huq A，Weinstein BM，Walker C，Fishman M，Stainier DY（2002）Cardiac troponin T is essential in sarcomere assembly and cardiac contractility. Nat Genet 31：106-110

［52］James J，Zhang Y，Osinska H，Sanbe A，Klevitsky R，Hewett TE，Robbins J（2000）Transgenic modeling of a cardiac troponin I mutation linked to familial hypertrophic cardiomyopathy. Circ Res 87：805-811

［53］Sanbe A，James J，Tuzcu V，Nas S，Martin L，Gulick J，Osinska H，Sakthivel S，Klevitsky R，Ginsburg KS，Bers DM，Zinman B，Lakatta EG，Robbins J（2005）Transgenic rabbit model forhuman troponin I-based hypertrophic cardiomyopathy. Circulation 111：2330-2338

［54］Huang X，Pi Y，Lee KJ，Henkel AS，Gregg RG，Powers PA，Walker JW（1999）Cardiac troponin I gene knockout：a mouse model of myocardial troponin I deficiency. Circ Res 84：1-8

［55］Yang Q，Sanbe A，Osinska H，Hewett TE，Klevitsky R，Robbins J（1998）A mouse model of myosin binding protein C human familial hypertrophic cardiomyopathy. J Clin Invest 102：1292-1300

［56］Palmer BM，Mcconnell BK，Li GH，Seidman CE，Seidman JG，Irving TC，Alpert NR，Maughan DW（2004）Reduced cross-bridge dependent stiffness of skinned myocardium frommice lacking cardiac myosin binding protein-C. Mol Cell Biochem 263： 73-80

［57］Meurs KM，Sanchez X，David RM，Bowles NE，Towbin JA，Reiser PJ，Kittleson JA，Munro MJ，Dryburgh K，Macdonald KA，Kittleson MD（2005）A cardiac myosin binding protein C mutation in the Maine Coon cat with familial hypertrophic cardiomyopathy. Hum Mol Genet 14：3587-3593

［58］Wang X，Osinska H，Dorn GW 2nd，Nieman M，Lorenz JN，Gerdes AM，Witt S，Kimball T，Gulick J，Robbins J（2001）Mouse model of desmin-related cardiomyopathy. Circulation 103：2402-2407

［59］Li M，Andersson-Lendahl M，Sejersen T，Arner A（2013）Knockdown of desmin in zebrafish larvae affects interfilament spacing and mechanical properties of skeletal muscle. J Gen Physiol 141：335-345

［60］Milner DJ，Weitzer G，Tran D，Bradley A，Capetanaki Y（1996）Disruption of muscle architecture and myocardial degeneration in mice lacking desmin. J Cell Biol 134：1255-1270

［61］Purevjav E，Arimura T，Augustin S，Huby AC，Takagi K，Nunoda S，Kearney DL，Taylor MD，Terasaki F，Bos JM，Ommen SR，Shibata H，Takahashi M，Itoh-Satoh M，Mckenna WJ，Murphy RT，Labeit S，Yamanaka Y，Machida N，Park JE，Alexander PM，Weintraub RG，Kitaura Y，Ackerman MJ，Kimura A，Towbin JA（2012）Molecular basis for clinical heterogeneityin inherited cardiomyopathies due to myopalladin mutations. Hum Mol Genet 21：2039-2053

［62］Huby AC，Mendsaikhan U，Takagi K et al（2014）Disturbance in z-disk mechanosensitive proteins induced by a persistent mutant myopalladin causes familial restrictive cardiomyopathy.J Am Coll Cardiol 64：2765-2776

［63］Arber S，Hunter JJ，Ross J Jr，Hongo M，Sansig G，Borg J，Perriard JC，Chien KR，Caroni P（1997）MLP-deficient mice exhibit a disruption of cardiac cytoarchitectural organization，dilated cardiomyopathy，and heart failure. Cell 88：393-403

［64］Purevjav E，Varela J，Morgado M，Kearney DL，Li H，Taylor MD，Arimura T，Moncman CL，Mckenna W，Murphy RT，Labeit S，Vatta M，Bowles NE，Kimura A，Boriek AM，Towbin JA（2010）Nebulette mutations are associated with dilated cardiomyopathy and endocardial fibroelastosis. J Am Coll Cardiol 56：1493-1502

［65］Hassel D，Dahme T，Erdmann J，Meder B，Huge A，Stoll M，Just S，Hess A，Ehlermann P，Weichenhan D，Grimmler M，Liptau H，Hetzer R，Regitz-Zagrosek V，Fischer C，Nurnberg P，Schunkert H，Katus HA，Rottbauer W（2009）Nexilin mutations destabilize cardiac Z-disksand lead to dilated cardiomyopathy. Nat Med 15：1281-1288

［66］Knoll R，Linke WA，Zou P，Miocic S，Kostin S，Buyandelger B，Ku CH，Neef S，Bug M，Schafer K，Knoll G，Felkin LE，Wessels J，Toischer K，Hagn F，Kessler H，Didie M，Quentin T，Maier LS，Teucher N，Unsold B，Schmidt A，Birks EJ，Gunkel S，Lang P，Granzier H，Zimmermann WH，Field LJ，Faulkner G，Dobbelstein M，Barton PJ，Sattler M，Wilmanns M，Chien KR（2011）Telethonin deficiency is associated with maladaptation to biomechanical stress in the mammalian heart. Circ Res 109：758-769

［67］Zhang R，Yang J，Zhu J，Xu X（2009）Depletion of zebrafish T cap leads to muscular dystrophyvia disrupting sarcomere-membrane interaction，not sarcomere assembly. Hum Mol Genet 18：4130-4140

［68］Zhou Q，Chu PH，Huang C，Cheng CF，Martone ME，Knoll G，Shelton GD，Evans S，Chen J（2001）Ablation of Cypher，a PDZ-LIM domain Z-line protein，causes a severe form of congenital myopathy. J Cell Biol 155：605-612

［69］Song Y，Xu J，Li Y，Jia C，Ma X，Zhang L，Xie X，Zhang Y，Gao X，Zhang Y，Zhu D（2012）Cardiac ankyrin repeat protein attenuates cardiac hypertrophy by inhibition of ERK1/2 and TGF-beta signaling pathways. PLoS One 7：e50436

［70］Bang ML，Gu Y，Dalton ND，Peterson KL，Chien KR，Chen J（2014）The muscle ankyrin repeat proteins CARP，Ankrd2，and DARP are not essential for normal cardiac development and function at basal conditions and in response to pressure overload. PLoS One 9：e93638

［71］Thomas SA，Schuessler RB，Berul CI，Beardslee MA，Beyer EC，Mendelsohn ME，Saffitz JE（1998）Disparate effects of deficient expression of connexin43 on atrial and ventricular conduction：evidence for chamber-specific molecular determinants of conduction. Circulation 97：686-691

［72］Ewart JL，Cohen MF，Meyer RA，Huang GY，Wessels A，Gourdie RG，Chin AJ，Park SM，Lazatin BO，Villabon S，Lo CW（1997）Heart and neural tube defects in transgenic mice overexpressing the Cx43 gap junction gene. Development 124：1281-1292

［73］Garcia-Gras E，Lombardi R，Giocondo MJ，Willerson JT，Schneider MD，Khoury DS，MarianAJ

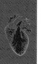

（2006）Suppression of canonical Wnt/beta-catenin signaling by nuclear plakoglobin recapitulates phenotype of arrhythmogenic right ventricular cardiomyopathy. J Clin Invest 116：2012-2021

［74］Yang Z，Bowles NE，Scherer SE，Taylor MD，Kearney DL，Ge S，Nadvoretskiy VV，DefreitasG，Carabello B，Brandon LI，Godsel LM，Green KJ，Saffitz JE，Li H，Danieli GA，Calkins H，Marcus F，Towbin JA（2006）Desmosomal dysfunction due to mutations in desmoplakin causes arrhythmogenic right ventricular dysplasia/cardiomyopathy. Circ Res 99：646-655

［75］Grossmann KS，Grund C，Huelsken J，Behrend M，Erdmann B，Franke WW，Birchmeier W（2004）Requirement of plakophilin 2 for heart morphogenesis and cardiac junction formation.J Cell Biol 167：149-160

［76］Heuser A，Plovie ER，Ellinor PT，Grossmann KS，Shin JT，Wichter T，Basson CT，Lerman BB，Sasse-Klaassen S，Thierfelder L，Macrae CA，Gerull B（2006）Mutant desmocollin-2 causes arrhythmogenic right ventricular cardiomyopathy. Am J Hum Genet 79：1081-1088

［77］Pilichou K，Remme CA，Basso C，Campian ME，Rizzo S，Barnett P，Scicluna BP，Bauce B，vanden Hoff MJ，de Bakker JM，Tan HL，Valente M，Nava A，Wilde AA，Moorman AF，Thiene G，Bezzina CR（2009）Myocyte necrosis underlies progressive myocardial dystrophy in mousedsg2-related arrhythmogenic right ventricular cardiomyopathy. J Exp Med 206：1787-1802

［78］Krusche CA，Holthofer B，Hofe V，van de Sandt AM，Eshkind L，Bockamp E，Merx MW，Kant S，Windoffer R，Leube RE（2011）Desmoglein 2 mutant mice develop cardiac fi brosis and dilation. Basic Res Cardiol 106：617-633

［79］Martin ED，Moriarty MA，Byrnes L，Grealy M（2009）Plakoglobin has both structural and signalling roles in zebrafish development. Dev Biol 327：83-96

［80］Kirchhof P，Fabritz L，Zwiener M，Witt H，Schafers M，Zellerhoff S，Paul M，Athai T，HillerKH，Baba HA，Breithardt G，Ruiz P，Wichter T，Levkau B（2006）Age- and training-dependent development of arrhythmogenic right ventricular cardiomyopathy in heterozygous plakoglobin deficient mice. Circulation 114：1799-1806

［81］Manso AM，Li R，Monkley SJ，Cruz NM，Ong S，Lao DH，Koshman YE，Gu Y，Peterson KL，Chen J，

Abel ED，Samarel AM，Critchley DR，Ross RS（2013）Talin1 has unique expression versus talin 2 in the heart and modifi es the hypertrophic response to pressure overload. J Biol Chem 288：4252-4264

［82］Fujita M，Mitsuhashi H，Isogai S，Nakata T，Kawakami A，Nonaka I，Noguchi S，Hayashi YK，Nishino I，Kudo A（2012）Filamin C plays an essential role in the maintenance of the structural integrity of cardiac and skeletal muscles，revealed by the medaka mutant zacro. Dev Biol 361：79-89

［83］Ho CY，Jaalouk DE，Vartiainen MK，Lammerding J（2013）Lamin A/C and emerin regulate MKL1-SRF activity by modulating actin dynamics. Nature 497：507-511

［84］Sullivan T，Escalante-Alcalde D，Bhatt H，Anver M，Bhat N，Nagashima K，Stewart CL，BurkeB（1999）Loss of A-type lamin expression compromises nuclear envelope integrity leading tomuscular dystrophy. J Cell Biol 147：913-920

［85］Huang XP，Du JF（2004）Troponin I，cardiac diastolic dysfunction and restrictive cardiomyopathy. Acta Pharmacol Sin 25：1569-1575

［86］Du J，Zhang C，Liu J et al（2006）A point mutation（R192H）in the C-terminus of human cardiac troponin I causes diastolic dysfunction in transgenic mice. Arch Biochem Biophys 456：143-150

［87］Davis J，Wen H，Edwards T et al（2007）Thin fi lament disinhibition by restrictive cardiomyopathy mutant R193H troponin I induces Ca^{2+} -independent mechanical tone and acute myocyteremodeling. Circ Res 100：1494-1502

［88］McCauley MD，Wehrens XH（2009）Animal models of arrhythmogenic cardiomyopathy. Dis Model Mech 2：563-570

［89］Yousef ZR，Foley PW，Khadjooi K et al（2009）Left ventricular non-compaction：clinical features and cardiovascular magnetic resonance imaging. BMC Cardiovasc Disord 9：37

［90］Chen H，Zhang W，Li D et al（2009）Analysis of ventricular hypertrabeculation and noncompaction using genetically engineered mouse models. Pediatr Cardiol 30：626-634

［91］Luxan G，Casanova JC，Martinez-Poveda B et al（2013）Mutations in the NOTCH pathway regulator MIB1 cause left ventricular noncompaction cardiomyopathy. Nat Med 19：193-201

［92］Phoon CK，Acehan D，Schlame M et al（2012）Tafazzin knockdown in mice leads to a developmental cardiomyopathy with early diastolic dysfunction

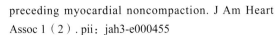

preceding myocardial noncompaction. J Am Heart Assoc 1（2）. pii：jah3-e000455

［93］Mysliwiec MR，Bresnick EH，Lee Y（2011）Endothelial Jarid2/Jumonji is required for normal cardiac development and proper Notch1 expression. J Biol Chem 286：17193-17204

［94］Zhang W，Chen H，Qu X et al（2013）Molecular mechanism of ventricular trabeculation/compaction and the pathogenesis of the left ventricular noncompaction cardiomyopathy（LVNC）. Am J Med Genet C Semin Med Genet 163C：144-156

［95］Shou W，Aghdasi B，Armstrong DL et al（1998）Cardiac defects and altered ryanodine receptor function in mice lacking FKBP12. Nature 391：489-492

［96］Yang H，Wang H，Shivalila CS et al（2013）One-step generation of mice carrying reporter and conditional alleles by CRISPR/Cas-mediated genome engineering. Cell 154：1370-1379

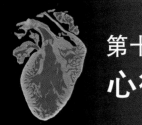

第十八部分
心律失常

61 心律失常的临床表现及治疗

David J. Driscoll

陈显达 译 储庆 校 胡盛寿 审

目录

61.1 正常心电图

正常心律起源于上腔静脉与右心房交界处的窦房结（图 61.1）。窦房结细胞能够自动去极化，这是这些细胞作为心脏起搏器的基础。这些细胞的去极化会激活右心房的细胞。心房细胞去极化产生心电图的"p 波"。心房的电活动通过房室结和希氏束到达心室。传导在房室结处相对减慢，这就解释了心电图上 QRS 波在 p 波结束和 q 波之间的等电周期"PR"间期。QRS 波代表心室细胞的去极化，T 波代表心室细胞的复极化。

61.2 引 言

心律失常可分为起搏点心律失常（室上性或室性）、心率异常的心律失常（快速性心律失常或心动过缓）、房室结功能障碍（房室传导阻滞或分离）或其他一些潜在机制导致的心律失常（折返或旁路、自动对焦、离子通道缺陷）。

起源于心室上方的快速性心律失常称为室上性心动过速，包括心房心动过速、房室结折返性心动过速和由旁路引起的心动过速（如预激综合征，图 61.2）。

心房颤动和心房扑动在原理上属于室上性心

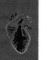

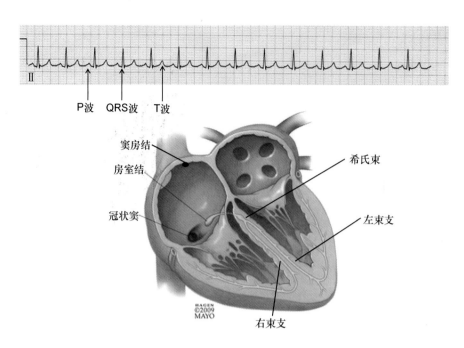

图 61.1 心脏电传导系统图。正常心电图

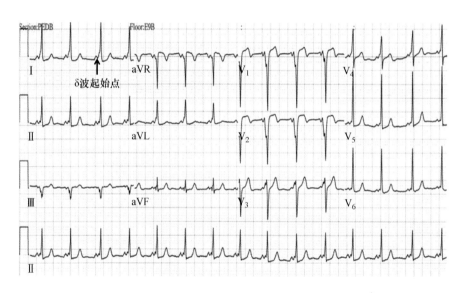

图 61.2 预激综合征示例。可见短 PR 间期和 δ 波［经允许引自 Driscoll D（2006）*Fundamentals of Pediatric Cardiology*. Lippincott Williams & Wilkins］

律失常，但通常简称为心房颤动和心房扑动。起源于心室的快速性心律失常称为室性心动过速。

　　窦房结疾病或房室结疾病可导致心动过缓（心率过慢）。后者是由于房室结传导异常，引起心率减慢。缓慢性心律失常包括一、二、三度房室传导阻滞。在一度房室传导阻滞中，PR 间期延长，心率正常。在二度传导阻滞中，部分心房搏动传导至心室，但并非全部，在三度传导阻滞中，心房搏动均不传导至心室。

　　许多心律失常综合征是可以遗传的，常伴有晕厥、癫痫和猝死。许多这种情况是由编码心脏中关键离子通道的基因突变造成的。Michael Ackerman 博士把这些疾病归纳为通道病，大约每 1000 人中有 1 人发病。

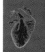

61.3 长 QT 综合征

长 QT 综合征（LQTS）是一种典型的通道病（图 61.3）。其有两种形式，即 Jervell 和 Lange-Nielsen 综合征（常染色体隐性遗传）和 Romano-Ward 综合征（常染色体显性遗传）。目前已鉴定出 16 个 LQTS 易感基因中的许多突变。其中大部分是由于 *KCNQ1* 突变导致 LQT1，*KCNH2* 突变导致 LQT2，*SCN5A* 突变导致 LQT3。从历史上看，LQTS 的标志和诊断标志是心电图上 QT 间期延长。然而，随着基因检测的出现，在某一病理突变基因型阳性的患者中，有 40%～50% 的患者在心电图上有正常的 QT 间期。

事实上，在正常个体和 LQTS 患者之间，校正后的 QT 间期（QTc 间期）有相当大的重叠。QTc 间期由 Bazett 公式推导而来，其中 QTc 间期等于 QT 间期除以 RR 间期的平方根。一般来说，女性青春期后 QTc 间期大于 480 ms 或男性青春期后 QTc 间期大于 470 ms 会增加 LQTS 发生的概率。这些值表示 QT 间期的第 99 个百分位数。然而，如果没有 LQTS 短暂发作史或家族史，LQTS 增加的概率仍然小于第 10 个百分位数。美国心脏协会和美国心脏病学会的指南表明，成年男性 QT 间期 ≥ 450 ms 和成年女性 QT 间期 ≥ 460 ms 被定义为"QT 间期延长"。问题是，大约 50% 经基因验证的长 QT 综合征患者的 QTc 间期小于这些临界值，而有 20% 正常人的 QTc 间期大于这些临界值。

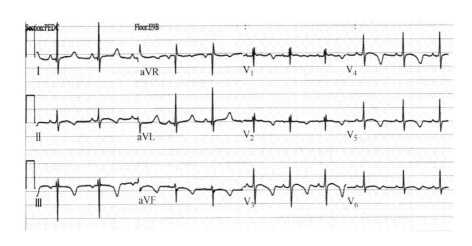

图 61.3 QT 间期延长。可见 T 波距离前一个 QRS 波较正常更远［经允许引自 Driscoll D (2006) *Fundamentals of Pediatric Cardiology*. Lippincott Williams & Wilkins］

61.4 离子通道病

目前已知的所有由于离子通道遗传异常引起的（无论是否以人名命名）都统称为离子通道病。除 Jervell 和 Lange-Nielsen 综合征、Romano-Ward 综合征外，还有 Anderson-Tawil 综合征、Timothy 综合征、药物引起的尖端扭转型室性心动过速、短 QT 综合征、儿茶酚胺敏感性多形性室性心动过速（CPVT）、Brugada 综合征、进行性心脏传导疾病或 LeV-Lenegre 病、家族性心房颤动。

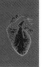

61.4.1 Andersen-Tawil 综合征

Anderson-Tawil 综合征（ATS）包括室性心律失常、周期性瘫痪和畸形特征。它是 *KCNJ2* 突变的结果。它是一种独特的通道病，代表心脏和骨骼肌兴奋性之间的联系。

61.4.2 Timothy 综合征

Timothy 综合征包括致命的心律失常、趾蹼、免疫缺陷、低血糖和认知障碍。Timothy 综合征相关的第一个突变为新生突变，为 *CACNA1C* 基因 8A 外显子 Gly406Arg。

61.4.3 短 QT 综合征

QTc 间期 ≤ 330 ～ 340 ms 被定义为短 QT 综合征（SQTS）。它是由基因 *KCNH2*、*KCNQ1* 和 *KCNJ2* 功能获得性突变引起的。SQTS 患者可出现猝死、晕厥、心悸和（或）心房颤动。许多患者都有过早猝死的家族史。

61.4.4 儿茶酚胺敏感性多形性室性心动过速

CPVT 与运动过程中的猝死或晕厥有关。它是由 *RYR2* 基因编码的心脏雷诺丁受体或钙释放通道的突变引起，而由编码肌集钙蛋白的

CASQ2 基因纯合或复合杂合突变引起的情况则不太常见。

61.4.5 Brugada 综合征

Brugada 综合征的心电图特征包括心导联 ST 段锥形抬高，合并或不合并 rSr' 型。它与猝死有关。目前 Brugada 综合征易感基因超过 15 个，但最常见的是 *SCN5A* 功能缺失突变，约占该病的 20%。

61.4.6 Lev-Lenegre 病

Lev-Lenegre 病由房室传导阻滞引起，在许多病例中为家族性。Lev 病通常发生于老年人，被认为是由传导系统的衰老相关纤维化所致。Lenegre 病往往发生于年轻人。事实上，两者（即 Lev-Lenegre 病）可能是由染色体 3p21 上的突变引发。心脏钠通道 SCN5A 由染色体 3p21 编码。一些 SCN5A 突变与房室传导阻滞有关。有人提出，在 Lenegre 病中，单倍体不足加上衰老可导致传导功能的逐渐衰退。

61.4.7 预激综合征

预激（WPW）综合征以短 PR 间期和 δ 波为特征，与室上性心动过速相关（图 61.2）。虽然通常为散发，但也可能为家族性。

61.5 诊 断

在许多情况下，心律失常的类型可以通过体表心电图确定。在少数情况下，可能需要心内电生理检查来准确定义心律失常的类型和潜在机制。

总的来说，室上性心律失常比室性心律失常症状更轻微。

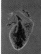

61.6 治 疗

任何心律失常的治疗都依赖于对具体心律失常的类型和机制的准确定义。治疗范围包括观察、药物治疗、电复律或药物复律、起搏器植入、射频消融术、自动心脏除颤器、心脏外科手术，以及在非常特殊情况下的心脏移植。明确一种心律失常或一种心律失常综合征是否具有潜在遗传性很重要，因为在这些情况下，对家庭成员进行心律失常筛查很必要。在研究对象的家庭成员中寻找潜在的遗传性心律失常也很重要，这些家庭成员有不明原因的早死或猝死、溺水死亡以及在特殊情况下发生的其他死亡。

61.7 预 后

心律失常的治疗效果取决于心律失常的类型。是否为单发心律失常，或是否伴有其他先天性心脏病或心肌病决定了其预后。

62 心律失常的人类遗传学

Erik Schulze-Bahr，Sven Dittmann

陈显达 译 储庆 校 胡盛寿 审

目录

摘要

遗传性心律失常是一种罕见疾病（患病率＜1:2000），或因无结构性心脏畸形而被认为是"原发性心脏电生理疾病"，或因累及肌细胞结构而被认为是"心脏离子通道病"。对这些疾病的心电图特征及其遗传分类的准确认识将有助于早期识别疾病和预防包括心脏性猝死在内的心脏事件发生。

这些疾病的遗传学背景复杂且为异质性。除了每个家族突变的主要"个人特征"外，涉及同一家族心律失常综合征的许多离子通道基因具有位点异质性的典型特征。建立者突变或热点突变并不常见。此外，即使在同一家族和突变携带者中，表型也可能发生变化和重叠。对于大多数心律失常，离子通道突变的临床表型局限于心脏组织，因此该疾病为非综合征型。

最近发明的平行 DNA 分析方法（所谓的第二代测序；NGS）将加强对突变和其他变异的进一步检测以及心律失常基因的鉴定。

62.1 遗传性心律失常或原发性心脏电生理疾病简介：心脏离子通道基因紊乱

近二十年来，随着对心律失常遗传形式的深入了解，心律失常的研究领域和对心律失常发生的病理生理学认识已经逐渐成熟。心脏离子通道的组成部分（图 62.1）已被认为是心脏动作电位产生和原发性心脏电生理疾病遗传形式的线索（表 62.1 至表 62.3）。

许多已识别的突变是"个人的"（即家族特异性）。已经确定了引起离子通道功能障碍的天然离子通道蛋白区域，可能允许药物对其进行修饰。可利用共享患者的遗传背景重建患者来源的细胞模型［人诱导多能干细胞（hiPSC）］和转分化心肌细胞样细胞开展全面的生物医学研究。

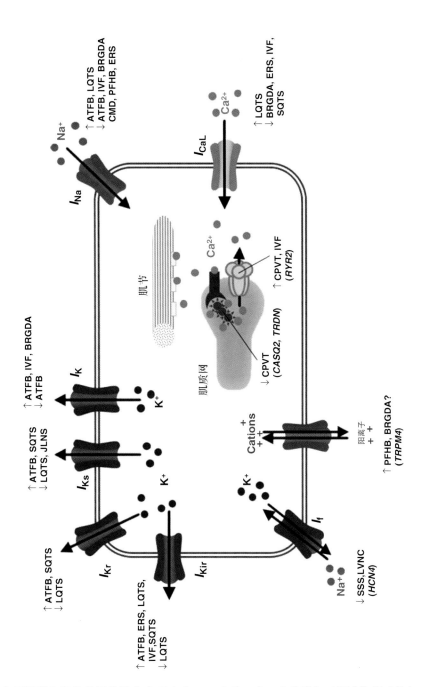

图 62.1 **主要心脏离子通道和相关的原发性电生理疾病。** I，电流；↑，电流增加（通道发挥功能）；↓，电流降低（通道停止发挥功能）；I_K，钾离子电流；I_{Na}，钠离子电流；I_{Ca}，钙离子电流；LQTS，长 QT 综合征；SQTS，短 QT 综合征；IVF，特发性心室颤动；PFHB，进展性家族性心脏传导阻滞；ATFB，心房颤动；BRGDA，Brugada 综合征；SSS，病窦综合征；ERS，早期复极综合征；JLNS，Jervell 和 Lange-Nielsen 综合征；LVNC，左心室致密化不全型心肌病。基因为斜体

　　几乎每一种遗传性心律失常均为基因异质性。对于一些原发性心脏电生理疾病（PED），目前已知有 10 多个不同的基因或相关位点（如长 QT 综合征、心房颤动或心室颤动）。此外，等位基因异质性显著（如 > 300 个不同的 LQTS 突变）。相比之下，在一些 PED 中，突变检出率（"基因检测的敏感性"）仍然较低（如心房颤动或心室颤动为 10% ～ 20%），引起了临床表型问题。因此，准确地了解和识别 PED 的遗传形式至关重要，这也包括与非遗传形式的鉴别。鉴于现有的遗传异质性，

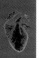

先天性心脏病——临床特征、人类遗传学和分子通路

表 62.1　钾通道基因（*KCNx*）和心律失常的遗传类型

基因	疾病	蛋白质，电流	敏感性 A: >10% B: 1 ~ 10% C: <1%	遗传性	通道功能
KCNA2	BRGDA	β-亚基(Kvβ3) I_{to}	C	AD	功能获得，I_{to}↑
KCNA5	ATFB7	主亚基（Kv1.5）I_{Kur}	B	AD	功能失去，I_{Kur}↓ 功能获得，I_{Kur}↑
KCND3	BRGDA	辅助亚基（Kv4.3）$I_{to,f}$	C		功能获得，I_{to}↑
	ATFB		C		功能获得，I_{to}↑
KCNQ1	LQT1	α-亚基（Kv7.1）I_{Ks}	A	AD	功能失去，I_{Ks}↓
	JLN1		A	AR	功能失去，I_{Ks}↓
	SQT2		C	AD	功能获得，I_{Ks}↑
	ATFB3		C	AD	功能获得，I_{Ks}↑
KCNH2	LQT2	α-亚基（Kv11.1）I_{Kr}	A	AD	功能失去，I_{Kr}↓
	SQT1		C	AD	功能获得，I_{Kr}↑
KCNE1	LQT5	β-亚基 $I_{Ks/Kr}$	C	AD	功能失去，I_{Ks}↓
	JLN2		A	AR	功能失去，I_{Ks}↓
	ATFB		C		功能获得，I_{Ks}↑
KCNE2	LQT6	β-亚基 I_K	C		功能失去，I_K↓
	ATFB4		C		功能获得，I_K↑
KCNE3	BRGDA6	β-亚基 I_K	C		功能获得，I_K↑
	ATFB		C		功能获得，I_K↑
KCNE5（*KCNE1L*）	IVF	β-亚基 I_K	C		功能获得，I_{to}↑
	ATFB		C		功能获得，I_{Ks}↑
KCNJ2	Andersen-Tawil	主亚基（Kir2.1）I_{K1}	A	AD	功能获得，I_{K1}↑
	LQT7		C	AD	功能获得，I_{K1}↑
	SQT3		C	AD	功能获得，I_{K1}↑
	ATFB9		C	AD	功能获得，I_{K1}↑
KCNJ5	Andersen-Tawil	主亚基（Kir3.4）$I_{K,ACh}$	C	AD	功能失去，$I_{K,ACh}$↓
	LQT13		C	AD	功能失去，$I_{K,ACh}$↓
KCNJ8	ERS, IVF	主亚基（Kir6.1）$I_{K,ATP}$	C		功能获得，$I_{K,ATP}$↑

BRGDA，Brugada 综合征；LQTS，长 QT 综合征；JLNS，Jervell 和 Lange-Nielsen 综合征；SQTS，短 QT 综合征；ATFB，心房颤动；IVF，特发性心室颤动；ERS，早期复极化综合征；敏感性，每个基因的突变捕获率；AD，常染色体显性遗传；AR，常染色体隐性遗传

以及已知疾病基因中不可预见的遗传复杂性，第二代测序（NGS）技术将改进现代遗传学诊断技术。再加上足够的致病性变异预测，这种平行基因分析（如在一次分析中对不同表型的几百个基因进行分析）将进一步取代依赖于 Sanger 测序方法的 DNA 分析。然而，NGS 分析除了能描述单基因性心脏疾病的基因组复杂性，还有可能将以前与患者表型无关的心血管基因与患者的表型进行联系，新的基因可能被识别出来。重要的是，需要进一步的验证性研究来建立新基因和表型之间的关系。

表 62.2 钠通道基因（*SCNx*）和心律失常的遗传类型					
基因	疾病	蛋白电流	敏感性 A: >10% B: 1–10% C: <1%	遗传	通道功能
SCN5A	ATFB10	α-亚基 $I_{NaV1.5}$	A	AD	功能失去，I_{Na} ↓
					功能获得，I_{Na} ↑
	BRGDA1		A	AD	功能失去，I_{Na} ↓
	CMD1E		B	AD	功能失去，I_{Na} ↓
					功能获得，I_{Na} ↑
	IVF		C		功能失去，I_{Na} ↓
	LQT3		B	AD	功能获得，I_{Na} ↑
	PFHB1A（PFHBI）		A	AD	功能失去，I_{Na} ↓
	SSS1		B	AD, AR	功能失去，I_{Na} ↓
	MEPPC			AD	功能获得，I_{Na} ↑
	ATRST1		C		
SCN10A	BRGDA	α-亚基 $I_{NaV1.8}$	C	AD	功能失去，I_{Na} ↓
SCN1B	BRGDA5	β-亚基 I_{Na}	C	AD	功能失去，I_{Na} ↓
	ATFB13		C		功能失去，I_{Na} ↓
SCN2B	BRGDA	β-亚基 I_{Na}	C	AD	功能失去，I_{Na} ↓
	ATFB14		C		功能失去，I_{Na} ↓
SCN3B	IVF	β-亚基 I_{Na}	B		功能失去，I_{Na} ↓
	BRGDA7		C		功能失去，I_{Na} ↓
	ATFB16		C		功能失去，I_{Na} ↓
SCN4B	LQT10	β-亚基 I_{Na}	C	AD	功能获得，I_{Na} ↑
	ATFB17		C		

BRGDA，Brugada 综合征；LQTS，长 QT 综合征；ATFB，心房颤动；ATRST，心房静止；IVF，特发性心室颤动；CMD，心肌病；MEPPC，多发性异位性浦肯野纤维相关期前收缩；PFHB，进行性家族性心脏传导阻滞；敏感性，每个基因的突变捕获率；AD，常染色体显性遗传；AR，常染色体隐性遗传

62.2 遗传性室性心律失常

家族性心律失常在几十年前就被详细报道过[1-6]，这对阐明心律失常的遗传基础具有重要意义。这些临床观察在今天仍然很重要，因为在人类分子遗传学时代，这些疾病已被进行系统的基因调查和鉴定。目前分子遗传学的技术方法飞速进步，如 NGS 全外显子组测序，有助于对人类基因组的详细了解[7-8]，其已经取代了遗传连锁和许多候选基因分析（见第 18 章）。NGS 必定会加速基因鉴定[9-13]，如已有研究发现由 *CALM1* 基因突变引起的家族性心室颤动[14]。

下文我们将讨论家族性心律失常的几种类型及其遗传基础。有两份国际共识文件可作为基因检测的诊断和适应证指南[15-16]。

62.3　先天性长 QT 综合征

LQTS 的特点是 QT 间期延长，通常用基线 12 导联或动态心电图（推荐速度 50 mm/s）测量。这些值必须根据心率进行校正（使用 Bazett 公式得到校正后的 QTc 值）。QTc 间期 > 450 ms（男性）或 > 460 ms（女性）提示为 LQTS，但与正常人群存在重叠。心室间传导延迟（如完全性右束支或左束支传导阻滞）可能限制 QT 间期的使用。QT 间期也会受到许多药物的影响。与先天性 LQTS 相比，药物诱导的 QT 间期延长（"获得性 LQTS"）往往不是遗传性的，只有在 10% ～ 15% 的病例中为药物诱导"隐藏的 LQTS"[17]。对于许多医生来说，LQTS 的识别和准确的 QT 间期测量仍然是困难的[18]。通过家族级联调查和系统基因检测，目前发现有许多 LQTS 突变携带者无症状[19]。这些无症状但 LQTS 突变阳性的患者仍患有先天性 LQTS，尽管"综合征"一词可能具有误导性。心脏事件或停搏的总体风险可能较低，且主要由 QT 间期延长程度和暴露于风险或事件触发因素的程度决定[20-21]。

自 1995 年以来，已发现有 13 个基因与先天性 LQTS 相关。突变的重要部分（敏感性约为 35%）位于 KCNQ1 基因（LQT1 型；染色体 11p15.5）编码慢激活延迟外向整流 K^+ 通道 I_{Ks}（Kv7.1）的 α - 亚基。这些亚基连同 β - 亚基（如 KCNE1；LQT5）组成四聚体通道。KCNQ1 突变主要导致钾外向电流减少（"功能失去"）。除了双基因遗传外（3% ～ 5%）[22]，其他严重的形式通过常染色体隐性遗传，如 Jervell 和 Lange-Nielsen 综合征（JLNS），其伴有严重的双侧感音神经性听力损失。LQTS 的第二个关键基因是 KCNH2 基因，位于染色体 7q36.1，编码快速激活的延迟整流 K^+ 通道 I_{Kr} 的成孔 α - 亚基（Kv11.1；hERG），并在心室动作电位的最终复极以及药物诱发的心律失常过程中发挥重要作用[23]。KCNH2 的"功能失去"突变（敏感性为 30%）会导致 LQT2，而"功能获得"突变则可缩短 QT 间期（即所谓的短 QT 综合征，SQT1）。LQTS 的另一亚型 LQT3 与 SCN5A 基因（染色体 3p22.2）突变导致的心脏钠离子通道缺陷相关。10% ～ 15% 的 LQTS 患者编码心脏的同种型电压门控钠离子通道 α - 亚基的基因（Nav1.5）发生了突变，该疾病主要的电生理机制是有明显内向钠离子（I_{Na}）电流的"功能获得"（由于通道门控异常或运输受损）。除了主要 LQTS 亚型的分子和机制差异外，患者在临床上的差异还体现在药物反应、表型疾病修饰（如体表心电图的复极化模式）和疾病严重程度等方面[20-21]。

对于其他但主要是罕见的 LQTS 亚型（敏感性 < 1%），已发现其他离子通道基因或调控亚基发生突变。这些离子通道亚基由 KCNE2（K^+；LQT6）、KCNJ2（K^+；LQT7；Anderson-Tawil 综合征）、KCNJ5（K^+；LQT13）和 SCN4B（Na^+；LQT10）。LQTS 的其他相关基因包括 ANK2（ankyrin-B，LQT4）、AKAP9（a- 激酶锚定蛋白；LQT11）、CACNA1C（Ca^{2+}；LQT8；包括 Timothy 综合征）、CALM1（钙调蛋白 1）、CALM2（钙调蛋白 2），CALM3（钙调蛋白 3），CAV3（陷窝蛋白 3；LQT9）和 SNTA1（syntrophin α 1；LQT12）（表 62.1 至表 62.3）。

突变分析不仅对 LQTS 症状明显的患者是必要的，而且对 QTc 间期正常的（< 440 ～ 460 ms）无症状家庭成员也是必要的。与非携带者相比，其患心脏病的风险增加了 10 倍[20]。突变的类型和突变在特定通道域中的位置可影响潜在的生物物理缺陷，进而影响疾病的严重程度[24-25]。然而，这些信息的临床效用尚未得到验证。在相同 LQTS 突变的携带者中，甚至在相同的家族中，临床表现存在明显变异性，这启动了对单核苷酸多态性（SNP）在疾病调节中作用的研究。到目前为止，罕见的 SNP 等位基因已经在 LQTS 患者和普通人群中进行了研究，并被认为可影响复极化[26-29]。

这些统计学方法已经部分被重复。SNP 基因分型对临床决策的影响尚需进一步研究，因为小 SNP 等位基因对 QTc 间期的总体影响通常较小（< 5 ms）。

另一种研究 LQTS 相关离子通道突变效应的实验方法是利用包括 LQTS 突变在内的相同基因含量的患者组织（通常是皮肤成纤维细胞）的优势，使用重编程的心脏样肌细胞[30-32]。通过使用患者来源的细胞，细胞 LQTS 表型已经成功地在几个 LQTS 亚型中进行了重复[33-39]，并能够显示常染色体隐性 LQTS 的基因剂量反应[40]。

62.4 Brugada 综合征

Brugada 综合征（BRGDA）是一种临床和遗传重叠综合征，目前的诊断标准为出现一种病理心电图（即 1 型 Brugada 心电图）[15]。目前已对该心电图标准进行了修改[41]，在原来的基础上，BrS 患者下壁导联可能出现早期复极异常（J 波）和（或）1 型心电图[42]；这些患者被认为预后较差。有类似 BRGDA 表现的情况（如低体温、漏斗胸、药物诱导的 BRGDA）必须仔细排除[43-44]。在一项国际研究（FINGER 注册表）中，1029 名 BRGDA 患者中 SCD 占 6%，晕厥占 30%（其他原因不明）。大多数患者无症状（64%），在平均随访 31.9（14 ～ 54.4）个月，只有 5% 的心脏事件的发生，表明低于最初预期的心脏事件（7.7% SCD，1.9% 晕厥，无症状的患者和 0.5%）。心脏风险与既往症状和自发性 1 型心电图有关，而在电生理研究中，基因型、性别、家族史或室性快速性心律失常并未提供足够的信息[45]。

心脏钠通道基因 SCN5A（电压门控钠通道 V 型 α 亚基；BRGDA1）突变可导致 15% ～ 20% 的 BRGDA。该基因编码心脏电压门控钠通道 Nav1.5 的 α 亚基。与 LQT3 突变相比，"功能失去"通常会导致内向电流（I_{Na}）下降。目前，关于 BRGDA 是单纯的去极化紊乱还是早期复极化紊乱（2 相）还存在争议。值得注意的是，部分 SCN5A 突变可能导致 LQT3 的重叠综合征[46]，更常见的是房室传导紊乱。该疾病与年龄有关，本质上是进行性的，与其他形式的进行性家族性心脏传导阻滞（PFHB）类似，如 TRPM4[47] 或 LMNA 基因突变导致的 PFHB。

与 BRGDA1 相似，L 型钙通道基因（CACNA1C：L 型电压依赖性钙通道，BRGDA3；CACNB2B：电压依赖性钙通道，β-2 亚基；BRGDA4；CACNA2D1：电压依赖性钙通道 α-2/δ 亚基 1）导致内向电流（I_{Ca}）减少和 BRGDA。然而，这些患者通常有早期复极化和（或）短 QT 间期[48-49]（表 62.1）。

其他与心脏钠通道形成或调节相关的 BRGDA 基因在其他 BRGDA 亚型中很少被发现（< 1%）[50]。目前为止，SCN1B 基因突变（电压门控钠通道 Ⅰ 型 β 亚基，BRGDA5）和 SCN3B（电压门控钠通道 Ⅱ 型 β 亚基，BRGDA7）与 BRGDA 有关且都伴随着功能失去和内向电流减少。GPD1L 基因（甘油 -3- 磷酸脱氢酶 1 样，BRGDA2）的突变也通过与 SCN5A 相互作用和膜转运的减少导致类似的内向 I_{Na} 电流减少[51]。最近，编码另一个钠通道的 α 亚基的 SCN10A（电压门控钠通道 V 型 α 亚基）被认定是导致 BRGDA 的基因[52]。然而，由于这一钠通道主要在神经元细胞中表达，尚不清楚 SCN10A 中功能失去突变如何与心脏表型联系。由于 SCN5A 和 SCN10A 的染色体比较接近，基因组间相互作用对 SCN5A 表达的影响可能是其发病机制的线索[53-54]。值得注意的是，心脏钠通道基因的表达与其他因素有关，如 HEY2（螺旋 - 环 - 螺旋转录抑制因子）[54]、间隙连接蛋白 43 或其他细胞黏附分子[55-56]，这些因素可能在先天性或后天环境中调节心脏传导。

BRGDA 患者的候选基因方法导致发现了除离子通道基因外的其他罕见变异（敏感性 < 1%）。

例如 *KCNE3* 基因（K⁺；BRGDA6）、*KCND3*（K⁺）、*KCNJ8*（K⁺）。值得注意的是，*HCN4*（超极化激活的环核苷酸门控钾通道 4；BRGDA8）是引起心脏起搏器电流（I_f）的基因，其与 *TRPM4* 基因

（瞬时受体电位阳离子通道亚家族 m 成员 4[57-58]）和 *MOG1*（是钠通道基因表达和功能的另一种调节因子）突变在部分 BRGDA 患者中被发现。

表 62.3 钙离子通道基因（*CACNx*）和心律失常的遗传类型

基因	疾病（OMIM）	蛋白	敏感性 A: >10% B: 1–10% C: <1%	遗传	通道功能
CACNA1C	Timothy 综合征	α - 亚基 CaV1.2	A	AD	功能获得，I_{CaL} ↑
	LQT8		C	(-)	功能获得，I_{CaL} ↑
	BRGDA3		B	AD	功能失去，I_{CaL} ↓
	SQT4		C	AD	功能失去，I_{CaL} ↓
	ERS、IVF		B	AD	功能失去，I_{CaL} ↓
CACNA1D	SANDD	α - 亚基 CaV1.3	C	AR	功能失去，I_{CaL} ↓
CACNA2D1	BRGDA10	α - 亚基、δ - 亚基	B	AD	功能失去，I_{CaL} ↓
	ERS、IVF		B	AD	功能失去，I_{CaL} ↓
	SQT6		C	AD	功能失去，I_{CaL} ↓
CACNB2	BRGDA4	β - 亚基	B	AD	功能失去，I_{CaL} ↓
	ERS、IVF		B	AD	功能失去，I_{CaL} ↓
	SQT5		C	AD	功能失去，I_{CaL} ↓
RyR2	CPVT1	雷诺丁受体 2（RYR2）	A	AD	功能获得 舒张的 $[Ca^{2+}]_i$ ↑
CASQ2	CPVT2	集钙蛋白 2	C	AR	功能失去 舒张的 $[Ca^{2+}]_i$ ↑
TRDN	CPVT5	Triadin	C	AR	功能失去
HCN4	SSS2	心脏起搏细胞	B	AD	功能失去，I_f ↓
TRPM4	PFHB1b	浦肯野细胞	A	AD	功能获得，↑

SSS，病态窦房结综合征；BRGDA，Brugada 综合征；LQTS，长 QT 综合征；ATFB，心房颤动；SQTS，短 QT 综合征；IVF，特发性心室颤动；ERS，早期复极化综合征；PFHB，进行性家族性心脏传导阻滞；SANDD，窦房结功能障碍和耳聋；敏感性，每个基因的突变捕获率；AD，常染色体显性遗传；AR，常染色体隐性遗传

62.5 儿茶酚胺敏感性多形性室性心动过速

儿茶酚胺敏感性多形性室性心动过速（CPVT）是一种潜在的恶性遗传性心律失常综合征，其特点是在生理或心理应激期间发生双向性或多形性室性心动过速。患者基线心电图通常正常，但在运动过程中（心率＞ 120 ～ 140 次 / 分）通常出现单形性和后续的多形性或双向性室性期前收缩

（VES）。有些患者可能在精神压力而不是生理压力下出现这些症状。因此，在持续性多形性或双向性室性心动过速或继发心室颤动（VF）期间，患者可能会出现晕厥或心脏停搏。还需要考虑其他鉴别诊断（如心肌病、洋地黄中毒、静息状态下的 VES）。初步报告显示，如果未经治疗，40 岁以下的死亡率为 30%。然而，通过基因分型表明，最初的报告是不准确的，基因型阳性的 CPVT 患者也可能会有较轻的病程。

大多数 CPVT 病例（突变敏感性为 50%～60%）由 RYR2 基因（雷诺丁受体 2，CPVT1）[60] 杂合突变引起，该基因编码肌质网（SR）钙通道，因为其与生物碱雷诺丁具有亲和力，故也被称为雷诺丁受体。它是一种分子量约为 560 kDa 的蛋白质，定位于面对 L 型钙通道所在的 T 管的 SR 的膜区域。如果没有 NGS 技术，这个大基因（103 个外显子）通常需要采用逐步分析（3～4 个水平）进行研究。RYR2 和 CASQ2 基因（CPVT2）的突变[61] 导致 SR 非生理性舒张期钙释放（"泄漏"），引发心律失常。综上所述，RYR2 基因突变与功能获得有关，而其他 CPVT 基因突变则与功能失去有关。目前报道的 RYR2 突变均为错义突变[62]。CPVT1 的基因型–表型相关性尚未建立。

与常染色体显性遗传形式不同，隐性遗传形式存在于编码集钙蛋白 2 的 CASQ2 基因和 TRDN 基因中（triadin，CPVT5）。集钙蛋白 2 是一种具有结合 SR 内游离钙并通过管内钙传感器调节 RyR2 功能的蛋白。Triadin 可与心脏雷诺丁受体、集钙蛋白和结缔组织蛋白形成复合物。由于这一功能，triadin 是 SR 钙内流的一部分，并调控钙离子进入 SR（表 62.3）。

对于这两个基因，以及除 CPVT1 外的所有 CPVT 亚型，突变频率（敏感度）都很低（<1%）。CPVT 的其他基因是编码钙调蛋白的基因 [CALM1（CPVT4）和 CALM2]，或者是在一个阿拉伯家族中发现的定位在染色体 7p22-p14 上的 CPVT3 位点（基因目前未知）[63-64]。

利用患者来源的细胞，人诱导多能干细胞技术使 CPVT 模型在 LQTS（如上所述）中心脏样肌细胞中的研究成为可能[65-66]。与体外模型一致，患者来源的心脏样肌细胞在肾上腺素能刺激期间可表现出延迟去极化，并导致激活[66, 56]。这些特殊的细胞被用于氟卡尼（类似于临床和实验观察[67]）、毒胡萝卜素和 CaMK II 抑制剂进行细胞表型的药理学解救实验[68]，以显示这些成分在疾病导向的用药和（或）个体化药物中的主要作用。

62.6　其他少见的遗传性心律失常

62.6.1 特发性心室颤动

"特发性心室颤动（IVF）"是指尽管进行了广泛的心脏和非心脏检查，但心脏停搏仍无法解释的情况；这包括对可能导致心脏停搏的已知心脏、呼吸、代谢和毒理学病因的评估。理想情况下，心脏检查应包括所有侵入性和非侵入性检查，包括可疑心肌病的心脏活检。VF 发生的事件应该被记录下来以进行明确诊断。1992 年提出，心律失常的隐性遗传形式（如心肌病、LQTS、CPVT）是 IVF 的基础[69]。心脏性猝死（SCD）患者中未知原因［即所谓的突发性猝死综合征（SUDS）

或婴儿猝死综合征（SIDS）］的一部分患者很可能是由于发生了 IVF，特别是在死亡原因尚未确定的情况下。

IVF 的家族形式已被广泛研究和报道[10, 70-71]。到目前为止，候选（离子通道）基因方法已在 IVF 患者中采用，并重点关注易导致其他遗传性心律失常综合征的基因。一项研究报道显示 7q36 号染色体上的一个初始单倍型，其包含 DPP6 基因位点[70]。然而，该位点和 DPP6（VF2）中的这种致病基因变异仍未确定，甚至有人认为该蛋白可能作为人类浦肯野纤维 I（to）电流的动作电位调节因子，从而使得患者出现如 IVF 所表现的易于发生早期复极化的特征[72]。然而，大多数 IVF 患者没有阳性家族史。值得注意的是，IVF 伴有离子通道基因突变的病例已被报道，如钙通道基因（*CACNA1C*、*CACNA2D1*）中的 *SCN5A*（VF1）；钾通道中的 *KCNQ1*、*KCNE5*、*KCNJ8*；以及其他基因（如 *RYR2*、*SCN3B*、*TNNT2* 和 *CALM1*）。IVF 的总体突变敏感性为 10% ~ 15%。

62.6.2 短 QT 综合征

短 QT 综合征（SQTS）的特点是 QT 间期非常短，ST 段缺失，心电图上呈现对称性高 T 波（< 330 ms 或 < 360 ms 伴随临床症状）。由于肌细胞的不应期缩短，易发生心房颤动和心室颤动[73]。因此，SQTS 为高度致命性，心脏性猝死往往是该病的第一个表现。遗传学研究已经发现了编码钾通道的基因突变，这些基因最初在 LQTS 中被描述（*KCNH2*、*KCNQ1* 和 *KCNJ2*），现在这些突变已经被证明对细胞的离子电流存在反作用（即功能获得和增加）。编码 CaV1.2 L 型钙通道亚基（*CACNA1C*、*CACNB2*）的基因突变可导致短 QT 综合征或重叠表型，这种表型结合了 QT 间期缩短和 Brugada 心电图表型，其特征是细胞丧失通道功能。最近的一项研究发现，尽管几乎一半的 SQTS 病例为家族性，但仅有 14% 的 SQTS 病例发生突变[74]。

62.6.3 心房颤动

心房颤动（AF）是心律失常最常见的类型，也是心血管疾病的一大病因，尤其是卒中。它影响 1% ~ 2% 的普通人群，并且其发生具有年龄依赖性。典型的 AF 是一种多因素心律失常，由一系列可影响心房大小、功能和肌细胞功能的因素引起。许多研究表明 AF，特别是散发或早发性 AF（"特发性形式"）具有重要的遗传成分，占 10% ~ 20%。

散发性 AF 和家族性 AF 患者的基因突变虽然罕见，但多年来已得到公认。目前，已发现超过 15 个基因突变与 AF 有关。然而，单基因 AF 的复杂性可以从最近的发现中得到说明，即同一基因中的功能获得突变和功能失去突变都可以导致 AF。此外，体细胞基因突变（如间隙连接蛋白 40/*GJA5*）也已被发现，但似乎并不常见[75]。迄今为止，主要有以下心脏离子（K+、Na+）通道基因受影响，如 *KCNQ1*（ATFB3）、*KCNE2*（ATFB4）、*KCNA5*（K+）；*ATFB7* 和 *KCNJ2*（ATFB9），钠通道：*SCN5A*（ATFB10）和 β 亚基基因 *SCN1B*（ATFB13）*SCN2B*（电压门控钠通道 II 型 β 亚基；ATFB14）、*SCN3B*（ATFB16）、*SCN4B*（ATFB17）。遗传性 AF 的其他基因包括蛋白转运体 ABCC9（ATP 结合盒；ATFB12）、*GJA5*（间隙连接蛋白 α5；ATFB11）核孔复合体 NUP155（核孔蛋白 155-KD；ATFB15）和 *NPPA*（利尿钠肽前体 a，ATFB6）。目前还没有发现其他连锁基因位点。这些区域分别是 10q22q24（ATFB1）、6p16-p14（ATFB2）、4q25（ATFB5）和 16q22（ATFB8）（表 62.1 和表 62.2）。到目前为止，没有一个 AF 基因位点能够解释显著的遗传变异（敏感性 < 5%）[17]。因此，散发、早发或家族性 AF 的遗传调查仅限于选定的个体（IIb 类指征）。

全基因组关联分析（GWAS）表明，许多常见的单核苷酸多态性（SNP）在 AF 的发展中发挥作用。在第一次 GWAS 发现了 *PITX2* 和 AF 之间的联系之后，一些新的 GWAS 报告已经确定了与 AF 易感性相关的 SNP。迄今为止，已有 9 个 SNP 与 AF 相关[76-80]。涉及这些 SNP 的确切生物学途径以及 AF 的发展目前正在研究中，必须将已识别的量化位点与心脏组织中相关基因的转录变化联系起来[81]。

结　论

许多心血管疾病——包括心律失常——都具有遗传学背景，并且以家族形式发病。其中大部分属于罕见的离子通道疾病，其患病率通常较低（＜1:2000）。目前已知其广泛存在的遗传异质性和复杂性（5～15 种特定的致病基因），"个别的"（家族特异性）突变与可变的表型表现有关。NGS 技术将增强诊断能力并促进疾病基因鉴定，从而改善患者护理。早期识别有风险的患者将有助于预防心脏性猝死。

参考文献

［1］Jervell A，Lange-Nielsen F（1957）Congenital deaf-mutism，functional heart disease with prolongation of the Q-T interval and sudden death. Am Heart J 54：59-68

［2］Romano C（1965）Congenital cardiac arrhythmia. Lancet 1：658-659

［3］Ward OC（1964）A new familial cardiac syndrome in children. J Ir Med Assoc 54：103-106

［4］Lehmann H，Klein UE（1977）Familial sinoatrial and atrioventricular arrhythmia causing an emergency case（author's transl）. Med Klin 72：1379-1385

［5］Harnischfeger WW（1959）Hereditary occurrence of the pre-excitation（Wolff-ParkinsonWhite）syndrome with re-entry mechanism and concealed conduction. Circulation 19：28-40

［6］Brugada P，Brugada J（1992）Right bundle branch block，persistent ST segment elevation and sudden cardiac death：a distinct clinical and electrocardiographic syndrome. A multicenter report. J Am Coll Cardiol 20：1391-1396

［7］Lander ES，Linton LM，Birren B et al（2001）Initial sequencing and analysis of the human genome. Nature 409：860-921

［8］Venter JC，Adams MD，Myers EW et al（2001）The sequence of the human genome. Science 291：1304-1351

［9］Chugh SS，Huertas-Vazquez A（2014）Inherited arrhythmia syndromes：exome sequencing opens a new door to diagnosis. J Am Coll Cardiol 63：267-268

［10］Jabbari J，Jabbari R，Nielsen MW et al（2013）New exome data question the pathogenicity of genetic variants previously associated with catecholaminergic polymorphic ventricular tachycardia. Circ Cardiovasc Genet 6：481-489

［11］Ng D，Johnston JJ，Teer JK et al（2013）Interpreting secondary cardiac disease variants in an exome cohort. Circ Cardiovasc Genet 6：337-346

［12］Schuler BA，Prisco SZ，Jacob HJ et al（2013）Using whole exome sequencing to walk from clinical practice to research and back again. Circulation 127：968-970

［13］Zumhagen S，Friedrich C，Stallmeyer B et al（2013）MonogenekardialeIonenkanalerkrankungen. Med Genet 25：462-469

［14］Marsman RF，Barc J，Beekman L et al（2014）A mutation in CALM1 encoding calmodulin in familial idiopathic ventricular fibrillation in childhood and adolescence. J Am Coll Cardiol 63：259-266

［15］Priori SG，Wilde AA，Horie M et al（2013）Executive summary：HRS/EHRA/APHRS expert consensus statement on the diagnosis and management of patients with inherited primary arrhythmia syndromes. Europace 15：1389-1406

［16］Ackerman MJ，Priori SG，Willems S et al（2011）HRS/EHRA expert consensus statement on the state of genetic testing for the channelopathies and cardiomyopathies：this document was developed as a partnership between the Heart Rhythm Society（HRS）and the European Heart Rhythm Association（EHRA）. Europace 13：1077-1109

［17］Weeke P，Parvez B，Blair M et al（2014）Candidate gene approach to identifying rare genetic variants associated with lone atrial fibrillation. Heart Rhythm 11：46-52

［18］Viskin S，Rosovski U，Sands AJ et al（2005）Inaccurate electrocardiographic interpretation of long QT：the majority of physicians cannot recognize a long QT when they see one. Heart Rhythm 6：569-574

［19］Napolitano C，Priori SG，Schwartz PJ et al（2005）

Genetic testing in the long QT syndrome: development and validation of an efficient approach to genotyping in clinical practice. JAMA 294: 2975-2980

[20] Goldenberg I, Horr S, Moss AJ et al (2011) Risk for life-threatening cardiac events in patients with genotype-confirmed long-QT syndrome and normal-range corrected QT intervals. J Am Coll Cardiol 57: 51-59

[21] Schwartz PJ, Priori SG, Bloise R et al (2001) Molecular diagnosis in a child with sudden infant death syndrome. Lancet 358: 1342-1343

[22] Ackerman MJ (1998) The long QT syndrome: ion channel diseases of the heart. Mayo Clin Proc 73: 250-269

[23] Kannankeril P, Roden DM, Darbar D (2010) Drug-induced long QT syndrome. Pharmacol Rev 62: 760-781

[24] Moss AJ, Shimizu W, Wilde AA et al (2007) Clinical aspects of type-1 long-QT syndrome by location, coding type, and biophysical function of mutations involving the KCNQ1 gene. Circulation 115: 2481-2489

[25] Shimizu W, Moss AJ, Wilde AA et al (2009) Genotype-phenotype aspects of type 2 long QT syndrome. J Am Coll Cardiol 54: 2052-2062

[26] Amin AS, Giudicessi JR, Tijsen AJ et al (2012) Variants in the 3' untranslated region of the KCNQ1-encoded Kv7.1 potassium channel modify disease severity in patients with type 1 long QT syndrome in an allele-specific manner. Eur Heart J 33: 714-723

[27] de Villiers CP, van der Merwe L, Crotti L et al (2014) AKAP9 is a genetic modifier of congenital long-QT syndrome type 1. Circ Cardiovasc Genet 7: 599-606

[28] Arking DE, Pulit SL, Crotti L et al (2014) Genetic association study of QT interval highlights role for calcium signaling pathways in myocardial repolarization. Nat Genet 46: 826-836

[29] Pfeufer A, Sanna S, Arking DE et al (2009) Common variants at ten loci modulate the QT interval duration in the QTSCD Study. Nat Genet 41: 407-414

[30] Hoekstra M, Mummery CL, Wilde AA et al (2012) Induced pluripotent stem cell derived cardiomyocytes as models for cardiac arrhythmias. Front Physiol 3: 346

[31] Jiang W, Lan F, Zhang H (2014) Human induced pluripotent stem cell models of inherited cardiovascular diseases. Curr Stem Cell Res Ther (in press)

[32] Savla JJ, Nelson BC, Perry CN et al (2014) Induced pluripotent stem cells for the study of cardiovascular disease. J Am Coll Cardiol 64: 512-519

[33] Moretti A, Bellin M, Welling A et al (2010) Patient-specific induced pluripotent stem-cell models for long-QT syndrome. N Engl J Med 363: 1397-1409

[34] Yazawa M, Hsueh B, Jia X et al (2011) Using induced pluripotent stem cells to investigate cardiac phenotypes in Timothy syndrome. Nature 471: 230-234

[35] Itzhaki I, Maizels L, Huber I et al (2011) Modelling the long QT syndrome with induced pluripotent stem cells. Nature 471: 225-229

[36] Bellin M, Casini S, Davis RP et al (2013) Isogenic human pluripotent stem cell pairs reveal the role of a KCNH2 mutation in long-QT syndrome. EMBO J 32: 3161-3175

[37] Paşca SP, Portmann T, Voineagu I et al (2011) Using iPSC-derived neurons to uncover cellular phenotypes associated with Timothy syndrome. Nat Med 17: 1657-1662

[38] Spencer CI, Baba S, Nakamura K et al (2014) Calcium transients closely reflect prolonged action potentials in iPSC models of inherited cardiac arrhythmia. Stem Cell Rep 3: 269-281

[39] Liang P, Lan F, Lee AS et al (2013) Drug screening using a library of human induced pluripotent stem cell-derived cardiomyocytes reveals disease-specific patterns of cardiotoxicity. Circulation 127: 1677-1691

[40] Zhang M, D'Aniello C, Verkerk AO et al (2014) Recessive cardiac phenotypes in induced pluripotent stem cell models of Jervell and Lange-Nielsen syndrome: disease mechanisms and pharmacological rescue. Proc Natl Acad Sci U S A 111: E5383-E5392

[41] Bayés de Luna A, Brugada J, Baranchuk A et al (2012) Current electrocardiographic criteria for diagnosis of Brugada pattern: a consensus report. J Electrocardiol 45: 433-442

[42] Rollin A, Sacher F, Gourraud JB et al (2013) Prevalence, characteristics, and prognosis role of type 1 ST elevation in the peripheral ECG leads in patients with Brugada syndrome. Heart Rhythm 10: 1012-1018

[43] Letsas KP, Kavvouras C, Kollias G et al (2013) Drug-induced Brugada syndrome by noncardiac agents. Pacing Clin Electrophysiol 36: 1570-1577

[44] Brugada J, Blom N, Sarquella-Brugada G et al (2013) Pharmacological and nonpharmacological therapy for arrhythmias in the pediatric population: EHRA and AEPCArrhythmia Working Group joint consensus statement. Europace 15: 1337-1382

[45] Probst V, Veltmann C, Eckardt L et al (2010) Long-term prognosis of patients diagnosed with Brugada

先天性心脏病——临床特征、人类遗传学和分子通路

syndrome: results from the FINGER Brugada Syndrome Registry. Circulation 121: 635-643

[46] Makita N, Behr E, Shimizu W et al (2008) The E1784K mutation in SCN5A is associated with mixed clinical phenotype of type 3 long QT syndrome. J Clin Invest 118: 2219-2229

[47] Kruse M, Schulze-Bahr E, Corfield V et al (2009) Impaired endocytosis of the ion channel TRPM4 is associated with human progressive familial heart block type I. J Clin Invest 119: 2737-2744

[48] Burashnikov E, Pfeiffer R, Barajas-Martinez H et al (2010) Mutations in the cardiac L-type calcium channel associated with inherited J-wave syndromes and sudden cardiac death. Heart Rhythm 7: 1872-1882

[49] Antzelevitch C, Pollevick GD, Cordeiro JM et al (2007) Loss-of-function mutations in the cardiac calcium channel underlie a new clinical entity characterized by ST-segment elevation, short QT intervals, and sudden cardiac death. Circulation 115: 442-449

[50] Crotti L, Marcou CA, Tester DJ et al (2012) Spectrum and prevalence of mutations involving BrS1- through BrS12-susceptibility genes in a cohort of unrelated patients referred for Brugada syndrome genetic testing: implications for genetic testing. J Am Coll Cardiol 60: 1410-1418

[51] London B, Michalec M, Mehdi H et al (2007) Mutation in glycerol-3-phosphate dehydrogenase 1 like gene (GPD1-L) decreases cardiac Na$^+$ current and causes inherited arrhythmias. Circulation 116: 2260-2268

[52] Hu D, Barajas-Martínez H, Pfeiffer R et al (2014) Mutations in SCN10A are responsible for a large fraction of cases of Brugada syndrome. J Am Coll Cardiol 64: 66-79

[53] van den Boogaard M, Smemo S, Burnicka-Turek O et al (2014) A common genetic variant within SCN10A modulates cardiac SCN5A expression. J Clin Invest 124: 1844-1852

[54] Bezzina CR, Barc J, Mizusawa Y et al (2013) Common variants at SCN5A-SCN10A and HEY2 are associated with Brugada syndrome, a rare disease with high risk of sudden cardiac death. Nat Genet 45: 1044-1049

[55] Marsman RF, Bezzina CR, Freiberg F et al (2014) Coxsackie and adenovirus receptor is a modifier of cardiac conduction and arrhythmia vulnerability in the setting of myocardial ischemia. J Am Coll Cardiol 63: 549-559

[56] Zhang XH, Haviland S, Wei H et al (2013) Ca^{2+} signaling in human induced pluripotent stem cell-derived cardiomyocytes (iPS-CM) from normal and catecholaminergic polymorphic ventricular tachycardia (CPVT)-afflicted subjects. Cell Calcium 54: 57-70

[57] Liu H, Chatel S, Simard C et al (2013) Molecular genetics and functional anomalies in a series of 248 Brugada cases with 11 mutations in the TRPM4 channel. PLoS One 8, e54131

[58] Stallmeyer B, Zumhagen S, Denjoy I et al (2012) Mutational spectrum in the Ca (2+) -activated cation channel gene TRPM4 in patients with cardiac conductance disturbances. Hum Mutat 33: 109-117

[59] Leenhardt A, Lucet V, Denjoy I et al (1995) Catecholaminergic polymorphic ventricular tachycardia in children. A 7-year follow-up of 21 patients. Circulation 91: 1512-1519

[60] Priori SG, Napolitano C, Tiso N et al (2001) Mutations in the cardiac ryanodine receptor gene (hRyR2) underlie catecholaminergic polymorphic ventricular tachycardia. Circulation 103: 196-200

[61] Lahat H, Pras E, Olender T et al (2001) A missense mutation in a highly conserved region of CASQ2 is associated with autosomal recessive catecholamine-induced polymorphic ventricular tachycardia in Bedouin families from Israel. Am J Hum Genet 69: 1378-1384

[62] Venetucci L, Denegri M, Napolitano C et al (2012) Inherited calcium channelopathies in the pathophysiology of arrhythmias. Nat Rev Cardiol 9: 561-575

[63] Nyegaard M, Overgaard MT, Søndergaard MT et al (2012) Mutations in calmodulin cause ventricular tachycardia and sudden cardiac death. Am J Hum Genet 91: 703-712

[64] Bhuiyan ZA, Hamdan MA, Shamsi ET et al (2007) A novel early onset lethal form of catecholaminergic polymorphic ventricular tachycardia maps to chromosome 7p14-p22. J Cardiovasc Electrophysiol 18: 1060-1066

[65] Jung CB, Moretti A, Mederos y Schnitzler M et al (2012) Dantrolene rescues arrhythmogenic RYR2 defect in a patient-specific stem cell model of catecholaminergic polymorphic ventricular tachycardia. EMBO Mol Med 4: 180-191

[66] Itzhaki I, Maizels L, Huber I et al (2012) Modeling of catecholaminergic polymorphic ventricular tachycardia with patient-specific human-induced pluripotent stem cells. J Am Coll Cardiol 60: 990-1000

[67] Watanabe H, Chopra N, Laver D et al (2009) Flecainide prevents catecholaminergic polymorphic ventricular tachycardia in mice and humans. Nat Med 2009 (15): 380-383

[68] Di Pasquale E, Lodola F, Miragoli M et al (2013) CaMKII inhibition rectifies arrhythmic phenotype in a patient-specific model of catecholaminergic polymorphic ventricular tachycardia. Cell Death Dis 10, e843

[69] Priori SG, Borggrefe M, Camm AJ et al (1992) Unexplained cardiac arrest. The need for a prospective registry. Eur Heart J 13: 1445-1446

[70] Alders M, Koopmann TT, Christiaanset I et al (2009) Haplotype-sharing analysis implicates chromosome 7q36 harboring DPP6 in familial idiopathic ventricular fibrillation. Am J Hum Genet 84: 468-476

[71] McRae JR, Wagner GS, Rogers MC et al (1974) Paroxysmal familial ventricular fibrillation. J Pediatr 84: 515-518

[72] Xiao L, Koopmann TT, Ördög B et al (2013) Unique cardiac Purkinje fiber transient outward current beta-subunit composition: a potential molecular link to idiopathic ventricular fibrillation. Circ Res 112: 1310-1322

[73] Gussak I, Brugada P, Brugada J et al (2000) Idiopathic short QT interval: a new clinical syndrome? Cardiology 94: 99-102

[74] Mazzanti A, Kanthan A, Monteforte N et al (2014) Novel insight into the natural history of short QT syndrome. J Am Coll Cardiol 63: 1300-1308

[75] Roberts JD, Longoria J, Poon A et al (2014) Targeted deep sequencing reveals no evidence for somatic mosaicism in atrial fibrillation. Circ Cardiovasc Genet 8: 50-57

[76] den Hoed M, Eijgelsheim M, Esko T et al (2013) Identification of heart rate-associated loci and their effects on cardiac conduction and rhythm disorders. Nat Genet 45: 621-631

[77] Benjamin EJ, Rice KM, Arking DE et al (2009) Variants in ZFHX3 are associated with atrial fibrillation in individuals of European ancestry. Nat Genet 41: 879-881

[78] Gudbjartsson DF, Holm H, Gretarsdottir S et al (2009) A sequence variant in ZFHX3 on 16q22 associates with atrial fibrillation and ischemic stroke. Nat Genet 41: 876-878

[79] Ellinor PT, Lunetta KL, Glazer NL et al (2010) Common variants in KCNN3 are associated with lone atrial fibrillation. Nat Genet 42: 240-244

[80] Ellinor PT, Lunetta KL, Albert CM et al (2012) Meta-analysis identifies six new susceptibility loci for atrial fibrillation. Nat Genet 44: 670-675

[81] Sinner MF, Tucker NR, Lunetta KL et al (2014) Integrating genetic, transcriptional, and functional analyses to identify 5 novel genes for atrial fibrillation. Circulation 130: 1225-1235

63 心律失常的分子通路及动物模型

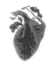

Sara Adelman，Amy C. Sturm，Peter J. Mohler

陈显达 译 储庆 校 胡盛寿 审

目录

摘要

在美国，每年有超过 30 万人死于心律失常，其中大约一半与心脏病有关。心律失常风险的潜在机制是复杂的；然而，在过去 20 年的人类和动物模型研究中发现了许多与心律失常基质和触发机制相关的分子通路。本章将着重介绍通过将人类临床和遗传数据与动物模型联系起来而发现的心律失常通路。

63.1 引 言

在过去的 20 年里，随着对先天性心律失常遗传学研究的出现，我们对心律失常和心律失常相关通路的认识不断加深。这些发现结合了临床和动物数据，重新定义了诊断和治疗先天性和获得性心脏病的能力。由于受影响的蛋白质往往是离子通道，所以先天性心律失常在传统上被描述为"通道病"。由于离子通道在心律失常病理生理学中的作用比以前认识的更为重要，因此研究支持离子通道结构和功能的离子通道相关基因产物也变得十分重要。在大型小型动物模型中阐明的心律失常机制为心律失常的"触发和基质"基础提供了见解。

63.2 室性心律失常

63.2.1 Brugada 综合征

Brugada 综合征有两种主要的致病假说，分别是早期复极化和心室肌细胞的激活延迟。这两种病因学理论并不相互排斥，往往表现为机制异质性疾病。在确定心律失常分子通路方面的一个重要突破是电生理学在单个心肌细胞上的应用。这种方法最先用于研究神经细胞膜电流，它利用玻璃微管来测量通过膜片钳的电流。这项技术可以用来测量肌细胞电流的数量，也可以用来测量电流通过单一通道的运动。Brugada 综合征心律失常发生涉及的电流包括快速内向钠电流（I_{Na}）、瞬时外向钾电流（I_{to}）和 L 型钙电流（$I_{Ca, L}$）。

迄今为止，已有 12 个基因被确认为 Brugada 综合征的致病基因[1]。最值得注意的是编码 $Na_v1.5$ 电压门控钠通道（I_{Na}）的 α 亚基的 SCN5A，约占 Brugada 综合征患者的 20%[1-2]。有几项研究将 Brugada 综合征的传导异常归因于钠通道缺陷，其中大多数提示 $Na_v1.5$ 的功能丧失[2-3]。$SCN5A^{+/-}$ 小鼠模型可出现 Brugada 综合征患者的表型，包括心房、房室和心室传导障碍。此外，$SCN5A^{+/-}$ 小鼠还表现为右心室 $Na_v1.5$ 表达减少从而导致电流减少，上行速度降低，右心室最大钠电流下降。这些发现将钠通道的发病机理和心外膜动作电位（AP）缩短联系在一起。即在平台期产生跨膜电流、QT 间期延长，随后为典型 Brugada 综合征患者心电图所表现的 ST 段抬高。

犬、兔心肌细胞钙通道功能障碍与 Brugada 综合征有关。I_{Na} 和 $I_{Ca, L}$ 之间的协同关系对心室心外膜的适当动作电位至关重要；因此，这种协同作用的破坏可能会使 I_{to} 电流限制动作电位幅度，从而导致第二次上升支和期外收缩，从而导致多形性室性心动过速。在随后对 Brugada 综合征患者的研究中，研究者发现钙通道亚基功能失去突变与 ST 段抬高时 QT 间期短有关。在有钙通道病变的犬心室心肌细胞中可观察到动作电位的异质性，表现为一个深的 1 期切迹，I_{ca} 失活使复极化离散、2 期折返和多形性室性心动过速。心电图显示，这些犬模型 QT 间期延长，ST 段升高，出现 T 波交替，与钙通道功能障碍和 Brugada 综合征有密切的基因型-表型关系。

63.2.2 长 QT 综合征

与许多遗传性心律失常疾病一样，长 QT 综合征（LQTS）表型涉及离子通道蛋白，但可通过多种不同的细胞功能障碍途径。由于复极化电流的减少或去极化电流的增加，心室复极化的延迟

导致 QTc 间期延长。这意味着钾通道亚基的功能失去突变或钠和钙通道亚基及其各自的调控蛋白的功能获得突变。

一系列 KCNQ1 突变已被发现，其中大部分表现为减少 I_{Ks} 通道到细胞膜的电流，降低 I_{Ks} 对 β 肾上腺素信号的响应，或延长通道动作电位持续时间进而导 QT 间期延长。I_{ks} 的激活受交感神经刺激的调控，即靶蛋白 Yotiao 介导的蛋白激酶 A 磷酸化。这一通路确保快速复极和缩短心率增加发作期间的动作电位。KCNQ1 Gly589Asp 和 $KCNQ1^{-/-}$ 小鼠模型中断了 I_{Ks} 和 Yotiao 的结合，使得 I_{Ks} 对 β 肾上腺素的刺激不敏感，复极化减慢并产生长 QT 间期[5]。这些发现支持了 LQTS1 缺陷患者 I_{Ks} 通道无法对 β 肾上腺素刺激产生适当的反应，进而由于无法启动复极化和随后发生的心律失常诱发了动作电位持续时间延长的假设。一些 LQTS 模型通过增加 L 型钙通道和晚期 I_{Na} 电流来引起早期后去极化或动作电位延长恢复，从而导致膜电位振荡，进而产生过早的动作电位[5]。小鼠、大鼠、家兔和人类的数据显示，在 I_{Ks} 和心动过缓降低的状态下，早期后去极化诱导动作电位能缓解膜复极化，延长 QT 间期，继而触发多形性室性心动过速[5]。此外，犬和鼠的 LQT1 模型在减少 I_{Ks} 后表现出复极化异质性的跨壁离散。一些模型提示，由于其本身较小的 I_{Ks} 和由此延长的 QT 间期，心室 M 细胞（心室肌细胞中层）对心室复极的延长是不可或缺的[5]。尽管涉及 KCNQ1 变异体和 I_{Ks} 缺陷的 M 细胞生理学的偶联致病机制的含义已经被阐明，但这些相互作用仍不清楚。除钾通道 α 亚基外，人类心律失常可能是钾离子通道附属亚基或包括 KCNE2 在内的 β 亚基功能障碍所致。$Kcne2^{-/-}$ 小鼠显示了动作电位和 QT 间期缺陷以及多个复极化钾电流的缺陷[6-7]。

虽然 $Na_v1.5$ 功能失去突变会导致 Brugada 综合征，但在胞内 Ⅲ/Ⅳ（D Ⅲ/Ⅳ）结构域连接之间的功能获得突变会使 I_{Na} 维持在动作电位平台期，进而导致复极化延迟和 QT 间期延长。纯合或杂合 $Na_v1.5 \Delta KPQ$ 敲除的小鼠表现出 $Na_v1.5$ 的失活异常，持续性 I_{Na}，动作电位持续时间延

长，进而导致自发性室性心律失常[8]。Scn5aΔ/＋小鼠在起搏率突然加速节奏的基础上表现出短暂的动作电位延长，这一现象支持了早期后去极化的出现，证实了心率依赖性心律失常。这一观察结果是由于 I_{Na} 的增加，导致钠和钙负荷突然增加，因此在每个动作电位中，SR 钙释放的增加激活了更大的 Na/Ca 交换电流，促进了早期后去极化和折返性心律失常发生[8]。这些结果被另一项使用 Scn5aΔ/＋小鼠心脏的研究证实，该研究通过减少复极化离散和抑制早期后去极化观察到室性心动过速受抑制。此外，来自转基因 Asn1325Ser 小鼠的心肌细胞表现出延迟失活，并产生延迟的持续电流、延长的动作电位和早期后去极化，从而导致 LQTS 表型。最后，使用含有 Scn5a1798insAsp/＋变异的诱导多能干细胞来源心肌细胞（iPSC-CM）的模型显示，在早期后去极化低起搏率的情况下[1]，I_{Na} 持续性增加，动作电位持续时间延长。有趣的是，这些表型的发现在人类 SCN5A 1795insAsp/＋羧基末端 $Na_v1.5$ 类似突变患者来源的 iPSC-CM 得到重复，同样产生了类似 ΔKPQ 变异的持续性小电流。

心肌细胞中锚蛋白 B（由 ANK2 编码）功能失去突变在先天性 LQTS4 心律失常或"锚蛋白 B 综合征"的发生中起重要作用。在心肌中，锚蛋白 B 与细胞膜上的 Na^+/Ca^{2+} 转运体（NCX）和 Na^+/K^+ ATP 酶（NKA）结合[9]。ankyrinB$^{-/-}$ 小鼠的出生后检查发现 NCX 和 NKA 在表达和膜定位上的明显缺陷。幸存的杂合 ankyrin-B$^{+/-}$ 小鼠显示相同的缺陷导致 NKA 通道的失调和胞内 Na^+

积累，产生 NCX 功能的抑制，减少 Ca^{2+} 外流，增加细胞内 Ca^{2+}[9]。Mohler 等证明，细胞内 Ca^{2+} 进入 SR 后，心肌细胞容量增加，使心肌在自发释放 Ca^{2+} 的儿茶酚胺能刺激下，易发生延迟的去极化[1, 9]。此外，ankyrin-B$^{+/-}$ 小鼠舒张期 Ca^{2+} 波由功能失调的细胞质 RyR2 产生的。这些波导致 NCX 产生瞬时的内向 Ca^{2+} 电流，产生延迟的后去极化，触发动作电位、期外收缩、晕厥，甚至死亡[9]。支持这一观点的是，人类和小鼠对 ANK2 功能失突变去的研究表明，随着交感神经张力的增加和运动或应激的增加，立即出现多形性室性心动过速（图 63.1）；然而，窦性心动过缓和 QT 间期延长主要表现在伴有严重 ANK2 突变的患者中[9]。

63.2.3 短 QT 综合征

大多数短 QT 综合征（SQTS）变异是由于钾通道亚基功能获得突变所致；然而，某些形式的 SQTS 被发现具有表型可塑性[3]。在先证者和小鼠模型中，外显率显示了 QT 间期缩短的不同严重程度，这是由于变异对钾通道相关亚基的影响。虽然已经确定了许多变异体（如 SQTS4 的 CACNA1C 变异），下文将重点介绍 SQT1 和 SQT3。

I_{Kr} 功能获得突变与 SQTS1 密切相关，即通过 Asn588Lys 的错义突变。在正常生理条件下，HERG 可使心室及时复极，恢复静息膜电位；然而，Asn588Lys 通道增加了 I_{Kr} 的振幅，缩短了动作电位持续时间，从而导致心律失常[10]。通道孔隙

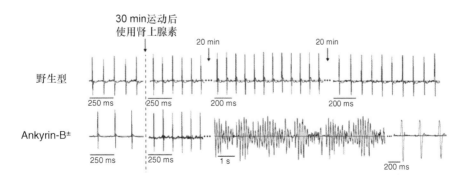

图 63.1 小鼠模型多形性室性心律失常表型。典型心电图记录野生型和 ankyrin-B$^{\pm}$ 小鼠从基线到运动后，以及给予肾上腺素能受体激动剂治疗。条带中心记录了 ankyrin-B$^{\pm}$ 小鼠典型的心律失常持续了数分钟（经允许引自 DeGrande et al.[18]）

中正电荷的引入可增加通道失活所需的能量，导致动作电位复极化提前，不应期缩短。这种变化使心室容易受到过早的刺激。值得注意的是，细胞外钾离子浓度的变化不会导致通道电传导的改变，这表明 K^+ 渗透性的破坏是主要的致病机制。Corderio 等建立的小鼠模型显示，当动作电位持续时间较短导致的心室不应期较短且心室浦肯野细胞动作电位持续时间较长时，SQTS1 可能开始发生心律失常，产生不均匀复极化，从而导致室性心动过速[10]。

复极加速和 QT 间期缩短也与 KCNJ2 的突变有关，该突变导致 Kir2.1 通道蛋白功能增强。在动作电位的复极化阶段，Kir2.1 通道维持静息膜电位，调节心脏兴奋性，并通过内向整流电流 I_{K1} 参与决定 QT 间期的长度[11]。SQTS3 的特征是 Asp172Asn Kir2.1 突变特有的非对称 T 波，表现为缓慢上升和快速下降的趋势[12]。高度保守的 172 位点对于正常的通道关闭必不可少，但是它的功能可以被酸性或中性残基的变化破坏，就像在 Asp172Asn 中看到的那样，使增加的向外电流缩短复极化[12]。过表达 Kir2.1 通道的豚鼠心肌细胞 I_{K1} 密度增加，重复了在 SQTS3 中观察到的功能获得的致病机制。此外，在过表达 Kir2.1 的小鼠中外向电流增加，表明在动作电位的最后阶段，膜电位的变化率增加，导致 SQTS 中的复极化缩短和随后的 QT 间期缩短[12]。这些变化在转染的小鼠心室和心房中均为致心律失常的，推测相同的突变可能增加 SQTS3 个体心室颤动和心房颤动的风险。

63.2.4 儿茶酚胺敏感性多形性室性心动过速

儿茶酚胺敏感性多形性室性心动过速（CPVT）的遗传模式多样，可以表现为常染色体显性遗传、隐性遗传或特发性。CPVT 最常见的遗传机制是 RYR2 基因中负责 RYR2 或雷诺丁受体组装的常染色体显性功能获得突变[3]。该蛋白通过 L 型钙通道信号控制 SR Ca^{2+} 的释放，从而对及时肌节刺激产生心肌收缩发挥核心作用。

RyR2 和相关蛋白质的突变会导致通道提前开放和 Ca^{2+} 释放导致后去极化延迟、双向性室性心动过速、β 肾上腺素刺激引起的心室颤动[1]。虽然已经鉴定出约 70 个 RyR2 变异，但 CPVT 产生这些突变的机制在很大程度上归因于对 RyR2 腔内 Ca^{2+} 敏感性、与关联蛋白的结合、SR Ca^{2+} 负荷启动阈值降低的影响[1]。多个 RyR2 Arg4496Cys 小鼠敲入模型表明，β-肾上腺素刺激诱发 CPVT Ca^{2+} 波通过增加储存超负荷引起的 Ca^{2+} 释放（SOICR），产生一个更高的 Ca^{2+} 和更低的静息态 SR Ca^{2+} 水平，这容易受 Arg4496Cys 降低 Ca^{2+} 波起始阈值影响。此外，该模型中浦肯野细胞更容易受到细胞内 Ca^{2+} 变化的影响，导致早期和后去极化延迟，据此推测其在 CPVT 心律失常发生中起重要作用[1]。Loaiza 等证实了单个 RyR2 突变的异质性，在 Val2475Phe 小鼠中，RyR2 细胞质 Ca^{2+} 敏感性、蛋白激酶 A 磷酸化和腔内 Ca^{2+} 调节均发生改变[11]。同样，由于 SOICR 升高和心房肌细胞诱导阈值降低，Val2474Ser 小鼠发生心房颤动。最终的 CPVT 小鼠模型涉及结合亲和力降低和减少 RyR2 与 FKBP12.6 的相关性，而 FKBP12.6 通常用于稳定 RyR2。$FKBP12.6^{-/-}$ 小鼠离解的这些蛋白质表现出破坏 RyR2 的封闭状态，使 Ca^{2+} 释放不受控制和诱导室性心动过速。虽然已知特定 CPVT 突变的致病机制不同，但 Loaiza 等认为延迟后去极化的产生可能是 RyR2 突变和 CPVT 表型的趋同点[11]。最后，人类 CPVT 心律失常的动物模型为疾病的发病机制提供了新的信息。例如，SR 钙结合蛋白集钙蛋白 2 的人类突变可导致 CPVT。出乎意料的是，$Casq2^{-/-}$ 小鼠表现出 SR 大小的缺陷，以及钙释放缺陷和多形性心律失常[13]。

63.2.5 早期复极化综合征

早期复极化综合征（ERS）的心律失常可能与心室 I_{to}、I_{KATP}、$I_{K,Ach}$ 电流增加和 $I_{Ca,L}$、I_{Na} 电流减少有关；然而，确切的机制仍然未知。ERS 与 Brugada 综合征具有密切的表型关系，其在一些患者中的间断性伴发表现证明了这一点，诊断主要根据受影响的心脏区域进行鉴别。ERS 基因型表现为异质性，且已在 6 个基因中鉴定出变异。

KCNJ8 Ser422Lys 变异可使 Kir6.1 亚基的功能增强，导致 ATP 敏感性降低和 I_{KATP} 增加。加上由于心动过缓期间增加的 I_{to} 或者受心外膜迷走神经影响的 $I_{K, Ach}$ 产生的钾电流外向失衡，促进了心内膜和心外膜之间透壁的电压梯度转变，导致 2 期折返、J 波放大和多形性室性心动过速。在全细胞膜片钳研究中，左下心室心外膜由于较高浓度的 Kir6.1 和较高水平的 I_{to} 对包括 *KCNJ8* 在内的已知 ERS 突变表现出较高的敏感性。

ERS 的发病机制也被认为是 L 型钙通道功能失去突变导致内向 Ca^{2+} 电流（I_{Ca}）下降的原因。Burashnikov 等发现，ERS 患者 L 形钙通道（LTCC）的三个亚基 α1、β2、α2δ 都有可能发生突变；然而，发病率最高的是 β2 亚基突变[14]。用 LTCC 阻滞剂维拉帕米在犬心脏中模拟 LTCC 的药理学功能缺失，在早期动作电位阶段导致电流平衡的净向外转移，从而使 2 期折返并诱导室性心律失常。同样的模型显示，维拉帕米和乙酰胆碱联合使用时，左心室心外膜动作电位的高峰进一步丧失，早期复极形态进一步消失，推测 ERS 心律失常发生与副交感神经有关。这一结果表明，有必要进一步研究心动过缓和昼夜节律对 ERS 心律失常发生的影响。

63.3　房性心律失常

人类房性心律失常可能是由心房大小缺陷、心房纤维化改变或心房兴奋性缺陷引起的。动物模型在定义这些不同表型的潜在通路方面发挥了重要作用。与心房颤动相关的小鼠模型包括 G 蛋白偶联受体信号传导模型、离子通道蛋白和蛋白复合物改变模型、钙稳态改变模型、心脏传导相关蛋白缺陷模型（即间隙连接蛋白 40），以及转录因子、细胞因子、生长因子的缺陷[15]。

结　论

了解先天性心律失常的发病机制对这些疾病的识别、诊断和治疗具有重要意义。重要的是，过去 10 年的研究揭示了心律失常基因突变的一个关键亚类，它影响非离子通道蛋白，扩展了"通道病变"的机制，因此促进了对这一领域的进一步研究。动物模型的使用为研究人类心律失常提供了一个准确的框架，为这些疾病的临床表现提供了更好的见解。进一步了解先天性心律失常综合征的基因型-表型关系将使临床医生能够更准确地筛查、风险分层，并在全球范围内对患者实施个体化治疗。虽然小鼠、兔和豚鼠是人类心律失常的主要模型，但包括斑马鱼在内的非典型模型也为我们理解人类疾病提供了希望[16]。此外，计算方法也继续为心脏病易感性提供高通量且快速的评估手段[17]。

参考文献

［1］Hsiao PY，Tien HC，Lo CP et al（2013）Gene mutations in cardiac arrhythmias：a review of recent evidence in ion channelopathies. Appl Clin Genet 6：1-13

［2］Crotti L，Marcou CA，Tester DJ et al（2012）Spectrum and prevalence of mutations involving BrS1-through BrS12-susceptibility genes in a cohort of unrelated patients referred for Brugada syndrome genetic testing：implications for genetic testing. J Am Coll

Cardiol 60：1410-1418

［3］Abriel H，Zaklyazminskaya EV（2013）Cardiac channelopathies：genetic and molecular mechanisms. Gene 517：1-11

［4］Antzelevitch C，Pollevick GD，Cordeiro JM et al（2007）Loss-of-function mutations in the cardiac calcium channel underlie a new clinical entity characterized by ST-segment elevation，short QT intervals，and sudden cardiac death. Circulation 115：442-449

［5］Killeen MJ，Sabir IN，Grace AA et al（2008）Dispersions of repolarization and ventricular arrhythmogenesis：lessons from animal models. Prog Biophys Mol Biol 98：219-229

［6］Roepke TK，Kontogeorgis A，Ovanez C et al（2008）Targeted deletion of kcne2 impairs ventricular repolarization via disruption of I（K，slow1）and I（to，f）. Faseb J 22：3648-3660

［7］Gordon E，Panaghie G，Deng L et al（2008）A KCNE2 mutation in a patient with cardiac arrhythmia induced by auditory stimuli and serum electrolyte imbalance. Cardiovasc Res 77：98-106

［8］Nuyens D，Stengl M，Dugarmaa S et al（2001）Abrupt rate accelerations or premature beats cause life-threatening arrhythmias in mice with long-QT3 syndrome. Nat Med 7：1021-1027

［9］Mohler PJ，Schott JJ，Gramolini AO et al（2003）Ankyrin-B mutation causes type 4 long-QT cardiac arrhythmia and sudden cardiac death. Nature 421：634-639

［10］Cordeiro JM，Brugada R，Wu YS et al（2005）Modulation of I（Kr）inactivation by mutation N588K in KCNH2：a link to arrhythmogenesis in short QT syndrome. Cardiovasc Res 67：498-509

［11］Miake J，Marban E，Nuss HB（2003）Functional role of inward rectifier current in heart probed by Kir2.1 overexpression and dominant-negative suppression. J Clin Invest 111：1529-1536

［12］Priori SG，Pandit SV，Rivolta I et al（2005）A novel form of short QT syndrome（SQT3）is caused by a mutation in the KCNJ2 gene. Circ Res 96：800-807

［13］Knollmann BC，Chopra N，Hlaing T et al（2006）Casq2 deletion causes sarcoplasmic reticulum volume increase，premature Ca^{2+} release，and catecholaminergic polymorphic ventricular tachycardia. J Clin Investig 116：2510-2520

［14］Burashnikov E，Pfeiffer R，Barajas-Martinez H et al（2010）Mutations in the cardiac L-type calcium channel associated with inherited J-wave syndromes and sudden cardiac death. Heart Rhythm 7：1872-1882

［15］Riley G，Syeda F，Kirchhof P et al（2012）An introduction to murine models of atrial fibrillation. Front Physiol 3：296

［16］Milan DJ，Macrae CA（2008）Zebrafish genetic models for arrhythmia. Prog Biophys Mol Biol 98：301-308

［17］Glynn P，Unudurthi SD，Hund TJ（2014）Mathematical modeling of physiological systems：an essential tool for discovery. Life Sci 111：1-5

［18］DeGrande S et al（2012）CaMKII inhibition rescues proarrhythmic phenotypes in the model of human ankyrin-B syndrome. Heart Rhythm 9：2034-2041

先天性心脏病——临床特征、人类遗传学和分子通路

展望

先天性心脏病的未来：利用知识

在过去的 50 年里，先天性心脏病（CHD）儿童的命运发生了巨大的变化，然而他们的命运又将再一次迎来翻天覆地的转变。尽管许多复杂的 CHD 仍然极具挑战性，但临床上的突破（包括新的手术和基于导管的方法、心肺旁路成像的进展，以及术前和术后的管理）极大地改善了 CHD 患者的预后和生活质量。然而，与 20 世纪 60 年代、70 年代和 80 年代外科手术方法的革命性变化相比，在过去 20 年中，我们对 CHD 的治疗方法的革命性改进要少得多。同时，越来越多的 CHD 患者在手术姑息治疗中出现持续的后遗症，这暴露了我们的知识和干预措施的局限性。

相反，在过去的 20 年中，我们在分子水平上对 CHD 的遗传和发育基础的理解获得了爆炸性地增长，为制订更有针对性地干预、预防和预后管理方法奠定了基础。尽管这些新知识还没有为临床护理带来重大变化，但人们可以设想在未来几十年内，其将使 CHD 管理和治疗发生根本转变。本书将临床解剖学知识与发育生物学、分子生物学和人类遗传学结合起来，将最新进展与丰富的临床进展史有机地融合在一起。书中将简要介绍我们的基础知识和新兴技术将如何与临床医学结合，以改变 CHD 的发生发展过程。

对心脏发育事件的潜在分子生物学机制的大量研究让我们对 CHD 有了的新理解，更多的是基于发育过程中的病因起源，而不是最终的解剖学发现或出生时受影响的区域。例如，大动脉转位和永存动脉干可能都是圆锥动脉干畸形，但二者的胚胎学起源却大相径庭。同样，右心室双出口的一个亚型可能与异常的神经嵴发育有关，而另一个亚型可能由心脏环化异常所导致。通过研究，人们认识到离散的心脏祖细胞池会发育成心脏的特定结构，并被独立的基因网络选择性地调控，这为理解许多形式的 CHD 的起源提供了分子基础。随着我们开始利用现代人类遗传学技术并寻找 CHD 的致病遗传变异，根据病因对 CHD 进行正确分类变得非常重要，因为部分患者可能具有共同的遗传致病因素。

在过去几年中 DNA 测序的革命性进展让人们逐渐意识到遗传变异在 CHD 病因学中的重要作用。虽然目前大约 25% 的 CHD 可以通过基因突变来解释，但这个数字很可能会继续增加，因为我们能够从更大的 CHD 人群以及他们的父母中进行广泛 DNA 测序。此外，遗传变异与远期预后的相关性应有助于识别即使在姑息治疗后仍有最大并发症风险的人。迄今为止，大多数导致疾病的基因涉及信号和转录事件，改变早期心脏祖细胞的基因表达，改变它们的命运和形态发生。深入了解这些因子发挥作用的精确机制和基因网络，对于真正理解其与疾病的因果关系至关重要。最近在单细胞生物学和全基因组表观遗传学研究方面的进展，加上计算生物学和系统生物学方法，有望促进对 CHD 细胞基础的全面了解。

近年来研究者开始将遗传变异与疾病机制联系起来，干细胞技术和在人类细胞中进行高效基因编辑的新工具的发明使得人们更容易建立这种联系。通过诱导多能干细胞（iPSC）技术，人们克服了深入分析相关人类细胞中疾病突变后果的局限性，该技术涉及从成人体细胞（如真皮成纤维细胞或外周淋巴细胞）诱导多能性。随后将此类来自于疾病患者的 iPSC 诱导分化为心肌细胞、平滑肌细胞或内皮细胞使大量携带致病突变的细胞的功能得以被研究。高效的基因编辑技术可以纠正或引入相关的突变，促进人类细胞中的直接因果研究，同时也允许在小鼠中快速引入人类突变，以便进行更多的三维形态发生研究。通过准确地模拟人类疾病，该类模型可以被用于药物研发，以探究可能改善缺陷的因素，特别是对于那些可能对先天性缺陷产生持续后天后果的因素。例如，在主动脉二瓣化患者中观察到的年龄依赖性钙化可能与导致形态学异常的原发性分子缺陷有关，并且可以通过出生后适当的干预来预防。

随着 CHD 幸存者人数的增长和年龄的增长，许多合并症可能与心脏形态学缺陷有共同病因。例如，许多 CHD 患者学龄期或超过学龄期时神经发育状况很差。越来越多的证据表明，导致心脏缺陷的相同基因变异也可能影响神经发育，而发绀或心肺转流并不是神经缺陷的罪魁祸首。减轻这种影响很有意义，因为重要的神经发育在出生后仍在继续。同样，尽管患者接受了最佳的手术治疗，心力衰竭在 CHD 幸存者中也是一个不容忽视的挑战。基于心脏发育生物学新发现而研发的新技术可能允许通过转换心脏内现有的成纤维细胞来促进心肌细胞的再生，从而改善心脏功能。

其他情况（如间隔缺损）也可能受益于从现有细胞创造新肌肉的能力，也就是说相邻细胞可以被诱导并使其扩大进而"填充"缺陷。此外，认识到右心室心肌细胞和左心室心肌细胞在发育和分子起源方面的根本差异，有可能将衰竭的右心室转化为更类似于左心室的生理学状态，潜在地减轻在这种情况下对心脏移植的需要。

将对 CHD 病因的深入理解与临床知识相结合的一个终极且长期的目标是找到可能预防 CHD 出现的措施，即使是对有遗传倾向的人。这将需要了解具有遗传风险的人、遗传变异对疾病易感的机制，以及通过母体安全编辑变异进而影响信号通路的方法。研究发现母体补充叶酸可以显著降低神经管缺陷的发生率是这一范例的最好证明。已知大多数 CHD 由杂合突变引起，这些突变只会略微降低基因剂量，这为基因网络相对较小的剂量变化可能足以克服疾病阈值提供了希望，最终即使在存在基因突变的情况下也可以预防疾病。

尽管我们准备在未来几年将现代 CHD 知识转化为新的治疗方法，但这必须整合对疾病的临床、发育、分子和遗传基础的了解。本书结合多方面的知识进而促进了这一过程，并将是这一关键努力中的一个有价值的工具。我非常乐观地认为，在未来 20 年里，我们对生物学的深入理解将会在解决 CHD 方面出现重大飞跃，这些飞跃将显著改变儿童的 CHD 发病率和死亡率。

旧金山，加利福尼亚州，美国

Deepak Srivastava

2015 年 9 月

索　引

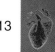